祖传针灸常用处方

李传岐　李宛亮　著
李世珍　指导

人民卫生出版社

图书在版编目（CIP）数据

祖传针灸常用处方/李传岐等著. —北京：人民卫生出版社，2006. 12

ISBN 978-7-117-08136-8

Ⅰ. 祖… Ⅱ. 李… Ⅲ. 针灸疗法 Ⅳ. R245

中国版本图书馆 CIP 数据核字（2006）第 130711 号

祖传针灸常用处方

著　　者：李传岐　李宛亮
出版发行：人民卫生出版社（中继线 010-59780011）
地　　址：北京市朝阳区潘家园南里 19 号
邮　　编：100021
E - mail：pmph @ pmph. com
购书热线：010-59787592　010-59787584　010-65264830
印　　刷：北京铭成印刷有限公司
经　　销：新华书店
开　　本：850 × 1168　1/32　　**印张**：27. 75
字　　数：695 千字
版　　次：2006 年 12 月第 1 版　　2025 年 3 月第 1 版第 13 次印刷
标准书号：ISBN 978-7-117-08136-8
定　　价：44. 00 元
打击盗版举报电话：010-59787491　E-mail：WQ @ pmph. com
质量问题联系电话：010-59787234　E-mail：zhiliang @ pmph. com

内容提要

本书是一部集家传五世针灸临床经验，具有中医辨证论治特色的针灸处方专著。内容丰富，论治确切，临床实用，为针灸临床医生所难得的必修书。对于科研、教学乃至学科发展都具有一定的参考价值。本书常用处方是依据腧穴功能和配伍后的协同作用而创立的，同时结合病机和证型进行整体治疗、辨证取穴。

全书分总论、各论两大部分，共 15 篇，49 个处方。总论 6 篇，即方论、针灸与方药、腧穴功能与配伍后的协同作用、家传补泻法的演变及临床应用、处方主治范围的一般规律、医话等。各论 9 篇，即补益类、温阳类、清热类、理气血类、祛风类、祛痰类、安神类、调胃肠类、其他类等。每个处方为一单元，下设有方治渊源、腧穴组成、操作方法、功能效用、主治范围、方证简解、所治病证、临床应用、病案举例、方效相较、注意事项及其他等 12 部分。其中方证简解和临床应用为其核心，前者是从腧穴功能和病因病机两个方面揭示该方特征、组方机制、方与证的对应辨证关系等，后者是具体临床应用，针对病证证型特征加减变化灵活应用。另有附篇，内容分两部分，即误治辨析案例和医话。医话又分作者祖父医话和父亲医话两部，均为其数十年的心得体会，涉猎很广，内容十分丰富，值得一读。

本书与《常用腧穴临床发挥》、《针灸临床辨证论治》堪称三姊妹篇。由腧穴功能到处方组合到临床论治，从而形成了一套完整的针灸辨证论治体系，自成一家之学。

序言

自李世珍先生的《常用腧穴临床发挥》1985年问世，到1995年的《针灸临床辨证论治》，至2006年的今天，先生嫡子嫡传李传岐的《祖传针灸常用处方》的出版，历经20余载，三部书洋洋200万言。我们看到了中国针灸学的一个学术体系的隆重诞生。

针灸学在现代科学的理论思维框架下，几乎是最难构建成型的应用学科。科学的思维，立足于物质和实证，而针灸学的核心支点却是科学思维之外的玄学概念——气，针灸学的基础结构亦是科学不能做出实证的经络学。气——经络——腧穴的这样一个系统，是一个典型的东方“象”系统。中医学应该是世界一切应用学科的最大的“象”系统。针灸学作为中医巨系统中的一个最大的子系统，它既有东方玄学的突出特质，又具有相对独立的自成体系的个性特点；它既与中医学同源同流一脉相承，又建立了相对独立而严整的认识论框架和操作施治方法。结合现代认识疾病、认识生命健康的需求，结合现代学科化、系统化、理论化的学科建构特点，在针灸学中建立一套严谨的科学的学术体系，对于中医学的发展确有很重要的指导意义和实践价值。李氏父子出版的这三大卷书，我们权且称之为“李氏针灸学”。“李氏针灸学”的最大的特点，就是理、法、方、穴的一体性、完整性和系统性。

中医的理、法、方、药是一个完整的体系。理和法是中医立论的基础，方和药是中医治疗的实现。中国文化有一个显著的特点，就是基础的、核心的理论有着强烈的象征性和模糊性。如阴阳，阴阳是中国文化最基本的内核，以阳性特征的象征意义和阴性特征的象征意义涵盖了一切存在。五行的金、木、水、火、土，非指五种元素，而是以五种元素的各自属性，与世间万事万物的各自性质进行类属性划分，以模拟推衍万事万物依照各自的性质和能动所产生的关系指数以及生克制化的过程。阴阳学说是东方认识论的核心，五行关系建立了东方认识论的模型，而中医恰恰又是建立在这样的具有象征性模糊性的阴阳五行学说的基础上的。同样，中医的理、法、方、药是中医认识论的框架，这个“理”并非仅指医理、病理，亦指天理、地理、世理（社会）以及时理（五运六气），是一个与人相关的各种理浑然一体的天人合一的大理。这个“法”不单是治则，它包含着中医学对疾病和治疗的东方性界定、衡量和通观，也包含着医家的境界、学养、德性、知识和技术。这个“方”，就不单是若干味药按照其药性、归经、功用来组方配伍的“方”，而是落实在中医的理论原则下的一个规矩、规范，体现在合适的量、恰当的度以及合理的组合上。那这个“药”就不单是我们中药堂铺里以植物药为主的中草药。“药”一方面是有药用价值的植物、丹石、动物类的物质，一方面是有治疗价值的技术和方法。

中医现在的问题出在两头：一头，理出了问题；一头，药出了问题。中医的理直接基于中国古典哲学的阴阳五行理论，进一步派生出经络、气血、三焦以及具中医特色而非解剖实指的脏腑系统。由于当代的各行业的中国传统文化的严重缺失，阴阳五行理论已经与中医形成了潜在的但又是较为严重的脱节。中医学的教育对此不甚了了，现代中医界排斥非难阴阳五行理论似乎有成为风尚的趋势。大部分中医抛却经典，断了与传统经典中医学的联系，不得不在“法”和“方”上面盘桓。

而“法”一旦与“理”脱节，原来被称之为大法的，可能久而久之也将蜕变为小术末技。尤其在西医科学理论的强势胁迫下，中医的“法”已经很不容易在中国传统文化的“理”中立定坐实，于是也就不得不借用西医的“理”来硬套中医。长期以来，中医的“药”过于贴实在现在流通的中草药上，而对动物的保护和对矿物的重金属含量的限制，越来越使中医等同于“草药”医了。在中医的治病越来越依赖于草药的现在，草药的种植、加工和流通的不确定因素越来越大，隐患越来越多，质量越来越不能保证，中医手中的“药”的“利器”已经钝得很了。20世纪以来，西医的“药”系统却一直在扩大、延伸，除了化学制剂外，各种手术类、器械类应有尽有，而且飞速发展的现代科学又不断地扩充着西医用于治疗的“药”系统。原本，中医的理法方药的“药”也是一个多重组合的大系统，除了植物药、丹石和动物药，针灸、食疗、导引，乃至道家、儒家和佛家的行之有效的养生法门等等，都是古代中医的“药”系统的当然组成部分。而针灸又是除了草药之外的中医的“药”系统的最重要的组成部分。从药的角度看现在的中医，能开普通中药方子的中医多，能开西药的中医多；而在煎汤之外，能用丸散膏丹的中医已经不多，懂经络善用针灸的中医也越来越少。药是中医落实治疗的关键环节，而“药”的狭窄化和不可把握因素的增多，限制了中医学的健康发展，而中医的西化又在悄无声息地瓦解着中医的基础。

正是在中医的这种非正常的发展期，在针灸学的越来越被边缘化的低谷中，李氏针灸学坚毅而持之以恒地进行着中医学的思考和针灸学的理论创建。

李氏针灸学的第一卷《常用腧穴临床发挥》在继承传统针灸经典著作对腧穴功能及其应用的知识和经验的同时，根据自己的针灸实践，对腧穴的功能进行了深化研究。其中“腧穴功能鉴别”将同一经络功能相近似的腧穴和不同经络功能相近似的腧穴的主要特点以及异同细心举出，使腧穴的分类辨析更加理性化。而在腧穴配伍部分，对每一主穴与某穴配伍的功效证治一一详陈，并依其腧穴组方所产生的功效譬类对应中药传统典方的功效，为形象地认识腧穴配伍的功用，建立了一个重要而实效的参照系。由此作为基础向前发展，今天的《祖传针灸常用处方》一书的诞生是必然的。

建立有效的参照系，以旁通旁证来深化、强化主体理论的合理性和稳定性，是东方文化各部分与现代科学思维结构融通的一个重要方法。《常用腧穴临床发挥》不仅是建立在传统针灸学典籍的基础上，它的思考、它的理法方穴整体系统的奠定和推衍，更是传承和发扬了《黄帝内经》、《伤寒杂病论》的医学思想，继承了后世中医学代表性学说的思想；它对腧穴的应用发挥不仅立足于传统经络学，更是立足于中医学的深邃宏大的思想体系之中。尤其难能可贵的是，它是立足于上万个活生生的病例所直接得出的第一手详尽的病案资料基础之上的。这些病案来源广泛，包括男女老幼、城乡贫富、中国外国，各型各类、各科各证，应有尽有。这种建立在大量的临床实验实证实效的学科创建，体现了科学理论建立于实证基础上的典型特征。

以“足三里”一节为例，《常用腧穴临床发挥》中“足三里”穴论述的主治病种病症是针灸典籍中最为丰富的，这不仅是继承总结了前人对足三里功能的实践知识，更多的是李氏祖孙在腧穴的临床应用中，结合中医学辨证论治的理论，结合自己独有的对针灸处方学的思考，所得出的足三里与其他穴的配穴组方的结构变化、动态变化、作用点、作用力和能量能效的变化的实证体验。这一点很类似于张仲景在《伤寒论》的主方柴胡汤剂型的八种演变过程中，依证变、病变、方变、药变的推演进行的思考。使腧穴的“普遍性”、“特异性”和“定位性”在腧穴的组方配伍中得到深入的体现；同时，腧穴的调节阴阳气血平衡、有效地治疗疾病以及为针灸腧穴所特有的防病健身、强体益寿的作用，都得到了最有效的表达。

我们可以这样认为，李世珍先生的《常用腧穴临床发挥》一书，是在继承他祖辈的针灸学识和对中医学的实践思考基础上，基于传统的脏腑经络学和中医学坚实的理论基础，推演并完成了针灸方穴配伍的试验和验证，建立了针灸处方学的雏形。

李氏针灸学的第二卷《针灸临床辨证论治》，是以中医学的基础理论为框架，把经络、腧穴、脏腑、疾病以及腧穴组方纳入到辨证论治的法则中，进行针灸学的深入研究。针灸的疗效，首先是建立在腧穴功能的认识和运用上，针灸学的基础理论、治疗原则和组方原则仍然基于中医学的主体。李氏针灸学提出的“理法方穴”，其中的“理”和“法”是直接基于中医学基础理论的，而它的“方”，是通过运用中医理论对病因、病理、病位、病机、病势、病程，运用八纲辨证、脏腑辨证或卫气营血辨证后，结合经络和腧穴的功能主治所产生的为针灸学所特有的“方”。李氏针灸学是中医学辨证论治思想在针灸学中的体现。李氏针灸学提出的“理法方穴”与传统中医学的“理法方药”是同源、同体、同功的。

《祖传针灸常用处方》一书的成功出版，使李氏针灸学趋于完善和完整。具体到中医的“方”，是用于完成治疗的药物的组合模型，包含了理、法、药诸要素。中医通过对病、证、症的辨别建立了各种证型；又通过把药物的药性、功能主治和归经等要素组合起来与证型结合，建立了方型。病的证型化和药的方型化，使治疗有轨可循有章可依。中医辨证论治的特质和中国文化的阴阳五行、天人合一的特色也尽在其中。李氏针灸学，基于完备的中医基础理论，基于中医已经确立的各种证型，完成了针灸处方学的建立。

《祖传针灸常用处方》有着清晰的脉络。李传岐先生的祖父李心田撰著的《针药汇通》为针灸处方学搭起了一个坚实的框架。到传岐先生父亲李世珍著的《常用腧穴临床发挥》，在《针药汇通》的基础上，充实扩大了针灸处方学的内容。根据中药汤方的方义、功效和治证，结合针灸的功用，进一步为针灸处方进行了命名。李氏针灸学自李心田始，经由李世珍的发展，最终在李传岐手中完成了全部的构建。李传岐先生撰著的《祖传针灸常用处方》深入浅出地揭示了针灸处方学形成的理论基础、发展过程，详述了针灸立方的方规法度以及针灸施治的各种操作手法，通过详细剖析中药方剂的构成、治疗作用的机制与药物的性能效用特点，建立了与针灸处方相对应的、多角度、多层次、全方位的综合比较，以中药方剂的深入分析旁证针灸处方的成立；在论及腧穴功能与配伍的协同作用时，以腧穴的不同功能为基础，以不同的针灸手法为调节，以辨证论治的法则为准绳，深入论证了立方配伍的原则；在与中药方剂的相参互映中，完成了为针灸处方的定性、定位及定型。

“协同作用”是针灸处方学的关键。西药的机制重在干预，而中药尤其是针灸的作用重在调和。一个好的中药或针灸组方，可以激发促进生命的自律调整能力，并使这种能力一直沿着处方功能所示的调整方向持续地产生正作用。我们借《祖传针灸常用处方》中一个代表性腧穴处方“滋阴清火方”，来体味一下“协同作用”的妙用。该方是由手少阴心经的神门穴与足少阴肾经的复溜穴配伍，用于治疗肾水不足、心火亢盛、阴虚火旺、心肾不交的病证。这个病证有着复杂的证候群，西医所说的“神经衰弱”的许多症状都属于这个证候群。这个病证的关键是“心肾不交”。我们从阴阳五行学说看，心属火，火性炎上；肾属水，水性润下。如果心的火性与肾的水性不交通，心位于身体上部，炎上的火性自然会上扰脑府，于是，像七窍不利、失眠多梦、头昏脑胀、耳鸣咽干、记忆力及注意力减退等等症状会随之出现；而肾位于身体下部，润下的水性不足又同时带来遗精早泄、腰酸腿困、肢冷浮肿等证候。“心肾不交”的征象，与《周易》的“未济”卦和“否”卦有着微妙的照应。“未济”卦是代表火的离在上位，代表水的坎在下位。火性本来炎上，再让火处于上位，水性本来趋下，再让水处于下位，于是乎火愈上，水愈下，水火不能互济。“否”卦是代表天的乾在上，代表地的坤在下。天主清气，清气上升，再让天处于上位；地主浊气，浊气下降，再让地处于下位，于是清愈升，浊愈降，形不成沟通，就成了否塞不通之象。因此，易经在应用时，让火处于下，水处于上，就是“既济”；让天处于下，让地处于上，就是“泰”卦。“既济”是成功地交通在一起，“泰”即交通泰和之意。就仅仅把水与火、天与地调整了位置，分离、断裂、逆反的态势就得到了本质的扭转。老子《道德经》里有一句话可以为这种调整作最好的说明，老子说:“万物负阴而抱阳，冲气以为和”。“万物（包括社会和人的身体）”的阳躬身负起阴，阴昂首而抱阳，阴阳二气振荡相谐，这种形式带来的结果就是“和”。“和”被中国文化定义为最大的美、最根本的善、最高的境界。“和”同样是中国医学的最高追求。在辨证论治过程中首重阴阳，在施治的方与药上重在调。调而和之的原则是《祖传针灸常用处方》的一大宗旨。我们回过头再来看“滋阴清火方”，神门是心经的大穴，代表火；复溜是肾经的要穴，代表水，二穴的命名妙合于阴阳。神门是精神之门户，神代表人的清正之气，清则上升，是阳性态；复溜者，复为重复、为多数、为覆盖，溜为水流、流动之意，是阴性态。复溜穴可以理解为主水的肾经中水最见流动性的关窍。针灸比用药更容易实现“调”的作用，因为针灸的选穴配伍、补泻手法的选用和调治的实现是统一在施治的动态全过程中。泻法用于神门，是把火的态势和能量往下调运；同时，补法用于复溜，是把水的态势和性能向上提升，火调于水之下，水调于火之上，滋养生命的气化作用随之产生，就成了“既济”的卦象。反复的这样调，就调动、引导了经气在针灸方的方义和针灸师的心意主使下，逐渐地建立起一种“否”去“泰”来的有序化的生命新态势。心肾不交所派生出来的证候群在“既济”的实现过程中渐次消解。“和”通过对经气的“调”而得以实现。

“滋阴清火方”具有与中国文化印证的典型性，我们在此举出，旨在倡明《祖传针灸常用处方》的组方要义是深深植根于阴阳五行、天人合一的中国传统文化的基础上。结合李氏针灸学三部著作所构建的“理、法、方、穴”的针灸学体系，可以清晰地看到，李氏针灸学的思考是中国式的思考，是纯粹中医学的思考。而《祖传针灸常用处方》所立的针灸处方的方型、方规和方义，已经成为中国针灸学基础理论框架中的一个有机构件。有了这个新的构件，中国针灸学为人类生命健康服务的大用妙用将能够得以实现。

值张仲景诞辰1855周年之际，李传岐先生的《祖传针灸常用处方》的出版，正是对医圣张仲景的最好的纪念。述之为序，以表达一个医圣祠人对李氏针灸学的深深敬意。

张兼维

2006年2月于南阳医圣祠

前言

针灸医学，肇自《内经》、《难经》，继由《针灸甲乙经》、《针灸大成》乃至近代，已基本形成了独特的辨证论治体系。其核心理论就是经络学说。经络学说一直指导着针灸组方、选穴、辨证论治，其临床治疗多以循经取穴为主（本科教材语）。针灸作为中医的一个组成部分以经络学说为指导，运用循经取穴、俞募配穴、原络配穴等，体现了针灸的特色，亦是针灸医学发展之必然。然而这种独特的理论体系是否已经完备，是否能够满足针灸临床的需要，特别是内伤杂病的辨证论治，针灸医学是否能够进一步发展，将如何发展，指导中医理论的脏象学说、气血津液等学说是否能用来指导针灸临床实践，怎样指导针灸临床实践，如何使理、法、方、穴形成辨证论治的统一，其要解决的关键问题有哪些，这是后世医家，亦是吾祖数代所执着追求探讨的。

针灸医学以经络学说为理论基础，临床辨证多以循经辨证为主，治疗上多为循经取穴对症治疗，对于腧穴的认识及配伍作用仅仅是建立在经络学说、特定穴、针灸歌赋的基础上。这样就滞碍了针灸医学的发展。运用中医理论，特别是脏象学说（含气血津液等学说）来指导针灸实践，通过针灸临床实践再验证理论，再以中医理论来指导针灸辨证分型、治则处方、腧穴配伍、选穴组方，使其由辨经（病、症）论治走向辨证论治，这是针灸医学发展的必由之路。

针灸也提倡辨证论治，因其建立在经络学说基础上，所以其辨证主要是辨其经，循经取穴。辨证取穴所辨的证与建立在脏象学说（包括其他学说）基础上所辨的证，有本质上的不同。运用脏象学说及其他学说指导针灸临床实践，弥补腧穴功能和针灸处方的阙如和不足，推进针灸医学的发展，乃是吾祖数代所不懈努力的目标。

运用脏象学说等指导针灸临床实践首先要改变传统的针灸理念与诊治方法，及经络学说为基础的某某穴治某某病（症），某某病（症）取某某穴，俞募配穴、原络配穴等循经取穴为主导的羁绊。那么，如何运用脏象学说来指导针灸临床整体治疗辨证论治呢？辨证论治是中医的精髓，脏腑经络、气血津液等学说为中医的指导理论，理、法、方、药是中医辨证论治的全过程。运用中医的理、法指导针灸是切实可行的。然而与方、药相对应的针灸处方、腧穴运用就不能很好适应其治疗需要。有鉴于此，祖辈们从基础医学开始，由腧穴功能研究作为切入点，从临床实践中探索腧穴功能、穴若药效、配穴规律、相当汤方，至祖父辈已初见成效。

祖父李心田在前辈经验的基础上，又从《内经》、《难经》、《伤寒论》、诸家学说以及诸多歌赋中吸取精华，探其机制，初步总结出某穴用补法相当于某几味中药的功效，用泻法相当于某几味中药的功效，配艾灸相当于某几味中药的功效，配烧山火或透天凉又相当于某几味中药的功效……。某穴与某穴配伍，用补法有什么协同作用，类似某个中药汤方的功效；用泻法有什么协同作用，类似某个中药汤方的功效；用先泻后补或先少泻后多补，或此穴用泻法彼穴用补法有什么协同作用，类似某个中药汤方的功效……。撰写了《针药汇通》一书，初步形成了针灸处方学的框架。

父亲李世珍在《针药汇通》一书的基础上继续从事针灸临床研究。他以脏腑的生理病理为基础，以大量的门诊、病房及西医各科转来的复杂病证为对象，在临床无数次正副效应的验证中充实并扩大腧穴功能和腧穴配伍后的协同作用以及类似某个中药汤方的功效。现通过实例说明其探索方法。在腧穴功能配伍方面，以三阴交穴的部分功能效用为例：三阴交施用补法有健脾补血养血之效，施用泻法有活血祛瘀之功，施用先泻后补之法具有祛瘀血生新血的作用。若施用补法配补具有补气作用的合谷穴可收气血双补类似“八珍汤”之效，凡属气血双亏的证候均可选用；若施用补法与具有养心血益心气的神门穴（补）配伍可收补益心脾类似“归脾汤”之功，适用于心脾两虚之证；若施用泻法配泻具有行气散滞作用的间使穴可收行气活血祛瘀之效，凡属气滞血瘀的病证均可选用；若施用泻法与具有补气作用的合谷穴（补）配伍可收补气活血祛瘀类似“补阳还五汤”之效，凡属气虚血瘀之候均可选用。

继《常用腧穴临床发挥》、《针灸临床辨证论治》之后，吾等小字辈又继在父亲李世珍的督导下开始本书的编撰。由父亲勾勒出框架，我们从事以下工作：一是以祖辈所传下来的和由父亲所创的针灸处方为依据，结合以上两部著作和集存的数万份治疗病例，以处方为核心，分门别类，再次整理，从中理出证型、治则、处方用穴、配伍加减变化之规律，以及方治渊源等；二是从整理出来的已趋成熟的针灸处方通过临床的再实践、再验证，进一步充实其学术内涵；并辅以中医理论指导、分析，规范其组方原则、操作规程，分析其功能效用，介绍其主治范围及临床应用加减变化。历时十余春秋，这部集理、法、方、穴辨证论治为一体的针灸处方学终于与读者见面了。

穴有个性之特长，方有合群之妙用。腧穴是组方的基本单位，处方是腧穴运用的高级形式，又是论治的具体体现。针灸处方是在中医辨证论治原则的指导下，根据腧穴特性，依据病机，针对证型治则选配腧穴，施用相应补泻法、补泻量以及配备艾灸、放血、烧山火、透天凉等治疗疾病。针灸处方学作为一门学科，既要有方规又要有法度。以法组方，方证对应，方穴固定，依证选方。其腧穴功能、配伍后的功效主治与病机、证型四者必须相一致。决非功能相似腧穴的简单堆砌，亦非依其症状随意地拼凑。处方组合要作到严谨有序。

中医汤方组成原则有“君、臣、佐、使”之妙，针灸处方亦有“君、臣、佐、使”之功。是书之处方配穴原则，原拟参汤方分君臣佐使，在具体编撰过程中发现针灸之处方有自己诸多特点，非能一概而全。中医汤方之君臣佐使大多显现在该处方中，而针灸处方之君臣佐使只能显示其总貌，不可细分，这是其一。其二，针灸处方多为君臣之穴，而佐使之穴多不在本方之中，而在本方之外，多体现在临床具体运用之中。例如具有补中益气作用类似补中益气汤功效的“益气补中方”是由针补合谷、足三里二穴组成，凡属脾胃气虚、中气不足、气虚下陷的病证均可选用。在运用中，对于内脏下垂病证可加补百会佐以升阳；对于久泻、久痢可加补天枢佐以涩肠；对于尿潴留可加补中极佐以化气行水或加泻中极佐以通利小便，视具体病情而定。另外，作为循经取穴或局部患野取穴，亦可作为某一处方在具体运用的引经报使之穴来用。立方立矩在处方中，加减变化于处方之外。故尔是书，组方严谨，证治典型，论治规范，静中有序，择其常示人以规矩，予人以纲领，又临证应用中方圆变化，动静结合，见症加减，灵活运用。读者当对其【功能效用】、【主治范围】及【临床应用】相互潜心体会之。

柯琴云：“因病立方者，粗工也；据证立方者，中工也；于证中察病情者，良工也。”读者若能解读立方之法规方度，知病之情，得医之体，有是证而用是方，有方规却不为方所局限，于证情中加减变化，存乎一心，升堂入室，乃可成为大医良工。若能在吾书基础上，创新方立新意，促进针灸处方学的发展，实乃针灸医学之幸事，亦为吾等所希冀。

“常谓胸中有万卷书，笔底无半点尘者，始可著书”（柯琴《伤寒论注》序）。本书与《常用腧穴临床发挥》(简称《常》，下同）和《针灸临床辨证论治》（简称《针》，下同）堪称三姊妹篇。《常》为基础篇，《针》为临床篇，本书介乎其间，为二书之桥梁，本当先于《针》而发行，却后发于《针》十年。家父谓之曰:“《常》一书腧穴功能可增可减，《针》一书临证可变可化，而本书之处方示人以规矩，予人以典范，方若一出，多成定论，不谓不慎之”。本书之49个处方，方方都是有理有据，有法有度，数验于临床。亦有十数个处方尚未录于本书者，非为不效，实因不甚周全，或未作进一步验证，或积累案例不足，或理论不够充实，或腧穴运用不统一、不规范、功能不确切、配伍意义含糊不清，或针药同用，故而不录。

“善师者不阵，得鱼者忘筌”（《医方集解》序）吾愿读吾书者，取是方而圆用之。

方不掩暇，谬误不足之处在所难免，望广大读者同仁批评指正。

李传岐

2005年初冬于南阳　张仲景国医学院

说明

一、本书所用的补泻法，是遵照明代陈会《神应经》中的捻转补泻法。其具体运用是，施用补法，刺入欲刺的深度，得气后连续捻补3~5分钟或5~10分钟后起针，即补法不留针。施用泻法，刺入欲刺的深度，得气后留针，一般留针时间为20~30分钟。在留针期间，每隔5~10分钟捻泻1次，每次捻泻约0.5~1分钟（或至2~3分钟），如此可捻泻2~4次。当最后一次捻泻后须留针3~5分钟，待针感消失后起针。先泻后补之法是，得气后捻泻1~2分钟，留针10~15分钟，然后连续捻补3~5分钟即刻起针。其捻转补泻时间的长短、角度的大小、频率的快慢，应根据具体病情及病人的耐受程度而定。一般来说，患野取穴捻补、捻泻均宜少；循经取穴捻补、捻泻均宜多；辨证取穴捻补、捻泻应更多。补与泻量的对比是，补法捻补时间宜长，量宜轻；泻法捻泻时间宜短，量宜重。

二、本书中的“烧山火”和“透天凉”手法，不像明代徐凤在《针灸大全·金针赋》中叙述的那样复杂。本书的烧山火手法是:“刺入欲刺的深度，出现针感后，刺手拇、食二指向补的方向捻转后即紧捏针柄（使局部肌肉紧涩，以免刺深），向下适度地按压，使之逐渐产生热感；透天凉手法是：刺入欲刺的深度，出现针感后，刺手拇、食二指向泻的方向捻转后即紧捏针柄（使局部肌肉紧涩，以免将针拔出），向上适度地提针，使之逐渐产生凉感。这种操作方法比较简单，易于掌握。

三、书中“用补法配烧山火”，是用捻转补泻法的补法，捻补后再配烧山火手法，可收温补作用；“用泻法配透天凉”，是用捻转补泻法中的泻法，捻泻后再配透天凉手法，可收清散热邪的作用。

四、在《常用腧穴临床发挥》和《针灸临床辨证论治》二书中所论及的腧穴配伍后的功效、协同作用及其相当于或类似于某个汤方的功效，若与本书有不一致之处，应以本书为准。

五、书中针灸处方相当于中药汤方，是指相当于或类似于该汤方的总功效，并不是各单味药的剖析与各腧穴的对应关系。

六、【所治病证】项中病、证名称下边有“·”符号，为提示于【临床应用】，便于查阅。

七、【歌括】中的主治病、证，是缩写【所治病证】项中具有代表性的几个病证。

八、所用针具，建国前使用的是自制相当于今25号、24号毫针；建国后一般使用的多为市场上购买的26号毫针，近些年来亦时而用一些28号毫针。

目录

总　论

各　　论

附　　篇

总论

一、方论

针灸医学有着数千年的历史，为炎黄子孙的健康、繁衍做出了不可估量的贡献。其之所以经久不衰，关键在于疗效确切而显著。针灸医学发展经历了由低级到高级，由感性认识到理性认识的必然过程。这是其不断发展、完善的必然规律。针灸医学在现阶段发展较快，深受世界各国人民的喜爱。前来中国学习针灸者数不胜数，在国际上已出现了“针灸热”。但针灸医学发展也有不平衡之处，例如针灸医学中的“临床医学”部分，特别是对内伤杂病在治疗方面不能满足临床的需要。故此，我们将治疗内伤杂病所需用的常用处方辑成《祖传针灸常用处方》一书。为了便于读者了解、掌握和使用针灸处方，特写本篇“方论”以记之。

（一）针灸处方之我见

处方是指由药物组合而成的组方，为中药处方；由腧穴组合而成的组方为针灸处方，都是用于临床治疗疾病的方法。由于诸多历史原因，针灸处方没有中药处方规范完备。

早在原始社会时期，人们掌握了一些刺激部位（当时的腧穴没有名字，没有定位，多为天应穴）来防治较为简单的疾病。随着社会的进步，文化的发展，针灸医学的渐进，人们掌握了不少腧穴的主治症状和病候，命名了有治效的部位。嗣后经过长期的医疗实践，到了《内经》时代，特别是《灵枢》对针灸又有了进一步的认识，提出了十二经脉、十二经别、十二经筋、十二皮部以及奇经八脉的循行分布等等，并增添了许多理论知识。但在临床治疗方面仍处于局部症状进行局部治疗的阶段，例如《灵枢·官针》篇里即是如此。后世诸多针灸著作和针灸歌赋中亦多是某穴治某病某症，某症或某病针某某几个腧穴的对症治疗方法。它是根据病人主要症状的所在部位确定为何经所主，从而选取该经的有关腧穴或局部腧穴进行治疗，或根据特殊疾病选用对该病症有特异性功能的腧穴进行治疗。例如《标幽赋》中的“头风头痛，刺申脉与金门。眼痒眼疼，泻光明与地五”；《百症赋》中的“强间、丰隆之际，头痛难禁。原夫面肿虚浮，须仗水沟、前顶。耳聋气闭，全凭听会、翳风……目眩兮支正、飞扬。目黄兮，阳纲、胆俞”；《玉龙歌》中的“九般痔瘘最伤人，必刺承山效若神，更有长强一穴是，呻吟大痛穴为真……大便闭结不能通，照海分明在足中，更把支沟来泻动，方知妙穴有神功”；《类经图翼》中的“妇人妊娠，补合谷即堕胎”；《备急千金要方》中的“产后脉经不还，刺合谷三分，急补之”；《玉龙歌》中的“无汗伤寒泻复溜，汗多宜将合谷收，若然六脉皆微细，金针一补脉还浮”；《类经图翼》对关元穴的记载是“乃男子藏精，女子蓄血之处；诸虚百损；阴证伤寒及小便多；脐下绞痛，渐入阴中，冷气入腹，小腹奔豚；冷积虚乏”等等，都是对腧穴功能的初步认识和简单的组穴形式。

由于受师徒传承教育方式的影响，“各承家技、始终顺旧”，习于对症治疗，针灸医术有其很大的局限性和片面性。对症治疗成了针灸医术的主要方法，占据主导地位。由于针灸对痛证、急症收效较快而被广大患者所信服，故求治于针灸者较多，医生满足于现状，忽略对内证的研究，致使针灸医术发展缓慢。所以从针灸与药物在治疗上的对比，在人们的心目中则有“针灸治外证，药物治内证”的偏见和“针愈扎愈亏”等不正确的认识。

近半个世纪以来，针灸医家对复杂病证中的某些病证采用了主治穴有3～5个，辅用穴有3～4个，另有什么症状再配加什么穴的配穴组方方法；亦有针对某一证型，罗列4～6个或8～10个腧穴的组方方法，但没有用某2～4个腧穴对准某个证型统治的固定组方形式。所以尚未形成如同中药方剂学那样全面、严谨、有规律性组方形式的固定针灸处方。

家父从其近60年的临床实践中中认识到，针灸医学理论的发展与中医其他各科相比，确实是慢了一大步。主要表现在理论上的滞后和治法的单一。对症治疗循经取穴较为完备，辨证取穴整体治疗则显不足。还有些人不懂辨证论治，对腧穴功能论述极少，认识也极为肤浅，因此在选穴组方、腧穴配伍方面缺乏理论依据，理、法、方、穴很不严谨，与中药方剂相比大为逊色，影响了针灸医学的发展。为此，家父在探索腧穴功能、施用针灸辨证论治的同时，首创了《常用腧穴临床发挥》一书中的有关针灸处方。

（二）家传针灸处方的形成

《常用腧穴临床发挥》书中的部分针灸处方是由祖父李心田所创。祖父在临床实践中体会到：针灸治病多是从某一症（症状）论治，针对局部症状对症治疗确能取得一定疗效，但对于复杂的病证往往是束手无策。例如：对于气血瘀滞引起的全身疼痛，对症治疗患野取穴，针刺很多腧穴疗效却不很理想；对于气血大亏的病证，该针哪几个腧穴能大补气血；对于气化失常的病证又该如何治起；对于辨证之疑，论治之难的疑难病证更是无从着手等等。而对家传的实践经验和针灸书中的成方也是一知半解，知其然而不知其所以然。

对症治疗的症，是疾病具体的局部的和表面的反映（表面现象），症又往往是机体内在的病理反映；辨证论治的证，是疾病抽象的、整体的和本质的反映，涉及到阴阳、脏腑、经络、气血、痰瘀、津液等诸多方面。只有辨证论治整体治疗，对证选穴组方，正确施用补泻等手法，才能对于错综复杂的病证获取满意的疗效。

临床所见，有阴阳失调、气血失和、气血双亏、脾胃虚弱、心肾不交、心脾两虚、脾肾阳虚、肺脾气虚等病因病机和证型的病证。由于没有像中药方剂那样规范的针灸处方，因此就无法实施气血双补、补益心脾、交通心肾、补中益气、行气活血以及攻补兼施、因果并治、标本兼顾等各种治法治则。致使针灸临床处于如同吴鞠通所说:“人之所病，病病多，医之所病，病方少”的困境。

为此，祖父在前辈传授的经验基础上，又从《内经》、《难经》、《伤寒论》、诸家学说以及针灸诸书和诸多歌赋中深入探究，寻其穴效，择其规范，取其精华，明其伦理。从临床中验证出整体治疗常用腧穴的主治范围，继而发现其功能效用和腧穴配伍后的协同作用。又从多年的临床意外性正副效应中（收效不佳或加重病情的副效应；收效佳良很快治愈的正效应以及治此愈彼的意外性疗效）总结经验、汲取教训。初步总结出某穴用补法相当于某几味中药的功效，用泻法相当于某几味中药的功效，配用艾灸相当于某几味中药的功效，配烧山火或透天凉又相当于某几味中药的功效；某穴与某穴配伍，用补法有什么协同作用，类似某个中药汤方的功效，用泻法有什么协同作用，类似某个中药汤方的功效；用先泻后补或先少泻后多补或此穴用泻法彼穴用补法有什么协同作用，类似某个中药汤方的功效……形成了针灸处方学的框架。创立了以针代药，穴若药效，组穴命方，辨证取穴，依证选方的新思路、新方法。并与证治经验及有关论述组合一起，撰写成了《针药汇通》一书。该书为《常用腧穴临床发挥》、《针灸临床辨证论治》及编撰《祖传针灸常用处方》奠定了坚实的基础。

进入20世纪50年代以后，父亲李世珍在《针药汇通》一书的基础上继续从事针灸临床研究。他以脏腑的生理病理为基础，以大量的门诊病人和病房及西医各科转来的病证复杂的患者为对象，在临证无数次正副效应的验证中来充实扩大探讨腧穴功能和腧穴配伍后的协同作用，以及类似某个中药汤方的功效。其具体探索处方效用的方法是：例如将祖父探究出针补合谷能补气和针泻三阴交能活血祛瘀的二穴配伍，用于气虚血瘀证候，收到了补气活血祛瘀通络之效，类似"补阳还五汤"之功，命名为"补阳还五方"；根据"肾气丸"的方义、功效和治证，结合针补关元、肾俞、复溜的功能和配伍后的协同作用，用于临床确收温补肾阳之效，将它命名为"肾气方"；既然针泻神门具有清心火安心神的作用，针补复溜具有滋补肾阴之功，那么阴虚火旺心肾不交之失眠，二穴配伍能滋阴清火交通心肾，一定能收良效，试用之果然如此，故将此二穴配伍命名为"滋阴清火方"；足三里穴补之健脾养胃，泻之和胃导滞，阴陵泉补之健脾益气，泻之祛湿利水，二穴配伍施用先少泻后多补之法，具有健脾渗湿，和胃畅中的作用，对照"参苓白术散"的方义、功效和治证，试治于脾虚挟实的泄泻、水肿、带下等病，确收良效，故命名为"健脾祛湿方"……。

穴有个性之特长，方有合群之妙用。处方是由腧穴组合共同发挥疗效的。是在中医基础理论和辨证论治原则的指导下，根据腧穴功能特点，依据病机、证型、治则选配有关腧穴，施用不同的补泻法、补泻量以及艾灸、放血、烧山火、透天凉等手法来治愈疾病的。针灸处方与腧穴功能有着不可分割的关系，腧穴是组成处方的基本单位，处方是腧穴运用的高级形式，又是论治的具体运用。

针灸处方学真正完全地自成体系，并作为专门学科，既要有方规又要有法度。家传针灸处方始终遵循:“必伏其所主，而先其所因”（《素问·至真要大论》），“谨守病机，各司其属”（《素问·至真要大论》）、“治病必求于本”（《素问·阴阳应象大论》）、“谨察病机之本，得治之要者，乃能愈疾”（金·刘完素）的审机和愈病之间的内在联系，以及张仲景“方证相对”的辨证论治思想，和柯琴的“因病立方者，粗工也；据证立方者，中工也；于证中察病情者，良工也。仲景制方，不拘病之命名，惟求证之切当，知其机得其情”的制方思路。选穴既着眼于组方的结构，又立足于临床实用，力求做到触类旁通，举一反三。

（三）遵守方规法度

所谓“方规”，是以病机为根据的，具有特定的规律（一是腧穴功能，二是配伍的主治功效，三是针对病机，四是针对证型，四者必须是一致的）。其特点是是针对病机和证型，以证组方，方证对应，方穴固定。依证选方，如同量体裁衣，按锁配匙，既有规矩，又有法度。决不是某些功能类似腧穴的简单堆砌，也不是根据症状随意地拼凑。方规应具有其治证的广泛性、多面性和灵活性。临证要坚持有是证，则用是方的原则，切勿固执一病一方，应切实做到病有万变，方有加减。故运用之妙，存乎一心。针灸处方的方规同中药处方的方规一样，在针对病机和证型，进行整体治疗方面，处方组合要严谨有序。多一穴，就要显出此穴在该处方中的重要作用，少一穴，就要显出恰到好处；不然，或显得画蛇添足，或改变了原方的方义，或显得该方有一定的不足。

例如“滋阴清火方”的组成，是针泻心经的神门穴以清心火，针补肾经的复溜穴以滋肾水，泻南补北滋阴清火，类似“黄连阿胶汤”的功效，为滋阴清火，交通心肾的常用方。再如针补合谷补气，针补三阴交益脾养血，二穴配伍类似“八珍汤”之效，凡气血亏虚和伴有气血亏虚症状的病证均可选用本方，为补益气血的常用方。这样针对病机，配穴精练，有法有方，一目了然。

还是以“滋阴清火方”为例，如果用于失眠，加泻风池清脑安眠，并不失其滋阴清火交通心肾的功效。如果加补三阴交，就改变了该方原有的功效，而具有滋阴养血，清心安神的作用，可用来治疗营血亏虚，阴精暗耗，心火内扰的失眠证。如果配加补灸关元穴，就会与神门穴发生拮抗作用。再以“八珍方”为例，如果恐其峻补涩滞，加泻间使穴佐以行气散滞，它并未改变本方补益气血的功效。对于气血亏虚型头痛，挟有邪实者加泻患野腧穴通经活络以治其标实，也并未改变该方的原有功效，而属于标本兼治之法。如果在“八珍方”中加补神门（补心宁神），就改变了“八珍方”的方义、功效和所针对的病机，而变成了另一首方子“养荣方”，而具“人参养荣汤”的功效。如果加泻血海穴，就会与三阴交发生拮抗作用。如此掌握和认识方规，就必然会提高对病机、证候、方义、腧穴功能及其协同作用的深层理解，进而能更广泛更准确地运用其处方治疗多种病证。

“若执一常法，以应百变之疾，则效者鲜矣”。从所报道的资料来看，绝大多数临床经验是可贵的，但有少数临床报道存在不少问题。例如有使用一个治疗法则能治疗数百例患者，其有效率惊人，这违背了辨证论治法则，或者说违背了共性与个性的关系；有使用一个治疗处方，其数百例患者的有效率能达到 100%，或 95% 以上，不符合辨治的客观规律。有些报道辨证、治则、取穴相互矛盾，疑点重重，其疗效却惊人的好；有些报道仅有各种统计数字，而无具体病候；有些报道漏洞百出，引经据典又张冠李戴……。例如，有这样的报道：针取百会、膻中、印堂、中极、内关、丰隆、三阴交、足三里，用平补平泻法，治疗近70例失眠患者，总有效率91.7%，并举一典型病例，诊为心脾亏虚，治法是补益心脾，宁心安神，用上方针治10次而愈。在他的体会中有肝肾阴虚、虚火上炎、心脾亏虚、胃中不和等5种类型，使用以上腧穴均有明显效果，实是令人费解，不知他是如何辨证论治的。在他的处方中，不仅取穴繁杂，同时也很难想象出他对腧穴的功能及其配伍后的协同作用有什么正确的认识和理念。这种报道实属不合“方规”更不懂辨证论治的典型例证。

针灸是在共性中找出个性，再从个性着手选穴组方，随着证的转变而变方，这样才能击中目标，有的放矢。在共性中找个性，虽然难度大，但收效好、效率高，既知同（共性）又知异（个性），才是辨证论治的基础，才不会偏废一面。如果只知共性而不知同中有异的个性，那仅是对症治疗，往往是堆穴、砌穴、凑方，虽然容易掌握，容易推广，但因存在个体差异，疗效就不会太理想。这也是违背方规的结果。

针灸处方同中药汤方一样，有其腧穴配伍的严谨性。当以遵守原方为原则，谨守病机，只要病机相同，诸病可以同治，一方可治多病。不懂方义或擅自更动，一穴之差，则方义大变。从杂志报道看到有些题名为对某某经方的应用或体会，在原方的基础上增加了4~6味中药，这样就从根本上改变了原方的方义、治疗对象和针对的病机，已经由量变到质变，却说明该方的效果如何如何。实属悖其方规另组他方。

本书处方类型有：代表方、基础方、专治方和专用方。制方以调之，或用以专攻，或用以专补，或用以因果并治，或用以标本兼顾，或用以寒热平调、表里同治，或用以阴阳双补、虚实并治，或用以升降并调、动静相益……，都是以方规为基础选穴组方的。

汤方（方剂）辨证，见于长沙马王堆出土的医书《五十二病方》，以病名命方，以方识病；《内经》中的十三方，亦是以病名命方，皆为汤方辨证之雏形，如血枯方是治血枯证的方剂。《伤寒论》中的汤方（方剂）辨证方法已趋成熟，而且要求病证与汤方适应范围在病机上的统一性。汤方辨证就是根据汤方的主治病证与主治立法，对病证进行分析，并符合某一方证的辨证方法。它的汤方具有广泛的应用性和较高的临床使用价值。是以汤方功效及其适应的证候范围来辨识症状、判断病因病机、确定治则和方药。后人也正是在汤方辨证的基础上，逐渐创立并完善了卫气营血辨证、三焦辨证、脏腑辨证、病因辨证和气血辨证等等。根据针灸临床特点，在八纲辨证的基础上，有脏腑辨证，病因辨证（用于四肢关节疾病）、气血辨证（若与脏腑有关，就与脏腑辨证合用）和经络辨证（用于患病部位所属经脉）等。根据病种不同，病因、病机、症状和体征的差异，采用不同的辨证方法，遣用不同处方。根据辨出的证型选用相应处方，正像《素问·异法方宜论》指出的："故圣人杂合以治，各得其所宜，故治所以异而病皆愈者，得病之情，知治之大体也。"

任何一种辨证方法，只有辨出病证与该方的对应，才是辨证论治全过程的结束。汤方（针灸处方）辨证则以方证对应的形式具体辨识各个阶段的病理变化。实践证明针灸处方对人体疾病具有一定的针对性和选择性，并对某些病理状态具有很高的疗效，但对正常人体并无作用，选方不当时对较严重的病人却有反作用。事物的共性存在于个性之中，如能对一个个方证都有深刻的认识，明其理，晓其法，必能运用自如，不越法度，不悖经纬，扩大治证，提高疗效。

本书针灸处方的命名，以功效和针对病证而命名的有："行气活血方"、"补益脾胃方"、"风湿方"、"风寒方"、"风疹方"、"寒哮方"等等。类似汤方功效而命名的有："肾气方"、"玉女方"、"八珍方"、"清胃方"等等。类似汤方功效，因该汤方冠有药名而改用功效命名的如：类似"参苓白术散"的改名为“健脾祛湿方”,类似“人参养荣汤”的改名为“养荣方”等等。使读者看到方名，就能领悟到该方的功能效用及治病范围。

本书针灸处方，是整体治疗、辨证组方，是辨证论治的组成部分，是论治的具体体现。疗效的好坏，与选用处方的正确与否有密切关系。辨证论治、选用处方的水平与对腧穴功能的认识程度以及对治疗法则的认识程度均有密切关系。总之，疗效的好坏除辨证准确、治则合其法度外，选方正确与否是关键，明白方证的内涵，更是关键中的关键。

辨证论治的重点在“证”。“证”是施治、处方的根据，是包涵着多方面内容的综合概念。它不仅包括着若干脏腑器官的病理变化，甚至跨越几个方面的生理病理环节，而且代表着某一特定的时、空、位的机体动态表现。“证”源于四诊合参，但因病人的描述、医生的经验体会及构思、就诊的时间和地域不同而有所不同；“证”是某一特定病理时期的体现，因而是动态的；“证”容易受兼夹证的干扰，故而典型的、单一的“证”在临床表露较少。临床上所反映的“证”和辨证，往往是错综复杂的，与教材书上的典型性、单一性、规范性、对应性较少，加之生活、环境、心情、家事等条件的差异和影响，所以在辨证论治和遣方选穴方面很难把握。鉴于以上种种原因，医生除必须学好中医基础理论和诊断学之外，还要遵《医门法律》中所说的:“问者不觉烦，病者不觉厌，庶可详本求末，而治无误也。”

（四）腧穴及处方的双向调治作用

腧穴具有双向调治作用，是建立在腧穴功能、腧穴组方及病因病机的基础上，在人为控制下（包括施用不同的补泻法和补泻量以及艾灸、放血等）借助脏腑经络的生理功能，通过机体的自身调节系统作用于机体，方能产生双向的良性调治作用，达到动态相对平衡而获疗效。

1. 腧穴的双向调治作用　腧穴的双向调治作用关键在于恰当运用艾灸和补泻手法。例如：

（1）合谷是气分要穴，施用补法能补气分之虚；施用泻法能清气分之热，还能行气分之滞。这都是人为地附加外在条件的结果。如果仅针刺后有针感，不附加补泻法的外在条件，是不能起到双向调治作用的。

（2）三阴交是血证要穴，施用补法能补血分之虚；施用泻法能行血分之瘀；施用泻法配透天凉，既能行血又能凉血，即能凉血分之热；施用先泻后补之法，既能养血又能行血，起到祛瘀血生新血的作用。这均赖于以上外在条件才能实现双向调治作用。

2. 处方的双向调治作用　处方的双向调治作用，必须以病因病机为基础。病种不同，病症相反，只要病机和证型相同，都能收到双向调治的良好效果。例如：

（1）"肾气方"（自组：针补关元、复溜、肾俞）具有温补肾阳的作用。其之所以能治愈遗尿、癃闭这两种相反的病症，是因为遗尿是由于肾阳不足，膀胱失约所致，癃闭是由肾阳不足，膀胱气化失司而引起。二者尽管病种不同，病症相反，但病机一致，都属肾阳不足，影响膀胱功能，一方能治二病。再如真阳不足，大肠传化失常引起的泄泻和便秘，尽管二者病种不同，病症相反，但其病机相同，都可选用本方。本方的双向调治作用，主要基础是病机相同，病机与证候的统一性。

（2）"益气补中方"（自组：针补合谷、足三里）具有补中益气作用。它之所以能起到双向调治作用治愈遗尿和癃闭，是因为遗尿由中气不足，气虚下陷，无力约束膀胱所致；癃闭为中气不足，膀胱为下陷之气所迫之故。尽管二者病种不同，病症相反，但其病机都属中气不足，气虚下陷。再如本方还用于久泻和便秘，尽管二者病症截然不同，但若都属中气不足，气虚下陷，肠腑功能失常所致，则都可用本方，一方治二病。这就是病机与证候的统一性。

(3)“八珍方”（自组：针补合谷、三阴交）具有气血双补的作用。其之所以能治愈肢体痿软和肢体疼痛，是因为前者由于气血亏虚，筋脉失用所致，后者由于气血亏虚，筋脉失养之故。虽然病种、病症不同，但二者病机均属气血亏虚。再如本方还用于经闭和漏下，虽然二者病种和症状截然不同，但如果其病机都属气血亏虚，经脉失调所致，则都能用本方治愈。

3. 补泻量的双向调治作用　补泻量的多与少，直接影响着腧穴的双向调治作用。例如：

(1)“益气补中方”具有益气补中的功效。适量地施用补法能起到益气补中的作用，若补之太过（捻补时间过长），反会出现腹胀食少，甚至大便秘结等抑制脾胃功能的反作用。

(2)“健脾祛湿方”是由针足三里、阴陵泉施用先少泻后多补之法组成。施用先少泻能和胃祛湿，后多补能健脾益气以制湿，共奏健脾益气，祛湿和中的双向调治作用。如果颠倒了补泻量，可使双向调治发生变化，改变了原方的治疗法则而影响疗效。

4. 腧穴相同，补泻法不同的双向调治作用　相同的腧穴配伍，由于施用的补泻法不同，所起到的双向调治作用亦不相同，甚至会形成两个截然不同的治则处方。例如：

(1)“补益脾胃方”与“湿热方”中均针刺阴陵泉与足三里穴。“补益脾胃方”二穴施用补法，具有补益脾胃的功效，而“湿热方”二穴施用泻法，具有清利脾胃湿热的功效。此为补泻法的不同运用，所起到的双向调治作用。

(2)针刺神门、三阴交。二穴施用补法，形成“归脾方”，具有补益心脾以益气血的作用；二穴施用泻法配透天凉，形成（取名）“清心凉血方”，具有清心解毒，凉血祛瘀的作用。此双向调治作用在于补法与泻法配透天凉之殊。

5. 腧穴配伍上的双向调治作用　针灸的燮理阴阳、气血双补、行气活血、疏肝健脾、脾胃双调、交通心肾、补益心脾等作用，都是通过经络调动机体自我调节系统来实现的。人体的阴阳互根、气血依存、水火相济、脾胃相和、肝肾同源以及脏腑协调等，无一不是依据双方对立统一的调节关系，保持着动态平衡。一旦一方或双方功能失调，失去动态平衡，就会发生病理变化。应选用对应的腧穴配伍，施用外在的补泻法，以“亢则害，承则制，制则生化”为基础，通过调节系统，达到双向调治作用。例如：

（1）神门与复溜配伍：针泻心经的神门穴清心火，补肾经的复溜穴滋肾水，使用泻南补北之法，用于治疗失眠、遗精等病，起到了交通心肾，水火既济的双向调治作用。

（2）间使与三阴交配伍：针泻间使行气散滞，泻三阴交活血祛瘀，使用行气活血之法，用于治疗气滞血瘀证，起到了既行气又活血，气血调和的双向调治作用。

（3）太冲与复溜配伍：针泻肝经的太冲穴平肝熄风，补肾经的复溜穴滋阴潜阳，使用平肝熄风，育阴潜阳之法，用于治疗肾阴不足，肝阳上亢之头痛、眩晕等病，使亢者承之，弱者彰之，达到双向调治作用。

另外，《素问·汤液醪醴论》云：“形弊血尽而功不立者何？岐伯曰：‘神不使也。’帝曰：‘何谓神不使？’岐伯曰：‘针石，道也，精神不进，志意不治，故病不可愈’。”所谓“神不使”，是指神气失去应有的作用（亦即机体功能活动丧失），病情发展到形体弊坏，气血竭尽的地步，故尔治疗无效。只有在精神进，志意治，神气内守（机体功能活动有其自身调节的康复能力）的前提下，处方才能发挥作用、治愈疾病。又如《素问·玉机真藏论》云：“神转不回，回则不转，乃失其机。”人体气血随着四时的递迁，不断地向前运转，如若回折，就不能回转，就要失却生机，即使正确的治则、处方亦难奏效。再如“阳气者，若天与日，失其所，则折寿而不彰。”（《素问·生气通天论》）阳气已衰，阴阳离决，机体失去自身调节，虽然诊断、治则、处方无误，亦难以挽回生命。

总之，腧穴及腧穴组方后的双向调治作用，取决于机体内在功能的健在，取决于机体自身调节系统所发挥的本能。针灸临床若能掌握腧穴及腧穴组方后的双向调治作用，对于选穴组方、辨证取穴、整体治疗、提高疗效大有裨益。

二、针灸与方药

机体固有的自稳系统是人体适应内外环境的基础。当机体受到超越常态的刺激（致病因素）时，就会出现病理状态。此时施用针灸或方药治疗，可激发机体固有的自我调整、自我康复能力，实现其生理状态的转化，使病理状态得以控制，疾病得以治愈。

（一）针灸和方药的共同点

1. 腧穴同药物一样，分别有补气、养血、止血、活血、健脾、祛湿、化痰、平肝、熄风、行气、散滞、壮阳、补肾、清心、利尿、升降、温热、寒凉等功效。但针灸必须在不同的补、泻、艾灸、放血、烧山火、透天凉等法的作用下，药物亦必须在不同的生、熟、炙、炒、酒制、醋制等条件的作用下，来发挥或改变它的功能效用。例如：

(1) 针合谷补能益气固表，泻能清热解表，强刺激能开窍醒志；三阴交补能益脾养血，泻能活血化瘀，先少泻后多补能补中兼活，生新祛瘀，泻配透天凉能行血凉血；足三里补能健脾益气、健脾养胃，泻能和胃散滞、通肠和胃，先少泻后多补能补中兼消以防涩滞，长期艾灸能防病健体，延年益寿；关元补能补真阳，配艾灸或烧山火能壮真火增温补真阳之效，泻配艾灸或烧山火能温散下焦寒邪及寒瘀；气海补能补元气，泻能行下焦气滞；补百会能升提；泻公孙能降逆平冲；中脘泻能和胃散滞，配艾灸能温胃散滞等等。

（2）生荆芥走表发汗，炒荆芥入血止血；蒲黄生用活血利尿，炒黑收涩止血；生地生用清热凉血、养阴生津，炒焦防腻伤胃，酒炒能清上焦热；当归补血活血，酒炒偏于活血，土炒补血止呕不致滑肠；白芍生用敛阴平肝，炒黄养血敛阴，酒炒和中缓急止痛；红花小剂量养血，大剂量破血；枳实少用降气，多用升气等等。

2. 针灸处方与中药方剂一样，都是根据腧穴功能（类似药物性能），针对病机和证型而组成的。例如：

（1）针补合谷（补气）与补三阴交（益脾养血）配伍，类似“八珍汤”之效，是针对气血亏虚的病机和证型而组成的。针补复溜（滋肾阴）与针泻内庭（清胃火）配伍，类似“玉女煎”之效，是针对胃热伤阴的病机而组成的。针泻太冲（清肝火）、丘墟（清胆火）、阴陵泉（利湿），三穴配伍类似“龙胆泻肝汤”之效，是针对肝胆火旺和肝经湿热下注的病机而组成的。针泻灸中脘、上脘，与针泻间使、足三里配伍，类似“厚朴温中汤”之效，方中的中脘、上脘少泻多灸，意在以温胃散寒为主，配泻间使（行气）、足三里（和胃散滞）在于行气和胃。

（2）“桂枝汤”之有汗能收，无汗能发，缘其病机都是“营卫不和”。桂枝汤中的桂枝散风寒以助解表，配以白芍敛阴和营，使桂枝辛散而不伤阴，白芍酸敛而不留邪，二药一散一收，调和营卫，使表解营和。“左金丸”方中黄连、吴茱萸，辛开苦降，一寒一热，相反相成，共奏清泻肝火，降逆止呕之效。《金匮要略》“枳术汤”，枳实七枚，白术二两，意在以消为主，消中兼补，用于水饮停积在胃，“心下坚大如盘，边如旋盘”；而张洁古的“枳术丸”，枳实一两，白术二两，意在以补为主，补中兼消，用于脾胃虚弱，饮食停滞，腹胀痞满。二方用量不同，功效有异。

（二）针灸处方和中药方剂的疗效途径

针灸的效应是机体内源性功能的促进及物质的调动；方药的效应是外源性物质的直接投入，都是激发机体固有自稳系统，发挥自我调整功能和自我康复能力。

1. 相同之处　在整体治疗方面：针灸同方药一样，都有大补元气、回阳固脱、温补肾阳、交通心肾、祛湿化痰、镇肝熄风、行气活血、气血双补、阴阳双调等功效，只是发挥效应的形式各不相同。针灸是外源性刺激，没有药物物质的直接投入，只是根据腧穴功能和配伍后的协同作用，借助经络的传递信息和调节功能，激发自我功能调整和自我康复能力来治愈疾病。它的作用形式是通过机体内源性功能的促进及物质的调动，直接干预相应的病理机制。方药是根据药物的性能和方剂合群之妙用的直接投入，通过人体吸收，来激发机体自我调整功能和自我康复能力而治愈疾病。它的作用形式是外源性物质的直接投入及能量的补充（如精不足者，补之以味等）直接干预相应的病理机制。

如果病体元气大伤、真阳衰微、脾胃极度败伤，能量的极度匮乏，针灸（针刺肌肉如插豆腐）的内源性功能的促进及物质的调动，失去干预相应病理机制的能力，或方药的外源性物质的直接投入和能量的补充，失去干预相应病理机制的能力，都将不能挽回垂危生命。

在局部治疗方面：针灸同方药一样，对于单纯的肢体某处扭伤、疼痛、肿块、痹证等局部病变，针灸有不依赖内源性功能的促进及物质的调动，直接干预相应局部病变的独立性。针灸是针对局部病变患部取穴直达病所，来改善局部环境而收效的。方药是针对局部病变患处运用敷药、熏洗等法，来改善局部环境而收效的。

如果肢体某处疼痛、肿块、痹证等局部病变，伴见有与该病变相关的全身症状，或是与整体病因病机有关的病证，如湿热痹证、癥痹（伴有肝肾阴虚或骨质疏松者）、头痛（肝阳上亢或气血亏虚型）、足跟痛（精血亏虚型）等等，针灸和方药都必须辨证治疗方能收效。单纯地对症治疗不能收效，即使收效也仅是暂时的。

另外，针灸同方药一样，在整体治疗方面亦是根据五行生克乘侮的规律进行“隔一”、“隔二”、“隔三”之治。其所确立的治则亦属脏腑补泻法。(具体方治从略)

2. 不同之处　在整体治疗方面：针灸和方药虽然都有类同的疗效，但对极度虚弱的患者，针灸不能激发内源性功能及物质的调动，对于改善其病理状态无能为力，方药则优于针灸。例如元气大伤、阳气衰微，尚未达到不能挽回的地步时，单靠针灸的大补元气、温补肾阳、回阳固脱等作用，往往不能持久，此时必须依赖方药的外源性物质的补充，方能发挥疗效。因其针灸的内源性功能不如外源性方药的直接投入。

个别无针感或针感较差的患者，针灸无疗效或者疗效较差，内服药物的疗效则优于针灸。而个别不能进食的患者，药物不能进入时，则针灸疗效优于药物。

在局部治疗方面：由于针灸可采用局部取穴直达病所，直接干预局部病变，改善局部环境而发挥疗效。例如斜视、肋间神经痛、局部扭挫伤、肌筋膜炎、神经根型颈椎病等，针灸的局部治疗效应优于药物的内服效应。再如素体内热炽盛或有胃病的患者，患膝关节寒痹，针泻加灸膝眼穴，可直达病所温散寒邪以止痹痛，优于内服方药的温散寒邪，因其不助邪热又不损伤胃腑。

治疗急性病证：如气厥（实证、虚证）、血厥（虚证）、癔病性失语以及急需止痛的痛证等，方药的外源性物质直接投入和能量的补充，需要通过消化吸收一段过程，而针灸可直接激发经气，较快地获得疗效。对于急需回阳固脱、益气固脱者，亦能较快地调动内在功能而获得疗效。

（三）针灸和方药的临床应用

针灸和方药应根据各自特点及具体病证而灵活选用。例如：

1. 肺结核病　用西药抗痨控制有特效，但在促进结核病的早日康复和恢复机体、健壮身体方面，对于肺气不足、气阴两伤、肺热痰咳和肺燥伤阴等证型，施用补益肺气、益气养阴、清肺化痰和清燥救肺等法，针灸和方药都能收良效。

2. 风中脏腑的类中风　在闭证或脱证期间，针药并用则疗效更为显著。若仅靠方药则有美中不足之处；而单用针灸宣窍启闭或益气固脱，则没有方药疗效持久。中风恢复期的肢体病变，选用针灸配合功能锻炼，对于肢体功能康复优于方药。

3. 影响方药疗效的病证　若患者素有消化不良或胃腑病之湿热、寒湿胃痛、腹胀等，在应用燥热、寒凉、滋补之品治疗所患的痹证、痿证、带下、三叉神经痛、头痛、眩晕、腰痛等病证时，会因用药相互矛盾顾此失彼而影响疗效。施用针灸治疗则无以上之虑。

4. 肝胆脏腑病　如严重的胆囊炎、肝炎，特别是乙肝、肝硬变、肝腹水等，方药治疗优于针灸。

5. 收效较快的病证　如急性高热惊厥、心绞痛、贲门失弛缓症、癔病性失语、瘫痪、厥证，以及钡餐胃肠透视钡剂难以通下等等，运用针灸治疗收效快，疗效显著。

6. 其他疾病　如流行性乙型脑炎、病毒性脑炎、闭塞性脑动脉炎等，由急性期病情得以控制转针灸治疗的患儿，多是遗留肢体瘫痪或挛急以及失明、失语、耳聋、神志不清、烦躁狂乱、哭啼无泪等肝肾阴虚、虚风内动、气血亏虚、气阴两伤、燥热伤阴等证型，只要患病不久，针灸疗效甚佳。

总之，针灸与方药，虽然二者改善机体功能的途径不同，发挥外源性物质的直接投入，与内源性功能及物质的调动和促进有异，但所起的作用和功效基本相同，都是激发机体内自我调整、自我康复的能力，使机体生理功能恢复正常。在整体治疗方面，二者各有所长，对于病证的选用，二者同中有异，既可单用针灸，又可单用方药，更可针药并用，以有利于获效为原则。

三、腧穴功能与配伍后的协同作用

不少常用腧穴，它的功能和主治范围相当广泛，但在配伍后的处方中则有一定的局限性。处方的功效是腧穴配伍后，在补泻等法的操作下，发挥协同作用的结果。掌握了处方中的腧穴功能和配伍后的协同作用，明确该方的方义、功能、治证及所针对的病机与治则，就能运用自如。由于腧穴是多功能性的，能在不同的处方中发挥不同的功能、效用，所以全面掌握腧穴功能是非常必要的。

（一）以合谷穴为例

1. 在功能方面

（1）施用泻法：整体治疗辨证取穴：因为它是气分腧穴，施用泻法，能清气分之热，主治气分热证；还有宣窍启闭和行气分之滞的作用，用以治疗暴怒或暴痛而气机阻滞和神志失常以及温热病中出现的神志病。施用泻法，还有疏风清热、宣肺清热的作用，常用于治疗风热感冒、风热咳嗽和疏散头面口鼻齿之热邪及风热之邪。施用泻法配透天凉，能增强清热作用，常用于治疗头面及全身热邪炽盛的病变。

循经取穴：施用泻法，能清散阳明经循行处之头面热邪，疏散阳明经循行处之头面风邪。常用于治疗头面诸疾。

患部取穴：施用泻法，能通经活络，配艾灸能散寒通络。常用于治疗手指、手腕及前臂阳明经循行处之疼痛、麻木、肿胀、痹痛等局部症状。

（2）施用补法：整体治疗辨证取穴：施用补法，具有补气分之虚的作用。根据脏腑生理功能病理变化，补气可以固表、止汗、升陷、行血、止血、生血、止喘、固脱；补气又有助于补肺气、补心气、补脾气、补元气等作用。气是人体生命功能活动的动力，针补本穴还能增强机体功能活动的能力。总之，凡因气虚或伴有气虚症状的病证，都可针补本穴。例如：

气虚而卫表不固则自汗，补气可以固表以止汗；气虚而卫外不固则易感冒，补气固卫有益于预防感冒；气虚不能固摄，可出现小便失禁、脱肛、胃下垂、子宫脱垂及漏下等，补气可以固脱升陷，有助于治疗以上诸病；气虚无力推动血行所出现的气虚血瘀，补气有益于行血；有形之血生于无形之气，补气有益于生血；因汗、下及失血所出现的气随汗、液、血而脱者，补气可以固脱，并有益于止汗、止泻、止血等等。

循经取穴：施用补法，能补益阳明经循行处头面诸疾的亏虚，能促进阳明经循行处头面器官的功能活动。常用于治疗头面口鼻齿诸疾之虚和筋脉失用证候。

“面口合谷收”，应理解为循经取穴，根据不同的虚实病情，施用补法或泻法，用于阳明经循行处的面口诸多疾患。还可以理解为合谷有清热和疏风清热作用，面口部位疾病多由风邪和热邪引起，故常用于治疗面口疾患。

患部取穴：施用补法，能补益局部筋脉之虚。常用于治疗手指、手腕、前臂手阳明经循行处之无力、筋脉弛缓失用等局部病变。

本穴的以上诸多功能须配伍在不同的处方当中才能发挥其不同效用。腧穴配伍后的协同作用是发挥疗效的关键。

2. 在配伍方面

（1）施用补法：合谷穴施用补法，与以下腧穴配伍后的协同作用是：

与益脾养血的三阴交（补）配伍，具有大补气血的功效，称之为“八珍方”。凡属气血亏虚或伴有气血亏虚证候的病证，只要病机和证型属于气血亏虚者，均可选用本方。

与活血祛瘀的三阴交（泻）配伍，具有补气行血，活血通络的“补阳还五方”之效。气虚血瘀的病证较多，凡属气虚血瘀或伴有气虚血瘀证候的病证，如肢体和心脑部病变以及外伤性疾病等，只要具备气虚血瘀的病机和证型者，均可选用本方。根据具体病情，或单独选用，或以本方为基础方配加有关腧穴。

与健脾补中的足三里（补）配伍，具有补中益气的“益气补中方”之功效。中气不足的病证甚多，凡属中气不足或伴有中气不足证候的病证，如久泻、久痢、脱肛、胃下垂、子宫脱垂、阴吹、头痛等等，只要具备中气不足的病机和证型者，均可选用本方。根据具体病情，或单独选用，或以本方为基础方配加有关腧穴。

与补心气养心血的神门（补）和益脾养血的三阴交（补）配伍，具有补益气血，养心安神的“养荣方”之功效。凡属心血不足，气血亏虚或伴有其证候的病证，如心悸、失眠、健忘、血厥、久疮、虚劳等等，只要具备心血不足，气血亏虚的病机和证型者，均可选用本方。或配加有关腧穴，或与有关处方交替施治。

与补真阳壮命门的关元穴（补）和补益元气的气海穴（补）配伍，具有回阳益气、扶正固脱和温阳益气的“回阳益气方”之功效。凡属元气大伤，阳气暴脱，或元气大伤真阳不足的病证，如脱证、汗证、泄泻、喘证、厥证、昏迷、慢惊风、疮疡等等，只要有其证候或病情发展到以上病机和证型者，均可选用本方。或配加有关腧穴，或与有关处方交替施治。或关元穴配加艾灸或烧山火，以增温补真阳之功。

(2) 施用泻法：合谷穴施用泻法，与以下腧穴配伍后的协同作用是：

与具有平肝熄风的太冲穴（泻）配伍，具有熄风清热、醒脑解痉以及调节脑神经的“醒脑熄风方”之功效。凡属温热病和热盛动风或伴有其证候的疾病，如流行乙型脑炎、流行性脑脊髓膜炎、闭塞性脑动脉炎、病毒性脑炎、高热惊厥、小儿脑瘫、小儿多动症、昏厥、面肌痉挛以及脑外伤引起的脑病等等，只要符合以上病因病机和治则者，均可选用本方。与开窍醒脑的人中穴（泻法或强刺激）和点刺手十二井穴出血配伍，具有开窍醒脑的“开窍醒脑方”之功效。凡属于突然阴阳失调，气机逆乱，清窍被蒙的厥证（阳实证）以及癔病性昏厥、小儿惊厥、痫证（发作时）等病需用开窍醒脑之法者，均可选用本方。或配加有关腧穴以治其因，或与有关处方交替施治，视其具体病情而定。

以上举例，都是腧穴配伍在不同的处方中，施用不同的补泻法，所发挥的协同作用。针对病机、治则和证型选配处方，就能显示出该方主治范围的广泛性，亦能显示出临床应用的灵活性。

（二）再以复溜穴为例

1. 在功能方面　由于本穴是足少阴肾经的金穴，肾属水，穴属金，金能生水，故为肾经的母穴。虚则补其母，故针补本穴具有滋阴补肾和“壮水之主，以制阳光”的功效。肾为水火之脏，藏真阴而寓元阳，只宜固藏，不宜泄露。肾无表证和实证。肾之寒责之于肾阳不足，肾之热责之于肾阴不足。其病因多禀赋不足、劳倦过度、房事不节、久病失养、耗阴耗气等，所以肾多虚证。故而本穴在整体治疗辨证取穴的处方中多用补法。

整体治疗辨证取穴：肾阴为一身之根蒂，先天之真源，肾主五液以维持体内水液的平衡。凡属肾阴不足和阴虚火旺病证，如便秘、眼昏干涩、口鼻干燥、齿痛、耳鸣、心烦、失眠、口咽干燥等，均可针补本穴以滋肾水。

伤寒少阴病之“黄连阿胶汤”证；温病中的气分证候之热盛伤津型和血分证候之虚热型，都属本穴的治疗范围。

基于足少阴经脉、络脉、经别和督脉的循行，肾与脊、腰背、心、肝、肺、喉咙、舌、阴器以及带脉的联系。凡肾阴不足所出现的水不涵木，肝阳上亢；水不上承，心肾不交；子盗母气，肺阴耗伤以及胃热伤津、肝肾阴虚、气阴两伤的病证，均可针补本穴以滋肾阴。常配取在针对以上有关病因病机的处方中。本穴又常配取在“阳中求阴，阴中求阳”的处方中。

肾为先天之本，生殖发育之源。因肾虚引起的男女生殖系疾病，是本穴的治疗范围。肾与膀胱相表里，因肾虚而膀胱功能减退的病证，针补本穴补肾以治其本。肾主骨藏精生髓，为作强之官，髓藏骨中充养骨骼，齿为骨之余，脑为髓之海，腰为肾之外府，肾开窍于耳。因肾不藏精、肾精亏虚、精血亏耗、髓海不足等引起的足跟、腰椎、脊柱、脑、耳、齿、骨质等病变，以及与肾阴不足有关的眼、耳、齿、喉、舌疾患，都可针补本穴，常配伍在有关处方中。

循经取穴：肾经经脉通路上的脊、膂、腰、背、喉、舌、阴器的病证，以及带脉为病的带下，腰溶溶如坐水中，足痿不用等，都可针补本穴，以收循经取穴和辨证取穴的双重效果。

患部取穴：本穴还治疗穴位所在处的骨骼和经脉、经筋等病变，如足内翻、足跟痛、局部扭伤等，虚补而实泻。

本穴虽仅有滋阴补肾作用，但主治范围甚为广泛，关键在于从肾的生理功能和病理变化来把握它的主治。本穴配伍在处方中可显示出其功能、主治的局限性。如果能针对病因病机、证型、治则，用于整体治疗辨证取穴，就能显示出功能主治的广泛性和多功能性。由于本穴能配伍在诸多处方中发挥作用，在它穴的协同下就显示出主治范围的广泛性。

2. 在配伍方面，施用补法　与清脑熄风的风池穴（泻）和具有平肝熄风的太冲穴（泻）配伍，用于治疗由肾阴不足，水不涵木，而致肝阳偏亢，风阳上扰的头痛、眩晕、高血压等，具有镇肝熄风、育阴潜阳“平肝熄风方”之功效。只要具备其病机需用其治则者，均可选用本方。

与清心安神的神门穴（泻）配伍，用于治疗肾水不足，心火亢盛，阴虚火旺，心肾不交的病证，如失眠、多梦、遗精、心烦等，具有滋阴清火、交通心肾“滋阴清火方”的功效。凡属其病机及证型治则者，均可选用本方。

与补气功能的合谷穴（补）配伍，用于治疗肾虚兼气虚，或气虚兼阴虚，气阴两虚的病证，如腰痛、眩晕、健忘、痿证、盗汗、自汗、喉喑和脑外伤引起的脑病，脑外伤引起的肢体痿软等病证，具有益气补肾、益气健脑、益气育阴等“益气补肾方”的功效。只要具有以上病因病机和证型的病证，均可选用本方。

与清肺热的尺泽穴（泻）和清胃热的内庭穴（泻）配伍，用于治疗燥热伤肺的病证，如咳嗽、肺痿、秋燥、肺痨、咳血、失音、痿证等，具有清燥润肺“清燥救肺方”的功效。凡属温燥伤肺的病机和证型，需用清燥润肺之法者，均可选用本方。

与温补真阳的关元穴（补）和补肾气壮腰脊的肾俞穴

（补）配伍，用于治疗肾阳不足引起的病证，如腰痛、骨质疏松症、阳痿、遗尿、癃闭、下肢痿软等等，具有温补肾阳“肾气方”的功效。凡属肾阳不足的病机和证型者，均可选用本方。

与清胃火的内庭穴（泻）配伍，用于治疗肾阴不足，胃火炽盛，或胃火炽盛，灼伤肾阴的胃热阴虚证，如齿痛、咽痛、消渴、喉喑、头痛等病，具有清胃滋阴“玉女方”的功效。凡属以上病因病机和证型的，均可选用本方。

其他针补复溜还可与三阴交（补）、太冲（泻）配伍；与三阴交（补）、神门（泻）配伍；与关元（补）、肾俞（补）、通里（泻）配伍，组成不同的针灸处方，发挥不同的功能效用。不再一一赘述。

总之，从以上合谷、复溜两个腧穴的举例可以看得出，合谷穴的功能、主治范围广泛，配伍后处方功能和主治有其局限性，而针对病机去选方又显其广泛性，配加腧穴得当则有其灵活性。而复溜穴的功能虽显得局限，主治范围却相当广泛，与不同腧穴配伍后，形成不同处方发挥不同的协同功能效用。仅一个滋阴补肾功能，通过配伍不同腧穴，改变了治则、治证和所针对的病机。说明腧穴配伍的严谨性。

选穴组方，必须使穴与方、方与证有机地结合，既能使各穴功能发挥其长，又能在协同作用下，在补泻等法的控制下，针对病机而发挥效用。疾病是错综复杂的，千变万化的。要使处方与病机完全吻合，明其法则，“师其法，而不泥其方”，灵活变通，得心应手，就应通过借鉴本文合谷与复溜穴的上述例证，去举一反三。这样才不至于临证时感到有成方而无成病，将活法活方变为死法死方来使用，亦不至于达到“人之所病，病病多，医之所病，病方少”的地步。

四、家传补泻法的演变及临床应用

（一）家传补泻法的演变

1. 20世纪50年代以前　曾祖父和祖父时所用的补泻法，是依照《神应经》和《针灸聚英》中的捻转补泻方向来运用于临床的。如《神应经》云:“……却用泻法，如针左边，用右手大指、食指持针，以大指向前，食指向后，以针头轻提往左转。……如针右边，以左手大指、食指持针，以大指向前，食指向后……，轻提针头向右转，是针右边泻法”。“……却行补法……如针左边，捻针头转向右边，以我之右手大指、食指持针，以食指向前，大指向后，……如针右边，捻针头转向左边，以我之左手大指、食指持针，以食指向前，大指向后。”又如《针灸聚英·补泻雪心歌》中说:“泻左须当大指前，泻右大指当后拽，补左次指向前搓，补右大指往上拽。如何补泻有两般，盖是经从两边发……男女经脉一般生，昼夜循环无暂歇。”《神应经》是采用术者与患者面对面的位置，术者的右手捻转患者的左侧半身的针，左手捻转患者右侧半身的针。《补泻雪心歌》叙述的是以术者的右手捻转患者左右两侧半身的针。两者捻转的方向是相一致的。

家传的针刺方法，是依照《针法歌》中“先说平针法，含针口内温，按揉令气散，掐穴故教深，将针按穴上，令他嗽一声……”的方法进行操作的。（注：此法现已不用）

为了便于学习人员对捻转补泻方向的记忆，家父常用“龙眼泻，凤眼补”来加以形容。即术者与患者对面的位置进行捻针，双手大指向前食指向后，其拇指与食指间所形成的孔隙似龙眼，即为泻法；大指向后食指向前，其拇指与食指间所形成的孔隙似凤眼，即为补法。

任督脉的补泻捻转方向则男女各不相同。因其男子背阳腹阴，女子背阴腹阳，故以男左女右分补泻。即取任督脉腧穴时，男性患者以其左侧半身腧穴补泻的方向运用到任督二脉进行补泻，女性患者以其右侧半身腧穴补泻的方向运用到任督二脉进行补泻。

家传捻转补泻法，一般不配用提插、呼吸、开阖、徐疾、迎随等法。其捻转方向，因其均为向一个方向捻转，能起到滞针（并非完全被肌纤维缠绕针身而难以捻针或起针）的作用而增强针效。

2. 20世纪50年代　进入50年代，家父已不用《针法歌》中所说的针刺方法，而是改用快速无痛进针法，并运用了酒精消毒无菌操作。其所用的针具已由自制的钢丝针（相当于22、24号毫针）改换为医药公司经营的26号不锈钢针。

50年代中期，家父在家传捻转补泻法的基础上，结合前苏联生理学家巴甫洛夫的兴奋与抑制和正负诱导学说，进行了补泻法的改进。例如用补法，刺激力度较轻，捻转角度较小，捻补后不留针，不等针感消失即拔针；用泻法，刺激力度较重，捻转角度较大，捻泻后需留针，待针感消失后方可拔针。

50年代后期，家父又对繁杂的烧山火、透天凉手法进行了改进。改进后的手法是：烧山火，将针刺入腧穴应刺的深度，得气后，拇食二指向补的方向紧搓，捏着针柄不动，然后指力均匀地适度适量地向下按压（其针并未刺深），约0.5～1分钟后，其温热感便可逐渐产生，具有温补之功效；若用于温散寒邪，则拇食二指向泻的方向紧搓捏着针柄不动而向下按压，使之逐渐产生温热感。透天凉，将针刺入腧穴应刺的深度，得气后，拇食二指向泻的方向紧搓捏着针柄不动，然后指力均匀地适度适量地向上提针（针身并未改变原来的深度），约0.5～1分钟后，其清凉感便可逐渐产生，具有清泻之功效；若用于滋阴清热，则拇食二指向补的方向紧搓捏着针柄不动而向上提针，使之逐渐产生清凉感。上述手法操作成功与否，其温热、清凉感的有无、迟速、强弱均与患者的敏感程度、体质差异、病情变化以及术者的操作技能有着密切关系。

3. 20世纪60年代　进入60年代，我们依据辨证取穴、循经取穴和患野取穴之不同，对于补泻的时间及补泻的量均作了具体的规定：

施用补法，得气后，连续捻补3~5分钟后拔针，即补法不留针。而施用泻法须留针，一般留针时间为20~30分钟。在留针期间，每隔5~10分钟捻泻一次，每次捻泻约0.5~1分钟，如此可捻泻2~4次。当最后一次捻泻后须留针3~5分钟，待针感消失后方可拔针。若用补法配烧山火，在连续捻补后即刻配用。若用泻法配烧山火，在留针期间捻泻后配用。若用泻法配透天凉，在留针期间捻泻后配用。先泻后补之法是，得气后，连续捻泻1~2分钟，留针10分钟，然后连续捻补3~5分钟就即刻拔针。

一般来说，患野取穴捻补、捻泻均宜少，循经取穴捻补、捻泻均宜多，辨证取穴捻补、捻泻应更多。补与泻量的对比是：补法捻补时间宜长，量宜轻；泻法捻泻时间宜短，量宜重。它同运用中药一样，泻下之品较猛，其量宜少，补益之品较缓，其量宜多，局部用药直达病所，其量更少。对于顽固性疼痛或痉挛性病证，留针时间应超过30分钟。其补泻量的多少，还应根据具体的病、病情、病位而定，太过与不及均能影响疗效。“补泻反，则病益笃”，若误补为泻或误泻为补，不仅难以取效，甚或会加重病情，特别是大虚、大实之证。

针治间隔时间，一般为隔日或隔2日针治一次，必要时可每日针治一次。

（二）临床应用

1. 依据治疗法则使用补泻法　治疗法则是运用补泻法的

依据，而补泻法的运用又是治疗法则的具体体现。例如用以滋补肝肾，施用补法；平肝熄风，施用泻法；大补元气，施用补法；开窍启闭，施用泻法；气血双补，施用补法。清降胃火者，宜泻不宜补；补益心脾者，宜补不宜泻；行气活血者，宜泻不宜补等。

2. 依据腧穴特性使用补泻法　腧穴具有其一般治疗规律，而有些腧穴还具有其自身的特殊性。如有的腧穴善于治疗表证，有的腧穴擅长治疗里证。有的腧穴多用补法，有的腧穴多用泻法。有的腧穴有补无泻，而有的腧穴却有泻无补。临床上就是利用这些腧穴的特性使用补泻法的。例如：

复溜穴多用补法。因它是肾经的母穴，五行属金，金能生水，故有滋阴补肾“壮水之主，以制阳光”的作用 。肾为先天之本，藏真阴而寓元阳，只宜固藏，不宜泄露。肾多虚证，肾无表证和实证，肾之寒责之于肾阳不足，肾之热责之于肾阴不足。肾主五液，心肝肺胃等脏之阴液不足，多与肾阴不足有关。肾阴不足的水不涵木，肝阳上亢；水不上承，心肾不交；子盗母气，肺阴耗伤；胃热炽盛伤及肾阴，以及伤寒少阴病之黄连阿胶汤证、温病中的气分证热盛伤津型和血分证候的虚热型等，都可以本穴为主或配补本穴。因此本穴有补无泻。

太冲穴多用泻法。因它是肝经的原穴。尽管原穴能补能泻，但肝病多实证，肝之实多为肝气郁结、肝火上炎、风阳妄动和寒滞肝脉。而肝之虚，多责之肾阴不足，水不涵木，或肝郁化火，火盛伤阴，以致肝阳上亢，肝风内动。故肝之实证多取泻本穴，肝之虚证是在补益肾阴的同时，配泻本穴佐以平肝熄风、平降肝火。因此以上诸证多取泻本穴，用以疏肝理气、平肝熄风、清降肝火（配透天凉）和温肝理气（配艾灸）。肝脉循阴器，抵少腹，布胁肋，连目系，上交巅顶。以上肝经循行处的病变，多见于实证，用于辨证取穴和循经取穴者，又多取泻本穴。故本穴有泻无补。

3. 依据腧穴功能使用补泻法　腧穴各有其功效作用，而这种功效作用属于静止的，临床上要发挥腧穴的功能是要靠补泻手法来完成的。也就是说，补泻法决定着腧穴功能的具体实施。例如：

三阴交是血证要穴，具有补血分之虚，行血分之滞，清血分之热，活血分之瘀的作用。施用补法能养血育阴、益脾止血；施用泻法能活血祛瘀、通经活络；先泻后补能活血、祛瘀生新；用泻法配透天凉能凉血行血、清血分之热。

又如足三里穴是治疗脾胃肠病的常用穴，具有健脾养胃、健脾益气、补脾益肠、和胃畅中、通肠导滞、温化寒湿、温胃散寒和温补脾胃补益后天等功效。施用补法能健脾养胃、健脾益气、补脾益肠；施用泻法能和胃畅中、通肠导滞；用补法配艾灸或烧山火，能温补脾胃；用泻法配艾灸或烧山火，能温胃散寒、温化寒湿。长期艾灸能温运中焦、养益后天、防病抗疫、健体益寿。

4. 依据针灸处方使用补泻法　针灸处方依据治疗法则而来，不同腧穴的配伍组成了不同的针灸处方，而不同的补泻手法是使针灸处方发挥整体效能的关键所在。

例如由太冲、风池、复溜组成处方，具有镇肝熄风，滋阴潜阳的作用，类似“镇肝熄风汤”的功效，自命名为“平肝熄风方”，主治肝肾阴虚，肝阳上亢及肝肾阴虚，肝阳上亢，气血逆乱的病证。方中针泻太冲用以平肝熄风，针泻风池用以清头脑之热，熄风潜阳，针补复溜用以滋阴“壮水之主，以制阳光”。

又如由内庭、复溜穴组成处方，具有清胃滋阴的作用，类似“玉女煎”之效，自命名为“玉女方”，主治胃热伤阴的病证。方中针泻内庭用以清阳明胃火之有余，针补复溜用以滋少阴肾水之不足。

再如由合谷、三阴交组成处方，具有大补气血的作用，类似“八珍汤”的功效，自命名为“八珍方”，主治气血亏虚的病证。方中针补合谷用以补气，针补三阴交用以益脾养血。

病案举例

病例1　袁某，男，77岁，住院号980216。317房1床。因患前列腺肥大、前列腺炎于1998年3月10日在本院外科行前列腺汽化电切术。术前检查：WBC：9.2×10^9/L，N：0.69，L：0.30，尿常规：脓细胞（+++）。B超示：双肾积水，输尿管扩张并有结石。手术顺利，术后出现小便失禁，排尿时尿道灼热刺痛。病房以尿路感染予以静滴氟哌酸注射液生理盐水尿道冲洗。治疗5天收效不佳而转针灸治疗。刻下症见：痛苦表情，烦躁不安，尿道灼热刺痛，舌质红，苔黄有裂纹，脉象沉数。术后留置三腔导尿管，压迫憋尿至今仅能保留15分钟左右。自觉尿道灼热刺痛时急需排尿，立即开放导尿管头令其排尿，尿后痛减。

以热郁挟瘀型淋证辨治，针泻曲骨、三阴交，均配透天凉手法，每日针治一次。其曲骨穴凉感达于阴茎内，三阴交穴凉感逐渐上达大腿根部。在留针期间尿道灼热感减轻。针治一次后尿液能保留40~60分钟，二次后尿液能保留90分钟左右，尿道灼热刺痛感明显减轻，三次后尿液能保留120分钟左右，尿道已不灼热刺痛，导尿管已去。最后针治一次巩固疗效而出院。本例取曲骨以清尿道之郁热，三阴交凉血祛瘀，瘀去热除，诸症乃愈。其疗效之速，与辨证明确，治疗得当，取穴手法适宜，以及针感走向均有密切关系。

病例2　王某，女，17岁，信阳地区某中学学生，1999年6月16日初诊。患失眠已2年，因学习紧张而得。后恐休学而常思虑病患。病情重时彻夜不眠。对声音特别敏感。如听到鸟叫、空调、电视等的响声即刻心烦、惊悸，失眠加重。故常用棉花阻塞耳道。伴有头痛（右侧）、耳鸣（张口时右耳鸣甚）、心烦、咽干、口渴等症状。表情抑郁，语音低微，面色不华，舌苔正常，脉沉细而数。血压80/50mmHg。自6月16日至7月8日以心肾不交证治之，针泻神门（清心安神）补复溜（滋阴补肾），滋阴清火，交通心肾（类似黄连阿胶汤之效），配泻风池佐以安眠，收效不佳。于7月10日至7月31日以心脾两虚证治之，针补神门（补心宁神）、三阴交（益脾养血）补益心脾（类似归脾汤的功效），配泻风池佐以安眠，经8次治疗而告愈。

该病例在治疗过程中，前后使用了两个不同的治疗方案，而前者无效后者效佳。究其因，误不在选穴补泻法上，而在辨证治则上，辨证若误，其治则取穴等亦随之而误。前方以心肾不交施治，是将彻夜不眠耗伤阴液之口渴、咽干、耳鸣、脉沉细数等，误诊为阴虚火旺，忽略了闻声而心烦惊悸以及面色不华、语音低微等心脾两虚证候，故尔前方无效。后诊再辨，按心脾两虚证治之而收效。再从用穴分析，两方用穴仅以复溜和三阴交之不同，而补肾补脾大有所别。两方均用了神门穴，由于补泻手法之不同，却产生了清心与补心两种不同功效。认证是前提，选穴是关健，运用补泻更是关键。

病例3　吕某，女，17岁，住宛城区溧河乡某村，1995年5月2日初诊。患精神分裂症已2年，因与人争吵而得。发病时易怒心烦，头痛不眠，骂人毁物，外出奔走。每在月经期前2~3天发病，若经期错后则发病较重。伴有手足心热，舌尖红，苔薄白，脉细数（未发病时脉象）。曾在精神病院治疗收效不佳。以心肝之火内盛，经血失调证辨治。针泻神门（清心安神）、太冲（清肝平肝，理气解郁）、三阴交（通经活血）。隔日针治一次，共治六次而愈。于1995年8月20日告知治愈未复发，后又随访治愈未复发。

病例4　尹某，女，46岁，市煤炭公司职工，1998年5月9日初诊。患便秘已7年。曾在某医院直肠镜检查诊为直肠炎，又在某医院作排粪造影诊为肠疝，建议手术治疗。尔后在做子宫切除时发现肠道并无器质性病变，术前直肠镜检查为直肠炎，术后将其排除。大便6～7日一行，无便意。排便困难，小腹时有下坠感，便后上腹部空虚，有时大便带血（已排除痔疾）。平时气短，口苦咽干，夜间口渴欲饮，时而失眠。失眠、消化不良或腰骶酸困时便秘加重。恶食油腻之品，吃蔬菜稍有不适则泄泻、胃脘反酸嘈杂。舌光无苔，脉象沉细。以气虚不能推运，阴虚失其滋润之便秘治之。针补合谷（补气）、复溜（育阴润肠），时而配泻大肠俞、次髎穴既治腰骶酸困，又能行滞通便。隔日针治1次，8次而治愈，连续随访多次均告知治愈未发。

病例5　王某，男，50岁，住镇平县城关镇，1997年8月10日初诊。患腹胀泄泻已2年。初因饮食所伤，后因过服行气导滞之品，致使病情加重。伴见脾胃虚弱症状和体征。以脾胃虚弱，纳运失常辨治，针补足三里、阴陵泉。针治两次后腹胀泄泻已明显减轻。第三次针治时由于捻补时间过长，不仅腹胀加重，并由泄泻转为便秘。后改用先少泻后多补之法，又针治三次而告愈。

以上案例，既有辨证论治正确，选穴组方及施用补泻法适当，收效良好的案例。亦有辨证论治有误，其选穴组方及施用补泻法随之失误，以及补之太过的案例。例如：例2是两方均用了神门穴，因其补泻法不同而功效各异；例5是针补足三里、阴陵泉，因补之太过反而加重了病情；例1因是配用透天凉手法成功而收效较速。这些都说明了，不仅要辨证明确，治则得当，选穴组方精要，其补泻手法的运用尤应熟练掌握。

五、处方主治范围的一般规律

掌握针灸处方主治范围的一般规律，是针灸医生临证时选方用方的关键所在。大多数病证，由于病因病机不同会出现

2～3个不同的证（证型）。而作为一个证会出现在许多疾病当中。每个证型都有病因病机所表露出来的面色、舌、脉及复杂症状，少数疾病可同时呈现两个证型。每个证型都有相应的针灸处方。复杂的病情可加减使用，或合方联合运用。无论病情如何复杂，证型如何多，都应分清主次，只要辨为某某证，就选用治疗某某证的处方。掌握这一原则，就不致在复杂的病证选方时举棋不定。

（一）区分处方的类型

掌握和区分不同处方的类型，方能做到见证有方，选方有序。本书处方类型按其功效使用特点分为专治方、专用方、代表方和基础方四种。其中代表方和基础方虽然不能截然分开，但各有特点，以具体病情选用时来决定。

1. 专治方　是用来专治某个病证的一种处方。例如“消痞块方”专治疟母和黑热病引起的脾脏肿大；“瘾疹方”专治瘾疹之类；“都气方”专治肾阴不足之喘证等。

2. 专用方　是专用于某一证型的一种处方。例如“益气补中方”专用于治疗气虚下陷型之脱肛、胃下垂、子宫脱垂、阴吹等病；“清燥救肺方”专用于治疗阴虚肺燥之咳嗽、喉喑、咽痛等病；“导赤方”专用于治疗热伤血络之尿血、血淋等病；“玉女方”专用于治疗胃热伤阴型之齿痛、齿衄、消渴等病；“八正方”专用于治疗湿热下注型之前列腺炎、膀胱炎、尿道炎等病；“滋阴清火方”专用于治疗心肾不交型之失眠、多梦、遗精等病。

3. 代表方　是针对某个证型，因其适用范围广泛而选用具有代表性的一种处方。例如“八珍方”为气血亏虚证的代表方；“肾气方”为肾阳不足证的代表方；“右归方”为肾阳不足，精血亏虚证的代表方；“行气活血方”为气滞血瘀证的代表方；“归脾方”为心脾两虚证的代表方，等等。

4. 基础方　是以该方主治某一证为基础，或配加有关腧穴或与某有关处方交替施治的一种处方。有些处方既是代表方，又是基础方，例如：“行气活血方”作为气滞血瘀病证的基础方，凡属肢体疼痛、麻木，或胸痛、腰痛、积块、痛经、乳癖等病，以本方为主配泻患野有关腧穴进行施治。再如“八珍方”作为气血亏虚病证的基础方，凡属气血亏虚的头痛、腰痛、经闭、颈椎病、坐骨神经痛、面瘫等，以本方为主治其本虚，标实者，配泻患野有关腧穴以治其标实，虚实并治；若属于下肢痿证（虚证）者，可配补下肢有关腧穴，标本兼治；若痛经属于本虚标实者，在经间期以本方为主治其本虚，经期施用通经活血法以治其标实；若属气血亏虚证之缺乳，配刺少泽佐以通乳；若属气血亏虚而兼有气滞症状者，加泻间使佐以行气散滞，等等。

（二）从处方方名认识其功效主治

为了便于记忆和选用，有些处方是以功能、专治病证和类似汤方的功效来命名的。例如：

1. 以功能命名的有　“行气活血方”、“益气补中方”、“补益脾胃方”、“益气补肾方”、“湿热方”、“风寒湿方”、“风湿热方”、“开窍醒脑方”等等。

2. 以专治病证命名的有　“消痞块方”、“热痢方”、“寒哮方”、“风疹方”等。

3. 以类似汤方命名的有　“归脾方”、“八珍方”、“玉女方”、“导赤方”、“八正方”、“右归方”、“清燥救肺方”、“都气方”、“清气化痰方”、“肾气方”、“清胃方”、“四逆方”、“补阳还五方”等等。

4. 以类似汤方功效命名，因冠有药名而改其方名的有“滋阴清火方”（类似黄连阿胶汤之效）、“清胆泻肝方”（类似龙胆泻肝汤之效）、“健脾渗湿方”（类似参苓白术散之效）、

“消积导滞方”（类似枳实导滞丸之效）、“回阳益气方”（类似参附汤之效）等等。

如果能熟记处方方名，了解处方命名的含义，就能初步掌握各方的功效及主治范围。牢记各方的具体临床应用所治的病证及加减或配加有关腧穴，就不致无章可循无法可依了。

（三）方随证附，依证选方

处方和证候是紧密相依的，依证选方是由辨证论治法则所决定的。怎样依证选方，如何配加有关腧穴，均有一定规律可循。例如：

1. 归脾方　是由针补神门、三阴交组合而成，具有补益心脾以益气血的作用，主治心脾两虚证。无论病情如何复杂，兼见病证如何繁多，凡属心脾两虚证或伴有心脾两虚症状者，都可选用本方。或用以主治或用以兼治，视具体病情而定。

本方证是因思虑过度，劳伤心脾，气血不足所表现出的病证，如心悸、失眠、虚劳、健忘、眩晕、盗汗等，常伴见有食欲不振，体倦乏力，面色萎黄，舌淡苔薄白，脉象细缓或沉细无力等症状和体征。无论失眠或心悸，或失眠兼见心悸、眩晕、健忘等，或心悸兼见失眠、眩晕、健忘等，只要有以上症状和体征者，都可选用本方施治，有补益气血、健脾养心的功效。

若本方加补心俞，就构成了“养心方”的功效，若加补合谷，就构成了“养荣方”的功效，当随其证而选用。

2. 清胆泻肝方　是由针泻太冲、丘墟、阴陵泉三穴组成，具有清降肝胆之火和清利肝经湿热的功效，主治肝胆之热证和肝经湿热证。肝胆实火循经上扰所表现的病证，如耳鸣耳聋、中耳炎、胁痛、侧头痛、目赤目痛等，常伴见口苦、易怒及面色、舌脉等肝胆实火循经上扰的症状和体征。肝经湿热下注所表现的病证，如阴痒、带下、阴囊肿痛或肿胀、阴囊汗出、阴囊湿疹、小便淋痛、尿浊、阴部筋痿、前列腺炎等，常伴有口苦、易怒及面色、舌脉等肝经湿热下注的症状和体征者，都可选用本方施治。

本方亦可灵活变通加减有关腧穴。例如肝胆火旺循经上扰的头痛，减阴陵泉加泻风池或患部有关腧穴，以收清降肝胆之火，佐以通络止痛之效；耳部肿痛但不流浊液者，可减阴陵泉加泻耳门、翳风，以收清降肝胆之火，佐以清泻耳部郁热之效。再如肝经湿热下注的热淋，可加泻中极（热甚配透天凉，务使凉感达于阴茎内），以收清利肝经湿热，佐以清热通淋之效；肝经湿热引致耳内肿痛浊液外溢者，加泻耳门（或听会）、翳风，以收清利肝经湿热，清降郁热，佐以清泻耳内郁热之效；肝经湿热下注之前列腺炎，加泻会阴穴，清利肝经湿热，佐以清散局部郁热之效。

3. 行气活血方　是由针泻间使、三阴交二穴组成，具有行气活血的功效，主治气滞血瘀诸证。

本方证多由气滞而致血瘀，凡属气滞血瘀所导致的，或是由扭伤、闪挫伤而引致的肢体疼痛、肢体麻木、胁痛、胸痛、腰痛、肩胛痛以及乳癖等，均可选用本方。一般以本方为主不配泻患野有关腧穴施治。属于扭伤或闪挫所致者，在留针时或捻泻后，令患者咳嗽、深呼吸、活动患处，不痛或痛轻时即可拔针；若疼痛不减者可加泻患野有关腧穴。对于兼见气滞血瘀的病证，如痛经、坐骨神经痛、腹部积块等，则以本方为辅进行治疗。如寒凝血瘀的痛经，在泻灸归来、阿是穴温经散寒，祛瘀止痛的基础上，配泻本方佐以行气活血，以促通经止痛之效。腹部积块，在积块上用火针或毫针针刺3～5针，用以破积散结，活血祛瘀，配泻本方佐以行气活血并可减缓所针积块处之疼痛。

总之，掌握处方主治范围的一般规律，针灸医生就能在临证选方时执简御繁，就不会在处理复杂的病证时束手无策。对于处方的选用还必须在辨证的前提下，首先确定证型，然后针对证型选用主治该型的有关处方，方能既达到有证有方，又可达到证治规范的目的。这是论治中最重要的一环。其配加有关腧穴，一定要明确配加有关腧穴的目的和该穴的功能，不致乱添乱加，无的放矢。

六、医话（李世珍撰文）

国医之有医话，可谓源远流长。它是祖国遗产中宝贵财富。医话在唐代以前的专辑医书较少，诸大医家多有医话收入其有关医书专著之中。唐、宋、元、明、清诸代以来，医话较多，它是理论结合实践的产物。亦有医案式医话，常常是从前人的医话中得到启示，解决了不少疑问，扩大了医学视野。

20 世纪 50 年代以后，随着中医学术的突飞猛进，日新月异地发展和提高，中医医话更可谓琳琅满目，医话专著、杂志医刊中《医话栏目》比比皆是，层出不穷，不胜枚举。数量如此巨大的中医医话，可谓中医医学发展的一个缩影。它的生命力和深受医家们喜爱的原因，在于一个“新”字。亦即对医学理论和实践的“新发现”、“新观点”、“新方法”和“新学说”。能启迪后学，有助于中医学的推进和发展。

中医医话专著蕴涵着极为丰富的临床经验、心得体会、理论探讨、医理新解和伦理规范等内容。有些医话作者生动地叙述了临床所遇的成功经验和失败教训，评述了前人医理学说，商榷了有关医疗观点，揭露了不良医德医风，提出了个人的见解，解释了后学者的疑问以及临床所遇的怪病等。

父亲李心田谆谆教诲，现仍记忆犹新：“阅读医书的理法方穴（或药），固然觉得清新，但在临床上所遇的病证，是错综复杂的，并非按图索骥，对应处方（汤方、针方）而患病，对应治则而施治。名医‘医话’对其病机见解，医理解释，新颖医理等，因亲临现景而很有见地。”

本书中所附之医话篇，其中包括父亲的医话和我个人的医话，涉及很广，对于针灸后学的提高大有裨益。它扩展见闻、启迪思路、大有助于基础理论的学习和应用。它是临床、理论学习研究不可缺少的资料，是针灸学者不可缺少的参考资料。

我们亲身体会到，阅读名医医话从针灸理论和实践方面大有启发。例如《针灸大成》书中的《禁针歌》和《铜人腧穴针灸图经》记载的有关合谷、三阴交孕妇禁针，补合谷、泻三阴交其胎应针而落等等。对此在《常用腧穴临床发挥》一书的合谷穴［讨论］项目中撰发一篇个人见解和体会，从孕妇以血为用，处于气有余血不足的机体状态，孕妇易于流产，但对闪挫等因的胎动不安等，泻合谷补三阴交反有安胎作用。亦即“有故无殒，亦无殒也”。从妇人身重之母子双无殒用来借鉴，有其例证，确无殒害。

又如从《针灸大成》书中的“拦江赋”（更有伤寒真妙诀，三阴须要刺阳经，无汗更将合谷补，复溜穴泻好施针。倘若汗多流不绝，合谷收补效如神）、“玉龙赋”（伤寒无汗，攻复溜宜泻，伤寒有汗，取合谷当随）和“玉龙歌”（无汗伤寒泻复溜，汗多宜将合谷收，若然六脉皆微细，金针一补脉还浮）所载的关于伤寒取合谷、复溜发汗与止汗补泻法不同的有关问题，对此在《常用腧穴临床发挥》一书中的复溜穴［讨论］项目中撰写一篇个人的见解和体会等。

再如从《岳美中医话》一书中，反复阅读了两篇有关辨证论治方面医话，如“辨证论治的方法学纲要”和“续谈辨证论治”。在“辨证论治的方法学纲要”篇里，又详细多次阅读了作为辨证论治方法学纲要的“去粗取精，去伪存真，由此及彼，由表及里”的具体内容。在“续谈辨证论治”篇里，牢记“辨病辨证要确凿，用药用方要切合”和“辨证在几微之间，一有粗疏，则施治必谬”以及该篇评价陆晋笙（清·

吴郡人著《景景医话》）的医案说。这都使自己领悟后运用在《针灸临床辨证论治》一书中。

再如从《黄河医话》(1994 年由北京科学技术出版社出版）书中看到其内容极为丰富，有较多的临床经验，心得体会和前人医理、学说见解等等，均耀然其中。所述案例因人、因时、因地而异，或古为今用，或弘扬新说，常中有变，奇中寓常，受益匪浅。例如“气为人体一切物质之帅”、“正气存内，邪不可干”、“五夺并非皆不可泻”、“伤寒‘阴阳易’辨”、“汤方变通”和“同证未必症同”等等，不胜枚举。阅读之后，悟于针灸临床，理论提高，视野扩展，为针灸专著增添了理论思路。

承先启后，探幽发微，弘扬新说，均耀然其中。医话不可不读也。

各论

一、补益类

（一）益气补中方

【方治渊源】

本方是祖父常用于治疗脾胃气虚引起的或伴有气虚症状病证的基础方、常用方。如泄泻、腹胀、久痢、胃病、虚劳、久疟以及肢体痿软等病，均用本方或以本方为基础，配加有关腧穴施治。

20 世纪 60 年代初，父亲用本方治疗Ⅱ度子宫脱垂，获得了一定效果，个别严重患者加补百会穴，或配刺子宫穴或维胞穴，与本方交替施治效果甚佳。后来用于治疗中气不足、气虚下陷引起的或伴有气虚下陷症状的病证，如软腭麻痹、胃下垂、上眼睑下垂、疝气、遗尿、癃闭、脱证等，都以本方为主，或配加有关腧穴施治，均有一定的效果。

我们继承了家传经验，用于临床，并扩大了治疗范围。由于本方是主治中气不足的常用方，具有益气补中的作用，故依其功效而命名为“益气补中方”。

【腧穴组成】

针补双合谷、足三里。

【操作方法】

1. 补泻与留针

（1）为了便于捻补与减少刺痛时间，以上两对腧穴分别先针刺一个腧穴，达到欲刺深度有针感后连续捻补 4 ~ 6 分钟不留针，拔针后再针另一个腧穴，方法同上，如此两对腧穴捻补完毕。

（2）若病人能接受，术者又能用双手捻针，可先针刺两个穴位，方法同上，针补完毕后，再针刺另两个穴位，方法同上。

2. 捻补时间　用于急救固脱或益气固脱者，以上腧穴同时针刺，用双手捻针，连续轮流各捻补 5 ~ 10 分钟拔针。若尚未达到急救目的，可在连续轮流各捻补 5 ~ 10 分钟后，留针 5 ~ 10 分钟，再连续轮流各捻补 5 ~ 10 分钟拔针，以增加补虚之效。

3. 针治时间　一般隔日针治 1 次。用于急救，固脱，必要时可每日针治 1 次。

【功能效用】

辨证取穴

（1）益气补中：用于治疗脾胃气虚之脾胃肠病。

（2）补中益气：用于治疗中气不足、气虚下陷之病证。

【主治范围】

1. 气虚病证　中气不足，气虚下陷，功能低下所致的病证。如癃闭、遗尿、子宫脱垂、眼睑下垂、胃下垂、软腭麻痹、脱肛、阴吹、疝气等。分别伴有少气懒言、语声低微、纳食减少、肢软体倦、神疲乏力、大便不实、矢气频频、小腹坠胀（或下坠）、腹中空虚、自汗、面色㿠白或苍白萎黄，舌淡苔白，脉缓或缓细、沉弱、虚软等症状和体征。虽然病种不同，伴有以上症状和体征各病有异，但其证型和病机相同，又都适用补中益气之法，都属本方的治疗范围。或根据不同病种配加有关腧穴施治。

2. 脾胃病证　脾胃气虚引起的泄泻、腹胀、胃痛、虚劳、胃下垂等病。分别伴有自汗（或自汗恶寒）、少气懒言、神疲肢倦、不耐劳作、动则气喘、大便溏薄、饮食乏味、不思饮食，面色㿠白或萎黄，舌淡，舌苔薄白，脉象虚大或虚软等。虽然病种不同，伴有以上症状和体征各病有异，但其证型和病机相同，又都适用益气补中之法，都属本方的主治范围。

3. 其他病证　凡病情发展到本方证阶段的病证和大病后需要本方调治者，都是本方的治疗范围。或根据具体病情配加有关腧穴，或与有关处方同时或交替施治，或待本方证治愈后，再治疗原发病。

脾胃为生化气血之源。因脾胃气虚，纳运失职，化源不足所引起的或伴有其他病证，亦是本方的治疗范围。

【方证简解】

1. 腧穴功能　本方为益气补中的常用方。针补合谷、足三里之所以主治脾胃气虚和中气不足、气虚下陷的各种病证，具有益气补中、补中益气和益气固脱的作用，是因为：

合谷，施用补法，具有补气作用，是以气虚为因和伴有气虚症状病证的常用穴。气虚能导致很多疾病，如失血、气脱、气陷、脏器下垂等以及功能减退、运动失常的病变。补气可以固脱、升陷、固表、摄血、行血、防御和有益于气化功能等。

本方证针补本穴，用以补气升陷、固脱和促使机体脏腑、经络、器官的功能活动。与足三里配伍，有助于足三里补益脾胃气虚的作用；又因足三里有补中气的作用，与合谷配伍，又有补益中气的功效。

足三里是足阳明胃经的合土穴。脾属土、穴属土，施用补法以土补土有补益脾气的作用；土能生金，又有补益肺气，培土生金之效；因属合穴，“合治内府”，又治胃腑病，补之可补益胃气。肠属脾胃系统，肠腑功能低下，多与脾虚有关，因此补足三里有补益肠腑的功效；脾胃气虚，又属中气不足，补足三里有补中气的作用。脾胃与其他脏腑关系密切，又为气血生化之源，补脾胃之气，有益于调理他脏和化生气血，因此，前人称它为强壮穴，治疗范围甚广。本穴有补益中气的作用，补气可以回阳固脱，因此前人把它列为回阳九针穴之一。凡久病元气衰亡，急症阳气暴脱和中气不足引起的病证，常取补本穴施治。现代研究针刺本穴可引起人体多系统的反应，尤其对消化系统及血液生化的影响最为显著。

本方证针补本穴，用以补益脾胃之气，补中益气，与合谷配伍，其补益中气和脾胃之气的作用尤佳。凡中气不足，脾胃气虚引起的或伴有其症状的病证，都可选用本方，以补中气为主兼治脾胃肠之虚。本方所治之核心是脾虚和气虚合而为病，补本穴补脾，配补合谷补气，共收健脾益气之效。合谷有补肺气作用，此二穴配伍，还有补益肺脾之气的作用。因此它们既是治脾胃气虚的常用方，又是医中气不足、气虚下陷的基础方。

2. 病因病机　本方证的病因病机，主要是中气下陷、脾胃气虚而为病。以少气懒言，纳食无味，神疲乏力，大便不实，小腹下坠，腹中空虚，舌淡苔白，脉象虚弱以及各种下垂等为其证治要点。

气是构成人体的最基本物质，是脏腑、经络、组织器官生理活动和津血调节的物质基础；又是维持人体生命活动的动力，具有推动、温煦、防御、固摄、升陷和气化的作用。一旦气的生化不足或耗散太过，而致气的不足，则可出现气虚、气脱、气陷和功能减退、运动失常等病证。脾胃气虚，多由素体气虚或劳倦过度，或饮食不节久伤脾胃以及病久耗伤脾胃之气。因脾胃为元气生化之源，脾胃虚弱则元气不足，其他脏腑亦因元气的虚弱而虚弱，如《脾胃论》说：“脾胃之气既伤，而元气亦不能充，而诸病之所由生也。”脾胃的功能主要为受纳、腐熟、转输和运化。一旦脾胃功能失调，就会出现诸多病证和兼证以及气血化源不足的证候。

（1）气虚病证：由于中气不足，气虚下陷，功能低下而致摄纳无力和升举失职，故出现脱肛、子宫脱垂、胃下垂、眼睑下垂、软腭麻痹、疝气、遗尿等病。下陷和功能低下的部位不同，出现的病种有异。其伴有肢软体倦，神疲乏力，纳食减少，大便不实，是因脾胃的纳运无权所致；中气不足，气虚下陷，故而自汗，少气懒言，语声低微，矢气频作，腹中空虚，少腹坠胀；其面色㿠白或苍白或萎黄，舌淡苔白，脉象虚软、沉弱或缓等，为脾胃气虚之征。

（2）脾胃病证：脾胃气虚，纳运失职，故而腹胀，泄泻，不思饮食，饮食乏味，或大便溏泻；纳运失职，化源不足，或久泻失养，故而少气懒言，神疲乏力，不耐劳作，动则气喘；其自汗恶寒，乃为气虚卫阳不固；脾胃气虚，中气不足，则见胃下垂；脾虚及肠，肠道不固，则久泻、滑泻或脱肛；其面色㿠白或萎黄，舌淡苔白，脉象虚大、虚软等，为脾胃虚弱之征。

（3）其他病证：凡病久、失治、误治，病情发展到本方证阶段的病证。如胃痛日久，或过服伤气之品，致使胃痛（虚痛）兼有气虚症状者；厥证属于气厥虚证；脱证属于气随汗脱、气随血脱以及过服伤气之品而气脱者；眼睑下垂属于中气不足功能失常，或因失治而兼有气虚下陷症状者；痿证伴有气虚不支，筋脉功能失用以及气虚下陷之癃闭、正气不摄之遗尿、正气不固之久疮等等。运用本方益气可以固脱、苏厥，补中可以建中，益气可以升陷、可以托疮生肌。又可以本方为基础，配加有关腧穴施治，或与有关处方交替施治，或待本方证治愈后，再治原发病。

【所治病证】

子宫脱垂、阴吹、胃下垂、胃轻瘫、脱肛、疝气、软腭麻痹、眼睑下垂、泄泻、便秘、胃痛、虚劳、腹胀、癃闭、遗尿（小便失禁）、小儿夜尿、厥证、眩晕、头痛、暴崩、产后血晕、脱证、带下、疟疾、痿证、小儿麻痹、多发性神经炎、下肢截瘫、肢体痿废、头倾、舌纵、喘证、耳鸣耳聋、慢性疲劳综合征、假性延髓性麻痹、中风、低血压综合征、咳嗽（肠咳）。

【临床应用】

1. 子宫脱垂　属于中医学的“阴挺”，多因气虚下陷所致。临床表现为子宫下移，或脱出阴道口外，劳累加剧。伴有小腹下坠、尿频尿急、四肢无力、少气懒言症状，面色少华，舌淡苔白，脉象虚细，或带下量多，质稀色白等。脾主中气，脾虚则中气不足而易下陷，故小腹下坠，子宫下脱；脾主四肢，脾虚中阳不振，则四肢无力，少气懒言，面色少华；下元气虚，则膀胱失约，或膀胱受子宫所迫，故小便频数；脾不运湿，湿浊下注，则带下量多，质稀色白；舌脉的改变为气虚之象。

使用本方补中益气，严重时加补百会升阳举陷。子宫下脱严重者，针刺子宫或维胞穴（用2~3寸毫针向耻骨联合方向斜刺）通电（断续波）20~30分钟，使子宫或阴道有收缩感或上提感为佳。与本方交替施治。胞脉系于肾，亦可以本方为基础，加补肾俞或太溪佐以补益肾气以益胞宫；气虚症状严重者，加补气海以增大补元气之力；兼有血虚症状者，加补三阴交佐以益脾养血，又有益于补益肝脾肾。基于足三阴经脉的循行和足三阴经筋的分布，配补三阴交又有补益患处经筋的作用。Ⅱ度下垂需针治5~10次方能治愈；Ⅲ度下垂必须针治时间更长一些方能收效。本病在针治期间，每天可作两次膝胸位，严重者严禁体力劳动。

2. 阴吹　证见患者自觉有气体从阴道发出，时而听到声音，阴吹时断时续，时甚时微。伴有小腹坠胀、少气懒言、头昏神疲、四肢无力、倦怠嗜卧、或胃脘痞闷等症状，舌淡苔白，脉象细弱。因中气不足，气虚下陷，失其固摄，故阴吹时断时续，时甚时微；气虚则营血不足，故常见头昏不已；气虚脾弱，故少气懒言，四肢无力，倦怠嗜卧；脾胃不和，则胃脘痞闷；气虚下陷，则小腹下坠；舌脉的改变，为气血俱虚之象。

因证属气虚阴吹，故用本方施治。严重者加补百会升阳举陷；或加补曲骨穴，能使针感达于阴道部，使之有收缩或上提感为佳而效良。依足三阴经脉的循行和足三阴经筋的分布，本病又可加补三阴交，既有益于补益肝脾肾，又有益于补益患处经筋。

3. 胃下垂　是指胃的支持韧带或胃壁松弛，在直立时胃的下端（大弯）位于髂嵴连线以下，并伴有排空缓慢。

本病多由脾胃气虚，中气下陷，胃腑失其升提或固摄所致，故可用本方益气补中以治之。若元气不足严重者，加补气海以增大补元气之效；若兼真阳不足者，加补关元佐以温补真阳；若胃腑空虚明显者，加补中脘、上脘佐以直接补益胃气以助固摄（若属胃实者禁用）；胃下垂严重者，本方可与沈阳陆军总医院长针针治胃下垂之法交替施治，以增疗效或促其早愈。

本病由于胃排空缓慢，常常导致胃内容物潴留，食物发酵，故而出现慢性腹痛，胃脘不适，食后饱胀，恶心呕吐，嗳气或作酸等症状。用本方以上症状不减或加重者，应改弦易辙，另立处方。以上症状一般为胃下垂急性发作症状，或临时出现或挟有标实之证。应首先针治挟实之证，待挟实之证减轻或治愈后，再用本方或配加有关腧穴，方收良效。

本病应与胃轻瘫作鉴别：胃轻瘫（胃缓）为胃壁松弛，胃内压低，胃排空延缓。关键在于有无胃位置的下降，如有则可确诊为胃下垂，如无则可排除胃下垂。

4. 脱肛、疝气（狐疝） 以上病证，凡因中气不足，气虚下陷，失其升提或固摄者，均可使用本方，并可依其病位及具体病情配加有关腧穴。例如脱肛加补长强，有益于直接升提。若因久泻不止中气下陷而脱肛者，加补天枢佐以涩肠止泻，泄泻治愈有益于脱肛的早愈，或加补百会佐以升阳举陷。

疝气属气虚下陷型，应用本方施治。疝气又多与肝脉有关，因肝足厥阴之脉循阴器抵少腹，常伴有肝气不舒之因，故可加泻太冲佐以疏肝理气。若挟有寒滞肝脉者，可加灸大敦穴佐以温肝散寒。本方亦可与补患侧的气冲、冲门或阿是穴交替施治，它可直接补益患部的经筋，以改善其弛缓。

5. 眼睑下垂 本病发病原因及证型较多，选用本方，用于中气下陷者。证见发病缓慢，上睑下垂逐渐加重，轻者半掩瞳神，重者黑睛全遮，垂闭难张，瞻视仰首或提眉，久则额纹深陷，甚则必须以手提睑，方能视物。伴有体弱乏力，神疲气短，四肢虚软等症状。舌淡质嫩，脉虚沉微。可用本方加补阳白，佐以补益上睑筋脉，以助升提眼睑。

若属重症肌无力眼肌型者，收效较差。用上方针治有效，甚至下垂治愈，但停止针治或在针治期间会反复。特别是病情发展缓慢者，更难治愈。服用新斯的明片以作鉴别是否是重症肌无力眼肌型。若是，必须转科治疗或做进一步检查，手术治疗。

6. 泄泻、便秘 用本方主治泄泻日久，气虚不固之肠滑泄泻，和便秘日久，气虚失运之肠痹便秘。

气虚不固之泄泻加补天枢佐以涩肠止泻，若恐峻补涩滞太过，影响肠腑气机通行者，天枢易大肠俞，或天枢改用先少泻后多补之法以免之。若兼虚寒者，天枢穴少泻配针上艾条灸，佐以温阳散寒。若泄泻日久，气虚下陷，脱肛不收者，加补大肠俞佐以涩肠固脱。

气虚失运之便秘，证见大便艰涩，排便困难，粪便不干或不甚干秘，有便意而临厕努挣，努挣乏力，汗出短气，神疲肢倦。面色㿠白，舌淡苔白，脉虚或虚弱。是因脾肺气虚，无力推送，致使大便传导无力，故而排便困难，有便意而临厕努挣乏力；挣则汗出短气；脾虚化源不足，故面色㿠白，神疲肢倦；舌、脉为气虚之象。故用本方施治。若恐峻补之太过或峻补滞塞，可加泻天枢佐以通肠导滞。

7. 胃痛　本病的病因和证型较多，选用本方用于脾胃虚弱型。由于胃痛日久，或过服破气散滞之品，致使脾胃气虚。其临床表现为正气已衰，胃痛不已，隐隐作痛，喜按喜揉，饥饿即痛，食后痛减或痛止，少气懒言，神疲倦怠，形体消瘦，面色㿠白或苍白或不华，脉象沉细或虚弱等。X线胃肠钡餐透视无器质性病变。可用本方益气建中，收效甚佳。若恐峻补滞塞，影响胃腑气机之通畅，可加泻间使佐以理气散滞；若属虚中挟实者，加泻中脘佐以和胃散滞以止痛。

若伴见食少纳呆，泛吐清水，喜按喜暖，遇冷加剧，大便溏薄，小便清长，舌质淡嫩，边有齿痕，舌苔薄白而滑，脉象沉迟或濡弱等，为脾胃虚寒，可用本方加泻中脘、上脘配艾条针上灸，温胃散寒。

8. 虚劳　本方用于脾气虚证。证见饮食减少，倦怠乏力，大便不实，面色萎黄，舌淡苔白，脉象虚弱等，用本方益气健脾。若兼血虚者，加补三阴交佐以益脾养血；兼见动则气促心悸者，加补神门佐以补心宁神。

9. 癃闭

（1）产后气虚型：此型患者多见产后出现癃闭（尿潴留），曾用中西药通利小便之品治疗无效，由病房以尿潴留转来针治者，使用本方收效甚佳，一般针治2～3次即愈。其临床表现为小便不利，少腹坠胀，时欲小便而不能排出，或量少不爽，或癃闭不溺，精神疲惫，语声低微，脉象沉弱等。多因平素气虚，加之产程过长，复伤中气，致使气虚下陷，气化不足所致。针补足三里补中益气，合谷补气又兼以升清气。

（2）中气下陷型：证见排尿困难，小腹坠胀，少气懒言，倦怠气短，纳少便溏，脘腹胀闷，舌淡苔白，脉象沉弱等。由于中焦气虚，升运无力，气虚下陷，气化不足所致。故用本方补中益气，益气升陷。或加补中极佐以化气行水。若挟实者，加泻中极佐以通利小便。若属前列腺肿大，而兼有气虚下陷症状者，可用本方加泻会阴穴，亦有一定疗效。

本型癃闭选用本方，亦可谓补气升清，以升助降之法。提其气则升清而降浊，浊气降则尿液排出，不必再用推送之法。补气升提，欲降先升，使上能升而下能降，气能推而闭能开，尿液能通。这是基于机体升降运动，互为因果的辩证关系。顺应气机升降规律，使气机升降有序，出入有时则癃闭可愈。

10. 遗尿（小便失禁） 本方用于脾肺气虚，膀胱失约遗尿，证见尿频量少，滴沥不禁，小腹坠胀或尿意频数，疲劳益甚，气短懒言，四肢困倦，舌质淡红，脉象虚弱无力，或有咳嗽、跳高、负重时尿液溢出等。是因脾肺气虚，下陷小腹，膀胱被下陷之气所迫，约束无力，故出现小腹坠胀，尿意频数，气短懒言，神疲倦怠以及每因咳嗽、跳高、负重而尿液溢出等。此即尤在泾所说："脾肺气虚，不能约束水道而病为不禁者，《金匮》所谓上虚不能制下者也。"故针补合谷补益肺气，足三里补脾益气，共奏补益脾肺之气。脾肺气复，气不下陷，膀胱不受下陷之气所迫，气归正化，约束有权，而小便自能复常。

上方亦可加补百会佐以升阳举陷；亦可加补膀胱之募穴中极或膀胱之背俞穴膀胱俞，直接约胞止溺。若属脾虚及肺者，本方加补阴陵泉，以增补脾益气之功。现代医学认为女性患本病者，多属"女性压力性尿失禁"，只要属于本方证者，可用本方施治。

11. 厥证（气厥虚证） 其临床表现为突然眩晕昏仆，呼吸微弱，汗出肢冷，面色苍白，舌淡，脉象沉微等。因属厥证中的气厥虚证，故用本方益气以苏厥。《景岳全书·厥证》所述："气虚卒倒者，必其形气索然，色清白，身微冷，脉微弱，此气脱之证也。宜参、芪、归、术……之属"。本型厥证，多由元气素虚，突遇悲恐或疲劳过度，致使阳气消乏，气虚下陷，清阳不升，突然昏厥。

12. 眩晕 证见头晕嗜卧，站立晕甚，过劳易发，倦怠乏力，少气懒言，纳少便溏，自汗，舌淡脉细等。多因过劳，元气受伤，或因平素脾胃虚弱，中气不足，如《灵枢·口问》篇所述："上气不足，脑为之不满，耳为之苦鸣，头为之苦倾，目为之眩。"气虚清阳不升，则头晕耳鸣，头倾喜卧，倦怠懒言，少气无力，纳减便溏。针补足三里用以补中气，合谷用以补气以升清阳，故而用本方最为适宜。

13. 头痛 证见头脑空痛，疲劳则甚，体倦无力，少气懒言，纳减便溏，舌苔薄白，脉虚无力等。是因中气不足，不能上充于脑，则头脑空痛；运化失职，则食少便溏；脾气虚弱，则少气懒言，体倦乏力，故用本方施治。方中的足三里补中气，合谷补气以升清阳，故选用本方最为适宜。若兼挟实者，配泻头部有关腧穴施治，佐以通经活络以止痛。若兼血虚者，加补三阴交或血海益脾养血。

14. 暴崩、产后血晕、脱证 此三病，50 年代以前由于农村缺医少药，又因用药不及或不便，常请祖父针治，使用本方捻补时间较长，屡收良效。

（1）脱证（气脱）：因汗出过多，或失血过多，或暴泄脱水，致使气随汗脱，气随血脱，气随液脱，或过服破气散滞之品，引发气脱者，均可使用本方益气固脱。

（2）产后血晕（出血性休克）：证属气随血脱之产后血晕，可用本方益气固脱，亦即血脱益气之法。若在抢救时仍兼有出血症状者，可加补三阴交，共奏补中益气，摄血固脱之效。

(3) 暴崩：证属脾肺气虚，气不统摄之暴崩，急用本方加补三阴交，益气摄血，其效甚良，但必须捻补时间长方能生效（即各穴连续捻补 8～10 分钟，留针 10～15 分钟后再各穴连续捻补 8～10 分钟）。多因患妇平素气血亏虚，或漏下日久，复伤元气，气不固摄，或产妇气血素虚，复因产后失血过多，气无所依。急用本方加补三阴交，益气摄血。此法属于《济阴纲目》中的“初用止血以塞其流”之法。

15. 带下　证见白带量多，淋漓不断，质黏，无特殊臭气，神疲乏力，四肢酸软，纳谷不馨，劳累后白带更多，或伴有腹胀，舌淡苔白或腻，脉象缓弱。用本方治宜健脾益气，升阳止带。若兼有湿者，可加阴陵泉先少泻后多补，佐以健脾祛湿。

此类带下，正如前贤所说：“脾虚多白带”，“带下多责之于脾”。《医学心悟》中说：“脾气壮旺，则饮食精华，生气血而不生带；脾气虚弱，则津液不能四布，而下渗为带。”病因病机如此，故用本方以治脾虚气陷之带下。

16. 疟疾（久疟、劳疟）　本病因患病日久不愈，称之谓久疟；每因劳累而发者，称之为劳疟。用药截疟无效者，针灸治疗屡收良效。

疟疾日久，气血耗伤，脾胃虚弱，营卫不和，遇劳即发。故而寒热时作，旋而停止，发疟轻微，倦怠乏力，食少，形体消瘦，面色萎黄，舌淡，脉细无力。营卫不和，腠理不固，则自汗出。久疟不愈，血瘀痰凝，结于胁下，形成癥块，称为疟母，用本方加泻间使（截疟），共奏补中益气，扶正截疟。若无疟母，可加补三阴交（有疟母者禁不可配补本穴，否则可助疟母增大），共收补益气血，扶正止疟之效。

17. 痿证　其临床表现为肢体软弱，支撑无力，倦怠乏力，甚则肌肉萎缩，精神萎靡，舌淡少苔或苔白，脉象细弱等。是由饮食不节，或久处湿地，或思虑过度，脾胃受伤所致。由于脾为后天之本，主肌肉及四肢，脾气亏虚，运化失常，精微不能输送，肌肉失于荣养，故出现以上症状和体征。选用本方，用以益气健脾以治其本，配加有关腧穴虚补实泻以治其标。标本兼治，因果并治而收效。

18. 肢体痿废　肢体痿废是一个症状，诸多病证均会出现或发展到肢体痿废。选用本方用于脾胃气虚型，常配补阴陵泉。

证见四肢或下肢软弱无力，渐致缓纵不收，肌肉枯萎瘦削，神疲气怯，食少便溏，或久泻不止，面目虚浮无华，下肢虚浮，心悸失眠，舌淡，脉象沉细等。若气虚日久不愈，发展为阳虚，又可出现畏寒肢冷，面色㿠白，完谷不化，小便清长等症状。脾胃为后天之本，生化气血之源。《素问·痿论》云:“阳明者，五脏六腑之海，主润宗筋，宗筋主束骨而利机关也。”因饮食失调，或久泻久痢，脾胃纳运功能衰退，气血生化无源，百骸溪谷皆失所养，宗筋弛缓，故致四肢痿废不用，伴见神疲气怯，面浮肢肿等气虚症状。《内经》所谓:“治痿独取阳阴”，正是补益后天脾胃之意。故用本方加补阴陵泉，既补中气又补脾胃之气。

19. 假性球麻痹（假性延髓麻痹）　中风病出现假性球麻痹。证见语言不利，饮食反呛，食物自鼻孔逆流而出，咽反射亢进，无舌肌萎缩等。若伴有中气不足，气虚下陷症状和体征者，可以本方为主，加泻风池（深刺 1.5 ~2 寸，使针感达于脑部）、哑门，佐以通脑络，开音窍。若舌肌欠灵者，加泻廉泉、人迎以促舌肌灵活。

20. 中风　中风恢复期和后遗症时间不久而兼有中气不足者，选用本方，补益正气，对促使病愈大有裨益。若仅肢体无力者，用本方有帮助肢体康复的作用。中风后遗症不久，因久用扩张血管药物，出现精神不振，倦怠嗜卧，少气懒言，患肢痿软，用本方效良。心虚者加补神门，肾虚者加补肾俞，血虚者加补血海，不可加补三阴交，因恐影响足内翻的治愈。

21. 低血压综合征　证见头昏晕眩，甚至晕厥，肢体倦怠，易于疲劳，脉象虚弱或细弱等。是因气虚无力鼓动血行，阴血不能充达于四末，故肢体倦怠，易于疲劳；血压低而脑部供血不足，故头昏眩晕，甚至晕厥。因其为气虚无力鼓动血行所致，故用本方加补百会，益气升阳治之。

22. 咳嗽（肠嗽）　证见咳声低弱，喘促短气，言语无力，咳则矢气或遗矢（粪便遗出）。伴有便意下坠感，畏风自汗，大便溏薄，纳呆食少等症状。舌淡苔白，脉象虚弱或沉弱等。属于《素问·咳论》篇中："五脏之久咳，乃移于六腑……，肺咳不已则大肠受之，大肠咳状，咳而遗失（作矢）"的咳嗽。因于肺虚日久，累及于脾，肺脾气虚，中气下陷所致。选用本方加补百会，补益肺脾，升提下陷。或本方加补肺俞穴，补益肺脾之气以固肠止咳。

【病案举例】

病例1　中风

患者丁某某，男，75岁，住南阳市唐河县苍台乡丁岗村。于1997年9月12日初诊。

主诉（代述）：患半身不遂已4个多月，此次为第三次复发。

现病史：原患脑血栓形成，于1996年春在本科针愈（用"补阳还五方"配加有关腧穴而治愈）。此次于1997年5月复发，主要由于精神刺激和营养不良所引起。

现在证：右侧半身不遂，上下肢不能活动，手指不能持物，说话不清，口流痰涎，喉间痰鸣，食入发呛，不自主地哭、笑，小便失禁，大便干秘。血压130/85mmHg，身体瘦弱，面部痴呆，面色苍白，舌淡苔白，舌苔白滑湿润似有水液外溢，脉缓。此次在天津因精神刺激而复发，尚能活动，回乡后由于生活条件很差，无人照料而复重。

辨证：属于中气不足，气虚血瘀，痰瘀阻滞脑络之中风证候。

治则：以补正气为主，随其临时病情变化，施用清心宣窍，化痰，平肝理气。

取穴与效果：

一诊，针补合谷、足三里，益气补中。

二诊（16 日），下肢已能抬步，痰涎减少。处方同上。

三诊（18 日），能扶杖行走几步。处方同上。

四诊（20 日），口流涎液较少，食入发呛减轻，不自主地强制性自哭、自笑明显好转，说话较清。处方同上。

五诊（22 日）、六诊（24 日）、七诊（27 日），处方同上。

八诊（29 日），强制性自哭已愈，时而不自主地自笑，下肢有力，喉间痰少，舌苔基本正常。处方同上。

九诊（10 月 4 日）、十诊（6 日），处方同上。

十一诊（8 日），自己能走几步，食入已不发呛，昨天因生气而病情复重（说话不清，行走不如以前有力）。针泻间使、太冲，疏肝理气。

十二诊（10 日），针补合谷泻三阴交、太冲，益气活血，平肝通络，即“补阳还五方”加泻太冲（平肝理气）。

十三诊（14 日），下肢已能抬步上车，舌苔白厚微黄而腻，心烦急躁，大脑昏迷，与近来饮食油腻厚味过多有关。针泻太冲、神门、丰隆，清心宣窍，平肝化痰。

十四诊（16 日）、十五诊（18 日），处方同上。

十六诊（20 日），头脑清楚，饮食增加，舌苔薄黄已不黏腻。处方同上。

十七诊（24 日），处方同上。

十八诊（27 日），今天中午正在行走时突然跌倒，唾液较多，两寸脉无力。针补合谷、足三里。

十九诊（30 日），行走有力，扶杖又能行走，行走较前灵活，基本治愈。处方同上。

二十诊（11 月 19 日），因 20 天未针，又因前一段时间下雨、天冷，衣被单薄，出现两小腿抽筋（腓肠肌痉挛）及下肢肌肤冰凉，影响行走。针足三里，三阴交先少泻后多补，加 TDP 照射。

二十一诊、二十二诊，针泻左承山、承筋，加 TDP 照射。

二十三诊（22 日），下肢已不抽筋。针补合谷、足三里，三阴交先泻后补。

二十四至二十六诊，在患部取穴，针灸治疗小腿寒凉期间，半身不遂没有复发，一切尚好，因没有人照料护理，而送回农村家乡。

按：本例之中风，虽然属于脑血栓形成之偏瘫，应用活血化瘀，通经活络为其正治，但由于病情已发展到本方证阶段，故以本方为主，随其当时所出现的症状，选穴组方以治之。例如一至十诊，针补合谷、足三里，从整体来讲它有补益正气的作用，从循经取穴和患部取穴来讲，又有补益上下肢筋脉的功效。除下肢有力外，痰涎较少，强制性自哭治愈，原因是脾虚生湿生痰，足三里健脾有益于控制痰涎的再生。强制性自哭多属心血不足，亦即心虚则哭，心实则笑，用本方补虚有益于控制不自主的心伤表露于外的自哭。十三至十七诊，是根据临时病情变化，分别针泻神门、太冲、丰隆，施用清心宣窍，平肝化痰之法的。其二十至二十六诊，亦是根据临时病情采用相应治疗措施的。

该患者由于家庭的种种内部矛盾因素，影响了中风病的顺利治愈。

病例 2　下肢无力、震颤

患者张某某，男，40 岁，南阳市邮电局职工。于 1994 年 7 月 23 日初诊。

主诉：两下肢无力已年余。

现病史：近 4 年来易于感冒（流感），服用感冒药无效，每次感冒历时 15 ~ 20 天。后来开始左侧足大趾及足掌发木，后因淋雨而致左侧小腿凉痛，痛向腰部放散，并出现右侧足趾麻木，两足大趾及足掌抽筋（痉挛）。逐渐出现两下肢无力，右足知觉消失，伴有早上小便必须用力尿液方能排出，尿流变细（曾作两次泌尿系检查，排除前列腺病变），时而行走时两下肢颤抖等症状。体瘦，面色苍白，脉象沉细。

辨证：属于中气不足，气血亏虚，筋脉失养之证候。

治则：补益中气，大补气血。

取穴：针补合谷、足三里、三阴交，每隔 1 ~ 2 日针治 1 次。

效果：二诊后，下肢有力，已不抽筋；四诊后，两下肢行走已不颤抖；六诊后，早上小便已不用力即可排出；十诊后，基本治愈；十二诊痊愈。

随访：1997 年 10 月 27 该患者因患严重的便秘，前来针治，告知前病针愈未发。

按：本例之下肢无力、震颤和排尿困难，是由气血亏虚，中气不足所致。患者气血亏虚和中气不足，不是一开始就出现，而是由于禀赋不足，加之 4 年来常患流感为诱因。其足趾和下肢出现的麻木、凉痛、抽筋、行走无力，时而行走时两下肢颤抖等症状，属于气血亏虚，筋脉失养所致。针补合谷、三阴交，大补气血以益筋脉而治愈。伴有早上小便困难，必须用力尿液方能排出，且尿流变细，属于中气不足，气虚下陷之故，针补合谷、足三里，补益中气而收效。其身瘦，面色苍白，脉象沉细，为气血亏虚之征。由于气血亏虚与中气不足交织在一起，故用“八珍方”与“益气补中方”合为一个处方，即针补合谷、三阴交、足三里同时配用，以收双重效果而治愈。

病例3　阴吹、便秘

患者苏某某，女，27岁，南阳市某委职工。于1998年7月18日初诊。

主诉：患阴吹与便秘已4年。因产后而得。

现病史：4年来阴部如吹风感，其声响明显，可以听到，时轻时重，劳累后加重。产后患尿潴留和大便失禁，经治愈后，出现经常便秘，以夏季更为严重，粪便干如羊屎，时而带血，3～4日一行，常有下坠感、便意。因产后劳累过度而右上肢酸困麻木，下垂则舒，用拳头捶击则舒，夜间因酸困无处平放而影响入寐，持物无力。平时气短，身困乏力，倦怠嗜卧，饥饿时头晕，两下肢酸困，行走无力，伸腰则感腹空气短，弯腰则感舒服。脉象沉细无力。

辨证：属于气虚不摄之阴吹；气虚不能推运肠腑，血虚不能滋润肠道之便秘和气血亏虚，筋脉失养之肢体疼痛，活动无力等。

治则：补中益气，益气养血。

取穴：一诊、二诊，针补合谷、足三里；三至七诊，针补合谷、足三里、三阴交。每隔1～2日针治1次。

效果：二诊后，大便秘结减轻；四诊后，大便基本正常，右上肢较前有力；六诊后，大便秘结治愈，阴吹明显好转，两下肢有力，右上肢酸困无力减轻，精神好转；七诊后，便秘及阴吹治愈，所有症状随之悉愈。

随访：两个月后随访，告知阴吹及便秘治愈，精神明显好转。

按：本例患者阴吹之病机是因分娩时中气受损，气虚下陷所致，故尔每在劳累后加重。其便秘的病机是：因产后耗伤气血，致使气虚则肠腑推运失常，血虚则肠腑失其滋润，故而大便困难，粪便干如羊屎，小腹下坠，便意尚存。由于气血亏虚，筋脉失养，故出现下肢酸困行走无力，右上肢酸困麻木，下垂则舒，拳头捶击则舒，持物无力等症状。平时所出现的气短，身困乏力，倦怠嗜卧，饥饿时头晕，伸腰则感腹空气短以及脉象沉细无力等，均属气血亏虚之临床表现。该临床表现为判断气虚下陷引致之阴吹和气血亏虚引致便秘的参考依据。患者产后所患尿潴留和大便失禁，是因正气亏虚所致。虽经治愈，但元气尚未充盛，伏下了嗣其后阴吹和便秘之病患。

所针腧穴，一诊、二诊针补合谷、足三里，选用本方，意在峻用益气补中之法，重点治疗阴吹。由于三诊时患者又叙述了便秘的病因和症状，故三至七诊加补三阴交。三穴配伍，即“八珍方”加足三里，或“益气补中方”加三阴交，既治中气不足之阴吹，又治气血亏虚之便秘，一个处方两种作用而收效。

病例4　胁痛

患者苏某某，女，50岁，南阳市某局职工。于1999年10月12日初诊。

主诉：胁肋及腰痛已10天。

现病史：10天前因不慎扭闪左侧胁肋部，即刻出现局部剧痛难忍，影响深呼吸及扭转活动，痛甚时向左侧后背及腰上部放散。因服行气散滞之中药过多，虽疼痛稍减，但中气已伤。出现腹中空虚，食后仍饥，气短心悸，四肢无力，神疲倦怠，头晕眼花等症状。舌质舌苔正常，脉象细弱。

痛点在左侧第5~7肋间（期门穴前后、上下）处，局部拒按，按之痛剧，并向后背放散。

辨证：属于扭闪胁肋，气血瘀滞之胁肋痛，和过服散气之品，伤于中气，兼见中气不足之证候。

治则：急则治其标，首先通经活络以止痛，然后补益中气。

取穴与效果：

一诊（12日），针泻阿是穴（左侧胁肋部痛点，在期门穴前后各刺一针）。拔针后即刻痛减。

二诊（13日），患处疼痛减轻60%。处方同上，加补合谷佐以补气。

三诊（15日），患处已不痛，今天针治中气不足。针补合谷、足三里。

四诊（16日），气短减轻，下肢较前有力，腹部空虚已愈。处方同上，加补三阴交。

随访：半月后患者介绍一亲属前来针治膝关节风湿，转告针愈未发。

按：本例之胁痛，由于扭闪胁肋，气血瘀滞，经脉不畅，不通则痛，故出现扭闪处之胁肋部剧痛难忍，深呼吸及活动受限，局部拒按，向左侧后背放散。由于内服伤气之品过多，仅疼痛稍减，但元气已伤，故而气短心悸，呼吸息微，腹中空虚，食后仍饥（腹中空虚之故），四肢无力，神疲倦怠，头晕眼花以及脉象细弱等中气不足，气血亏虚之临床表现。

本例既有扭闪胁肋，气血瘀滞之胁痛，又有过服散气之品，耗伤正气，兼见中气不足之证候。依其急则治其标，缓则治其本的原则。因恐先补后攻，先虚后实，局部气血瘀滞而痛剧，难以消散止痛。因此，一诊针泻患处之阿是穴，用以通畅局部经脉，消散患处之气血瘀滞，以达止痛的目的。一诊后局部疼痛减轻60%，故二诊处方同上，加补合谷，意在既止痛又补虚，采用虚实并治之法。二诊后由于局部疼痛治愈，重点矛盾在于中气不足，所以补合谷、足三里以峻补之。三诊后中气不足明显减轻，尚未痊愈，故处方同上，继用补益中气之法。四诊加补三阴交的目的，因兼有血虚症状，是以兼补之。由于辨证明确，治则合理，处方中的，故而效如桴鼓，四诊告愈。

病例5　小腹坠胀

患者赵某某，女，65岁，住南阳市第某某中学。于1998年5月21日初诊。

主诉：小腹坠胀已5年。

现病史：因过度劳动和久站、久行而得。小腹坠微痛，时轻时重，严重时不能站立。小腹愈感下坠愈欲解便。腰痛时而坠困，两侧小腿肚发胀微痛，两膝酸软。行走无力，平卧时以上症状减轻，久站加重。伴有溲黄、溲热、阴痒和四肢酸困等症状。

腰椎X线拍片提示：腰椎骨质增生。

妇科检查：子宫萎缩，宫颈炎症。

辨证：属于中气不足，气虚下陷之小腹坠胀证候。

治则：益气升陷。

取穴与效果：

一诊，针补合谷、足三里。

二诊（23日），左侧上下肢酸困减轻。处方同上，加补百会穴。

三诊（26日），自针治至今小腹坠胀未发。处方同上，去百会穴。

四诊（28日），小腹坠胀未发。处方同上。

五诊（6月4日），前天感到腰部坠困，四肢已不酸困。处方同上。

六诊（6日），腰部已不坠困。处方同上。

七诊（9日），下肢无力和两膝酸软已愈。巩固疗效，处方同上。

随访：1998年6月18日患者告知针治两次以后小腹坠胀未发，其余症状逐次针愈。

按：本例之小腹坠胀是一个症状。属于过劳及久站、久行为因，伤于中气，气虚下陷，故而以小腹坠胀和时而腰部坠困为主要辨证要点。其小腹坠胀严重时不能站立，和小腹愈感下坠愈欲解二便以及平卧则减轻，久站则加重为该病辨证的依据。其溲黄、溲热和阴痒，与宫颈炎症有关。

一诊至七诊针补合谷（益气升陷）、足三里（补中益气）用以益气补中。其中二诊加补百会的目的用以升阳举陷，是因一诊后小腹坠胀症状未减，故而加补。二诊后小腹坠胀未发，故而减之。

病例6　过敏性鼻炎

患者许某某，女，32岁，住南阳师专。1999年3月11日初诊。

主诉：患过敏性鼻炎已3年。

现病史：3年前因多次患流感，在此期间又常在野外劳动，复受风寒刺激而得。此后每因感受风冷刺激（特别是早上），即刻出现阵发性鼻痒和喷嚏频作，鼻塞流涕（多为清水样鼻涕），并见嗅觉障碍，同时肩背（在风门、肺俞穴处）短暂地发凉，得暖则止，鼻黏膜苍白肿胀。伴有倦怠懒言，饮食减少，便溏次多，气短，动则汗出，易于感冒等症状。舌淡苔白，脉象细弱。曾在本市内几家医院均诊断为过敏性鼻炎。

辨证：属于脾肺气虚，卫外不固，鼻窍失常之过敏性鼻炎证候。

治则：健脾补肺，益气固卫，佐以温肺散邪。

取穴与效果：

一诊、二诊（13日），针补合谷、足三里，泻迎香，风门、肺俞穴拔罐。

三诊（15日），气短、便溏有所减轻，鼻炎早上发作时短而轻。处方同上，去迎香穴。

四诊（19日）、五诊（21日），处方同上。

六诊（24日），气短、倦怠、食少、便溏次多治愈，鼻炎复轻，发作时风门、肺俞穴处亦不突发凉感。处方同上。

七诊（26日）、八诊（30日），处方同上。

九诊（4月3日），精神复常，鼻炎一般早上不发，仅偶尔轻微发作一次。处方同上。

十诊（4月10日），鼻炎已愈，自针治至今感冒未发，巩固疗效，再针1次。

随访：半年后患者一位亲属前来治病，转告针愈未发。

按：本例患者所患的过敏性鼻炎，证属脾肺气虚，卫外不固。其辨证要点，是以早上感受风冷即发和伴有气短懒言，动则汗出，倦怠乏力，食少便溏，脉象细弱，易于感冒等为其主要依据。每因感受风冷而鼻炎即发的同时风门、肺俞穴处突发凉感，亦属肺气虚寒，卫表不固的反应。

所针腧穴，针补足三里用以补脾益气，补脾又有益于补肺，针补合谷补益肺气以固其表；风门、肺俞拔罐的目的，意在佐以温肺散邪。一诊、二诊配泻迎香，意在补虚治本的同时，佐以直接宣窍散邪，改善鼻窍内环境。

病例7　胃下垂

患者李某某，女，60岁，南阳市某局职工。于2001年8月20日初诊。

主诉：患胃下垂已30年。

现病史：30年前因过劳而得。胃肠X线钡餐透视结果：胃下垂，胃大弯在髂嵴连线下3cm。自觉腹中空空无物，气短，欲屈曲位，精神不振。经常吐酸，口内发酸，晚上腹胀，胃部疼痛并常感上腹空虚。早上口苦，平时手足心热。身体瘦弱，脉象细弱。曾用中西药久治不效。

辨证：属于中气不足，兼脾不运湿之胃下垂证候。

治则：补中益气，健壮脾胃。

取穴与效果：

一诊，针补合谷、足三里。

二诊（22日），处方同上，加补胃俞、阴陵泉。

三诊（24 日），吐酸、口酸和上腹空虚减轻，精神好转。处方同上。

四诊（26 日），处方同上。

五诊（28 日），已不吐酸，气短好转。处方同上。

六诊（9 月 4 日），早上口已不苦，口中觉酸但不吐酸。针补合谷、胃俞，阴陵泉先少泻后多补。

七诊（6 日），处方同上。

八诊（8 日），口不苦，仅晚上口酸，已不腹胀。处方同上。

九诊（11 日），处方同上。

十诊（13 日），胃下垂已愈，患者要求针治腰椎间盘脱出。

随访：在针治腰椎间盘脱出期间，胃下垂未再发。

按：本例胃下垂所出现的主证、兼症和体征，属于中气不足，气虚下陷，兼脾不运湿所致。故用补中益气，健壮脾胃之法而收效。

所取腧穴，一诊之处方主要是用以补益中气；二至五诊之处方，意在补益中气的基础上，加补胃俞、阴陵泉以增健壮脾胃之力；六至九诊的处方，重点补益脾胃之气兼祛其湿。

病例 8　脱肛

患者张某某，男，65 岁，医生，住陕西省户县余下镇南索村 。于 2001 年 6 月 15 日初诊。

主诉：患脱肛已 5 年之久。因劳动过度而得。

现病史：5 年来每因劳动过度而脱肛复发。复发时直肠严重脱出，用手上托也不能复位，局部剧痛，不能端坐，不能行走，必须卧床休息 1 个多月方能逐渐减轻，方能用手上推复位。平时大便（日行 1 次，粪便不干）后直肠脱出，用手上推方能复位。伴有气短，倦怠乏力等症状。脉象沉细。曾用多种疗法，收效不著。

辨证：属于劳伤中气，气虚下陷，无力升提之直肠脱出证候。

治则：益气补中，佐以提缩直肠。

取穴与效果：

一诊（15 日），针补合谷、足三里、长强。

二诊（17 日），处方同上。

三诊（19 日），直肠脱出减轻，处方同上。

四诊（23 日），直肠脱出复减轻，处方同上。

五诊（26 日），脱肛基本治愈。处方同上。

随访：于 2001 年 10 月 22 日患者在本科学习期间，告知针治 5 次痊愈，至今尚未复发。

按：本例之脱肛，属于劳伤中气，气虚下陷，无力升提所致。每因劳动过度而复发，用手上托不易复位，伴有气短，倦怠乏力和脉象沉细以及必须卧床休息多日方能逐渐减轻等，属于中气亏虚型。选用本方，用以益气升提，配补患野的长强穴，直达病所用以提缩直肠，增强直肠功能而收效。属于近期疗效。

病例 9　虚劳、泄泻

患者李某某，男，60 岁，住南阳市卧龙区安皋镇牛王庙村，于 2000 年 12 月 5 日初诊。

主诉：患虚劳 30 年，严重 5 年，患慢性结肠炎多年。主要针治结肠炎。

现病史：因自幼家庭生活条件差又劳累过度而得。30 多年前患胃及十二指肠球部溃疡至今，致使身体日渐瘦弱。近 5 年来每因饥饿稍久即刻气短汗出，上腹空虚气不接续，四肢发软。每服 4～5 只老母鸡汤或连吃几顿富有营养食物，精神明显好转。

现在证：近几年来出外打工，每因饮食生冷或不节，慢性结肠炎复发。复发时夜间肠鸣，矢气频多，先腹痛而后泄泻，泻下清稀及不易消化食物，日行4~6次。引发全身发软，腹中空虚，气不接续，饥饿尤甚，必须即刻进食鸡蛋或营养食品，方能暂缓。面色萎黄，脉象虚缓。曾以慢性结肠炎久治无效。

辨证：属于劳累过度，中气不足，肠腑不固之久泻。

治则：益气补中，固肠止泻。

取穴与效果；

一诊，针补合谷、足三里、阴陵泉。

二诊（7日），精神好转，一诊下午针后，腹中不空。针补合谷、足三里、天枢。

三诊（8日），昨晚未发肠鸣、腹痛、泄泻。处方同上。

四诊（11日），精神又有好转，中气虚轻，近日大便日行1次，粪便不稀。处方同上。

随访：2001年3月6日，患者告知自针后至今60天泄泻未发，精神明显好转。

按：本例之泄泻，属于“益气补中”证。因属中气不足，肠腑不固之泄泻，故用本方益气补中。一诊加补阴陵泉的目的，以增健脾益气之力，二至四诊，加补天枢意在固肠止泻。

【方效相较】

1. 本方与补益脾胃方相较　见“补益脾胃方”［方效相较］。

2. 本方与八珍方相较　两方都补合谷穴用以补气，仅一穴之别，其功效和治证截然不同。本方配补足三里，用以补益脾胃，二穴配伍具有益气补中之效，用于脾胃气虚和中气不足之病证；“八诊方”配补三阴交，用以益脾养血，益脾止血，二穴配伍，具有大补气血类似“八珍汤”之效，用于气血双亏之病证。

3. 本方与补阳还五方相较　两方都补合谷穴用以补气，仅一穴之别，其功效和治证截然不同。本方配补足三里，用以补益脾胃，二穴配伍具有益气补中之效，用于脾胃气虚和中气不足之病证；“补阳还五方”配泻三阴交，用以活血祛瘀，通畅血络，二穴配伍，具有益气行血类似“补阳还五汤”之效，用于气虚血瘀的病证。

4. 本方与益气补肾方相较　见“益气补肾方”[方效相较]。

5. 本方与回阳益气方相较　见“回阳益气方”[方效相较]。

【注意事项】

1. 脾胃肠病　诸如胃痛、腹胀、泄泻、便秘等病，凡属于脾胃气虚、脾虚肠泻，或伴有中气不足症状者，均可选用本方施治。脾胃居于中焦，为气机升降之枢。若伴有挟实症状，气机不畅者，不可使用本方峻补，否则易于滞塞，或影响气机的通畅，加重病情。应在本方中加泻间使佐以行气散滞，或根据具体病证，分别配泻中脘、上脘、天枢等穴，佐以和胃散滞、通肠导滞。

2. 气血亏虚病　因脾胃气虚，纳运失职，伴见食欲不振，饮食减少，致使气血化源不足，引起的气血亏虚的病证，不可选用“八珍方”直接补益气血。可用本方配加有关腧穴以治其本，以治其源，待脾胃气虚之病治愈，气血生化有源，而气血亏虚亦可随之而愈。亦可在脾胃气虚之病将愈之时，与“八珍方”交替施治，以使气血亏虚之病证早愈。

3. 下垂病证　因中气不足，气虚下陷引起的子宫脱垂、胃下垂、脱肛、眼睑下垂和疝气等病，属于病情较重者，本方加补百会穴升阳举陷，方收良效。以上病证都以本方为基础，配加有关腧穴直达病所，较仅用本方施治往往可获事半功倍之效。

【其他方面】

1. 预防气随液（水）脱　曾祖父、祖父针治单腹胀（水鼓、腹水），用自制24号毫针刺入中极穴2寸左右，捻泻0.5分钟后拔针，不闭穴孔，令水液从针孔排出，每次能放出水液500～1000毫升，甚至还要多些。因恐放水后气随水脱，在放水前选用本方益气补中，以防气随液（水）脱。有些针灸医生，用针刺中极穴放水，因放水前不知针补合谷、足三里益气补中，或针刺中极穴放水前，不知用中药（即黄芪30g、党参20g、白术20g、砂仁10g等药）固气，往往出现气随水脱而加重病情或因之而致死亡。

2. 大气陷落的救治法　使用本方加补气海、太溪（兼阳虚者改补关元），这是祖父多年来在农村医药匮乏的情况下，所采用的救治经验。大气陷落多见于久病，脾肾久虚，精气日益耗乏，突发胸中气虚、气短（由于努力呼吸常若太息状。或动则喘促、汗出）、背痛（心肺下垂牵引之故），或背部空痛酸坠。选用本方既益气升陷，又健运中宫以充养后天而增添大气，加补气海、太溪补肾益气，以壮先天之元气而固大气之根本。使大气源源不断地升贮胸中，心肺有所依托凭寄。以上腧穴，应捻补时间较长方能挽回垂危生命。祖父对大气陷落的救治大法，基本符合张锡纯在《医学衷中参西录》中所说："大气者，充满胸中，以司肺之呼吸之气也。……然此气有生发之处，天一生水，肾脏先成，而肾系命门之中有气息息萌动，此乃乾元资始之气，《内经》所谓'少火生气也'，此气既由少火发生，以徐徐上达，培养于后天水谷之气而磅礴之势成，积贮于膺胸空旷之府而盘踞之根固。是大气者，原以元气为根本，以水谷之气为养料，以胸中之地为宅窟也。"

3. 临床见闻　临床多见病久体衰或大病之后气血脾胃极度亏虚的病人，饮食较多，三餐后2小时内必须加一次鸡蛋糕或奶粉茶，否则会出现好似低血糖状（血糖正常）。针补合谷、三阴交、足三里，或合谷、足三里、阴陵泉，5～10次后逐渐恢复正常。临床可见每在当天上午针治，中午就饮食减少胃脘满闷，当天下午针治至晚饭时就饮食减少胃脘满闷，但精神增加，绝不能误以为针补之过，实为增强机体功能之效。

例如族兄年65岁，自幼贫寒多病，其妻不予照料，5年前感冒气管炎复发又引发胃出血（大量便血），在本院治愈。2000年11月复因感冒气管炎复发又引发胃出血，经住院治愈后，气血脾胃极度亏虚。其症状、取穴和针后的反应如前，共针治12次逐渐恢复健康。

4. 无形之气能生有形之病　百病始生于气也。虽无形之气有气盛与气衰的不同，但传变于机体之中，却能生有形之病，诸如气滞（气盛）则血瘀而生瘀块；气虚血行不畅，则血瘀而生瘀块；气衰而脏器下垂等。固不可泥执病因必诸于有形。况传变于人体之中，绝非一朝一夕即成为有形之病。“上工治未病”，无形之气在未形成有形之病之前，就应根据气盛、气衰的外在表现，进行治疗。待病已形成，恐又不易追忆其初为无形之气之因，既失治于未成形之前，又难辨于已成形之后。临床所出现的胃下垂、子宫脱垂和脱肛等，正是本方的主治对象。就难治于无形之气的气衰之前。

5. 经络的应激性　参见“八珍方”[其他方面]。

6. 临床所见　参见“八珍方”[其他方面]。

7. 本方补益元气之因　本方其中的一个作用，就是补益元气，立足于健脾升阳益气。人身元气生于先天，赖后天脾胃的滋养。气与人体病理变化有着密切关系。元气是决定健康与否的关键，而脾胃是决定元气虚实的关键。脾胃为滋养元气的本源，气之所以不足，是脾胃损伤功能低下的结果。李东垣在《脾胃论》中指出:“内伤脾胃，乃伤其气；外感风寒，乃伤其形。伤外为有余，有余者泻之，伤内不足，不足者补之。”故而本方有其补益元气的作用。

【歌括】

益气补中足三里，配补合谷气虚益。

脾胃气虚中气陷，辨证取穴诸证医。

（二）益气补肾方

【方治渊源】

本方源于20世纪30年代，祖父用于治疗气虚兼有肾阴不足的两目失明、失音（喉瘖）和眩晕等病，均取得满意效果。后用本方加补肾俞治疗肾虚为主兼有气虚的腰痛、痿证等病，亦取得良效。至50年代初，祖父用本方治愈2例由妇产科病房转来针灸的产后尿潴留病人，针治2~3次即愈。

20世纪60年代，父亲用本方治愈2例由耳鼻喉科转来的软腭麻痹（已成恶病质）病人，后来用本方治愈1例由眼科转来的两目失明和1例溺死复生后遗两目失明患儿。20世纪70年代，父亲用本方加补太溪治愈2例肾气不足挟气虚下陷小便失禁和2例腰椎压缩性骨折出现的尿潴留患者，用本方治愈了不少脑外伤后遗症患者。以上所治病例均见于《针灸临床辨证论治》一书中。

由于本方主治气虚挟肾虚或伴有气虚挟肾虚症状的病证，具有益气补肾的功效，故而父亲依其功效而命名为“益气补肾方”。

【腧穴组成】

针补双合谷、复溜穴。

【操作方法】

1. 补泻与留针

（1）为了便于捻补和减少刺痛时间，分别先针刺一个腧穴，达到欲刺深度有针感后，连续捻补4~6分钟不留针，拔针后再针另一个腧穴，方法同上，如此两对腧穴针补完毕。其捻补时间的长短应根据亏虚程度而定。

（2）若能用双手捻补，可每次同时针刺两个腧穴，方法同上，捻补完毕后，再针另两个腧穴，方法同上。

2. 针治时间　一般隔日针治1次。若针效在24小时者，可每日针治1次，慢性病恢复期每隔2～3日针治1次。

【功能效用】

辨证取穴

益气补肾：用于治疗气虚肾虚（偏于肾阴虚或肝肾阴虚）的病证。对于气阴两伤病证亦有疗效。

【主治范围】

1. 气虚挟肾阴虚的病证　肾阴不足或肝肾阴虚挟有气虚的病证，如痿证、腰痛、肺痿、眩晕、失语、足跟痛、中风后遗症等；或伴有肾阴不足或肝肾阴虚兼有气虚症状的病证，都是本方的主治范围。根据各个病证的具体病情，配加有关腧穴施治。

2. 气虚挟肾虚的病证　因气虚挟肾虚（气肾两虚）引起的病证，如小便失禁、尿潴留、腰痛、软腭麻痹、脑外伤后遗症、肺痨、失语等病，或伴有气肾两虚症状的其他病证，都是本方的主治范围。以本方为基础根据各个病证的具体病情配加有关腧穴施治。

3. 其他病证　凡病情发展到本方证阶段，或伴有本方证的症状者，都是本方的治疗范围。

【方证简解】

1. 腧穴功能　本方为益气补肾的常用方、基础方。针补合谷、复溜之所以具有益气补肾的作用，主治气虚挟肾虚（气肾两虚），和气阴两伤为因的多种病证，是因为：

合谷，是气分病证要穴。施用补法具有补气分之虚的功效。补气可以固表、摄血、升陷、升阳、益肺和推动血行，促进气化作用。对于脏腑、经络、组织器官，具有促其生理功能活动的作用。气是机体功能活动的原动力。总之，针补合谷具有推动血行、温煦机体、防御外邪侵袭和固摄汗、血溢出以及推动气化的作用。凡机体出现以上功能性病变，都可针补本穴，这是家传数代屡试屡验的经验穴、常用穴。

本方证是气虚挟肾虚之证候。针补本穴，用以补气以促使机体功能，与复溜穴配伍主治气虚挟肾虚、肾阴不足和肝肾阴虚有关的病证，共奏益气补肾之效。

复溜，是足少阴肾经的金穴、母穴，金能生水，虚则补其母，具有滋阴补肾的作用。金能生水，水能涵木，肝肾同源，精血相生，肝木赖肾水以滋养，因此又有滋补肝肾的作用。肾主骨、藏精生髓，脑为髓之海，齿为骨之余，肾主五液，腰为肾之外府，为作强之官，因此针补本穴，还常用以补肾、育阴、壮骨、健脑、益髓、固齿、壮腰等作用，与肾阴不足有关的眼、耳、喉、齿、鼻、舌疾患亦常配补本穴。

本方证针补本穴用以补肾、滋阴补肾和滋补肝肾，与合谷配伍治疗肾虚兼有气虚为因的病证。

2. 病因病机　本方证的病因病机，主要是气虚和肾虚二者合而为病。以气短乏力，腰膝酸软，头晕目眩，咽干口燥，舌红少苔或舌苔薄白或剥苔，脉象细数无力等为其辨治要点。

气为人体生命功能活动的动力，是脏腑、经络、组织器官的功能活动和津血调节的物质基础之一，故《灵枢》中云："真气者，所受于天，与谷气并而充身也。"气与脏腑的关系密切。气来源于脾肾，出入升降治节于肺，升发疏泄于肝，帅血贯脉而周行于心。脏腑一旦受病，就会直接或间接反映出气的病理变化，出现不同的气病证候（气虚与气实）。气虚多由劳伤过度，或久病失养而耗伤元气。气虚者补气，针补合谷穴，根据气虚于不同脏器与部位，配伍有关腧穴施治。

肾主藏精，为生殖发育之源；肾主五液以维持体内水液的平衡；肾主骨生髓，脑为髓海，资生于肾，以使骨骼健壮，脑海聪智，精力充沛。肾之虚证，多因劳倦过度，房事不节，久病失养，临床表现为肾阴、肾阳之不足。一旦肾虚、肾阴不足，再因气虚而功能失常，就会出现诸多的本方证证候，就可用本方施治。

临床很少论述：肾虚、肾阴虚和肝肾阴虚而兼有气虚的病理证型，如无肾气两虚（或称气肾两虚）、阴虚气虚、肾虚气虚和气虚肾亏等型。家传创立此方，是临床遇到以上这类病证，针补合谷、复溜益气补肾取得疗效而创立的，命名为“气肾两虚证”。凡肾虚、肾阴虚和肝肾阴虚兼有气虚而影响机体功能的诸多病证，均可使用本方，或以本方为基本方配加有关腧穴施治。

（1）气虚挟肾虚、肾阴虚的病证：其原因甚多，凡肾虚或肾阴不足为主证，而兼有气虚则功能失常而为病，或兼有肺气不足等，出现气肾两虚者。如失音、声音嘶哑、便秘、近视、遗尿、尿潴留、子宫脱垂、夜盲、失眠等病。虽然病种和主证不同，伴有症状和体征各有侧重，但其证型和病机相同，都可选用本方，或配加有关腧穴施治。

（2）其他病证：凡失治、误治、病久，病情发展到本方证阶段的病证，如中风、破伤风、多发性神经炎、脑外伤、外伤性下肢截瘫、青光眼、视神经萎缩、肺痿等病，必须分别伴有气虚和肾虚、肾阴不足的症状和体征者，方可使用本方。

【所治病证】

遗尿、脑外伤、脑外伤后遗症、失音、声音嘶哑、肺痨、软腭麻痹、子宫脱垂、夜盲、暴盲、青光眼、视神经萎缩、近视、便秘、习惯性便秘、中风、痿证、多发性神经炎、外伤性下肢截瘫、破伤风、尿潴留、喘证、脱发、耳聋、咳嗽、糖尿病、假性球麻痹、干燥综合征。

【临床应用】

1. 遗尿（小便失禁）　因肾不固摄，气虚下陷，以致膀胱失约而遗尿。临床表现为尿液滴沥，尿急尿频，小腹坠胀，腰部酸软，足膝无力，气短倦怠，头晕易忘，每因劳动、咳嗽、惊恐、跳高、跑步或高声喧哗而尿液溢出等。可用本方益气补肾以约膀胱。若气虚症状重于肾虚者，加补足三里以增补中益气之力，或加补气海以大补元气；若腰部酸软空痛明显者，加补肾俞佐以补肾壮腰，又能增强补肾气的作用；若小便失禁严重者，加补中极佐以直接束约膀胱以止遗溺；若兼见肾阳不足者，加补关元佐以补真火。

现代医学认为女性患此病者，多属“女性压力性尿失禁”，是指当膀胱内压骤增时，尿道外口不自主地溢出尿液。本病是成年妇女的常见病，亦见于18岁未婚的女孩和多见60岁以上多产妇患者。临床所治该病，都不是会阴湿疹继发尿路感染，多属功能性。至于子宫脱垂和膀胱尿道膨出，则以子宫脱垂和膀胱尿道膨出治之。

2. 脑外伤、脑外伤后遗症　脑为髓海，资生于肾。本病临床多见肾虚症状，故多从肾的功能辨治，多针补复溜，太溪和肾之背俞穴肾俞，用以补肾健脑，适用于髓海不足型。临床使用本方，适用于髓海不足的肾虚症状和气虚功能失用之肢体软弱之证，常伴有腰膝酸软，头晕目眩，健忘等症状。针补合谷以增强肢体功能活动，补复溜用以补肾健脑，亦可加补太溪以增补肾健脑之力。太溪与复溜配伍有益于补精髓、壮筋骨、益脑海。

3. 失音　有舌喑与喉喑之分。喉喑多与肺肾有关。声音出于肺而根于肾，肺脉通会厌，肾脉挟舌本，“足少阴上系于舌，络于横骨，终于会厌”。喉喑之病，有肺燥伤津、肺肾阴虚、肺肾气虚和气阴两虚等证型。气阴两虚型，可选本方施治。属于肺肾气虚型，选用本方加补太溪，针补合谷有益于补肺气，复溜与太溪配伍以补肾气，共奏补益肺肾之气之效。

4. 声音嘶哑　声音嘶哑有风寒、风热、热邪犯肺、肺肾阴虚、气阴两虚和血瘀痰聚等证型。选用本方用于气阴两虚型。多见教师、演员，讲话或演唱过多过久，耗伤肾阴，劳伤肺气所致，针补合谷用以补肺气，复溜用以滋肾阴。若兼肺热者加泻尺泽佐以清肺热。

5. 肺痨　其证型较多，选用本方用于气阴两虚型。证见咳嗽，咳血，潮热，面白颧红，自汗盗汗，神疲倦怠，气短声怯，食欲不振，舌质红光，苔薄或剥苔，脉象细数或细数无力。是由肺阴耗伤，阴虚内热，热伤肺络，故而咳嗽，咳血，潮热，颧红，盗汗；肺虚耗夺母气，病及于脾，脾气虚则气短声怯，面白神疲，倦怠乏力；脾运失常，则食欲不振；舌质红光，苔薄或剥苔，脉象细数无力等，乃为气阴两虚之征。治宜益气养阴，故补合谷以补肺气，补复溜以滋阴。若肺热明显者，加泻肺经子穴尺泽佐以清肺热。

本病是因结核杆菌传染而得，用西药抗痨药物其效果胜于中药及针灸。使用本方的目的，是在抗痨药物控制下，有助机体的康复，而不是根治的主要方法。对传染科转来针治的病人，均可改善功能有助机体的早日康复。

6. 软腭麻痹　中医无此病名，多由耳鼻喉科转来针治。父亲根据所接诊患者的具体证候，将其分为气虚肾亏型（气虚不能上举，肾水不能上承）、湿热蕴郁型（湿热熏蒸上窍，软腭为邪所侵）和气虚下陷型（中气不足，气虚下陷）。本病以吞咽困难，进食发呛，食物（流质）易从鼻孔流出，说话如口内含物，且带鼻音，吐字不清为主要特征。各个证型都伴有相关症状和体征。选用本方主治气虚肾亏型，用以益气补肾以改善其功能活动，配加点刺软腭处数针令其充血，一般效果良好。

若出现恶病质，由于吞咽困难而机体极度虚弱，又伴见气虚症状明显者，加补足三里佐以益气健中，或加补百会用以升阳。若肾虚症状明显者，加补太溪以增补益肾气之效。

7. 子宫脱垂　证见子宫下垂，小腹下坠，腰腿酸软，少气懒言，遇劳则下脱加重，小便频数，或见头晕耳鸣等。其病机是：肾虚则冲任不固，带脉失约，而致子宫脱垂，小腹下坠，腰腿酸软；肾精不足，清窍失养，则头晕耳鸣；气虚则少气懒言，遇劳则下脱加重；气虚则膀胱气化失司，故小便频数。证属气虚肾亏型，故用本方施治。“胞脉系于肾”，肾虚症状明显者，加补肾俞，与复溜配伍，增补肾气以固脱。若Ⅲ度脱出，用本方可与针刺子宫穴（向耻骨方向斜刺2～3寸，配用电针仪断续波，务使子宫穴处或子宫有收缩感或升提感效佳）交替施治，效果亦佳。

8. 夜盲、暴盲、青光眼、视神经萎缩（轻度） 这些病证，多与肝肾阴虚、肝肾精血不足有关。选用本方主治气虚精亏型。针补合谷有助调节目系功能且能补气，复溜补肾以益肝目。

夜盲偏于肝血不足者，加补肝俞以养肝血。

暴盲伴有精血不足者，加补膈俞或三阴交佐以补益精血。初得病者，收效甚好。

青光眼加泻风池（或珍明穴，务使针感达于眼球处为佳），有助调节眼压，对缓解症状效果较好；若伴有眼眶痛者，加泻攒竹穴用以通络止痛；若兼有湿者加泻阴陵泉利湿有助降低眼压。

视神经萎缩，加刺珍明穴（务使针感达到眼球部为佳）以助复明；或加刺新明穴以助复明。若肝肾精血不足明显者，加补肝俞、肾俞补益精血，或与本方交替施治。病轻而患病时短者，视力可提高80%，病重而时间较长者，视力能提高20%～40%。因属慢性病，应长期治疗。

9. 近视（假性近视） 本方用于气虚伤神合肝肾亏虚之近视。

气虚伤神型表现为：夜寐梦多，恍惚健忘，体倦无力，舌苔薄白，脉象细弱。多由内伤劳倦，灯下阅读写字，目视过劳，耗气伤神所致。神伤气损，阳火无以发越，故近视不明。常兼体倦无力，心神不宁等。

肝肾阴虚型表现为：眼目昏暗，远视不明，时见黑花，日久可成内障。或伴有肢体软弱、阳痿遗精、小便余沥等症状，舌淡，脉象细弱等。多因劳心竭思，房事不节，忿怒暴惊，以致肝肾精气虚衰所致。精不足则无以化气，气不足无以充养神光，故能近视而不能远视。可兼见腰膝酸软，阳痿遗精，小便余沥及舌淡，脉象细弱等。

气虚伤神型合肝肾亏虚型之近视，针补合谷补气以充养神光，针补复溜补益肝肾以益精化气而收效。

10. 便秘　本病有热秘、冷秘、虚秘和实秘之分。本方主治真阴亏耗，肠道失其滋润，而兼气虚无力推运肠道蠕动之虚秘。针补合谷补气用以推动肠运，补复溜用以育阴润肠，亦可加泻支沟有助通便。若属虚中挟实者，加泻天枢佐以通肠导滞；若便前骶部有憋胀感，加泻大肠俞、次髎，佐以通肠导滞。

若属劳倦内伤，或病后、产后、老年气血亏虚，气虚则大肠传送无力，粪便排出艰难，血虚津枯，不能濡润大肠，粪便干燥，排便不畅，秘结不通者，本方加补三阴交佐以育阴养血，收效尚佳。

11. 习惯性便秘　习惯性便秘多属中医虚秘之范畴。多由气阴两虚、脾胃不足和中气不足所致，以年老患者为多见。以排便时间延长，每次排便间隔 72 小时以上；粪便干结，甚如羊粪或团状，或并非干结而排出困难，努责用力方能排出；病程在 1 个月以上；非由器质病变者，为其诊断标准。

在治疗虚秘方面，宜补其虚润其燥，或根据具体症状施治，绝对不可妄投攻下之品，妄用攻下之法。《景岳全书·便秘》中说："凡属老人、虚人……，多有病为燥结者。盖此非气血之亏，即津液之耗。凡此之类，皆须详察虚实，不可轻用芒硝、大黄、巴豆……及承气，神芎等剂。"虚证便秘其病变虽在大肠，但与脾肾不足、气阴两虚有密切关系。《金匮真言论》中云："北方黑色，入通于肾，开窍于二阴"，又说："大便难者，取足少阴。夫肾主五液，津液润则大便如常。"《素问·至真要大论》云："太阴司天，湿淫所胜……大便难。"指出虚秘由脾肾两虚，脾虚则不能运化水谷，肾虚则不能气化津液所致。《兰室秘藏·大便结燥》中说："又有年老气虚，津液不足而结燥者。"指出了虚秘因于气阴两虚，气虚则肠道传导无力，阴虚则肠道失其濡润所致。

属于气阴两虚之习惯性便秘，除符合诊断标准外，还必须伴有气阴两虚之症状和体征者，方可选用本方施治。

12. 中风　选用本方用于缺血性中风恢复期，属于肾虚气亏为本者，配加有关腧穴。其临床表现除证见半身不遂，肢体麻木，语言謇涩之外，伴见肢体沉重无力，气短乏力，或汗出，舌质暗红，脉象细弱等。随着病程延长，虚象更为突出，并以偏瘫肢体的功能恢复以灵巧、精细处最差。

《素问·灵兰秘典论》云："肾者，作强之官，伎巧出焉"。肾精亏虚，不能作强，筋骨失于充养，伎能失其精巧，故肢体瘫痪，精细动作恢复差。多主以或佐以补肾填精之法。

中风病老年患者多见肾虚气弱型，以平素气虚肾亏体质为多见。中风病位在脑络。脑为精、气、神会聚之所。脑髓的生成源于先天肾精之精，故《灵枢·经脉》篇云："人始生，先成精，精成而脑髓生。"肾主骨藏精生髓以充脑，精足髓充，脑络畅行，脑神旺盛，清灵畅达，统帅着脏腑经络气血组织器官，协调地发挥各自的生理功能。肾藏精以化气，为元气之所系，元气为脏腑功能活动、气血运行之原动力。因此，临证常遇缺血性中风恢复期患者，中风症状大减，遗留肾精亏虚，元气大伤久治不愈患者，前来针治，往往用本方加补气海，其效甚佳。若兼有进食发呛者，上方加补廉泉。

"肾为精血之海"肾气虚弱，元气不足，五脏之气化乏源，必致气虚无力行血而致瘀。亦可用上方施治。

13. 痿证、多发性神经炎、外伤性下肢截瘫　诸病之发病机制与本方证无关。多在发病过程中，或失治、误治出现本方证者，方可使用本方。均必须伴有肾精亏虚或肝肾阴虚，筋脉失养，兼有气虚则肢体功能失用者，收效较良。若气虚症状明显者，加补足三里佐以补中气，又有补益下肢筋脉的作用；若肾精亏虚或肾气不足症状明显者，加补太溪佐以补肾气益精血；若肾气不足明显，又有腰背酸软者，加补肾俞佐以补肾气壮腰脊；若下肢痿软明显者，可加补患野有关腧穴补益筋脉，患野腧穴亦可与本方交替施治；若兼失语者，加泻哑门、廉泉，佐以调舌络开音窍。

伴有患肢足内翻者，不可使用本方，因方中有复溜穴，补之不利于足内翻的恢复。外伤性下肢截瘫，出现下肢颤抖或有热麻感者，本方加泻太冲佐以平肝熄风；若兼尿潴留（属虚）加补中极佐以化气行水。

14. 破伤风　因失血过多或用祛风发汗解痉之法汗出过多，致使精血亏损，或阴液大伤，元气大虚者，可用本方加补三阴交，大补气血，养阴柔肝；若元气大伤欲脱者，加补气海佐以大补元气以固其脱。一般不配泻患野腧穴。

本病发展到本方证阶段若不急救施用上方，将会危及生命。绝不可再用祛风发汗解痉之法，更伤阴液、精血和元气，直至虚脱而致死者，亦不少见。

15. 尿潴留　本病有气虚、肾虚和气滞之分，使用本方用于治疗气虚挟肾虚之证。多是由妇产科病房因用其他疗法（如导尿和内服双氢克尿塞及中药利尿等）无效转来针灸治疗的新产妇患者。其临床表现是：小腹胀急，坐卧不安，精神萎靡，少气懒言，腰部酸胀，舌苔薄白，脉象细弱或沉细等。多见素体气虚，产程过长，伤气耗血；或中气素虚，又产后肾虚，致气运失常和肾虚气化无力。选用本方每日 1 次，一般 2 ~ 3 次即可治愈。

由外科病房转来的术后尿潴留和下肢截瘫尿潴留患者，其病因病机和伴有症状与产后尿潴留相同者，亦可用本方治疗，收效亦佳。临床所见，此类病证不分证型，一意以癃闭（尿潴留）施治，服用中西药通利小便，不仅收效不佳，反而更伤正气加重病情，愈利则小便愈不利。

16. 喘证　喘证有风寒闭郁、风热犯肺、表寒里热、气郁伤肺、肾不纳气、气阴两伤、肾虚痰阻和阳虚水泛等证型。选用本方用于气阴两伤型。证见喘促气短，动则喘甚，语声低微，自汗恶风，易于感冒，口干面赤，舌质淡红，脉弱等。肺为气之主，肾为气之根，肺肾两虚，则见喘促气短，动则喘甚；气失所主，卫外不固，故语声低微，自汗恶风，易于感冒。治宜益肺育阴以定喘，一般针补太渊或肺俞以补肺气，但由于取穴不便而用补合谷以代之，故用本方施治。若偏肾虚者加补太溪，偏于气虚者加补气海。

17. 脱发　脱发日久，伴有肝肾不足，气血亏虚症状者，可用本方加补三阴交施治。合谷与三阴交配伍气血双补类似“八珍汤”之效，复溜与三阴交配伍补肝肾益精血，三穴配伍共奏补益气血，滋养肝肾之效。针补以上三穴，是基于脱发与肾虚、血虚和气虚有关。

若脱发兼有头皮油腻过多及头皮发痒者，不可用本方施治。

【病案举例】

病例 1　喉痒咳嗽

患者王某某，男，18 岁，本校 98 级学生。于 2000 年 4 月 10 日初诊。

主诉：患喉痒咳嗽已 1 个月。

现病史：1 个月以前，开始以感冒治之，输液加林可霉素及内服中西药久治无效。某医院 X 线胸部拍片，片示：可疑Ⅲ型肺结核。后又作结核抗体试验阴性。

现在证：喉部瘙痒即咳嗽，干咳无痰，伴有鼻流黄涕，咽干不渴，气短乏力，动则气喘，嗜睡嗜卧等症状。舌红少苔，舌有裂纹，脉象细数无力。

辨证：属于肺气不足，阴津亏虚之咳嗽证候。

治则：益气育阴，佐以利气止咳。

取穴：针补合谷、复溜，针天突穴有针感后少泻。

效果：一诊后，喉痒、咽干和气短减轻，精神好转，咳嗽随喉痒的减轻而减轻，鼻涕减少；二诊治愈。

随治：2000 年 5 月 27 日告知针愈未发。

按：本例之喉痒咳嗽，属于肺气不足，阴液亏虚之喉痒咳嗽证候。其病因病机是：始因感冒，发热日久，伤及肺气，耗伤阴津，故出现气短乏力，动则气喘；其咽干不渴，干咳无痰为阴液不足所致；阴液不足，咽喉失润，故喉部瘙痒；喉痒为刺激征。故喉痒即咳，咳嗽为其反应征；其舌红少苔，舌有裂纹，脉象细数无力，为气阴两虚之征。

针补合谷补益肺气，针补复溜滋阴补肾以育阴，施用益气养阴之法而收效。加刺天突，有针感后少捻泻，意在佐以清喉咙利气道。

病例 2　耳聋

患者毕某某，女，18 岁，住南阳市卧龙区陆营乡方营村。于 1999 年 3 月 26 日初诊。

主诉（代述）：患两耳耳聋已 10 多年。

现病史：幼小时因注射链霉素引起耳聋。铁路医院作电测听检查，属于神经性耳聋。伴有耳内发痒，说话不清，易于感冒，平时没有精神，易感疲劳，腹中空虚，屈曲体位觉舒等症状。近来小便时阴道热痛。脉象沉细。

辨证：属于自幼体虚，经常发热，耗伤气阴，复因药物中毒，损伤耳窍之耳聋证候。

治则：益气补肾，开宣耳窍耳络。

取穴与效果：

一诊（27日），针泻听会。

二诊（29日），针补合谷、复溜。

三诊（31日），精神好转，能听到电视机里的声音。处方同上。

四诊（4月2日）、五诊（4日），处方同上。

六诊（5日）、七诊（7日），针泻听会、翳风。

八诊（9日）至十三诊（19日），针补合谷、复溜，泻听会、翳风。

十四诊（23日），能听到小的声音和较远处声音，但对大声说话分不清说的是什么，这与自幼听力丧失有关。针泻听会、翳风。

十五诊（26日），近因被剧声惊吓后，每在突然听到声音即刻惊怕、心悸，精神复感疲惫，睡眠欠佳。针补神门、三阴交。

十六诊（28日），突然听到声音已不惊怕、心悸，失眠已愈。针泻听会、翳风。

十七诊（5月7日），除仍能听到小的声音和分不清说的是什么外一切正常。针泻听会、翳风。

十八诊（10日），晚上夜静时能听到外边和隔墙的电视声音。但仍分不清说的字句，特别是文词和成语听不清楚，这主要与自幼耳聋有密切关系。针补神门、三阴交。

十九诊（12日），精神进一步好转，听力好转而又能说出不少简单的话。针泻听会、翳风。

随访：后来方知患者耳聋减轻80%，因怕针而停治。

按：本例之耳聋，属于自幼体虚，缘由经常发烧所致。注射链霉素引起药物中毒，损伤耳窍，窍络失聪而成耳聋。其临床表现，说话不清，是自幼耳聋之故；平时精神不振，易于疲劳，易于感冒，腹中空虚屈曲体位则感舒服，是气虚之象；脉象沉细，属于内虚之征。肾开窍于两耳，幼时经常发热，耗伤阴津，内有隐匿肾阴之不足。故以益气补肾为主以治其本，佐以宣畅耳内窍络以治其标。

所针腧穴，看来杂乱，实属有序，它是根据在治疗过程中的病理变化，而选穴组方的。例如二至十三诊，以针补合谷、复溜，益气补肾为主，针泻听会、翳风，开宣耳络耳窍为辅。因十三诊后，耳聋明显减轻，但分不清说的什么，是与自幼听力完全丧失有关。十五诊时病人所出现的症状，是因突然被剧声惊吓，伤及心神所致，故改补神门、三阴交补益心脾之法而收效。十六、十七、十九诊，针泻听会、翳风，以治耳聋为重点；十八诊，针补神门、三阴交以固心脾之不足。十九诊后，耳聋减轻80%，因患者怕针而停治。

病例3　震颤、行走飘浮感

患者井某某，男，27岁，南阳市教育学院学员。于1996年4月14日初诊。

主诉：两手震颤，行走飘浮，头昏眼花，精神不振已1个月。

现病史：原因不知，1个月前开始两手震颤，行走飘浮感，舌肌震颤活动不灵，闭目站立不稳。继而易于惊恐，突然精神紧张时阴囊即刻收缩，腰痛，头昏眼花，口干口渴，渴欲饮水，倦怠乏力，注意力不集中。近3天来两膝关节热胀麻木，膝以下发木，脚底热麻发胀，手腕和头顶热麻，面部热木，左侧腹部及胁肋部发强，两小腿肌肉强胀。昨天开始恶心，轻度头晕，听力下降。

血压：110/70mmHg。化验：T3、T4正常。心电图检查：正常。

辨证：属于肾阴不足，水不涵木，肝风内动，挟气虚之震颤、行走飘浮证候。

治则：平肝熄风，育阴潜阳，与益气补肾，平肝熄风之法交替施治。

取穴与效果：

一诊，针泻合谷、太冲，补复溜。未拔针即感两膝关节麻、凉，头脑较清。

二诊（15 日），两膝热麻轻，仍头顶热麻、面部热木和眼花，头晕恶心减轻，左手震颤减轻，脚底仍热麻胀，左侧腹部及胁肋部仍强，两小腿肌肉仍强胀。处方同上。

三诊（16 日），处方同上。

四诊（18 日），效果不如前几次，后脑发沉，下肢无力发抖，惊恐减轻，仍心慌、口干、腰困嗜睡。针补合谷、复溜，泻太冲。

五诊（23 日），处方同上。

六诊（25 日），前两次后效果好，整个病情有所好转，精神较佳。处方同一诊。

七诊（28 日），处方同上。

八诊（30 日），头部木胀、惊恐、阴囊收缩及两膝发热均有减轻，饭后面部热麻。蹲坐两足微热且麻。处方同上。

九诊（5 月 2 日），昨晚劳动一夜，因而身体较为不适。处方同上。

十诊（14 日），近 10 多天未针，头部昏沉眼未花，急躁心慌，舌强说话结巴，四肢无力。处方同上。

十一诊（16 日），头部空晕，近两天阴囊收缩，下肢酸困，心慌，手颤较重。针补合谷、复溜，泻太冲。

十二诊（19 日），头部空晕及阴囊收缩减轻。处方同上。

十三诊（21 日），头空已愈，微晕，微觉阴囊收缩，午休后心悸。近来急躁易怒，心慌时手擞，夜间两膝关节及足底发热。处方同上。

十四诊（23 日），膝关节热麻轻，能入寐，稍觉心慌，精神稍差，舌肌欠灵。处方同上。

十五诊（6月11日），原来所有症状均有不同程度的好转和治愈。因18天未针治，最近小腹空虚易饥，饥饿时全身无力，两足易麻，眼花，腰背沉痛，屈曲位入寐舒服，注意力不集中，全身疲倦。处方同上。

随访：1999年6月21日告知针愈未发。

按：本例之震颤、行走飘浮感，其病机复杂，既有肾虚、肾阴不足和水不涵木、肝风内动的主要症状，又有气虚和阳明热盛之兼症。

针泻合谷、太冲，补复溜，是“醒脑熄风方”加补复溜，用以平肝熄风，清热育阴。病情有所减轻，但出现气虚症状，故改用针补合谷、复溜，泻太冲，是“益气补肾方”加泻太冲，用以益气补肾，平肝熄风。二方交替施治，正中本例之的，故收良效。

本例所选两个处方，针穴相同，仅合谷穴之补泻法不同，其两方功效迥然有异。两个处方中的复溜、太冲始终补泻法不变，始终以平肝熄风、育阴潜阳之法为主。以合谷为佐穴，施用补法，与复溜、太冲配伍，则为“益气补肾方”加泻太冲，用以益气补肾，平肝熄风；施用泻法，与复溜、太冲配伍，则为“醒脑熄风方”加补复溜，用以平肝熄风，清热育阴。

病例4　虚劳（头晕健忘，疲惫嗜卧）

患者陈某某，男，17岁，南阳中医药学校97级8班学生。于1998年9月11日初诊。

主诉：患头晕、嗜卧已2年。

现病史：2年来经常嗜睡嗜卧，精神疲惫，头晕健忘，目昏，上课时脑子注意力不集中即刻入寐。近因来校学习，饮食减少，恶食油腻之品。

辨证：属于肾虚则髓海不足，气虚则精神疲惫之虚劳证候。

治则：益气补肾。

取穴：一至八诊，针补合谷、复溜。每隔 1 ~ 2 日针治 1 次。九诊、十诊，针泻神门、风池，补复溜。

效果：二诊后，嗜睡嗜卧及头晕减轻；四诊后，上课时睡眠减少，仍全身无力；五诊后，嗜睡嗜卧及头晕又有所减轻；八诊后，嗜睡治愈，反出现失眠，故九诊（9 月 30 日）改泻神门、风池补复溜；九诊后，仅入寐迟，余无异常，故十诊（10 月 26 日）处方同九诊，以巩固疗效。

按：本例之虚劳，属于肾虚则髓海不足，故见头晕、目昏、健忘、大脑注意力不集中等症状，气虚则精神疲惫，故而嗜睡嗜卧。总为气虚肾亏之虚劳证候。

本例因属“益气补肾方”证，故用本方施治，针治八次而告愈。由于八诊后由嗜睡转为不寐，应属针效太过之表现，故九诊、十诊改用“滋阴清火方”加泻风池而告愈。以上两方仅一穴之差，一补合谷、复溜，一泻神门补复溜。补合谷改用泻神门，就改变了治法、治则和功效，治愈了嗜睡与不寐两个相反的病候。

病例 5　盗汗、自汗

患者张某某，女，52 岁，住南阳市卧龙区潦河镇街东头。于 1998 年 10 月 12 日初诊。

主诉：阵发性心烦汗出气短已 1 年。

现病史：1 年来呈阵发性起病：先心急，继而全身烘热汗出，汗出后气短、胸闷憋气，如此一日多次。夜间入寐后突然汗出而醒。伴有手足心热，口苦，心烦，夜间因心烦影响入寐。面色潮红，舌红少苔，脉象细数。

辨证：属于阴虚火旺，迫液外泄之盗汗，合并气不摄汗，汗液外泄之自汗。

治则：滋阴清火以治盗汗，滋阴清火益气以治自汗。

取穴与效果：

一诊、二诊（14 日）、三诊（16 日），针泻神门补复溜。

四诊（19 日），心烦次数减少，已不失眠。处方同上。

五诊（21 日），处方同上。

六诊（23 日），汗出和急躁减轻，昨天失眠。处方同上，加泻风池穴。

七诊（26 日），夜间盗汗减少，白天自汗增多，已不失眠。针补合谷、复溜泻神门。

八诊（31 日），3 天来白天未出汗。处方同上。

九诊（11 月 3 日），白天自汗明显减少，阵发性全身烘热减轻，全身烘热也不自汗。处方同上。

十诊（6 日），两星期来未失眠。处方同上。

十一诊（11 日），处方同上。

十二诊（14 日），白天亦不自汗，夜间盗汗久愈。处方同上。

十三诊，巩固疗效，最后针治 1 次，处方同上。

随访：1998 年 11 月 24 日患者介绍本街一位陈某某患者前来针病，转告针愈未发。

按：本例患者，既有阴虚火旺，迫液外泄之盗汗，又有阴虚火旺挟气不摄汗，汗液外泄之自汗。本例是自汗与盗汗交织在一起，故针泻神门补复溜即“滋阴清火方”，用以滋阴清火以治盗汗；针补合谷、复溜泻神门，即“益气补肾方”加泻神门，亦即“滋阴清火方”加补合谷，用以滋阴清火，益气止汗以治自汗。

本例是两个治则、两个处方，治愈了自汗和盗汗交织一起的证候。一用“滋阴清火”之方，治愈了盗汗，一用“益气补肾方”加泻神门，治愈了自汗，仅一穴之差，后者仅加补合谷穴，其效果迥然不同。

病例 6　下肢酸困痛、足跟痛

患者梁某某，男，53 岁，南阳地区粮校校长，于 1966 年 9 月 15 日初诊（近来查找出来的病历现载于此）。

主诉：患下肢酸困痛已1年。

现病史：因社教工作繁忙，生活差又睡卧地铺而得。两下肢酸困痛，行走无力，两足跟痛，活动痛剧，扶杖方能行走，两足底及足跟皮肤干裂。伴有两眼干涩，视物不清，精神不振，易于疲劳等症状。舌质、舌苔正常，脉象细弱。曾用多种治疗方法收效不著。

辨证：属于气虚肾亏，精血不足，筋骨失养之足跟痛、下肢痛证候。

治则：益气补肾，填补精血。

取穴：针补合谷、复溜、太溪。每隔1~2日针治1次。

效果：三诊后，下肢酸困疼痛减轻；六诊后，下肢及足跟痛明显减轻，两眼干涩减轻；九诊后，去杖已能行走，下肢有力，视物清楚；十二诊后，精神好转，下肢减轻90%；十五诊痊愈。

随访：1995年10月24日，患者前来针病，告知前病针后眼病亦随下肢痛治愈而治愈。

按：本例之病因病机是：因于长期工作繁忙，加之生活环境极差，以致精血亏虚，筋骨失养，故而两下肢酸困疼痛，行走无力，两足跟痛及两足皮肤干裂；精血不能上荣于目，则两眼干涩，视物不清；精神不振，易于疲劳，脉象细弱，为气虚之象。病本于肾精亏虚挟气虚之证候，故用本方益气补肾，加补太溪以增补肾填精之效。使精血充盛，荣养筋骨，则下肢及足跟疼痛自不显现；精血上奉眼目，则视物清楚，干涩消失。

病例7　虚劳，阳痿早泄

患者赵某，男，25岁，住南阳市宛城区南梁庄村。于1996年4月4日初诊。

主诉：患阳痿早泄已2年。

现病史：结婚2年，早泄，伴有四肢关节发软，活动无力，记忆减退，排尿无力，排尿腰部发酸、脊背和下肢皮肤发紧发抽，并好似从全身关节向外出气、出东西似的。手指触水即欲小便，又好似有精液排出感。睡觉起来后两膝空虚无力。舌尖红，舌心有裂纹，脉象沉细。

辨证：属于精虚则失其濡养，气虚则功能失用之虚劳证候。

治则：益气补肾，填精补血。

取穴与效果：

一诊、二诊（16 日），针补合谷、复溜。

三诊（19 日），全身关节酸软发困减轻。处方同上。

四诊（21 日），手指触水时即欲小便和好似有精液排出感消失。处方同上，加补三阴交。

五诊（24 日），仅感膝关节轻度酸困，其他关节酸软治愈。处方同上。

六诊（26 日），全身关节明显轻松，精神明显好转，记忆尚可，排尿有力，排尿时腰部发酸已愈，睡觉起来后两膝空软好转较前有力，排尿时脊背及下肢皮肤发紧发抽以及好似从全身关节向外出气、出东西感明显好转。处方同上。

七诊（10 月 8 日），仅健忘，右膝关节痛，余无异常。处方同上。

按：本例以阳痿早泄为患者的主治证候，联系伴见四肢关节发软，排尿无力、记忆力差和排尿时的不正常症状以及舌脉的改变，则属于气虚功能失用，肾虚血亏失其濡养之证候。

所取腧穴，一至三诊针补合谷、复溜，主要用以益气补肾。因恐补益精血之力不足，四至七诊，加补三阴交以养血。三阴交与合谷配伍，即气血双补之“八珍方”。三阴交与复溜配伍补养精血。三穴配伍，共收大补气血、填补精血之效而愈病。从针治次数来看，近期疗效满意。

病例 8　哮喘

患者李某，女，24 岁，住南阳市唐河县城关镇。1999 年

6月26日初诊。

主诉：患哮喘病已4年，此次发作已20多天。

现病史：4年来，每年夏季哮喘复发，随着气温增高而加重。此次复发症状同前。发作时胸闷，气短不足以息，动则喘促，痰多质稠，偶有黄痰，痰难咯出，喉中痰鸣，严重时不能平卧。伴有语音低微，纳食减少，神疲乏力，两膝酸软，口干咽干等症状。形体瘦弱，舌质嫩红，舌苔薄黄少津，脉虚细数。

辨证：属于痰热壅肺，肺失肃降，挟热伤于气阴之哮喘证候。

治则：清肺化痰，益气育阴。

取穴：针泻尺泽、丰隆，针补合谷、复溜。每隔1~2日针治1次。

效果：二诊后，气短减轻，痰涎减少；四诊后，哮喘减轻已能平卧，已不胸闷；六诊后，基本治愈；八诊后治愈。

随访：1999年10月11日患者前来检查风湿病，告知针愈未发。

按：本例之哮喘，属于痰热壅肺，挟气阴两虚之证候。痰气相击，则喘息哮鸣；痰热壅肺，气机出入升降失畅，故而胸闷不适，动则喘促，不得平卧，痰多质稠，时而黄痰，难以咯出。痰热内伏于肺，时值夏令暑热，耗气伤阴，气阴两虚津液被灼而痰增，复为触感暑热之外邪而发病。其气短不足以息，动则喘促，语音低微，口干咽干，舌苔薄黄少津，脉虚细数等，为肺气不足，肾阴匮乏之象。气阴两虚之人，不适于夏令炎热易伤气阴之气候。本例患者属于气阴两虚之体质，挟痰热内伏于肺之病机，故遇夏季炎热开泄之令易伤气阴之时而发病。

选用本方针补合谷、复溜益气养阴，配泻肺经的子穴尺泽以清肺热，配泻祛痰要穴丰隆以祛痰。尺泽与丰隆配伍，以收宣肺清热，化痰降逆之效。

病例9　便秘

患者尹某，女，46岁，南阳市煤炭公司职工，于1998年5月9日初诊。

主诉：患便秘已7年。

现病史：大便6～7日一行，无便意。排便困难，小腹时有下坠感，便前腰骶处酸困憋胀，便后上腹空虚、气短。有时大便带血（已排除痔疾）。平时气短，口苦咽干，夜间口渴欲饮，时而失眠。若失眠、消化不良或腰骶酸困时则大便干秘加重。食欲正常，恶食油腻之品，吃蔬菜稍有不适则泄泻、胃脘作酸、嘈杂。舌光无苔，脉象沉细。

曾在本市某医院直肠镜检查诊为直肠炎，又在某医院作排粪造影诊为肠疝，建议手术治疗。尔后在某医院作子宫切除术时发现腹内肠道并无器质性病变。

辨证：属于气虚不能推运，阴虚失其滋润之便秘证候。

治则：益气育阴，佐以行滞通便。

取穴：针补合谷、复溜，时而加泻大肠俞、次髎。一般隔日针治1次。

效果：三诊，近5天大便先干后溏；四诊，大便一天一次，粪便已不干秘，排便已不困难，便后上腹已不空虚、气短，夜间口渴轻，大便前腰骶酸困憋胀明显减轻。五诊，大便一日一次，改为早上解便，排便顺利，便后仍不腹空、气短。八诊治愈。九诊、十诊巩固疗效。

随访：连续随访多次均告知治愈未发。

按：本例之便秘为气虚阴亏之便秘证候。其病因病机是：气虚则大肠传导无力，故而排便困难，数日一行，无便意感；气虚下陷，则小腹时有下坠感和便后上腹空虚、短气；阴液不足，不能下润大肠，故大便干秘；阴虚内热，则口干咽干，口苦，口渴，舌光无苔，脉象沉细；大便带血，乃属粪便干结，排便困难伤及肛门血络之故。其便前腰骶酸困憋胀，则属粪便存留，气机失畅之故。

所针腧穴，方中针补合谷补气，使气充沛，传送有力，则大便通畅；针补复溜滋阴，使阴津来复，增液行舟，则大便不干秘。加泻大肠俞穴、次髎是对症取穴，行气散滞，佐以通便。

病例 10　腰椎压缩性骨折

患者王某某，男，52 岁，家住南阳市邓州市白落乡王营村。于 2001 年 3 月 3 日初诊。

主诉：患腰椎压缩性骨折和二便失常已 11 个月。

现病史：11 个月前某日因托拉机车轮挤压在上腹部，即出现大小便困难，下肢不会活动，腰腹剧痛。即住南阳市中心医院治疗，CT 扫描检查：腰椎压缩性骨折。手术作钢板固定。

现在证：大便 3 ~ 5 日一次，排便不利，先干后溏，排便量少，排出困难，小便尿液滴沥，排出困难，用力方能排出。两睾硬结不适。两膝发软，行走无力，两足跟先触地方能行走。骶骨部及肛门处酸困。夜间两下肢不适，好似无处安放。曾用多种治疗收效不显。

辨证：属于腰椎受伤，损及肾本，气虚失用，二便失常，挟肝肾亏虚则足膝无力之腰椎骨折证候。

治则：以补肾益气为主，佐以健腰膝，利小便之法。

取穴与效果：

一诊，针补合谷、复溜、足三里。

二诊（5 日），大小便较前通畅一些。针补合谷、复溜、大肠俞、关元俞。

三诊（7 日），大便通畅，次数增多（即隔日大便一次），骶骨部及肛门处仍酸困。处方同上。

四诊（9 日），阴茎发酸，排尿困难，尿液滴沥 10 分钟左右方能排完。针补合谷、复溜，泻中极。

五诊（10 日），小便通利，阴茎已不酸。今天针治下肢无力，针补合谷、足三里。

六诊（12 日），因前天中极穴未针，又感小便不适。近 5 天夜间两下肢已无不适，已不出现无处安放似的不安感。处方同四诊。

七诊（14 日），近 6 天大便每日一次。处方同上。

八诊（16 日），大便正常，随之骶骨部酸困感消失，原来两睾丸硬结不适，现仅睾丸下 1/4 处微硬。处方同上。

九诊（19 日），每次针后在两个小时内小便正常。处方同上。

十诊（21 日），处方同上。

十一诊（26 日），因病情大有好转，回家因家务劳累几天病情复重。处方同上。

十二诊（29 日），处方同上。

十三诊（4 月 2 日），有尿意及排尿时尿道发酸，排尿用力方能排出，但不能排净。针补合谷、复溜，针中极少泻多补。

十四诊（3 日），病轻 90%。今天针后回家，因家里太忙，不能长期住在南阳。处方同上。

按：肾主骨，腰为肾之府。本例之腰椎压缩性骨折，因伤于肾气，故而二便失常；足膝痿软以及夜间下肢着急不安无处安放等，则属肝肾不足，精血亏虚，筋脉失养之故；病久损及正气，则肢体功能失用；其骶骨及肛门处酸困感，是腰椎骨折后经脉失畅之反应。故用补肾益气，佐以壮腰脊，利小便之法而收效。

所取腧穴，看来杂乱，实属有序。它是根据在治疗过程中的病理变化而选穴组方的。例如：

一诊的处方，属于“益气补肾方”加补足三里（佐以补益下肢筋脉），又属“益气补中方”加补复溜（佐以补肝肾益筋脉）。

二诊的处方，属于“益气补肾方”加补大肠俞、关元俞，补益二便功能，又益于骶骨及肛门处的酸困感的治愈。

三诊是在大便较为通利，便次增多，仍感骶骨部及肛门处酸困等情况下，处方同前的。

四诊的处方，主治阴茎酸，排尿困难，针补合谷、复溜，属于“益气补肾方”加泻中极佐以通利小便，制止阴茎酸感。

五诊选用“益气补中方”的目的，是在上方针后小便通利，阴茎酸感消失的情况下，主治下肢无力。针补足三里有补益下肢筋脉的作用，针补合谷补气以增强机体功能，二穴配伍，主要以增强机体功能为其目的。

六诊的处方，是在大便正常，下肢夜间已不着急已能安放，小便又感不适，而选用“益气补肾方”加泻中极佐以通利小便。

七诊是因效不更方，故处方同上。

八诊的处方同上，其原因是 8 天来大便正常，腰骶酸困感随大便正常而消失，又因睾丸硬结不适感明显好转，而效不更方的。

九诊的处方，是小便在每次针后 2 小时内小便正常，而效不更方的。十诊的处方，亦是效不更方的。

十一诊是因患者回家劳累几天病情复重而处方同前的。

十二诊是因用前方针治一次无效而复用前方的。

十三诊的处方，是仅小便尚有尿意及排尿时尿道发酸，排尿用力方能排出，排尿不净等症状，故在上方的中极穴改用先少泻后多补之法，意在先祛其实后补其虚，改变了以上诸方中的中极穴单用泻法以祛其邪。

十四诊的处方同上，其目的为增其疗效。

病例 11　脑震荡

患者吴某某，女，23 岁，家住河南省西华县黄桥乡裴庄村。于2001年8月16日初诊。

主诉（代述）：患脑震荡已年余。因车祸头部外伤而得。

现病史：1999年农历12月16日，因车祸撞伤头部，当时住院抢救，昏迷39天，经抢救后转危为安。出现右下肢及左上肢活动无力，说话无力，声低不清，时而喝水发呛，上胸憋闷，腰部僵硬，记忆力差，脑子反应迟钝，时而呆视如欲入睡之面容，时而气短，精神疲惫等症状。

曾作颅脑CT扫描检查：左侧枕叶、右侧额叶和蛛网膜下腔出血及脑室肿胀。

辨证：属于脑髓受伤，神明失职，经脉失调，作强失职，兼气虚功能失用之脑震荡证候。

治则：补肾健脑，益气复本。

取穴与效果：

一诊及二诊（18日）针补合谷、复溜、肾俞。

三诊（21日），精神好转，下肢有力，说话声音较大有力，但仍吐字不清，上胸部已不憋闷。处方同上。

四诊（23日），针补合谷、复溜、太溪。

五诊（25日），腰部僵硬减轻，说话仍吐字不清。处方同上。

六诊（27日），下肢有力，上楼已不扶栏杆即能上楼。处方同上。

按：依其病因、发病时间和具体症状，本例之脑震荡，属于脑髓受伤，神明失职，经络失调，作强失职，兼气短及精神疲惫之气虚证候，故用补肾健脑，益气复本之法收效。

一至三诊针补合谷、复溜、肾俞，属于“益气补肾方”加补肾经经气输注于腰部的肾俞穴，以增补肾健脑之力。四至六诊的处方，属于“益气补肾方”加补肾经的原穴太溪，以增补肾健脑之力。共针治6次，所收效果仅是近期疗效。一般来讲针治20多次病情可好转80%以上。该患者因为离家太远，长住亲戚家各不方便，故而不能坚持治疗。说明用本方加补肾俞、太溪施用补肾健脑，益气复本之法，具有一定疗效。

病例12 过敏性鼻炎，习惯性感冒

患者姜某，女，14岁，家住南阳市地税局家属院。于2001年8月8日初诊。

主诉（其母代述）：患过敏性鼻炎和习惯性感冒已13年。

现病史：自幼因感受风寒而得。经常鼻感冒，鼻塞流涕，喷嚏频作，咽部干痛，有时闻见异常气味即喷嚏连作，影响记忆，脉象虚数。曾多方医治，终未根除。

辨证：属于肺虚卫外不固，久伤阴液，抗病力低下，气阴两虚型之过敏性鼻炎。

治则：补肺固卫，育阴。

取穴与效果：

一诊，针补合谷、复溜；二诊（10日），针泻迎香、曲池；三诊（12日）、四诊（14日）、五诊（16日），处方同一诊；六诊（18日），处方同上；七诊（28日），近来身体很好，亦未发病，针泻迎香、尺泽；八诊（10月20日），本病未发，为了增强抗病能力，复诊以治其本，针补合谷、复溜。

随访：于2002年7月6日，患者近几天因患精神抑郁症前来针治，告知过敏性鼻炎自针治至今将近1年未发。

按：本例之过敏性鼻炎，属于气阴两虚型。病久肺虚，卫外不固，故而经常鼻感冒引致过敏性鼻炎复发。因患病日久，伤及津液，故见咽部干痛。因属气阴两虚型，故施用补肺气益阴液之法。在整个治疗过程中，以针补合谷、复溜为主，既气阴双补，又有增强抗病能力的作用。其中二诊针泻迎香、曲池，意在祛风邪抗过敏，宣畅鼻窍；七诊针泻迎香、尺泽，是在精神复常，鼻炎未发时，施用宣畅鼻窍，清宣肺气之法以佐之。

【方效相较】

1. 本方与八珍方相较　两方都补合谷穴用以补气，仅一穴之别，其功效和治证截然不同。本方配补复溜，用以补肾益阴、补益肝肾，与合谷配伍用于治疗肾虚兼气虚的病证，具有益气补肾之功效；“八珍方”配补三阴交，用以益脾养血、益脾止血，与合谷配伍用于治疗气血亏虚之病证，具有大补气血类似“八珍汤”之功效。

2. 本方与玉女方相较　见“玉女方”［方效相较］。

3. 本方与益气补中方相较　两方都补合谷穴用以补气，仅一穴之别，其功效和治证截然不同。本方配补复溜，用以滋阴补肾、补益肝肾，与合谷配伍，用治肾虚兼气虚的病证，具有益气补肾的功效；“益气补中方”配补足三里，用以健脾益气，健脾养胃，与合谷配伍，用治脾胃气虚和中气不足之病证，具有益气补中的功效。

4. 本方与补阳还五方相较　见“补阳还五方”［方效相较］。

5. 本方与回阳益气方相较　见“回阳益气方”［方效相较］。

6. 本方与滋阴清火方相较　见“滋阴清火方”［方效相较］。

【注意事项】

肾不纳气之喘证不宜用本方　肾不纳气之虚喘，虽有呼多吸少，动则喘息更甚，气不接续之气虚症状，但不能使用本方。因为本病之虚喘（肾虚），是下元不固，气失摄纳，多逆气上奔而为病，针补合谷补气有助逆气上奔，故不可使用。应针补复溜、太溪、气海，纳气归肾。

【其他方面】

1. 配穴规律　本方证配加腧穴的一般规律是：加补太溪以增补肾气、健脑髓、约膀胱之功；加补肾俞以增补肾气、壮腰脊、约膀胱之力；加补膀胱俞以增约胞止溺之力；加补中极佐以约膀胱、止遗溺、化气行水；加补气海以增大补元气之功；加补神门佐以补心宁神；加泻太冲佐以平肝熄风；加补太渊以增补肺气之力；加补百会佐以升阳举陷；加补关元佐以补真阳，与复溜配伍，阴阳双调，在本方中用于肾阳不足，兼有气虚之证候。

2. 糖尿病与骨质疏松症　糖尿病，属于气阴两虚证者，选用本方（或加胰俞穴）具有一定的疗效，并对此型并发的骨质疏松症，加补绝骨穴亦有一定疗效。但由于治程时间较长，患者必须坚持长期治疗。

3. 治证始验

（1）脑外伤：使用本方治疗本病，始于20世纪60年代末。针治两例脑外伤患儿，均因家长用棍棒打伤头部，外观头部没有伤痕，但出现四肢发软，不会行走，持物不灵，其中一例还有颈软不支。曾用中西药治疗无效，转来针治。当时父亲考虑到病因是头脑外伤，影响脑髓的生理功能而发病。因此从脑的生成和生理功能与肾的关系来分析病理和选穴组方。

脑为精、气、神会聚之所，《灵枢·经脉》篇云："人始生，先成精，精成而脑髓生。"说明脑的生成源于先天肾精之精。亦即脑为髓海，资生于肾。肾藏精主骨生髓充脑，精足髓充，脑络畅行，脑神旺盛，清灵畅达，则能统帅着脏腑经络气血组织器官，协调地发挥各自的生理功能活动，为人体重要生命之枢。脑髓损伤，就会影响脑的上述功能活动。又脑乃元神之舍，属于奇恒之府，藏而不泻，喜静宁而恶扰动。脑部受伤，扰动静宁之所，脑气失常，功能失调，经气失用，就会出现肢体、精神、神志病变。

基于脑的功能与脑-肾关系，又肾藏精以化气，为元气之所系，元气为脏腑功能活动，气血运行的原动力，故补肾可以健脑，健脑可以恢复已损伤的肢体功能。肾藏精生髓，上充于脑，有赖气的功能以促大脑的正常功能活动；又肢体的功能活动，有赖于气的温煦筋脉的作用，故补气有助肢体的恢复。这些就是组成本方的依据。

嗣后所接诊的脑外伤患者，虽然其症状和体征各有不同，多以本方为基础配加有关腧穴施治。若不属肾亏气虚之证型者，绝不可施用本方，特别是脑外伤有瘀血阻滞脑络者，使用本方有碍瘀血的消散。

（2）软腭麻痹：选用本方治愈此病，也始于60年代。本病中医无此病名，多是由耳鼻喉科转来针治的。父亲无治疗本病的经验，主要是根据其主证和伴有的症状与体征，首先进行辨证分型，然后根据腧穴功能而选穴组方。根据临床所见病候分为四个证型，即气虚不能上举，肾水不能上承；气虚合肾气不足；湿热熏蒸上窍，软腭为邪所侵；中气不足，气虚下陷等。选用本方用于气虚不能升举，肾水不能上承之证型，收效显著。

（3）失音（喉暗）和声音嘶哑：此二病选用本方，始于60年代。父亲接诊两例患者，属于肺肾阴虚型，根据家传针治经验，应补太渊（肺经原穴、土穴，土能生金，有补肺的作用）、复溜，金水相生。由于太渊取穴和捻补不便，试用补合谷以代之，配补复溜（滋肾阴）而收效。由此得出的经验是，针补合谷兼有补益肺气的作用，配补复溜穴可用于肺肾阴虚的病证。

4. 临床见闻　1996年针治一患者杜某某，男，48岁，干部，一年多前被爆竹震伤了左耳鼓膜出现耳鸣。针泻左听宫、翳风，时而针泻左耳门、听会，针治5次后耳鸣有所减轻，好似有通气感。自觉水液停留感明显减轻。六诊时考虑其因爆竹震伤鼓膜，有正气不足之嫌，并考虑肾开窍于耳，与肾虚有关。即改补合谷、复溜，针治两次后原有减轻的症状复重，即改用原来患野取穴，针泻左耳区的耳门、翳风治之。左耳鸣响等症状复又明显减轻。此亦为选用本方不当之例。也可以说是失其病机与证候的统一性所致。

5. 经络的应激性　参“八珍方”[其他方面]。

【歌括】

益气补肾治病多，辨证施治细审酌。

针补合谷与复溜，加配腧穴诸病撤。

（三）补益脾胃方

【方治渊源】

本方始于祖父，用于辨证取穴治疗脾胃虚弱引起的脾、胃、肠的病证，及局部取穴治疗下肢筋脉及膝关节虚损病变。施用补法具有补益脾胃和健壮膝关节及下肢筋脉的双重作用。后来父亲又用于治疗脾胃虚弱引起的多种疾病，诸如久泻、腹胀、久痢、多寐、胃痛等，以及因脾胃虚弱，化源不足，气血亏虚引起下肢痿软、下肢浮肿、膝部酸软、鹤膝风等筋骨疾病。因此该方治病甚广。我们在临床上常用本方治疗以上病证均收到满意的效果。父亲依本方的功效和治证而命名为“补益脾胃方”。

【腧穴组成】

针补双足三里、阴陵泉穴。

【操作方法】

1. 补泻与留针

（1）为了便于捻补和减少刺痛时间，以上两对腧穴，分别先针一个腧穴，达到欲刺深度有针感后，连续捻补 4 ~ 6 分钟不留针，拔针后再针另一个腧穴，方法同上。如此四个腧穴捻补完毕。

（2）若病人能接受，术者又能用双手捻补，可先针刺两个穴位，方法同上，针补完毕后，再针另两个穴位，方法同上。

2. 捻补时间　用于辨证取穴主治脾胃肠之虚弱疾病，及其引致的其他疾病，一般各连续捻补 4 ~8 分钟；用于患部取穴主治膝及下肢筋脉疾病，一般各连续捻补 3 ~4 分钟。

3. 针治时间　一般隔日针治 1 次。慢性病每隔 2 ~3 日针治 1 次。

【功能效用】

1. 辨证取穴

（1）补益脾胃：用于治疗脾胃虚弱引起的脾、胃、肠病。

（2）补脾益气：用于治疗脾胃气虚的病证。

2. 局部取穴　健壮下肢筋脉：用于治疗膝及下肢筋脉疾病。

【主治范围】

1. 脾胃虚弱引起的病证　如腹胀、泄泻、久痢、多寐、胃痛等，分别伴有脾胃虚弱的症状和体征，虽然病种不同，伴有以上症状和体征各病有异，但其证型和病机相同，宜施用补益脾胃之法，都属本方的主治范围。

2. 脾气虚弱引起的病证　如月经不调、崩漏、泄泻、带下、下肢浮肿等，分别伴有脾气虚弱的症状和体征，虽然病种不同，伴有以上症状和体征各病有异，但其证型和病机相同，宜施用补脾益气之法，都属本方的主治范围。

3. 膝及下肢病　如下肢痿软、鹤膝风、足膝无力等病，凡施用健壮筋脉之法者，均可使用本方。可根据具体病情配加有关腧穴施治。

4. 其他病证　凡病情发展到本方证阶段，伴有脾胃虚弱、脾气虚弱的症状和体征者，如闭经、月经不调、缺乳、头晕、失眠等，以及大病后需要本方调治善后者，都是本方的治疗范围。或以本方为基础配加有关腧穴；或本方与有关处方同时或交替施治；或先用本方施治，待本方证治愈或减轻后，再用它方治疗原发病。

【方证简解】

1. 腧穴功能　本方为主治脾胃虚弱的常用方。针补足三里、阴陵泉之所以具有补益脾胃、补脾益气和健壮下肢筋脉的功效，主治脾胃虚弱、脾气虚弱和膝及下肢筋脉亏虚的多种疾病，是因为：

足三里，是足阳阴胃经的合土穴。“合治内腑”（《灵枢·邪气脏腑病形》篇），“邪在腑取之合”（《灵枢·四时气》篇）。本穴为主治胃腑病和与胃腑有关的脏腑器官病变的常用穴；健壮要穴；消化系统的常用穴。对改善胃腑功能，消除胃腑功能失常所产生的病理证候具有一定的疗效。脾属土，本穴属土，施用补法具有健脾益气的作用。胃与心、脾、肺、肝、胆、大肠、小肠、膈之间有着经络上的联系，它们又相互影响。脾与胃、心、肺、肝、肠、肾在病理上相互影响，又常同病。因此，凡脾与胃、肝、胆、大小肠相互影响，互为因果的病证，和与胃有关的脾、肝、胆、大小肠肚腹病，都可取用本穴。“肚腹三里留”之意就在于此。

基于上述生理功能和病理影响，又因本穴是足阳阴胃经的合土穴，施用补法，具有健脾益气、健胃、促进胃功能的作用。脾胃虚弱者，可以健脾养胃；脾虚及肠者，可以健脾固肠；脾胃气虚者，可以补益中气；肝气乘脾者，健脾有利于抑肝；脾虚及肺者，补脾有益于补肺；脾虚及肾者，补脾有益于补肾。脾为生痰之源，补脾能阻痰源；气血化源不足者，健壮脾胃以增气血生化之源。灸之有延年益寿和保健作用。

足阳明之经脉、经筋都经过本穴。本穴所在处及邻近处的经筋拘急、弛缓以及经脉病变，常取本穴施治。补之有补益下肢阳明筋脉的作用，泻之有通畅下肢阳明经脉的功效。

本方证针补本穴，用以健脾养胃、健脾益气、增强胃腑功能和补益下肢阳明经脉、经筋的作用。与补阴陵泉配伍以增健脾补益下肢筋脉之功。

阴陵泉，是祛湿与健脾的要穴。是主治脾气虚弱、脾不运湿、湿困脾土、聚湿生痰和脾虚及胃、及肠为病的常用穴。对改善脾之功能，消除脾功能失常的证候，具有一定疗效。常用于祛湿、利湿、健脾制湿、补脾摄血、健脾养胃和补脾益气之法。施用补法具有以下功效：脾与胃相表里，能健脾养胃；脾主气，有健脾益气之功；脾主统血，补脾则能摄血；脾胃为生化气血之源，健壮脾胃有助气血生化；脾虚不能制湿者，则能健脾制湿；脾虚湿聚生痰者，则能健脾制湿以阻痰源；脾虚及肠之泄泻，健脾益气可以固肠止泻等等。

足太阴之经脉、经筋均经过本穴。本穴所在处和邻近处的经筋拘急、弛缓和膝内侧副韧带损伤，以及经脉病变的痿、痹、疼痛，常取本穴施治。补之有补益下肢太阴筋脉的作用，泻之有通畅下肢太阴经脉的功效。

本方证针补本穴，可以健脾益气、健脾养胃、补脾益肠和补益下肢太阴经脉、经筋。由于脾胃二经，互为表里，阴阳相合，脉气相通，经脉互相属络，功用相辅相成。故针补足太阴脾经的合水穴，与针补足阳明胃经的合土穴配伍，功能互补，共收补益脾胃、补脾益气和健壮下肢筋脉的功效。

脾属土，肺属金，土能生金，本方还兼有补益肺气的作用。脾虚日久，累及于肺，以致脾肺气虚的病证，可用本方施治。

2. 病因病机　本方证的病因病机，主要是脾与胃功能低下而为病。以少气懒言，神疲肢倦，脘腹胀满，上腹空虚，大便不实，不思饮食，口淡无味，舌淡苔白，脉象虚软、细弱等为辨证要点。

脾胃属于中焦，乃后天之本，气血生化之源，气机升降之枢。胃主受纳腐熟水谷，脾主运化，输布水谷精微，共同完成对饮食水谷受纳、消化和吸收。脾胃纳运正常，则饮食水谷能化生精微，洒陈于六腑而气至，和调于五脏而血生，内而五脏六腑，外而四肢百骸、肌肉皮毛筋脉，皆得其养，形体始壮，神气乃昌。然，先天禀赋不足，或饮食饥饱失节，或形体劳倦内伤，或他病失治、误治，或大病后失于调养，都可导致脾虚和脾胃虚弱。一旦脾胃虚弱，功能低下能导致很多疾病，又因脾胃虚弱则他脏病变最易损及脾胃，脾胃虚弱之病变又易影响他脏和四肢百骸、肌肉筋脉而发病，就会出现多个方面的病理证候，从而产生本方证的病理变化。

从现代医学观点看，中医之脾是以消化系统为主的多器官系统的综合功能单位。它所反映的临床证候，多表现是以消化系统功能障碍为主的，涉及多器官系统的全身性功能低下的病理过程——脾虚。因此涉及脾虚和脾胃虚弱的病变也较广泛。

（1）脾胃虚弱的病证：脾胃虚弱，功能低下，纳运失司，多见腹胀、泄泻、胃痛、消化不良等病，多伴见不思饮食，饮食减少，或大便不实，或腹部虚胀，上腹空虚，倦怠嗜卧，神疲乏力，口淡乏味，舌淡苔白，脉象虚弱或细弱等症状和体征。

（2）脾气虚弱的病证：诸如失血、大便滑泄、带下、下肢浮肿等病。因脾虚不能统血，则月经不调、崩漏、便血等；脾虚不能固肠，则久泻或大便滑泄；脾虚不能制湿，湿注下焦则带下，或湿注下肢，则见下肢浮肿。其伴见纳食减少，语音低微，肠鸣腹胀，大便溏薄，或便意频频，舌淡苔白，脉缓或濡细等，均属脾气虚弱之征象。

（3）气血化源不足的病证：诸如头痛、眩晕、闭经、月经不调、缺乳、下肢痿软等病。脾胃虚弱，纳运失职，气血化源不足，以致气血亏虚，是很多病证的诱因，影响康复；或由气血亏虚，不能上奉头脑，则致头痛、眩晕；气血亏虚，血海空虚，可致闭经、月经不调；乳汁来源于气血的化生，气血亏虚可致乳汁缺少；筋脉赖于气血濡养，气血亏虚筋脉失养，可致下肢痿软，或影响下肢痿软、中风肢软和小儿麻痹肢体的康复。

（4）膝及下肢病：诸如鹤膝风、膝内酸软、下肢瘫痪、下肢痿软等病，凡由筋脉亏虚和脾胃虚弱化源不足，筋骨失养所致者，均可选用本方。前者用以补益脾胃之虚，后者用以健壮筋骨。

【所治病证】

泄泻、痢疾、腹胀、脱肛、闭经、月经不调、崩漏、缺乳、头痛、眩晕、多寐、下肢浮肿、虚劳、疲劳综合征、鹤膝风、痿证、瘫痪、肢体痿废、膝内酸软、高脂血症、胃部疼痛、胃缓。

【临床应用】

1. 泄泻　使用本方用于脾胃虚弱型。证见大便时溏时泻，水谷不化，稍进油腻之物，则便次增多，饮食减少，脘腹胀闷，肢倦乏力，面色萎黄，舌淡苔白，脉象细弱。若泄泻日久，肠腑滑脱者，加补天枢涩肠固脱；若脾气不固，滑泄而兼脱肛者，加补合谷，共收健脾益气，升陷固脱之效；若兼脾胃虚寒，脐周觉凉者，加用隔生姜灸神阙佐以温运脾阳；若兼气滞肠腑之本虚标实者，加泻天枢佐以行肠腑之气滞。

2. 腹胀　有虚胀与实胀之分。证属脾胃虚弱型者，证见腹部胀满，按之胀减，下午或夜晚较重，腹胀能食，神疲肢倦，或见下肢浮肿或面部虚浮，或见嗜卧，舌淡苔白，脉象虚软或缓等，可用本方施治。若兼气滞胃腑者，加泻间使佐以行气散滞；若兼轻度胃腑隐痛或食少，加泻中脘、上脘佐以和胃散滞，否则仅用本方易滞胃腑，更加重胃腑隐痛或食欲不振。

3. 闭经　使用本方，用于治疗脾胃虚弱化源不足，气血亏虚之血枯经闭。即《兰室秘藏·妇人门》中所说："妇人脾胃久虚，或形羸气血俱衰，而致经水断绝不行。……补益气血，经自行矣"中之"妇人脾胃久虚"者。

证见月经由逐渐减少而终闭经，小腹无胀痛感（平时和月经周期时），伴有脾胃虚弱症状和体征者，使用本方补益脾胃，使脾胃纳运正常，气血化生有源，经血化生有序，则闭经自愈。亦可用本方与“八珍方”交替施治。“八珍方”有直接补益气血之功。若每个经期有小腹隐痛者，本方加泻三阴交佐以活血行血，以促月经来潮。

4. 缺乳　选用本方用于治疗脾胃虚弱型缺乳。其临床表现为乳汁不充或甚少，乳房柔软，腹胀食少，神疲倦怠，大便溏泻，面色萎黄，舌淡苔薄，脉象软弱等。是由脾胃虚弱，纳运失职，化源不足，以致气血亏虚。乳汁来源于气血的化生，气虚则乳无以化，血少则乳无能生，气血亏虚无源化生乳汁。故用本方促使脾胃纳运复常，使之气血旺盛，化生有源，则缺乳自愈。

若用本方治疗，脾胃虚弱证候在将愈或已愈之际，可配“八珍方”直接补益气血。二方交替施治，以促生成气血，化生乳汁。

5. 头痛、眩晕　其病因和证型较多，使用本方用于属脾胃虚弱证者。因脾胃纳运失常，生化气血之源不足，以致气血亏虚不能上奉头脑所致者，方可选用本方补益脾胃，使脾胃纳运正常，气血旺盛则头痛、眩晕可愈。若兼胃腑挟实者，可加泻中脘、上脘，和胃散滞以治其实；若头痛、眩晕兼有标实者，可加泻头部有关腧穴以治其标实，绝不可认为属虚，头部患野腧穴施用补法。绝不可认为因是气血亏虚，就直接补益气血，其效不佳。

6. 多寐　即一般所谓“嗜睡证”。其特征是不论昼夜，时时欲睡，呼之即醒，醒后又睡。多由阳虚阴盛所致。李东垣说:“脾气虚则怠惰嗜卧”。朱丹溪则指出:“脾胃受湿，沉困无力，怠惰嗜卧。”由中气不足，脾弱运迟，出现食后困倦多寐，而舌脉正常，或时时欲寐，不分昼夜，伴有脾胃虚弱症状者，均可使用本方，其效均佳。若伴有脾阳虚者，加补或灸关元，佐以温阳健脾。若属脾虚有湿或湿困脾土者，不适宜本方治疗。前者可选用“健脾渗湿方”治之，后者则可用温中化湿之法治之。

本病应与神昏作鉴别。神昏是神识昏乱，不省人事；嗜睡是神志清醒，惟精神困顿不振，时时欲睡，呼之即醒。

7. 下肢浮肿　下肢浮肿是一个症状，出现于多种疾病中。使用本方，用于年老体质虚弱，两下肢特别是膝以下浮肿(指陷性，以足跗浮肿为多见)。以平卧肿轻，行走或久立以及下午加重为特点。伴见神疲乏力，倦怠嗜卧，大便溏薄，纳食减少，舌质淡，苔薄白滑，脉象沉缓或虚弱等症状和体征。常用本方收效尚佳。足跗浮肿和脾胃虚弱可同时治愈。

8. 鹤膝风　以膝关节肿大，形如“鹤膝”而得名。属于中医学的痹证范畴。患病初期，其病因、症状和治疗，与膝关节风寒湿痹和热痹及骨质增生性膝关节炎，基本类同。因失治、误治，或病久不愈，痰浊瘀血阻滞，络道不通，气血运行受阻；或气血虚衰，营卫枯涩，肌肉失养；或肝肾两虚，精血不足，筋骨枯槁；或脾虚生湿，湿郁化热，热甚伤津，津液亏耗而显现鹤膝风证候。

使用本方有两种作用。一是用于膝部酸软，筋脉亏虚，患部取穴，健补局部筋脉。二是用于脾胃虚弱，化源不足，膝部筋骨失养，辨证取穴，健壮脾胃以增化源。本虚标实者，泻膝眼以治其标实；膝关节凉痛浮肿者，泻膝眼配温针灸，以温散寒湿之邪。至于脾虚不能制湿者，则用“健脾渗湿方”治之。

临证应与化脓性膝关节炎、梅毒性膝关节炎、结核性膝关节炎及创伤性膝关节炎作鉴别。

9. 痿证

(1)《素问·痿论》篇云:“阳明（胃）者，五脏六腑之海，主润宗筋，宗筋主束骨而利机关也。”宗筋的生理功能主要依靠胃的受纳，化生津液来维持。痿证兼见脾胃虚弱症状者，用本方补益脾胃以益纳运复常。若兼见脾胃纳运失职而气血化源不足，影响下肢康复者，使用本方补益脾胃，有助化生气血以养宗筋，或与“八珍方”直接补益气血之法，交替施治。

（2）本病如因下肢筋脉亏虚而筋脉痿软功能失用者，使用本方作为患部取穴，可直接补益下肢筋脉，使之恢复功能。

（3）本病因饮食失调，脾胃纳运功能衰退，气血生化无源，宗筋弛缓，伴有神疲气怯，面浮肢肿等气虚症状等，应用本方加补合谷，共收既补中气又补脾胃之气之效。《内经》所谓“治痿独取阳明”，正是补益后天脾胃之意，故用本方补益脾胃最为适宜。

10. 瘫痪　是指肢体软弱无力，肌肉弛纵不收，难以活动或完全不能活动而言。病情发展到本方证阶段，方可选用本方。

证见下肢痿软，肌肉瘦削。伴见少气懒言，语音低微，神疲倦怠，纳食减少，大便溏薄，便次增多，或见脘腹虚胀。面色淡白无华，舌淡苔薄，脉象虚软或细弱等。是因脾胃素虚，纳运失职，食少纳呆，无源化生精微，下肢肌肉筋脉失养日久所致。使用本方，既用于辨证取穴补益后天脾胃，以增精微濡养肌肉筋脉，又用于患部取穴补益下肢筋脉，可收双重效果。

11. 高脂血症　它是引起动脉粥样硬化为基本病变的一系列心脑血管疾病的重要原因之一。它与脾的代谢功能有密切关系。脾主运化，包括了现代医学所言的脂质代谢。脾失健运，水谷精微无以运化，聚而变生浊质，就会造成血脂增高；而水湿不化，聚湿生痰，也可造成血脂升高。因此对于血脂，现代中医有人将它称之“痰浊”、“痰脂”、“浊质”、“脂浊”、“痰湿”，脾对精微代谢的失职为其基本病机。

临证治疗，应根据脾失健运的具体病情，进行论治。有健壮脾胃、健脾益气、健脾制湿和健脾制湿以阻痰源之法等等，以治其本。至于使用活血化痰、调和肝脾、温补肾阳、祛湿化痰、镇肝熄风等治法，都是从不同角度，不同的现有症状和病因、病机，进行针对性的治疗。

使用本方，用于脾气虚弱，运化失职，聚湿生痰所致者，可收健壮脾土，以促代谢的正常运行，阻其生湿、生痰之源，以解血中浊质之变生，从而使血脂水平有所下降。若兼脾阳不运者，加灸神阙温运脾阳，或加泻丰隆佐以化痰降浊；若兼气虚者，加补合谷佐以益气；若伴有血瘀者，加泻三阴交或血海佐以活血祛瘀，均有益血脂之下降。

【病案举例】

病例1　多寐

患者常某某，女，54岁，南阳市邓州市王集人。于1997年10月7日初诊。

主诉：时时欲睡，呼之即醒，醒后欲睡。此病已2年之久。

现病史：不明原因，2年来不论昼夜及劳作，时时欲睡，呼之即醒，醒后欲睡，似睡非睡，以食后困倦多寐为甚。曾因嗜睡而经常影响劳作。伴有食少便溏，腹部微胀，肢体沉重，倦怠乏力，畏寒肢冷等症状。舌淡苔白，舌边有齿痕，脉象虚弱偏迟。

辨证：属于脾胃虚弱，脾阳不振之多寐证候。

治则：健脾益气，温阳健脾。

取穴：一至九诊，针补足三里、阴陵泉，其中二、四、六、八诊，加补关元穴。每隔1~2日针治1次。

效果：二诊后，食少便溏治愈，仍多寐；四诊后，多寐有所减轻，腹胀及肢体倦怠已愈；七诊后，多寐及畏寒肢冷已愈；八诊、九诊巩固疗效。

按：李东垣说："脾气虚则怠惰嗜卧。"本例之多寐，属于脾虚不健，脾阳不振，故其临床表现是每在饭后困倦多寐加重，食少便溏，肢体沉重，畏寒肢冷，舌淡齿痕，脉虚偏迟等。用本方健脾益气以助运化，加补关元温补真阳以助脾阳而收效。

病例2　腹胀

患者张某某，女，65岁，住南阳市南召县云阳镇。于1997年3月15日初诊。

主诉：下午及夜间腹部胀满已9个月。

现病史：一年多前因饮食生冷而患胃痛，时痛时止，饮食减少。经用中药治疗有所好转。此后患者自购剩饭丸、烂积丸，断续内服2～3个月，虽然胃痛治愈，饮食正常，但逐渐发现下午及夜间腹部胀满，大便溏薄，饮食减少，并伴见倦怠嗜卧，神疲乏力，足跗浮肿等症状。舌淡苔白，脉象虚缓。曾作X线胃肠钡餐透视：无异常病理发现。

辨证：属于脾胃虚弱，纳运失职之腹胀证候。

治则：健壮脾胃功能。

取穴：针补足三里、阴陵泉。每隔1～2日针治1次。

效果：二诊后，腹胀减轻，饮食正常；四诊后腹胀明显减轻，大便成形，足跗浮肿减轻；七诊后腹胀治愈，食量增加，足跗浮肿明显好转，肢倦嗜卧和倦怠乏力已愈；八诊痊愈。

随访：3个月后患者爱人前来针病，转告针愈未发。

按：本例之腹胀，其病因病机是：初因饮食生冷，胃脘作痛，复因久服自购消导食积之品，胃痛虽愈，但脾胃已伤，致使脾胃纳运失职而逐渐出现本方证之证候。临床以下午及夜间腹胀，大便溏薄，倦怠嗜卧，神疲乏力，足跗浮肿，舌淡苔白，脉象虚缓为其辨证要点。故用本方施治，施用健壮脾胃功能之法而告愈。

病例3　两膝酸软

患者王某某，男，57岁，住南阳市卧龙区潦河乡王庄。于2000年3月9日初诊。

主诉：两膝关节酸痛，行走无力已10个月。

现病史：10 个月前因行走过远过久，忙碌 2 ~3 天而得。此后每因行走稍久即感两膝酸痛，行走膝软，与气候变化无关。伴有倦怠嗜卧，四肢沉困。脉象细弱。血沉、抗“O”检验均属正常范围。曾用中西药久治及针灸治疗，效不显著。

辨证：属于两膝劳伤，筋脉亏虚之两膝酸软。

治则：首先健壮筋脉与通经活络并施，然后峻用健壮筋脉之法。

取穴：一至三诊，针泻膝眼，针补足三里、阴陵泉；四至六诊，针补足三里、阴陵泉。每隔1 ~2 日针治1 次。

效果：三诊后，两膝关节已不酸痛，行走较前有力；五诊后，两膝行走有力，倦怠嗜卧亦愈；六诊痊愈。

随访：3 个月后患者因患腰痛前来针治，告知该病针愈未发。

按：本例之两膝关节病，因于久劳所伤，经络失畅，故而行走稍久，即感两膝酸痛；又因劳伤过度，筋脉亏虚，故而行走无力；伴有倦怠嗜卧，四肢沉困以及脉象细弱等，都属虚亏之象。

所针腧穴，一至三诊，针泻膝眼用以通畅膝部经络以治挟实之酸痛，选配本方用以健壮膝部筋脉以治其虚。由于三诊后，两膝之实证酸痛已获治愈，故而四至六诊，改用本方峻补膝部行走无力之虚。两用治则得当而痊愈。

病例4　泄泻

患者崔某某，女，61 岁，住南阳市解放路。于1999 年5月6 日初诊。

主诉：患泄泻已3 年余。

现病史：3 年多来，大便时溏时泻，时发时止，随其饮食生冷或食油腻之品而复发。发病时大便日行3 ~5 次，便前腹部隐痛，严重时便后脱肛，粪便时而随矢气而排出（少量），粪便时而带有不易消化之残渣。伴有饮食减少，下午及夜间腹胀，肢体倦怠，少气懒言等症状。面色萎黄，舌淡苔白，脉象细弱。

多次 X 线胃肠钡餐透视及钡灌肠检查，均无病理异常发现。以慢性结肠炎久治无效。

辨证：属于初为脾胃虚弱，运化无权之泄泻，现为脾虚不固，气虚下陷之泄泻。

治则：益气升清，健脾止泻。

取穴与效果：

一诊、二诊（8 日），针补合谷、阴陵泉，足三里先少泻后多补。

三诊（12 日）便次减少，下午及夜间腹胀减轻，便前腹痛已未出现。针补足三里、阴陵泉、合谷。

四诊（17 日）至八诊（26 日），处方同上。六诊（21 日），大便日行一次，粪便成形，矢气减少，粪便已不随矢气而溢出。

九诊（28 日），大便基本正常，已不便后脱肛，精神明显好转。处方同上。

十诊（31 日）、十一诊（6 月 9 日），处方同上，巩固疗效。

按：本例之泄泻，初属脾胃虚弱，运化无权，水谷不化之泄泻。后因泄泻日久，复伤脾胃，致成脾气虚弱，气虚不固之泄泻。故而便次增多，便后脱肛，矢气频多，时而粪便随矢气而溢出；脾运无权，粪便时而带有不易消化之残渣；其便前腹部隐痛，是挟有肠腑气机不畅之故；其饮食减少，下午及夜间腹胀，肢体倦怠，少气懒言，均为脾气虚弱，纳运无权所致；面色萎黄，舌淡苔白，脉象细弱，为脾胃虚弱之象。

所针腧穴，一诊、二诊针补合谷、阴陵泉，健脾益气以治脾气虚弱和脾运失职，固其根本。足三里先少泻后多补祛邪扶正，是因：①便前腹部隐痛，挟有气机不畅。②恐同前二穴峻补影响肠腑气机的畅行。二诊后，便次减少，下午及夜间腹胀减轻，便前腹部隐痛已愈，故自三诊以后，改用本方加补合谷，或称“益气补中方”加补阴陵泉，共奏益气升清，健脾止泻之法而终告痊愈。方中合谷与阴陵泉配伍，健脾益气；合谷与足三里配伍，益气补中；足三里与阴陵泉配伍，健壮脾胃功能。三穴配伍恰到好处，故而3年有余之脾气虚亏泄泻，十一诊而治愈。

病例5　足跗浮肿

患者王某某，男，65岁，住南阳市卧龙区潦河坡乡。于1999年9月15日初诊。

主诉：下肢浮肿已年余，近来严重。

现病史：原患腹泻年余，经用针灸在此治愈。足跗浮肿至今未愈，近来严重。两足跗指陷性浮肿，行走、久站及下午加重，平卧、早上及上午浮肿尚不明显。伴有足膝无力，倦怠嗜卧，神疲乏力，大便溏薄，时而下午腹胀等症状。舌质淡，舌苔白滑，脉象沉缓。曾在某医院疑为心脏病引起足跗浮肿，心电图及心区听诊均无病理异常。

辨证：属于脾胃虚弱，运化失职，挟湿下注之足跗浮肿证。

治则：健脾益气以助运化。

取穴：针补足三里、阴陵泉。每隔1～3日针治1次。

效果：二诊后（24日），下肢行走较前有力，倦怠嗜卧有所好转；四诊后（29日），足跗浮肿、大便溏薄和下午腹胀减轻；六诊后（10月7日），足跗浮肿明显减轻，大便成形，腹胀治愈，行走有力，倦怠嗜卧已愈；八诊（13日）治愈；九诊（16日）、十诊（18日）患者恐复发续治两次，巩固疗效。

按：本例之足跗浮肿，是因原患脾虚泄泻，虽用针灸针愈，但脾气虚弱，运化无权之证候尚未完全康复，故而遗留足跗浮肿。加之老年体弱，后天脾胃虚亏症状易于复发。其伴见症状和体征，正是脾胃虚弱，功能低下的证候。

使用本方的目的，既能健壮脾胃增强脾胃功能，又能健脾益气以助运化。

【方效相较】

1. 本方与健脾渗湿方相较　两方取穴相同，仅是补泻法略有不同，其功效和治证有异。本方施用补法，补益脾胃，用于脾胃虚弱的病证，和补脾益气，用于脾气虚弱（中气不足）的病证。“健脾渗湿方”施用先少泻后多补之法，具有益气健脾，渗湿和中的功效，用于治疗脾虚不能运湿以及脾胃虚弱挟有脾胃实邪的病证。类似“参苓白术散”之功。

2. 本方与湿热方相较　见“湿热方”［方效相较］。

3. 本方与益气补中方相较　两方都有补益中气的功效，用于中气不足引起的或伴有其症状的病证。其不同之处是：本方补益中气和益气升陷之功，不如“益气补中方”。本方是补益脾胃和健脾益气的处方，脾属土，肺属金，土能生金，兼有补益肺气的作用。因脾虚日久，脾虚及肺引起的肺脾气虚的病证，使用本方有补脾气兼补肺气的作用，即补益肺脾之气之效。而“益气补中方”是益气补中的处方，方中补合谷兼有补益肺气的作用，足三里有健脾益气、健脾养胃的作用，兼有益肺之功。但脾虚及肺，肺脾气虚的病证，“益气补中方”优于本方。总之，本方重在脾胃虚弱，“益气补中方”重在脾胃气虚。

4. 本方与补脾胃方相较　两方都有补益脾胃的作用，但本方必须是脾胃俱虚，证候典型的虚亏病方可使用，否则稍有挟实症状，极易滞塞中焦，影响中焦气机的通畅；“补脾胃方”则无以上之忧，“补脾胃方”无兼治下肢筋脉亏虚的作用。

5. 本方与痛泻要方相较　见“痛泻要方”［方效相较］。

【注意事项】

1. 本方禁忌

（1）脾胃虚弱引起的病证，应属本方的主治范围，但属于虚中挟实者，不可使用本方，否则无益于虚，反可助实，加重病情。应以本方为基础方，加泻有关腧穴以治其标实。标本兼治方收良效。

（2）兼有气机阻滞，或胃气失和的脾胃虚弱病证，如腹胀、胃痛、久泻、久痢等病。虽属脾胃虚弱型，但分别挟有气机阻滞或胃失和降的标实症状，不宜单纯使用本方补益脾胃，因本方有碍中焦气机的通畅和胃气的和降。欲用本方或必用本方者，一定加泻有关腧穴以佐之。六腑以通为用，胃肠腑病多见实证，非真正虚证，慎用本方。

（3）湿困脾土的病证，不可使用本方。是因脾虚不运，水湿不化，反为湿犯，复伤于脾之湿困脾土型，有碍于湿邪的消散，易加重病情。若属脾虚不运，水湿不化，脾胃虚弱兼有湿邪者，可用本方健脾有助化湿、运湿以醒脾土。

（4）经闭、月经不调、缺乳：不因脾胃虚弱化源不足者，不可使用本方。属于营养不良，而气血亏虚，不能化生经血和乳汁之闭经、月经不调和缺乳等病，禁用本方。

2. 脾与胃的关系　脾与胃功能协调，才能完成饮食水谷的受纳、腐熟、转输、运化、升清降浊等消化吸收工程。如果脾与胃之功能失调，出现胃强脾弱（如食欲旺盛而水谷不化或便溏、泄泻）的病证，和脾运不健，胃失和降或胃痛或气逆的脾虚胃实证候，均非本方所宜。

叶天士评述《脾胃论》说："盖东垣之法，不过详于治脾，而略于治胃耳！乃后人宗其意者，凡著书立说，竟将脾胃总论，即以治脾之药，笼统治胃，举世皆然。"由于胃强脾弱和脾虚胃实的证治，是对脾补虚和对胃泻实的分治方法，故不能使用本方脾胃双补。否则可致胃纳更强，胃腑更实。叶天士认为："纳食主胃，运化主脾"，"脾宜升则健，胃宜降则和"，

"太阴湿土，得阳始运；阳明燥土，得阴自安"。对于胃强脾弱和脾虚胃实的辨治，指明了基本大法，颇有指导意义。

【其他方面】

1. 临床见闻

（1）补泻反病益笃："湿热方"、"健脾渗湿方"和本方取穴相同，仅补泻法中的捻转方向有异，往往因捻转方向有误而影响治疗效果，甚至加重病情。

临证多发生在实习学生，因捻转补泻方向有误，误补为泻或误泻为补，对于较严重的证候，少则针治1次，多则针治2~3次就会加重病情。例如施用本方，因误泻为补，致使脾胃虚弱者更虚；或致使下肢筋脉更虚，行走更为无力，或致下肢浮肿更为严重。"湿热方"因误补为泻，致使膝关节红肿热痛更为严重。

（2）顾护脾胃：父亲常教诲我们，凡诊病必先察其脾胃之强弱，不论中药和针灸处方，都应时刻注意顾护脾胃之气。脾胃受伤，轻者影响食欲，饮食减少或出现泄泻，必致伤于体质，或影响对药物的消化、吸收，失其药效，疾病久久难以康复。重者因之加重病情，甚至脾胃败伤，饮食不进，药物不能吸收，病情重笃，或难以挽回危候。父亲在中医内科门诊或中医内科病房时，都是时刻重视顾护脾胃，不忘询问患者胃纳情况，重视"有胃气则生，无胃气则死"之前人教训。临床所见，有些不注意顾护脾胃之医者，出现加重病情、脾胃败伤、影响药效者，（药物必需通过中焦受气取汁以发挥疗效），不胜枚举，亦有因之前来求治于针灸的患者。

《灵枢·五味》篇云："胃者，五脏六腑之海也。水谷皆入于胃，五脏六腑皆禀气于胃。"金·李东垣也提出内伤脾胃，百病由生的病机学说，并指出："脾胃之气既伤，元气也不能充，而诸病之由生也。"脾胃功能失常能导致很多疾病，影响身体健康，易于未老先衰。前人认为："得谷者昌，绝谷者亡”，“人以胃气为本，有胃气则生，无胃气则死。”因此临床上应重视调理脾胃。再者《内经》指出：“先病而后中满者治其标”，“先中满而后烦心者治其本”，中满为脾胃运纳失常，无论为标、为本均应先治中满为主，可见脾胃运化在疾病中的重要性。凡使用健壮和调理脾胃之法者，均可配取本方，诸病不由脾胃虚衰而复生。

（3）慢性泄泻：有因脾胃虚弱，消化不良，每因饮食生冷或进食不易消化之品，而先出现胃腑症状，继而发生泄泻，长年不愈。若以慢性结肠炎治疗，收效不佳。用药单纯治肠虽然有效，但停药后每因饮食生冷或进食不易消化之品而复发，造成经年不愈。而用本方配加泻灸中脘，兼温其胃导其滞，其效甚佳。

2. 配穴规律　本方具有补益脾胃和兼补中气的作用。临床有中气不足，脾虚气陷者，加补合谷以增益气升陷之力；若兼胃失和降者，加泻中脘、上脘佐以和胃散滞；若兼肠腑标实者，加泻天枢佐以通肠导滞；若兼肠腑滑脱者，加补天枢佐以止泻固脱；若兼有肝气郁滞者，加泻太冲、期门佐以疏肝散滞；若属脾胃虚弱严重者，加补脾俞、胃俞以增健壮脾胃之力；若兼脾阳不运者，加灸神阙佐以温运脾阳；若兼命门火衰，火不生土者，加补关元补真火以益脾土；若兼元气不足者，加补气海大补元气以增脾胃之气。

另外，脾胃虚弱引起的其他病证，如头痛、眩晕、闭经、月经不调、缺乳等病，可根据具体病情，加泻有关腧穴以治其标实。

3. 脾（胃）多功能多态性　脾（胃）为脏象学说的核心，它不单纯是一个解剖学的概念，更重要的是一个生理学和病理学概念。是以消化系统为主的多器官系统的综合功能概括（包括消化吸收、水盐代谢、能量转化、血液、神经、内分泌、免疫和运动等系统功能在内），所以，前人之“内伤脾胃百病由生”、“百病皆属脾胃衰而生也”、“善治病者，惟在治脾”、“治脾以调五脏”等等，具有一定理论基础和指导意义。

基于脾（胃）具有多系统多功能性，则在病理证候上具有多态性（多种病态反应），涉及多器官系统，如对脾虚证候具有许多证候共有的、全身的、慢性的、虚亏性的以及体质渐变虚弱的病理特点。故尔在选用本方治病方面，既有广泛性又有局限性和禁用性，必须在临证时详加对证候的分析，辨证正确方能恰如其分地使用本方。李东垣所言：“发明脾胃之病，不可一例而推之，不可一途而取之”是可以借鉴的。

4. 本方变通法　由于经络的应激作用，如果慢性病长期用本方治疗，会出现疗效下降。在疗效即将下降之际，可间隔2～3日针治1次，或改用“补脾胃方”针治数次，再用本方施治，以提高其疗效。

【歌括】

补益脾胃方奥玄，针补三里阴陵泉，
腹胀泄痢肢痿软，补脾健胃健筋痊。

（四）补脾胃方

【方治渊源】

本方始于20世纪60年代，父亲依据脾俞和胃俞的功能，施用补法，具有补益脾胃的作用。试用于辨证取穴，整体治疗脾胃虚弱引起的和其他病证伴有脾胃虚弱症状的多种病证，诸如腹胀、多寐、胃痛、胃下垂、泄泻以及因脾胃虚弱，化源不足，气血虚亏引起的闭经、缺乳、月经不调等，都有一定疗效。根据具体病情或配加有关腧穴，或与有关处方交替施治。我们在临床上常用本方治疗以上病证，还用于治疗大病后需调养脾胃功能者，皆能收到一定疗效。

由于本方与“补益脾胃方”都有补益脾胃的作用，用于治疗脾胃虚弱的病证，但同中有异。因恐与“补益脾胃方”重名，故父亲将本方命名为“补脾胃方”，需鉴别运用之。

【腧穴组成】

针补双脾俞、胃俞穴。

【操作方法】

1. 补泻与留针

（1）为了便于捻补和减少刺痛时间，以上两对腧穴分别先针一个腧穴，达到欲刺深度有针感后连续捻补4～6分钟，拔针后再针另一个腧穴，方法同上。如此两对腧穴捻补完毕。

（2）若病人能接受，术者又能用双手捻补，可每次同时针刺两个穴位，方法同上。

2. 针治时间　一般每隔1～2日针治1次。

【功能效用】

辨证取穴

（1）补益脾胃：用于治疗脾胃虚弱引起的脾、胃、肠病。

（2）补脾益气：用于治疗脾胃气虚的病证。

【主治范围】

1. 脾胃虚弱引起的病证　如腹胀、泄泻、胃痛、厌食等，分别伴有神疲肢倦、脘腹胀满、上腹空虚、大便不实、不思饮食、饮食减少、下肢浮肿、口淡无味、舌淡苔白、舌边齿痕、脉象虚软或细弱、面色萎黄等症状和体征。虽然病种不同，伴有症状和体征各病有异，但其证型和病机相同，又都是施用补益脾胃之法者，都是本方的主治范围。

2. 其他病证　因患病日久，或失治、误治，病情发展到本方证阶段，伴有脾胃虚弱症状和体征者，以及脾胃虚弱，化源不足所致的月经不调、闭经等，都是本方的治疗范围。或以本方为基础配加有关腧穴；或本方与有关处方交替施治，或先用本方施治，待本方证治愈或好转，再用它方治疗原发病。

大病后，需要调理脾胃以生气血者，亦是本方的治疗范围。

【方证简解】

1. 腧穴功能　本方为主治脾胃虚弱的常用方。针补脾俞、胃俞之所以具有补益脾胃的功效，主治脾胃虚弱和伴有脾胃虚弱症状的诸多病证，是因为：

脾俞，是足太阳经的背部腧穴，与脾系有内外相应的联系，为脾经经气输注于背部之处，故而前人称之为“脾俞”穴。主治脾之脏病和气化病，对改善脾系功能，消除脾功能失常所产生的病理证候，具有一定疗效。

脾易致虚，又易失职，脾病多虚证。故取本穴多用补法，或加艾灸。脾之虚证责之于湿困、食滞、劳倦、木乘、水犯、火衰，和胃病或肠病日久累及于脾，故临床取补本穴，多配有关腧穴施治。

脾与胃相表里，肠属脾胃系统，脾胃肠三者关系密切。凡脾胃肠相互影响，互为因果的脾虚证候，以及因脾虚不能胜湿、湿困脾土、脾阳失健和湿聚生痰，痰湿为因的病证，都属本穴治疗范围。

脾同它脏关系密切。足太阴脾经同心、肺、肾、胃经的经脉、络脉、经别有密切关系。因此，凡与脾有关的诸多脏腑病证，如脾虚及肺、脾肾两虚、脾湿犯肺、肝乘脾土、心脾两虚、脾虚胃强、脾胃虚弱等，都可以配补本穴，补脾气助运化，以治其因，以培其本。

因脾失健运，生化气血之源不足，以致气血亏虚所出现的脏腑、肢体、器官病证，可针补本穴以治其本。病后体虚需调养脾胃者，亦可配本穴施治。

脾主统血。脾健则精充，精充则气壮，气壮则能摄血。脾气虚弱，统摄无权所出现的血证，可配本穴以补脾气。

本方证，是脾胃虚弱引起的病证，针补本穴用以补脾益气、健壮脾土。

胃俞，是足太阳经的背腧穴，与胃腑有内外相应的联系，为胃经经气输注之处，故前人命名为“胃俞”穴。胃俞是治疗胃腑病的常用穴，对改善胃腑功能，消除胃腑功能失常所产生的病理证候，具有一定的疗效。

胃为水谷之海，主受纳和腐熟水谷。脾脉络于胃，胃脉络于脾，脾与胃相表里。脾失健运、脾胃气虚和饮食不节、外邪犯胃、肝气犯胃、痰浊内阻以及其他原因致使胃腑受纳、腐熟水谷功能失常所出现的病证，都属本穴的治疗范围。

“胃者，五脏六腑之海也。水谷皆入于胃，五脏六腑皆禀气于胃”(《灵枢·五味》篇)。前人认为“人以胃气为本，有胃气则生，无胃气则死”。临床应重视调理和健壮脾胃。凡使用健脾强胃和病后调养脾胃之法者，都可取补本穴，补胃气健胃腑。

本方证为脾胃虚弱引起的病证，针补本穴用以补胃气健胃腑。由于脾胃二经互为表里，阴阳相合，脉气相通，经脉互相属络，功用相辅相成。故针补本穴与脾俞穴配伍，功能互补，共收补益脾胃的功效。

2. 病因病机　本方证的病因病机，主要是脾与胃的功能低下而为病。以脘腹胀满，神疲肢倦，不思饮食，少气懒言，大便不实，面色萎黄，舌淡苔白或舌边齿痕，脉象虚软或细弱等为其辨治要点。

脾主运化水谷精微和水湿，有促进水液代谢的作用。“土旺则能制湿，土气坚凝则水湿亦自澄清”。脾虚则水湿不化，湿盛则脾土必困；脾虚则水谷不化，食滞则脾土必伤。胃为水谷之海，主受纳和腐熟水谷。食滞则胃腑必伤，气滞则胃腑亦滞；胃虚则水谷不化，胃虚则受纳、腐熟失职。脾脉络于胃，胃脉络于脾，脾与胃相表里。胃者脾之腑，肠属脾胃系统。脾胃肠三者关系密切。脾胃肠相互影响，互为因果能导致很多疾病。脾胃为后天之本，气血生化之源，五脏六腑四肢百骸，皮肉筋骨皆赖脾胃的纳运水谷精微以滋养。

脾胃的诸多生理功能，一旦遭到某种原因的损伤，致使生理功能失常，脾胃虚弱，功能低下，导致诸多疾病。

本方主要用于治疗脾胃虚弱功能低下的脾胃肠病和气血化源不足的病证。

（1）脾胃虚弱的病证：脾胃虚弱，纳运失职所见的泄泻、腹胀、小儿消化不良等病，分别伴见不思饮食、饮食减少、腹部虚胀、上腹空虚、倦怠肢困、神疲嗜卧、少气乏力、大便不实、便意频频、口淡乏味，舌淡苔白，脉象虚软或细弱或濡细等不同症状和体征。以上病证和症状，在某个病证中为主证，而在某个病证中却为兼症，不一定完全具备。

（2）气血化源不足的病证：由脾胃虚弱，纳运失职，饮食减少，气血化源不足，以致气血亏虚，不能上奉头脑则头痛、眩晕；气血虚少，血海空虚，则闭经，月经不调；乳汁来源于气血的化生，无气则乳无以化，无血则乳无以生，气血亏少可致乳汁缺少。

【所治病证】

泄泻、腹胀、小儿消化不良、闭经、缺乳、头痛、眩晕、月经不调、胃轻瘫、胃下垂、痿证、虚劳。

【临床应用】

1. 泄泻　本方用于治疗脾胃虚弱型泄泻。脾胃虚弱，运化无权，水谷不化，清浊不分，故而大便泄泻。泄泻日久，脾虚失健而成久泻。若泄泻日久肠腑滑脱者，加补天枢涩肠固脱；滑脱而兼脱肛，因于气虚者，加补天枢、合谷，佐以益气涩肠固脱；若兼脾阳不运者，加神阙隔姜灸，佐以温运脾阳。

2. 腹胀　本方用于治疗脾胃虚弱型腹胀。若兼气滞者，加泻间使佐以行气散滞；若兼气滞胃腑者，加泻中脘佐以和胃散滞：若兼胃腑隐痛或饮食减少者，加泻中脘、下脘佐以和胃散滞以止胃腑隐痛，又佐以和胃增食。

3. 小儿消化不良　本方用于治疗脾胃虚弱型小儿消化不良。用于治疗食滞，久伤脾胃，致使脾胃虚弱，纳运失职，所出现的腹胀食少，大便溏薄时而宿食不化，粪便常带不易消化之品，面黄肌瘦，神疲乏力，精神委顿，口唇淡白，脉象细弱，指纹细而色淡等。

本方可增强脾胃功能，促进消化吸收。若挟实者，加泻足三里，佐以消导，或足三里先泻后补，佐以消食健胃；或加刺四缝穴，佐以消导积滞。

4. 闭经　有血枯经闭和瘀血经闭两大类型。使用本方，用治脾胃虚弱化源不足，气血亏虚之血枯经闭。亦可与“八珍方”交替施治，直接补益气血。若血枯经闭，经过治疗已有明显好转，并出现在月经周期小腹隐痛作胀，好似欲来月经之状，可用本方加泻三阴交佐以活血行血，以促月经来潮。

5. 缺乳（乳汁缺少）　本方用于治疗脾胃虚弱，纳运失职，化源不足，气血亏虚，以致气虚则乳无以化，血少则乳无以生之乳汁缺少或完全无乳。若用本方治疗，脾胃虚弱证候在将愈或治愈之际，可配“八珍方”直接补益气血，以促气血生成，化生乳汁。

6. 头痛、眩晕　本方不是直接治疗头痛、眩晕，而是用于治疗脾胃虚弱，纳运失职，饮食减少，气血化源不足，以致气血亏虚，不能上奉头脑出现的头痛、眩晕。若兼胃腑标实影响纳食者，加泻中脘、下脘或上脘，和胃散滞以治其实。若头痛、眩晕兼有标实之头部症状者加泻风池、阿是穴，患野取穴，以治其标实。绝不可认为头痛、眩晕属于气血亏虚，就在头部腧穴施用补法。

7. 痿证　本方不直接治疗痿证，而是用于治疗脾胃虚弱型，因化源不足，筋脉失养所致之痿证。证见肢体痿软无力，逐渐加重，饮食减少，大便溏薄，神疲倦怠，面浮，面色不华，舌苔薄白，脉细或细弱。是因脾胃虚弱，气血津液生化之源不足，筋脉失荣，故而肢体痿软，逐渐加重。脾不健运，故饮食减少，大便溏薄。脾虚不能运化水湿，则面浮。神疲倦怠，面色不华，脉细或细弱，皆为脾胃虚弱，气血化源不足之征。

本型之病机，正如《临证指南医案·痿·邹滋九按》说："阳明为宗筋之长，阳明虚则宗筋纵，宗筋纵则不能束筋骨以流利于机关，此不能步履，痿弱筋缩之症作矣"。《素问·痿论》篇有"治痿独取阳明"之说。所谓独取阳明，系指一般采用补益后天为治疗原则。本型选用本方，正是补益后天脾胃，以促气血生化之源，滋养筋脉。亦可配补患野腧穴，标本同治。

8. 虚劳　证见饮食减少，食后胃脘不舒，神疲倦怠，易于疲劳，大便溏薄，形体瘦弱，面色萎黄，舌淡苔薄，脉象软弱或虚弱。脾失健运，胃肠传化失常，则饮食减少，食后胃脘不舒，大便溏薄；脾虚不能化生精微，气血来源不足，形体失养，则神疲倦怠，易于疲劳；形体瘦弱，面色萎黄，脉象软弱或虚弱等，则属于脾气虚弱，化源不足之征。若脾虚日久，会导致脾胃两虚。若气虚日久，溏泄不止，可出现脾阳虚证。

由于饮食不节，饥饱不调，损伤脾胃，不能化生精微，生长气血，则内不能和调于五脏六腑，外不能洒陈于营卫经脉，渐至表里俱虚。选用本方，用以补益脾胃。若脾气虚弱日久，土不生金，肺脾气虚者，加补太渊或合谷，补益肺脾之气。

【病案举例】

病例1　泄泻

患者王某某，女，56岁，农民，家住南阳市宛城区柏树坟。于2001年3月26日初诊。

主诉：患泄泻已8个月，严重15天。因吃剩面条两碗，食后入睡，次日黎明时腹部剧痛，大便稀薄，带有宿食，臭不可近。经用中药消导之法治愈。治愈后每遇饮食生冷则复发，用药即愈。如此泄泻复发十多次。曾作X线胃肠钡餐透视，未发现异常病理现象。

现在证：15天前复因进食生冷，泄泻复发，曾用中西药治疗不效。泄泻日行5~6次，粪便稀薄，带有宿食，腥臭，无腹痛，饮食减少，肢倦神疲，精神委顿，舌淡苔白，脉象细弱。又作X线胃肠钡餐透视，仍未发现异常病理现象。

辨证：属于泄泻日久，脾胃虚弱，肠腑失固之泄泻证候。

治则：补益脾胃，涩肠止泻。

取穴：针补脾俞、胃俞、天枢。隔日针治一次。

效果：二诊后（28日），便次减少，粪便成形；四诊后（4月2日），大便日行两次，粪便成形，饮食增多；五诊后（4日），大便日行一次，精神倍增；六诊后（7日）告愈。

按：本例之泄泻，属于脾胃虚弱，肠腑失固之久泄证候。初因饮食生冷，宿食内停，呆胃滞脾（脾胃呆滞），传导失职，升降失调，故而发生腹痛泄泻，泻下粪便带有宿食，臭不可近。由于脾胃受伤，故而每因饮食生冷，谷反为滞，混杂而下，泄泻复发。反复发病，久病缠绵，最后导致脾胃虚衰，不能受纳腐熟水谷和运化精微。水谷停滞，清浊不分，混杂而下，加之肠腑失固，故而泄泻难愈。以泄次增多，粪便稀薄、腥臭，带有宿食，无有腹痛，饮食减少，肢倦神疲，精神委顿，舌淡苔白，脉象细弱等为脾胃虚衰的辨证依据。

所取腧穴，选用本方用以补益脾胃之虚，加补天枢的目的，涩肠以止泻，共收补益脾胃涩肠止泻之效而病愈。

病例2　腹胀

患者张某某，男，60岁，住南阳市宛城区蒲山镇。于1997年6月18日初诊。

主诉：患腹胀泄泻已年余。

现病史：开始因饮食所伤而得。饮食所伤之后，胃脘作痛，腹胀食少，嗳气频作，一日泄泻3～4次。经用中药消食导滞，连服五剂后，胃痛治愈，腹胀食少减轻，泄泻日行2～3次。后服中药消导食积，不仅不见好转，反而腹胀加重，以下午及夜晚腹胀明显，但不影响进食。此后常用单方消导之品，泄泻不减，腹胀更重。从此身体日渐瘦弱，常感肢倦神疲，嗜卧，易于疲劳。舌淡苔白，脉象细弱。

辨证：属于腹胀、泄泻日久，损伤脾胃，脾胃虚衰之腹胀证候。

治则：补益脾胃以消除胀满、腹泻。

取穴：针补脾俞、胃俞。

效果：三诊（23日），腹胀减轻，便次减少；五诊（27日），腹胀明显减轻，泄泻治愈，饮食增加；七诊（7月2日），腹胀基本治愈；八诊（7月7日）痊愈。

按：腹胀有虚胀和实胀之分。本例之腹胀属于虚胀。其特点是：以下午及夜晚腹胀尤甚，不影响进食，并伴有肢倦神疲、嗜卧、食少、泄泻、易于疲劳和舌淡苔白，脉象细弱等脾胃虚衰纳运失职之症状和体征。原因是屡用消导食积之品，重伤脾胃，脾胃虚衰，失其正常生理功能所致。故用本方，补益脾胃以扶正治本而收效。

病例3　缺乳

患者王某某，女，27岁，住南阳市内小西关市医院后。于1996年5月16日初诊。

主诉：患乳汁缺少已月余。

现病史：原来脾胃虚弱，身体瘦弱。产后乳汁不多，复因饮食所伤，腹胀食少，大便溏薄，逐渐乳汁减少至今甚少，几乎全无。乳汁清稀，乳房柔软，无胀满感，伴见神疲乏力。面色无华，舌淡苔少，脉象细弱。

曾在院外用多种通乳和补养之品不效。又在本科某医生以气血亏虚型缺乳用“八珍方”无效，又用“补益脾胃方”而腹胀食少加重。

辨证：属于脾胃虚弱，化源不足之气血亏虚型缺乳。

治则：首先补益脾胃，待脾胃虚弱之症状明显好转，再与补益气血之法交替施治，最后单用补益气血之法直补气血。

取穴：一至四诊，针补脾俞、胃俞；五至八诊，针补脾俞、胃俞，与针补合谷、三阴交泻间使，二方交替施治；九诊、十诊，针补合谷、三阴交，泻间使。

效果：四诊后，腹胀食少和便溏症状明显好转，乳房稍有胀满感；八诊后，脾胃虚弱症状已愈，乳房有胀满感，乳汁稍有增多；十诊后，乳汁明显增多。

随访：同年6月27日患者带领一缺乳患者前来针治，告知最后一次针治后，乳房胀满，乳汁增多，尚够婴儿哺用。

按：本例之乳汁缺少，以平素脾胃虚弱，复因饮食所伤，出现腹胀食少，神疲便溏后，乳汁逐渐减少，几乎全无，为脾胃虚弱型缺乳之辨证依据。以乳汁清稀，乳房柔软，无胀满感，面色无华，舌淡苔少，脉象细弱，辨为气血亏虚型缺乳。气血亏虚型因于脾胃虚弱化源不足所导致，故其治疗法则遵其缺乳治其源而制定的。首先补益脾胃，待脾胃虚弱明显好转，再与补益气血之法交替施治，最后单用补益气血之法，直补气血化生乳汁。补气血用“八珍方”泻间使穴，佐以宽胸利气，在该方中具有补中寓通之意。

本科前医辨证正确，治则无误，但用方与治则先后有误。应首先施用补益脾胃之法，却先用直接补益气血之法，颠倒了治疗法则；用方有误，误在选用“补益脾胃方”，方中足三里施补，易碍胃纳，故尔施用该方，腹胀食少加重。

【方效相较】

1. 本方与补益脾胃方相较　两方都有补益脾胃的功效，用于治疗脾胃虚弱之证候。由于组方腧穴不同，则其功效和治证有异。本方功效不如后方功能多。本方无峻补涩滞中焦之弊。“补益脾胃方”既有补脾益气，用于治疗脾气虚弱之候，又有健壮下肢筋脉之功效，但有峻补涩滞中焦之弊。

2. 本方与补益脾胃方、益气补中方相较　三方功能相似，都是补益脾胃之虚的，但各有其特点。“补脾胃方”由针补脾俞、胃俞组成，以补脾胃功能之虚为主。“补益脾胃方”由针补足三里、阴陵泉组成，以补益脾胃之虚为主，非真正脾胃之虚，不可选用，选用易滞中焦气机。“益气补中方”由针补合谷、足三里组成，以健脾升阳益气为主，胃腑实证不可选用。

【注意事项】

1. 脾胃虚弱引起的病证，使用补益脾胃虚亏法者，应属本方治疗范围。但属虚中挟实者，必须加泻有关腧穴以治其标实，标本兼治。否则无益于虚却有助于实。

2. 胃肠腑病，多见实证，六腑以通为顺，以通为降。非真正脾胃虚亏者，慎用本方。若挟脾胃本虚者，可用本方与和胃通肠之法之方，交替施治，两者兼顾。

3. 湿困脾土之证，是因脾虚不运，水湿不化，反为湿犯。湿困脾土者，可用本方以健脾，但必须与祛湿之处方交替施治。仅用本方不足以祛湿利湿、祛湿以醒脾。

4. 在正常的生理功能活动中，脾与胃是互相协调，相辅相成地完成受纳、腐熟、转输、运化、升清降浊等消化吸收工程。一旦病理发生变化，就容易出现错综复杂的证候。基于“脾宜升则健，胃宜降则和”，“实则阳明胃，虚则太阴脾”，“胃主受纳，脾主运化”等等，临床并不常见脾胃同俱虚亏的病证，故而使用本方应特别注意辨析是脾胃俱虚，或是脾弱胃强，或脾胃虚中挟实之证候。

【其他方面】

1. 本方所治病证　主要在于发现本方的适用范围和使用方法。以现代医学观点来看，中医之脾是以消化系统为主的多器官系统的综合单位，亦可自然称之为“脾系”。它所反映的临床证候，多表现是以消化系统功能障碍为主的，涉及多脏腑、多器官系统的全身性功能低下而又属于脾虚的病理过程。因此，涉及脾虚和脾胃虚弱的病变比较广泛。从“内伤脾胃百病由生”，“百病皆脾胃衰而生也”和“治脾以调五脏”之说，本方用之较广。

2. 顾护脾胃　顾护脾胃非常重要。金·李东垣提出了内伤脾胃百病由生的病机学说，指出:“脾胃之气既伤，元气亦不能充，而诸病之所由生也。”“人以胃气为本”。说明脾胃和胃气在生理和病理上的重要性，顾护脾胃的重要性。中医病房的个别内科医生没有经验，没有在遣药组方之前，了解患者的脾胃虚实和饮食情况，就针对某病开方处理。结果有些素有胃虚或胃寒患者因消导攻伐，或寒凉之品损伤胃气，而出现腹胀，或泄泻或食欲不振等负效应。使所服用药物不能正常吸收，发挥药效。

3. 配穴规律　本方具有补益脾胃的功效。“脾胃属于中焦，为气机升降之枢”，若兼气滞胸胁胀痛者，加泻间使佐以宽胸利气；若兼胃脘隐痛或稍感胀满者，加泻中脘佐以和胃散滞；若兼中气不足者，加补足三里、合谷，以增补益中气之力；若兼泄泻挟实者，加泻天枢佐以通肠导滞；若兼泄泻肠滑者，加补天枢佐以涩肠止泻；若兼肝气乘脾者，加泻太冲或期门或肝俞，佐以疏肝理气；若兼脾阳不运者，加灸神阙穴，佐以温运脾阳；若兼真阳不足而脾胃虚寒者，加补关元温补真阳以益脾阳；若兼元气大伤者，加补气海佐以大补元气以增脾胃之气。

4. 变通腧穴　由于经络的应激反应，如果慢性脾胃病须用本方长期治疗，会出现疗效下降。在疗效即将下降之际，可间隔2～3日针治一次或改用“补益脾胃方”针治数次，再用本方施治，以提高疗效。

【歌括】

补脾胃方补脾胃，脾俞胃俞俱补贵。
泄胀闭经及缺乳，脾胃虚亏本方馈。

（五）养脏方

【方治渊源】

本方始于20世纪40年代，祖父针治一王某40岁的男患者，患痢疾，因经济困难而失治，渐成久痢。证见大便滑脱不禁，日夜无度，里急后重，痢下白冻，粪便极少，脐腹冷痛，喜暖喜按，形体极度瘦弱，口舌淡红，脉象沉细无力。初诊因恐峻补涩肠留邪，首先泻灸天枢补足三里，艾灸神阙，针灸两次无效，后改补灸天枢，针补足三里，隔生姜片艾灸神阙、关元，施用涩肠固脱，温补脾肾之法，针灸两次下痢大减，复治五次而告愈。因仍形体极度瘦弱，祖父令其家属艾灸神阙、关元，每晚各灸7～10壮，月余后逐渐复康。此后祖父又用本方治愈不少因失治、误治的久泻、久痢患者。

祖父将此四个腧穴配伍后的功效和治证，对照“真人养脏汤”（出自《太平惠民和剂局方》）的方义、功效和治证，有类同之处，故命名为“养脏方”。

【腧穴组成】

针补双天枢（加灸）、足三里，艾灸神阙、关元穴。

【操作方法】

1. 补泻与留针　为了便于捻补与艾灸，先针足三里，达到欲刺深度有针感后，连续捻补4～6分钟后拔针；针天枢穴，达到欲刺深度有针感后留针，在留针20～30分钟期间，施用温针灸，并每隔5～10分钟各捻补1～2分钟，如此3～4次。天枢穴灸补完毕后，用艾条隔姜灸神阙、关元穴20～30分钟。其捻补和艾灸时间的多少，视病情而定。

2. 针治时间　一般隔日针灸1次，必要时可每天针灸1次。

【功能效用】

辨证取穴

温补脾肾，涩肠固脱：用于治疗脾肾虚寒，大肠不能固摄之久泻、久痢。

【主治范围】

脾肾虚寒，大肠不能固摄之久泻、久痢证候。除久泻、久痢主证有别外，均伴有大肠滑脱不禁，日夜无度，甚或脱肛，脐腹疼痛，喜暖喜按，神疲肢倦，饮食减少，或四肢欠温，舌淡苔白，脉象沉迟或沉细等症状和体征。是为本方的主治范围。

【方证简解】

1. 腧穴功能　本方为脾肾虚寒，大肠不能固摄之久泻、久痢的专用方。选取天枢、足三里、关元、神阙，之所以具有涩肠固脱，温补脾肾的功效，主治脾肾虚寒，大肠不能固摄之久泻、久痢。是因为：

天枢，为大肠募穴。能改善肠腑功能。施用补法能固涩肠道，配用艾灸具有温阳固肠的功效。本方证病位在肠，故本穴是不可缺少的腧穴。施用补法配艾灸，对治久泻、久痢的肠滑欲脱者更为需要。

足三里，基于脾胃肠三者的关系，本穴是主治胃肠实证和脾胃肠腑虚证的常用穴。本方证因于脾肾虚寒，大肠不能固摄，施用补法，用以益气健脾涩肠以止泻、止痢。与天枢相配，以增涩肠固肠的作用；与神阙配伍，以温补脾阳。

神阙，位居脐中，脐位于大腹中央，“五脏六腑之本，冲脉循行之地，元气归藏之根”，为先天之根本，后天之气舍。介于中下焦之间，脐下为肾间动气之处。为主治下元虚冷、中阳不振、脾肾虚寒和穴位所在处的阴寒内盛、寒凝血结的常用穴。本方证是脾肾虚寒，肠失固摄为因的病证。施灸本穴，用以辨证取穴，可收温阳健脾以止泻、痢之效，又可用于患野取穴，以收温暖脐腹之功。

关元，为真阳不足，下元虚寒的常用穴。“温之不温，是无火也”、“益火之源，以消阴翳”、“阴难急复，阳当速固”，故为真阳欲绝，顾阳为其急务的常用穴。本方证是脾肾虚寒，肠失固摄为因之证候，施灸本穴，温阳益肾以止泻、痢。

久泻、久痢虽以脾肾虚寒为本，然已致大肠滑脱不禁，是故治当以涩肠固脱为主。方中补灸天枢温固肠腑以止滑脱；针补足三里健脾益气有助天枢涩肠固脱；艾灸神阙温兴中阳，与足三里配伍，温补脾阳；艾灸关元温阳益肾。四穴配伍，共收温补脾肾，涩肠固脱之效。功在涩肠固脱，养已伤之脏气，故命名“养脏”。

2. 病因病机　本方证的病因病机，主要是脾肾虚寒，肠失固摄而为病。以久泻、久痢，大便滑脱不禁，腹痛喜暖，倦怠食少，舌淡苔白，脉象沉迟为其证治要点。

久泻：泄泻因于脾肾虚寒，肠失固摄，故而大便滑脱不禁，日夜无度，甚则脱肛；脾肾阳虚，内有虚寒，故而脐腹冷痛，喜温喜按，倦怠食少，四肢欠温；舌淡苔白，脉象沉迟或沉细，为虚寒之征。

久痢：病初下痢，因失治、误治；或积滞，病邪已去，脾肾已虚；或下痢日久，伤于脾胃。脾不能升发则水谷不化，故下痢；脾胃运化失常，故不思饮食，饮食减少。下痢日久，不仅脾胃阳虚，又导致肾气亦虚，肠失固摄，则滑脱不禁，日夜无度，甚则脱肛。脾肾或下元虚寒，气血失和，故而下痢赤白或便见脓血，脐腹疞痛，里急后重。脾阳不运，则倦怠乏力。舌淡苔白，脉象沉迟，为虚寒之征。

【所治病证】

痢疾、泄泻。

【临床应用】

1. 痢疾　选用本方，用于治疗下痢日久，脾肾虚寒，关门不固，大肠滑脱不禁之久痢。若兼气虚下陷而脱肛者，加补合谷益气升陷，与方中足三里配伍，为“益气补中方”，具有益气补中之效。或本方与针补合谷、大肠俞，交替施治。

虚寒痢施用本方，若恐涩肠太过或兼有腹痛明显者，方中天枢穴可改用先少泻后多补之法。

久痢用本方治疗已得以控制，出现休息痢者，在休止期间，仍可用本方施治。

2. 泄泻　属于泄泻日久，脾肾虚寒，肠失固摄，而致大肠滑脱不禁者，可用本方施治。若兼有气虚下陷者，可加补合谷益气升陷，或加补气海补元气；若气虚下陷而脱肛明显者，可用本方与针补合谷、大肠俞益气固脱之法，交替施治。

若久泻出现完谷不化，洞泄无度，形瘦神疲，四肢不温，畏寒肢冷，舌淡苔白，脉象沉迟等，为脾肾虚寒较甚。方中关元穴改用针补配烧山火（能使温热感走达整个小腹为佳），温补真阳以益脾阳之力较单用艾灸之力效宏。

若证见大便时时流出而自己不知，甚至脱肛不收，形体消瘦，精神委顿，心悸气短，少气懒言，语声低微，面色皖白，舌质淡胖，边有齿痕，脉象沉细无力等。多由年老体衰，久泻不愈，属于脾气日衰，气虚下陷，不能固摄，以致大肠失禁。本方减关元穴，方中天枢穴补而不灸，加补合谷，共收补中益气，温阳固脱之效。若上方效差可配药物协助治疗，以增疗效。

若证见形体消瘦，四肢逆冷，畏寒踡卧，腹胀肢肿，泄泻直下，肛门外翻，甚则舌卷囊缩，肌肤甲错，脉微绝欲。是因倾泻无度，脾胃阴竭，肾阳式微，阳气欲脱，病势垂危。大泻之后，必多亡阴，亡阴既多，阴竭则阳无以附，元阳亦脱。此候正如《灵枢·玉版》篇中云：“其腹大胀，四末清，脱形，泄甚，是一逆也。”若不急为收止，则阴绝阳亡立至。故急当回阳救逆，温补脾肾，可用本方（方中关元改用补灸法）施治。若恐针效缓慢，可配药物治疗，针药同治，收效更佳。

久用抗生素终成久泻危候的本方证的患儿，用本方每日针灸1次，能挽回危候。

【病案举例】

患者王某某，男，55岁，住南阳市南召县四棵树。于1993年7月13日初诊。

主诉：患慢性结肠炎已5年之久。近2个月严重。

现病史：幼小时患疳积多年，以至脾胃虚寒。5年前因饮食生冷而患泄泻。此后每因饮食生冷而复发，自用烧姜烧枣加神曲煎汤内服数次即愈。近两个月前泄泻复发，一位医生以饮食停滞，给以5剂中药，服药后泄泻加重。更医又以饮食停滞治之，泄泻复重。大便日行5~10次，粪便稀薄，完谷不化，粪便常随矢气而出，严重时出现脱肛。伴有脐腹冷痛，喜暖喜按，倦怠嗜卧，畏寒肢冷，少气懒言，不思饮食等症状。身体瘦弱，舌淡苔白，脉象沉迟。

曾作X线钡灌肠检查：诊断为慢性结肠炎。在某医院曾给以氟哌酸、补中益气丸、人参健脾丸，久服无效。

辨证：属于泄泻日久，脾肾虚寒，肠失固摄之久泻。

治则：温补脾肾，涩肠固脱。

取穴：针补天枢（加艾条温针灸）、足三里，艾条灸神阙、关元。开始每日针灸1次，后来每隔1~2日针灸1次。

效果：

三诊：大便次数减少，脐腹冷痛减轻，精神好转。

四诊：粪便已不随矢气而排出，大便日行3~4次，脐腹已不冷痛，饮食增多，脱肛未发。

七诊：大便日行2~3次，粪便已成形，伴有症状已有明显改善。

十诊：昨天饮食生冷，泄泻未发。

十一诊：大便日行1~2次，伴有症状已愈，泄泻已愈，最后针灸1次。

随访：随访3个月未复发。

按：本例之泄泻，属于泄泻日久，损及脾肾，脾肾虚寒，大肠不能固摄而成的久泻。故出现便次频数，粪便稀薄，完谷不化，粪便常随矢气而排出，畏寒肢冷等症状。本例虽未达到大便滑脱不禁，日夜无度的程度，但已出现了脱肛、少气懒言等气虚不固等症状。其伴有的畏寒肢冷，倦怠嗜卧，脐腹冷痛喜暖喜按，舌淡苔白，脉象沉迟等，为脾肾虚寒之征。故用本方施用温补脾肾，涩肠固脱之法，终告痊愈。

【方效相较】

本方与胃肠承气方相较

本方与胃肠承气方相较　两方都取天枢、足三里，但配穴和补泻法有异，其功效和治证截然不同。本方足三里、天枢（加灸）施用补法，配灸神阙、关元，具有温补脾肾，涩肠固脱之效，用于脾肾虚寒，大肠滑脱不禁之久泻、久痢。“胃肠承气方”足三里、天枢穴施用泻法，加泻中脘、下脘，具有攻下阳明腑实之效，用于胃肠腑实证。

【注意事项】

1. 本方禁忌

（1）六腑以通为顺。泻、痢之病，虽日久不愈，日夜无度，但尚未达到大肠滑脱不禁者，或尚未累及于肾，又挟胃实者，或尚未达到虚寒程度者，均为本方所忌。因为方中天枢穴施用补法，虽能涩肠固脱，但易闭门留寇，而对食滞、寒滞、气滞肠腑为患，或挟有虚中夹实者，均会加重病情，有碍肠道通畅。而对湿热为因的久泻、久痢更为不利，它会起到相反作用。方中足三里施用补法，不利于胃腑挟实证，更易助其胃腑胀满，气机不利，胃失和降，又碍肠道通畅。因此，久泻、久痢有挟实之证者，均为本方所禁忌。

（2）久痢属于噤口痢者，切不可用本方施治。因为本方适用于脾肾虚寒，肠失固摄的久痢。若出现噤口痢，必兼有虚中挟实，正不胜邪之候。使用本方必致邪留肠胃，加重病情。

（3）注意鉴别诊断。因为本方所治之久泻、久痢，与“四神丸”证、“桃花汤”证、“温脾汤”证，既有共同之处，又有异别之征。临证应详加鉴别，以防误诊误治。

2. 临证见闻

（1）久泻、久痢尚未达到大便滑脱不禁的程度，不可轻易使用本方，否则有害无益。

例如 1980 年，一位本科进修医生，使用本方治疗一 50 岁患久泻的男患者，病情与本方证类同，但大便尚未达到滑脱不禁程度，只伴有腹胀、纳呆。针灸治疗 3 次后，便次虽然减少，但出现气呃不顺，腹胀纳呆更甚。究其原因，实为峻补天枢、足三里所致。便次减少与补天枢涩肠有关，肠腑虽固，但气机不畅；腹胀纳呆加重，既与针补天枢有关，又与补足三里补中健脾有关，影响胃肠气机通畅所致。后来方中天枢、足三里改用先少泻后多补之法，又针治 6 次而告愈。

（2）有些久泻、久痢很似本方证的脉证，因其脐腹冷痛并不喜按，饮食减少未至胃虚不能受纳之程度，使用本方会加重病情。

例如 1989 年一位本校毕业学生，使用本方治疗一位 48 岁患久泻的男患者。针灸 2 次后，大便次数不减，反而腹胀纳呆加重，又出现气嗝不利。详问其病情后，则告之：脐腹冷痛未至喜按，肠挟实也；饮食减少未至胃虚不能受纳，胃挟实也。改方中天枢、足三里施用先少泻后多补之法，既祛其挟实之胃肠症状，又补其胃肠本虚之候。继治之 8 次而告愈。

【歌括】

养脏方中灸神阙，补灸天枢固肠越，

针补三里灸关元，泄痢日久肠滑脱。

（六）八珍方

【方治渊源】

本方始创于20世纪30年代，是祖父用来治疗气血亏虚证的常用方、有效方。自20世纪50年代始，父亲在继承祖父经验的基础上，通过临床实践，不断地完善和扩大治疗范围，治愈了诸多气血亏虚的疑难病证。如头痛、眩晕、虚劳、心悸、失眠、崩漏、缺乳、偏瘫、痿证、眼病、闭经、痛经以及肢体疼痛、肢体麻木等。由于本方在运用中与“八珍汤”（出自《正体类要》）的治证、功效基本相同，父亲常向我们讲解本方的运用规律和加减变化，并强调指出临证凡属“八珍汤”证者，均可使用本方进行施治。

我们继承前辈们的经验，并使其理论不断完善，体会到凡属气血亏虚所致的或伴有气血亏虚病证者，只要辨证正确，确能收到满意的效果。由于本方具有“八珍汤”方的功效，故将其命名为“八珍方”。

【腧穴组成】

针补双合谷、三阴交。

【操作方法】

1. 补泻与留针　为了便于捻补和减少刺痛时间及防止晕针，以上两对腧穴，分别先针一个腧穴，达到欲刺深度有针感后连续捻补4～6分钟不留针，拔针后再针另一个腧穴，方法同上。如此两对腧穴针补完毕。

2. 捻补时间　若属气血亏虚严重，需要大补气血急救者，以上腧穴同时针刺，用双手捻补，连续轮流各捻补5～8分钟拔针。若在急救过程中，留针5～10分钟，再连续轮流各捻补5～10分钟，目的是增加补益作用。

3. 针治时间　一般隔日或隔2日针治1次，用于急救、固脱，可每日针治1次。慢性病一般隔日针治1次，为巩固疗效，防止复发，可隔3～5日针治1次。

【功能效用】

辨证取穴

气血双补：用于气血双亏引起的或伴有气血亏虚症状的病证。

【主治范围】

1. 气血亏虚证　诸如头痛、眩晕、虚劳、缺乳、经闭、崩漏、不寐、厥证（血厥虚证）等。分别伴有头晕眼花、四肢倦怠、少气懒言、精神不振、食欲减退和面色苍白或萎黄、舌淡、舌苔薄白、脉象虚细、细弱、虚大无力或沉细无力等症状和体征。虽病种不同，伴有以上症状和体征各病有异，但其证型和病机相同，都属于本方的主治范围。以上病证和症状，在某些病候中，常互为兼见。在某个病证中为主证，而在某些病证中则为兼症，不一定完全具备。

2. 肢体筋骨经脉病　凡因气血亏虚引起的和伴有气血亏虚的肢体筋骨、经脉病，如半身不遂、肢体疼痛、肢体麻木、痿证、鹤膝风、关节炎等，具有气血亏虚症状者，均属本方的治疗范围。或以本方为主，根据具体病情配加有关腧穴施治。

3. 其他病证　凡病情发展到本方证阶段的病证，出现的久疮、月经不调、厥证等，以及大病后需要本方调治善后的，均可施用本方。或以本方为基础配加有关腧穴施治，或与有关处方同时或交替施治。

【方证简解】

1. 腧穴功能　本方为气血双补的代表方和常用方。针补合谷、三阴交之所以具有气血双补的作用，主治气血亏虚证和伴有气血亏虚症状的诸多疾病，是因为：

合谷，是气病要穴。施用补法，具有补气作用，类似黄芪、潞参等药的功效，因此它为补气的常用穴。气是构成人体最基本物质，是脏腑、经络、组织器官进行生理活动的物质基础，又是维持人体生命功能活动的最基本的原动力，具有推动、温煦、防御、固摄、升陷和气化等作用。一旦气的生化不足或耗散太过，所出现的气虚、气脱、气陷等病变，均可针补本穴。

本方证为气血亏虚的证候，取补本穴，用于补气以固表、升陷、固脱、止血和补益机体功能之不足等。

三阴交，是肝脾肾三经的交会穴。施用补法，具有养血的作用，类似“四物汤”的功效，因此它是血证常用穴。血是构成人体和维持人体生命活动的基本物质之一，是机体精神活动的主要物质基础，全身脏腑、经络、组织、器官，都赖于血的濡养。一旦血液的生成不足，或因失血、久病、手术等耗伤血液太过，血的濡养功能减弱，而导致血虚、血亏，就会出现病理状态。如脏腑、经络、组织、器官、骨骼因失养失其濡润，机体某部功能活动逐渐衰退等等，所发生的不同病理证候，均可针补本穴。

本方证为气血亏虚证候，取补本穴，用以养血、止血。因本穴属于脾经腧穴，故又有益脾止血、养血的作用。气与血关系极为密切，故气血亏虚的证候，与合谷配伍，具有补益气血的作用。

本方既是气血双亏为因病证的代表方，又是凡属伴有气血亏虚症状的其他病证的基础方，又因气血亏虚在临床病证中比较常见，故又为常用方，主治甚为广泛。

2. 病因病机　本方证的病因病机，主要是气与血二者亏虚而为病。以少气懒言，倦怠乏力，头目眩晕，心悸失眠，舌淡，脉细无力为其证治要点。

气血是人体生命活动的动力和源泉。它是脏腑功能的反映，又是脏腑活动的产物。人体的生理功能和病理变化无不涉及气血，气血失调是一切疾病中最具有普遍意义的一种发病机制。血液之所以能循行脉中，周流不息，除“心主血脉”推动血行外，与气的功能也有密切关系，即所谓“气为血帅，血随气行”、“血赖气生，又赖气行”。血病则气不能独化，气病则血不能畅行。血之虚实可涉及到气，气之盛衰可影响到血。由于气和血的关系密切，又气与血在人体的重要性，所以一旦各种因素致使气血亏虚，就能发生诸多病证。

（1）气血亏虚引起的病证：多因劳伤、久病、失血、失治、误治等致使的气血亏虚，均能分别引起虚劳、头痛、眩晕、心悸、不寐、缺乳、久疮、闭经等病。例如气血亏虚不能上荣头脑，则出现头痛、眩晕；乳汁来源于气血的化生，气血亏虚不能化生乳汁，则乳汁缺乏；妇女以血为用，久病耗伤气血，或失血过多，均能导致血枯经闭；气血亏虚，心失所养，血不养心，神不守舍，则失眠、心悸；疮疡日久，耗伤气血，气血亏虚，致使不能新生肉芽，疮面久久不能愈合；气虚则少气懒言；其伴有头目晕眩和面色苍白或萎黄，舌淡，脉象细弱或虚大无力，均属气血亏虚之象，是上不能充养头面，内不能充斥血脉之故。

（2）肢体筋骨、经脉病：肢体筋骨、关节、经脉的功能活动，有赖于气的动力和血的滋养。气血亏虚，筋骨、关节、经脉失其温煦、荣养和支柱，则会出现肢体痿软、肢体麻木、肢体疼痛、关节空痛、肌肉萎废等。例如破伤风由病久、失治或误治，发汗过多，祛风过度，气血耗伤，筋脉失养，致使破伤风久久难愈；又如半身不遂（中风）恢复期，出现气血亏虚症状，和后遗症期，由于长期扩张血管和服用祛风散邪之品，致使气血亏虚，筋脉失用，久久难愈等均可伴见气血亏虚的全身症状。

【所治病证】

崩漏、产后血晕、闭经、习惯性流产、子宫脱垂、头痛、眩晕、视神经萎缩、夜盲、暴盲、眼睑下垂、缺乳、乳汁自出、口眼歪斜（周围性面瘫）、久疮、阳痿、痿证、鹤膝风、中风、关节炎、小儿麻痹、多发性神经炎、血栓闭塞性脑动脉炎、破伤风、骨质疏松症、厥证、心悸、不寐、手足麻木、肢体疼痛、坐骨神经痛、经行眩晕、经行头痛、腰痛、月经不调、便秘、虚劳、身痛、脑外伤、骨繇。

【临床应用】

1. 崩漏（功能性子宫出血） 因失血过多，气随血脱，病将垂危，药物来不及者，急用本方施治，合谷补气有益于止血，三阴交兼有益脾作用，益脾有益于止血。此时二穴需要连续捻补时间较长，方收良效。若已成脾肺气虚，中气下陷，不能统摄将脱之危候，可加补足三里补益脾肺之气，与合谷配伍，补中益气，升阳举陷，既可止血又可固脱，能收速效。此法属于《济阴纲目》“初用止血以塞其流”之法。此时不可顾虑峻补致瘀之弊，急救生命为要。等摄血、固脱之后，再根据具体病情调治。这是祖父在农村行医常用之法。

2. 闭经 闭经分血枯经闭和瘀血经闭两大类型。使用本方用于气血亏虚型之血枯经闭。月经由逐渐减少而至最终经闭，小腹无胀、痛感（平时和月经周期时），面色、舌质、舌苔和脉象均无异常，或伴有面萎黄或苍白少华，心悸气短，头目晕眩，舌淡，脉象细弱或细数无力等。均可用本方施治。前者虽无伴见有关症状和面色、舌质舌苔及脉象的异常体征，但以月经由逐渐减少而至闭经，小腹无胀痛为辨证依据，因气血亏虚无以化生经血而使用本方。后者气血亏虚的症状和体征比较典型，故用本方无疑。

所选本方，若恐峻补有碍，或虚中挟实者，方中三阴交改用先少泻后多补之法，以养血为主兼以活血。若兼有性欲减退，阴器萎缩者，可加补肾俞或太溪以补肾气。若兼有气滞者，可加泻间使理气或加泻太冲疏肝理气。

经血来源于气血的化生，气血又来源于饮食水谷精微的化生。《兰室秘藏 ·妇人门》中说：“妇人脾胃久虚，或形羸气血俱衰，而致经水断绝不行。……补益气血，经自行矣。”属于“形羸气血俱衰”者，可用本方施治；属于“妇人脾胃久虚”而致气血亏虚者，可用本方与“补益脾胃方”交替施治，既健壮脾胃以益气血生化之源，又直接补益气血。

3. 习惯性流产　本方用于气血亏虚型。因于气虚不能固胎，血虚不能养胎，气血亏虚则不能载胎固胎者，收效较佳。胞脉系于肾，肾为生殖发育之源，伴有肾虚症状者，加补肾俞或太溪补肾以系胞。其治疗时间，应在未怀孕期间或流产两个月以后进行治疗。

4. 头痛、眩晕、视神经萎缩、夜盲、暴盲、眼睑下垂　这些病证，凡属气血亏虚引起或伴有气血亏虚症状者，均可使用本方，并可根据具体病情配加有关腧穴施治。例如：

头痛，属于本虚标实者，加泻患野腧穴佐以通经活络以止痛；夜盲，若素有肝血不足或伴有肝血不足症状者，加补肝俞佐以补肝血以养目；眼睑下垂，加补阳白佐以健筋补虚以助升提上眼睑；视神经萎缩，加补风池使针感达于眼球内以助明目，或加刺球后穴以助明目，患病时短者收效较好。若属肝肾精血不足者不可用本方，可针补肝俞、三阴交、太溪或复溜，补肝肾，益精血。

5. 缺乳　本病有四种原因，即气血亏虚化源不足、肝气郁结气滞乳络、脾胃虚弱化源不足和肝气犯胃纳呆络阻等。以前二者为多见。选用本方用于气血亏虚型。《妇人大全良方》中说:“凡妇人乳汁或行或不行者，皆由气血虚弱，经络不调所致也。”乳汁依赖气血的化生，气虚则乳无以化，血少则乳无以生。证见产后10～60天内，乳汁甚少或甚至全无，乳汁清稀，乳房柔软而无胀感，气短神疲或头晕心悸，面色无华，舌淡少苔，脉象虚细等。是因气虚血少，乳汁化源不足，无乳可下，故乳汁缺少甚至全无，乳房柔软而无胀感；气虚血少，不能上荣，则面色少华；其气短神疲，头晕心悸为气血亏虚之故；舌脉的改变，为气血亏虚之征。

其治法是，使用本方补益气血以促乳汁的化生，加刺少泽佐以通乳，或加灸乳根穴以促乳汁的分泌。若兼气滞不畅症状，或恐峻补涩滞者，加泻间使或内关佐以行气散滞以益通乳。

若因脾胃虚弱，纳运失职，化源不足，致使气血亏虚，无以化生乳汁者，可用本方与“补益脾胃方”健壮脾胃之法，交替施治。本病若无肝气郁结，气滞乳络和气血亏虚，化源不足的原因和症状，单见乳汁逐渐减少，乳汁清稀，乳房柔软而无胀感者，亦可使用本方补益气血。原因是产后体虚者居多，又见乳汁、乳房的以上特点，应属气血亏虚，乳汁化源不足之缺乳，是故亦可用本方施治，其效亦良。

6. 乳汁自出　本病其证型较多，选用本方用于气血亏虚型。其临床表现是：乳汁自出，其质清稀，其量或多或少，乳房柔软而无胀感，神疲气短，或面色苍白，舌淡苔薄，脉象细弱等。是因产后气血虚弱，中气不足，胃气不固，乳汁失约，故而乳房柔软，乳汁自出，其质清稀；血虚则乳汁乏源而量少，气虚则摄纳无权而量多；中气不足则神疲气短；面色苍白，舌淡苔薄，脉象细弱，为气血虚亏之征。是故选用本方补益气血，亦可加补足三里佐以固胃摄乳。合谷与足三里配伍属“益气补中方”，补中益气，配补三阴交益脾养血，共奏补益气血，固胃摄乳之效。

若是未婚妇女患本病者，不属本方治疗范围。若属产后乳汁充盛而乳汁自出，其乳汁正常，乳房丰满者，不应作病态处理。所谓乳汁自出，它限于产后乳汁不甚充盛，乳房并不丰满，或未在哺乳期以及少数气血亏虚之未婚女性而乳汁自出者。

7. 口眼歪斜（周围性面神经麻痹）　本病属于虚证者极为少见。多因病体素虚，气血亏虚，复因失治误治，更伤气血，以致面部筋脉失养而面瘫久久难愈。临证则见面肌松弛，口角下垂，眼睑无力，伴见少气懒言，神疲乏力或身困嗜卧，舌苔薄白，脉细无力等气血亏虚症状和体征。既无寒热可察，又无风象可稽，故可选用本方施治。气主煦之，血主濡之。气属阳主动，血属阴主静。气虚不能上奉于面，阴血亦难灌注阳明，面部肌肉筋脉失却气血的温养，因而出现以上气血虚亏的征候。

所针腧穴，针补手阳明经的原穴合谷，既在整体治疗上补气，又在循经取穴上补益面部筋脉；三阴交益脾养血，既益脾治面肌之松弛，又养血以濡养面部肌肉筋脉，故用本方施治。若面肌松弛较为严重者，可加补面部有关腧穴，佐以直接补益患部筋脉以助其效；若有面肌标实者，可配取面部有关腧穴，宜泻不宜补，泻之佐以通经活络以祛其标实，不可施用补法以助标实；若面肌松弛不甚严重者，亦不可配补面部有关腧穴，补之影响面肌的恢复。

临床所遇，有一患者有气血亏虚症状，面肌松弛并不严重，用本方配补面部有关腧穴，针治两次后，面部出现抽动感，歪斜更甚。又有一位患者，气血亏虚症状表现明显，但素体丰腴，面部虽然松弛但有痰湿表现，用本方配补患野有关腧穴，针治两次后，面部出现紧缩感，歪斜更甚。这都是患部施补，补之不当，补反为害之故。若因乳突炎引致的面神经麻痹，误治为风寒外邪而数月未愈，出现面肌松弛者，用本方无效。若出现联动、倒错更不适用本方。

8. 久疮　脓汁乃气血所化。久疮多因失治、误治所致。脓汁外溢日久，气血两伤，或患病日久，食纳不佳，加之脓汁外溢，气血大伤，正气虚衰，久久不愈。临床所见疮面肉芽生长缓慢，愈合迟缓，或久久不能愈合，可用本方补益气血以促生肌长肉，早日康复。

若兼有脾胃虚弱，纳运失职，气血化源不足，伴见脾胃虚弱症状者，本方加补足三里，或本方与“补益脾胃方”交替施治，以促气血之源，有助疮面早日愈合。

若证见肉芽嫩白，其色不鲜，向内塌陷，脓汁清稀或有腥臭气味，久久不能收口愈合，又兼有阴寒内盛者，在用本方补益气血的基础上，加补关元以补元阳，或加配疮面隔附子灸，每日艾灸1次，每次艾灸5～7壮或10～20分钟，以促温阳生肌之效。共奏补益气血，温阳扶正之功，有益于促使生肌长肉，早日愈合。

9. 阳痿　使用本方主治气血耗伤，宗筋弛缓之阳痿病。“生病起于过用”，阳痿因于过用于房事。足三阴之脉循行少腹结于阴器，足三阴和足阳明之经筋并上结聚于生殖器，故《素问·厥论》篇称：“前阴者，宗筋之所聚。”经筋有赖于气血的濡润和滋养。阴茎的勃起既需阴血的充盛，阴器的充血，又需正气充沛、温煦。因此，针补足三阴经的交会穴三阴交，既能濡养宗筋，又能促使宗筋充血功能的复常；针补合谷补气以增强正气的充沛、温煦和能动力，促进宗筋和阴茎功能的复常，是故二穴配伍对气血亏虚证之阳痿效良。

若兼有元气不足症状明显者，可加补气海大补元气；若兼有真阳不足症状者，可加补关元（务使针感达于阴茎部为佳）以补真阳；若寒甚者针补关元配烧山火（务使温热感达于小腹和阴茎部）以温补真阳，有助阳痿早愈。

10. 痿证　本方主治此证的气血亏虚型。《伤寒论》160条：“伤寒吐下后，发汗，虚烦，脉甚微，八九日心下痞硬，胁下痛，气上冲咽喉，眩冒，经脉动惕者，久而成痿。”汗吐下后，阳伤阴损，气血已亏，正气难复，经脉失养，必动惕不安。久而失治，则肢体痿废。用本方补益气血以养筋脉。若伤阴较重者，加补复溜以助育阴。

证见起病较缓，肢体痿软无力，渐次加重，瘦削枯萎，气短乏力，精神不振，面色苍白或萎黄少华，或有头晕、心悸、声低等。舌淡苔白，脉象细弱。选用本方气血双补以益筋脉，或加补足三里或阳陵泉佐以强壮下肢筋脉。

11. 鹤膝风　是膝部肿痛的进一步发展。膝部逐渐肿大，股部和胫部肌肉日渐枯细，状如鹤膝而命名。《医门法律·风门杂法》中说:“鹤膝风者，即风寒湿之痹于膝者也。如膝骨日大，上下肌肉日枯细者，且未可治其膝，先养血气，俾肌肉渐荣，后治其膝可也。”因此临证常用本方施治。若膝关节肿痛较重者，加泻膝眼佐以消肿止痛；若膝周肿痛，压痛明显者，加泻阿是穴佐以通经活络消肿止痛；若膝关节寒湿明显者，加泻膝眼配艾条针上灸，佐以温散膝内寒湿；若兼脾虚和下肢痿软者，加补足三里既健脾又补益下肢筋脉。

膝关节为肝脾肾三经所系，肝主筋，脾主肉，肾主骨，膝为筋、肉、骨之大会。若病后虚羸，三阴俱损，则膝部浮肿微痛，行走无力，针补方中的三阴经交会处的三阴交最为适宜，配补合谷补气以增其功能活动，故以此为本方治疗的理论基础。

本病临床多见严重的骨质增生，因病久失治或误治而致者俱多。用本方加补足三里，或本方合“补益脾胃方”，其效甚佳。若兼脾虚挟湿者，本方合“健脾渗湿方”治之，一般不配取患野腧穴，其效亦佳。若湿热症状较为明显者，不可使用上方，可用“湿热方”，待湿热症状治愈后，再用上方以治其本。若痰瘀内阻者，首先针泻血海、丰隆、膝眼（加艾条针上灸)，祛瘀化痰，通络止痛，待痰瘀症状减轻后，再与本方交替施治。

父亲18岁时，针治王村张湾一位50多岁男性双膝鹤膝风患者。初诊针泻双膝眼穴有所减轻。复诊仍用上方，捻泻几分钟后，患者突然晕针，急拔针令其卧床休息。晕针过后，详问病情，方知平时气血大虚，足膝无力。改补合谷、三阴交、足三里，每隔2~4日针治1次，8次而告愈。双膝鹤膝风随气血大亏好转而好转治愈而痊愈。

12. 中风、关节炎、小儿麻痹、多发性神经炎、血栓闭塞性脑动脉炎　这些病证，多因平素气血亏虚，病久气血耗伤，或失治、误治，或发散、祛瘀太过，致使出现气血亏虚或伴气血亏虚症状者，可用本方施治。其具体运用是：

（1）中风（半身不遂）：过于祛风发散或久用扩张血管药物，以致出现肢体软弱无力，伴有气血亏虚症状者，选用本方既能补益气血，又能濡养筋脉。本方亦可与针补（肢体标虚）或针泻（肢体标实）患肢有关腧穴，交替施治，标本兼治。

选用本方还适用于过用活血化瘀之品，病情有所改善或明显改善，梗塞面积明显缩小，再用活血化瘀之品无效，并因而气血亏虚者。患者兼有足内翻者，方中三阴交慎用，施用补法不利足内翻的好转，可用血海穴代之。

（2）关节炎：属于本虚（气血亏虚）标实（关节疼痛）者，可用本方配泻患野腧穴佐以通经活络以止其痛。若关节疼痛明显者，先针泻患野腧穴待关节疼痛减轻，再配本方施治。若全身多处关节酸困痛或空痛发软，有无全身气血亏虚症状，均可选用本方补益气血，一般不配取患野腧穴即可治愈。肾主骨，若兼肾虚或骨质疏松症者，加补太溪补肾壮骨，长期治疗其效亦佳。

（3）多发性神经炎、小儿麻痹、血栓闭塞性脑动脉炎：这些病证，如果不因失治、误治或体质虚弱，一般很少在恢复期、后遗症期出现气血亏虚，筋脉失养之症状。如果出现，可用本方为主，根据具体病情配取有关腧穴虚补而实泻。气血亏虚治愈，肢体症状亦随之治愈；若肢体症状尚未完全治愈，可根据具体症状选用患部有关腧穴施治，以求痊愈。

13. 破伤风　临床所见，因失治、误治，或病重起于过用，发汗过多，致使精血亏损，或阴液大伤，元气欲脱。此时急补合谷（补气固表，补气固脱）、三阴交（补益精血，培育三阴），或加补复溜（补肾阴以柔肝木），大补气血，育阴柔肝，以防气随液脱。若元气大伤，精血大亏已出现气随液脱，可急用本方加补足三里或气海，大补元气，填补精血以固脱，每日针治1次，方可挽回垂危之生命。亦可配用药物益气固脱。若仅有气血亏虚症状的抽搐患者，可用本方加泻太冲佐以熄风。所针以上腧穴均宜增加捻补时间，以增针效。

绝不可将精血亏虚，阴液不足，水不涵木，筋脉失养之抽搐症状，误认为是风邪所致，一意使用祛风散邪，发汗解痉法。

14. 骨质疏松症　属于中医的“骨痿”、“骨痹”范畴。临床所治患者，多见50岁以上的女性，多有“右归方”之证者和“肾气方”加补绝骨之证者。使用本方，用治40岁以上女患者，绝经后出现本病。这种骨质疏松症是绝经后代谢性骨病之一。使用本方补益气血，加补髓会绝骨以补髓壮骨，可收良效。

15. 厥证　用本方主治血厥虚证。证见突然昏厥，四肢震颤，汗出肢冷，呼吸息微，面色苍白，口唇无华，口张目陷，舌淡，脉芤或细软无力等。是因失血过多，血虚不能上承而突然晕厥，口唇无华，面色苍白；正气不固，营血内虚，则气息低微，汗出肢冷，目陷口张；气血不能达于四末，筋脉失养，则肢体震颤；舌淡，脉芤或细软无力，是失血过多伤阴之征。急用本方补益气血。绝不可误以厥证属实，针刺人中、合谷，点刺十宣放血，醒脑宣窍，虚以实治。这是祖父在农村行医，常用的有效治疗方法。

16. 骨繇（繇通摇）《灵枢·根结》篇云：“骨繇者，节缓而不收也。所谓骨繇者，摇故也。”“骨繇”是指骨节弛缓不收，动摇不定，晃动不安，不能自持。由于肾主骨藏精生髓，骨赖髓生又赖髓养；精血相生，肝肾同源；肝主筋，筋司束约骨节；血是生养骨髓和调经筋的物质基础；气是人体功能的动力。故本病多见肝肾精血亏虚不能濡养筋骨，或兼肾阳不足，或兼气虚症状。

其临床表现为起病缓慢，进行性肢体颤动，行走、持物无力，甚则持物不准，行走不稳，头昏健忘，精神不振，倦怠乏力。或伴有少气懒言，或伴有构音障碍，或伴有畏寒肢冷，或伴有颈骨不支头项。面色苍白，舌淡苔白，脉象沉细等。很似震颤麻痹，但不具备其诊断标准。

选用本方加补绝骨、太溪，用以精血亏损，不能濡养筋骨，兼有气虚症状明显者。方中合谷补气以增强筋骨功能；三阴交既能益脾养血，又能补益肝肾之虚；太溪补肾气益肾阴，既有益于补髓健脑，又益于养肝健筋；绝骨补髓又有益于壮骨，共收益气养血，填精补髓，壮骨健脑之效。如有颈骨不支头项者，可加补大杼以壮骨，兼有直接补益颈椎之效。

祖父和父亲他们用上方曾治数十例患者，均有一定疗效，但有少数患者由于不能坚持长期治疗，终难治愈。为了较快收效，可配合中药治疗。

【病案举例】

病例1　虚劳病

患者刘某某，女，29岁，住南阳市卧龙区潦河镇林岗村。于2000年7月19日初诊。

主诉：全身酸困疼痛无力已5年。

现病史：5年来经常腰部困空痛，下肢酸痛行走无力，上肢麻木，前臂无力，两侧肩背酸痛影响劳动，两肩关节酸痛，早上活动颈项僵硬，两足跟足底酸痛。伴有头懵，时而两颞及前额按之微痛，头部发胀，气短心慌，动则心慌汗出，心悸易惊，足心发热，时而腹胀、腹泻，经常食少、易怒，易于疲劳等症状。劳累后低热，体温在37.1℃～37.2℃之间。体瘦，细高身材，面色萎黄，脉象沉细。第4～6胸椎两旁及两肩胛内缘有压痛，两髋部有捶击痛。

有慢性结肠炎病史8年，时发时止。

近作心电图、X线胃肠钡透、腰椎摄片、颈椎摄片和化验肝功能、乙肝、抗“O”、类风湿试验等均属正常范围。

辨证：属于脾胃虚弱，化源不足，气血亏虚之虚劳病。

治则：补气血，健脾胃，佐以补肾壮腰。

取穴与效果：

一诊、二诊（21日），针补合谷、三阴交、足三里。

三诊（24日），精神好转。处方同上，加补肾俞。

四诊（26日），仍足跟痛，所有症状都有所好转。处方同上。

五诊（28日）、六诊（31日），处方同上。

七诊（8月2日），腹部不胀，饮食增加，已不动则心慌、汗出，颈项已不僵硬，足心不热，腰部不痛，精神好转，仍足跟痛。处方同上，去肾俞加补太溪。

八诊（7日），仅下肢无力，劳动时仍肩背酸困明显，慢性结肠炎至今未发，饮食复增，已能参加劳动。处方同上。

九诊（12日），臀部及大腿肌肉痛轻，肩背在劳累时仍感酸困。处方同上。

十诊（14日），两足底仍痛，因昨晚劳动而肩关节痛，余无异常。自针治至今慢性结肠炎未曾复发，劳累后低热未曾复发。已参加正常劳动。处方同上。

按：本例属于脾胃虚弱，化源不足，气血亏虚之虚劳病。脾胃虚弱，纳运失职，化源不足，则气血亏虚。气血亏虚，筋骨经脉失其温煦和濡养，故而出现全身多处酸困疼痛；气血亏虚，心失所养，功能低下，供血不足，故见气短心慌，动则心慌汗出，心悸易惊，易于疲劳等。劳累后温烧，属于中气不足，气虚发热之象。其面色、脉象的改变，则属气血亏虚之征。所有各项检查均无异常，不属于器质性病变和风湿病候。

其虚劳属于脾胃虚弱型和气血亏虚型，故以此二型针治。

本例是用本方加补足三里，肾俞、太溪二穴交替选补。其目的是：用本方补益气血，既温煦、濡养筋骨、经脉，以止其周身酸困疼痛，又可补益心脏（既养心血又推动血行）以治心脏功能低下和供血不足。本方配补足三里补益脾胃，使脾胃健壮，不仅脾胃虚弱治愈，还能促使化源气血以益气血。方中合谷与足三里配伍，为“益气补中方”，补中益气既能补气，又能治愈气虚发热。配补肾俞、太溪的目的是佐以补肾以治肾虚腰痛；此二穴与三阴交配伍，又能补益精血，有益于补益筋骨、经脉。由于配穴严谨，各责其功，故而效速。

病例2　骨质疏松症

患者冯某某，女，68 岁，南阳市国税局职工。于 1999 年 2 月 25 日初诊。

主诉：全身困痛多年，近 10 天下肢突然剧痛。

现病史：10 天前，突然沿左侧坐骨神经凉困痛至腓肠肌处，感寒及夜间加重，活动受限，不能行走，腰部无痛感。多年来全身困痛，神疲倦怠，气短乏力，头晕失眠，食少。两膝关节骨质增生数年，时而膝关节疼痛加重，身体瘦弱。脉象沉细无力。

腰椎拍片：L5、S1 椎体小关节面硬化、模糊、间隙不清，生理前突轻度变小，椎体密度变淡。诊断意见：①腰骶椎小关节紊乱；②建议查骨密度，排除骨质疏松症（老年型）。

骨密度检查报告单：诊断意见骨矿含量丢失 14.5%，骨表面密度值减少 30%。骨质疏松症Ⅱ°。

辨证：原有气血亏虚，筋骨失养之骨质疏松症。近因感受寒邪，乘虚而入之坐骨神经痛。

治则：急则治其标，缓则治其本。首用温经散寒之法以止痛，待疼痛缓解后，使用大补气血，强壮筋骨之法以补虚。

取穴与效果：

一诊、二诊（26 日）针泻加艾条针上灸左环跳、殷门、承筋、阿是穴。

三诊（27 日），左侧下肢凉痛明显减轻，仅腿肚凉痛。针泻加针上灸左承筋、承山、阿是穴。

四诊（28 日）、五诊（3 月 1 日），处方同上。

六诊（2 日），左侧下肢已不凉痛，仅酸困痛，并感无力。全身沉困，精神倦怠，头部晕痛，下肢酸软。针补合谷、三阴交，针后当即减轻。

七诊（4 日）左下肢酸痛大减。处方同上。

八诊（6 日），左下肢已不酸痛，精神好转，已能自己步行前来就诊。处方同上。

九诊（9 日），失眠好转，饮食增加，全身困痛已愈。处方同上，加补绝骨。

十诊（11 日）、十一诊（13 日），处方同上。

十二诊（16 日），左膝关节疼痛（骨质增生）减轻。处方同上。

十三诊（18 日），因气候突变而致左下肢疼痛。处方同上。加泻患部阿是穴 2 针。

十四诊（23 日），左下肢已不痛，已能作家务劳动。针补合谷、三阴交、绝骨。

十五诊（25 日）、十六诊（30 日），处方同上。

十七诊（4 月 1 日），所有症状均治愈，今天复查骨密度。处方同上。

骨密度检查报告单：诊断意见（一维），骨矿含量丢失 8%，骨表面密度值在正常范围内。

随访：2000 年 1 月 27 日上午患者前来告知仅两膝关节骨质增生未愈，其余悉愈。

按：本例原有气血亏虚，筋骨失其温煦和濡养之全身困痛；两膝疼痛（骨质增生）和骨质疏松症。近因感受寒邪，乘虚而入，痹阻经脉，故而左侧下肢凉痛，伴有气短乏力、神疲倦怠、头晕失眠以及脉象沉细无力，均属气血亏虚征象。

本例选穴组方，看来杂乱，实属有序。它是根据“急则治其标，缓则治其本”，而选穴组方的。因气血亏虚证候在前，属于病缓；感受寒邪之左下肢凉痛在后，属于病急，故先治后者，温经散寒，待病情缓解，再治前者，大补气血以治其本虚。一至五诊泻灸患部腧穴，温经散寒，通经止痛以治其标；由于五诊后左下肢凉痛明显减轻，亏虚症状仍在，故六至十七诊用本方以大补气血为主治其本；九至十七诊加补绝骨的目的是补髓壮骨，以治骨质疏松症为主，其中十三诊加泻患野阿是穴，是因气候突变左下肢复痛之故。治愈骨质疏松症的处方，主要是用本方加补绝骨。

病例3　腰痛、虚劳

患者常某某，女，26岁，南阳市市政管理处职工。于1997年3月13日初诊。

主诉：腰部酸困痛已1年。

现病史：自觉第3～5腰椎好似有异物存留并酸困疼痛。伴有尿频尿急，畏寒肢冷，头昏头晕，动则气不接续，饥饿时心慌气促等症状。经期7天左右，量多时久。3年前曾因流产而出血过多。轻度胃下垂，体瘦，脉象沉细。

曾作磁共振、妇科检查、腰椎摄片、尿常规检验，均无异常发现。多方治疗均无明显效果。

辨证：属于气血亏虚，挟肾阳不足之腰痛和虚劳证候。

治则：补益气血，温肾壮腰。

取穴与效果：

一诊，针补合谷、三阴交。

二诊（15日），针补命门、肾俞、阿是穴（腰部痛处）。

三诊（4月4日），针补合谷、复溜、肾俞。

四诊（8日），腰部沉困感明显减轻。处方同上。

五诊（6月2日）至十三诊（25日），针补合谷、三阴交，每隔1~2日针治一次。在针治期间，症状逐渐减轻，腰部酸困痛逐渐治愈。

随防：1998年8月3日患者带领一位病人前来针病，告知针愈未发。

按：本例之腰痛、虚劳因于流产失血过多，耗气伤血而得。气血亏虚，冲任失常，故而经期量多而时长；长期月经量多，致使气血亏虚难复；气血亏虚，腰部筋脉失养，故而腰酸困痛；气血亏虚，肾阳不布，故手足发凉，畏寒肢冷，尿急尿频；其头昏头晕，动则气不接续，饥饿时心慌气促和脉象沉细等，均为气血亏虚之临床表现。

一诊及五至十三诊选用本方，主要大补气血以治本为主。二诊针补命门、肾俞温补肾阳，针补阿是穴与肾俞配伍，健补腰部筋脉，此方意在既温补肾阳，又补益腰部筋脉。仅针补一次的目的，是因它在本例的病理中不占主导地位。三诊、四诊所针腧穴，是“益气补肾方”加补肾俞，以补肾壮腰为主兼补其气。看似处方复杂，实属治则有序，恰到好处。

病例4　腰及脊背酸软

患者尹某某，男，32岁，住南阳市卧龙区卧龙乡黄岗村。于1995年2月18日初诊。

主诉：腰及脊背酸软，复发已2个月。

现病史：原有腰及脊背疼痛，近两个月复发。腰部及脊背部酸困发软不适，久坐则酸困加重，两下肢酸软无力，全身倦怠乏力。脉象沉细无力。

辨证：属于气血亏虚，筋脉失养之腰及下肢酸软证候。

治则：补益气血以益筋脉。

取穴：一诊、二诊，针补合谷、三阴交；三至七诊，处方同上，加泻间使穴。

效果：一诊后，腰及脊背酸软减轻；二诊后，饮食减少；

三诊后，仅偶尔脊背酸困；四诊后，饮食增加。

六诊，近因感冒而腰及脊背酸软复重，时隔13天前来针治。六诊后腰及脊背酸软减轻80%，饮食正常，精神好转，仅右侧后胁下疼痛。七诊后告愈。

按：本例属于“八珍方”证，缘由气血亏虚，筋脉失养所致。从腰部及脊背部酸困发软，久坐则酸困加重，下肢酸软无力和全身倦怠乏力，脉象沉细无力，为辨治气血亏虚之依据。气血亏虚，筋脉失养之证候正适用本方，大补气血以养筋脉。二诊后饮食减少，与峻补气血有关，故三诊后加泻间使，其目的是佐以行气散滞，以防涩滞，并有益于大补气血。

病例5　头痛

患者杨某某，男，13岁，住南阳市卧龙区河潦坡乡吴老庄村。于2002年12月25日初诊。

主诉：患头痛已3个月。

现病史：3年前曾患头痛，经多方求医，治疗3个月逐渐痊愈。此次头痛复发3个月，以侧头部（太阳穴处尤为明显）和两眉间印堂穴为重。头部闷痛，早上较轻，下午严重。神疲肢倦，少气懒言。用脑则头部闷痛加重。面色黄白相兼而少华，舌淡，舌苔薄白，脉象细弱。血压75/45mmHg。粪便化验正常。脑电图和颅脑CT扫描，均无异常。

曾多方医治，收效不佳，求治于针灸。

辨证：属于气血亏虚，挟患部经络失畅之头痛。

治则：气血双补，佐以通经止痛。

取穴与效果：

一至三诊，针泻太阳、印堂。

四至十二诊，针补合谷、三阴交，针泻太阳、印堂。四诊后，头痛明显减轻；七诊后，头痛减轻50%。十诊后，用脑已不头痛，仅前几天考试用脑时头部微痛。十二诊痊愈。

按：本例之头痛，以头部闷痛，下午及用脑加重，伴有少气懒言，神疲肢倦，舌淡苔白，脉象细弱等为辨治要点。辨为气血亏虚，不能上荣于脑，挟患部经络失畅之头痛。故用“八珍方”辨证取穴气血双补以奉养于脑，加泻太阳、印堂患野取穴以通经止痛而收效。因一至三诊患野取穴对症治疗不效，故四诊加用“八珍方”气血双补之法。因四诊后有明显效果，故五至十二诊效不更方，直至痊愈。

病例6　全身酸困

患者王××，女，34岁，住南阳市卧龙区卧龙乡卧龙路附属医院西隔墙。于1997年7月28日初诊。

主诉：全身酸困无力已1年。

现病史：1年来两髋关节及左侧膝窝酸困，按压或捶击后减轻，两下肢酸困行走无力，局部不凉，与气候变化无关。平时易惊，气短，两眼干涩且感困乏，腰部酸困，饥饿时腹中空虚气短明显，时而精神不振，倦怠乏力。舌苔薄白浮黄，脉象沉细。

辨证：属于气血亏虚，筋脉失养之全身酸困无力证候。

治则：补益气血以益筋脉。

取穴：针补合谷、三阴交。每隔1~2日针治1次。

效果：四诊，两下肢酸困明显减轻，行走有力，左膝窝已不酸困，饥饿时腹中空虚和气短已不明显。

七诊，昨天和今天上午气短，左髋微困。八诊，因前天捻补时间长而效果好。

十诊，每天上午有精神，饥饿时腹中空虚和气短已愈，仅两眼微干，两上肢已不酸困；十三至十五诊，巩固疗效。

随访：1997年10月10日，患者针治眼病时告知以上诸症针愈。

按：本例是以全身酸困，下肢无力，脉象沉细，联系平时的诸多症状，辨为本方证的。所罹全身酸困，下肢无力，属于气血亏虚，筋脉失养之故；其平时精神不振，倦怠乏力，气短，饥饿时腹中空虚和气短明显，均属气血亏的临床表现；气血亏虚，血脉失充，则脉象沉细；两眼干涩且感困乏，乃属气血不能上承之故。

本例选用本方既对全身酸困之筋脉失养，有补益气血以益筋脉之效，又有补益伴有的全身气血亏虚症状，还有补益气血以充血脉、眼目和腹中空虚之不足。在治疗过程中，三诊后病情减轻；六诊时因捻补时间较短，故而出现两个上午气短和左髋微困；七诊因捻补时间较长，则效果明显。这说明捻补时间的长短，与疗效有密切关系。

病例 7　全身酸困

患者李某某，男，51 岁，住南阳市石油二机厂西边李庄村。于 1997 年 12 月 18 日初诊。

主诉：两侧肩背及颈项酸困已 10 天。

现病史：10 天来两侧肩背和颈项部酸困，两下肢酸困行走无力，劳累时两上肢酸困，经常感到胸痛，神疲乏力。

辨证：属于气血亏虚，筋脉失养之全身酸困证候。

治则：补益气血以养筋脉，佐以行气散滞。

取穴：一诊，针补合谷、三阴交；二至四诊，处方同上，加泻间使穴。隔日针治 1 次。

效果：二诊后，两下肢已不酸困，胸部不痛，上肢酸困减轻，两侧肩背及颈项已不发困；三诊后，仅两侧肩背沉困；四诊治愈。

随访：1998 年元月 5 日告知针愈未发。

按：本例两侧肩背、上肢、下肢及颈项酸困，行走无力等，均为气血亏虚，筋脉失养的临床表现。故用本方补益气血以养筋脉而愈病。由于伴有气机不畅，胸络阻滞之胸痛症状，故而加泻具有通胸络散气滞的心包络经的间使穴佐之，又防峻补气血，易致气机涩滞之弊。本例与病例 6 都是气血亏虚引起的全身酸困，两例都用本方，其不同点是本例加泻间使穴，是因伴有虚中挟实的胸痛之故。

病例 8　寒战、身痛

患者金某某，女，24 岁，住南阳市卧龙区潦河镇内。于 1997 年 3 月 17 日初诊。

主诉：气短，寒战，身痛已 5 个月。因月经过多和生气而得。

现病史：5 个月前因月经不调，多次出血多，加之生气而得。临床表现是：时而突然寒战（全身发冷），全身沉困欲伸懒腰，呵欠频作，脊背沉困凉痛，胸部微闷，胃脘泛吐酸水，空腹时腹胀，气呃不利；饥饿时汗出、心慌、心内发抖、头昏沉重，食后即止；精神紧张时欲解大便，便后气短、背部沉困加重、全身无力。平时耳鸣，易惊，眼眶困痛，眼球微痛，左侧上肢酸困，左侧头部微木昏沉。时而恶心，舌下发困，鼻塞咽干。外观身体瘦弱。脉象沉细无力。有颈椎病史。曾用中西药久治无效。

辨证：属于经血过多，耗伤气血，加之肝气犯胃，阳气不达之寒战、身痛证候。

治则：针用补益气血，佐以行气和胃之法。中药用以温阳散寒，佐以调胃之法。

取穴：一至八诊，针补合谷、三阴交，针泻内关。每隔 1～2 日针治 1 次。三诊配用中药治疗。

效果：一诊后，寒战和空腹时腹胀减轻，精神好转，呵欠减少，脊背不凉且沉困痛减轻，仍恶心，气呃不顺；二诊后，因寒战、食后气呃不利，胃脘泛酸刺辣，配用中药治疗；三诊后，全身虚亏症状减轻；四诊后，胃不泛酸，气呃已顺，已不畏寒，仅饥饿时及大便后腰骶痛；六诊后，原有症状基本治愈，仅感全身沉困，左眼昏花，两眼眶痛，口干咽干；七诊、八诊、巩固疗效。

随访：1998 年 6 月 25 日前来针治颈椎病，告知病患经针治愈未发。

按：本例病因，因于月经不调，经期出血过多，损及气血，引发脏腑经络诸多病变。例如：引发脏腑的是饥饿时心慌、心内发抖、心悸易惊，大便后气短，空腹时腹胀等；引发经络的是饥饿时四肢发软，左侧上肢酸困，左侧头部微木昏沉，眼眶困痛，眼球微痛，大便后背部沉困加重、全身无力等症状；阳气不布故寒战（全身发冷）、脊背沉困发凉，呵欠频作等；肝气郁结，犯于胃腑，则胃腑泛酸刺辣，时而恶心等。气滞胸络则胸部微闷。气血虚亏为本例发病的基础。

选用本方补益气血以治其本，配泻内关既行气又和胃散滞，使其胸闷和胃腑症状均获治愈。

病例9　脑外伤后遗症

患者秦某某，男，57岁，住南阳市卧龙区安皋乡秦岗村。于1996年6月26日初诊。

主诉：全身无力，耳聋眼花已20天。

现病史：20天前因与人打架伤及头部，出现头脑剧痛，头向墙壁碰击后剧痛减轻。因服吡罗昔康、泼尼松后，头痛逐渐缓解不痛，而出现全身无力，下肢酸软，精神疲惫，欲睡嗜卧，食少腹胀，耳聋眼花，心慌，头昏，足跗浮肿，时而自觉心脏突然收缩（好似手握心脏之感），脉象沉细。

辨证：属于脑外伤后出现功能低下之气血亏虚证候。

治则：以气血双补为主，佐以调心气。

取穴与效果：

一诊，针补合谷、三阴交，针泻内关。

二诊（29日），下肢酸软减轻。处方同上。

三诊（7月1日），下肢酸软及后项疼痛和眼花减轻，已不感到突然心脏收缩（好似手握心脏状）。处方同上。

四诊（4日），针补合谷、三阴交、复溜。

五诊（5日），上诊针后下肢浮肿、心慌和脑子模糊减轻，精神好转，其他症状已愈。患者要求针治右膝关节凉痛。针泻加针上艾条灸右膝眼。

六诊（8日），处方同上。

七诊（10日），昨天下午开始下肢浮肿、酸软无力。针补合谷，针足三里、阴陵泉先少泻后多补。

八诊（12日），前天针后下肢浮肿反重，嗜睡，但腹胀食少治愈。今天下肢浮肿明显减轻。针补合谷、三阴交，泻内关。

九诊（15日），前天针后效果良好。处方同上。

十诊（17日），一切治愈，巩固疗效。

按：从临床经验来看，本例是因轻度脑外伤引起。先出现头痛，经用药后头痛逐渐得到缓解，而显现脑海不足的虚亏症状。如全身无力，下肢酸软，精神疲惫，欲睡嗜卧，耳聋眼花，头昏等症状。并不属于服用炎痛喜康和强的松所致，纯属于巧合。一般脑外伤出现有气血亏虚型、气肾两虚型、瘀阻脑络型、气虚血瘀型和肝肾两虚型等。

本例属于精血亏虚不能荣养脑髓，气虚失其动力影响肢体功能活动，故用本方补益气血。加泻内关的目的调心气，以治心慌和突然心脏收缩如手握心脏感。三诊后病情明显减轻，突然心脏收缩如手握感停发，故四诊用本方加补复溜，意在合谷与复溜伍（属于“益气补肾方”），益气补肾以健脑，三阴交与复溜配伍，以增补益精血以健脑髓，故而四诊后病情明显减轻，大部分症状已愈。

五诊、六诊因病人要求针治右膝凉痛，5天未治本病，故七诊时又出现下肢浮肿、酸软无力，针补合谷，足三里、阴陵泉先少泻后多补，即“健脾渗湿方”加补合谷穴。意在补气以增强功能和健脾制湿又补益下肢筋脉，由于处方配伍失误，腹胀食少治愈，而下肢浮肿加重，又出现嗜睡。八至十诊，仍按以前有效处方（本方加泻内关）治之而告愈。

病例10　痔疮出血

患者郑某某，女，35岁，住南阳市红庙路永昌小区。于2000年10月24日初诊。

主诉：患痔疮出血已6年。

现病史：6年来，经常大便不畅，大便后出血量多。伴有气短，气不接续，精神疲惫，易于疲劳，下肢酸困，行走无力，咽干等症状。面色苍白，脉象沉细偏数。夏季手足心热，冬天手足发凉不易暖热。曾多方治疗收效不佳。有时用药即轻，停药复重。一年多来经量不多，带有黑色血块，月经来潮时小腹剧痛。

辨证：属于脾气虚亏不能统摄阴血，挟湿浊热毒蕴郁肛门之痔疮出血证候。由于出血日久，损伤气血，又出现气血亏虚症状。

治则：大补气血，益脾止血，佐以祛湿浊清热毒之法以直接制止痔疮出血。

取穴与效果：

一诊（24日），针补合谷（补气有益于止血）、三阴交（养血益脾，益脾有益于止血）。

二诊（26日），精神好转。处方同上，加泻承山（以祛肛门湿浊热毒）。

三诊（28日），痔出血减轻。处方同上。

四诊（31日），大便通畅，痔出血少。处方同上。

五诊（11月7日），因去郑州出差，虽路途坐车劳累，但痔出血不多。处方同上。

随访：2001年6月16日患者前来针治左下肢坐骨神经痛，告知痔出血在此针愈。

按：本例之痔疮出血，属于脾气虚亏不能统摄阴血，挟湿浊热毒蕴郁肛肠所致，故出现大便不畅，便后大量出血。其伴有气不接续，精神疲惫，易于疲劳，下肢酸困，行走无力以及面色苍白，脉象沉细偏数等症状和体征。既是长期痔出血，耗伤气血，气血亏虚的临床象征，又是脾气虚亏不能统摄阴血，长期难以治愈的根源。故而选用“八珍方”，既能补益已损耗的气血，又能补气益脾治其病因，配泻具有独特作用的治痔要穴承山，祛湿浊清热毒，以止痔疮出血。

病例 11　四肢震颤

患者尚某某，女，27 岁，本院职工。于 2000 年 4 月 6 日初诊。

主诉：两手震颤已 3 个月，因准备考研究生而压力很大，又独自一人生活，生活条件差，劳累过度，加之焦虑而得。

现病史：两手颤抖、无力，两下肢无力时而震颤。每因精神紧张而震颤加重。伴有失眠、气短、心慌等症状。体瘦，脉象沉细。

曾用各种检查均无异常发现。肝功能、乙肝、甲亢、心律变异均无异常。西医内科诊断：自主神经功能紊乱。用药无效。

辨证：属于气血亏虚，筋脉失养之四肢震颤。

治则：补益气血，健壮筋脉。

取穴：针补合谷、三阴交、足三里、阳池。

效果：二诊（4 月 8 日），四肢震颤有所减轻。三诊（4 月 12 日），两手震颤有所减轻。四诊（4 月 17 日），两手震颤明显减轻，气短，心慌已愈。仍失眠。

随访：2000 年 5 月 27 日患者来本科告知经针治病愈。

按：本例之震颤，属于气血亏虚，筋脉失养所致。是从其病因、症状和伴有症状作为辨治依据。施用补益气血，健壮筋脉之法而收效。针补合谷、三阴交补益气血，加补足三里既健壮下肢筋脉又补益中气，增强功能，加补阳池以增健壮两手腕部筋脉之功。

【方效相较】

1. 本方与养荣方相较　见“养荣方”[方效相较]。

2. 本方与归脾方相较　见“归脾方”[方效相较]。

3. 本方与养心方相较　见“养心方”[方效相较]。

4. 本方与益气补中方相较　见“益气补中方”[方效相较]。

5. 本方与归脾方、滋阴清火方相较　此三方均治失眠，其不同点是:“归脾方”、“滋阴清火方”治以失眠为主证，分别伴有心脾两虚，血不养心症状和阴虚火旺，心肾不交症状。而本方则多是在气血亏虚病证中的症状群里伴有失眠症状，属于气血亏虚引起。临床所见，不少患者有气血亏虚的病证，在大补气血治疗他病的同时，失眠已被治愈，或失眠随着其他症状同时治愈。

6. 本方与养荣方、养心方相较　此三方均治失眠，又均不是以失眠为主证。本方是在气血亏虚证中的证候里伴有失眠症状，在大补气血的同时失眠治愈，或随着其他症状治愈而治愈。“养荣方”则是在气血亏虚，血不养心的证候里伴有失眠症状，失眠随着其伴随症状治愈而治愈。“养心方”则是在心脾两虚，心血失养的证候里伴有失眠症状，失眠随其他症状治愈而治愈。临床亦有较“归脾方”严重的失眠，用“归脾方”无效或效缓，改用“养心方”而效良的单独出现失眠患者。

7. 本方与补阳还五方相较　见“补阳还五方”[方效相较]。

8. 本方与益气补肾方相较　见“益气补肾方”[方较相较]。

9. 本方与回阳益气方相较　见“回阳益气方”[方效相较]。

10. 本方与行气活血方相较　见“行气活血方”[方效相较]。

【注意事项】

1. 本方禁忌

（1）疟母、腹部积块：两病虽然病久出现气血耗伤，兼见明显的气血亏虚症状，但不可施用本方，因为病本是气血瘀滞或痰瘀久积而成。

例如1951年春，祖父针治一位黑热病脾脏肿大（痞块沿左侧肋弓下缘向内下方延伸将近4横指）女患者，张某14岁。针治3次后（每次用自制24号毫针，直接沿左侧肋弓下缘向脐部方向刺入3～4针，刺入即拔，连续将3～4针刺毕，再针泻间使、三阴交，具体操作参见“消痞块方”），痞块明显变软变小，饮食增加，伴有气血亏虚症状未见好转。祖父改用本方，意用本方补益气血以健壮体质。针治两次后，精神好转，但痞块增大，黑热病症状加重，家长很不满意。祖父意识到针补三阴交有益脾养血、止血作用，不利于痞块的消散，反助痞块瘀阻。改用“消痞块方”和“益气补肾方”加三阴交先泻后补，二方交替施治，终告治愈。

（2）积块和聚证：此二证病久虽均兼见气血亏虚症状，但不可使用本方。积证是由肝郁气滞、食滞痰阻所致；聚证是由气郁血阻、气结血瘀和正虚瘀结所致，故二者必有气血瘀滞存在，使用本方不利病本的消散。如果必须使用可用三攻一补之法。

2. 虚中挟实证　凡气血亏虚挟有实证者，当须配泻有关腧穴以治其实。如因脾胃或肠胃实证，因于化源不足而气血亏虚，非本方所宜，应以治实为主，脾胃、肠胃病症治愈，则气血亏虚症状自复。

3. 兼治原发病　气血亏虚的病证大多不是一开始就气血亏虚，其原因多由素体气血亏虚或脾胃虚弱化源不足，或因失治、误治、失血或发散太过或病情发展到本方证阶段等等，出现气血亏虚的病证。应找出原因，应在使用本方的同时兼治病因或原发病，或在气血亏虚复常后再治病因或治原发病。

4. 峻补涩滞　因恐用本方峻补涩滞，或伴有气滞症状的气血亏虚病人，使用本方必须配泻间使佐以行气散滞。对于气血亏虚伴有瘀血症状的病证，不可使用本方，若需使用，方中的三阴交改用先泻后补法，或先少泻后多补法，以免影响瘀血的消散。

5. 问诊与辨析　临证所遇，如对坐骨神经痛、腰痛、痛经、肩背痛、全身不定处空痛等患者，因气血亏虚或误治出现气血亏虚症状者，由于在问诊或辨析疼痛特点时，忽视了气血亏虚而致痛，采用对症治疗，局部止痛之法，效果不著或加重，改用本方其效果显著。

6. 临床见闻　临床上没有无缘无故出现气血亏虚的证候，应追查其原因。如不查原因，直接补益气血，易于加重病情。亦有开始针治几次有效，再针治无效或加重。开始针治有效的原因，是对准气血亏虚进行补益，有暂时补虚缓解气血亏虚症状的作用，继续针治因不属气血亏虚反增气血壅滞，故而无效或加重病情。这是失查病因治疗失败的教训。

【其他方面】

1. 治证始验

（1）缺乳：本病始治于1950年，邻居一中年妇女，气血亏虚兼气滞乳络之缺乳已两个月，祖父思其乳汁来源于气血的化生，“无气则乳无以化，无血则乳无以生”，选用本方试治，因兼有气滞加泻间使行气散滞以畅乳络。每隔1～2日针治1次，针治5次后，缺乳随着气血亏虚的虚证治愈而治愈。此后凡类本例缺乳之病机者，均用上方治疗。如无气滞兼证者，仅用本方治疗即可，或配刺少泽穴以促乳汁的分泌。不少学者验之屡收良效。一般来说针治2～3次，多则4～6次即愈。临床所治之缺乳有患2～3个月的亦有效果。这是临床屡治屡效的良方。

（2）久疮：祖父用本方治疗久疮始于1945年。针治一位58岁男性患者，因气血亏虚久久不能收口愈合的搭背。除有全身气血亏虚症状外，其肉芽嫩白不鲜，向内塌陷，脓汁清稀，久久不愈。用本方隔日针治1次，5次后配涂外科生肌长肉药，很快生出鲜红肉芽，继而疮口很快愈合。此后凡属气血亏虚久久不能生肌长肉的久疮，均用此方而收效。

（3）破伤风：祖父用本方治疗本病始于1949年。针治一位14岁男性患者柳某某（后在南阳市二高中教书，现已退休）。患病两个月，因服用祛风发汗解痉之中药过多，抽搐虽然明显减轻，但小抽继续不断，严重地耗伤气血，出现动则汗出如洗，呼吸息微，吞咽困难，稍有较大的面粒，就被噎阻，即刻面色苍白，两目上吊，呼吸即刻停止1分钟左右，时有动则气脱，骨瘦如柴。后事已备。祖父以本方为基础，时而加补足三里以补中气，时而加补复溜以育阴。针治15次后，气血大伤治愈，小抽亦随之停止。在针治期间配用大补气血之中药。于1999年7月第三次随访，身体健康。

此后所遇气血亏虚较轻，抽搐症状不减的患者，用本方加泻太冲、大椎，配服“玉真散”或“千里奔汤”加味，往往收效较好。所谓“言不可治者，未得其术也”。

2. 经络的应激性（或应激反应） 由于经络对于针灸的刺激具有应激反应，因此在慢性病长期治疗过程中，有些患者会出现开始针灸治疗数次收效显著，继而因经络的应激作用而疗效下降，又继而在针灸次数的不断增多和针灸效能的不断蓄积，收效进入正常状态。这是经络应激反应的结果。医生不能因收效下降而失去继续治疗的信心。只要辨证正确，处方中的，应继续治疗，绝不可改弦易辙。

这些针灸次数不断增多和针灸效能的不断蓄积，往往停止针灸数天内仍继续发挥效能。临床所见有些病证减轻90%，停止针灸一段时间随访患者，告知痊愈，也就是这个缘故。

3. 气血辨证　本方所治的病证，都是经过气血辨证而确定施用的。

气血辨证，来自气血相关理论，推崇人体有形之血和有用（功能）之气为本。气和血是机体生命活动的动力和源泉，既是脏腑功能的反映，又是脏腑活动的产物。人体的生理功能和病理变化无不涉及气血。机体气血贵在调和、通畅、充沛。气血亏虚和气血失和，能导致很多疾病。由于气血在生理上密切相关，在病理上相互影响，形成了气血辨证的理论基础。

气血亏虚是产生机体诸多疾病的重要病理基础，多种疾病在发展过程中均贯穿着气血亏虚的病理变化。不少疾病在发生、发展和转归过程中出现气血亏虚的病机、病候和伴有症状。使用本方，或用于治本，或用于治标，或用于临时配治等等，均视其具体病情而定。

特别是针灸临床上诸多虚亏病证，多涉及气血亏虚的病理变化。因此在临床辨治过程中，始终注意气血的改变，强调气血辨证。

【歌括】

气血亏虚八珍方，疗效类似八珍汤，
针补合谷三阴交，辨证取穴基础方。

（七）养心方

【方治渊源】

本方始创于20世纪50年代，父亲所接诊的门诊病人和病房转来的心脏病、心悸、失眠和虚劳等病证，凡属心血不足型者，均用本方施治，施用补心养血，安神定志之法，均收到满意的效果。我们接受了父亲的口传心授，扩大了本方治疗范围，又用本方治疗癫证等病证，并认识到，凡属心血不足或伴有心血不足的症状和体征，需要使用补心养血，安神定志之法者，均可选用本方治疗，可收到一定的效果。

父亲根据针补神门、心俞、三阴交的功能和配伍后的协同作用及治证，常比作类似“养心汤”（出自《证治准绳》）之功效，故命名为“养心方”。

【腧穴组成】

针补双心俞、神门、三阴交。

【操作方法】

1. 补泻与留针

（1）为了便于捻补和减少刺痛时间及防止晕针，以上三对腧穴，分别先针一个腧穴，达到欲刺深度有针感后，连续捻补4～6分钟，拔针后再针另一个腧穴，方法同上。如此三对腧穴捻补完毕。其捻补时间和次数多少，根据亏虚程度而定。

（2）若病人能耐受针刺，术者又能用双手捻补，可每次同时针刺两个腧穴，方法同上，直到三对腧穴捻补完毕。

2. 针治时间　一般慢性病隔日或隔2日针治1次，必要时可每日针治1次。

3. 体位影响　可参【注意事项】有关体位影响问题。

【功能效用】

辨证取穴

补心养血，安神定志：用于治疗心血不足引起的病证。

【主治范围】

1. 心血不足引起的病证　诸如虚劳、心悸、怔忡、不寐、健忘等。分别伴见心悸易惊、入寐易惊、记忆减退、注意力不集中、肢倦神疲、易于疲劳、短气息促动则尤甚，和面色苍白无华、口唇淡白、舌淡苔薄、脉象细弱或结代等症状和体征。以上病种虽不相同，伴有症状和体征各病有异，然其证型和病机相同，又都是施用补心养血，安神定志之法者，都属本方的主治范围。

2. 其他病证　凡病情发展到本方证阶段的病证，和大病后需要本方调治者，都是本方的治疗范围。或与有关处方交替施治，或以本方为主，待本方证大有好转或治愈，再用他方治疗原有病。

【方证简解】

1. 腧穴功能　本方为补心养血，安神定志的常用方。针补神门、心俞、三阴交，之所以具有补心养血、安神定志的作用，主治心血不足引起的多种病证，是因为：

神门，是手少阴心经的原穴，主治心之脏病、经病、气化病和与心有关的脏腑器官疾病。用于辨证取穴整体治疗，施用补法，具有补心气养心血以及强心和推动血液运行的作用。对改善心脏功能，消除心脏功能失常所产生的病理证候，具有一定的功效。

本方证为心血不足引致的病证，针补本穴，用于补心气、养心血、宁心神。

心俞，是心经经气输注于背部之处，与心脏有内外相应的联系；主治心之脏病、气化病和同心脏有关的病证，对改善心脏功能，消除心脏功能失常所产生的病理证侯，在整体疗法中，具有一定的疗效。

心主神明，为精神情志思维活动的中枢；心主血脉，为人体生命活动的中心。血液循行脉中，赖心气的鼓动周流全身，营养机体，保持机体正常的机能活动。心主神明和心主血脉的病证，都是本穴治疗范围。施用补法，具有补心气、宁心神、养心血的作用，配艾灸能温补心阳。施用泻法，具有通心络、祛瘀血、安心神的功效，配艾灸能温心阳、通心络、祛瘀阻。

足太阳经和督脉为病的脊背疾患和本穴所在处的经筋病，亦是本穴治疗范围。施用补法健筋补虚。施用泻法舒筋活络，配艾灸能温经散邪。

本方证是心血、心气不足和血液暗耗引起的证候，故补本穴用于补心血益心气宁心神。与神门配伍，以增强养心血补心气宁心神和促血行的功效。

三阴交，其功能效用参“养荣方”和“八珍方”[方证简解] 腧穴功能有关内容。

本方证针补本穴，用以养血，有助心俞、神门补益心血的功效。因此，三穴配伍，具有补心养血，安神定志的作用，类似“养心汤”的功效。

2. 病因病机　本方证的病因病机，主要是心血不足，功能低下而为病。

心主血脉，为人体生命活动的中心。血液循行脉中，周流不息，有赖于心气的推动。心主神明，为情志思维活动的中枢，其情志思维活动，有赖心血的充养。心气与心血，相互为用，相互协调，才能维护血脉和神明的正常活动。血是构成人体和维持人体生命活动的物质基础之一。全身脏腑、经络和组织器官等，有赖血液的濡养。一旦心血、心气不足，和血液暗耗心失濡养，就会发生本方证的病理变化。

(1) 心血不足引起的病证：多由思虑伤神，劳心过度，耗伤心血，心血不足，心失所养所致。临床多见心悸、怔忡、虚劳、健忘以及癫证等，分别伴见少寐易惊、多梦少寐、神志恍惚、善悲欲哭、短气息促动则尤甚、面色无华、心悸易惊、遇事易忘、头晕目眩、肢倦神疲、舌质淡白、脉细或细弱、结代等症状和体征。

心藏神主血，心血不足，则神不安宁，故出现心悸易惊，多梦少寐或入寐惊醒；心血不足，心脑失养，则遇事易忘，头晕目眩；心血内亏，心神失养，则神志恍惚；血虚气亦虚，故见短气息促，动则尤甚；心气虚则悲，故见善悲欲哭。心主血脉，其华在面，血虚不能上荣于面，则面色无华；舌为心之苗，心血不足，则舌质淡白；血脉失充，则脉细或细弱，血虚气少，则脉见结代。

(2) 其他病证：凡因病久失治、误治或失血之后，病情发展到本方证阶段的病证，如久疟、血厥虚证、怔忡等以及大病之后需要本方调治者。如原有本方证的心脏病，因突然发病，经急救后需用本方调治的。

【所治病证】

心悸、不寐、虚劳、健忘、癫证、怔忡、冠心病（心血虚证）、慢性疲劳综合征。

【临床应用】

1. 心悸　心悸既是一个症状，又是一个病证。出现在其他病证中，则属一个症状；以心悸为主要症状者则属一个病证。多为心系本脏所伴生，相当于现代医学的心律失常。发病机制错综复杂，其病位在心，涉及五脏，且与社会、自然环境影响息息相关。本病分虚实两大类，选用本方用于心悸病中的虚证，属于功能性心律失常，因于心血不足者。

本病有心气虚损、心阳不振、心血不足、惊恐扰心、心血瘀阻、痰火扰心及水气凌心等因和证型。使用本方，用于心血不足型。

（1）证见心悸易惊，多梦少寐，面色不华，手足无力，精神不振，唇淡爪白，舌质淡白，脉细或细弱等，或兼见遇事易忘，头晕目眩等。是由阴血不足，心失所养；或过度劳神，以致营血亏虚，阴精暗耗所致。可用本方补心血安心神。

若心悸而见心中空虚，惕惕而动，动则尤甚，气喘息促，手足唇鼻青紫晦暗，脉象疾数者，属于危候，不可使用本方。

（2）《素问·举痛论》篇所云："惊则心无所倚，神无所归，虑无所定，故气乱矣。"因惊则气乱，心神不能自主之心悸，而偏于患病日久，心血虚者，可用本方，以收补心血，安心神之效。多数患者针治3～5次，很快得以明显减轻或治愈。

（3）病久血虚，或失血过多，或思虑伤脾，气血生化不足，致使心血不足，血虚不能养心、藏神而心悸者，可用本方施治。

本方证的心悸，应与痰饮心悸（有称胃脘跃动）作鉴别。

痰饮心悸为胃脘停饮而引发心悸。患者一般为心悸、心慌，伴有失眠、头晕等。其心悸、心慌部位感觉在胃脘（即心窝处，亦即剑突处），并非心区。多为天热劳动休息时暴饮冷水，水液不能运化随汗排出，停于胃中，中阳暴恶，久而久之终成本病。亦为心下停水，水气凌心引发心悸。

2. 不寐　本病有肝郁化火、痰热内扰、心血亏虚、阴虚火旺、心脾两虚、心胆气虚和气血亏虚等因和证型。使用本方，用于心血亏虚型。

证见多梦易醒，或入寐易醒，或易惊醒，心悸健忘，头晕目眩，神疲倦怠，面色不华，舌淡苔薄，脉细或细弱等。若兼有精神抑郁症者，本方可与针泻内关、风池，理气解郁，清脑安眠之法，交替施治。

3. 虚劳　本方用于心血不足型。

其临床表现，主要是：心悸怔忡，健忘，失眠多梦，入寐易惊，面色不华，舌淡，脉细或结代等。是因心血不足，则神不安宁，故尔心悸怔忡，失眠多梦，或入寐易惊，遇事易忘；其面色不华，舌淡脉细，是因血虚不能上荣于面，又不能充盛于脉中之故；血虚则气少，气血不能充于脉中，则脉细或结代。因其病因病机属于心血不足型，故用本方施治。可收养血安神之效，其效较佳。

4. 癫证　证见神志恍惚，沉默不语，魂梦颠倒，或多梦少寐，心悸易惊，喜悲欲哭，肢体困乏，或行动迟缓，饮食减少，舌质淡白，脉细无力等，是因癫病日久，心血内亏，心神失养所致，故用本方施治。若多梦少寐较重，可加泻风池以促安眠。若兼有精神抑郁症者，可用本方与精神抑郁症之处方，交替施治。

临证应与痰气郁结型之精神抑郁症、乙脑后遗症之精神症状作鉴别。若由狂证日久转成癫证，不可使用本方施治。

【病案举例】

病例1　心悸

患者张某某，男，40岁，住南阳市镇平县张营村。于1993年5月17日初诊。

主诉：心悸短气已2年余。因劳顿而得。

现病史：2年多前，因经常过劳而得。病发心悸不安，短气，动则息促。当时在镇平县医院做心电图检查，提示：频发性室性早搏。对症治疗3个月，症状有所好转，但停药后病情反复。

现在证：近来病情加重，过劳或失眠（入寐惊醒）则心悸加剧，心悸不安，短气乏力。易于疲劳，面色无华，口唇偏于淡白，舌中苔白，脉象沉细无力，偶有五、六息一止。

辨证：属于过度劳神，阴血暗耗，心失所养之心悸证候。

治则：补心养血，安神定志。

取穴与效果：

一诊、二诊（21日），针补神门、三阴交。因心悸气短，动则息促，针补心俞不便，改补合谷穴（三穴配伍为“养荣方”）。

三诊（23日），心悸气短减轻。针补神门、三阴交、心俞穴。

四诊（26日），精神好转，四肢有力。处方同上。

五诊（29日），处方同上。

六诊（6月7日），近期因忙未针，仍精神尚好，四肢有力，心悸时轻时重。处方同上。

七诊（9日）、八诊（12日），处方同上。

九诊（15日），劳顿后偶尔心悸短气，已不失眠。因生气而胸闷憋气，气呃不顺。处方同上，去心俞加泻内关佐以宽胸利气，行气散滞。

十诊（18日）、十一诊（21日），处方同上。

十二诊（23日），胸闷憋气及气呃不顺已愈，仅偶尔心悸气短。针补神门、三阴交。

十三诊（26日），基本治愈，因患者无钱不愿做心电图检查对照。处方同上。

随访：1993年11月11日，患者告知针愈。

按：本例之心悸，不属外有所惊，内见心无所倚，神无所归之脉证。其病因病机是：由于劳心过度，阴血暗耗，心失所养所致。心藏神，心血不足，则神不安宁，故而出现心悸不安，入寐惊醒；血虚则气少，故而动则气促，气短乏力，易于疲劳；心主血脉，其华在面，血虚不能上荣于面，则面色无华，口唇偏淡；气血不能充于脉中，则脉细无力，偶有结代。

本例应用本方加减施治中其的。其因是：患者心悸短气，动则息促，恐俯伏卧位针刺心俞穴，影响呼吸及心脏搏动，故一诊、二诊，以针补神门、三阴交、合谷之“养荣方”，补益气血，养血宁神。二诊后心悸短气减轻，故三至八诊，使用本方补心养血，安神定志。八诊后，失眠已愈，心悸减轻仅劳顿后偶尔心悸短气，故以心脾两虚处方，针补神门、三阴交，合为“归脾方”，补益心脾以益心血。又由情志所伤，气机阻滞，出现胸闷憋气，气呃不顺等，故九至十一诊上方加泻内关，佐以宽胸利气，行气散滞。十一诊后，胸闷憋气及气呃不顺已愈，故十二、十三诊，减去内关，针补神门、三阴交，继续补益心脾以益心血而收效。

病例2　虚劳

患者史某某，女，46岁，住南阳市宛城区辛店乡。于2000年11月3日初诊。

主诉：心悸、失眠、健忘已年余，加重3个月。

现病史：一年多前因患子宫肌瘤，服用破血消结药较多，经常漏下出血，出现身体虚弱，心悸失眠，气短乏力，神疲肢倦。近3个月前行子宫切除术后，身体更虚，至今未能康复。经常心悸怔忡，遇事易忘，多梦少寐，神疲肢倦。面色不华，唇舌色淡，脉细，偶尔脉见结代。

多次心电图检查：提示窦性心律，无器质改变。

辨证：属于失血日久，心血不足，神不安宁之虚劳证候。

治则：养心血安心神。

取穴与效果：

一诊、二诊（7日），针补神门、心俞、三阴交。

三诊（11日），心悸怔忡减轻。处方同上。

四诊（14日），处方同上。

五诊（16日），心悸怔忡复轻，气短乏力及神疲肢倦有所好转。处方同上。

六诊（18日），处方同上。

七诊（21日），作梦少能入寐，精神明显好转。处方同上。

八诊（25日），处方同上。

九诊（28日），精神症状好得多，所患心悸怔忡、健忘、失眠、神疲等均有明显好转。效不更方。

十诊（12月2日），处方同上。

十一诊（9日），患者告知病患基本治愈80%以上，再针1次不再针治，在家调养即可康复。处方同上。

按：本例之虚劳，属于失血日久，心失所养，神不安宁，故见心悸怔忡，多梦失眠，遇事易忘；心主血脉，其华在面，血虚不能上荣于面，故面色不华，唇舌色淡；血虚则气少，气血亏虚，故而气短乏力，神疲肢倦；气血亏虚，不能充养脉中，则脉细，偶见结代脉。

因病属心血不足，神不安宁，故用本方养心血安心神而收效。

【方效相较】

1. 本方与养荣方相较　见“养荣方”[方效相较]。

2. 本方与归脾方相较　此二方都补神门、三阴交。仅本方加补心俞穴，以增强补心养心的作用，则二方的功效和治证就有所不同。“归脾方”具有补益心脾以益气血的作用，类似“归脾汤”之效，主治心脾两虚和心血不足的证候。本方具有补心养血，安神定志的作用，类似“养心汤”之效，主治心血不足的证候。两方都治不寐、虚劳、心悸等病，但其病候程度有所不同，本方其病情较重，“归脾方”其病情较轻。又此二方都治心血不足的证候，但本方加心俞穴，以增补心血益心气的作用。

3. 本方与养荣方、八珍方相较　三方均治失眠。失眠有主证和兼证。以失眠为兼证而论，“养心方”是在心脾两虚心血失养的证候群里，伴有失眠症状，失眠随其他症状治愈而治愈。“八珍方”是在气血亏虚证中的证候群里伴有失眠症状，在大补气血的同时失眠治愈，或随着其他症状治愈而治愈。“养荣方”则是在气血亏虚，血不养心的证候群里伴有失眠症状，失眠随着其他症状治愈而治愈。临床所见，亦有较“归脾方”严重的失眠，用“归脾方”无效或效缓，改用“养心方”而效良的单独出现失眠证者。

【注意事项】

1. 明确诊断

（1）是否属器质性病变：在接诊心悸、怔忡或心脏病患者，首先要明确诊断，是功能性病变引起或是器质性病变引起。属于功能性收效较好，属于器质性收效不良。特别是出现心中空虚，惕惕而动，动则尤甚，或气喘阵阵发作，气短息促行动尤甚；或心痛暴作，并出现肢冷汗出，脉象疾数而散乱，甚则手足唇鼻青紫暗晦，或面色皖白，自汗形寒等症状和体征。属于心脏病危候，绝不可使用本方。

（2）鉴别诊断：临证应特别注意与“归脾方”、“养荣方”、“八珍方”之证候作鉴别。否则易于误诊误治。

2. 体位影响　临证所接诊虚劳、心悸怔忡，病情较严重的病人。除了病人体质极虚，不耐针刺而易晕针外，还应注意针刺心俞穴的体位问题。因针刺心俞穴用俯伏卧位，由于姿势关系心脏受压或胸部受压，会影响呼吸和心脏的搏动，不针而病增。若针之，因不耐受针刺既影响疗效，又恐巧合致危。此况曾有见闻，临证应特别注意。

3. 心脏病　心脏病中的传导阻滞、心房纤颤、病毒性心肌炎、肺心病和风湿性心脏病等，属于器质性者，不可使用本方。恐因巧合危及生命。

【歌括】

养心方依养心汤，劳心过度心血伤，
针补心俞三阴交，再补神门补心康，
虚劳癫悸健忘证，不寐等病效彰彰。

（八）养荣方

【方治渊源】

本方始于20世纪40年代，祖父用本方治愈一例久久不能生肌长肉愈合疮口的久疮患者，和数例大病之后，身体极度虚弱之气血亏虚，心失所养的虚劳患者。50年代祖父用此方治愈了数例由西医内科病房转来的属于气血亏虚，心失所养的心脏病，和一例由传染科病房转来针治的空洞型肺结核患者，因咯血过多，久病体虚，出现心悸少寐，神疲乏力，面色苍白，口唇无华，呼吸息微，舌淡脉虚细或芤等，属于气血亏虚，心神失养之证候者。

父亲扩大了试治范围，治愈不少本方证患者，并根据针补合谷、三阴交、神门的功能和配伍后的协同作用，对照“人参养荣汤”（出自《太平惠民和剂局方》）的方义、功效和治证，具有类似之处，故尔父亲将本方命名为“养荣方”。我们使用本方，用于治疗心悸、虚劳、经闭、久疮、慢性疲劳症等，只要辨证正确，均能收到满意效果。

【腧穴组成】

针补双合谷、三阴交和神门穴。

【操作方法】

1. 补泻与留针

（1）为了便于捻补和减少刺痛时间及预防晕针，以上三对腧穴，分别先针刺一个腧穴，达到欲刺深度有针感后连续捻补4～6分钟，拔针后再针另一个腧穴，方法同上，如此三对腧穴捻补完毕。其捻补时间的长短根据虚亏程度而定。

若虚亏证候较重者，每穴可连续捻补5～8分钟。

（2）若病人能耐受针刺，术者又能用双手捻补，可每次同时针刺两个腧穴，方法同前，直至三对腧穴针治完毕。

2. 针治时间　一般慢性病隔日针治1次，必要时可每日针治1次。亦可根据每次针效时间而定。

【功能效用】

辨证取穴

气血双补，养心安神：用于治疗心血不足，气血亏虚引起的和伴有其症状的证候。

【主治范围】

1. 心血不足，气血亏虚引起的病证　诸如虚劳、心悸、不寐、眩晕、厥证等。分别伴有气短心悸、头晕目眩、少寐易惊、精神萎靡、神疲乏力、气短息促动则尤甚，和面色苍白无华、口唇淡白、脉象沉细无力或细弱、微细或结代等症状和体征。虽然病种不同，伴有以上症状和体征各病有异，但其证型和病机相同，都是适用气血双补，养心安神之法者，都属本方的主治范围。

2. 积劳虚损病证　伴见呼吸少气，动则喘息，心悸易惊，四肢倦怠，头晕目眩，面色苍白，舌质色淡，脉象沉细或微细等症状和体征的病证，亦是本方的治疗范围。

3. 其他病证　凡病情发展到本方证阶段的病证，和大病后需要本方调治者，都是本方的治疗范围。

【方证简解】

1. 腧穴功能　本方为补益气血，养心安神的常用方。针补神门、合谷、三阴交，之所以具有补益气血，养心安神的作用，主治心血不足，气血亏虚的诸多病证，是因为：

神门，是手少阴心经的原穴。主治心之脏病、经病、气化病和与心脏有关的脏腑器官疾病，对改善心脏功能，消除心脏功能失常所产生的病理证候，在整体疗法中具有一定疗效。用于辨证取穴，整体治疗，施用泻法，具有清心安神的作用；施用补法，具有补心气养心血以及强心和补心的功效，又可推进血行。

本方证为心血不足，气血亏虚而为病，针补本穴，用以补心气，养心血，宁心神。

三阴交，是足太阴脾经的腧穴，肝脾肾三经的交会穴，又是血证要穴。用于辨证取穴，整体治疗，施用泻法，具有破血、祛瘀的作用；施用补法，具有益脾养血、止血、生血的功效；施用先泻后补之法，能活血，生新祛瘀；施用泻法配透天凉，可收行血凉血之功。

本方证的病因是心血不足，气血亏虚所致，故针补本穴，用以益脾养血。与神门配伍，具有补益心脾“归脾方”的功效。由于本方证又有气虚的病机，故必须配补合谷补气，方能收到补益气血，养心安神的功效。

合谷，是治疗气虚病证的常用穴，具有黄芪、潞参的功效。为补气以增强功能活动和补气固表、益气固脱、益气升陷以及兼有补益肺气的有效穴。凡因气虚和伴有气虚症状的病证，都补本穴施治。

本方证因有气虚症状和病因，故针补合谷用以补气，有益于促血行、补心气之功，与三阴交配伍具有“八珍方”的功效。但本方证又有心血不足的病因和症状，故再配补神门穴，方能起到补益气血，养心安神类似“人参养荣汤”的功效。

2. 病因病机　本方证的病因病机，主要是气血亏虚和心气心血不足，功能失常而为病。

气和血是人体生命功能活动的动力和源泉。机体的脏腑、经络和组织器官都离不开气血，气血亏虚能导致诸多疾病。心主血脉，又主神明，在正常情况下它的生理活动，除心脏本身的心气、心血充盛外，还赖气的推动和血的滋养。一旦气血亏虚，失其对心气的推动和心血的供养，就会影响心脏的功能活动，加之心脏素有虚亏，就会造成本方证的病理变化。

（1）气血亏虚，心失所养的病证：多因劳伤、久病、心脾受损、失血等致使气血亏虚，心血不足，分别出现虚劳、健忘、心悸、不寐、眩晕、经闭等病。其伴有的症状和体征，都是气血亏虚，心失所养的反映。例如心主血藏神，心血不足，失其所养，则神不安宁，故见心悸，少寐易惊，遇事易忘；气虚则气短，少气懒言；心气虚则悲，故见善悲欲哭；气虚则卫外不固，故自汗或汗出肢冷，或易感冒；气血亏虚，不能上奉头脑，则头晕目眩，健忘，头脑昏糊；所见精神萎靡，倦怠乏力和毛发不荣，均由气血亏虚所致；血虚不能上荣于面，则见面色苍白不华或少华，口唇淡白；脉象沉细无力或细弱、微细等，乃因气血不能充于脉中。

（2）其他病证：因失治、误治、失血、久病，或病情发展到本方证阶段的病证，如久疟、厥证、癫证、肺痨等等，和大病之后需要本方调治善后，伴有本方证的有关症状和体征者，可根据具体病情亦可加减有关腧穴施治。

【所治病证】

虚劳、心悸、惊悸、不寐、健忘、眩晕、厥证（血厥虚证）、闭经、久疟、肺痨、慢性疲劳综合征、老年性痴呆、汗出偏沮、怔忡。

【临床应用】

1. 虚劳　证见心悸气短，少寐易惊，少气懒言，肢体倦怠，遇事易忘，面色苍白少华，唇舌淡白，脉虚或沉细无力等。可用本方补气养血，养心安神。

2. 心悸　凡因思虑过度，劳伤心神；或病久气血耗伤，心失所养；或失血过多，阴血暗耗，以致气血亏虚，心失所养等，只要脉搏不出现结代者，均可使用本方施治，效果颇佳。由于以上原因，出现的功能性心悸（心律失常），出现胸闷或胸痛隐隐，乃属心气不足，搏动无力推动血行血不营络（心络）所致。不可以痛为实，施用破血祛瘀之法。本方效佳。

本方方中的合谷补气，又有益于推动血液运行。三阴交养血又有益于养心血，神门补心又有益于促进血行，故三穴配伍而效良。

对于严重的心脏病，如传导阻滞、心房纤颤、病毒性心肌炎、风湿性心脏病和肺心病等，不宜使用本方。一则收效较差，二则因针刺病人精神紧张恐惧易导致意外。

3. 不寐、健忘、眩晕　不寐属于气血亏虚，血不养心，神不守舍者；健忘、眩晕属于气血双亏，心血不足，又不能充养于脑者，均可使用本方施治，可收一定疗效。但必有本方证的症状和体征。

4. 厥证（血厥虚证）　选用本方，用于血厥虚证。其临床表现主要是：突然晕厥，面色苍白，口唇无华，呼吸缓慢，目陷口张，舌淡，脉象细数无力，病重者脉细如丝或浮大中空等。多由大崩或产后、外伤失血过多，以致气随血脱，神机不运。多见突然站立或坐起，或失血之后发病。由于阴血不足，血不上承，则面色苍白，口唇无华；血不上承，脑失所养，则突然晕厥。以上是血虚晕厥的主要见证。处方中针补合谷补气用以益气固脱，针补三阴交用以养血以回厥，针补神门佐以强心以固脱。若正在出血时出现血厥，针补合谷补气以止血，三阴交益脾以摄血，神门补心气以防血脱。

临床应与气厥虚证作鉴别。证见突然晕厥，面色㿠白，气息微弱，汗出肢冷，面唇青紫，舌淡，脉象沉弱或结代，或脉微欲绝等。是因元气大虚，致使阳气消乏，宗气下陷，脾气不升而突然发病。治宜补气回阳，非本方所宜。宜补合谷、足三里补益中气，益气升陷以救治；或用“回阳益气方”治之。

5. 闭经　使用本方，用于治疗证见开始月经后延，经量减少，经色淡而质薄，继而经闭不行。伴见头晕眼花，心悸气短，神疲肢倦，或不思饮食，毛发不泽或易脱落，羸瘦萎黄，或性欲减退，阴道干燥等症状。舌淡苔少或薄白，脉象沉缓或虚软等。多由屡伤阴血，或心脾受损，化源不足，气血虚弱，冲任失养，血海空虚，以致月经停闭。该证属于血虚不荣，气虚不化所致。用本方补气养血以充其血，养心益气又益血行，补气生血以益生发之气。阳生阴长，精充血旺，则经行如常。若心血不足症状不明显而脾虚症状较甚者，本方去神门加补足三里或脾俞，以助运化而生气血，共奏补益气血，健脾益气之效。

若因产后失血所致，除反映气血虚弱，心血不足的证候外，更见神情淡漠，阴道干燥，阴毛脱落，性欲减退，生殖器官萎缩等症状。此乃精血亏败，肾气虚惫，冲任虚衰之征。用本方加补肾俞或太溪佐以补肾。

6. 久疮　脓汁为气血所化生。久疮多因失治、误治，或病久气血耗伤，脓汁外溢日久，又致气血两伤，心失所养；或患病日久，食纳不佳，加之脓血外溢，气血大亏，正气虚衰，复因心血不足发展成为本方证候。临床除证见气血亏虚，心失所养的证候外，其疮面肉芽生长缓慢，愈合迟缓，或久久不能愈合，或证见肉芽嫩白不鲜，向内塌陷，脓汁清稀或有腥臭气味，久久不能收口愈合者，用本方施治，可促使疮口早日愈合。若无心血不足症状，却伴有脾胃虚弱者，可针补合谷、三阴交气血双补，加补足三里补益脾胃，以促疮面早日愈合。

若属余毒未净之久疮，久久不能愈合者，应转中医外科治疗，非本方所宜。

7. 肺痨　使用本方主要用于治疗肺痨日久，气血耗伤，心血不足，伴有本方证的症状和体征者。在用抗痨药物治本的同时配用本方施治，以促使机体功能恢复，有助肺痨早日康复。

【病案举例】

病例1　心悸、心律不齐

患者田某某，男，79岁，南阳市农校教师。于1993年8月20日初诊。

主诉：患心律失常，频发早搏已20余年。近一年严重。

现病史：20多年前，常反复出现心悸，气短乏力，胸闷，遇劳即发，面色不华，精神不振，口唇微绀。当时南阳地区人民医院内科诊断为心脏病（心律不齐，频发早搏）。患者常求治于针灸治疗（父亲针治），使用本方（针补神门、三阴交、合谷），针治5～8次症状大减得以控制。嗣后每隔数月复发一次，即用本方，针治了3～5次症状大减或得以控制。20多年来曾多次住院，中西医治疗仅能缓解症状，未能痊愈。

近一年来严重，南阳市中心医院、南阳卫校附院确诊为心脏病。心律不齐，早搏明显，心率40～45次/min，早搏10～12次/min，心电图诊断：频发性早搏，心动过缓，呈二联律。听诊：心率40～45次/min，心律不齐，无杂音。若心率达到50～60次/min，所有症状明显好转；心率达到60～70次/min，早搏3～5次/min，则能正常工作，但动作缓慢。血压波动在90～100/50～60mmHg。

现在证：近来气短乏力，胸闷，动则心悸、气促，少气懒言，时而失眠。血压90/60mmHg，心动过缓，心率40次/min，早搏9次/min，面色不华，脉象结代，搏动无力（沉细弱），脉搏间歇。近几天在某医院曾以心律失常，心动过缓治疗，收效甚微。

辨证：属于气血亏虚，心失所养之心悸、虚劳证候。

治则：补益气血，养心安神。

取穴：针补合谷、三阴交、神门。每隔1~2日针治1次。

效果：五诊后，心率已达50次/min，早搏6次/min，脉象结代有所好转，搏动较前有力，能步行门诊就诊；十诊后，心率已达60次/min，早搏3次/min，脉象时而出现结代，搏动又较前有力，心悸气短、胸闷和乏力均有明显好转。时隔两个月病情复发，仍用上方治之，病情明显好转。如此治疗半年之久。心电图：窦性心律，心动较缓。

按：本例患者之心脏病，虽然出现脉象结代、心律失常、心动过缓、频发性早搏，但其临床症状不甚复杂，还能到门诊就诊，和耐受针的刺激。故病程虽已达近30年之久，但仍属功能性病变。因属于气血亏虚，心失所养，心脏功能失常，搏动无力，带来血压偏低，心率减缓，频发性早搏及一系列心脏功能虚亏症状，故用本方有效。方中合谷补气能推动血行，兼有补心气之功，三阴交益脾养血，有补益心血，神门补心气养心血，兼有推动心血运行的作用；又因合谷与三阴交配伍，有“八珍方”之效，神门与三阴交配伍，具有“归脾方”之功。故而对本例收效较佳。

病例2　不寐

患者赵某某，男，40岁，住南阳市镇平县城郊安国村。于1999年2月25日初诊。

主诉：患失眠已2个多月。

现病史：2个多月来，每晚仅能入寐3~4小时，入寐易于惊醒，入寐后又多梦，时而心烦，早上醒后两耳轰鸣，起床后消失。伴有气短，腹部空虚（因腹部空虚而上不来气，不能伸足平卧，平卧伸足则觉气短），头脑昏沉，下肢无力，气嗝频作，倦怠乏力，易于疲劳等症状。舌质舌苔正常，脉沉细数。

辨证：属于气血亏虚，心失所养，神不守舍之不寐证候。

治则：补益气血，养心宁神。

取穴与效果：一诊，针补合谷、三阴交、神门。

二诊（27 日），下肢稍觉有力，仍失眠，气短和腹部空虚微感减轻，气嗝频作明显减轻。处方同上。

三诊（3 月 11 日），失眠减轻，入寐易于惊醒已愈，已能入寐 5 个多小时，整个症状均有所好转，心烦已愈。处方同上。

四诊（13 日），已能入寐 6 小时，醒后耳鸣起床即止，入寐已不易惊醒，已不做梦。处方同上。

五诊（18 日），失眠已愈，两下肢无力、气短和腹部空虚明显减轻。仅感头顶昏沉，仍气嗝频作（多在下午 4 点钟以后为甚，但不影响饮食）。脉象沉细有力。针补合谷、足三里，泻双内关穴。

按：本例之不寐，辨为气血亏虚，心失所养，神不守舍所致，是根于长期失眠，入寐少，易惊醒，多梦时而心烦等。伴有头脑昏沉，倦怠乏力，易于疲劳以及脉沉细数等，是因长期失眠，一则机体得不到充分休息，二则耗伤气血阴津之故。故用本方针治 4 次而告愈。

四诊后，遗留的气短，腹部空虚（因腹中空虚而上不来气，因中气不足而不能伸足平卧），倦怠乏力，头脑昏沉等，属于中气不足之候。遗留仍气嗝频作，属于气机不畅之象。故五诊针补合谷、足三里合为“补益中气方”，补益中气，配泻内关佐以行气散滞而收效。

病例 3　惊悸

患者王某某，女，18 岁，南阳市某中学学生。于 1992 年 5 月 20 日初诊。

主诉：患心悸易惊已月余。

现病史：月余前某日夜晚骑车子从学校回家的途中，突遇汽车相撞（未被撞伤）而后惊恐不安。此后频觉心中惊悸，神思不安，虚烦不寐，梦中惊叫，梦语与汽车相撞过程，时而出现惊恐状。面色不华，舌淡，脉沉细数。体质素虚。心电图提示：窦性心动过速。

辨证：属于素体虚弱，诱因惊吓，心气虚怯，阴血暗耗，心血失养，神不守舍之惊悸证候。

治则：益气养血，宁心安神。

取穴：针补合谷、三阴交、神门。隔日针治 1 次。

效果：二诊后，惊悸减轻；四诊后，夜间已能安眠；六诊治愈。

随访：月余后其母告知针愈未发。

按：本例之惊悸，是因外有惊扰，内有素虚，内外相合，引发本证。正如《医宗必读·惊》篇所说："外有危险，触之而惊，心胆强者，不能为害。心胆怯者，触而易惊。"其频觉心中惊悸，神思不定，虚烦不寐，梦中惊叫，梦语与汽车相撞过程，时而出现惊恐状，正是惊则气乱，心神不宁的临床表现。面色不华，舌淡，脉沉细数等，乃内虚之征。故用本方施治而收效。

病例 4　虚劳

患者樊某某，女，65 岁，家住南阳市宛城区溧河乡新寺庄村。于 2004 年 2 月 25 日初诊。

主诉：患心动过缓，供血不足（医生诊断）已 3 年。

现病史：自觉气短，上不来气，心慌，胸部有压重感，倦怠无力，下肢尤甚，失眠少寐，时而胃痛（实属心脏病反应在剑突处），不能劳动，劳动易于复发。

曾两次作心电图检查均示：①窦性心律。②窦性心动过缓，心率 48 次/min。医生多以供血不足，心肌缺血治之，治之有效停治如故。

若脉搏 42 次/min，则感气短，上不来气，心慌，倦怠，不能活动。若脉搏在 50 次/min 以上则感到舒服。两颧及口唇发绀，脉细时而结代。

该患者 2002 年冬在此针治 5 次，一年没有复发。2003 年冬在此针治 6 次，一年未发。

辨证：属于心气心血不足，心气虚重于心血虚，心失所养之虚劳证候。

治则：益气养心，养血宁心为主，益气重于养血，兼用通畅心气之法。每隔 1～2 日针治 1 次。

取穴与效果：

一至三诊，针补合谷、三阴交、足三里，针泻内关穴。

四诊，上几次针后，精神好，心慌气短未减，胸部压重感消失。针补合谷、三阴交、神门。

五至七诊，处方同上。

八诊，处方同上，加补足三里。

九诊，口唇已不发绀，心慌及下肢无力减轻。处方同上。

十诊、十一诊，处方同上。

十二诊，行走较快，有精神，已无自觉症状。处方同上。

十三诊、十四诊、处方同上。

按：本例之虚劳病，主要属于心气心血不足，气虚重于血虚，心失所养之虚劳证候。心气不足，心失所养，则心慌，气短，神疲肢倦，心动过缓，劳则尤甚；心血不足，血不养心，则心慌，失眠少寐；心主血脉，心血不能充于脉中，故脉细或时而结代。其胸部压重感，乃心气不畅之故。两颧和口唇发绀，乃心气虚之征。

一至三诊，针补合谷、三阴交补益气血，针补足三里以增益气作用，针泻内关用以宽胸利气，通畅心气。三诊后因胸部压重感消失，精神好，心慌气短减轻，故四至七诊，上方减内关、足三里。八至十四诊，用“养荣方”加补足三里，意在在补益气血，养心安神的治疗法则中，增加益气之功。

病例5　心悸

患者蒋某某，男，72岁，住南阳市工农路北城河岸55号。于2002年11月18日初诊。

主诉：患心悸气短已4年。可能因经商生活不规律所致。

现病史：4年来心悸气短，时轻时重，时发时止，多因劳累过度复发或加重。复发时心悸、心慌、心悬（好似心里空悬），短气乏力，动则气短气促，精神疲惫，四肢倦怠。体瘦，面色苍白不华，口唇微绀，脉象迟缓时而间歇，脉搏50次/min。休息和加强营养后病情大减，不易复发。

曾作两次心电图检查，均示：心动过缓，心律不齐（患者记忆）。

辨证：属于气血两虚，血不养心之心悸证候。

治则：益气补血，养心安神。

取穴：针补合谷、三阴交、神门。每隔1~2日针治1次。

效果：一诊后，心悸、心慌有所好转；三诊后，心悸、心慌、心悬和短气乏力、倦怠等症状明显减轻；五诊后，脉搏66次/min，已无间歇，所有症状亦未出现；六诊后告愈。

随访：同年12月20日患者告知心悸、心慌、短气等症状，自六诊后至今尚未复发。

按：本例之心悸，属于气血两虚，血不养心所致。故每因劳累过度，即出现心悸、心慌、心悬，短气乏力，动则气短气促等症状；其面色苍白不华，口唇微绀，脉象迟缓时而间歇和脉搏50次/min等，均为气血亏虚，供血不足之征。所针补合谷补气以推动血行，针补三阴交养血，针补神门养心安神，共奏“养荣方”之效。

【方效相较】

1. 本方与八珍方相较　两方都针补合谷、三阴交，气血双补，主治气血两虚型的病证。但本方加补神门，“八珍方”未加腧穴，两方的功效和治证就有所不同。本方具有补益气血，养心安神的作用，主治气血亏虚，心失所养的病证，故类似“人参养荣汤”之效；“八珍方”仅具有气血双补的作用，主治气血双亏型的病证，故类似“八珍汤”之效。

2. 本方与养心方相较　两方都针补神门、三阴交，都有补心血的作用。本方配补合谷补气，既有推动血行的作用，又有补气固表、固脱的作用，与三阴交配伍，具有气血双补的功效；“养心方”配补心俞穴以补心气养心血，故两方功效有异。两方都治不寐、心悸、虚劳等病，本方配补合谷，偏于治疗气血亏虚，心失所养，故类似“人参养荣汤”之效；“养心方”配补心俞，偏于治疗心血不足，具有补心养血，安神定志，类似“养心汤”之效。

3. 本与归脾方相较　两方都补神门、三阴交，补益心脾以益气血，主治心脾两虚的病证。本方加补合谷补气，“归脾方”未加腧穴，两方的功效与治证就有所不同。本方具有补益气血，养心安神的作用，主治气血亏虚，心失所养的病证；“归脾方”仅有补益心脾以益气血，或补益心脾，养血安神的作用，主治心脾两虚引起病证。

4. 本方与回阳益气方相较　见“回阳益气方”［方效相较］。

【其他方面】

1. 治本与治标　本方既是治本的处方，又是治标的处方。缘于本方所治的病证，多是由于病久、失治、误治，或病愈后失于调养，或失血之后出现的气血亏虚，心失所养的证候。对于病久和病愈失于调养及失血之后出现本方证者，用本方以治其本亦即固其本；对于失血和失治、误治出现本方证者，用本方治其标，同时还需用他方治其原发病，以治其源。例如肺痨用本方治其标，有利于用它方（抗痨药）治其本；又如漏下不止，用本方治其标，当时即可止血，再用它方清其源治其本。如治久疮不能愈合，用本方治其本以促其早日愈合。再如失眠病久引致的复杂证候，用本方治失眠以治本，失眠治愈，复杂证候亦随之治愈。

2. 治证始验　1942 年春，时逢饥荒，祖父针治本村一位 55 岁的男患者，患瘩背（生在背部的“痈”现代医学称“蜂窝织炎）两个多月来，疮面肉芽嫩白不鲜，向内塌陷，脓汁清稀，不能收口（愈合），伴有气血大亏，心失所养的症状的舌脉。祖父用本方隔日针治 1 次，每晚用隔姜艾灸疮面 5～8 壮，嘱其患者加强营养，有助其疮口早日愈合。将近 1 个月时间疮面愈合完好。

【歌括】

养荣方依养荣汤，气血亏虚心血伤，
虚劳厥证及经闭，不寐惊悸与久疮，
针补合谷三阴交，再补神门养心康。

（九）归脾方

【方治渊源】

本方始于 20 世纪 50 年代，父亲在南阳地区医院所接诊的失眠、心悸患者较多，根据所患病证的病机，联系神门、三阴交的功效，施用补法共奏补益心脾的协同作用，用治以上二病，取得了良好的效果。60 年代以后，父亲用本方扩大了治疗范围，凡属心脾两虚证或心血不足，血不养心的病证，均针补此二穴，获得了满意效果。而创立此方。因此，父亲常将此二穴配伍后的协同作用，类比有类似“归脾汤”（出自《济生方》）之效，并进行了报导。由于针补神门、三阴交类似“归脾汤”的功效，故命名为“归脾方”。

【腧穴组成】

针补双神门、三阴交。

【操作方法】

1. 补泻与留针

(1) 为了便于捻补和减少刺痛时间，分别先针一个穴位，达到一定的深度，有针感后连续捻补4~6分钟拔针，再针另一个穴位，方法同上，如此四个穴位针治完毕。若虚亏较重者，每次可连续捻补5~8分钟。其捻补时间的长短，应根据虚亏程度而定。

(2) 若病人耐受针刺，术者又能用双手捻补，可每次同时针刺两个穴位，方法同上。

2. 针治时间一般隔日或隔2日针治1次，必要时可每日针治1次。针治失眠，应在下午针治为宜。

【功能效用】

辨证取穴

(1) 补益心脾：用以治疗心脾两虚的病证。

(2) 补心血、宁心神：用以治疗心血不足，血不养心之病症。

【主治范围】

1. 心脾两虚引起的病证　诸如失眠、惊悸、善思、健忘、眩晕、多寐、癫证等。分别伴见肢体倦怠、嗜卧、不思饮食、易于疲劳、注意力不集中、面色萎黄或不华、舌淡苔白、脉象细弱或细缓等症状和体征。虽然病种不同，伴有以上症状和体征各有偏重，但其证型和病机相同，又都是适用补益心脾以益气血之法者，都属本方的主治范围。

2. 心血亏虚引起的病证　诸如失眠、惊悸、虚劳、健忘、眩晕等。分别伴有多梦少寐、心悸易惊、健忘、神疲乏力和面色萎黄或不华，舌淡苔白，脉象细弱或沉细等症状和体征。虽然病种不同，伴有以上症状和体征各病有异，但其证型和病机相同，又都是适用补心血宁心神之法者，都属本方的主治范围。

3. 其他病证　因病久失治、误治，或病情发展到本方证阶段的病证，或病将愈需要补益心脾、补益心血调理善后者，均是本方的治疗范围。或以本方为基础配加有关腧穴，或本方与有关处方同时或交替施治。

【方证简解】

1. 腧穴功能　本方是补益心脾和补心血宁心神的常用方。针补神门、三阴交之所以具有补益心脾和补心血宁心神的作用，主治心脾两虚和心血不足心神不宁的多种证候，是因为：

神门，是手少阴心经的原穴。原穴能补能泻，用于辨证取穴整体治疗，施用泻法，具有清心火，安心神，通心络的作用；施用补法，具有补心气，养心血的功效。心藏神，乃神明之府，为精神意识思维活动的中枢，与心有关的神志病，都可取施本穴；心主血脉，血液赖心气的鼓动周流全身，营养机体，维持机体的正常活动，凡与心有关的心及心血管病，都可取施本穴。

本方证所出现的心气、心血不足引起的神志病和心及心血管病，都可取补本穴，用以补心气养心血。补心气养心血有益于宁心安神；补心气有益于推动血行，补心血有助于治疗心血不足，心失所养。因此，心气和心血不足的证候，临床多见失眠、多梦、心悸、健忘等病，多针补本穴施治。

三阴交，是足太阴脾经的腧穴，又是足三阴经的交会穴。肝主藏血，有调节血量之职；脾主统血，有摄血和化生气血之职；肾主藏精，精血相生，故本穴为血证要穴。用于辨证取穴，整体治疗，施用补法，具有养血的功效。由于它属脾经腧穴，又有益脾的作用。益脾有益于益气，益脾又益于摄血，养血有益于养心。

本方证的病机是心脾两虚和心血不足心失所养引起的病证，故针补本穴用以健脾养血。与神门穴配伍，既能补益心脾，又有补心血宁心神之功。

2. 病因病机　本方证的病因病机，主要是心脾两虚和心血不足心失所养而为病。心脾不足，是以心悸怔忡，健忘失眠，食少倦怠，面色萎黄，舌淡苔白，脉象细弱，或失血为其证治要点。心血不足，是以心悸、多梦少眠、健忘、眩晕，面色不华，舌淡或淡红，脉象细弱或沉细为其证治要点。

脾主运化，为生化气血之源，而统血。脾又主思。心主血脉，有赖于心气的推行，以维持人体生命活动；心主神明，有赖于心血的充盛，以维护情志思维的正常活动。血是构成人体和维持人体生命活动的基本物质之一，是机体精神活动的主要物质基础。全身脏腑经络和组织器官等，都赖血液的濡养。一旦心脾二者不足，可出现诸多心脾两虚方面的病证和证候群；一旦心脏功能失常，心气不足和心血耗损，血的濡养不足，二者相互影响，就会出现本方证的心血不足，心失所养之诸多病证。针补神门用以补心气养心血以养心神，配补三阴交用以健脾养血以充心血，二穴配伍方治本方证的病证。

（1）心脾两虚引起的病证：多由思虑过度，劳伤心脾，耗伤气血，或饮食失节，化源不足，或失血之后气血不足所致。思虑过度，劳伤心脾，心血暗耗，心失所养，则心悸；血不养心，神不守舍，则失眠、多梦、易惊；气血亏虚，不能上营于脑，故见头晕目眩、健忘、注意力不集中；脾失健运，则饮食乏味，不思饮食；脾主四肢，脾失健运，故见肢体倦怠嗜卧；脾不统血，则伴有月经不调等。心主血脉，其华在面，血虚不能上荣于面，故见面色萎黄或面色不华，唇淡；舌为心之苗，心血不足，则舌淡或淡红；其脉细弱或细缓，乃为气血亏虚不能充盈血脉之征。以上病证和症状，常互为兼见，在某个病证中为主证，而在另个病证中则为兼证，不一定完全具备。

（2）心血不足引起的病证：思虑或操劳过度，或失血之后，心血暗耗，心失所养，则心悸；心藏神，血不养心，神不守舍，则失眠，多梦易惊或寐迟易醒；心气心血不足，不能上奉于脑，则头晕目眩，健忘；血虚则气少，故见气短；心主血脉，其华在面，血虚不能上荣于面，故见面色不华；舌为心之苗，心血不足，则舌质淡或淡红；其脉象细弱、沉细，乃血虚则气少之征。

（3）其他病证：其他病证发展到本方证阶段，或其他病证善后需用本方调治者，如血虚厥证，平素患者就有本方证的证候，其他诱因而突发者，在急救苏醒后，可用本方以调治根本；再如心脏病急救后，素有本方证者，可用本方调治；又如失血或大病后失其调养，以致出现失眠、多寐、心悸、健忘等本方证之证候者，均可用本方治之。

【所治病证】

不寐、健忘、虚劳、眩晕、心脏神经官能症、阳痿、嗜睡、郁证、脑鸣、慢性疲劳综合征、精神抑郁症、癫证、盗汗、月经不调、皮肤紫癜、善忧思病、肥胖病。

【临床应用】

1. 不寐　有心脾两虚、阴虚火旺、心胆气虚、胃中不和和气血亏虚等证型。选用本方，用于治疗心脾两虚型。其临床表现主要是：多梦易醒，甚则彻夜不眠，心悸健忘，头晕目眩，神疲倦怠，气短懒言，食少便溏或饮食乏味，面色少华，舌淡苔白，脉细而弱等。“生病起于过用”是由思虑劳倦，伤及心脾，以致血不养心，神不守舍所致。是故用本方，补益心脾以益气血。若肢倦神疲，饮食乏味，食少便溏明显者，可加补阴陵泉或脾俞佐以健脾益气。

若伴有精神抑郁症者，本方加泻内关，佐以理气解郁，加泻风池清脑安眠。

2. 健忘　有心脾两虚、心肾不交、肾精亏虚、心血亏虚、痰浊扰心和瘀血攻心等证型，以前四型较为多见。选用本方，用于心脾两虚和心血亏虚型。心脾不足型，证见健忘怔忡，多梦少寐，气短神怯，食少倦怠或腹胀便溏，面色皖白，舌淡苔白，脉象细弱等，妇女亦可兼有月经不调等。《济生方》中说：“脾主意与思，心亦主思，思虑过度，意舍不清，神宫不职，使之健忘。”心藏神，脾主思。多由思虑过度，劳伤心脾，心脾气血不足，神不守舍，脑失所养，则常常善忘。治宜补益心脾以益气血，故选用本方施治。若脾虚症状明显者，可加补阴陵泉或脾俞以助益脾健运；若兼大脑供血不足者，加补风池佐以健脑。

属于心血亏虚型，由于心血亏虚脑失所养，可用本方补益心血，或加补风池佐以健脑。

3. 心悸　本病有心气虚损、心阳不振、心阴不足、心血不足、心脾两虚、惊恐扰心、心血瘀阻、痰火扰心和水气凌心等证型。选用本方，用于治疗心血不足和心脾两虚型。心血不足型的临床表现是：心悸怔忡，心惊不寐，手足乏力，精神不振，面色不华，舌淡苔白，脉象细弱等。多由阴血不足，心失所养，或过度伤神，以致营血亏虚，阴精暗耗。选用本方补益心血以宁心神。若病情严重者，可加补心俞穴佐以补心气养心血。

属于心脾两虚型者，选用本方补益心脾以益气血。若效力不足者，可加补脾俞穴。

心悸既可在该病中为一个主病，又可出现在其他病证中作为一个症状；既有心脏本病，又有他脏病变累及于心；既有心脏的器质性病变，又有心脏功能性病变，临床应严加区别。

选用本方主要用于治疗心脏功能性病变。若属心血瘀阻者，禁用本方。若续发于失眠之后，以失眠为主施治。若心悸严重，出现心中空虚，惕惕而动，动则尤甚，气喘息促，手足口唇青紫，脉象疾数或结代者，病属危候不可使用本方。

本方证的心悸，应与痰饮心悸（有称胃脘跃动）作鉴别。痰饮心悸为胃脘停饮而引发心悸。患者一般为心悸、心慌、伴有失眠、头晕等。其心悸、心慌部位感觉在胃脘（即心窝处。

亦即剑突处)，并非心前区。多为天热劳动休息时暴饮冷水，水液不能运化后随汗排出而停于胃中，中阳暴恶，久而久之，终成本病。亦为心下停水，水气凌心引发心悸。

4. 眩晕　证见头晕目眩，过劳即发，动则尤甚，心悸神疲，失眠纳少，少气懒言，面色苍白，舌淡，唇甲不华，脉象细弱等。多由劳心太过，思虑无穷，伤及心脾，耗损气血，脑失所养。在大病或失血后，每见此病。故用本方补益心脾以益气血。若兼气虚者加补合谷穴。

“血为气配，气之所丽，以血为荣。凡吐血崩漏产后亡阴，……此眩晕生于血虚也。”血虚则气少，气血亏耗，不能上荣于脑，则头晕目眩；血虚不能养心则心悸神疲，难以入寐；血虚不能上荣，充于脉中，则面色不华，唇舌色淡，脉象细弱。选用本方又可补益心血，加补风池佐以健脑。

5. 心脏神经官能症　心脏神经官能症是现代医学的病名，根据临床表现，它属祖国医学的“心悸”范畴。多由突然剧烈的精神刺激，或操劳太过或思虑过度，或劳倦内伤，或饮食失节所致。其证型较多，分别表现有多种多样和程度不同的心悸、心慌、胸闷、多梦易惊、失眠、烦躁不安、心前区痛、遇事易忘、头晕、多汗、精神不振、倦怠乏力、纳呆食少、腹胀便溏、恶心呕吐、肢冷等相关证型的症状。其面色、舌脉的改变，出现在不同的证型之中。使用本方，用于治疗心血不足和心脾血亏型。与心悸治疗基本相同。若伴有恶心呕吐、胸闷、心前区痛，可加泻内关穴；若纳呆食少者加泻足三里。

6. 阳痿　本病有元阳不足、心脾两虚、惊恐伤肾、湿热下注和肝气郁滞等证型。选用本方，用于治疗心脾气虚和心脾血虚型，临证应根据具体病情配加有关腧穴。

心脾气虚型：证见阳痿心悸，短气汗出，形体瘦弱，神疲乏力，纳食减少，腹胀便溏，面色萎黄，舌淡，脉细或细弱等。可用本方加补阴陵泉或脾俞佐以健脾益气。使中焦脾胃气盛，后天化源充足，则心气充肾气盛，阳痿可愈。

心脾血虚型：证见阳痿，心悸怔忡，易于惊悸，多梦少寐，健忘，形瘦神疲，面色苍白或皖白，舌淡脉细等，宜用本方施治。若心血不足明显者，加补心俞佐以补心血益心气。

临床又有心脾气血两虚证，多由操心过度，思虑日久，损伤心脾。《素问·阴阳别论》所云："二阳之病发心脾，有不得隐曲"者即指此言，应用本方加补关元穴。

临床所遇，有本方证的心血亏虚证候存在，平时阴茎勃起正常，但因心血亏虚影响，不能性交者，施用本方效良。

《景岳全书·阳痿》篇中说："凡思虑焦劳忧郁太过者，多致阳痿。盖阳明总宗筋之会……，若以忧思太过，抑损心脾，则病及阳明冲脉，……气血亏而阳道斯不振矣。"可用本方施治。若兼情志抑郁者，可加泻间使理气散滞以解郁闷，或加泻太冲疏肝理气以解肝郁。若情志抑郁严重者，不可选用本方施治。

本病针补三阴交的用意是：足三阴之经脉循行少腹，结于阴器。足三阴和足阳明之经筋并上结于生殖器部位，故《素问·厥论》篇中称："前阴者，宗筋之所聚。"经筋有赖于经络气血的濡润滋养，因此，临床常配补足三阴经的交会穴三阴交施治。属于心脾不足者，更需配补本穴。

7. 嗜睡　有湿困脾阳、心脾两虚、肾阳虚衰和肾精不足等证型。选用本方，用于治疗心脾两虚型。其主要病因病机是：多由病后失调，思虑过度，或饮食不节，或失血之后，以致心血耗伤，脾气不足，心神失养，则神志恍惚，心悸多寐。证见倦怠乏力，时时欲睡，纳呆泄泻，心悸气短，妇女可见月经不调经色淡量少，面色无华，舌质淡，苔白，脉象细弱等症状和体征。《杂病源流犀烛·不寐多寐源流》中说："多寐，心脾病也。一由心神昏浊，不能自主；一由心火虚衰，不能生土而健运"。由心脾病者，施用本方收效较良。若因饮食不节，脾气不足，脾虚症状明显者，加补脾俞健脾益气，若湿困脾土者，加刺阴陵泉先泻后补佐以祛湿益脾。

8. 郁证　证见多思善虑，心悸胆怯，失眠健忘，头晕神疲，食欲不振，面色不华，舌淡，脉象细弱等。属于心脾两虚证者使用本方，用以健脾养心以益气血。

9. 脑鸣　有髓海不足、心脾两虚、肝气郁滞和湿热上壅等证型。选用本方用于治疗心脾两虚型。证见脑鸣眩晕，多梦少寐，心悸健忘，气短乏力，纳呆食少或便溏浮肿，舌淡苔白，脉象濡细等。故用本方施治，补益心脾以益气血。

临床应特别注意，要严格区别脑鸣与耳鸣，不可混淆，否则易于误诊。

10. 慢性疲劳综合征　它是一种以长期过度疲劳为突出的临床证候，体检和常规实验室检查一般无异常，属于祖国医学的“虚劳”病范畴。若出现心脾两虚症状和体征者，可用本方施治。证见低热畏寒，关节疼痛，头痛头晕，精神抑郁，烦躁不宁，失眠健忘，反应迟钝，食少纳呆或便溏，舌质淡嫩，舌苔薄白，脉象细弱等。其主要病机是：脾主肌肉、四肢，脾气虚弱，健运失常，不能化生精微，气血来源不足，四肢筋脉失养，故而肢体疲劳倦怠；心血不足，导致心神病变，则见失眠、健忘、烦躁、神志不宁；健运不足，则食少纳呆，便溏；其关节疼痛，头痛头晕和舌脉的改变，均为气血不足之征。以本方为基础方，若脾虚症状明显者，加补阴陵泉或脾俞穴佐以健脾；若气虚症状明显者，加补合谷或气海佐以补气；若血虚症状明显者，加补血海或膈俞以增养血之力。

本病有“补中益气汤”证，临证应加区别。临床多见由西医以神经官能症、自主神经功能紊乱治之无效，前来求治于针灸者，往往收效较佳。

【病案举例】

病例1　心悸、失眠

患者张某某、男，53岁，南阳市运输公司职工。于1996年11月9日初诊。

主诉：患心悸、失眠已半年。

现病史：半年来心悸易惊，入寐迟缓，醒后不能入寐，严重时彻夜不寐。面部及眼睑浮肿，面色苍白不华，脉象沉细无力。

有乙型肝炎病史。有肾炎病史。

辨证：属于心脾两虚，血不养心，心不守舍之心悸、失眠证候。

治则：补益心脾。

取穴：一诊，针补神门，三阴交；二至九诊，上方加泻风池穴。每隔1~2日针治一次。

效果：四诊，失眠、心悸减轻；六诊，心悸、失眠复轻，眼睑及面部浮肿已愈；八诊，效果更为明显，心悸、失眠基本治愈；九诊（与八诊间隔7天），心悸、失眠已愈。处方同上，巩固疗效。

按：本例之心悸、失眠，以心悸易惊，彻夜不眠，面部及眼睑浮肿，面色苍白，脉象沉细无力为辨证要点，辨为心脾两虚证。故选用本方，补益心脾以宁心神，以治其本。配泻风池穴的目的，佐以清脑安眠以治其标，故而收效显著。

病例2　惊悸

患者张某某，女，62岁，住南阳市唐河县桐寨铺街。于1996年8月24日初诊。

主诉：每看到陌生人即突然惊悸，四肢发软，已半年。

现病史：半年前开始感冒，感冒愈后因劳累而出现四肢发软，活动无力。继而又因生气郁怒出现看到陌生之人，突然惊悸，四肢发软，两手颤抖，舌肌发强，说话不清，面部发青，两目呆视，约1分钟后自行缓解。半年来每因生气郁怒复发。伴有口苦，听到高声说话或较高杂音，即突然惊悸，全身颤抖。舌质暗无苔，脉沉细弦。

脑电图检查：未发现异常。血液流变学检查：中风预报；血沉稍快，血浆黏度略有增高。

辨证：属于心血不足，血不养心，心不守舍挟肝气之惊悸证候。

治则：补心血，益心气，宁心神，佐以疏肝解郁，行气散滞。

取穴与效果：

一诊、二诊（27 日），针补神门、三阴交，泻内关（佐以行气散滞，并有通畅心气的作用）。

三诊（29 日），病情稍有减轻，处方同上；四诊（31 日），昨天因生气又看到蛇而惊悸、身软 5 次，改泻合谷、太冲、内关，疏肝理气，镇惊安神。

五诊（9 月 3 日）、六诊（5 日），因上方明显减轻，故效不更方，仍用上方施治。

七诊（7 日），因上方治标治实治因有效，但心血不足亦应治之，故针补神门、三阴交，泻内关。

八诊（10 日）、九诊（12 日），因七诊后惊悸复轻，效不更方，仍用上方施治。

十诊（14 日），惊悸虽然减轻，精神尚好，但仍惊悸，故改泻合谷、太冲、风池（醒脑熄风）。

十一诊（16 日），因上方收效不佳，故仍补神门、三阴交，泻内关。

十二诊（18 日），改用补益气血，养心宁神之法，针补合谷（补气）、三阴交、神门，具有“养荣方”之效。

十三诊（20 日）、十四诊（23 日），因十二诊后病情明显好转，故仍用上方施治。十四诊治愈。

按：治疗本例惊悸的有效方，主要是用本方加泻内关，补益心脾，佐以行气散滞，通畅心气，和“养荣方”，补益气血，养心宁神，用于辨证取穴，以治其本。所用“四关方”加内关或风池，仅用于治标治因，属于对症治疗。

病例3　惊悸

患者张某某，女，21岁，住南阳市宛城区小西关街。于1995年11月2日初诊。

主诉：惊悸、胆怯已半年多。

现病史：父亲患精神病，一时防备不慎就挨打，已被打伤数次，因此经常恐惧、惊怕。又因经常思虑父亲病患不愈，影响经济收入，久之而得此病。开始因惊吓后全身抽搐，上半身向前伏动（如磕头状），第二天上课时突然晕倒，即住医院急诊室救治。此后时时心中惕惕不安，经常惊怕、恐惧，听到大的声音即惊悸不安。左侧半身麻木，时而全身不定处发凉，时而左手抽动、左下肢发软，多梦但入寐尚可。舌淡，舌边有齿痕，脉象沉细无力。

辨证：属于惊恐思虑日久，耗伤心血，以致心血不足，血不养心，神不守舍之惊悸证候。

治则：补心血以宁心神。

取穴与效果：

一诊、二诊（4日），针补神门、三阴交。

三诊（7日），惊悸减轻，心中惕动感次数减少，仍因恐惧不能自控，愈想愈惊怕，愈心胸烦闷。处方同上加泻内关（开胸理气，除烦安神）。

四诊（9日），针补神门、三阴交。

五诊（11日），病情明显减轻。处方同上。

六诊（14日），仅感心胸烦闷及胡思乱想不能自控而惊悸。改针泻内关，补三阴交。

七诊（16日），心胸烦闷及惊悸基本治愈。处方同上。

八诊（18日），原病基本治愈，效不更方。处方同上。

随访：1995年11月25日，患者前来告知病患基本治愈，欲来根治，因刚安排工作上班，没有时间针治。

按：本例患者因恐惧和思虑日久，耗伤心血，以致形成心血不足，血不养心，神不守舍之证候，故选用本方以补益心血为主。因伴有心胸烦闷，故加泻内关佐以开胸理气，除烦安神；因五诊后心胸烦闷，尚未减轻，故六至八诊，改泻内关开胸理气，除烦安神，配补三阴交益脾养血以益心血而收效。

病例4　心房纤颤

患者赵某某，女，70岁，家住南阳市永安村345号。于2001年6月2日初诊。

主诉：患心慌、心跳、心悸、上不来气已月余。

现病史：于2000年某日因操劳过度，精神紧张，忙碌几天后出现心慌、胸闷，即服速效救心丸很快缓解。近月余前突然心慌、心跳、胸闷，曾两次作心电图检查，其结果均为心房纤颤。即住本院内科病房，治疗20天有所减轻而出院。

现在证：心慌，心跳，胸闷，上不来气。伴有食欲不振，饮食减少，口味不佳，鸡蛋、奶粉均不欲食和精神疲惫，失眠多梦，手足心凉等症状。舌质舌苔无异常发现，脉象沉弱，时而间歇。

辨证：属于操劳过度，伤及心脾，心脾气血两虚之心悸、心慌证候。

治则：补益心脾以益气血和补益气血，佐以调心气。

取穴：一至五诊，针补神门、三阴交；六至八诊，针补合谷、三阴交，泻内关。每隔1~2日针治1次。

效果：二诊后，心慌、气短胸闷等症状减轻；五诊后，心慌大为减轻，仍感气短（上不来气）、食少，口味较前好一些；七诊后，脉象沉弱但无间歇，心慌、胸闷已愈，精神较前明显好转。失眠多梦亦随之减轻；八诊治愈。

按：依其脉证和伴有症状，病属心脾两虚，气血虚亏的“归脾方”证。以心悸，心慌，胸闷，气短，食欲不振，多梦少寐，精神疲惫，脉沉弱时而间歇，为其辨治要点。

所取腧穴，由于辨为“归脾方”证，故一至五诊，选用本方补益心脾以安心神；由于五诊后仍感气短，尚有心血不足和食少乏味等症状，故六至八诊，改用“八珍方”加泻内关，气血双补，佐以畅心气调胃气，共针八次而告愈。从近期来看，对心房纤颤有一定疗效。

病例5　惊怕、头晕、失眠

患者李某某，女，55岁，住南阳市白河大桥南幸福小区。于2001年6月12日初诊。

主诉：惊怕、失眠已30多年。每年春秋二季复发。开始因精神受到刺激而得。

现病史：30多年前因精神受到刺激而患此病。经常惊怕、胆小，每在较高处、个人单独行走或听到高的声音等情况下突然惊怕。失眠严重，时而彻夜不眠，多梦。别人说头晕自己亦感头晕。头内好似有筋，动一下即晕。每天不定时头部突然昏一下、昏一下，头部觉木、觉凉，后脑发困。夜间自觉胃部发热向上流动，一夜数次。每在惊怕时（惊怕时不心悸，不心慌）感到头晕、头昏，全身无力。易饥，饥饿时胃脘嘈杂则全身无力。易于感冒，自觉烘热。平时脑子昏沉，不清醒，健忘，眼睑发紧，口苦咽干，口味不佳。头晕发作时服艾司唑仑可很快缓解。每感身体虚弱，即输氨基酸则感舒服。脉象细弱无力。

辨证：属于心脾两虚，气血亏虚之惊怕、头晕、失眠证候。

治则：补益心脾以益气血，佐以清脑安眠。

取穴与效果：

一诊：针泻神门、风池，补复溜。

二诊：（19日），针泻风池，针补神门、三阴交。

三诊：（21日），针后突然头晕一下即止，心惊害怕减轻。

处方同上。

四诊：(24日)，惊怕减轻。处方同上。

五诊：(26日)，七诊（3月2日)，处方同上。

六诊：(28日)，针泻风池、神门、内关、百会。

八诊：（5日)，原来每因劳累后头晕加重，针后明显减轻；每次针后眼睑不发紧，亦不惊怕，平时突然头晕时仍服艾司唑仑片，服后缓解。近来一段时间一般不惊怕，饥饿时胃脘亦不嘈杂。处方同五诊。

九诊（7日)、十诊（9日)，处方同上。因开照相馆没有时间及时针治，停一段时间再来针治。

十一诊（11月23日)，最近因用脑、熬夜而引发失眠、心烦、急躁、易怒。针泻风池、神门。

十二诊（26日)，针泻神门、内关、太冲、风池。

十三诊（28日)，心烦、急躁、易惊、少寐、头蒙、头晕(与近来血压高有关)。针补神门、三阴交。

随访：2002年6月9日患者讲：从整个来看病情减轻了许多，因去北京给女儿照看孩子，没有时间继续针治根除。

按：本例属于心脾两虚气血亏损之“归脾方”证。故出现惊怕，头晕，健忘，失眠，头脑昏沉，胃脘不适，全身无力和脉象细弱之脉证。施用补益心脾佐以清脑安眠之法而收效。因病久针治次数较少，只能观其近期疗效尚好。

所取腧穴：在整个治疗过程中，是以针补神门、三阴交，配泻风池，补益心脾以益气血，佐以清脑安眠为主而收效。一诊的处方是“滋阴清火方”加泻风池佐以清脑安眠，因未中的，故二诊以后改为“归脾方”加泻风池穴而收效；其六诊之处方误在针泻风池、百会清脑安眠止晕，针泻神门清心安神，针泻内关和胃调气，不符合该病治则；其十一诊的处方，正对用脑、熬夜所致失眠和心烦急躁而设；其十二诊之处方，针对失眠、心烦、急躁、易怒。

病例6　不寐

患者郭某某，男，31岁，南阳华博公司经理。于2002年2月16日初诊。

主诉：患失眠已2年。因工作繁忙，日夜操劳，睡眠没有规律而致。

现病史：多梦（能记清梦境），入寐迟，醒后不能入寐。伴有心烦心慌，易于受惊吓，多疑善惑，焦虑，感到心脏无力跳动，自觉心脏要停止跳动，神疲肢倦，手足心汗出。面色少华，脉象细弱。

有颈椎病史，至今未愈。

曾在北京几个大医院和本市中心医院分别诊断为神经官能症、神经衰弱、抑郁症、焦虑症等，治疗无效。

辨证：属于劳倦太过，心血不足，神不守舍之不寐证候。

治则：补益心脾以养心血。

取穴：针补神门、三阴交，泻风池穴。自2月16日至3月8日，每周针治3次或4次，共针治13次。

效果：四诊后，症状明显减轻；八诊后，睡眠时间延长，梦少，惊恐次数减少，面色渐红润，精神大有好转，自觉心跳欲停的症状的发作次数减少，脉搏有力。十诊后，失眠将愈，每晚能入寐6~7个小时。十三诊告愈。

按：本例之不寐，缘由劳倦太过，伤于心脾，伤于心则阴血暗耗，心血不足，神不守舍，以致心神不宁。正如《景岳全书·不寐》中说："无邪而不寐者，必营气之不足也，营主血，血虚则无以养心，心虚则神不守舍。"故施用本方加泻风池，补益心脾以养心神，佐以促其安眠而收效。

【方效相较】

1. 本方与八珍方相较　二方都补三阴交益脾养血，仅一穴之差，二方功效截然不同。本方配补神门补心气养心血，二穴共奏补益心脾，类似"归脾汤"之效，又有补益心血之功。

"八珍方"配补合谷补气，二穴共奏补益气血类似"八珍汤"之效。

2. 本方与养心方相较　见"养心方"[方效相较]。

3. 本方与养荣方相较　二者都针补神门、三阴交。本方具有补益心脾之功；"养荣方"加补合谷补气，具有补益气血，养心宁神，类似"人参养荣汤"之效。故二方功效有异。

4. 本方与滋阴清火方、八珍方相较　见"滋阴清火方"[方效相较]。

【注意事项】

继服安眠药问题：失眠病人，由于长期依靠内服安眠药来帮助入寐，在针治期间应告诉患者不要突然停药，应根据针效逐渐减少，直至停服。因为针效不能很快（一、二次）控制失眠，突然停服，反弹难控。

临床所见，所接诊的病人，有因久服阿普唑仑之类较强的控制失眠的药物，或每晚必服 3 ~ 5 片方能入寐的患者，突然停药，反而反弹，失眠更为严重，加大用量方能入寐，而针治时间较长方能收效。

【其他方面】

1. 临床常规配穴　本方具有补益心脾以益气血和补益心血以宁心神的功效。用以补益心脾，如果脾虚症状明显者，加补阴陵泉或脾俞穴以增健脾益气之功；用以补心血，如果心血不足明显者，加补血海或膈俞以增补心血之功；如果心气不足明显者，加补心俞穴以益补心气之功；如兼有胃气不和者，加泻足三里佐以和胃散滞；若兼气滞者，加泻间使佐以行气散滞；若兼有心络瘀滞者，加泻内关佐以通畅心络；若心血不足兼有心血瘀阻和心俞穴处有压痛者，加泻心俞佐以通心血散瘀滞；不寐之病，常配泻风池佐以清脑安眠；脑失所养之健忘病，常配补风池佐以健脑。

2. 失眠、心悸、健忘、头晕目眩　本方所治的这些病证，常同时出现。它既是一个病证，又是一个症状。如以失眠为主要病证，则伴有心悸、健忘等为其症状；以心悸为主要病证，则伴有的失眠、健忘等为其症状。临床应加区别，不能混淆其主证和伴有症状而影响辨证治疗。

3. 眩晕应与颈椎病作鉴别　本方证的眩晕病，是治疗心脾两虚和心血亏虚之眩晕病，而不是治疗有颈椎病基底动脉型之眩晕。颈椎病基底动脉型之眩晕，必有颈项发强，活动发响，扭转颈部即刻眩晕，移其正位即止。亦有与梅尼埃综合征的眩晕病近似。此时应用X线拍片或作脑CT扫描来确诊，以防误诊。所接误诊之病人不少。若是颈椎病基底动脉引起者，针灸治疗，针泻天柱、颈百劳、阿是穴，收效甚佳。

4. 临床所见

（1）参“八珍方”[其他方面]。

（2）我们接诊失眠患者较多，主要是辨证正确，分型明确，才能治效满意。由于失眠病证较多，又多兼见主证，易于混淆。例如2002年11月，针治一位60岁女性患者，因患顽固性失眠，兼有多年轻型精神抑郁症。以“滋阴清火方”加泻风池（清脑安眠）、内关（理气解郁），针治数次，效果明显。后来患者诉因多虑多思而得，又经常因多虑多思而影响安眠，遂改以“归脾方”治之，加泻风池佐以安眠。针后当天夜间心烦，燥热不宁，不能入眠。我们分析是辨证分型有误，误在心肾不交证误以心脾不足证治之。后改用前法前方治之，终告痊愈。

【歌括】

补益心脾归脾方，心血亏虚效亦彰，
针补神门三阴交，心悸不寐健忘康。

（十）都气方

【方治渊源】

此方始于20世纪60年代末。当时卫生部号召全国各省、地医院抽出一定人员，为防治慢性气管炎，进行试治。在此期间，父亲用针补复溜、气海，试治5例属于肾阴偏虚，阴不敛阳，气失摄纳之肾不纳气的喘证患者，收到了较满意效果。若患者素有肾亏证候，或肾不纳气较重者，加补太溪穴，收效颇佳。此后用于治疗久病哮证，属于肾气亏乏，摄纳失常者，疗效亦佳。由于本方类似“都气丸”（出自《医宗己任编》）之效，故定名为“都气方”。

【腧穴组成】

针补双复溜、太溪和气海穴。

【操作方法】

1. 补泻与留针

（1）为了便于捻补和减少刺痛，以上三个腧穴，一个一个穴位分别针刺。达到欲刺深度有针感后，连续捻补4~6分钟拔针，再针另一个穴位，方法同上。如此三个腧穴捻补完毕。

（2）术者若能用双手捻补，在气海穴捻补完毕后拔针，再分别同时针刺复溜或太溪，达到欲刺深度有针感后连续各捻补4~6分钟拔针，如此以上三个腧穴捻补完毕。其捻补的多少，根据病情而定。

2. 针治时间　一般隔日针治1次。若针效在24小时者，可每日针治1次；若针效在48小时者，可隔日针治1次。一般慢性病多隔日或隔2日针治1次。

【功能效用】

辨证取穴

滋肾纳气：用于治疗肾阴不足，气失摄纳引起的病证。

【主治范围】

肾阴不足气失摄纳引起的病证：如气喘、哮证、脐下动悸等。分别伴见面红、烦躁、口咽干燥、腰酸肢软、手足心热、盗汗、舌红少津，脉细或细数等症状和体征。虽然病种不同，伴有以上症状和体征各病有所侧重，但其证型和病机相同，又都是适用滋肾纳气之法者，都属本方的主治范围。

【方证简解】

1. 腧穴功能　本方为治肾不纳气的专用方。用于治疗肾阴不足，阴不敛阳，气失摄纳之病证，针补复溜、太溪、气海之所以具有滋肾纳气，类似“都气丸”的功效，是因为：

复溜，可参考“肾气方”、“平肝熄风方”和“玉女方”中选用本穴的内容。

太溪，是足少阴肾经的原穴，主治肾之脏病、经病、气化病和同肾有关的脏腑器官疾病。施用补法具有补肾气、益肾阴、健脑髓的作用；施用补法配艾灸或烧山火，具有温补肾阳的功效；筋骨病，针补本穴具有强壮筋骨的作用。患野取穴，施用泻法具有通经活络，疏畅局部筋脉的功效；施用补法具有健壮局部筋骨的作用。

本方证为肾阴不足，气不摄纳之证候，取补本穴，用以益肾气，补肾阴。

气海，是“男子生气之海，元气之聚，生气之源”，为下焦的气会穴；元气要穴。主治脏气虚惫，真气不足和下焦气机失畅。施用泻法，具有通畅下焦气机，总调下焦气机的作用；施用补法具有大补元气之功。

本方证为肾阴不足，气不摄纳之证候，取补本穴，用以培补元气，与具有滋肾阴补肾气的复溜、太溪穴配伍，共奏补肾纳气之功。故本方似“都气丸”之效。

2. 病因病机　本方证的病因病机，主要是肾阴偏虚，阴不敛阳，气不摄纳而为病。

本方所治的喘证、哮证、呃逆和脐下动悸，虽然病种不同，但其病因病机相同，病机都是肾不纳气。例如，喘证是由肾阴不足，阴不敛阳，气失摄纳，肾不纳气所致。因肾为气之根，下元不固，气失摄纳，则呼多吸少，气不接续，动则喘促更甚；喘促日久，形瘦神疲，是肺病病深及肾，母能令子虚。伴见面红、烦躁、口咽干燥及舌红少津，脉细或细数，乃肾阴不足之脉证。

再如哮证缓解期，由于久病哮喘，肾气亏乏，摄纳失常所致。伴见腰酸肢软，手足心热，或盗汗等肾阴不足症状。脐下动悸，是由肾气素亏，气不摄纳，鼓动于下，或因妄汗妄下，汗下伤阴，气血大亏，以致肾气不纳，动于下焦所致。

【所治病证】

喘证、哮证、脐下动悸。

【临床应用】

1. 喘证　证见喘促日久，呼多吸少，气不接续，动则喘促更甚，腰膝酸软，形瘦神疲，烦躁咽干，喘则面红，舌红少津，脉细或细数等。是由肾阴不足，阴不敛阳，气失摄纳，肾不纳气所致。治宜补肾纳气，故用本方施治。

若属肾阳不足，伴见肢冷面青，舌质色淡，脉象沉细等。可用本方减太溪加补关元，温肾纳气。

2. 哮证　本方用于治疗哮证缓解期。由于哮证日久，肾阴亏虚，肾气亏乏，摄纳失常所致。证见哮证日久，动则息促，呼多吸少，手足心热，腰膝酸软，神疲倦怠，舌红少津，脉象细数。治宜补肾纳气，是故用本方施治。

3. 脐下动悸　是指少腹部惕然跳动而言。《伤寒论》称之“脐下悸”、“脐下有悸”。本方用于治疗肾不纳气型，证见脐下跳动，连及脐部，伴有气喘，时而太息，汗出，舌红少津，脉象细数。治宜补肾纳气，可用本方施治。

【歌括】

都气方中有复溜，太溪气海补益求，

肾虚喘哮脐下悸，滋肾纳气气虚收。

（十一）健脾渗湿方

【方治渊源】

本方始于20世纪70年代，父亲根据足三里、阴陵泉的功能，施用先少泻后多补之法所发生的协同作用，对照“参苓白术散”（出自《太平惠民和剂局方》）的方义、功效和主治而创立此方的。开始用于治疗泄泻、带下，后来又试治凡属脾虚挟湿所致的腹胀和老年性下肢浮肿等，取得了一定效果。我们在此基础上，又治疗下肢筋脉病，如足膝无力、鹤膝风、痿症、膝关节炎等。用于辨证取穴整体治疗脾虚挟湿和局部取穴虚中挟实之关节、筋脉病变，均获得满意效果。

由于本方辨证取穴所主治的病证和功效，类似“参苓白术散”的作用，故而父亲常向进修人员讲述本方类似“参苓白术散”的依据和施治有关的病证的道理，并依其功效命名为“健脾渗湿方”。

【腧穴组成】

针双足三里、阴陵泉，均用先少泻后多补之法。

【操作方法】

1. 补泻与留针

（1）为了便于补泻与留针，以上腧穴同时针刺，达到欲刺深度，有针感后，各穴连续轮流捻泻1～2分钟，留针10～15分钟后，各穴连续轮流捻补4～5分钟后即拔针。其补泻的多少，根据病情而定。

（2）用于治疗膝及小腿局部筋脉疾患，其方法同上，但捻泻与捻补的时间宜短。

2. 针治时间　一般每隔1～2日针治1次，必要时每日针治1次。

【功能效用】

1. 辨证取穴

（1）益气健脾，渗湿止泻、消肿：用治脾虚挟湿的病证。

（2）健脾制湿，化痰平喘、止嗽：用治脾不运湿，聚湿生痰之病证。

2. 局部取穴　健脾制湿、通经活络、健壮筋脉：用治膝及小腿的浮肿和筋脉疾患。

【主治范围】

1. 脾虚不能胜湿引起的内伤杂病　如泄泻、水肿、带下、腹胀、嗜睡和下肢浮肿等。分别伴见四肢困乏或沉重、困倦疲惫、嗜卧嗜睡、脘腹闷胀、不思饮食、饮食减少、口淡乏味、大便溏薄或便次增多、面色萎黄、舌质淡红或淡胖、舌苔薄白或苔白微腻，脉象细缓、虚缓、濡缓等症状和体征。虽其病种不同，伴见以上症状和体征各病有异，但其证型和病机相同，都是本方的主治范围。

2. 脾不运湿，湿聚生痰之病证　诸如哮证、咳嗽、肠鸣等病证，伴有痰湿内盛的症状和体征者，选用本方以治其本，配加有关腧穴以治其标。

3. 关节、筋脉病证　脾虚不能制湿所出现的膝和膝以下病变，如痿证、鹤膝风、小儿麻痹、老年性下肢浮肿等。其临床表现为：膝关节肿痛或无力，膝部以下沉重或行走无力，或久站则浮肿，或酸困沉痛等，亦或伴有脾不化湿的全身症状和体征，都是本方的治疗范围。

4. 其他病证　凡病情发展到本方证阶段的病证，均可使用本方。或配加有关腧穴，或与有关处方同时或交替施治。待本方证减轻或治愈，再治原发病。

【方证简解】

1. 腧穴功能　本方是主治脾虚不能运湿的代表方。针足三里、阴陵泉均用先少泻后多补之法。其之所以具有益气健脾，渗湿和中、消肿的作用，主治脾虚不能制湿之病证，是因为：

足三里，是足阳明胃经的合土穴。“合治内腑”，“肚腹三里留”，脾与胃相表里，主治脾胃病和脾病及肠、肝木乘土、脾虚及肾、肺虚及脾、脾虚及肺、脾不摄血、肝气犯胃、胃病及肠以及脾虚则气血化源不足等为因的病候。施用泻法具有和胃畅中、通肠散滞、消食导滞等功效；施用补法具有补脾益气、健脾养胃、健脾固肠、健胃养胃，还有培土生金等作用。故为健壮要穴，又是脾胃肠病的常用穴，消化系统疾病的常用穴。

本方证，针本穴先少泻以祛其湿，兼和胃畅中，后多补以健脾兼养胃。标本兼治，使之泻不伤正，补不阻滞，良有益也。

阴陵泉，是足太阴脾经的合水穴，土经中的水穴；为健脾祛湿要穴。脾之为病，不外脾虚与水湿。本穴主治脾不化湿、湿困脾土、湿聚生痰、湿邪下注和脾气虚弱、脾虚及胃及肠引起的病证。对改善脾系功能，消除脾系功能失常所产生的病候，具有一定疗效。

本方证，针本穴先少泻以祛其湿醒其脾，后多补以健其脾制其湿。标本兼治，使之泻不伤脾，补不留湿。

本方所治脾虚不能运湿之理，在于足三里与阴陵泉配伍，先少泻用以利湿醒脾，和胃畅中，后多补用以补中益气，健脾益肠益胃，共收益气健脾，渗湿止泻、和胃、止带、消肿之功。

另外，本方还治痰湿壅盛引起或伴有的证候。是因为“脾为生痰之源”，脾不运湿，湿聚生痰，痰湿内生引起者，选用本方健脾制湿以除生痰之源。

此二穴还治膝和膝以下关节、筋脉病，是因其既有辨证取穴整体治疗的功效，又有所在部位局部取穴的作用，能收双重效果。如痿证、鹤膝风、膝关节炎、小儿麻痹、老年性下肢浮肿、下肢无力等，属于脾虚有湿者，能健脾制湿；属于虚中夹实者，能通经活络健壮筋脉。总之，施用补中夹泻之法，以祛其小邪扶其正虚为主导。

2. 病因病机　本方证的病因病机，主要是脾虚挟湿侵犯机体而为病。

脾与湿的关系非常密切。脾主运化，有运化水谷精微和水湿，促进水液代谢作用。脾虚则水湿不化，湿盛则脾土必困，水湿的运化与脾的关系甚为密切。如虚证之脾不运湿，实证之水湿内停，寒证之寒湿困脾，热证之湿热内蕴等。因此在治疗时应结合病情，兼以化湿、逐水、燥湿、利湿之法，则脾运自复。湿有内湿、外湿之分。内湿与脾的病理变化密切相关，多由饮食不节，损伤脾胃，脾伤则运化功能失常，而津液不得运化敷布，故而湿从内生。一旦脾虚不运，水湿不化，湿从内生，则发生脾虚挟湿证候。分别出现泄泻、腹胀、胃痛、消化不良、水肿、带下、嗜睡等病证。

（1）脾不运湿引起的内伤杂病：脾气虚弱，不能运湿，则湿从内生。湿邪流注于肠，则清浊不分，肠道失职而成泄泻；留滞于胃，则胃气失和而成胃痛或纳呆；湿邪困脾，则腹胀、浮肿。脾虚不运，水邪内停，或病及肾，则水肿；湿邪下注，流注胞宫则带下；注于下肢，则膝部肿痛、下肢浮肿或沉重无力等。湿聚生痰，痰湿壅肺则咳嗽；痰湿停滞于肠则肠鸣。湿困脾土，脾阳不振则嗜卧、嗜睡。

（2）关节、筋脉病证：湿性趋下。脾虚不能制湿，湿邪下注于膝，经脉气血失畅，可致膝关节肿大疼痛形如鹤膝之鹤膝风或膝部肿痛之膝关节炎；脾虚挟湿，湿阻筋脉，筋脉失用，则可致下肢痿软之痿证。病久失治，筋脉亏虚，功能低下，可见足膝无力、痿证和小儿麻痹后遗症等。

【所治病证】

泄泻、小儿腹泻、带下、腹胀、胃痛、水肿、痿证、虚劳、肢体痿废、老年性下肢浮肿、小儿麻痹、经行泄泻、经行浮肿、咳嗽、周期性瘫痪、鹤膝风、冠心病（兼脾虚湿阻）、多寐、高脂血症、湿阻、增生性膝关节炎、消化不良。

【临床应用】

1. 泄泻　本方用治脾胃虚弱，不能腐熟水谷，则水反为湿，谷反为滞，合污下降而成之泄泻。证见大便时溏时泻，水谷不化，稍进油腻便次增多，饮食减少，脘腹胀满或食后作胀，肢倦乏力，面色萎黄，舌淡苔白或薄腻，脉象细弱或濡缓等。脾虚不运，湿渗肠腑，故大便溏泻；脾阳不振，运化失常，则饮食减少，脘腹胀满，稍进油腻则便次增多；久泻不止，脾虚及胃，则胃纳减少；气血来源不足，故而肢体倦怠，神疲乏力。其面色萎黄，舌淡苔白或薄腻，脉象细弱或濡缓，乃为脾胃虚弱挟湿之征。

本方以益气健脾为主，渗湿和中为辅，正中该病证型之的。若兼腹痛者加泻天枢，佐以通肠散滞以止痛；兼有滑脱者加补大肠俞，佐以涩肠固脱（天枢涩肠固肠之力虽大于大肠俞穴但易阻碍肠腑气机）；兼有寒湿者加泻灸天枢，温散肠腑寒湿之邪；兼有气虚下陷而滑脱者，加补合谷益气固脱。

若属脾胃虚弱型或脾虚下陷型而无湿象者，禁用本方。

慢性结肠炎属于本方证者，可用本方施治。但因慢性结肠炎多见左侧少腹疼痛或压痛明显者，可加泻阿是穴或局部有关腧穴，佐以散滞止痛。

2. 带下　本方用治因饮食不节，或劳倦忧思伤脾，致使脾虚失运，水湿不化，湿随气陷，损及任带二脉之带下病。证见带下色白或淡黄，绵绵不断，质稠（或稀）无味，神疲肢倦，脘闷纳少，或面足浮肿，面色㿠白或萎黄，舌淡，舌苔白滑或白腻，脉多濡缓或沉缓无力，或见舌体胖大有齿痕等。施用本方健脾益气，渗湿止带。若大便溏薄，畏寒肢冷者，加灸关元佐以温阳；若带下量多，滑脱不止者，加补带脉穴佐以止带；若兼气虚下陷者，加补合谷益气升陷；若兼肾虚不固者，加补肾俞佐以补肾止带。

3. 腹胀　证见脘痞腹胀，食后加重，食欲不振，不思饮水，呃逆不畅，口黏不爽，大便溏薄，舌淡胖大，苔白根厚，脉沉细缓。是因脾失健运，湿滞胃腑所致。治宜健脾祛湿和胃。可用本方健脾祛湿，加泻中脘、上脘，和胃畅中。

4. 胃痛　证见胃脘冷痛，喜暖喜按，脘腹胀满，恶心呕吐，纳呆不饥，口淡乏味，肠鸣泄泻，舌体胖淡有齿痕，苔白厚腻，脉沉细弦。用本方健脾益气，佐以祛湿和中，加泻灸中脘、上脘，温胃散寒，共收健脾祛湿温中和胃之效。

5. 水肿　水肿的形成与肺、脾、肾三脏功能失常有关。张景岳说："凡水肿等证，乃肺脾肾三脏相干之病。盖水为至阴，故其本在肾；水化于气，故其标在肺；水惟畏土，故其制在脾。"本方治病本在脾之全身浮肿，可收健脾制水之效。

证见遍身浮肿，晨起头面较甚，劳动则下肢肿胀，饮食尚可，二便正常，神疲肢倦，舌苔薄腻，脉象软弱或缓等。是由脾虚有湿，气失舒展，或长期饮食失调，脾气虚弱，或营养不良，不能充分吸收所致。治宜健脾化湿，不宜分利，故最适本方。若脾阳不振者，加神阙隔附子灸，温阳健脾，或加补关元或命门，补真阳以益脾阳；若兼肾阳不足者，加补肾俞配烧山火或艾条针上灸，温补肾阳；若水肿较甚，小便不利者，加泻中极，佐以利水消肿。

营养不良性水肿，属于脾胃虚弱者，选用本方健脾益气，和胃祛湿，配合加强营养疗法，其效亦佳。

慢性肾炎已基本控制，但尿蛋白日久存在，又属脾虚者，可用本方施治。

6. 痿证　本病的原因和证型较多，选用本方主要用于治疗脾虚挟湿，湿邪下注，筋脉失用者。

其临床表现为：下肢痿软，逐渐加重，食少便溏，神疲乏力，面现浮肿，其色不华，舌淡苔白或苔白薄腻，脉细或细缓、虚缓等。脾不健运，胃纳失常，故见食少便溏；脾不运湿，湿邪下注，加之化源不足，因而上则面部浮肿，其色不华，下则筋脉失养，而见下肢痿软。其神疲乏力，舌淡苔白，脉象细缓、虚缓或细等，为脾胃虚弱，气血化源不足之征。

施用本方，可收辨证取穴和患部取穴双重效果。前者益气健脾，渗湿补虚；后者以健筋脉补虚为主，佐以祛邪通络。

7. 虚劳　证见饮食减少，食后胃脘不舒，大便溏薄，倦怠乏力，面色萎黄，舌淡苔白，脉象软弱等。是由脾气虚弱，失其健运，胃肠传化失常所致，可用本方施治。

8. 肢体痿废　此是一个症状，可出现在诸多病证中。本方不是直接治肢体痿废症，而是用于治疗脾胃气虚。

其临床表现为四肢或下肢软弱、无力，渐致缓纵不收，肌肉枯萎瘦削，神疲气怯，食少便溏，或久泻不止，面浮无华，下肢虚浮，舌淡，脉象沉细等，可用本方治疗。若挟气虚日久不愈者，本方加补合谷，以增补益脾胃之气。若由饮食失调，或久泻久痢，脾胃纳运失职，气血化源不足所致者，可用本方与针治饮食失调和久泻久痢之处方，交替施治。

9. 老年性下肢浮肿　其病因较多，临床应详加鉴别。如果误诊容易加重病情，特别是心脏病和湿热下注或肾炎遗留症状，更应注意，否则选用本方会加重或延误病情。本方主治证候，除有下肢指陷性浮肿，沉重无力，久站和久行加重外，还应伴有脾虚挟湿的症状和体征。

10. 小儿麻痹　本方主治小儿麻痹瘫痪期，因饮食不节，损伤脾胃，脾失健运，湿从内生，发展到本方证阶段。选用本方，可收辨证取穴益气健脾，渗湿和中，和患部取穴健壮下肢筋脉，佐以通经活络之双重效果。

本病初期伴有胃肠湿热症状，和瘫痪期不久，仍有胃肠湿热症状者，不可使用本方。应用“湿热方”其效甚佳。

11. 经行泄泻　证见月经将潮，或正值经期，大便溏泄，脘腹胀满，神疲肢软，或面浮肢肿，经行量多，色淡质薄，舌质淡红，苔白或薄腻，脉象濡缓等。属于脾不运湿，湿渗大肠，故泄泻溏薄，脘腹胀满；湿泛肌肤，则面浮肢肿；脾虚湿困，筋脉失调，则神疲肢软；阳虚不能奉心化赤，故经色淡红而质稀薄；脾虚不能摄血，则经血量多；舌脉改变，系脾虚挟湿之征。选用本方健脾益气，化湿调经，使脾气散精，水精四布，则泄泻可愈，兼症自消。本方在经期前6～10天，隔日针治1次，连续针治3～5次即可治愈。如果不瘥可在下届经期前如上法施治，方能收效。

12. 经行浮肿　证见每临经前，面浮肢肿，按之凹陷，脘腹胀满，食欲不振，泛泛欲呕，大便溏泄，便次较多，舌淡，舌体胖大，舌苔薄腻，脉濡。是因素体脾气虚弱，经水将行，脾气益虚，水湿不化，溢于肌肤所致。证属脾虚湿阻，故用本方益气健脾，化湿消肿。临证应与肾阳虚型和脾肾阳虚型作鉴别。

13. 咳嗽　本方用于内伤咳嗽。证见咳嗽痰多，痰稀涌盛，气短乏力，腹胀纳呆，食欲不振，神疲肢倦，舌苔薄白或薄腻，脉象虚缓等。属于脾虚挟湿，湿聚生痰，痰湿壅肺，加之患病日久，脾虚及肺气虚者。选用本方取其既能补益脾气，又能补益肺气，还能健脾制湿以化痰。补肺气，是基于脾属土，肺属金，土能生金，虚则补其母之意；健脾化痰，是基于健脾以制湿，无湿不生痰之意。李中梓在《医宗必读》中说："脾为生痰之源，治痰不理脾胃，非其治也。"提出了痰源于脾和调理脾胃以治痰。使用本方其意正在于此。

若痰盛而用本方效缓者，可加泻丰隆佐以化痰，痰去则咳嗽减轻。用本方健脾制湿以治痰生，是从其根本，佐丰隆化痰是治其标。若肺气不足明显，本方力所不及者，可加补太渊或肺俞，补肺益气，有助本方脾肺双补，以健其根本。若痰湿涌盛，阻碍气道者，加泻天突佐以开痰利窍；若兼中气不足者，加补合谷益气升陷。

14. 多寐　是指不论昼夜，时时欲睡，呼之即醒，醒后欲睡而言。本病多与阳虚阴盛或脾虚湿困，清阳不升有关。“阳气盛则瞋目，阴气盛则瞑目”。使用本方用治朱丹溪所说:“脾胃受湿，沉困无力，怠惰嗜卧”和《血证论》说:“身体沉重，倦怠嗜卧者，乃脾经有湿”之多寐。其临床表现是：困倦欲睡，四肢沉重，纳食减少，口黏不渴，大便不实，甚则足跗浮肿，舌苔白腻，脉濡或缓或濡缓等。若兼胃纳食少，胃腑觉凉者，加灸中脘、上脘佐以温运胃腑；若兼脾阳不振者，加灸神阙或补灸脾俞，佐以温阳健脾。

15. 高脂血症　是引起动脉粥样硬化为基本病变的心脑血管疾病的重要原因之一。与脾的代谢功能关系密切。脾主运化，包括现代医学所言的脂质代谢。施用健脾之法，可改善多种受体及酶的代谢功能，从而促进代谢的正常运行。而某些受体、酶缺陷是导致高脂血症的主要因素。所以高脂血症源于脾虚。

使用本方，用治脾虚不能制湿，水湿不化，聚湿生痰，而造成血脂升高者，可收健脾制湿，以阻生湿生痰之源之效而从本图之。若兼脾阳不运者，加灸神阙或补灸脾俞温运脾阳；兼见痰盛者，加泻丰隆佐以降痰化浊；伴有血瘀者，加泻三阴交或血海，佐以活血祛瘀；若兼气虚者，加补合谷佐以益气，均能达到降血脂的作用。

【病案举例】

病例 1　痰涎涌盛

患者申某某，男，65 岁，住本院内 4 科 16 床。于 1999 年 12 月 28 日由病房转来协助治疗。

主诉（代述）：口流痰涎，四肢浮肿已 4 个月。

现病史：因患脑梗死，于 1999 年 9 月 8 日收住本院内 4 科。经过治疗已能行走，左手仍不会活动，言语不清。入院后

4个月来口流痰涎，不能自控，至今未愈。

现在证：入院后患有口流清涎，挟有痰涎，不能自控。近来严重，痰液涎水如涌，喉中痰鸣，影响呼吸，由于气短，咯痰不利，不易咯出。伴有嗜睡，四肢浮肿，肢软无力，说话不清，口淡无味，大便溏泄，2～3日一行，精神疲惫等症状。体胖丰腴，略现痴呆，舌质暗紫，舌苔白厚滑腻，右脉微细，左脉弦数。病房曾用中西药久治无效。

既往病史：2个月前患呃逆，间断发作两个多月，病房曾用多种疗法未能控制。请本科协助治疗，针治两次而告愈。

辨证：属于脾不运湿，湿聚生痰，痰涎壅盛，上泛而出之脾虚痰涎壅盛证候。

治则：健脾益气，祛湿逐痰。

取穴与效果：

一诊（28日），针足三里、阴陵泉，先少泻后多补。

二诊（29日），喉中痰涎减少，口流涎水及痰液较多。针补合谷，泻丰隆。

三诊（30日），基本已不从口中流出涎水及痰液，喉中已无痰鸣声音，说话较清楚。处方同一诊。

四诊（元月4日），数天未针，复流痰涎，喉中痰鸣，近几天大便干秘。处方同一诊和二诊。

五诊（6日），口流痰液涎水及喉中痰鸣明显好转，基本治愈。处方同四诊。

六诊（18日），因无人护理未来针治，痰涎复盛，并感气短无力，舌质变红，舌苔白厚浮黄已不滑腻。处方同四诊。

随访：后因其他症状加重，又无人护理前来针治，故停止治疗。

按：本例之痰涎壅盛，属于脾不运湿，湿聚生痰，痰湿壅盛，上逆而出，故出现涎水挟痰液从口中涌出，喉中痰鸣；痰阻舌络，故说话不清；又由脾虚气弱，无力咯痰，亦致喉中痰鸣；其四肢浮肿，大便溏泄，神疲肢倦，嗜睡，口淡无味，舌苔白厚滑腻，均为脾虚不能运湿之征。体胖之人又为湿盛之体。其说话不清，一则缘于舌肌不灵，二则因于喉中痰壅，影响吐字。

所针腧穴，一诊选用本方针足三里、阴陵泉，先少泻后多补，意在健脾益气，佐以祛湿，以阻生湿生痰之源；二诊虽然痰涎减少，但考虑气虚有痰，故补合谷泻丰隆，意在益气降痰；三诊，虽然基本不流痰涎，喉中已无痰鸣，相应说话较清，但病本未除，故用一诊处方，以阻痰湿内生；四诊，因5天未针痰涎复盛，但大便由溏泄转为干秘，说明痰湿内生有所减缓，故处方改由一诊、二诊合用，既益气降痰，又抑痰湿之内生；五诊，痰涎涌盛基本控制，仍同四诊处方，意在以巩固其效；六诊，因时隔12天未针，痰湿内生之因尚未消除，故病情复重，处方同四诊，仍意在既益气降痰，又堵痰湿内生之源。在三诊后大便由溏泄变为干秘，是因健脾祛湿，肠腑湿邪得以控制之故。可惜竟因无人照料而停止针治。

病例2　泄泻

患者魏某某，女，58岁，南阳市新野县新店高中职工家属。于1996年12月4日初诊。

主诉：患泄泻已20多年，近几年严重。

现病史：20多年前，因产后饮食生冷而得。曾在多处医院诊断为慢性结肠炎，久服中西药治疗时轻时重。大便日行2~3次，严重时日行5~6次，粪便溏薄，带有白色黏液，有便意则立即赶赴厕所，否则粪便解于内裤，每食猪肉则泄泻加重。生气后腹部胀大膨隆更甚，肚腹䐜痛。平时多汗，动则气喘，下肢浮肿（已26年），行走无力，嗜睡多寐（姐妹兄弟都有此现象）。舌尖稍红，舌苔薄白，脉数无力。

辨证：属于脾不健运，内生湿邪，湿滞肠腑，传送失职之泄泻。

治则：健脾制湿，佐以驱除肠腑湿浊。

取穴：一至十诊，选用本方，加泻天枢；十一诊、十二诊，本方加补合谷。每隔1～2日针治1次。

效果：二诊后，腹部发软，已无紧胀痛感，大便次数减少，仍晨泄；四诊后，大便日行2次，小便次数增多，腹部膨隆明显减轻；五诊后，大便日行一次；八诊后，因外出作客数天，饮食所伤和气候突冷，又腹泻腹胀，下肢浮肿未发；十诊后，腹泻腹胀复轻；十一诊后，仅早上起床时有便意，急赴厕所。余无异常。

随访：1997年元月17日，患者在本科针治腰痛时，告知原有泄泻未发。

按：本例病因病机：属于产后脏腑本虚，复因饮食生冷，损伤脾胃，脾胃纳运失职，水谷不能腐熟，则水反为湿，谷反为滞，合污下降而成泄泻。泄泻日久，脾虚更甚，运化失司，湿浊不去，久滞肠腑，故而大便溏薄，便次增多，粪便带白色黏液；脾气虚弱，不能自控肠腑，则排便急速（始感便意，急赴厕所，缓则解于内裤）；猪肉助湿生痰，又易伤脾，故而每食猪肉泄泻加重。原本肠腑气机阻滞，又本于脾虚，生气后郁怒伤肝，肝乘脾土，复增肠腑气机阻滞，故而腹部胀大膨隆更甚，肚腹䐜痛。平时多汗，动则气喘，下肢浮肿，行走无力，嗜睡多寐，则是久泻脾虚，脾气虚弱和脾虚挟湿之见证。舌、脉的改变，属于脾虚之征。

所针腧穴，一至十诊选用本方，用以健脾益气，祛湿和中，加泻天枢祛肠腑湿浊，行肠腑气滞。由于九诊后腹泻腹胀复轻，故而十一、十二诊，仍用本方以固其本，加补合谷益气升陷以培其本，有助正气的恢复。

病例3　带下

患者刘某某，女，45岁，南阳石油二机厂职工。于1999年5月22日初诊。

主诉：患带下病已2年。

现病史：带下量多，色白微暗，其质稀薄，略有臭气，腰酸困痛。平时气短心慌，精神萎靡，胃腹觉空，全身沉困，倦怠乏力，后背酸困，两眼昏花，头沉头晕。面色苍白无华，脉象沉细。有颈椎骨质增生病史。

辨证：属于脾不运湿，湿注胞宫，肾失闭藏，以致带脉失约，任脉不固之带下病。

治则：健脾制湿为主，兼补肾气。

取穴：针阴陵泉、足三里先少泻后多补，配补肾俞。每隔1~2日针治1次。

效果：一诊后，带下量少，其质变稠；四诊后，带下极少，下肢有力，精神复常，偶有头晕；五诊（6月8日）最后针治1次，以巩固疗效。

按：本例之带下，属于脾气虚弱，不能运湿，湿注胞宫，挟肾气不固，闭藏失职，以致带脉失约，任脉不固之带下病。脾不运湿，湿邪下注，故带下量多，色白质稀；带下日久，损及肾气，肾失闭藏，亦致带下量多，出现两眼昏花，腰酸困痛等肾虚症状；其全身沉困，胃腑觉空，倦怠气短，面色苍白无华，脉象沉细等伴有症状和体征，均属脾气虚弱之象。

所针腧穴，选用本方健脾益气，祛湿止带，配补肾俞穴，用以补肾以止带。由于选方配穴恰当，故而收效显著。

病例4　嗜睡（多寐）

患者魏某某，女，60岁，住南阳市宛城区市内联合街125号。于1999年元月12日初诊。

主诉：患嗜睡已3个月。

现病史：每在饭后全身疲倦，四肢沉重，呵欠频作，两眼流泪，疲困眼涩，欲睡嗜睡，但卧床则不能入寐。伴有饮食减少，口淡无味，口黏不渴，胃腑满闷，泛酸刺辣，大便不实，四肢沉重，下肢无力，全身困乏等症状。舌质紫暗，脉缓兼濡。

辨证：属于脾虚失运，湿困脾土，脾阳不振之多寐证候。

治则：健脾制湿以益脾阳。

取穴：针足三里、阴陵泉先少泻后多补。

效果：二诊（14 日），前天针后精神好转，食后四肢已不沉困重滞，呵欠及流泪减少，但晚上失眠；三诊（16 日），上次针后原有症状均有不同程度的好转和治愈；四诊（22 日），三诊后两下肢行走有力，食后欲睡明显好转；五诊（26 日），基本治愈，再针 1 次以求巩固。

按：本例之多寐，以食后欲睡嗜睡，四肢沉重，饮食减少，脉缓兼濡为辨治要点。属于脾虚不能运湿，湿邪内生，反困脾土，以致脾阳不振之嗜睡（多寐）证候。脾气虚弱，运化失职，故而每在饭后全身疲倦、沉重而欲寐，嗜睡；脾主四肢、肌肉，脾虚有湿，湿注四肢、肌肉，则四肢沉重，全身疲倦、困乏；湿侵胃肠，则见胃腑满闷、泛酸刺辣，大便不实；脾胃虚弱，纳运失职，则见食欲不振，饮食减少，口淡无味，口黏不渴。选用本方的目的，意在健脾可以制湿，湿祛则脾不受困，脾阳复常，则嗜睡（多寐）可愈，伴有症状随愈。故而五诊治愈。

病例 5　慢性结肠炎

患者姚某某，男，19 岁，住南阳市卧龙区潦河镇姚营村。于 1998 年 8 月 6 日初诊。

主诉：患结肠炎已 2 年。

现病史：大便日行 3 ~ 5 次，粪便稀薄，便前腹痛，便后痛止，左侧下腹凉痛。X 线钡灌肠透视：降结肠有炎症，诊断：慢性结肠炎。曾用中西药及中药灌肠（5 次）、埋线（3 次）治疗均未治愈。外观身体健壮。

辨证：属于脾虚不能运湿，湿浊下注肠腑，挟寒滞肠腑，肠道传送失司之泄泻（慢性结肠炎）。

治则：健脾渗湿为主，佐以通肠散滞，温通肠腑。

取穴：

一至六诊针泻天枢，针足三里、阴陵泉先少泻后多补。每隔1～2日针治1次。

七至十诊，针泻加针上艾条灸左天枢、腹哀、大巨。每隔1～3日针灸1次。十一诊，用本方。

效果：六诊后，大便日行一次，粪便先干后溏，自觉左侧下腹仍凉痛；七诊后，大便隔日一次；八诊后，大便仍隔日一次，左侧下腹已不凉痛；九诊、十诊巩固疗效；十一诊治愈。

随访：于1998年10月15日告知痊愈未发。

按：本例之慢性结肠炎，因于脾虚不能运湿，湿邪下注肠腑，肠道传送失司，故而大便溏薄，便次增多；湿浊阻滞肠道，气机不利，故而出现便前腹痛。由于寒滞左侧下腹肠腑，气机不畅，故而左侧下腹凉痛。

所取腧穴，一至六诊，选用本方健脾制湿，加泻大肠募穴天枢，以祛肠腑之湿，行肠腑之气；七至十诊，泻灸左侧天枢、腹哀、大巨，是在泄泻得以控制，左侧下腹凉痛仍存的情况下温散寒邪以畅气机，专治局部凉痛；十一诊选用本方，以固其本。

【方效相较】

1. 本方与补益脾胃方相较　见“补益脾胃方”［方效相较］。

2. 本方与湿热方相较　两方取穴相同，本方是用先少泻后多补之法，“湿热方”是用泻法配透天凉，仅补泻法不同，其功效和治证截然不同。本方具有益气健脾，渗湿和中、消肿、止泻的作用，用治脾虚不能运湿的病证；“湿热方”具有清利湿热，兼有利湿和胃畅中之功。二者又均治脾胃肠病和下肢关节、筋脉病证，但其病因病机又各不相同。临证注意鉴别选用，以防误用误治。

【其他方面】

1. 大便频数与泄泻的区别　大便便次增多与泄泻，两者不能混淆。临床所见，有些食欲正常或食量较大的健康之人，将每日大便3～5次当作病态，到处进行检查治疗，往往收效不佳或损伤脾胃。这些大便次数增多之人，诉说仅大便频多，时而便溏，但便前无腹痛又无下坠感，粪便不带黏液和宿食，并无因饮食生冷或感受外邪而便次增多，外观身体健壮。我们常对他们做些解释，这是脾胃纳运较盛，饮食增多，排泄旺盛之习惯性便次增多，不能当作病态求治。

2. 湿与脾的关系　湿与脾的关系甚为密切。湿之为病，不外内湿与外湿。外湿多与季节、地域、环境相关；内湿多与肺、脾、肾三脏有密切关系。就湿与脾的关系而言，有脾虚生湿和湿困脾土两大类。以本方证之脾虚生湿来说，其脾虚为本，湿邪为标；脾虚为因，湿邪为果。脾居中焦、属土，职司水谷的腐熟、吸收、转输和水液的运化，为人体水液代谢的枢纽。脾气健运，水谷、水液得以正常的输布和排泄。脾之功能低下，水谷、水液不能正常运化，则水反为湿，聚而为患。作为病理产物之湿邪，到处可注可犯，但以胸、腹、肠、胃、胞宫和下肢关节、肌肉为多见。鉴于本方腧穴功能，多用治腹、肠、胃、胞宫以及下肢部位的病变。

脾虚不运，所致之内湿，具有发病缓慢的隐匿性、本虚标实的特殊性和病性缠绵的难愈性。脾虚不能运湿，湿邪内生，不是一朝一夕所能产生和蓄积的，犹如滴水成洼需要一定时间，故其发病较缓慢，缓慢而隐匿。病情由轻至重，由简单到复杂。脾虚不能运湿，湿邪内生，病本在脾，病标在湿。所反应的症状，湿邪为患的症状属实，脾的症状属虚。其临床病候多见虚中挟实，本虚标实，故而在病理上有其本虚标实的特殊性。基于湿性黏滞，加之发病缓慢隐匿性而病程较长和本虚标实特殊性而病理错杂以及患病部位各有其生理、病理上的特点，致使增加辨证上的难度、治疗上的棘手，往往病证缠绵难愈。因此，临证必须详加辨证，还要在本方的基础上，根据具体病位病情，配加有关腧穴，方能有效地控制病情，促使病患早愈。

3. 关于湿泻的论治　所谓湿泻，是因湿邪过盛导致泄泻。《素问·阴阳应象大论》中云："湿胜则濡泻"，《难经》中云："湿多成五泄"，《杂病源流犀浊·泄泻源流》中说："湿盛则飧泄，乃独由于湿耳。不知风寒热虚，虽皆能为病，苟脾强无湿，四者均不得而干之，何自成泄？是泄虽有风寒热虚之不同，要未有不原于湿者也。"古有"无湿不成泻"之说等等。以上所述湿为泄泻的成因。刘完素说："祛湿之法，不利小便，非其治也"，《金匮钩玄·泄泻》也说："泄俗专用涩药治痢与泻，恐必变他疾，为祸不小矣。殊不知多因于湿，惟分利小水，最为上策"。又有治泻常法，所谓"利小便所以实大便"。《景岳全书》中说："泄泻之病，多见小水不利，水谷分则泻自止，故曰治泻不利小水，非其治也。"《石室秘录》也说："健脾祛湿，水性分消，不收而自收也"。等等，以上这都是治疗湿泻的方法。

本方所治之泄泻，是内因脾虚失运，水谷不化精微，湿浊内生，混杂而下，发生泄泻。《景岳全书·泄泻》所谓："泄泻之本，无不由于脾胃。"脾虚失运，可致湿盛，而湿盛又可影响脾的运化，故脾虚与湿盛是相互影响，互为因果的。因此在治疗方面，不可峻用通利水湿（通利小便）之法，单用利小便之法，反致脾气更虚，泄泻难愈。故用本方恰到好处，用健脾制湿之法，使之健脾不碍湿滞，祛湿不伤脾气，良有益也。

凡经胃腑腐熟的水谷，由小肠承受，进而消化、吸收，其中之"浊"为二便。所以在治疗时，根据其诱发因素，利其小水，以促进小肠泌别清浊，实属必要。然而肺为水之上源，肾（膀胱）为水之下源，脾为运化水湿之枢纽，小肠为泌别清浊之腑，相互协调输泻，水气分消。关于分利治法《景岳全书》中叙述较详，书中认为，采用利水之法，当注意“有可利者，有不可利者，宜详辨之”。例如“暴注新病者，可利；形气强壮者，可利”。“实热闭涩者，可利；小腹胀满，水道痛急者，可利”。“病久者”、“阴不足者”、“脉证多寒”、“形虚气弱”、“口干非渴、不喜冷者”等情况，要恰如其分地辨证加以处理。选用本方应加以注意，本方所治泄泻，不是专用分利之法，而是在健脾的基础上佐以祛湿。

4. 临床见闻　针双阴陵泉、足三里，因补与泻的多与少的不同，其效迥然有异。例如：

患者张某某，男，74 岁，南阳市检察院职工家属。于 2002 年元月 22 日初诊。

主诉：两侧膝上大腿部沉困 2 个多月。

现病史：不知原因，2 个多月来，经常两膝关节以上大腿部沉困，特别是行走时沉困更为明显。与气候改变无关。血压、大小便等均无异常。

取穴与效果：

针双阴陵泉、足三里，隔日针治一次。初诊用先少泻后多补之法，有所减轻；二诊后无改变；三诊后复重；四诊、五诊、六诊改用先多泻后少补之法，六诊后两下肢沉困明显减轻；八诊治愈。

按：本例的病因病机，主要是脾虚有湿，湿阻经脉之证候。由于没有掌握着脾虚与湿阻的轻重程度，随之带来补与泻的多与少的疗效差异，病情出现了反复。一至三诊施用先少泻后多补之法，意在健脾为主，祛除湿阻为辅，湿阻经脉得不到通畅，故而初诊后减轻，继而针治无效，再继针治反而复重。四诊以后改用先多泻后少补之法，意在祛除湿邪为主，健脾为辅，湿邪祛则经脉通畅，故而告愈。

由此看来，同针足三里、阴陵泉腧穴，缘于泻而不补，补而不泻，先少泻后多补和先多泻后少补，其功效截然不同，其治证亦随之不同。

【歌括】

健脾制湿治病广，泄带腹胀浮肿良，

阴陵泉与足三里，少泻多补功效扬。

二、温阳类

（一）右归方

【方治渊源】

本方始于20世纪60年代初，父亲根据“右归丸”（出自《景岳全书》）的方义、功效和治证，对照针补关元、太溪、三阴交的功效、方义和配伍后的协同作用，用于肾阳不足，精血亏虚之虚劳、腰痛、阳痿等病，屡治屡效而创立的。进入70年代，父亲用本方又治疗较多的肾阳不足，精血亏虚引起的病证，均取得一定疗效。

我们在继承父亲经验的基础上，又扩大了治疗范围，凡属肾阳不足，精血亏虚的病证，使用温补肾阳，填补精血之法者，均用本方施治，收效满意。父亲常向学生们和进修医生讲解本方类似“右归丸”的根据，以及施用本方的特点。

张景岳是根据《难经·三十六难》所说:“其左者为肾，右者为命门”的理论发展而来的。以右肾属火主阳，“右归”是“温阳补肾，使元阳（命火）得归其原”，而组成“右归方”的。由于本方具有类似“右归丸”之效，故而父亲将这个针灸处方命名为“右归方”。

【腧穴组成】

针补关元（肾阳虚衰较甚者，加针上艾条灸或配烧山火）和双太溪、三阴交。

【操作方法】

1. 补泻与留针

（1）为了便于取穴、捻补和减少刺痛时间，先针关元穴，达到欲刺深度有针感后连续捻补4～6分钟后拔针，再针刺另一个穴位，方法同上。如此以上五个穴位捻补完毕。

（2）若术者能用双手捻补，在关元穴捻补完毕拔针后，再分别同时针刺太溪或三阴交，有针感之后连续各捻补4～6分钟拔针。如此以上五个穴位捻补完毕。其捻补的多少，根据病情而定。

2. 针感走向　关元穴的针感走向是，针治阴器及下肢疾病，针尖略向耻骨方向斜刺，能使针感分别达到阴器、下肢部为佳；脐周病和胃腑病，针尖略向脐部方向斜刺，能使针感分别达于脐周、上腹为佳；一侧下肢病，针尖略向耻骨方向偏患侧斜刺，能使针感达于患侧下肢为佳；腰部病变，针直刺，个别患者针感达于腰部，其效较佳。若属真阳不足较重，或其以上部位觉凉者，可配烧山火能使温热感达于以上有关病位，其效较佳。

3. 变通腧穴若关元穴取之不便，可改太溪穴加艾条针上灸，以代温补肾阳之功；若太溪穴改用艾条针上灸感到麻烦或艾条气味影响患者，可改用烧山火手法。若关元穴取之不便，亦可改补命门穴加针上艾条灸。

4. 针治时间　一般每隔1～2日针治1次，若针效仅在24小时者，可每日针治1次；若针效达48小时者，可隔日针治1次。一般慢性病多隔日或隔2日针治1次；若巩固疗效防止复发，可隔3～5日针治1次。

【功能效用】

辨证取穴

温补肾阳，填补精血：用于治疗肾阳不足，精血亏虚引起的病证。

【主治范围】

1. 肾阳不足，精血亏虚引起的病证　如腰痛、阳痿、阳衰无子、女子不孕、虚劳、精液清冷、骨质疏松症等。分别伴有气衰神疲、畏寒肢冷、下肢浮肿、腰膝酸软、骨节空痛、大便不实、小便失禁或尿频、耳鸣耳聋，面色皖白或苍白、舌淡苔白，脉象沉迟或沉细或沉细无力等症状和体征。虽然病种不同，伴有以上症状和体征各病有异，但其证型和病机相同，又都是施用温补肾阳，填补精血之法者，都是本方的主治范围。本方证以年老和久病者为多见。

2. 其他病证　凡病情发展到本方证阶段的病证，都是本方的治疗范围。

【方证简解】

1. 腧穴功能　本方是温补肾阳，填补精血的常用方。针补关元、太溪、三阴交之所以主治肾阳不足，精血亏虚的多种病证，具有温补肾阳，填补精血，类似“右归丸”的功效，是因为：

关元，是壮阳要穴、小肠募穴。依其所在经脉、穴下脏器、针感走向和穴位所在，它主治下焦、中焦、小腹和小肠腑病，以及男女生殖、泌尿系疾病；对于真阳虚衰，脏腑虚惫的病证及其所产生的病理证候，在整体疗法中具有一定的功效。针补本穴具有补真火壮命门，培补肾阳，又益于脾阳、心阳的作用。因此，凡属肾阳不足，命门火衰而致的和伴有脾阳不振、脾肾阳虚、心阳不足、下元虚冷、膀胱虚寒、气化失常、真阳欲绝的病证，都可配补本穴。

本方证是肾阳不足，精血亏虚之证候，针补本穴，或配用温针或烧山火手法，用以补真火，益下元。

太溪，是足少阴肾经的原穴；为回阳九针穴之一；补肾要穴。主治肾之脏病、经病、气化病和同肾有关的脏腑器官疾病，对改善肾之功能，消除肾功能失常所产生的病理证候，在整体疗法中具有一定的功效。凡肾虚（肾气不足、肾阴亏虚）和伴有肾虚症状的病证，以及它脏病变累及于肾的病证，都是本穴的治疗范围，都可配补本穴。肾主骨藏精生髓，为作强之官，齿为骨之余，脑为髓之海资生于肾，腰为肾之府。凡肾精亏虚引起的脑、齿、腰椎、脊柱、足跟、骨骼等病变，均可取补本穴。肾为先天之本，生殖发育之源，与肾虚有关的生殖发育病证，都属本穴的治疗范围。

本方证是肾阳不足，精血亏虚之证候，针补本穴用以补肾气，益肾阴。与关元穴配伍，属于阴中求阳，补阳配阴，使沉阴散而阴从于阳。由于肾主骨藏精生髓，又精血相生，故补本穴还有补益精血，壮骨生髓的作用。

三阴交，为肝、脾、肾三阴经的交会穴，为主治男女生殖、泌尿系病和血证及妇科病证的常用穴。对肝脾肾三脏的气化功能失常所产生的病理证候，具有一定的功效。妇女以血为用，血病所出现胎、产、经、带诸证，常用本穴施治。足三阴经循少腹，结于阴器，交于任脉，会于曲骨、中极、关元等穴，故作用于少腹、阴器等处病变。

本方证针补本穴，既能益脾养血，又能补益肝肾以益精血。与太溪配伍，具有补肾气，益精血的作用。本方针补关元、太溪、三阴交，三穴配伍共收温阳益肾，填精补血之效。

2. 病因病机　本方证的病因病机，主要是肾阳不足，精血亏虚而为病。以年老或病久神疲乏力，畏寒肢冷，腰膝酸软，或阳衰无子，或精液清冷，小便失禁，食少便溏，面色苍白或㿠白，舌淡苔白，脉象沉迟等为其证治要点。

肾为先天之本，命门附焉，藏真阴而寓元阳。肾阴是肾阳的物质基础，肾阳是肾阴的功能表现，二者相互制约，相互依存。肾主骨藏精生髓，脑为髓海，骨骼脑髓健壮，则精力充沛。肾为生长、发育、生殖之源，又与膀胱互为表里，膀胱虚证和生长、发育、生殖缺损，都与肾虚有密切关系。肾阳为全身阳气的根本，气化功能之源泉，机体动力之源，调节水液的动力，“阳气者，若天与日，失其所，则折寿而不彰”。精血是人体生命活动的源泉和物质基础，全身脏腑、经络、组织、器官的生理功能，无不赖于精血的濡润滋养。一旦肾阳不足，精血亏损，就会出现机体虚衰，导致以上生理功能失常的诸多疾病。本方证针对其病因病机而设，故治疗范围较广。

（1）肾阳不足，精血亏虚的证候：是由肾阳不足，下元虚寒，则阳痿；肾阳不足，精血亏虚则男子阳衰无子，女子不能受孕；肾阳不足，膀胱不约则遗尿，气化不行则癃闭、水肿；真阳不足，精血亏损，骨髓失养，故出现骨质疏松症，腰、脊柱及下肢关节易于骨质增生；肾阳不足，精血亏虚，腰及下肢筋脉关节失养，故出现腰、脊柱及下肢、关节、筋脉酸痛、空痛、凉痛、酸软，或分别出现足膝无力、腰膝酸软、下肢酸软甚至不用；真阳不足，火不生土，则脾阳不振，则见大便溏薄，甚至完谷不化；病久命门火衰，阳气不布，故见气衰神疲，畏寒肢冷；肾阳不足，精血亏虚，不能上奉于头、脑、眼、耳，则见头痛、眩晕、目昏、健忘、耳鸣、耳聋等病证或症状；其面色皖白或苍白，舌淡苔白，脉象沉迟、沉细而缓或沉细无力等，均为真阳不足之征。

（2）其他病证：凡病久或失治、误治，病情发展到本方证阶段的病证，如痿证、癃闭、久疮、带下、骨质疏松症，以及外伤性截瘫等，分别伴有肾阳不足，精血亏虚的有关症状和体征者，都可以本方为基础，配加有关腧穴施治，或与有关处方交替施治，或本方证治愈后，再治原发病。

【所治病证】

虚劳、腰痛、阳痿、癃闭、小便失禁、男子不育症、无精子症、精液清冷、女子不孕症、骨质疏松症、眩晕、头痛、耳鸣耳聋、外伤性下肢截瘫、足跟痛、全身骨节空痛、骨骺、尪痹、老年性痴呆、大便艰涩、哮证、风湿病、慢性疲劳综合征、白细胞减少症。

【临床应用】

1. 虚劳　本方用于治疗肾阳虚衰型。证见畏寒肢冷，五更泄泻，下利清谷，腰脊酸软或腰背酸痛，遗精阳痿，尿频或失禁，面色苍白，舌淡苔白或舌淡胖而有齿痕，脉象沉迟。其病机是：肾阳虚惫，命门火衰，火不生土，不能腐熟水谷，因而下利清谷，五更泄泻；阳虚不能温煦四肢百骸，则畏寒肢冷；腰为肾之府，督脉贯脊络肾而督诸阳，肾阳不足，故腰脊酸软，腰背酸痛；肾气不固，则尿频或失禁；肾主藏精，肾虚精不秘藏，故而阳痿遗精。其面色、舌、脉均为阳气亏虚，阴寒内盛之象。本方中的关元（补阳）与太溪（补肾）配伍，温补肾阳，太溪（补精）与三阴交（补血）配伍，补益精血，故用本方而收效。

2. 腰痛　本方用于真阳不足，肾精亏虚之腰痛。证见腰痛以酸软疼痛或空痛为主，绵绵不绝，喜按喜揉，足膝无力，遇劳更甚，卧则渐减，少腹拘急，面色㿠白，手足不温，舌淡苔白，脉象沉细等。或伴有阳痿。使用本方，可收温补肾阳，强腰益髓之效。若伴有阳痿者，亦可同时治愈。

腰痛日久，或患者因它病久服激素，作骨密度检查，属于骨质疏松症之腰痛者，亦可用本方施治。若久患糖尿病，属于气阴两虚型，而见骨质疏松症者，不可使用本方治疗腰痛，亦不可使用本方治疗骨质疏松症，因其属气阴两虚型，方不对证。现代医学的腰肌劳损、腰椎骨质增生和轻度腰椎间盘脱出，出现真阳不足，精血亏虚之症状和体征者，均可使用本方施治。

3. 阳痿　证属命门火衰，下元虚寒者，可用本方施治。取其“善补阳者，必于阴中求阳，则阳得阴助而生化无穷”之意。方中关元针尖略向耻骨方向斜刺，能使针感走达阴茎部，或穴下有转动感则效良，若配烧山火手法，能使温热感走达阴茎部，以增壮阳之效。若体胖小腹脂肪较厚，不易产生针感者，可改针补命门穴加针上艾条灸。方中的太溪补肾气，益精血；三阴交既有补精血的作用，又有补益肝脾肾阴器之经筋的功效。

4. 癃闭、小便失禁　膀胱为贮溺之所，小便排泄的正常与否，与膀胱的功能有密切的关系，三焦气化功能健全与否，又与肺、脾、肾三脏功能有密切关系。选用本方用于治疗与肾阳不足有关的膀胱失约和气化无权的癃闭和小便失禁。

因肾阳不足，命门火衰，致使膀胱气化无权，溺不得出之癃闭，亦即“无阳则阴无以化”。可用本方（或方中的关元配艾灸或烧山火，以增强温补真阳之力）减三阴交，温补肾阳，化气行水。

因肾阳不足，命门火衰，致使膀胱虚寒，不能约束水道而小便失禁。使用本方温补肾阳以约膀胱。或针补命门（配艾条针上灸）、太溪、中极，共收温补肾阳，固约膀胱之效。

癃闭，属于外伤性压缩性腰椎骨折引起下肢截瘫，伴见的癃闭，和产妇出现的尿潴留，多是病房治之无效而转来针治的。只要属于本方证者，均可使用本方，温补肾阳，填补精血，而收良效。

5. 男子不育症　证属真阳不足，精血虚少，精液稀薄，精子活动率在于20%左右不能受孕者，可用本方温补肾阳，填补精血，其效颇佳。在针治前一定要检查精子活动率和数量，经治一段时间，体质状况有很大改善后，再作一次精液化验检查。并告知患者在针治期间禁、节房事，以恢复体质为先。

清·陈士铎在《石室秘录》中所说的：“男子不能生子有六病（精气寒、气衰、痰多、相火盛、精少、气郁）。”选用本方主治六病中的“精气寒”、“精少”。本方既能温补肾阳主治“精气寒”，又能填补精血主治“精少”。

6. 无精子症　凡接诊该症针灸治疗者，都必须在针灸治疗前通过有关检查，排除先天性和器质性以及前列腺病变。

证属真阳不足，精血虚少而无精子者，可用本方温补肾阳，填补精血，长期治疗方收疗效。应在针治前检查精子情况，针治一段时间，体质状况有很大的改善后，再作一次精液化验检查，是否有精子出现，若无精子出现可继续针治，若精子达到0～4时，可再针治一段时间，以求精子指数达到能受孕为止。

若恐仅用本方长期治疗，针穴灵敏度渐差，其效渐缓者，可改补命门（配艾条针上灸）、肾俞、复溜，与本方交替施治。隔日针治1次。

7. 精液清冷　其临床表现为：证见精液清稀，量少，或挟有黏冻样稠块，阴股寒冷，畏寒肢冷，倦怠嗜卧，腰膝酸软，溲清便溏，或有阳痿，面色皖白，精神萎靡，舌淡胖润或有齿痕，六脉沉细等。证属真阳不足，命门火衰，寒从内生，沉寒痼冷，可用本方治之。方中关元配艾灸或烧山火，加灸命门穴，以增强补真阳壮命门之力；方中的三阴交既能益脾养血，又能补益肝肾，足三阴之脉交会于小腹，对本病的治疗大有裨益；太溪补肾精有益于精液的改善。

8. 女子不孕症　证见多年不孕，形寒肢冷，头晕耳鸣，腰膝酸软，神疲乏力，小腹感凉，面色苍白，舌淡苔白，脉象沉细或沉迟，或月经量少或稀薄，经期后延。多因素体阳虚，或久病伤肾，或房劳过度，以致肾阳虚衰，精血不足，则面色苍白，神疲乏力；阳气不达则形寒肢冷；精血不足，筋骨失养，则腰膝酸软；下元虚寒，则小腹觉凉；肾精不能上奉于脑，则头晕耳鸣；肾藏精，为生殖之源，肾阳不足，精血亏虚，则月经量少，经血清稀，经期错后，故而不孕；面色苍白，舌淡苔白，脉象沉细或沉迟，为肾阳不足之象。故用本方温补肾阳，填补精血。

9. 骨质疏松症　属于中医学的“骨痿”、“骨痹”之范畴。中医学认为，肾对骨的生长发育和维持骨骼的正常成分、结构具有重要的作用。骨质疏松症多见年老患者和绝经后妇女。是因随着年龄的增长，肾气的渐衰，精血的不足，骨骼矿物质随之而丢失，和绝经妇女，肾气渐衰，精血不足，骨失所养而致骨质疏松。临床所治之证，多有“八珍方”加补绝骨之证、“肾气方”加补绝骨之证和本方证者。使用本方用于肾阳不足，精血亏虚，不能充养骨质、骨髓者。

证见全身多处关节或腰脊、骨骼酸痛、酸困痛、凉痛（阴雨、感寒加重）、空痛，行走无力，腰脊酸软，畏寒肢冷，或分别伴有尿频尿急、排尿不净、头目晕眩、头部空痛、颈项发软以及面色皖白，舌质淡，舌体胖，脉象沉细或沉迟等症状和体征。临证又多见多处骨质增生。属于真阳不足，精血亏虚者，故用本方施治，收效甚良。若曾服用激素较久者，其效较慢。

肾主骨生髓。骨质疏松是由于内分泌紊乱、性激素减少引起的骨代谢障碍的疾病。骨密度是判断骨质疏松症的主要指标。本方证的骨密度降低最为明显。

10. 眩晕　本方用于治疗肾精亏虚不能上奉于脑之髓海不足，偏于肾阳虚型者。其临床表现为眩晕耳鸣，或耳聋失聪，面色苍白或皖白，舌淡，脉象沉细等。使用本方可收补肾阳益精血之效。临证应与“左归丸”证之眩晕作鉴别。否则阳虚以阴虚治之，治错了阴阳，加重病情。

11. 头痛　本方用于治疗肾精亏虚不能上奉于头，偏于肾阳虚型者。其临床表现为头痛绵绵，头部畏寒，或头部空痛，腰膝酸软，四肢欠温，或健忘、阳痿，或伴耳聋失聪，面色苍白或皖白，舌淡，脉象沉细等。一般不配患野腧穴，补之不可，泻之不妥。若挟有标实者，加泻头部患野腧穴，用以通经活络以止痛。

12. 耳鸣、耳聋　以耳鸣、耳聋为主，兼见下肢觉冷，健忘，阳痿，腰膝酸软以及面色不华，舌淡苔白，脉象沉细或虚弱、沉迟等。属于真阳不足，精血亏损者，选用本方，可收温补肾阳，填补精血以充耳络之效。此类耳鸣、耳聋多见年老体衰及患病日久之人。

13. 外伤性下肢截瘫　不论病至中期或恢复期，或手术后恢复期，其病情出现本方证阶段，属于真阳不足，精血亏损之腰椎骨折患者，均可使用本方。特别是压缩性骨折效良，粉碎性骨折收效不佳。

其临床表现，以两下肢呈弛缓性瘫痪，小便失禁或不利为主证，伴有肾阳不足，精血亏损的症状和体征者，均可使用本方，既能温补肾阳有益于膀胱化气行水和束约膀胱功能，又能填补精血以养腰及下肢筋脉。

14. 足跟痛　本病证型较多。证见两侧足跟疼痛（有酸痛、凉痛、刺痛、空痛等），站立则痛加重，腰膝酸软，四肢欠温，或兼头晕耳鸣，或兼夜尿频多，舌淡苔白，脉象沉细等。属于真阳不足，精血亏损者，可用本方施治，效果甚佳。若无肾阳不足症状，仅属肾虚精血亏损，筋骨失养者，本方减关元穴，补益精血以养筋骨，其效亦佳。

骨质增生引起的足跟痛，属于本方证者，用本方效佳；属于精血亏损，筋骨失养者，用本方减关元穴，收效亦佳。对骨质增生引起的足跟痛，我们曾作了针治前后拍片对照，足跟痛治愈，骨质增生仍存在，但有所缩小。

骨质增生引起的足跟痛，原因在于肾精亏虚，精血失养，骨髓空虚，骨质疏松，易为风湿瘀血所侵。若兼有风湿瘀血凝滞，逐渐形成骨刺而足跟胀痛，可酌加用祛风除湿，活血化瘀之法。

属于肾阳不足，精血亏虚，和肾精亏虚者，多见两侧足跟痛；属于跟骨增生者，多见单侧足跟痛。

15. 骨繇　本病多见肾精亏虚不能濡养骨节；精血亏损不能濡养筋骨，以上二者常兼气虚不能推动其功能活动而为病。

其临床表现为起病缓慢，进行性肢体颤动，行走、持物无力，甚则持物不准，行走不稳，头摇肢颤，头昏健忘，精神不振，倦怠乏力。或伴有少气懒言，或伴有构音障碍，或伴有畏寒肢冷。面色苍白，舌淡苔薄，脉象沉细等。似震颤麻痹，但不具备其诊断标准。

选用本方加补绝骨，用以补肾健脑，填补精髓，佐以温阳。若属肾精亏虚，精血不足又兼气虚症状明显者，可用上方减关元加补合谷。方中太溪补肾气益肾阴，既有益于补髓健脑，又益于养肝健筋；三阴交既能益脾养血，又能补益肝肾之虚；绝骨补髓又有益于壮骨；合谷补气以增强筋骨功能，共收益气养血，填精补髓，壮骨健脑之效。

祖父和父亲用上方曾治数十例骨繇患者，均有一定的疗效。但有少数患者由于不能坚持长期治疗，终难治愈。临证时亦可配合中药治疗，以增疗效。

16. 老年性痴呆　以痴、傻、呆、愚为主要表现，以记忆缺损，人格障碍为特征。多有精气虚损、痰湿壅阻、气滞血瘀和血瘀痰阻等证型。具有广泛的程度不同的脑萎缩。脑主元神，为“精明之府”、“髓之海”，是人体生命活动的中枢，精神意识的主宰。《灵枢·本神》篇云:“两精相搏谓之神”，言阴精与阳气的转化输注是脑发挥正常生理功能的根本保证。精气旺则脑纯灵，精气衰则脑杂钝。属于阴精与阳气不足者，可用本方施治。

肾主骨藏精生髓，脑为髓海，赖肾精以充养。其病本为肝肾精血亏损，脑髓空虚，心神失养者，可用本方去关元加补心俞或神门穴，共收补肾填精健脑益智之效；若属肾精不足，气血亏虚，则脑髓失充，神明失养者，可用本方去关元加补合谷，补肾填精健脑益气。

属于脑血管病之脑梗死以及血瘀痰阻、痰湿壅阻和气血瘀滞之证型，均不可使用本方。若用本方必将加重病情。

【病案举例】

病例1　头痛（肾阳虚头痛）

患者王某某，女，48岁，住南阳市南召县南河店乡。于1998年8月1日初诊。

主诉：患头部空痛已2年，近来严重。

现病史：2年来经常头部空痛、怕冷，时而头晕耳鸣。伴有记忆力减退，腰膝酸软，两足跟痛（已3年），四肢欠温，小腹觉凉，小腹凉甚时带下增多，神疲乏力等症状。舌淡苔白，脉象沉细。

曾用中西药及单方久治不效。曾作两次足跟X线拍片：均未发现骨质异常。

辨证：属于肾阳不足，精血亏虚，脑海空虚之头痛证候。

治则：温补肾阳，填补精血。

取穴：针补关元、三阴交、太溪。每隔1～2日针治1次。

效果：三诊后，头部空痛减轻，头晕已愈，腰膝酸软好转；六诊后，头部空痛及怕冷减轻80%，耳鸣好转，腰膝酸软已愈，带下量少；七诊后，头痛治愈，足跟痛基本治愈，精神明显好转；九诊后，手足欠温及足跟痛和小腹感凉均愈；十一、十二诊巩固疗效。

按：本例之头痛，其病因病机属于真阳不足，精血亏虚，不能上营于脑，脑海空虚所致，故而头部空痛、怕冷，并见健忘，时而眩晕、耳鸣；腰膝酸软，两足跟痛，属于肾精亏虚，筋骨失养之故；肾阳不足，阳气失布四末，则四肢欠温；下元虚寒，则小腹感凉，凉甚则带下增多。舌淡苔白，脉象沉细，为肾阳不足之象。

本例病情虽然复杂，但其主要病因病机不外真阳不足，精血亏虚，故用本方而收效。分而言之，本例中的足跟痛、眩晕、耳鸣、腰膝酸软和带下诸病（或症），均用本方治愈。说明它们各属独立的病，在以头痛为主病，则其他独立的病（症），就属于头痛病中伴有的症状。

病例2　阳痿、腰痛

患者常某某，男，35岁，住南阳市内西马道街。于1998年6月5日初诊。

主诉：患阳痿已年余。

现病史：患有腰椎骨质增生和轻度腰椎间盘脱出已3年余。腰部经常酸痛，易于扭伤，近年余严重，并随腰痛的严重而出现阳痿，逐渐加重。伴有足膝酸软，头晕目眩，精神萎靡，记忆减退，时而排尿不净，用力方能排出等症状。面色㿠白，舌淡苔白，脉象沉细。曾作前列腺检查：未发现异常。

辨证：属于命门火衰，下元虚寒，精血亏虚之阳痿证候。

治则：温补肾阳，填补精血。

取穴：针补关元（配烧山火，温热感达于小腹及阴茎部）和三阴交、太溪。每隔1~2日针治1次。

效果：三诊后，头晕目眩及足膝酸软减轻；六诊后，阳痿明显好转，腰部酸痛未发，排尿有力，精神明显好转；十四诊后，阳痿治愈，腰部酸痛仍未复发，病人要求针治腰椎骨质增生及轻度腰椎间盘脱出，处方同前。自十四诊至二十诊期间，阳痿未发。

随访：数月后患者告知阳痿未发。腰部经常酸痛及常易于扭伤亦未复发。

按：本例之阳痿病，先病于腰椎病变，阳痿随着腰椎病变的加重而出现，又逐渐加重。腰椎病变的病因病机是真阳不足，精血亏虚，腰椎失其温煦和精血濡养，故而腰部经常酸痛，易于扭伤。伴有头晕目眩，记忆减退，为精血不能上荣头脑之故；精血亏损，足膝失养，则足膝酸软；下元虚寒，肾气不足，则排尿不净，用力尿液方能排出；其面色㿠白，舌淡苔白，脉象沉细，均为真阳不足之征。腰椎病变加重而出现阳痿病，正是真阳不足，精血亏损发展的结果。因此用本方能治愈两种病种不同的阳痿和腰痛，是因其病机相同之故。

病例 3　足跟痛

患者于某某，女，58 岁，住南阳市卧龙区张营乡樊营村。于 1997 年 10 月 7 日初诊。

主诉：患足跟痛已 3 年。

现病史：两足跟骨空痛，触地剧痛如刺，行走 10 多步后逐渐痛减，不能久站，时而夜间痛重影响入寐。平时畏寒肢冷，腰膝酸软，头晕耳鸣，夜尿频多。舌淡苔白，脉象沉细。多次跟骨 X 线拍片，均报告有骨质增生。

辨证；属于肾阳不足，精血亏损，跟骨失养之足跟痛证候。

治则：温补肾阳，填补精血。

取穴：一至五诊，针补关元、三阴交、太溪；六至十诊，针补三阴交、太溪。每隔 1～2 日针治 1 次。

效果：三诊后，畏寒肢冷明显好转，足跟痛有所减轻；四诊后，夜尿减少，头晕耳鸣有所减轻；五诊后，畏寒肢冷已愈，夜尿频多亦愈，足跟痛及夜间痛重有所减轻；七诊后，腰膝酸软及足跟痛基本治愈；十诊时，足跟 X 线拍片对照结果，两足跟骨骨质增生有所缩小。足跟痛时久未发。

按：本例之足跟痛，是两足跟骨空痛，触地剧痛如刺，行走 10 多步逐渐痛减，时而夜间痛重。为肾精亏虚，跟骨失养所致。联系平时畏寒肢冷和舌淡苔白，脉象沉细等，属于肾阳不足之证候。肾阳不足，下元虚寒，则夜间尿频；其腰膝酸软，为肝肾亏虚，精血不足，失其濡养所致。是故其治则是温补肾阳，填补精血。

一至五诊所针腧穴，用以温补肾阳，填补精血。由于五诊后，肾阳不足明显好转，故六至十诊改用针补三阴交、太溪，填补精血之法。

病例4　腰痛

患者樊某某，男，48岁，住南阳市卧龙区张营乡樊营村。于1995年6月8日初诊。

主诉：患腰痛已4年。常反复发病，此次复发已半月。

现病史：原罹腰痛，时轻时重，时断时续，遇劳易发。此次复发是因盖房操劳过度所致。腰痛如折，不能俯仰，侧身卧则舒，站立则弯腰屈背，以手扪着腰部方能站立。腰部酸痛，夜寐痛醒，下地活动后方可入睡。腰部觉凉，得暖稍减，与气候变化无关。伴有精神疲惫，畏寒肢冷，足膝酸软，足跟酸痛，足跗浮肿等症状。面色苍白，舌淡苔白，脉象沉细。

检查：腰椎未见畸形，第2～4腰椎有压痛。X线拍片提示：第2～4腰椎骨质增生。

辨证：属于肾阳不足，精血亏损，筋骨失养之腰痛证候。

治则：温补肾阳，填补精血。

取穴：针补关元（配烧山火，温热感达于小腹及腰部）、三阴交、太溪。每隔1～2日针治1次。

效果：二诊后，腰痛减轻，活动稍能自如；四诊后，腰痛明显好转，转侧自如，腰部发凉症状减轻，足跟酸痛有所好转；七诊后，腰部不凉，活动自如，下肢行走有力，足跗浮肿减轻，有精神，面色和舌、脉都有明显改善；十诊后，仅足跗浮肿未愈；十三诊后告愈。

按：本例之腰痛，从外表疼痛的特点来看似属实痛，联系患病日久，伴有精神疲惫，足膝酸软，足跟酸痛和舌、脉的外现，则属虚痛；又腰痛时轻时重，时断时续，遇劳易发，亦属于虚，属于精血亏损，筋骨失养。腰部觉凉，得暖稍减，与气候变化无关，不属寒实，结合畏寒肢冷，面色苍白，则属肾阳不足。其腰痛如折，不能俯仰，活动受限，是因操劳过度暂时而发的虚损疼痛，不能作为实痛治之。故本例腰痛选用本方，使用温补肾阳，填补精血之法而收效。

病例5　虚劳、骨痛

患者来某某，男，47岁，南阳市宛城区印刷厂职工。于2001年9月28日初诊。

主诉：尿频，下肢及足跟痛已4年余。

现病史：4年多来，尿次频多，一夜小便8～12次，时而排尿无力，尿液不净，常有余沥，以冬季为重。腰部酸困，两膝、足跟及胫、腓骨痛，行走无力，每次站立10分钟即感无力不能支持。活动加重。伴有脱发、畏寒肢冷等症状。

既往病史：1993年因车祸，遗留右侧半身发软、无力，肌肉松弛发凉。天气严寒，则右侧面部发僵痉挛。

辨证：属于真阳不足，精血亏虚，筋骨失养之虚劳证候。

治则：温补肾阳，填补精血以壮筋骨。

取穴：针补关元、肾俞、三阴交、太溪。每隔1～2日针治1次。

效果：自2001年9月至11月底，针治3个疗程，尿频和足、膝、胫腓骨疼痛及脱发明显减轻，两下肢有力。

随访：自1996年至今，每年或隔年前来针治，均有明显减轻，因未持续治疗，故未痊愈。

按：本例之虚劳证候，属于肾阳不足，精血亏虚，筋骨失其滋养所致，故尔畏寒肢冷，足膝疼痛，行走无力；腰为肾之外府，肾精亏虚，筋骨失养，故而腰部酸困，遇劳加重；精血不能上荣于毛发，则脱发；肾阳不足，肾气不固，则尿频，冬季尤甚。故用本方，温补肾阳，填补精血以壮筋骨。因属肾精亏虚，腰部失养，故尔加补肾俞，补肾壮腰。

肾主骨，藏精生髓，髓充则骨壮。本例之足跟、腰、膝、胫、腓骨之疼痛，属于骨痛，乃肾精亏虚，精血失荣，髓失充养所致。针补肾俞、三阴交、太溪相伍，补肾益髓壮骨，为针对此证而设。

【方效相较】

1. 本方与肾气方相较　见“肾气方”［方效相较］。

2. 本方与回阳益气方相较　两方都补关元，用以补真阳，其功效和治证的不同之处：本方配补太溪、三阴交补益精血，三穴配伍，用于肾阳不足，精血亏虚之病证，具有温补肾阳，填补精血，类似“右归丸”之效；“回阳益气方”配补合谷、气海用以补气，三穴配伍，用于亡阳气脱之证，具有回阳益气，类似“参附汤”之效。

3. 本方与温补脾肾方相较　两方都补关元、太溪，都有温阳补肾的作用，仅一穴之差，其功效、方义和治证迥然有异。本方配补三阴交益脾养血，三穴配伍，用于肾阳不足，精血亏虚之候，具有温补肾阳，填补精血之效；“温补脾肾方”配补阴陵泉健脾益气，三穴配伍，用于脾肾阳虚之证候，具有温补脾肾之功。

4. 本方与四逆方相较　见“四逆方”［方效相较］。

【其他方面】

1. 治证始验　骨质疏松症的针灸治疗，始于1995年。父亲从所接诊的腰痛、坐骨神经痛、全身骨节疼痛以及多处骨质增生患者中，发现有兼见本方证的症状和体征者，从测定骨密度中，发现多数有Ⅱ至Ⅲ度骨矿丢失。就开始试用本方治疗，个别患者加补绝骨穴。凡坚持长期治疗者收效满意。但对糖尿病，并发骨质疏松症收效较差。遇有2～3例因患类风湿，长期服用激素，骨质破坏严重，收效不佳。

2. 本方的另一作用　长期服用或间断性服用肾上腺糖皮质激素，极易产生下丘脑-垂体-肾上腺皮质-胸腺（HDAT）轴功能抑制，致使垂体、肾上腺皮质储备能力下降，出现肾阳不足，精血亏虚之症状和体征者，可配本方施治。如风湿病、喘证、哮证，可在针治风湿病、喘证、哮证的基础上，配用本方，对改善倦怠乏力、四肢厥冷、畏寒等肾上腺皮质功能低下伴有其症状或证候群大有裨益。本方有类激素作用，但并无外源性激素的补充和副作用。针补本方腧穴，通过经络的信息传递和调节作用，来激发机体内源性功能及物质的调动和补充，替代外源性激素的投入，能有效地纠正外源性激素对神经内分泌免疫抑制作用，从而改善激素对机体所产生的副作用。

3. 临床见闻　参“八珍方”[其他方面]。

4. 经络的应激性（或应激反应）　参“八珍方”[其他方面]。

【歌括】

右归方似右归丸，阴交太溪及关元，
真阳不足精血亏，穴用补法配伍严。

（二）肾气方

【方治渊源】

本方始于20世纪50年代，是父亲根据“金匮肾气丸”的方义、功效和治证，对照针补关元、复溜、肾俞的功能和配伍后的协同作用，经过临床实践而创立的。临床上常用于治疗肾阳不足之腰痛、虚劳、阳痿、遗尿等病，收到了满意的效果。70年代父亲用本方试治一例男子不育证，获得了良效。多年来我们在父亲经验的基础上，用此方治疗肾阳不足，不能化气的癃闭和消渴（下消）等病亦获得了较好的疗效。

本方腧穴配伍是借鉴“肾气丸”的配伍特点，一为补阳（关元）与补阴（复溜、肾俞）配伍，阴阳并补，而以补阳为主；二为滋阴穴（复溜、肾俞）配入一温阳穴（关元），目的在于阴中求阳，少火生气。因本方有补肾气的作用，故命名为“肾气方”。

【腧穴组成】

针补关元（阳虚严重者加针上艾条灸或配烧山火）和双复溜、肾俞。

【操作方法】

1. 补泻与留针

（1）为了便于取穴、捻补和减少刺痛时间，先针关元穴，达到一定深度有针感后，连续捻补 4 ~6 分钟拔针，再刺另一个腧穴，方法同上，如此以上腧穴捻补完毕。其捻补时间的长短根据虚亏程度而定。

（2）若术者能用双手捻补，在关元穴捻补完毕拔针后，再分别同时针刺复溜或肾俞，达到一定深度有针感后，连续各捻补 4 ~6 分钟拔针，如此以上五个穴位捻补完毕。

2. 针感走向　关元穴的针感走向是：针治阴器及下肢病变，针尖略向耻骨联合方向斜刺，能使针感分别达到阴器、下肢部为佳；脐周病和胃腑病，针尖略向脐部方向斜刺，能使针感分别达于脐周、上腹为佳；一侧下肢病，针尖略向耻骨联合方向偏患侧斜刺，能使针感达于患侧下肢为佳；腰部病变针直刺，个别患者针感达于腰部，其效较佳。若属真阳不足较重者，或以上部位觉凉者，可配烧山火使温热感达于以上有关病位，其效较佳。

3. 针治时间　一般每隔 1 ~2 日针治 1 次。若针效仅在 24 小时者，可每日针治 1 次；若针效在 48 小时者，可隔日针治 1 次。一般慢性病多隔日或隔 2 日针治 1 次。为巩固疗效防止复发，可隔 3 ~5 日针治 1 次。

4. 变通腧穴　若腰部肾俞穴取刺不便，又无腰痛症状者，将肾俞改为太溪穴亦可。若关元穴取之不便，可改肾俞穴加艾条针上灸，若有不便或感麻烦或艾灸气味影响患者，可改用烧山火手法。

【功能效用】

辨证取穴

温补肾阳：用于治疗肾阳不足引起的和伴有肾阳不足症状的病证。

【主治范围】

1. 肾阳不足引起的病证　诸如腰痛、阳痿、虚劳、癃闭、遗尿、消渴、哮证、喘证、脚气、男子不育症等病。分别伴有腰膝酸软、下半身欠温或有冷感、小便不利或反多，或少腹拘急，面色晄白，舌体淡胖，舌苔薄白，脉象沉细而尺弱或虚弱或尺部细弱等症状和体征。虽然病种不同，伴有以上症状和体征各病有异，然其证型和病机相同，又都是施用温补肾阳之法者，都属本方的主治范围。

2. 其他病证　凡因病久或失治、误治，病情发展到本方证阶段，或大病后需要本方调治者，都是本方治疗范围。或以本方为基础配加有关腧穴，或与有关处方交替施治，或待本方证治愈后，再治疗原发病。

【方证简解】

1. 腧穴功能　本方为温补肾阳的常用方、代表方。针补关元、复溜、肾俞之所以主治肾阳不足的多种病证，具有温补肾阳，类似“肾气丸”的功效，是因为：

关元，是补真阳壮命门的常用穴。补真阳有益于补肾阳、温脾阳、益心阳、温膀胱、促气化。本穴又是治疗脏腑虚惫，诸虚百损和“温之不温，是无火也”的腧穴。

本方证是肾阳不足，肾气亏虚之证候，故针补本穴用以补真阳壮命门。

复溜，是足少阴之脉所行为经的经金穴；为肾经的母穴。主治肾之脏病、经病、气化病和与肾有关的脏腑器官疾病，对改善肾脏功能，消除肾功能失常所产生的病理证候，在整体疗法中具有一定的疗效。肾为水火之脏，藏真阴而寓元阳。肾阴为一身之根蒂，先天之真源。肾主五液以维持体内水液的平衡。虚则补其母，因此肾经的母穴具有滋阴补肾的作用，常用于“壮水之主，以制阳光”。

本方证针补本穴用以滋阴补肾，与关元配伍，正如《景岳全书》中所说:“故善补阳者，必于阴中求阳，则阳得阴助，而生化无穷；善补阴者，必于阳中求阴，则阴得阳生，而泉源不竭。”用以补阳（补关元）以配阴（补复溜），使沉阴散而阴从于阳。再者基于肾阴是肾阳的物质基础，肾阳是肾阴的功能表现，关元与复溜是依此阴阳二穴相配的。基于元阳推动激发脏腑组织、器官的功能活动，元阴受五脏六腑之精而藏。故《景岳全书》:“五脏之阴气，非此不能滋，五脏之阳气，非此不能发。”关元与复溜配伍亦有此意。

肾俞，是足太阳经的腰部腧穴，与肾脏有内外相应的联系，为肾经经气输注于背部之处，故前人称之为“肾俞”穴；主治肾之脏病、气化病和同肾有关的病证，对改善肾脏功能，消除肾脏功能失常所产生的病理证候，在整体疗法中具有一定的功效。肾为先天之本，生殖发育之源。“男子以藏精，女子以系胞”（《难经·三十六难》）“胞络者系于肾”（《素问·奇病论》）。与肾虚有关的胎、产、经、带、阳痿、遗精等病，都属本穴治疗范围。施用补法，具有补肾气，益肾阴，壮腰脊的作用。因此凡肾虚所致的和伴有肾虚症状的病证，都是本穴的治疗范围，都可配补本穴。

本方证是肾阳不足，肾气亏虚之证候，故补本穴用以补肾气益肾阴壮腰脊，与复溜配伍，共奏滋肾阴补肾气之效，再与补真阳壮命门的关元穴配伍，共收温补肾阳之功。

总之，本方以补肾助阳为法，故补关元（补真火）意在补肾中之阳气，配补复溜（滋补肾阴）、肾俞（补肾气益肾阴）以滋阴补肾为之辅佐，三穴配伍阴阳协调，肾气充沛，诸病自愈。方中两个补肾腧穴，一个温阳腧穴，意不在补火，而在微微生火（生少火，少火生气）以生肾气。其目的在于“益火之源，以消阴翳”。正如张景岳所说“善补阳者，必于阴中求阳，则阳得阴助，而生化无穷”的配穴法则。

2. 病因病机　主要是肾阳不足而为病。以腰痛脚软（或腰膝酸软），半身以下常有冷感，少腹拘急，小便不利或反多，阳痿，舌淡而胖，脉象虚弱尺部沉细或脉象沉细而尺弱等为其证治要点。

精散为气，气聚为精，二者为同一物质。肾气的生理功能是促进机体的生长、发育和生殖，以调节人体的代谢和生理功能活动。肾阳为全身阳气之根本，气化功能之源泉，机体动力之源，调节水液的动力。“阳气者，若天与日，失其所则折寿而不彰”。一旦肾气肾阳不足，就会出现生理功能失常的诸多脏腑、器官和经脉的病变。例如：

肾有主持和调节人体津液代谢功能。肾阳肾阴对水液代谢中的各器官的调节作用，主要是阴阳的开合。肾阳不足，不能对水液蒸腾而化气行水，则小便不利，甚至癃闭、水肿、脚气；肾气不能固摄水液，则小便反多，甚至失禁或下消；肾阳不能蒸化水液，上泛则为痰饮，下积则为脚气；肾阳不足，腰及下肢经脉失其温煦，则腰痛和下肢浮肿或肢冷；肾阳不足，下元虚寒，则会出现阳痿和男子不育症，等等。

（1）肾阳不足引起的病证：由于肾阳不足不能化气行水、不能固摄水液、不能蒸化水液、不能温煦筋脉，则分别出现水肿、癃闭、遗尿、腰痛、下肢痿软、痰饮、下消和阳痿等病。其伴有腰膝酸软，下半身欠温或有冷感，以及少腹拘急等，是因为肾阳不足，不能温煦下焦；小便不利或尿频，为肾阳不能化气行水和肾阳虚衰而致下元虚寒之故。其面色、舌、脉的改变，均为肾阳不足之征。以上病证和症状，常互为兼见，在某个病证中为主证，而在某个病证中则为兼症。不一定完全具备。

（2）其他病证：凡病久或失治、误治，病情发展到本方证阶段的病证，如喘证、带下、水肿、消渴、嗜睡（多寐）、骨质疏松症等，分别伴有本方证有关的症状和体征及病因病机者，都可使用本方。

【所治病证】

腰痛、消渴、癃闭、产后排尿异常、遗尿、水肿、带下、痰饮、饮证、阳痿、哮证、喘证、多寐、五淋、男子不育症、精液清冷、腰膝冷痛、骨质疏松症、骨蒸、耳鸣耳聋、虚劳、尪痹、老年性痴呆、女性尿道综合征、慢性疲劳综合征、不安肢。

【临床应用】

1. 腰痛

(1)《金匮要略·血痹虚劳病脉证并治》篇说:“虚劳腰痛，少腹拘急，小便不利者，八味肾气丸主之。”此种腰痛，属于肾阳虚型。腰为肾之外府，肾虚失养则腰痛；肾阳虚衰，膀胱气化不行，则小便不利；阳虚不温，寒则收引，故少腹拘急，故用八味肾气丸治之。使用“肾气方”滋阴以恋阳，补纳肾中真阳之气。

(2)肥大性脊柱炎（腰脊部），属于中医学的腰痛范畴。《素问·脉要精微论》篇所云的:“腰者，肾之府，转摇不能，肾将惫矣。”其临床表现与肾阳虚腰痛相同或类似者，可用本方施治。

(3)腰痛绵绵，休息痛减，遇劳痛加，伴有不同程度的短气、身重、头晕、耳鸣、脱发、牙齿动摇、腰酸软、足跟痛、便溏溲清或尿频、梦遗、滑精、阳痿，或月经不调，畏寒肢冷，舌质淡白或舌体胖嫩，脉象沉细等。属于肾阳虚型之腰痛，可用本方施治。

(4)腰痛日久，或患者因他病久服激素，应考虑有否骨质疏松，可作骨密度测定检查以确诊。若出现骨质疏松症者，亦可用本方施治。

(5)腰肌劳损、腰椎骨质增生和腰椎间盘膨出，出现肾阳不足症状和体征者，均可使用本方施治，收效亦佳。如正值腰部剧痛或腰痛引致下肢疼痛较重者，不可使用本方，待剧痛减轻或出现虚痛时，可用本方治之。

2. 消渴

（1）证见小便频数量多，或饮一溲一，尿如脂膏，面色黧黑，阳事不举，耳轮焦干，舌淡苔白，脉象沉细无力等。属于阴阳两虚型之下消者，可用本方施治。

（2）《金匮要略·消渴小便不利淋病》篇中说："男子消渴，小便反多，以饮一斗，小便一斗，肾气丸主之。"是下消肾阳虚衰的证治。使用本方滋阴以恋阳，补纳肾中真阳之气。

3. 癃闭

（1）选用本方用以治疗肾阳不足，命门火衰，膀胱气化无权，溺不得出之癃闭，即"无阳则阴无以化"者。其临床表现为小便不通或点滴不爽，排尿无力，面色皖白，神气怯弱，腰膝觉冷而酸软无力，舌淡，脉象沉细而尺弱等。使用本方可收温补肾阳，化气行水之效。

（2）腰椎骨折出现的癃闭，属于肾阳不足者，使用本方效果尚好。临床所见，凡用利尿之品，愈利愈不利，愈不能排尿，愈伤肾阳者，可使用本方施治。

4. 产后排尿异常　属于肾阳虚弱型者，可用本方施治。证见产后小便不通，小腹胀满或胀痛，或小便频数，甚至遗尿，面色晦黯，腰膝酸软，舌淡苔润，脉象沉细而尺弱或迟等。

此类排尿异常，多为病房治之无效，而转针灸治疗，选用本方收效较佳。绝不可对症治疗，必须辨证取穴治其根本。产后排尿异常，既能出现遗尿，又会出现癃闭。此遗尿和癃闭是两个症状相反的病证，为何用本方均能治愈，因其两者病因病机相同，都是由肾阳不足，命门火衰，膀胱失约和气化功能失常所致。

5. 遗尿　本病分小便失禁和睡中遗尿，都可选用本方。

(1) 小便失禁：证见小便滴沥，甚至失禁，尿次频数，小腹觉凉，腰膝酸软，形寒肢冷，面色皖白，舌淡苔白，脉象沉细等。属于肾阳不足，膀胱失约所致，故用本方施治。临床应与肺脾气虚型之小便失禁作鉴别，以防误诊误治。

(2) 睡中遗尿（多见小儿）：证见睡中遗尿，腰膝酸软，小便频数而清长，畏寒肢冷，面色皖白或苍白，舌淡苔白，脉象沉细或沉细无力等。是由肾阳不足，下元虚寒，闭藏失职，膀胱不约之故。证属肾阳不足，故用本方施治。

临床所接诊此型患儿，多是对症治疗或仅刺夜尿点而无效者，前来本科针治。

(3) 女性压力性尿失禁：现代医学是指当膀胱内压骤增时，尿道外口不自主地溢出尿液，多属功能性。多见气虚肾亏型、肺脾气虚型、中气不足型。少数患者属于肾气不足，下元虚寒，膀胱不约，闭藏失职者，可用本方施治，亦有一定疗效。

6. 水肿　病情发展到本方证阶段，即肾阳不足，命门火衰，膀胱气化失职，水液停积，泛滥横溢所致。临床表现为面浮身肿，腰以下尤甚，按之凹陷不起，尿量减少，心悸气促，腰部冷痛酸重，四肢厥冷，怯寒神疲，面色灰滞或皖白，舌体淡胖，舌苔薄白，脉象沉细或沉迟等。属于肾阳衰微型者，可用本方温补肾阳，化气行水。使阳气得复，寒水得化，小便得利，则水肿消退。水肿严重者，减方中的复溜穴，加泻中极穴佐以利小便以去水肿，可暂缓水肿之急，但不可久用。

7. 带下　本方用以治疗肾阳不足，下元亏损，带脉失约，冲任不固所致者。证见带下清冷，量多淋漓，大便溏薄，小便清长，夜间尿频，小腹觉冷，腰酸如折，面色晦暗，舌淡苔白，脉象沉迟等。

8. 痰饮　本方用治疗肾虚痰泛为因，证见久病痰喘气促，呼多吸少，动则更甚，痰多稀薄，浮肿畏寒，腰膝冷痛，晨泻尿频，舌淡苔薄，脉象沉细无力等。使用本方意在温阳助火以化水湿，水湿化则痰亦自除。若属肾阳衰微痰湿内盛者，不可使用本方。

9. 哮证　本方用于治疗病情发展到肾阳虚弱，精气亏乏，摄纳失常，下虚上盛之证候。其临床表现：气逆易喘，短气息促，痰吐白沫，动则心慌，怯寒神疲，腰酸肢软，脑转耳鸣等。用本方补肾摄纳。肾为元气之根，根本既固，则元气秘藏。若用本方效差，可减肾俞或复溜，加补气海直接大补下元之气。50 年代以前，祖父常用上方救急，收效尚佳。

因长期服用激素而致肾阳虚衰者，可用本方配治，有一定疗效。

10. 喘证　病情发展到本方证阶段的肾喘。证见喘促日久，呼多吸少，动则喘息更甚，形疲神惫，气不接续，汗出肢冷，面青，脉象沉细等。用本方使阳归于阴，肾气得以固藏，则喘息自平。若用本方效差，可减肾俞或复溜，加补气海大补下元之气。若属“都气方证”者，切不可使本方，因属肾阴虚之虚喘，阴不敛阳，气失摄纳之故。50 年代以前，祖父用上方救治收效尚佳。

若喘促日久，或渐致心阳欲脱。证见喘逆加剧，抬肩撷肚，面青肢冷，汗出如珠，脉象浮大无根者，不可针治。一则属于肺心病，不是本方治疗范围，二则恐因针刺误伤，故不可针治。

本病因长期服用激素而致肾阳虚衰者，可用本方施治，温补肾阳，纳气归原。但疗效较慢。

11. 多寐　本病证型较多。《类证治裁》中说：“多寐者，阳虚阴盛之病。”选用本方用于治疗肾阳虚衰型。证见疲惫嗜卧，精神萎靡，尿少浮肿，腰冷畏寒，胫膝发凉，畏寒蜷卧，或唇甲青紫，舌体胖淡，舌质紫暗，苔白且润，脉象微细。或由病邪直犯少阴，或失治误治，阳气屡经克伐，以致阳虚阴盛，昏沉欲睡。选用本方温补元阳。本型之多寐应与肾精不足作鉴别。

12. 五淋　本方用于治疗五淋中之劳淋，肾阳虚衰型。伴见面色苍白或㿠白，手足不温，精神疲乏，腰膝无力，舌淡苔白，脉象沉细或微弱等。可用本方温阳补肾，与“益气补中方”交替施治。若仅属气虚下陷之“补中益气汤”证者，切不可使用本方。

13. 精液清冷　本方用于治疗肾阳不足型。其临床表现是：精液稀薄量少，阴冷肢凉，畏寒蜷卧，短气乏力，腰膝酸软，小便频数或夜尿增多，便溏或阳痿，面色不华或㿠白，舌淡胖润，六脉沉细等。多由先天不足，禀赋素弱，或久疮、手淫、大病未复，致使肾气斫伤，肾阳不足，命门火衰，阳虚则寒之故。由于精液清冷量少，已婚之后不育。其主要原因是精不足则气不充，故补精以化气，或补气以生精，是治疗其常用方法。使用本方加补或加灸足三里以养后天，所谓脾肾同治。

14. 腰膝冷痛　它既是一个症状，又是一个病证，临床较为多见。选用本方，主要用于治疗患者既不是风湿又不是寒痹，或以寒痹久治无效者，可用本方收效尚佳。若伴有本方证的症状和体征者，更为本方适应证，收效甚好。

15. 骨质疏松症　参“右归方”［临床应用］。

16. 女性尿道综合征　是指有尿路刺激症状，而无膀胱、尿道器质性病变及明显菌尿的症状群。以尿频，尿急，排尿不畅，小腹坠胀，病程较长，常反复发作，缠绵难愈为主要特点。多发于中青年女性。本方用于治疗肾阳不足型者。若属下焦湿热型者，切不可使用本方。

【病案举例】

病例1　骨质疏松症

患者刘某某，男，74岁，住南阳市杨家后坑门牌29号。于1998年2月28日初诊。

主诉：腰、髋、股骨及膝关节酸困痛已两个多月。

现病史：腰椎、骶骨、脊椎、髋骨和膝关节、股骨酸困痛，活动受限，腰软，足膝无力，站立困难，两下肢酸困和着急感无处平放（无论什么姿势都感不适，不能平放时久）。因两下肢酸困着急（不安肢）辗转难寐，而影响睡眠。尿频尿急，排尿无力，常有余沥。夜间两下肢及两足凉甚，不易暖热。食欲不振，大便略干。外观形体瘦弱，驼背。

曾在市某医院用针灸、拔罐、按摩、电疗等同步进行，患野取穴，治疗1个多月，愈治愈重。曾用中西药久治无效。

骨密度测定检查：骨矿含量丢失50%，骨表面密度25%。提示：骨质疏松症（4度）。

腰椎X线拍片：骨质密度普遍降低，T_{12}及L_3椎椎体呈前窄后宽楔形变，其中后压缩约3/4，诸椎体上下缘骨质唇样增生，脊柱顺列以T_{12}为中心向后突出成角。诊断：老年性骨质疏松症Ⅲ°（3度），并T_{12}、L_2椎椎体陈旧性骨折。

抗“O”400单位；类风湿因子（-）；血沉18mm/h，血常规正常。

辨证：属于真阳不足，肾精亏虚骨质失养之老年性骨质疏松症。

治则：温补肾阳，填精补髓。

取穴：

一至十、十八、十九诊，针补关元、肾俞、复溜、绝骨；十一至十三、二十三至二十九诊，针补肾俞、绝骨、关元（配烧山火温热感达于小腹及龟头部，针尖略向左侧斜刺，温热感走达左下肢至足跟部），绝骨穴针感达于髋骨部。十四至十六诊，针补关元、肾俞、复溜。十七、二十至二十二诊、三十至三十三诊，都是根据患者局部症状，对症治疗。

效果：

五诊（3月8日），睡觉已能翻身，下肢已不酸困，腰软治愈，足膝有力。尿次减少，排尿无力及常有余沥减轻。夜间下肢及两足已不发凉，饮食增加，自觉病情减轻50%。

六诊（10日），仅感骶骨及其两侧和股骨前缘酸痛无力，左下肢发软，蹲位站不起来。

八诊（14日），仅觉两侧腓骨骨尖处每在久坐和平卧起来时微痛，坐车时微酸。双膝盖骨上1寸处微痛，夜间两下肢无处平放，左下肢无力。走上4层楼时仅感左膝盖骨上1寸处酸一下即止。

十一诊（21日），仍排尿无力，常有余沥。8天来左侧股骨前缘酸痛，痛甚时不能触地，蹲位站不起来，自觉发软。骶骨和髋骨酸痛，左下肢发凉。

十二诊（24日），左侧股骨前缘已不痛，排尿仍需用力，等一段时间方能排出，尿频尿急减轻。仍膝关节酸软，蹲位站不起来，腰骶沉困。

十四诊（28日），腰软，昨晚小便6次，左膝关节又酸软。

十六诊（4月2日），左膝酸软减轻，小便恢复正常，仅腰骶酸困。

十九诊（9日），自觉减轻70%，能蹲位解大便还能站起来。

二十诊（11日），腰骶僵硬，骑车时无力，两髋骨头酸痛，余无异常。

二十一诊（14日），自觉腰骶发紧。

二十二诊（18日），腰骶不紧，自觉本病症状减轻80%。

二十四诊（21日），自觉自4月18日针后，完全治愈。前天和昨天复感腰骶发紧。

二十五诊（23日），前天针后，当天下午至昨天如愈。

二十六诊（28日），上次针后第二天如愈，第四天开始腰骶复紧。

二十七诊（30日），仅在久坐起立时第五腰椎和骶骨上部左右平行处感到酸紧，约10分钟自行消失之外，自感一切治愈。

二十八诊（5月5日），腰骶稍感发紧。

二十九诊（7日），前天针后，全身轻松好似去了10千克东西，自觉没有病似的。

三十诊（14日），仅感到右侧股骨外侧自髋骨至梁丘穴处酸困。

三十四诊（23日），今天作骨密度检查，诊断意见（二维）：骨矿含量丢失16%，骨表面密度值降低16%，骨质疏松症Ⅰ°（1度）。体重增加5千克，身高增高3厘米（因腰能伸直一些之故）。腰部弯曲明显好转。

随访：1999年8月患者因摔伤腰脊而腰脊剧痛，前来针治，告知原病针愈未发。

按：本例之骨质疏松症，属于真阳不足，肾精亏虚，骨质失养所致。以腰椎、骶骨、脊椎、髋骨和膝关节、股骨酸困疼痛，腰软，足膝无力，站立困难等，为肾精亏虚，骨质失养的辨证依据；以小便失常，夜间两足和下肢凉甚，以及年逾古稀，为真阳不足，下焦虚寒之辨证根据；联系骨矿含量严重丢失的客观指标而诊断为骨质疏松症。

本例所针腧穴，看似杂乱，实属有序。例如：一至十诊，针补关元、肾俞、复溜、绝骨，即“肾气方”加补绝骨，施用补肾阳填精益髓壮骨之法，之所以有效，是因其本为肾阳肾精亏虚之故。以后多个诊次，或单用本方，或本方减复溜加补绝骨，或本方减肾俞加补绝骨等，都是以补肾壮阳，填精补髓为主要治疗法则。其三十、三十一诊，右侧股骨处酸困，所取腧穴与治则，是虚以实治，违背病机，故收效不著。

病例2　多寐、慢性疲劳症

患者黄某某，男，39岁，南阳市南召县马市平小学教师。

于1998年8月26日初诊。

主诉：患嗜睡嗜卧已8个月，可能与工作繁忙，经常精神疲劳有关。

现病史：8个月来不论在下课休息时，还是在教室给学生布置作业或辅导学习时，往往是边讲边打瞌睡，甚至伏案打鼾，夜间一觉睡到天亮。在本市某医院神经科治疗无效。脑CT检查无异常。常伴有神疲嗜卧，精神萎靡，脑转耳鸣，注意力不集中，腰膝酸软，膝胫发凉，畏寒蜷卧，时而阳痿等症状。舌淡苔白，脉象微细。

辨证：属于真阳不足，肾精亏损之多寐证候。

治则；温补真阳，补肾填精。

取穴：针补关元、肾俞、复溜。每隔1~3日针治1次。

效果：三诊后，精神好转，多寐有所减轻；五诊后，注意力不集中和腰膝酸软及膝胫发凉有所好转；七诊后，多寐明显减轻，它是随着精神症状（如神疲嗜卧，精神萎靡，腰膝酸软等）的明显好转而好转；九诊后，多寐随着精神症状的改善而基本治愈；十至十二诊，巩固疗效。

按：本例以时时欲寐及伴有神疲嗜卧，精神萎靡，脑转耳鸣，注意力不集中，腰膝酸软，畏寒蜷卧为辨证要点。从其伴有症状和舌脉改变以及时而阳痿，则为真阳不足，肾精匮乏，肾气亏损之旁有证候，联系时时欲寐的主证，则可谓真阳不足，肾气亏损之多寐证候。故用本方施治，恰到好处而取效。

病例3　小便失禁

患者闫某某，女，47岁，本校学生家长。于1998年12月8日初诊。

主诉：患小便失禁已3年。

现病史：3年来尿次频数，小便滴沥，劳累及用力时更甚，小腹觉凉，腰膝软，两足跟痛（触地痛甚），冬季形寒肢冷更为明显。面色苍白，舌淡苔白，脉象沉细。两足跟X线摄片检查：两足跟均有轻度骨质增生。

辨证：属于肾阳不足，膀胱失约之遗尿（小便失禁）。

治则：温补肾阳。

取穴：一至五诊，针补关元（配烧山火，温热感达于整个小腹，当时小腹凉感消失）、肾俞、复溜。六至八诊，针补关元、三阴交、太溪。九诊、十诊，针补三阴交、太溪。每隔1～2日针治1次。

效果：二诊后，尿次减少，小腹凉感减轻；五诊后，小便失禁治愈，小腹已不觉凉，腰膝酸软及足跟痛有所减轻；七诊后，腰膝酸软治愈，小便失禁未发；九诊后，足跟痛治愈，小便失禁仍未复发。

随访：1999年元月30日患者告知小便失禁至今未发，腰膝酸软及足跟痛治愈未发。

按：本例是以小便滴沥失禁为主证，以劳累及用力时尿液滴沥更甚，以及小腹觉凉，腰膝酸软，面色苍白，舌淡苔白，脉象沉细等为旁证，而进行辨证施治的。

所针腧穴，是根据治疗过程中病理变化而选穴组方的。例如：一至五诊，施用本方，主要用以温补肾阳以益膀胱。由于五诊后，小便失禁治愈，小腹已不觉凉，但腰膝酸软及足跟痛未愈，故六至八诊，针补三阴交、太溪，补益精血。由于遗尿刚愈，因未巩固，故加补关元补益真阳。三穴配伍合为“右归方”以收温补肾阳，填补精血之效。由于七诊后，腰膝酸软治愈，小便失禁未发，故而九诊、十诊、针补三阴交、太溪补益精血，专为腰膝酸软刚愈和足跟疼痛未愈而处方施治。

病例4　腰痛（肾虚）

患者尚某某，男，56岁，家住南阳市工农路北头，于1999年12月28日初诊。

主诉：患腰痛已8年，严重2年余。

现病史：8年来经常腰痛。开始腰部凉痛，又易磨腰（扭伤性腰痛），磨腰则腰部剧痛难忍，发作时服用七厘散、跌打丸即愈。平时腰部冷痛，用风湿药有所缓解。此后愈加严重，特别是1995年至1997年，多次以腰肌劳损接受中西药治疗。治疗后更为严重，并出现腰部空痛如折，又易腰部扭伤，足膝无力，时而排尿无力，常有余沥，少腹觉冷而拘急，少腹觉凉严重时出现阳痿。舌脉无特异改变。

1997年腰椎X线拍片：第2~5腰椎骨质增生；化验血沉和抗“O”，均属正常，排除风湿。

辨证：属于肾阳不足，肾精亏虚，腰脊失养之腰痛证候。

治则：补肾阳壮腰脊。

取穴与效果：

一诊、二诊（30日），针补关元、肾俞、复溜、大肠俞。

三诊（元月4日），腰部空痛有所减轻。处方同上，减大肠俞。

四诊至十一诊，处方同上。五诊后，腰部凉痛有所减轻，排尿有力。八诊后，小腹已不拘急觉凉，足膝行走较前有力。九诊后，腰部既不凉又不空痛，排尿有力。十诊，基本治愈。处方同上。

随访：2000年4月14日患者前来针治头痛，告知肾虚腰痛在此针愈。

按：本例之腰痛属于真阳不足，肾精亏虚，腰椎筋骨失养之肾虚腰痛证候。该患者在48岁以前正属壮年，所患腰部凉痛和易于腰部扭伤，出现扭伤性腰痛，均属于实证，故而用药有效。此后由于多次发病，久用七厘散、跌打丸及风湿药，初伤精血。95年以后复以腰肌劳损治疗无效，反伤肾气，以致最后出现本方证候。由于真阳不足，肾精亏虚，腰椎筋骨失养，则腰部空痛如折，易于磨腰；下焦精血亏虚，筋骨失养，则足膝无力；肾气不足，膀胱失司，则排尿无力，常有余沥；阳虚不濡，寒则收引，故少腹拘急觉凉；少腹觉凉严重时出现阳痿，是因肾阳亏虚，阴筋失用之故。

所用腧穴，一诊、二诊使用本方加补大肠俞的目的，是因以腰痛为重点，在温补肾阳的同时加补大肠俞患部取穴，以增强壮腰补虚之效。由于二诊后，腰部空痛有所减轻，故三诊以后减大肠俞，使用本方施治。

病例5　下肢酸困无力症

患者库某某，男，30岁，南阳市柴油机厂职工。于2002年6月28日初诊。

主诉：四肢无力、早泄已4年余。

现病史：因自幼体力劳动，体质较差。近4年来四肢无力，晨起加重，活动后减轻。两下肢劳动后酸困又无处平放，呈不安肢状，偶尔下肢不自主地抖动，并出现少气心慌。劳累后时而阳痿、早泄。较常人畏寒，饮食尚可。面色偏于苍白，舌苔薄白，脉象沉细无力。

辨证：属于久劳伤肾，肾阳失其温煦下肢经脉之下肢酸困无力症。

治则：首先温补肾阳，佐以益气，然后峻补肾阳。

取穴与效果：

一诊，针补关元、复溜、合谷。

二诊，处方同上，加补肾俞。

三诊，四肢乏力减轻，处方同上。

四诊、五诊，处方同上。

六诊，少气心慌明显减轻。处方同一诊。

七诊，早泄将愈，四肢乏力已愈，精神明显好转。针补关元、复溜、肾俞。

八诊、九诊，处方同上。

十诊，早泄已愈，劳动后两下肢困无处平放大有好转。处方同上。

十一诊，患者自诉病情好转约95%以上。处方同上。

按：本例之病患，从整体观察，以两下肢劳动后酸困，又无处平放，呈不安肢状，并出现偶尔下肢抖动，畏寒等，为其“肾气方”证。劳累后时尔阳痿、易于精液早泄以及出现少气心慌等，乃为劳伤肾气，久伤真气之故。其面色偏于苍白，畏寒，脉象沉细无力等，为肾气肾阳不足之征。

所取腧穴，一诊和六诊的处方，针补关元、复溜用以温补肾阳，配补合谷补气针对劳累后少气而设。二至五诊的处方，是同一诊处方加补肾俞，意在增强补肾作用。七至十一诊，用“肾气方”的目的，是因劳动后少气症状治愈，专事补肾阳益肾气之法。

【方效相较】

1. 本方与右归方相较　两方都是“阴中求阳”，都补关元穴，用以补真阳，仅配穴有别，其功效和治证有异。本方配补复溜、肾俞，用以补肾气，滋肾阴，壮腰脊，三穴配伍用以补肾助阳，即前人所谓“益火之源，以消阴翳”之法。“右归方”配补太溪、三阴交，用以补益精血，三穴配伍用于治疗肾阳虚衰，精血不足之病证，即前人所谓“扶阳以配阴”之法。

2. 本方与回阳益气方相较　见“回阳益气方”［方效相较］。

3. 本方与温补脾肾方相较　见“温补脾肾方”［方效相较］。

【其他方面】

1. 证治始验　腰膝冷痛使用本方施治，始于70年代。父亲以前多以寒痹针灸治疗，针泻患处腧穴配用艾条针上灸，温经散寒以止痛，仅能缓解一时之冷痛，但不能根治。后来父亲根据伴有全身症状，属于肾阳不足，阳气不布，寒自内生者，均用辨证取穴，整体治疗，施用本方，不仅腰膝冷痛治愈，伴有全身症状亦随之而愈。

2. 本方的另一作用　长期服用或间断性服用肾上腺皮质激素，极易产生下丘脑-垂体-肾上腺皮质—胸腺（HPAT）轴功能抑制，致使垂体、肾上腺皮质储备能力下降，出现肾阳不足之症状和体征者，可配用本方施治。特别是激素依赖性之慢性风湿病、哮证、喘证，可在针治以上病证的基础上，配用本方，对改善肾上腺皮质功能低下出现本方证的证候，大有裨益。本方有类激素作用，但并无外源性激素的补充、投入，故无副作用。它是针补本方腧穴，通过经络的传递信息和调节作用，来激发机体内源性功能及物质的调动和补充，替代外源性激素的投入，有效地纠正外源性激素对神经内分泌免疫抑制作用，从而改善了激素对机体所产生的副作用。

3. 骨质疏松症的治疗　从多年的实践经验来看,骨质疏松症与肾虚关系极为密切,因肾主骨藏精生髓之故。临床多见肾精亏虚证、“右归方”证、“肾气方”证,和“八珍方”证。一般多配补髓之会穴绝骨,收效尚佳。

本方能治疗老年性骨质疏松症，和因长期或间断服用激素，致使骨质疏松之激素副作用引起者，只要出现本方证者，均可使用本方治疗。其收效尚佳的原因是，肾主骨藏精生髓，骨为髓之府，骨骼之松与坚，骨髓之盈与缺，与肾之虚实有密切关系。再者老年骨质疏松症，和长期用激素造成的骨质疏松症，多见肾阳虚症状。因此施用本方补肾阳壮骨髓，更为适宜。临床加补绝骨穴，常收一定疗效。这是用本方或“右归方”的临证经验。

4. 临床所见　有少数患者，方中关元穴施用补法配烧山火手法，其温热感达于胃脘（胃脘发热）或咽部，针治2～3次后，患者出现胃脘烘热，或口燥干渴，甚至口燥咽痛或口唇起泡等，病人很感不安。实为正常现象，不要感到意外。这是由温热而产生燥热之故。继续针治时，可改为仅用补法不配烧山火手法，即可消失，从此不再产生燥热。针补本穴配烧山火，针感达于阴茎部、小腹部或下肢部，则无以上燥热出现。

5. 经络的应激反应　由于经络对于针灸的刺激有应激反应，因此在治疗过程中，有些患者开始针灸 2～3 次收效显著，继而逐渐下降，又继而每隔 1～2 日针治一次，在针次不断增多，针效不断蓄积的情况下收效渐进。这是经常见到的。只要辨证正确，处方中的，不要因疗效下降而改变治疗法则。

【歌括】

肾气方中有关元，复溜肾俞共补痊，

温补肾阳益肾气，肾阳不足治根源。

（三）温补脾肾方

【方治渊源】

本方始于 20 世纪 40 年代，由祖父所创。在其泄泻、反胃、呃逆和慢惊风的医案中常用针补关元（寒甚针上加灸）、太溪、阴陵泉，艾炷隔姜灸神阙穴，用以治疗脾虚或脾肾阳虚，其效甚佳。祖父曾以温补著称。在祖父那个年代里农村缺医少药，生活条件低下，医疗水平不高，往往是无钱求治，或被失治、误治而使病情发展到脾肾阳虚的病证较多，故尔使用温补之法也就较多。父亲也常给我们讲 70 年代以前脾肾阳虚的病证较多，这些年较少，然用于脾肾阳虚诸证仍不失这一良方。由于该方具有温补脾肾的作用，用治脾肾阳虚诸证，故其名为“温补脾肾方”。

【腧穴组成】

针补关元（真阳虚甚者配艾条针上灸）和双太溪、阴陵泉，艾条隔姜或隔附子片灸神阙穴。

【操作方法】

1. 补泻与留针　为了便于捻补和艾灸及减少刺痛时间，先针太溪、阴陵泉，达到欲刺深度有针感后连续各捻补 4～6 分钟拔针，再针关元穴，有针感后艾灸，在艾灸 20～30 分钟期间，连续捻补4~6分钟拔针，再艾灸神阙穴20~30分钟。其捻补和艾灸多少，视病情而定。

2. 针治时间　属于危重病者，可每日针灸1次；属于一般脾肾阳虚之病证，可隔日针灸1次。若针灸后由危转安的患者，亦可隔日针灸1次。

【功能效用】

辨证取穴

（1）温补脾肾：用于治疗患病日久，脾肾阳虚或脾肾阳气衰微的病证。

（2）温补脾肾，回阳救逆：用于治疗脾肾阳气衰微欲绝的病候。

【主治范围】

1. 真阳不足，脾阳不运的病证　诸如泄泻、反胃、多寐等，分别可伴有神疲欲寐、形寒肢冷、畏寒蜷卧、嗜卧懒言、腹胀食少、胃脘寒冷、脐腹冷痛、泻下清水或完谷不化，面色苍白无华，舌淡苔白或白滑，脉象细弱或沉迟或沉细无力等症状和体征。虽然病种不同，伴有症状和体征各病有异，但其证型和病机相同，适用温补脾肾之法，都是本方的治疗范围。

2. 脾肾阳气衰微的病证　诸如慢惊风、呃逆，严重的泄泻等。病情较脾肾阳虚更为严重，如神疲欲寐、精神委顿、形寒肢冷、神昏或神昏不食、手足抽搐、筋脉挛急，面色晄白，口唇淡白，舌淡苔白，脉象沉迟或脉微欲绝等症状和体征。虽然各病有异，但其证型和病机相同，适用温补脾肾阳气之法，都是本方的治疗范围。亦可根据具体病候加减有关腧穴施治。

3. 其他病证　凡因病久失治、误治，病情发展到本方证阶段的病证，亦属本方的治疗范围。

【方证简解】

1. 腧穴功能　本方为主治脾肾阳虚的代表方。针补关元（阳虚甚者配艾灸）、太溪、阴陵泉，艾灸神阙穴，之所以具有温补脾肾阳气的作用，主治脾肾阳虚的诸多证候，是因为：

关元，是大补元阳的腧穴，为壮阳要穴，又为补先天益后天之要穴。主治真阳虚衰、脏腑虚惫、诸虚百损及其所产生的病理证候。它配补健脾之腧穴，具有温补脾阳的作用；配补补肾之腧穴，具有温补肾阳的作用；配补补肺之腧穴，具有温补肺气的作用；配补补心之腧穴，具有温补心阳的作用，等等。

阳虚之证，多由气虚逐渐发展而来。心、脾、肾之阳是相互影响和相互联系的，诸如脾阳不振日久可导致肾阳不足，又肾阳不足引起脾阳虚弱，所以临床上脾肾阳虚证可同时出现。心阳不足，多源于命门火衰，故临床上心肾阳虚（或称少阴虚寒证）证可同时出现。因此，脾阳不振、心阳虚衰、肾阳虚惫，都可配补本穴。

严用和说："肾气若壮，丹田（命门）火经上蒸脾土，脾土温和，中焦自治"。张景岳说："命门……为五脏六腑之本。然，命门为元气之根，……而脾胃以中州之土，非火不能生"。因此针补本穴具有补真阳益脾阳之功效。

本方证为脾肾阳虚引起的病证。针补本穴用以补真阳，配用艾灸以增温补真阳之力，有益于温脾阳。配补脾经的阴陵泉，温补脾阳；配补肾经的原穴，温补肾阳。本穴（偏于温补肾阳）与神阙（偏于温阳健脾）配伍，具有回阳救逆，破阴回阳之功效。

太溪，是足少阴肾经的原穴。主治肾之脏病、经病、气化病和与肾有关的脏腑器官疾病。肾与它脏关系密切，因肾虚所致的它脏病证，和它脏病变累及于肾而致肾虚者，在标本兼治，因果并治的处方中，均可取补本穴以补肾。肾为水火之脏，内寓元阴元阳，肾阴是一身之根蒂，先天之真源，肾阳是机体生命活动的动力。肾阴亏耗，肾阳虚衰的病证，取补本穴滋阴壮阳。

肾为精神所舍和元气所系的脏器。肾阳是人体生命的根本，肾阳一衰，人体各种机能活动就会出现一系列衰退现象，诸病丛生。因肾气不固，肾不纳气和久病元气衰亡，肾阳虚衰之病证，均可配补本穴。由于本穴有补肾阳益肾气的作用，所以，前人把它列为回阳九针穴之一。

本方证是脾肾阳虚之证候。针补本穴，用以补肾益阴，与关元配伍，属于阴中求阳，补阳配阴，使沉阴散而阴归于阳。与关元配伍，具有温补肾阳的功效。

阴陵泉，是足太阴脾经的合水穴；为土经中的水穴。从其临床经验来说，它既有补脾土又有祛水湿的作用，主要是补与泻法的不同。脾之为病，不外脾虚与水湿。施用补法，具有健脾益气、健脾养胃、补脾益肠和健脾制湿的功效。另外，健脾能助运化，补脾有益于胃肠功能，补脾有益于制肝，补脾有益于补肺，补脾可阻痰源，补脾可以摄血，健脾可助化源等功效。施用泻法，具有祛湿健脾、祛湿养胃、祛湿益肠的作用。脾可以制湿，湿可以困脾。脾虚水湿，湿胜可困脾土，脾健可以制湿。又有祛湿有益于清热，湿祛热自清。

本方证为脾肾阳虚之证候。针补本穴，主要用于健脾益气，改善脾系功能，与神阙配伍，温补脾阳。本穴与关元配伍，其温补脾阳之力倍于阴陵泉与神阙配伍之功。

神阙，位于脐中，介于中下焦之间。脐为胎儿生命之根蒂，先天之结蒂，后天之气舍，与内脏有密切联系。本穴施灸，为温运中阳、回阳救逆的要穴。为治疗下元虚冷、中阳不振、寒凝血瘀（脐腹部）的常用穴。它不仅适用于真阳虚衰、下元虚冷、胃肠虚寒、脾阳不振及与此有关的病证，还适用于伤寒病中的少阴证虚寒型和太阴病脾阳虚型的病证。

本穴与关元穴功能类似之处，同为“温之不温，是无火也”,“益火之源，以消阴翳”、“阴难急复，阳当速固”，真阳欲绝，顾阳为其急务的回阳固脱救逆的急救穴。

本方证是脾肾阳虚而为病的证候。艾灸本穴用以温阳健脾、温运中阳以祛里寒。与关元配伍，具有“四逆方”的功效，再加补补肾的太溪穴和健脾的阴陵泉，共同发挥温补脾肾阳气的作用。此乃“隔二之法”，本脏气虚，我胜之脏气虚治宜两脏双补。

2. 病因病机　本方证的病因病机，主要是脾肾阳虚，阴寒内盛而为病。以形寒肢冷，畏寒蜷卧，神疲欲寐，精神委顿，面色苍白或㿠白，舌淡苔白或白滑，脉象沉迟、微细或脉微细欲绝为证治要点。

肾为先天之本，脾为后天之本，两脏息息相关。脾气健旺，则水谷精微充足，不断滋养于肾，使肾中精气盈满。脾气亏虚，精血匮乏，日久必伤及肾，脾肾俱损。肾阳虚，又易形成火不生土，脾阳不振；脾阳虚，病久累及于肾，最后形成脾肾阳虚。因此，脾病与肾病，多见于虚亏性病证、慢性疾病，又多见于久治无效和年老体衰之人或素体阳虚之人。由于病情的发展，或因失治、误治，病情发展到脾肾阳虚，甚则脾肾阳气衰微之危候。这是基于脾为后天之本，肾为先天之本，二者易于致虚之故。

《素问·生气通天论》中云：“阳气者，若天与日，失其所则折寿而不彰……。”说明阳气在机体内的重要性。阳虚之证，多由气虚逐渐发展而来。心、脾、肾三脏之阳是相互联系和相互影响的。在病理上脾肾之间是，脾阳不振，可导致肾阳不足；肾阳不足，又可引起脾阳虚弱。所以脾肾阳虚可同时并见。脾肾阳虚之证常可出现危候，是因为肾阳是机体生命活动之动力，是人体生命之根本。肾阳一衰，人体各种功能活动就会出现一系列衰退现象，诸病丛生，危及生命。

【所治病证】

泄泻（久泻）、反胃、霍乱（急性胃肠炎）、慢惊风，慢脾风、慢性疲劳综合征、呃逆、多寐、哮证、口涌唾液。

【临床应用】

1. 泄泻　泄泻的病因病机和证型较多，选用本方用于脾肾阳虚型。即张景岳所说的："阳气未复，阴气极盛，命门火衰，胃关不固而生泄泻"的泄泻，以及泄泻日久，脾阳不振，损及肾阳，或年老体衰，阳气不足，脾失温煦之泄泻。由久泻损伤脾肾阳气之泄泻，其伴有症状和体征同上，可用本方施治。

若证见黎明之前，腹部作痛，肠鸣即泻，泻后则安。伴有腹冷喜暖，形寒肢冷，神疲欲寐，或腰膝酸软，或不思饮食。舌淡苔白，脉象沉细或沉迟等。乃由泄泻日久，肾阳虚衰，不能温养脾胃，运化失常所致。黎明之前，阳气未复，阴寒较盛之时发生泄泻。本方可以温补脾肾之阳气，固涩以止泻。

若属脾阳虚衰，运化失职而泄泻者，可用本方去太溪穴加补脾俞，重在温补脾阳。

2. 反胃　反胃之病，是宿食停留胃中，朝食暮吐，吐出未经消化之物。

证见食后脘腹不适或胀满，朝食暮吐，暮食朝吐，吐出宿食不化，吐后觉舒。伴有神疲欲寐，畏寒肢冷，胃脘喜暖等症状。面色㿠白或苍白，舌淡苔薄，脉象沉细等。反胃日久，先因脾胃虚寒，后导致肾阳亦虚，所谓下焦火衰，釜底无薪，不能腐熟水谷之故。正如《圣济总录·呕吐门》所说："食久反出，是无火也。"可用本方温补脾肾之阳气。若恐峻补，或兼胃气上逆者，加足三里少泻多灸，用以温胃和中，和胃降逆。

临证注意反胃、呕吐和现代医学中的反流性胃炎、反流性食管炎以及幽门痉挛的具体症状作鉴别。

3. 霍乱（急慢性胃肠炎）　中医学的霍乱，多属现代医学的"急慢性胃肠炎"。选用本方，用于吐泻日久，伤及脾阳，累及肾阳，或素体脾阳或肾阳虚之人，所患急性吐泻，耗阴伤阳，进而伤及脾阳，累及肾阳者。

临床表现为吐泻交作，或泻下清水或清谷，脐腹冷痛，四肢厥逆，神疲欲寐，面色苍白无华，或见脱水状，舌苔白滑或白腻，或舌淡无苔，脉象沉细或细微等阳气暴脱之症状和体征。急用本方，先针补关元，在艾条针上灸关元的同时，艾条隔姜片灸神阙，回阳救逆，随之针补太溪、阴陵泉，补益脾肾。若仅脾阳虚弱，未损及肾阳者，可针补关元、阴陵泉，艾灸神阙，重在温补脾阳。若挟胃实者，上方加泻足三里佐以和胃畅中；若挟肠实者，加泻天枢佐以通肠散滞。

若吐泻不止，泻下如米泔汁，面色苍白，眼眶凹陷，手足厥冷，筋脉挛急，舌淡苔白，脉沉细微等。是因中阳不运，清浊不分，故吐泻不止，泻下物如米泔汁；吐泻之后，津液大伤，肢体失其润养充盈，故而眼眶凹陷，指螺皱瘪；脾肾阳虚，阴寒内盛，则手足厥冷；寒性凝滞，气血不能贯注经脉，筋脉失养，故而筋脉挛急；面色、舌、脉的改变，为阳虚寒盛之征。治宜温补脾肾，回阳救逆，用本方施治。若胃肠寒盛，可用本方中的关元、神阙，回阳救逆，加灸中脘、天枢以温胃肠。若吐泻已止，仍有本方证症状者，可用本方温补脾肾阳气以固其本。

4. 慢惊风、慢脾风　俗语“急惊风吓死爹娘，慢惊风吓死大夫”，形容慢惊风属于危候，很难治愈。

慢脾风（纯阴无阳）甚于慢惊风，均为脾肾阳虚，阴寒内盛之证候，仅是阳虚、阴寒的程度有所不同。60 年代以后，由于医疗条件关系，此类患儿少见。60 年代以前此类患儿较为多见。祖父常用本方治疗，收效较佳。

慢惊风、慢脾风，多由素体脾胃虚弱或脾胃虚寒证候尚未康复，复因吐泻或泄泻日久，损伤脾阳，累及肾阳，最后导致脾肾阳气衰微出现本病；或急惊风反复发作，过用峻利、寒凉伤阳之品，或失治、误治转成慢性。

其病理机制是：津液泄——阳气脱——阴寒盛——筋脉失其温煦和濡养而发生异常抽动。

证见四肢厥逆，神疲欲寐，泻下清水或完谷不化，手足抽动，筋脉挛急，哭声低微，哭无泪涕，或昏睡露睛，或唇淡鱼口，或囟门低陷，骨瘦如柴，面色苍白，舌淡苔白，脉象沉迟或细微等。可急用本方温补脾肾回阳救逆。此类病候多由慢惊风转为慢脾风。

慢惊风属于脾阳虚衰，兼有肝风者，可去方中的太溪穴，加泻太冲穴，以收温补脾阳佐以平肝熄风之效。

选用本方，还用于流行性乙型脑炎，因失治、误治或病情发展到本方证阶段类同于慢惊风、慢脾风之危候。多由传染科病房转来针灸治疗，根据具体病情，选用本方加减腧穴施治，少数患儿能挽回垂危之生命。

5. 慢性疲劳综合征　此病证型和病因较多，选用本方用于脾肾阳虚型。多由禀赋不足，或素体脾胃不健，腹胀腹泻时发之人。常因工作繁忙，饮食失节，饥饱无度，熬夜操劳，起居饮食无常，久之脾肾阳虚证候出现。临床表现为：精神萎靡，神疲嗜睡，易于疲惫，腰膝冷痛，畏寒肢冷，食少便溏（或泄泻），遇事易忘，或伴有阳痿，性功能减退，舌质淡胖，苔白，脉象沉细或沉迟等。

本型若因长期脾胃虚寒，腹胀食少，大便泄泻为主因，加之工作繁忙，起居饮食无度，生活没有规律造成的。所用本方与针治脾胃虚寒之方，交替施治。或在用本方治疗，病情大有好转后，可用本方与针治脾胃虚寒之治本之方，交替施治。

6. 哮证　哮证日久，或失治、误治，病情发展到脾肾阳虚之危候，可用本方施治。若患者不耐针刺，可用艾灸关元、神阙、脾俞、肾俞，以温补脾肾，虽然不如本方效果好，但尽力有一线希望来挽救。亦即有一分之阳气，就有一线希望。

【病案举例】

病例 1　慢惊风

患儿赵某某，男，8 岁，家住南阳市安皋镇牛王庙村。于

1946 年 9 月由祖父接诊。

主诉（代述）：患慢惊风已 2 天。

现病史：两个月前因天气炎热，在河里洗澡后，中午吃凉面条一碗，食后睡卧凉处乘凉，起床后开始身热，继而恶心呕吐，腹痛即泻。经服“藿香正气汤”两剂，发烧停止，吐泻将愈，又因饮食生冷而泄泻复重。继用单方治疗无效，腹胀食少及泄泻逐渐加重。泻下清水带有宿食，日泻 6 ~ 8 次。前天突然出现抽搐，至今未愈。

现在证：四肢不时抽搦，大便清稀，便次频多，神疲欲寐，形寒蜷卧，手足不温，面色苍白无华，骨瘦如柴，两目少神，口唇淡白，舌淡苔白，脉象沉细无力。

辨证：属于泄泻日久，损伤脾阳，累及肾阳之慢惊风证候。

治则：温补脾肾，回阳救逆。

取穴与效果：

选用本方，每日针灸 1 次。

一诊后，抽搐停止，泄泻次数减少；二诊后，泄泻日行 3 次，粪便较稠，精神好转；三诊后，精神进一步好转，饮食稍增；四诊、五诊后，配中药补益脾胃，以调养之。

按：本例患儿所患之慢惊风，从其现病史来看，因患病之前，长期饮食减少，久泻不愈，故脾阳虚衰，累及肾阳，脾肾阳虚所致。从其现在证分析，乃属脾肾阳虚之慢惊风证候，需用温补脾肾，回阳救逆之法，方能收到功效，故用本方施治。四诊、五诊之后，配中药温补脾胃，目的是在病情由危转安之时，固其根本。

病例 2　呃逆

患者张某某，男，58 岁，农民，家住南阳市方城县赵河镇。于 2000 年 6 月 18 日初诊。

主诉：（代述）：患呃逆已 5 天。

现病史：平素脾胃虚寒，经常消化不良，腹胀腹泻。月余前因腹胀腹泻复发，经治不效，逐渐加重。于5天前突发呃逆，经用单方和内服丁香柿蒂类药物无效，即来求治于针灸。

现在证：呃逆断续，呃声低微，神疲欲寐，手足不温，形寒肢冷，欲盖被褥，体瘦，面色苍白无华，舌淡苔白，脉象沉细。仍泻下清稀，完谷不化。

辨证：属于腹胀泄泻日久，先损及脾后损及肾，脾肾阳虚，胃失和降之呃逆证候。

治则：温补脾肾，佐以温胃降逆。

取穴：一至三诊，本方去太溪穴，加足三里少泻多灸；四至六诊，用本方施治，每日针灸1次。

效果：三诊后，呃逆明显好转；四诊后，呃逆停发；六诊后，病情大有好转而停治返乡。

按：本例之呃逆，属于素体脾胃虚寒，泄久更伤脾阳，损及肾阳。脾肾阳虚，胃阳不振，则呃声低微，时断时续。脾阳不振则神疲欲寐。阳气不达于四末则手足不温，形寒肢冷。阳气不足，阴寒内盛，欲盖被褥驱寒以固护微弱之阳。其舌脉面色及伴有症状，均为脾肾阳虚之征。依其主证、伴有症状和体征以及治疗经过，本例之呃逆，属于素体脾胃虚寒，易致脾阳不振；经常腹胀腹泻，已损脾阳；近月余来腹胀泄泻加重，脾阳衰微，损及肾阳，故发呃逆。仅用丁香柿蒂之类药物，未温补脾肾，回阳救逆，故而不效。

所取腧穴，一至三诊，选用本方去太溪，加足三里少泻多灸，其主要目的以温补脾阳，佐以温胃降逆。足三里少泻多灸之意，少泻和胃而不伤正，多灸重在温暖脾胃。四至六诊改用本方施治，其目的是在呃逆停发的情况下，固其根本。

病例3　肾泄

患者于某某，女，58岁，现住南阳市内南关女儿家。于2001年3月5日初诊。

主诉：患五更泄泻已3年之久。近半年来逐渐加重。

现病史：3年前患泄泻。治愈后脾胃虚寒未复，腹胀食少，稍进生冷，则泄泻复发。后出现五更泄泻，伴有腹部觉冷，泻下清稀，带有宿食，腰膝酸软等症状。X线胃肠吞钡透视无病理发现。以慢性结肠炎治疗，曾用药物、埋线和口服氟哌酸及健脾丸等，收效不卓，近半年加重。

现在证：除白天大便1次（粪便稀薄无臭气）外，每于黎明之前腹部作痛，肠鸣即泻，泻后则安，粪便稀薄无臭。近来手足欠温，畏寒肢冷，神疲欲寐，脐腹觉凉得暖则舒，食少体瘦更为明显。面色苍白，舌淡苔白稍水滑，脉象沉迟。

辨证：属于腹胀、泄泻日久，脾阳久虚，损及肾阳之脾肾阳虚型肾泄证候。

治则：温补脾肾，回阳止泻。

取穴：选用本方施治。每隔1~2日针灸1次。

效果：二诊后，神疲欲寐和腹部觉凉减轻，饮食稍增，仍晨泄；三诊后，昨日未晨泄，粪便成形，畏寒减轻；五诊后，晨泄3天未发，大便成形，饮食增加，腹部不凉，精神好转；七诊后，晨泄仍未复发，其他症状均有不同程度的好转和治愈；九诊后，晨泄未发，大便日行1次。伴有症状大多治愈，体重增加；十一、十二诊，巩固疗效。

随访：同年6月23日患者的女儿前来针病，转告母亲之肾泄针愈未发。

按：依其体质、病因、主证、舌、脉和伴有症状以及治疗经过，本例之肾泄，属于脾肾阳虚型。患者原患泄泻，虽经治愈，但脾胃已虚。因脾胃虚寒，腹胀食少，稍进生冷，泄泻复发，久而久之，损伤肾阳。脾肾阳虚，阴寒内盛，运化失常，故尔肾泄乃生。

其病因病机是：黎明之前，阳气未振，阴气较盛，故而腹部作痛，肠鸣即泻；泻后腑气通利，故泻后则安；伴见畏寒肢冷，腹部觉凉，腰膝酸软，神疲欲寐等，属于脾肾阳虚之候；脾阳不振，运化失健，则腹胀食少；腹胀食少日久，则身瘦体虚；其面色苍白，舌淡苔白稍水滑，脉象沉迟等，为脾肾阳虚之征。

脾肾阳虚之肾泄，正适用本方温补脾肾，回阳止泻而收功。

病例4　慢惊风

患儿史某某，男，5岁，家住南阳县安皋镇赵庄村。于1945年8月由祖父接诊。

主诉（代述）：患慢惊风已3天。

现病史：1年来因患积滞而腹胀食少，时而泄泻，逐渐身体瘦弱。近30天来因饮食生冷而泄泻日久不愈，经当地医生给以消积化滞之中药，内服3剂后，泄泻反而加重，前天又出现慢惊风证候。

现在证：手足蠕颤，筋脉挛急，昏睡，额汗涔涔，囟门低陷，精神委顿，形寒蜷卧，口鼻气冷，面色苍白，舌淡苔白，脉象沉细无力。仍大便清稀，完谷不化，便次频多。

辨证：属于素体脾虚，泄泻日久，损及脾阳，累及肾阳之脾肾阳虚型慢惊风证候。

治则：温补脾肾，回阳救逆。

取穴：一至三诊，本方加灸足三里10壮；四至六诊，上方去太溪穴。每日针灸一次。

效果：一诊后，泄泻及抽搐减轻；二诊后，手足抽颤已止；三诊后，泄泻已愈，病情大有好转；四诊至六诊，患儿家长要求再针灸几次以固其本；五诊后，病情进一步好转；六诊后，患儿能在住室内和孩子们玩耍。

按：本例慢惊风的形成是：素体脾阳虚寒，运化失职，泄泻日久，继而伤及肾阳，最后导致脾肾阳虚，虚极生风之慢惊风证候。初因罹病积滞，腹胀食少，时而泄泻，是脾阳不振，运化失健之故；近因饮食生冷，复伤脾胃，纳运失常，则食少泄泻；复因内服消积化滞之品，重伤脾胃，泄泻加重；泄泻日久，重伤脾阳，损及肾阳；脾肾阳虚，虚极生风，本病生焉。

证见大便清稀，完谷不化，便次频数，乃脾阳虚微之候；手足蠕颤，筋脉挛急，乃筋脉失于濡养，虚极生风之象；手足不温，形寒蜷卧，口鼻气冷，乃阳气衰微，阴寒内盛之征；精神委顿，昏睡，额汗涔涔，囟门低陷和面色、舌、脉的异常，均为脾肾阳气衰微之征。

所取腧穴，一至三诊，本方加灸足三里的目的，意在加强温阳健脾之力；四至六诊，选用本方去太溪加灸足三里的目的，是在慢惊风的症状大有好转的情况下，专事温补脾阳。

【方效相较】

1. 本方与四逆方相较　以上两方都有关元、神阙穴相伍的回阳救逆功效。其二方的取穴、功效和治证的不同点是：本方加有补益脾肾的太溪和阴陵泉，是以具有温补脾肾，回阳救逆的作用，主治脾肾阳虚，阴寒内盛病候；“四逆方”未加补益脾肾的腧穴仅取关元，神阙二穴，而专事回阳救逆，主治少阴病真阳衰微之阴寒内盛和太阴真阳衰微之脾阳不运证候。本方之温补脾肾，优于“四逆方”。

2. 本方与回阳益气方相较　见“回阳益气方”［方效相较］。

3. 本方与肾气方相较　以上两方都补关元穴，温补真阳，仅配穴不同，其功效、方义和治证截然不同。本方配补阴陵泉、太溪和配艾灸神阙穴，补益脾肾，四穴配伍，用于脾肾阳虚的病证，具有温补脾肾阳气之功效；“肾气方”配补肾俞，复溜补肾气益肾阴，三穴配伍，用于肾阳不足之病候，具有温补肾阳之功效。

4. 本方与右归方相较　以上两方都补关元、太溪，温补肾阳，仅两穴之差，其功效，方义和治证迥然不同。本方配补阴陵泉健脾益气和艾灸神阙穴，四穴配伍，用于脾肾阳虚之证，具有温补脾肾之功效；“右归方”配补三阴交益脾养血，三穴配伍，用于真阳不足，精血亏虚之候，具有温补肾阳，填补精血之效能。

【歌括】

温补脾肾方效良，补灸关元回真阳，
再补太溪阴陵泉，配灸神阙辨治详，
泄泻反胃呃慢惊，脾肾衰微能回阳。

（四）回阳益气方

【方治渊源】

本方源于高祖父、曾祖父的针治经验。他们在农村行医，时值战乱和饥荒时期，农村缺医少药，因而多见本方证患者。仓促之间，汤药不及，急用本方回阳益气以固虚脱。例如祖父在20世纪30年代，针治一位久患寒哮的50多岁男患者，患者平素阳气衰微，喘息气促，动则气喘心悸更甚。因服小青龙汤二剂后，突然出现手足厥冷，呼吸息微，冷汗淋沥，面色苍白，口唇青紫，脉象细微。祖父急用本方急救，各穴分别连续捻补10分钟后，大汗即止，呼吸渐稳，约30分钟后，转危为安，后服参附汤五剂而复原。此后祖父又治一例患风湿性关节炎30岁女性患者，因外用桑木柴火烤，内服祛风散寒药物并盖被令其出汗，汗出过多过久，患者突然面色苍白，呼吸息微，四肢厥冷，脉微欲绝，急请祖父针治。以汗出亡阳元气大伤，速用本方得以救治。

父亲认为本方有类似“参附汤”（出自《正体类要》）之效，因其冠以“参附”二字，故依其功效将本方命名为“回阳益气方”。

【腧穴组成】

针补关元、气海和双合谷穴。

【操作方法】

1. 补泻与留针　为了便于捻补和急救，以上腧穴同时针刺，达到欲刺深度有针感后，轮流各连续捻补6～10分钟。若属急救回阳固脱，可待病情缓和或由危转安时拔针。

2. 针刺感应　亡阳、虚脱患者，因喘促，气不接续，无力回答针感情况，只有观察患者表情，并从其虚亏程度观察手指下的沉紧情况。若针下肌肉松弛则属病重或属病久体虚，捻补至针下肌肉沉紧为佳。若针下肌肉沉紧则属病轻或属临时虚脱，或平时体质尚好。

3. 针治时间　属于危重病者，可每日针治1次或2次。属于一般阳虚气弱之病证，可隔日针治1次。若针后由危转安，还需用本方施治者，可配补有关腧穴或中药施治。

【功能效用】

辨证取穴

（1）回阳益气，扶正固脱：用于治疗元气大伤，阳气暴脱之危急证候。

（2）温阳益气：用于治疗元气亏虚，真阳不足之病证。

【主治范围】

1. 元气大伤，真阳暴脱　元气大伤，真阳暴脱的病证，如中风（脱证）、汗证（汗脱）、哮证、喘证、久泻、疮疡、厥证、霍乱等。伴见突发手足逆冷，呼吸微弱，气不接续，冷汗自出，或神志昏迷，面色苍白，舌淡苔白，脉微或脉微欲绝等症状和体征。虽然病种不同，伴有症状和体征各病有异，但其证型和病机相同，又都是施用回阳益气之法者，都属本方的主治范围。

2. 其他病证　凡发展到元气亏虚，真阳不足阶段的病证，都是本方的治疗范围。或配有关腧穴，或与有关处方同时或交替施治。

【方证简解】

1. 腧穴功能　本方为回阳益气的专用方、急救方。针补关元、气海、合谷穴之所以具有温阳益气和回阳益气固脱的功效，主治元气亏虚，真阳不足以及亡阳暴脱的病证，是因为：

关元，具有补肾阳、壮真火的作用。因此凡肾阳不足、命门火衰所致的脾阳不振、脾肾阳虚、心阳不足、下元虚冷、膀胱虚寒、气化失常、阴寒内盛、真阳欲绝的病证以及伤寒病中的少阴虚寒型等，都是本穴的治疗范围。本穴又是治疗真阳不足、脏腑虚惫、肾阳虚衰、寒从中生的常用穴，能补阳配阴，使沉阴散而阴从于阳。所谓"益火之源，以消阴翳"，"温之不温，是无火也"，本穴是真阳欲绝，"阴难急复，阳当速固"，顾阳为其急务和回阳固脱的急救穴，是穴位所在处阴寒内积、寒凝血结病证的患野取穴的常用穴。

本方证是元气大伤，真阳不足以及亡阳暴脱之证。针补本穴，用于真阳不足和真阳欲绝，"阴难急复，阳当速固"，顾阳为其急务的病证，配补合谷补气，配补气海大补元气。共收回阳益气和回阳益气扶正固脱之效。若仅用以温阳益气，可补关元配伍合谷或气海穴即可。

合谷，参见"益气补中方"、"益气补肾方"和"八珍方"［方证简解］项中合谷穴的腧穴功能。

气海，是"男子生气之海，元气之聚，生气之源"；为下焦的气会穴，元气要穴。主治脏气虚惫、真气不足和下焦气机失畅。施用泻法，具有通畅下焦气机，总调下焦气机的作用；施用补法，具用大补元气的功效。

本方证针补本穴，用以培补元气，与大补元阳的关元和补气固脱的合谷配伍，共收回阳益气扶正固脱之效。若仅用以温阳益气，可补关元，配气海或合谷穴即可。

2. 病因病机　本方证的病因病机，主要是元气亏虚，真阳不足，和元气大伤，真阳暴脱。以手足厥冷，汗出，呼吸微弱，脉微欲绝为辨证要点。本方既为急则治其标之处方，又为温阳益气治其本之处方。

脱证类似现代医学的休克，是急性周围性循环衰竭所产生的证候。多因严重的汗、吐、泻下、失血和温病正不胜邪以及严重的外伤所致。其病理变化为脏腑气血津液损伤，阴阳衰竭。多为久病或急病元气衰亡，阳气暴脱之故。

脱证虽分气脱、血脱、液脱、阴脱、阳脱，但由于阴阳互根，阴阳气血又是脏腑生理功能和病理变化的基础。气脱必然会导致阳脱，血脱严重会引起阴脱，阳脱阴必脱，阴脱阳亦脱。汗出会亡阳，气会随液脱，失血会亡阳，气会随血脱，失血会损阳损气。“阴难急复，阳当速固”，益气可以固脱、固表、止血、止汗，回阳有益于益气，回阳可以固脱。因此，使用本方可以回阳益气固脱。

（1）元气大伤，真阳暴脱的病证：多因久病或急病或误治所产生的危急证候。如中风脱证、久泻、久痢、哮证、喘证、慢惊风、厥证、疮疡久溃等，以及汗出亡阳气脱、失血亡阳气脱、液泄损阳而气脱者。由于阳气暴脱，不能温通四末，则手足厥冷；元气大亏，阳气不能鼓动血行，则面色苍白，脉微或脉微欲绝；元气大伤，肺气不足，则呼吸微弱，气不接续；气不摄津，则大汗淋漓。虽然病种和主证不同，但已达到元气大伤，阳气暴脱的程度。此时在用药不能及时抢救的情况下，使用本方收效甚速。

（2）元气亏虚，真阳不足的病证：多由病久或失治、误治，病情虽未达到元气大伤，真阳暴脱的危候，但已出现元气亏虚，真阳不足的证候，须用本方治之。

【所治病证】

中风（脱证）、汗证（脱汗）、泄泻、喘证、哮证、厥证、昏迷、慢惊风、霍乱。

【临床应用】

1. 中风（脱证）　属于风中脏腑的一个虚脱证候。其临床表现为突然昏仆，不省人事，目合口开，鼻鼾息微，手撒肢冷，汗多不止，二便自遗，半身软瘫，面色苍白，或舌痿或舌淡苔白，脉微欲绝或沉细微等。亦可在清醒出现或发现半身不遂。

以上症状和体征，是由元气衰微，阴阳将有离决之势，出现目合口开，鼻鼾手撒，遗尿等危候；正气虚弱，阳气将脱，故呼吸低微，汗多不止，四肢厥冷，二便失禁，脉沉细微或脉微欲绝。治宜益气回阳，扶正固脱。针补合谷益气固脱，益气止汗，益气扶正，针补关元回阳救逆，扶正固脱，元气大伤者配补气海大补元气。此为临时急救，待险候稍缓，再行调治。

中风脱证，多见于农村患者，在仓促之间，汤药不及时，用此方有一定疗效。80 年代以前，常与病房协助治疗，确收到一定效果。若用本方收效不佳，多属危候难以挽回生命。在针治前应与阴脱阳浮作鉴别。二者均为虚脱，均有神昏、汗出、手撒、口开、二便失禁。但前者多因元气衰微而致阴阳离决；后者由于阴竭于下而孤阳上越。故前者四肢逆冷，面色苍白，舌淡苔白，脉微欲绝；后者面赤如妆，舌红，脉浮大无根或沉细欲绝，治宜壮水治火。临证绝不可用本方治疗后者。

2. 汗证　若已达到脱汗程度，可用本方施治。其临床表现是：突然大汗不止或汗出如油，声短息微，精神疲惫，四肢厥冷，舌卷少津，脉微欲绝或散大无力等。是由急病或重病或误汗，耗伤正气，阳不敛阴，汗液大泄，气随汗脱，以致阴阳俱亡，故突然出现以上症状；舌卷少津，脉微欲绝或散大无力，为阴阳将脱之危候。急宜本方回阳益气，扶正固脱。

3. 泄泻　证见畏寒肢冷，头晕气短，神疲肢倦，呼吸息微，动则汗出、气促，面色苍白，脉微或沉细无力等。为泄泻日久，耗伤正气，伤于阳气，故出现以上脉证。虽未达到元气大伤，阳气暴脱之危候，亦可使用本方益气温阳，一则有益于治疗泄泻，二则可防暴脱。本方亦可减气海，加补天枢佐以止泻。

《伤寒论》368 条:“下利后，脉绝，手足厥冷，晬时脉还，手足温者生，脉不还者死。”周时以后，倘若脉不还，手足仍不温，是因正气不足，阳气已脱之故，病属危殆。治宜急补关元、气海、合谷，益气回阳以固脱，尚有挽回生命之一线希望。或本方加补神门佐以复脉。

4. 喘证　证见喘逆加剧，抬肩撷肚，汗出如珠，面赤躁扰，四肢厥冷，脉象浮大无根等，是渐致心阳欲脱之危候。多见因误治或病久出现的危候。治宜急用本方，回阳固脱，益气敛汗。若属心衰者，可加补神门佐以补心气。

5. 哮证　选用本方，用于治疗患病日久，持续发作不已，发作时喘息鼻煽，胸高气促，张口抬肩，汗出肢冷，面色青紫，极易汗脱生变者。亦可加补神门佐以补心气。病情发展到肺心病阶段，最易危及生命。在仓猝之际，药物不及之时可用本方针治。

6. 厥证　有气厥（有虚实之分）、血厥（有虚实之分）、痰厥、食厥和暑厥之别。使用本方用于气厥中的虚证。证见眩晕昏仆，呼吸息微，汗出肢冷，面色苍白，舌淡，脉象沉微或沉弱等。属于元气不足，真阳虚亏者，可用本方益气回阳。若属中气不足者，可用本方去关元，加补足三里，补益中气。

由于元气亏耗，致使阳气消乏，宗气下陷，脾气不升，故突然昏仆；多发于烦劳过度，劳则气耗，或悲恐之时（悲则气消，恐则气下）；气属阳，阳气虚弱，失于温煦，故四肢厥冷；阳气不能卫外，则自汗出；宗气下陷，则呼吸微弱，短气不足以息，或气息将停，醒后语声低怯；气不帅血，血脉凝涩，则面唇青紫，脉象沉弱或结代。临床应与血厥虚证详加鉴别。血厥虚证，宜用“养荣方”。

7. 昏迷　以神志不清为特征。总属清窍失灵，神明失用，多出现在急慢性疾病之中的严重危候阶段。使用本方，用于治疗病久不愈，或阴损及阳，或汗出过多，真阴耗损，以致元阳衰微，行将脱绝。故出现神志昏迷，目合口开，鼻鼾息微，手撒肢冷，大汗淋漓，二便失禁，面色苍白，唇舌淡润，甚则口唇青紫，脉微微绝之危候。

8. 慢惊风　此病多见于住院病人，如流行性乙型脑炎、小儿久泻或其他慢性病患儿。因失治、误治，病情发展到本方证阶段，出现慢惊风之危候。病房常请针灸协助治疗，收效较佳。首先使用本方救治，等病情有所好转，然后根据具体病情调治。以本方为基础，加减腧穴，或选用有关针灸处方与本方同时或交替施治。

【病案举例】

病例1　慢惊风

患儿张某某，女，10岁，于1985年5月12日由小儿科转针灸协助治疗。

主诉：(代述)：泄泻月余，抽搐已5天。

现病史：1个月前因饮食生冷，发生泄泻，开始未引起注意，后来逐渐严重，大便稀薄腥臭，日行5~6次，时而恶心，进食极少。在农村曾用土单方无效。因5天前出现神志略有不清，四肢抽搐，于前天即来住院治疗。病房输水补液加青霉素等药仍泄泻不止。

现在证：面色苍白，口唇淡白，神志欠清，手足不温，时而抽搐，大便清稀淡白腥臭，日行5~6次不能控制，小便短少色清，呼吸息微，进食极少，脐腹不痛，欲盖衣被，脉象沉细无力。骨瘦如柴，睡卧露睛。

辨证：属于泄泻日久，脾阳虚衰，虚风内动之慢惊风证候。

治则：首先回阳益气，然后温阳益气暖脾止泻，最后温阳益气健脾佐以熄风。

取穴与效果：

一诊、二诊（13 日），针补关元、气海、合谷。

三诊（14 日），四肢稍温，抽搐减少，神清息粗，便次不减。针补关元、天枢、合谷，艾条灸神阙穴。

四诊（15 日），便次减少，食增，两目有神，脉象沉细有力。处方同上。

五诊（16 日），抽搐未减，泄泻已止，手足已温。针补关元、气海、足三里，针泻太冲。

六诊（17 日），处方同上。

七诊（18 日），元气不足，真阳衰微之证候，得以控制。处方同上，以巩固治疗，明日出院。

按：本例之慢惊风，属于泄泻日久，脾胃大伤，脾伤不能固肠，则泄泻不能控制；胃伤则受纳失司，故而饮食极少。泄泻日久，耗伤阴液，加之饮食极少，以致元气大伤，真阳欲绝，故出现面色苍白，口唇淡白，睡卧露睛，神志欠清，形寒肢冷，呼吸息微之危候。其手足时而抽搐，是虚风内动之象。

所取腧穴，一诊、二诊针补关元（补真阳）、气海（补元气）、合谷（补气），施用回阳益气，扶正固脱之法，危候有所转机。二诊后由于便次不减，故三诊、四诊，针补关元、天枢（涩肠止泻）、合谷，艾灸神阙（温运脾阳），施用温阳益气，暖脾止泻之法，形寒肢冷泄泻治愈。由于以上两诊，时而抽搐未减，故而五至七诊，针补关元、气海、足三里（健脾止泻固肠），泻太冲（平肝熄风），在施用温阳益气，健脾止泻之法的基础上，加泻太冲佐以平肝熄风以止抽搐。

病例 2　脱汗

患者李某某，女，26 岁，住南阳市内解放路南头。于 1993 年 4 月 26 日初诊。

主诉（代述）：大汗出，气喘已 2 天。

现病史（患者病情好转后，叙述的病因与病情）：产后已 45 天。在产后 20 天时，因未注意保暖，外感风寒，全身凉痛

（以两膝关节及腰骶部为甚，抗“O”正常）、空痛，四肢无力。经某医院以外感风寒之身痛，给以祛风散寒发汗中药3剂，并令每服一次药后盖被汗出一次，3剂服完，盖被汗出9次，即出现汗出不止，精神疲惫，四肢欠温，声短息微等症状。患者初针治时，汗出不止，候诊时突然呼吸息微，面色苍白，气不接续，精神委顿，大汗不止，语声微弱，脉大无力。即用本方针治。

辨证：属于产后气血未复，汗液大泄，气随汗脱之脱汗证候。

治则：首先回阳益气，扶正固脱。然后治其身痛。

取穴与效果：

一诊，针补关元、气海、合谷，连续各捻补10分钟后拔针，针后40分钟，患者汗止，气已接续，已能诉说病因与病情。

二诊（27日），元气大伤和真阳欲绝之症状已减轻60%。处方同上。

三诊（29日），虚亏症状明显减轻，今天开始针治身痛。针补合谷、三阴交，气血双补。

四诊（5月3日），针双膝眼、气海俞、大肠俞，均少泻多灸，温经散寒。

五诊（4日），针补合谷、三阴交。

六诊（6日），针双膝眼、气海俞、大肠俞，均少泻多灸。

七诊（10日），针补合谷、三阴交。

八诊（13日），两膝及腰骶凉痛、空痛明显减轻，全身困痛止。针双膝眼、气海俞、大肠俞，均少泻多灸。

九诊（17日），处方同上。

十诊（19日），膝及腰骶凉痛、空痛基本治愈。处方同上。

按：本例之脱汗，属于产后气血未复，正不胜邪，风寒乘虚入侵。前医未思产后体虚，气血未复，易受邪侵，不耐表散，一意用药发汗，令其风寒随汗液排出。由于多次表散风寒，盖被汗出，耗气伤阴，气随汗脱则阴阳将亡，故见汗出不止，精神疲惫，四肢欠温，声短息微等症状。患者步行数十步就诊，加之路上劳累，故候诊时突然出现面色苍白，呼吸息微，气不接续，语不成声真阳欲脱之危候。

所取腧穴，是依据治疗过程中病理变化而选取穴组方的。例如：一诊、二诊，急补关元、气海、合谷，回阳益气，扶正固脱。一诊后，由危转安；二诊后，元气大伤，真阳欲绝之危候明显好转，故三诊开始针治身痛。三诊、五诊、七诊，针补合谷、三阴交、大补气血以益筋骨，主治全身困痛及腰膝空痛。四诊、六诊、八至十诊，针双膝眼、气海俞、大肠俞，患野取穴，均少泻多灸，意在双膝及腰骶空痛、凉痛，少泻祛邪而不伤正，多灸温散风寒以止痛。

病例 3　哮证欲脱

患者杨某某，男，60 岁，住南阳县安皋乡牛庙村。于 1947 年秋祖父接诊。

主诉（代述）：昨天下午开始喘促息微，气不接续，汗出肢冷。

现病史：患哮证已 20 多年，每年冬季复发。复发时喉中哮鸣，呼吸急促，胸膈满闷如窒。此次复发，是因前几天着凉感冒。当地医生用大剂量的小青龙汤连服 3 剂后，哮证及感冒症状大减，但出现汗出肢冷，气不接续，精神疲惫，动则息促，面色青紫，脉微欲绝。因患者同住本村，即请祖父针治。

祖父以元气大伤，真阳欲绝之危候辨治。针补关元、气海、合谷，施用回阳益气，扶正固脱之法。以上腧穴各连续捻补 10 分钟后（针刺捻补后 30 分钟），大汗已止，呼吸平稳，气已接续，已能诉说病因病情，第二天复诊处方同上。并拟中药 3 剂以调治。

【方效相较】

1. 本方与八珍方、益气补中方、益气补肾方、补阳还五方相较　以上诸方都针补合谷穴，用以补气，仅配补腧穴不同，其功能和治证有所不同。

本方配补关元补真阳，配补气海补元气，三穴配伍，用于元气亏虚，真阳不足或真阳欲脱的病证，具有回阳益气，扶正固脱的功效。

“八珍方”配补三阴交益脾养血、益脾止血，二穴配伍，用于气血双亏的病证，具有补益气血类似“八珍汤”之效。

“益气补中方”配补足三里健脾益气，健脾养胃，二穴配伍，用于脾胃气虚和中气不足的病证，具有益气补中的功效。

“益气补肾方”配补复溜滋阴补肾、补益肝肾，二穴配伍，用于气肾两虚（气虚兼肾虚、肾虚兼气虚）的病证，具有益气补肾的功效。

“补阳还五方”配泻三阴交活血祛瘀，二穴配伍，用于气虚血瘀的病证，具有益气活血类似“补阳还五汤”之效。

2. 本方与四逆方、肾气方、右归方相较　以上三方都补关元穴，用以温补真阳，仅配穴不同，其功能和治证有所不同。

本方配补合谷补气，气海大补元气，三穴配伍，用于元气亏虚，真阳不足或真阳欲脱的病证，具有回阳益气，扶正固脱的功效。

“四逆方”关元配艾灸，艾灸神阙，用以少阴病，四肢厥逆，恶寒蜷卧，呕吐不渴，腹痛下利，神疲欲寐，和太阳病误汗亡阳之证，具有回阳救逆，类似“四逆汤”之效。

“肾气方”配补肾俞补肾壮腰，复溜滋阴补肾，三穴配伍，用于肾气不足的病证，且有补肾助阳之效，即前人所谓“益火之源，以消阴翳”之法。

“右归方”配补太溪补肾气益肾阴、三阴交养血，三穴配伍，用于肾阳虚衰，精血不足的病证，具有温补肾阳，填补精血的功效。

3. 本方与开窍醒脑方相较　见“开窍醒脑方”［方效相较］。

4. 本方与温补脾肾方相较　以上二方均补关元穴温补真阳，仅配伍腧穴不同，其功效、方义和治证有别。本方配补合谷、气海，补气固脱，三穴配伍，用治元气大伤，阳气暴脱和元气大伤，真阳不足之候，具有回阳益气，扶正固脱之效。“温补脾肾方”配补太溪补肾、阴陵泉健脾，三穴配伍，用治脾肾阳虚之证，具有温补脾肾的作用。

【注意事项】

1. 防止巧合　本方所治的病证，绝大多数是病久体虚，或失治、误治，发展到元气大伤，真阳欲绝，或亡阳暴脱之危候。20 世纪 50 年代以前，祖父在农村多见于仓猝之际，汤药不及的情况下，只要辨证正确，急用本方就能挽回垂危之生命，顷刻回阳于针治之间。

但有一些患者，因平素身体虚弱，直至病情垂危，机体极度虚衰，难以回复或针力不及，因而救治无效。又有一些心力衰竭和肺心病患者，病情发展到本方证阶段，使用本方很难挽回其垂危生命。需要特别注意的是，防止因针治而巧合，就此死亡。针治前注意告知患者家属，以防不测。

2. 不适用本方的病证

（1）阴寒内盛，阳微欲绝之危候，不适用回阳益气以固脱之法者。

（2）少阴病，证见四肢厥冷，恶寒蜷卧，呕吐不渴，腹痛下利，神衰欲寐，舌苔白滑，脉象微细，宜用回阳救逆之法者。

（3）少阴病，下利，脉微者，宜用通阳破阴之法者。若利不止，厥逆无脉，干呕烦者，宜用通阳复脉之法者。

(4) 少阴病，下利清谷，里寒外热，手足厥逆，脉微欲绝，身反不恶寒，其人面色赤，或利止，脉不出，宜用回阳复脉者。若吐已不断，汗出而厥，四肢拘急，不解，脉微欲绝，是真阴真阳大虚欲脱之危象者。均不适用于本方。

(5) 少阴病，下利，脉微，甚则下利不止，肢厥无脉，干呕心烦，宜用回阳生脉之法者。

(6) 真阳不足，肾不纳气，浊阴上泛之候，宜用温壮下元，镇纳浮阳之法者。

【其他方面】

1. 闭证与脱证的鉴别　临证应鉴别闭证与脱证，以防误诊。闭证是以神昏，牙关紧闭，肢强拳握，面赤气粗，痰涎壅盛为其特点。《类证治裁》中说:“如牙关紧闭，两手握固，为闭证。”脱证是以目合口开，手撒遗尿，鼻鼾息微，汗出肢冷为主要表现。《杂病源流犀烛》中说:“脱绝者何？经曰口开者心绝，手撒者脾绝，眼合者肝绝，遗尿者肾绝，声如鼾者肺绝，昏由虚极而阳脱。”脱证必须回阳固脱，闭证则要通关开闭，两者大相径庭。

2. 挽回垂危生命后应求本治之　本方以手足厥冷，汗出，呼吸微弱，脉微欲绝为其辨治要点。使用本方用于救治元气大伤，真阳欲绝或阳亡暴脱之危候。在使用回阳益气，扶正固脱之法后，由危转安，待阳气来复，病情稳定后，应寻本求治。根据具体病情，或改用针灸处方，或换用方药，进行调治。

【歌括】

回阳益气能固脱，关元合谷气海多，

阳气暴脱元气伤，急救多补三穴雪。

(五) 四逆方

【方治渊源】

本方是由曾祖父创制的。为真阳衰微，阳气欲绝的常用方。在20世纪10至40年代的战乱时期，经济萧条，农村缺医少药。曾祖父和祖父常用来治疗因失治、误治病情发展到用药不及或服药不下的真阳衰微，阳气欲绝的患者，急需施用回阳救逆之法，救治了不少危重病人。用本方直接挽回了不少患者的生命，亦有暂缓病情后再配药物调治的。配加有关腧穴，用以益气回阳救逆，益气复脉回阳救逆以及温补脾肾等阳气虚衰病证。父亲根据祖父对该方有关记载，加以整理规范。

我们在父亲的传授下，用以治疗太阴病真阳衰微，脾阳虚寒的病证；内伤杂病中少阴病肾阳虚证和太阴病脾阳虚寒以及脾肾阳虚之证。如泄泻、反胃、慢惊风、慢脾风、脱证等等。由于本方有回阳救逆的功效，故父亲依其功效命名为“四逆方”。

【腧穴组成】

针补关元（配艾条针上灸，若无艾条和艾绒者，可用烧山火手法），艾条悬灸神阙（可根据具体病情或隔附子片灸，或隔生姜片灸）。若恐针效不足，可加补合谷或气海。

【操作方法】

1. 补泻与留针

（1）为了便于捻补与艾灸，先针关元，达到欲刺深度有针感后留针，在留针期间（20～30分钟），进行艾灸（或作烧山火手法），并每隔5～10分钟捻补2～3分钟，如此捻补2～4次拔针。然后艾灸神阙穴20～30分钟。

（2）因急须回阳救逆，先针关元穴，达到一定深度有针感后，连续捻补2～3分钟配烧山火1次，如此3～4次拔针，再艾灸神阙穴20～30分钟，甚至40分钟以上。其捻补和艾灸时间长短根据病情而定。

2. 针感反应　患者病重，不能反映针感，可观察患者的表情，酌其操作。

3. 针治时间　急须回阳救逆者，可每日针灸1次；慢性病患者，一般隔日针灸1次。

4. 代用腧穴　若关元穴处有疤痕，或体胖小腹脂肪较厚之人，或由于针感多不明显或不能针刺者，可改补命门配艾灸以代之。但急需回阳救逆者，其效逊于关元穴。

【功能效用】

辨证取穴

（1）回阳救逆：用于治疗少阴病真阳衰微之阴寒内盛证。

（2）温补真阳以益脾阳：用于治疗真阳不足，脾阳不振之阳虚证。

【主治范围】

1. 少阴病　阳气衰微，阴寒内盛引起的病证，如伤寒“四逆汤”证、慢惊风等，伴有四肢厥逆、恶寒蜷卧、呕吐不渴、神疲欲寐、下利清谷、腹中冷痛，舌淡苔白或白滑，脉象微细或沉微等症状和体征。都是本方的主治范围。亦可配加有关腧穴施治。

2. 太阴病　脾阳虚寒证，如脾胃肠病中的霍乱、泄泻、反胃等。因于脾阳虚弱，根于肾阳不足，伴见脾阳虚弱症状和体征者，亦是本方的主治范围。

3. 内伤杂病　慢性病，或急性病因失治、误治，病情发展到本方证阶段，需使用温阳散寒、回阳救逆、破阴回阳以及温补真阳以益脾阳之法者，亦是本方的治疗范围。应配加有关腧穴施治。

【方证简解】

1. 腧穴功能　本方为回阳救逆，温补真阳的代表方。补灸关元（或配烧山火）和艾灸神阙，之所以具有回阳救逆和温补真阳的功效，主治少阴病阳气衰微证和太阴病脾阳虚寒证，是因为：

关元，是大补元阳的腧穴，为壮阳要穴；又为补先天益后天之要穴；是“益火之源，以消阴翳”的常用穴。主治真阳虚衰、脏腑虚惫、诸虚百损的病证。因此，凡属肾阳不足，命门火衰的病证及其所导致的脾阳不振、脾肾阳虚、心肾阳衰、心阳虚衰、下元虚冷、膀胱虚寒、气化失常、阴寒内盛、真阳欲绝的病证，都属本穴主治范围。亦可用于治疗伤寒病中的少阴虚寒型和太阴证脾阳虚型。

本方证是真阳衰微，阴寒内盛及其脾阳虚寒的证候。针补本穴用于脾肾阳虚、心阳虚衰、真阳欲绝的病证，用以补真阳、益脾阳、益心阳、回阳救逆等，配艾灸或烧山火可温阳逐寒，并能增强温补先天命门真火之力，否则不足以挽回垂危肾中之阳气，不足以使阴阳之气相接顺。因此，对于少阴病阳气衰微，阴寒内盛的病证，和太阴病真阳衰微，脾阳虚寒证以及脾肾阳虚之证，本穴更为适宜。

神阙，位居脐中。脐为胎儿生命之根蒂，先天之结蒂，后天之气舍，与人体内脏有密切关系。脐位大腹中央，介于中下焦之间，是五脏六腑之本，冲脉循行之地，元气归藏之根。艾灸本穴，为温运中阳、回阳救逆的要穴；为治疗下元虚冷、中阳不振、寒从中生和穴位所在处阴寒内盛、寒凝血瘀等病的常用穴。它同关元穴的类似之处，为“温之不温，是无火也”、“益火之源、以消阴翳”、“阴难急复、阳当速固”、真阳欲绝，顾阳为其急务的回阳固脱救逆的急救穴。它不仅适用于真阳虚衰、下元虚冷、胃肠虚寒、脾阳不振及其与此有关的病证，还适用于伤寒病中少阴证虚寒型，和太阴证脾阳虚型的病证。

本方证是真阳衰微，阴寒内盛及脾阳虚寒之证候。艾灸本穴用以回阳救逆和温阳健脾以及温中阳以祛里寒。与关元穴配伍，用以治疗真阳衰微，阴寒内盛，和脾阳虚寒、脾肾阳虚及心阳虚证。非此二穴不足以回阳破阴以救逆，非此二穴不能振兴阳气以祛寒邪。

本方之组成之意在于，阴惨之气深入于里，真阳欲绝，非此方组合纯补真阳不足以破阴气而发阳光。

2. 病因病机　本方证的病因病机，主要是阳气衰微，阴寒内盛而为病。以少阴病、太阴病，四肢厥逆，神疲欲寐，恶寒蜷卧，舌淡苔白、白滑，脉象沉微为其证治要点。

（1）少阴病：以阳气衰微，阴寒内盛为因的病证。伴见的症状是：寒邪深入少阴，肾中阳气衰微，阴阳之气不相顺接，故尔外则四肢厥逆，恶寒蜷卧，神疲欲寐；内则呕吐不渴，腹中冷痛，下利清谷；舌苔白滑，脉象微细等，属于肾阳衰微，累及心脾之阳气亦衰，阴寒独盛之危候。“阳气衰于下，则为寒厥”，故四肢厥逆。

（2）太阴病：严用和说：“肾气若壮，丹田（命门）火经上蒸脾土，脾土温和，中焦自治。”张景岳说：“命门……为五脏六腑之本。然，命门为元气之根，……而脾胃乃中州之土，非火不能生。”因此，肾阳不足，命门火衰所导致的脾阳不振、脾肾阳虚、下元虚冷、气化失常的脾胃肠病，如霍乱（急性胃肠炎），吐泻日久，或泻痢日久，或肠胃病因失治、误治，伤于脾阳或伤于脾肾阳气所出现的病变。伴见四肢厥逆，神疲欲寐，腹部冷痛，泻下清水或清谷，面色苍白或㿠白，舌苔白滑或舌淡苔白，脉象沉细或微细等。

（3）内伤杂病：少阴病肾阳寒证和太阴病脾阳虚证，如泄泻、吐利、反胃、呃逆、痰饮、慢惊风、慢脾风、脱证等，多由素体阳虚，或患病日久，或失治误治，致使病情发展到肾阳衰微、脾阳不振、脾肾阳虚之证候。

【所治病证】

泄泻、反胃、脐腹痛、霍乱（急性胃肠炎）、筋惕肉瞤、慢惊风、伤寒四逆汤证、口涌唾液、鼻涌清涕。

【临床应用】

1. 泄泻　使用本方用于脾肾阳虚型。即张景岳所说的：“阳气未复，阴气极盛，命门火衰，胃关不固而生泄泻”的肾泄。选用本方可收温补真阳，扶阳益脾之效。或加补太溪佐以补肾。若腹部冷痛明显者，加天枢少泻多灸，以温散肠腑之寒邪。若脾虚症状明显者，加补脾俞或足三里佐以健脾止泻。若肠滑者加天枢少泻多补，少泻以通畅肠腑之气机，多补以固涩肠腑之滑脱。《伤寒论·太阴篇》277 条："自利不渴者，属太阴，以其藏有寒故也，当温之，宜服四逆辈。"宜用本方温补脾阳。病房用药不能止泻，转针灸治疗用本方配加腧穴效佳。

若属泄泻日久，伤及脾阳，脾阳虚衰，阴寒内盛，腹中冷痛，手足不温。因病房用药收效不佳，多由病房转来针灸协助治疗，用本方加天枢穴少泻多灸，其效尚佳。

少阴下利，因肾阳虚，阴寒内盛所致。证见手足厥冷，恶寒蜷卧，下利清谷，呕吐，小便清长，腹痛，但欲寐，脉沉微细等。可用本方回阳止利，或加灸天枢佐以温肠止利。

2. 反胃本方用于下焦火衰，釜底无薪，不能温煦脾土，以致脾阳不运，胃不受纳之反胃。即张景岳所说的"反胃系真火式微，胃寒脾弱，不能消谷"之反胃。补灸关元益火之源，艾灸神阙温运脾阳，共收温补真阳，健脾温中之效。若胃中寒冷明显者，可加泻灸中脘或上脘，均少泻多灸佐以温胃逐寒以助受纳，其效甚佳。

3. 脐腹痛　选用本方，用于肾阳不足，寒邪内盛之脐腹痛。证见脐中疼痛，喜按喜暖，遇冷更甚，口不作渴，小便清利，大便溏泻，手足欠温等。补灸关元，温补真阳以逐内寒之邪，艾灸神阙驱逐局部寒邪，以促血行，以缓小络的急引而收效。

4. 霍乱（急慢性胃肠炎）　由吐泻日久，伤及脾阳，累及肾阳，或平素脾阳或肾阳虚之人，所患急性吐泻，耗阴伤阳，进而伤及脾或肾之阳气。证见四肢厥逆，神疲欲寐，脐腹冷痛，泻下清水或清谷，面色苍白无华，或见脱水状，舌苔白滑或白腻，或舌淡无苔，脉象沉细或细微等阳气暴脱症状和体征者，可用本方回阳救逆。

吐泻不止，吐泻物如米泔汁，面色苍白，眼眶凹陷，手足厥冷，筋脉挛急，舌淡苔白，脉沉细微等。是因中阳不运，清浊混淆，则吐泻不止，吐泻物如米泔汁；吐泻之后，津液大伤，无以濡润充盈肢体，故眼眶凹陷，指螺纹皱；脾肾阳虚，阴寒内盛，则手足厥冷；筋脉挛急，乃为寒性凝滞，气血不能贯注经脉，筋失所养之故；面色、舌、脉为阳虚寒盛之象。治宜温补脾肾，回阳救逆，可用本方施治。或加灸中脘、天枢，但绝不可因吐泻不止施用补法。若本方针力不能及者，改用“温补脾肾方”。

若患者体质虚弱较甚，不耐针刺者，以本方为基础，加灸中脘、天枢佐以温胃肠驱寒邪；若气息微弱者，加补气海佐以大补元气；若气虚失固者，加补合谷佐以益气固脱，或用“回阳益气方”施治。

5. 筋惕肉瞤　证见恶寒，汗出，手足厥冷，筋惕肉瞤，面色皖白，舌淡苔白，脉象细微或微等。“阳气者，精则养神，柔则养筋”（《素问·生气通天论》）。本病证是因真阳衰微，虚阳不能温养筋脉肌肉所致。急需挽回垂危之真阳，故用本方治之。若损伤真阴者，加补复溜佐以育阴柔筋。

6. 慢惊风　由于禀赋不足，脾肾素虚，复因吐泻日久，伤及脾阳，累及肾阳所致。证见手足蠕动，摇动瘛疭，精神萎靡，昏睡不醒，四肢厥冷，呼吸微弱，面色晦黄，或大便清稀，或囟陷冷汗，舌淡苔白等，可用本方回阳救逆，或加补足三里佐以健脾益气以固脱。若兼气虚者，加补合谷以补气，待垂危之真阳得复，再加泻太冲佐以熄风；若损伤真阴者，加补复溜佐以滋阴以益肝肾。若本方不能挽回垂危之阳，可选“温补脾肾方”施治。

对于流行性乙型脑炎，因失治、误治致使病情发展成慢惊风之本方证证候者，亦可用本方本法治之。由病房转针灸科配合治疗，确能挽救一些垂危的患儿。

7. 四逆汤证　祖父使用本方，用以治疗久病欲脱和阳气暴脱，阴难急复，阳当速固、救逆的“四逆汤”证。（根据祖父有关记载整理）

（1）《伤寒论》388 条：“吐利汗出，发热恶寒，四肢拘急，手足厥冷者，四逆汤主之。”指出吐利汗出亡阳的证治。可用本方回阳救逆。

（2）《伤寒论》323 条：“少阴病，脉沉者，急温之，宜四逆汤。”该条为少阴病急温之脉证。可用本方急温之以回真阳。

（3）《金匮要略》：“呕而脉弱，小便复利，身有微热，见厥者，难治，四逆汤主之。”本条论述虚寒性呕吐，并为阴盛格阳的证治。用本方急救回阳。

（4）《金匮要略》：“下利腹胀满，身体疼痛者，先温其里，乃攻其表。温里宜四逆汤，攻表宜桂枝汤。”下利清谷腹胀里有虚寒，治疗当以温里为急，故先用“四逆汤”温里，可用本方治之。或加灸天枢佐治肠腑虚寒。

（5）《伤寒论》389 条：“既吐且利，小便复利而大汗出，下利清谷，内寒外热，脉微欲绝者，四逆汤主之。”指出吐利后里寒外热的证治。用本方破阴回阳。

（6）四逆证，原有下利，今利止而四逆证仍存者，是阴血大伤之故。选用本方加补合谷补气，共收益气回阳固脱之效。使阳气回复，阴血自生。

（7）《金匮要略·腹满寒疝宿食病》篇：“夫瘦人绕脐痛，必有风冷，谷气不行，而反下之，其气必冲，不冲者，心下则痞。”本条是论述瘦人感受风冷引起的腹痛病误下后的变证。瘦弱正气不足之人，感受风冷寒结于里，发生“绕脐痛”及“谷气不行”（大便不通），宜灸神阙（温阳散寒益脾）、泻灸天枢（散寒通便）、下脘（散寒通便），温阳散寒，通便止痛。若误用苦寒攻下之药，风冷不去，中阳更伤，脾胃阳气更虚，致使寒气上逆而呃逆者，宜补灸关元（壮真火益脾阳）、神阙（温阳散寒益脾），泻灸上脘（温胃散寒以止呃逆），共奏壮阳益脾，暖胃散寒，以止呕逆之效。若误下后，寒气陷于心下，聚而成痞者，宜泻灸上脘（温胃散寒除痞）、中脘（暖胃散寒除痞），艾灸神阙（温阳健脾），共奏温阳健脾，暖胃散寒之效。

（8）若误汗亡阳，伴见“四逆汤”证者，本方加补合谷佐以益气固汗固脱。

（9）凡病情发展到阳气衰微，阴寒内盛阶段的病证，以本方为基础，根据具体病证，配加有关腧穴。如配补合谷，益气回阳救逆；配补神门，补心回阳救逆；配补合谷、足三里，补中回阳救逆；配泻人中，醒脑回阳救逆，等等。

若出现手足厥冷，汗出气促，脉象沉微或脉微欲绝者，均可使用本方加补合谷佐以益气、益气止汗、益气固脱。

（10）《伤寒论》354 条：“大汗，若大下利而厥冷者，四逆汤主之。”本条是因大汗已阳亡于外，若大下利则阳之亡于内，并见阴盛阳衰之四肢厥冷证候，可用本方急温回阳。

8. 口涌唾液　证见唾液倍增，吞吐不及，从口流出，源源不断，不能自收，缠绵起伏，阴冷气候加重，畏寒肢冷，食少便溏，或胃腑畏寒，神疲欲寐，舌淡苔白或白滑，脉微或沉细等。使用本方，用以温补脾肾，益火之源，以消阴翳，使阴寒自散，湿浊自收。若偏脾阳虚者，亦可配加补灸脾俞，温补脾阳；若偏肾阳虚者，亦可配加补灸肾俞，温补肾阳。

《诸病源候论》中说：“夫津液涕唾，得热即干燥，得冷则流溢不能自收。”脾司中阳，性喜温燥，职司运化水湿。脾阳虚衰，不能化津运湿，湿从内生，阴浊上溢，脾虚不能统摄，故变为清唾，自口而出，源源不断不能自收。伴见食少便溏，胃腑畏寒，神疲欲寐，畏寒肢冷，是由脾阳不振，进而殃及肾阳。肾主五液以维持水液的平衡。选用本方使阳回阴降，清唾不生，统摄有权，升降有序，出入有常，则口流清唾之病患自愈。

本病临床多见于中风日久，脾肾阳虚证，或脾胃虚寒日久，脾虚及肾者；亦有平素脾肾阳虚，小有温热之病，过服寒凉之品，损伤脾肾阳气者。

【病案举例】

病例1　反胃

患者王某某，女，30岁，现住南阳市市内商城经商。于1993年11月20日初诊。

主诉：患反胃吐食已3年，复发月余。

现病史：10岁时患过食物中毒，出现呕吐泄泻，日久治愈。从此之后脾胃虚寒，每因饮食生冷，即发胃痛。3年前一个冬天，在风雪中行走10多里前去探亲，就此开始发病。每在食后两个小时左右胃脘不适，即刻反胃吐食，或反吐清涎。每年入冬复发。此次复发月余。伴有脐周及胃脘畏寒，喜暖喜按，倦怠嗜卧，食少，四肢欠温等症状。面色苍白，舌淡苔白微滑，脉象沉细。身体瘦弱。

曾用中药治疗有所好转，但不能根除。每服牛肉汤或羊肉汤后则反胃减轻。

辨证：属于真阳不足，脾阳不运，胃不受纳之反胃证候。

治则：补真阳温脾阳，佐以温胃散寒。

取穴与效果：

一诊、二诊（30日），针补加艾灸关元，艾灸神阙，针中脘少泻多灸。

三诊（12日1日），反胃吐食及胃脘和脐周畏寒减轻。处方同上，其中神阙穴令患者每晚再艾灸15～20分钟。

四诊（3日）处方同上。

五诊（6日），反胃吐食复轻，饮食增加，食后胃脘舒服。处方同上。

六诊（9日），针补加灸关元穴。

七诊（13日），仅晚饭后两小时左右反胃，但程度较轻，胃腑及脐周畏寒已愈，饮食倍增。处方同上。

九诊（26日），反胃将愈（偶尔反胃），精神恢复正常，因患者繁忙不能前来针灸，令患者每晚艾条灸关元、神阙各15~20分钟。

随访：1994年1月24日患者告知反胃治愈，精力充沛，并介绍一位风湿患者前来针治。

按：本例之反胃，属于真阳不运，胃不受纳之证候。患者反胃日久，导致下焦火衰，釜底无薪，脾阳不运，不能腐熟水谷，胃不受纳，故而食久反出，伴有倦怠嗜卧，饮食减少等症状。其脐周、胃腑畏寒，喜暖喜按，为内寒之象；四肢欠温，面色苍白，舌淡苔白滑，脉象沉细等，为真阳虚衰之象。内服牛肉汤或羊肉汤后反胃减轻，是因胃得以暖，脾得以运，故而反胃减轻。

本方具有益火之源，补真火温脾阳之效。因胃腑虚寒，故一诊、二诊配取中脘少泻多灸，佐以温胃散寒而不伤正。三至五诊，仅用本方，减去中脘的目的，因胃腑症状减轻，改用神阙穴令患者每晚再艾灸15~20分钟，以增温运脾阳之功。六诊之后，改独用补灸关元的目的，是因病情大减，专事温补真阳即可收效治愈。九诊以后令患者艾灸关元、神阙，是在病愈后，温真阳以固疗效。

病例2　泄泻

患者李某某，男，54岁，家住襄樊市，现住市政府家属院。于1993年10月3日初诊。

主诉：患泄泻已半年。严重已月余，因饮食生冷而得。

现病史：初因饮食生冷而得，后又因饮食生冷后冒雨、涉水而加重。月余前经乡医院治疗，以内有热邪，外受寒侵，服用清热泻火，消导积滞之中药六剂后，泄泻更加严重。大便日行5～6次，粪便清稀，完谷不化，时而粪便带有白色黏液，脐腹冷痛，腹痛（微痛）即泻，泻后痛止。伴有稍食不易消化食物或偏凉食物即反胃吐食，饮食减少，畏寒肢冷，神疲欲寐等症状。面色苍白，舌苔白滑，脉象沉细。身体瘦弱。

曾多次作钡灌肠和胃肠钡餐X线透视，均示慢性肠炎。

辨证：属于真阳不足，下元虚寒，脾阳失运，肠腑失固之泄泻证候。

治则：温补真阳，扶阳益脾，佐以调肠行滞又涩肠止泻。

取穴与效果：

一诊、二诊（5日），针补加灸关元，艾条灸神阙，加针天枢穴先少泻后多补。

三诊（7日），大便次数减少，脐腹冷痛减轻。处方同上。其神阙穴令患者每晚再用艾条灸15～25分钟。

四诊（9日），处方同上。

五诊（12日），大便日行3～5次，脐腹冷痛已愈，粪便已不带黏液并由稀变溏，精神好转，饮食增加。处方同上，去天枢穴。

六诊（15日），针补加灸关元。

七诊（18日），大便日行2～3次，粪便已成形，伴有症状已愈。处方同上。

随访：1993年11月4日患者告知泄泻已愈。

按：本例辨为真阳不足，下元虚寒，脾阳不运，肠腑失固之泄泻。其泄泻的形成是：初因饮食生冷，损伤脾胃而得。又因饮食生冷、冒雨涉水而加重，更伤脾胃之阳气。继而内服清热泻火，消导积滞之中药六剂后，已致真阳衰微，下元虚寒，脾阳不运，故出现大便频多，粪便清稀，完谷不化；阴寒内盛，气机不畅，故脐腹冷痛，腹痛即泻，泻后痛止；脾阳不运，胃腑虚寒，胃不受纳，则反胃吐食；其畏寒肢冷，神疲欲寐，面色苍白，舌苔白滑，脉象沉细等，均为真阳衰微，阴寒内盛之征象。

使用本方，益火之源以消阴寒，温阳、益脾，以治其根本。配针天枢先少泻后多补，意在调理肠腑气机，先少泻则通肠腑气机，而不致伤正，后多补涩肠固本，而不致滞塞。三诊后改用每晚艾条灸神阙穴，以增温阳健脾之力；六诊后改用补灸关元一穴，意在病情大减，仅温补真阳即能治其根本。

病例3　泄泻

患者刘某某，女，60岁，住南阳市宛城区溧河乡刘营。于2000年7月11日初诊。

主诉：患泄泻已8年之久。因饮食生冷而得。

现病史：8年前冬季的某一日，因饮食生冷而患泄泻。经治愈后，每因饮食不慎即发，自购消导药品服后即愈，但易复发。近4年前冬天某日又因饮食生冷而加重，每食油腻或偏凉食物泄泻即发。

复发时大便清稀时带黏液，完谷不化，日行2~3次，并出现鸡鸣之时小腹冷痛，肠鸣漉漉，急奔厕所，泻后即安。形寒怯冷，身体瘦弱，易于疲劳，面色苍白，舌淡苔白，脉象细弱。粪便检查：潜血（-）。有少量脓球。

多处医院诊断为慢性结肠炎，用药罔效，又以鸡鸣泄泻服用中药亦不效。

辨证：属于肾阳虚衰，脾阳不振之泄泻证候。

治则：温补脾肾阳气。

取穴与效果：

一诊至三诊（15日），针补关元配烧山火，艾条灸神阙。

四诊（18日），大便次数减少，小腹冷痛及肠鸣减轻，仍晨泄。处方同上。加补太溪穴。

五诊（20日）、六诊（22日），处方同上。

七诊（25日），大便日行一次，粪便成形，不带黏液，五更泄泻有所好转。处方同上。

八诊（27 日）至十诊（8 月 3 日），处方同上。

十一诊（6 日），五更泄泻治愈，已不怯寒，精神好转，体重增加。处方同上。减太溪穴。

十二诊（8 日）、十三诊（12 日），处方同上。

十四诊（15 日），基本痊愈。处方同上。

随访：2000 年 10 月 10 日患者孩子来市办事，告知其母泄泻针愈未发。

按：本例之泄泻，是久泄必虚，虚在脾肾。《景岳全书》所言："泄泻之本，无不由于脾胃"，此言就泄泻常识而论。本例患者素有消化不良，泄泻时发，脾土素虚。4 年前复因饮食生冷重伤脾胃，久泻伤阴，阴损及阳，阳虚失于温煦，寒从中生。脾虚失职则运化失常，水浊下注而肠鸣漉漉，大便稀薄，完谷不化；肾阳不足，关门不固，阳随阴泻，遂成五更泄泻。脾胃为后天之本，脾胃虚弱化源不足，则形体瘦弱，气血亏虚，易于疲劳；肾阳不足，阳气失布，则形寒怯冷，小腹冷痛。面色苍白，舌淡苔白，脉象沉细，为脾肾阳虚之征。

一至三诊选用本方，泄泻减轻，但五更泄泻未减。故四至十诊，加补太溪补肾以增强温阳补肾之功而肾泄渐愈。十一诊后减太溪穴，专事温补真阳以益脾阳，直至十四诊痊愈。

病例 4　口流清涎

患者曾某某，男，60 岁，南阳市师院建筑工程队工人。于 2000 年 8 月 26 日初诊。

主诉：唾液涌盛，口流清涎已两月余。

现病史：原有阳痿及脾虚消化不良等病史。两个月前因胃火牙痛，过服寒凉药物，齿痛未愈，转为满口齿痛，饮凉痛加。并出现口流清涎，逐渐加重，唾液涌出，源源不断，吞吐不及，夜间唾液从口角溢出，湿透枕巾。食少便溏，神疲欲寐，腰酸怕冷，怯寒肢冷。舌淡，舌苔白滑，脉象沉细。

服牛肉汤或羊肉汤后，流涎减少。以胃寒有湿，服用温暖胃腑热药收效甚微。

辨证：属于脾肾阳虚，阴寒内盛，寒水不化之口流清涎症。

治则：温补脾肾之阳，佐以补肾壮腰固齿。

取穴与效果：

一诊、二诊（29日），针补加灸（加针上艾条灸）关元、肾俞，艾条灸神阙。

三诊（31日），口流清涎有所好转，齿痛减轻，腰酸怕冷减轻。处方同上。

四诊（9月2日）、五诊（5日）处方同上。

六诊（9日），口流清涎明显减少，饮食增多，粪便成形，腰病治愈。处方同上。减肾俞穴。

七诊（12日）、八诊（14日），处方同上。

九诊（16日），口流清涎基本治愈，仍满口牙齿酸困痛，今天患者要求兼治阳痿。处方同上，加补太溪。

十诊（19日）、十一诊（23日），处方同上。

十二诊（26日），原有症状已愈，阳痿减轻，因工程繁忙，再针一次，停止治疗。处方同上。

按：本例之口流清涎症，属于脾肾阳虚，阴寒内盛，寒水不化所致。以清涎涌盛，食少便溏，神疲欲寐，怯寒肢冷，舌淡，苔白滑，脉沉细为其辨治要点。

患者素有脾肾阳虚之轻证，复因齿痛过服寒凉之品，不仅齿痛未愈，更伤脾肾阳气，致使转为满口齿痛，饮凉痛加，绵绵不愈，并增添口流清涎，唾液涌出，源源不断，不能自收。服用牛、羊肉汤后涎液减少，是因其能温补脾胃，而无温补脾肾之力，故而仅清涎减少而不能根治。腰酸怕冷，是肾精亏虚，亦属肾阳不足之象。肾主骨，齿为骨之余。满口齿痛，饮凉痛加，亦属肾精亏虚，肾阳不足之象。故而为脾肾阳虚型之证候。

本例之口流清涎属于脾肾阳虚型，故用本方施治。因腰酸怕冷属于肾阳不足证候之一，故一至五诊配加补灸肾俞，补肾壮腰，与关元配伍，温补肾阳；五诊之后，肾精亏虚之腰痛治愈，故减肾俞穴。八诊之后，齿痛症状未减，故九诊开始加补太溪，因它是肾经原穴，补肾要穴、治肾虚齿痛要穴，与关元配伍，温补肾阳既治齿痛又治阳痿。

本方配补加灸肾俞或加补太溪，温补脾肾，益火之源，以杜清涎内生之源。使统摄有权，清涎不生，升降有序，出入有常，则病愈在握。

病例5　呕吐

患者张某某，男，58岁，住南阳市西峡县蛇尾乡，现住南阳师专。于1997年8月25日初诊。

主诉：患呕吐已3天。

现病史：8年来一直脾胃虚弱，面色苍白，饮食稍多即反胃吐食，大便溏薄，倦怠神疲，足踝轻度浮肿，畏寒肢冷。经常自用烧姜、烧枣煎汤治之，稍有缓解。

现在证：3天前一个晚上因饮食生冷，当晚半夜突然发生呕吐，脘腹胀满，胸膈痞闷，呕吐宿谷（不易消化食物）及清水。自前天至今天上午9点钟前来就诊时，呕吐尚未停止，并出现汗出肢冷，形寒蜷卧，口干少津，声音嘶哑，身微热及脱水状。因为呕吐急迫而遗尿，面色苍白，舌淡苔白，脉象微弱。

辨证：属于真阳不足，脾阳不振，胃不受纳之呕吐证候。

治则：温补真阳以益脾阳，佐以温胃散寒。

取穴：针补加艾条针上灸关元（25分钟），艾条隔生姜灸神阙（30分钟）、上脘（20分钟）。每日针灸1次。

效果：一诊后，约1个小时呕吐及自汗停止，手足转温；二诊后，呕吐未发，伴有症状明显好转；三诊后，呕吐和伴有症状均愈。嘱其家属在家生活调养。

按：本例之呕吐，属于“四逆方”证。其成因是：原有脾胃虚寒，真阳不足，纳运失常的病史；后因饮食生冷，复伤脾胃。脾胃纳运失职，故出现呕吐，呕吐宿食；呕吐较甚，又不进饮食，身体更虚，真阳更为虚衰。以呕吐频作，吐出不易消化食物，畏寒肢冷，面色苍白，舌淡唇白，脉象微弱，为其辨治要点。

本例属于“四逆方”证，故用“四逆方”即本方治之，温补真阳以益脾阳。因胃腑虚寒，故尔加艾灸上脘，佐以温胃。为何上脘穴不用针补加灸，或针泻加灸，而单用艾灸？其原因是：虽然是胃不受纳则呕吐，但内涵有胃气上逆，故补之不可；因胃腑虚寒，泻之恐伤胃气，故尔泻之不可。单用艾灸，具有温胃而不伤正，又不助逆，所以仅用艾灸恰到好处。

【方效相较】

1. 本方与回阳益气方相较　此二方都有回阳功效，其功效和治证的不同点是：本方补灸关元，艾灸神阙，具有回阳救逆和温补脾阳的作用，用治少阴病真阳衰微阴寒内盛和太阴病真阳衰微脾阳虚寒的证候。“回阳益气方”针补关元、合谷、气海，具有回阳益气固脱的功效，用治元气大伤，真阳欲绝之病证。

2. 本方与温补脾肾方相较　见“温补脾肾方”［方效相较］。

3. 本方与右归方相较　两方都补关元穴温补真阳，仅配穴不同，其功效、方义和治证有别。本方配灸神阙穴，二穴配伍，用治少阴病真阳衰微和太阴病脾阳虚衰，具有回阳救逆和温补脾阳“四逆汤”之效；“右归方”配补三阴交、太溪，三穴配伍，用治肾阳不足，精血亏虚之候，具有温补肾阳，填补精血“右归丸”之功。

【注意事项】

1. 本方禁忌

（1）阳郁厥逆之证，虽有四肢厥逆，但因于阳气内郁，不能外达四肢，此乃“四逆散”证，非本方所宜。

（2）“四逆者，必手冷过肘，足冷过膝，脉沉细无力，腹痛下利等象咸备，方可用之，否则不要轻投。”四肢厥逆者，必手冷过肘，足冷过膝，脉象沉细无力，或细微或脉微欲绝，腹部感凉或冷痛等，以及俱备有阳气衰微，阴寒内盛的其他兼有症状者，方可使用本方，否则不可轻用。

脾肾阳虚证，本方缺少健脾、补肾腧穴，故有力所不足之处，应加补太溪、足三里或脾俞，以增补益脾肾之功。

2. 中病即止　或汗、或吐、或下，致使伤阴亡阳的病人，使用本方中病即止，不可久施，因本方有助燥伤阴之弊。亦可在真阳回复之后，改补关元、合谷，回阳益气，或改补关元、命门，直补真阳；或改补关元、复溜，回阳育阴；或根据具体病情配加有关腧穴，以免因灸关元、神阙，重伤阴液之弊。

3. 配合药物治疗　病情已达真阳欲绝之危候，需急用本方回阳救逆，如不能挽回垂危之阳气者，可改用“温补脾肾方”。若再恐力不能及，或为了有把握计，当以药物治疗为主，或配用药物治疗，方为万全。

临床所遇真阳欲绝患者，急转急诊室治疗，在药物的配合下，进行针灸救治，其效颇佳。病房延请针灸配合治疗的患者，亦是同药物一起进行抢救。在没有药物配治的条件下，又无艾绒艾条者，只有针补关元（配烧山火）、气海、合谷或足三里，首先回阳益气以固脱，则属缓兵之计。

4. 查找因果　没有无缘无故的真阳不足，命门火衰和脾肾阳虚。它们是因果之中的果，临证应找出原因，以便有的放矢。若病因仍存，如泄泻日久为因，可兼治其因，阻其源；若过服寒凉为因，应兼治所损症状，配加腧穴。

【其他方面】

1. 临床见闻

其一：1958 年 10 月父亲曾治一位 40 岁男性患者，原患肾阳不足，命门火衰，膀胱气化无权的癃闭病。他医误以热淋治之，给以“八正散”连服 4 剂后，不仅癃闭未减，反出现小腹冷痛，脐周剧痛，下利清谷，饮食不下，畏寒肢冷更甚。前来求治于针灸，使用本方针灸 8 次后，不仅误服“八正散”伤于下元之阳气和累及脾阳的证候得以救治，癃闭之病证随之得以治愈。

其二：1944 年 10 月祖父用本方治愈久泻不愈一位 13 岁男性患儿。始因饮食生冷而泄泻，初用消导积滞之品无效，后以食滞胃肠之泄泻，使用土单方治之，无效反重。后因停止治疗而泄泻无度，发展到脾肾阳虚，手足逆冷，骨瘦如柴，脉微欲绝的程度。急请祖父针灸治疗，使用本方加补天枢穴，针灸两次后减轻，4 次后病情大减，脾气虚弱症状显露，即改补合谷、足三里、阴陵泉，施用益气健脾补中之法，隔日针治 1 次，3 次后病情大减。停止针治改用饮食调治月余而告愈。

其三：1970 年 9 月父亲用本方曾治一位 5 岁男患儿，因患流行性乙型脑炎误诊误治发展到慢惊风之危候，由病房转来针灸。急用本方治疗，每日针灸 1 次，4 次后由危转安，继用本方加补复溜泻太冲，佐以育阴熄风，又治 4 次病候大有好转，给以中药在家调治而告愈。仅遗留肢体活动欠灵，脑子反应有点迟钝。

2. 详辨真热与假热　临证应用似中求异，假中求真的方法，辨别真假之热。例如：

真热则满面、口唇通红，假热则两颧嫩红，额上晦暗，唇色淡白；真热则口渴且大渴引饮，假热则口虽干不欲饮或喜热饮；真热则口疮周围深红、暗红，假热则口疮周围色淡不红；真热则身热按其皮肤必久之愈热，恶热不欲得衣被，假热则按其皮肤时久不热，身虽热反欲得衣被；真热发狂则登高骂詈禁而不止，发斑则斑色赤紫深红，假热发狂则禁之则止，发斑如蚊迹浅红细碎；真热其舌质红绛、老红，苔黄色深鲜明少津，脉数有力有神，假热其舌质淡红、嫩红、多不乏津，苔黄色浅晦暗，如深色之舌面，脉数而无力无神，如此等等。

3. 心绞痛　有报道“四逆汤”用治心绞痛。它适用于寒邪凝滞，心血瘀阻，真阳不足之心绞痛。证见心痛彻背，胸满气塞，不得卧，畏寒肢冷等，和《素问·痹论》:“心痹者，脉不通，烦则心下鼓，暴上气而喘”以及《灵枢·厥病》:“心痛间，动作痛益甚……色苍苍如死状……痛如以锥针刺其心”及《素问·脏气法时论》:“心痛者，胸中痛，胁支满，胁下痛。膺背肩甲间痛，两臂内痛”等症状。

本病亦可选用本方施治，根据具体病情配取有关腧穴，如配泻内关佐以通畅心气以止痛；或配泻加灸膻中佐以温阳开痹以止其痛；或配泻加灸心俞、厥阴俞，佐以温心阳散瘀阻以止痛；或配泻三阴交或膈俞佐以活血祛瘀以止痛。

【歌括】

四逆汤证四逆方，阳气衰微阴寒伤，

补灸关元神阙灸，少阴太阴虚寒昌。

三、清热类

（一）玉女方

【方治渊源】

本方始于20世纪70年代，父亲用此方治愈一位40岁男性消渴病患者，患者口渴引饮，饮多尿多，中医以消渴病治之无效，西医以尿崩症治之罔效，化验检查排除糖尿病。父亲辨证为胃火炽盛，肾阴匮乏，结合泻内庭补复溜的功能组方施治而收效。嗣后用于治疗胃火炽盛，肾阴不足之多例齿痛、齿衄等病，皆收到一定效果，因而创立本方。

由于中药方剂之“玉女煎”（出自《景岳全书》）原为“少阴不足，阳明有余”而设。本方又类似“玉女煎”的功效，故命名为“玉女方”。

【腧穴组成】

针补双复溜，泻双内庭。

【操作方法】

1. 补泻与留针　为了便于补泻与留针，先针内庭穴，达到欲刺深度有针感后留针，在留针 20～30 分钟期间，每隔 5～10 分钟各捻泻 0.5～1 分钟，如此捻泻 2～4 次后，停留数分钟拔针。在内庭穴留针期间，针刺复溜穴，达到欲刺深度有针感后，连续各捻补 4～6 分钟后拔针。其补泻时间长短根据病情而定。

2. 针治时间　一般隔日针治 1 次，必要时可每日针治 1 次。

3. 针感走向　内庭穴的针感若能循本经逐渐上达于胃腑或头面部，其清胃热之效甚佳。

【功能效用】

辨证取穴

清胃滋阴（滋少阴肾阴之不足，清阳明胃火之有余）：用于治疗胃热伤阴引起的病证。

【主治范围】

1. 胃热伤阴引起的病证

（1）胃热伤阴和肾阴不能制胃火引起的病证：诸如齿痛、齿衄、消渴、牙齿松动、咽炎、三叉神经痛、头痛和口腔炎等。伴见烦热口渴、消谷善饥、鼻咽干燥、面色浮红、舌红少津，或舌质红绛少津，舌苔薄黄或薄黄少津，脉数或细数等症状和体征。虽然病种不同，伴有以上症状和体征各病有异，但其证型和病机相同，又都适用清胃滋阴之法，都属本方的主治范围。

（2）胃热伤阴引起的筋脉病：诸如三叉神经痛、面肌痉挛、痿证等，伴有上述有关症状和体征者，亦是本方治疗范围。或配加有关腧穴或与有关处方同时或交替施治。

2. 其他病证　凡病情发展到本方证阶段的病证，都是本方的治疗范围。

【方证简解】

1. 腧穴功能　本方为治疗胃热炽盛，肾阴亏虚病证的常用方。针泻内庭补复溜之所以具有滋少阴之不足，清阳明胃火之有余的功效，主治水亏火盛相因为病，是因为：

内庭，是足阳明胃经的腧穴，为主治胃火炽盛所致病证的常用穴。胃火炽盛和阳明热炽循经上扰引起的头面、咽喉、口齿、鼻以及胃腑疾患，都是本穴的治疗范围。针泻本穴，可收辨证取穴清胃止渴、清降胃火和循经取穴清宣阳明经气的双重效果。温病中的气分证候，如热盛伤津型和伤寒邪热入里转属阳明经证都可配泻本穴。

本方证是胃热伤阴引起的病证，针泻本穴，用以清胃热，清“阳明有余之热”。

复溜，是足少阴肾经的经金穴，金能生水，又是肾经的母穴。虚则补其母，故又是滋补肾水的常用穴。凡属肾阴不足出现的水不涵木，肝阳上亢；水不上承，心肾不交；子盗母气，肺阴耗伤，以及胃热伤阴等病，均可取补本穴以滋肾水、补肾阴。本穴又是治疗“寒之不寒，是无水也”和“壮水之主，以制阳光”的常用穴。

本方证是由“少阴不足，阳明有余”，胃热伤阴所致的病证。针补本穴，用以补“少阴不足之阴”，与用以清“阳明有余之热”之内庭穴配伍，能补能清，标本兼顾，使胃热得清，肾阴得滋，共奏清胃滋阴之效。对于水亏火盛和火盛伤阴诸病，甚为合拍。

2. 病因病机　本方证的病因病机，主要是胃火（阳明有余）和肾水（少阴不足）二者相互为因而为病。由胃热阴伤所致，以齿痛、齿衄、口燥咽干、口渴，舌红少苔，脉细数为辩证要点。

胃为阳明燥土，本性喜润而恶燥，胃多实证，胃火又易上扰。足阳明胃经内属胃腑，外循头、齿、面、颊，火性上炎，故多见热性上炎之证。肾主骨，齿为骨之余。肾又主五液，胃赖肾阴之滋润，则受纳腐熟功能得以正常进行。一旦胃热炽盛，蒸腾胃腑，就会产生胃腑热盛病候；外则循经上扰，出现头面、齿颊的阳明热炽疾患，即所谓“阳明有余”的病候。胃热愈盛，愈伤阴液，肾水不足，则胃火愈盛，就会出现阴液不足之兼见症状，即所谓“少阴不足”的病候。

（1）胃热伤阴的病证：胃热伤阴之所以出现如齿痛、齿衄、咽痛、头痛和消渴、消谷等症状，是因为足阴明胃经上循头、面、齿、颊等处。肾阴不足，胃热炽盛循经上攻，则齿痛、牙齿松动；血因热迫而上溢，则齿龈肿痛、齿龈出血；胃热循经上扰前额，则前额热痛；上扰面颊，则面颊疼痛；咽部通于胃，胃热炽盛，耗伤阴液，则咽部失润，故出现咽炎或咽部灼热或干燥；胃热伤阴，津液不足，则饮水自救而消渴；胃热上蒸，受纳旺盛，则消谷而善饥；其烦热干渴，鼻咽干燥，面色浮红，舌红少津，舌苔薄黄而干，脉数或细数等，为热盛伤阴之征。

（2）经脉病：胃热炽盛，伤耗阴津，则筋脉失荣，出现下肢痿软不用，亦可见三叉神经痛等。

（3）其他病证：凡因失治、误治，病情发展到本方证阶段的病证，或伴有胃热伤阴或肾阴不足，不能制于胃热之有关症状和体征者，可用本方或配加有关腧穴施治。待现阶段的病证治愈或将愈后，再治原发病。

【所治病证】

齿痛、牙齿松动、齿衄（齿龈出血）、消渴（糖尿病）、口渴、三叉神经痛、头痛、咽炎、急性口腔炎、口唇炎、舌肌炎、痿证。

【临床应用】

1. 齿痛、牙齿松动　齿为骨之余，龈为胃之络。选用本方用于治疗肾阴不足，胃火上攻之齿痛，可收滋阴清胃之效。本方亦可加泻患野有关腧穴，佐以通络散热以止痛。

牙齿松动，证见齿龈不红不肿，或偏红不肿，齿龈隐痛（多个齿龈隐痛），牙齿松动，口燥咽干少津，舌红少津，或苔少失润或偏燥，脉象细数。属于肾阴不足不能制火，以肾阴不足为主者，可用本方加补太溪（肾虚齿痛之要穴），以滋阴补肾为主，佐以清降胃火。临证应与胃火上攻、胃火上攻热伤肾阴、肾阴不足胃火上扰三者之齿痛作鉴别，方能有的放矢，收效尚佳。

2. 齿衄（齿龈出血）　本病的病因和证型较多。选用本方用于治疗肾阴不足，胃热炽盛，血因热迫而上溢之齿衄。其临床表现为齿龈出血，血色鲜红或偏淡红，口干欲饮，口燥咽干，或见口臭、烦躁、便秘、少寐。舌红少津，舌苔薄黄或薄黄而干，脉数或细数等。可用本方加泻三阴交配透天凉，佐以凉血行血，引血下行。若兼大便秘结，腑气不通者，加泻天枢佐以通腑泻热。

本病若仅胃热炽盛而上攻者，因无肾阴不足之因，不可使用本方。若属"清胃散"证者，可用"清胃方"针治，兼大便秘结，腑气不通者，亦可加泻天枢佐以通腑泻热。

3. 消渴　消渴总由阴亏阳亢，津涸热淫所致。热之盛由于阴之虚，阴愈虚热愈甚，热益盛则阴益虚，造成恶性病理循环，久久不愈。病延日久，往往导致肾阳亦虚，阴阳俱虚，病临垂危。根据程钟龄在《医学心悟》中指出的："治上消者，宜润其肺，兼清其胃；治中消者，宜清其胃，兼滋其肾；治下消者，宜滋其肾，兼补其肺"的法则。本方用于中消，属于胃热炽盛，阴液不足所致者，补复溜以滋其肾，泻内庭以清其胃。

（1）中消，证见多食善饥，形体消瘦，齿燥口渴，舌红苔黄，脉象细数等，乃因胃热上蒸，耗伤津液，不能上承者，可用本方清胃益阴。若兼大便秘结，舌苔黄燥，脉象滑实有力者，加泻天枢佐以通肠泻下，或加泻足三里，共奏清胃泻火，养阴保津。临证亦可加补胰俞穴以增强胰腺功能。

（2）《金匮要略·消渴小便不利淋病脉证并治》篇说："渴欲饮水，口干舌燥者，白虎加人参汤主之。"渴欲饮水，口干舌燥，是阳明热盛伤津之故，亦可泻内庭清阳明内热，补复溜养阴生津，共奏清热生津之效。

（3）若病属上消肺热，治以润其肺兼清其胃之法者，亦可用本方，但必须加泻尺泽以清肺热。三穴配伍，属于"清燥救肺方"证之治法。

4. 口渴　本方用于治疗胃热上蒸，耗伤阴津，阴液不足不能上承和阴津不足不能制火，胃火偏盛而上蒸所致者。证见口渴咽干，渴欲饮水，或饮后仍渴，口干舌燥，舌质红，舌苔薄黄而少津，脉象细数等。针补复溜养阴生津以止渴，针泻内庭清泻胃热以止渴保津。若兼肺燥津伤者加泻尺泽，共奏清肺胃之热，滋肾阴之虚之效。

5. 三叉神经痛　本方用于治疗胃火上攻，热伤肾阴，面肌筋脉受灼而失荣之病患第二、第三支者。其症状表现为一侧面颊部呈阵发性热痛、跳痛、抽筋样疼痛，连及牙齿，触及患部或扳机点或张口活动即发，口燥咽干，烦热口渴，舌红少津，苔薄黄，脉数或细数。针泻内庭清降胃火以泻阳明之有余，针补复溜滋补肾阴以补少阴之不足，加泻患侧下关穴（深刺1.5～1.8寸，务使针感扩大范围）和阿是穴（扳机点），或加泻患侧完骨穴，务使针感达于患部。用于治疗病患第二支者，上方加泻地仓穴上2寸下关穴前1.5寸之肌腱上。

用治第三支者，上方加泻颊车穴。

6. 头痛　头痛的病因和证型甚多。本方用于治疗痛在阳明经循行处之前额部，头部热痛，遇热加重，得凉则舒，伴有烦热口渴，口燥咽干，或见口臭，舌红少津，舌苔薄黄或薄黄而干，脉数或细数等。是由胃火炽盛，热盛伤阴，循经上扰所致。针泻内庭清降胃火，针补复溜滋补肾阴，亦可加泻阿是穴。

7. 咽炎、急性口腔炎、口唇炎、舌肌炎　诸病凡属胃热炽盛，伤于阴津，上熏口咽者，均可使用本方施治。属于咽炎可加泻廉泉，佐以清利咽喉，消散郁热。属于舌肌炎加刺金津、玉液出血，佐以消散郁热，或加泻通里佐以清宣舌络。属于口唇炎（口唇肿痛），加用毫针点刺患部出血，若口唇炎症状明显者，加泻合谷、承浆穴。属于急性口腔炎，加泻合谷、下关佐以清热。若舌质红绛而干，或如镜面舌等胃阴不足见症者，亦可选用本方施治。

8. 痿证　属于《素问·痿论》篇中所云的："脾气热，则胃干而渴，肌肉不仁，发为肉痿"之痿证，可用本方施治，配加患野有关腧穴虚补而实泻。

【病案举例】

病例1　舌肌炎

患者鲁某某，女，61岁，住中国建筑工程七局。于1996年8月9日初诊。

主诉：舌心和舌边灼热痛已2个月。

现病史：开始患感冒咳嗽，继而出现舌苔每在饭后因咀嚼、吞咽食物而脱落，舌心和舌边交替性灼热、刺辣疼痛。口唇发干，上腭近门齿处干痛，夜间咽干、鼻干，手足心热并觉发干，饥不欲食，口渴欲饮但饮不多，心烦。舌中有裂纹，舌光无苔，脉沉细数。

南阳市中心医院口腔科诊断为舌肌炎、神经炎，经南阳市某医院诊治，均收效不著。

辨证：属于肾阴不足，心胃之火上炎，舌肌被灼之舌肌炎证候。

治则：清胃滋阴，佐以清心。

取穴与效果：

一诊，针补复溜，泻内庭、神门。针后当时舌肌灼热减轻。

二诊（10 日），舌肌灼热疼痛已止，心烦好转，咽部干燥减轻，自觉病情减轻 80%。处方同上。

三诊（12 日），前天及大前天病情明显好转，昨天未针又感舌肌不适，仍饥不欲食。心烦好转。针补复溜，泻内庭、通里。

四诊（14 日），昨天又感舌肌灼热，仍饥不欲食，手足心已不热干。处方同上。

五诊（15 日），处方同上。

六诊（16 日）舌肌两天未痛，手足心热发干愈，仍饥不欲食。处方同上。

七诊（17 日），今天早饭后舌苔未脱落，中午饭后脱落，食欲增加。处方同上。

八诊（19 日），舌肌灼热疼痛未发，已有鼻涕，有痰，知饥欲食，右侧舌边有一小的溃疡面。处方同上。

随访：1996 年 8 月 23 日至 9 月 27 日，在本科针治齿痛、头痛期间，本病未发。

按：本例之舌肌炎，属于肾阴不足，心胃之火上炎所致。其病因病机是：初因感冒咳嗽，热伤阴津，阴津不足，舌苔不固，易为吞咽咀嚼创伤脱落；热灼舌络，则舌心与舌边交替性灼热、刺辣疼痛；心胃之火，灼伤阴津，阴津不足，故出现口唇发干，上颚干痛，夜间咽干，心烦；阴虚则内热，又见手足心热并觉发干；胃阴不足则饥不欲食，口渴欲饮但饮水不多。

其舌中裂纹，舌光无苔，脉沉细数，均属阴虚有热之征。

所取腧穴，一诊、二诊，针泻内庭补复溜，清胃滋阴，加泻神门的目的，佐以清心火。三至九诊用本方，加泻通里穴的目的，因通里为手少阴之络穴，既有清心火又有清宣舌络以止舌肌疼痛的作用。

病例2　口唇炎

患者李某某，男，60岁，南阳石油二机厂职工。于1997年1月7日初诊。

主诉：患口唇肿痛已年余。

现病史：1年多来，经常口唇干燥、肿胀麻痛微热，每食辛辣食物加重，口鼻觉干，不欲饮水，口唇干燥有裂纹、起皮发痒，以下唇为甚。大便干秘。

外观身体健壮，舌有裂纹，舌偏湿润。

辨证：属于肾水不足，不能制火，胃阴不足，胃火上炎，郁热口唇之口唇肿痛证候。

治则：滋阴生津，清降胃火，佐以消散局部郁热。

取穴：一、三至八诊，针补复溜泻内庭；二诊，针泻合谷、地仓、承浆，点刺下唇数毫针，令其充血。

效果：二诊后，仅针后当天减轻；四至六诊，每次针后减轻两天；八诊治愈。

随访：1997年6月10日，患者前来针治脑鸣，告知此病针愈未发。

按：本例之口唇肿痛，属于现代医学之口唇炎。其病机是：肾水不足，水不制火，胃阴不足，胃火上炎，热郁口唇，故出现口唇干燥、肿胀热痛；食辛辣食物，易助邪火，故尔加重；口鼻觉干，口唇干燥、裂纹、起皮发痒和舌有裂纹，均为阴津不足，失其濡润所致。故用本方，施用滋补肾阴，清降胃火之法而收效。二诊针泻合谷（“面口合谷收”以清宣口唇郁热）、地仓（消散局部郁热）、承浆（消散局部郁热）和毫针点刺下唇充血（祛其血以散其瘀血郁热）的目的，主要是消散患部郁热瘀血。在整个治疗过程中二诊用作辅佐治法。其舌偏湿润，乃口唇肿痛，唾液吐之不便所致。

病例 3　齿痛

患者张某某，女，48 岁，住南阳市市内解放路。于 1995 年 5 月 2 日初诊。

主诉：患齿痛已 3 个月。时轻时重，因操劳而得。

现病史：因家里盖房子，日夜操劳熬夜而得。3 个月来经常满口牙齿疼痛，时而热痛，时而隐痛，牙齿松动，口渴欲饮但饮水不多，口鼻咽干。平时腰膝酸软，足膝无力，两足跟痛。舌红少苔，脉象细数，齿龈浮红。

曾用多方治疗无效，服凉药胃腑觉凉影响饮食，但齿痛亦未治愈。

辨证：属于肾精亏虚，阴津不足，胃火（虚火）上炎之齿痛证候。

治则：首先清胃滋阴，然后以补肾滋阴为主兼降胃火。

取穴与效果：

一诊（5 月 2 日），针补复溜泻内庭。

二诊（5 日），齿痛有所减轻。处方同上。

三诊（8 日）齿痛明显减轻，伴有虚热症状有所好转。处方同上。

四诊（11 日），齿痛明显减轻，仍牙齿松动、足跟痛、足膝无力。处方同上。加补太溪穴。

五诊（13 日），牙齿每天仅隐痛短暂即止，牙齿松动有所好转。处方同上。

六诊（15 日），处方同上。

七诊（17 日），牙齿松动明显好转。齿痛已愈，足跟痛轻，仍足膝无力。处方同上。

八诊（22 日），齿痛早愈，足跟不痛，足膝有力，牙齿松动已不明显。处方同上。

按：本例之齿痛，属于肾精亏虚，肾水不足，水不制火，胃火（虚火）上炎，犯于齿龈所致。肾主骨，齿为骨之余，肾精亏虚，牙齿不固，故见牙齿松动而不牢；肾水不足，水不制火，胃经虚火上炎，上扰牙齿，故而满口牙痛，时而热痛，时而隐痛；水不制火，虚火为患，故口渴欲饮，但饮水不多。口鼻咽干，舌红少苔，脉象细数等，均为阴虚有火（虚火）之征。肾主骨，腰为肾之府，足跟属肾。肾精亏虚，筋骨失养，故见腰膝酸软，足膝无力，两足跟痛等症状。因不属单纯性胃火上犯之齿痛，是故用凉药无效。

基于上述病因病机，一至三诊针补复溜泻内庭，以滋补肾阴，清降胃火为主。由于三诊后齿痛明显减轻，而牙齿松动、足膝无力和双足跟痛未减，故四至八诊，在原方原法的基础上加补太溪，它既有补肾气益肾精的作用，主治足跟痛和足膝无力，又为主治肾虚齿痛的要穴，用以补肾固齿。

病例4　头痛

患者王某某，男，40岁，住南阳市宛城区辛店街。于2000年8月1日初诊。

主诉：患头痛已3个月。

现病史：3个月前某日因在田野劳动，当天天气炎热日晒时久，又口渴未及时饮水而得。当天下午头部闷热疼痛，第二天痛加。痛点在前额部，遇热加重，以中午为甚。烦渴引饮。如用凉毛巾洗前额，当时头不热痛，脑不昏闷，头部清凉舒服。

经用中西药治疗月余，头痛有所减轻。所服中药有“竹叶石膏汤”、“白虎汤”加减。

现在证：近月余来前额隐痛，以中午及遇热加重。伴有口鼻气热，口燥咽干，烦热口渴，但不多饮等。舌红少苔，脉象细数。再用上方治疗无效，故来求治于针灸。

辨证：属于胃热日久，阴液耗伤，虚火上扰前额之头痛证候。

治则：滋补肾阴，清降胃火，佐以清宣阳明经气。

取穴：一诊，针补复溜泻内庭；二至六诊，上方加泻解溪（其针感循本经逐渐上达前额部，当时头部舒适）。每隔 1 ~2 日针治 1 次。

效果：二诊后，头痛减轻；三诊后，口燥咽干、口鼻气热及烦热口渴减轻；五诊后，头痛减轻 90%，伴有症状基本治愈；六诊治愈。

随访：于 2000 年 11 月 9 日，患者前来针治腰痛，告知前病在此针愈未发。

按：本例之头痛，属于“玉女方”加解溪证。是因为患者初因日晒日久伤及头络，加之劳积内热，又渴伤阴津，致使胃热炽盛，阴液不足，阴液愈虚，胃热愈盛。胃热之邪，循经上扰，热郁额络之阳明头痛。故出现前额热痛，烦渴引饮，遇热及中午痛重；用凉毛巾水洗前额，临时消散局部郁热，即感头脑清凉舒适。经用中西药治疗，头痛有所减轻，复用原方无效，是因热邪已祛，余热未净，阴津未复，虚火上扰而头痛，故而不效。

从现在证来看，属于阴液亏耗，不能制火，胃经虚火循经上扰前额之头痛证候。故出现前额隐痛以及肾阴亏耗，虚火上炎症状和体征。

所取腧穴，因属“玉女方”证，故用“玉女方”，用以滋肾阴之不足，清胃火之有余。加泻阳明经之解溪穴，用以清宣阳明经气，有助消散阳明头部郁热以止疼痛。

【方效相较】

1. 本方与清胃方相较　以上二方都治胃火上攻之齿痛，都泻内庭穴以清降胃火，其功效和治证不同之处是：

本方配补复溜，偏于滋阴清胃，主治胃热伤阴和阴虚不能制火之齿痛、齿衄以及头痛、三叉神经痛等虚实相兼之证，以齿痛、齿衄、口燥咽干、口渴饮少、舌红少苔或舌红少津，舌苔薄黄而干，脉数或细数等为辨证要点。

“清胃方”配泻三阴交（透天凉），偏于清胃凉血，主治胃热挟血热和胃热迫血妄行之齿痛、齿衄以及颊腮肿痛和三叉神经痛等纯实无虚之证，以齿痛、齿衄、颊腮肿痛，面颊发热，口臭，舌红苔黄，脉象滑数等为辨治要点。

2. 本方与滋阴清火方、益气补肾方相较　以上三方都补复溜穴，用以滋阴补肾，仅一穴之别，其功效和治证截然不同。

本方配泻内庭用以清降胃火，二穴配伍，用于胃热（阳明有余之火）伤阴（少阴不足之水）的病证，具有清胃（清阳明有余之胃火）滋阴（滋少阴不足之肾阴）类似“玉女煎”的功效。

“滋阴清火方”配泻神门，用以清心安神，二穴配伍，用于阴虚火旺，心肾不交之病证，具有滋阴清火，交通心肾，类似“黄连阿胶汤”的功效。

“益气补肾方”配补合谷，用以补气，二穴配伍，用于治疗肾虚挟气虚，或气虚挟肾虚的病证，具有益气补肾的功效。

3. 本方与清燥救肺方相较　见“清燥救肺方”［方效相较］。

【其他方面】

1. 本方保津　本方具有清热养阴以保津的作用。温病属热性，易于耗伤人体阴液。为了达到保津存阴的目的，施用本方最为适宜。因为针泻内庭清阳明胃热以保津存阴，针补复溜滋阴补肾，“壮水之主，以制阳光”，养阴以保津存阴。基于温病卫气营血证候，和三焦所属脏腑的证候，有其热盛伤阴为主和阴虚正衰为主的不同，所以在保津养阴的治则中，本方适用于泻热保津以存阴。

2. 本方配伍关系　本方针补复溜泻内庭，是基于升降相因，运动着的互为因果的辨证关系。机体的正常升降运动，表现在生理上脏腑功能活动与阴阳、脏腑、经络、气血、组织之间的协调。一旦气机升降相因关系失调，就会出现病理状态。方中补复溜滋肾水，使肾水上腾，胃火方能潜降，配泻内庭清降胃火，胃火潜降，无耗于肾水而又达到保津存阴的目的。亦即使肾水升胃火降，则升降有序，方可愈病。

3. 本方证的病机与治则　本方证的病因病机是胃火偏旺之阳盛和肾水不足之阴虚，有余之胃火与不足之肾水，违反了体内的阴阳相对平衡规律而为病。其治则是泻其有余之胃火，补其不足之肾水，达到阴阳相对平衡，纠正了病理变化。

由于人体的生理是在阴阳矛盾统一的基础上，始终保持着阴阳相对平衡。实际上平衡是相对的，不平衡是绝对的。原因是“阴阳互根”和“阴阳消长”的作用在那里“动”。其“动”是有一定限度的，是在正常范围内的“动”。一旦某种原因打乱了体内的“阴阳互根”和“阴阳消长”的正常规律，而丧失了阴阳的平衡，就会发生疾病。本方证正是打乱了“阴阳互根”和“阴阳消长”的正常规律，阴阳不能达到相对平衡而为病。为纠正阴阳的偏胜偏衰而组成本方。

【歌括】

玉女清胃泻内庭，滋阴复溜补之能，
齿病头痛及消渴，清胃滋阴法最灵。

（二）导赤方

【方治渊源】

本方始于20世纪60年代。父亲在针治口舌生疮和血淋等病中，总结出针泻中极、通里穴，最适宜于治疗心经热盛，循经上炎及心热移于小肠的诸病，并在实践中结合“导赤散”（出自《小儿药证直诀》）的方义、功效和治证，将本方不断地理论化、规范化。

在创制本方的过程中，父亲分别选用针泻关元、神门与本方对照，发现针泻小肠募穴关元不如针泻膀胱募穴中极利水通淋效优，且又适宜心火移于小肠下注膀胱之证。针泻神门不及针泻心经络穴通里清心火移于小肠下注膀胱之力宏。

我们用此方又治疗了属于该方证之病因病机的癃闭及尿道炎等病，亦获得了较好的疗效。

由于本方具有“导赤散”的功效，故尔命名为“导赤方”，引导心经之热从小便而出。

【腧穴组成】

针泻中极和双通里穴，均配透天凉手法。

【操作方法】

1. 补泻与留针　为了便于留针和捻泻配透天凉手法，以上腧穴同时针刺，达到欲刺深度有针感后留针，在留针 20 ~ 30 分钟期间，每隔 5 ~ 10 分钟各捻泻 0. 5 ~ 1 分钟，并同时配用透天凉手法，如此捻泻 2 ~ 5 次后，停留数分钟拔针。其捻泻的多少和留针时间的长短，根据病情的轻重而定。

2. 针感走向　中极穴针尖宜略向下方（耻骨方向）斜刺，能使凉感达于小腹及尿道处者，其效较佳。

3. 针治时间　一般隔日针治 1 次，病情严重又属急性者，可每日针治 1 次。

【功能效用】

辨证取穴

清心通淋：用于治疗心经热盛和心热移于小肠下注膀胱的口舌生疮和淋证、尿血、癃闭等证候。

【主治范围】

1. 心经热盛和心热移于小肠的病证　其所引起的病证，如淋证、尿血、癃闭和口舌生疮等。伴见心胸烦热、口渴面赤、渴欲冷饮、口舌生疮、小便短赤、尿道刺痛、排尿不爽、多梦少寐，梦寐不安，舌红、舌苔薄黄，脉数或滑数等症状。虽然病种不同，伴有以上症状和体征各病有所侧重，但其证型和病机相同，又都适用清心通淋之法，都属本方的主治范围。

2. 其他病证　凡病情发展到本方证阶段的病证，都是本方的治疗范围。

【方证简解】

1. 腧穴功能　本方为清心通淋的常用方。针泻通里、中极均配透天凉，之所以具有清心通淋的功效，主治心火亢盛和心热下移小肠（实为膀胱）的病证，是因为：

通里，是手少阴心经的络穴。心与小肠相表里，心之经脉下络小肠；络脉能沟通表里二经的相互联系。因此心经之络穴，既能治心之病变，又能治小肠病证。心气通于舌，舌为心之苗。心火炽盛上炎于舌所出现的舌疮、舌尖赤痛和痰阻舌络、热伤舌络的舌体僵硬、萎缩、麻痹以及功能失常的病证，及心火炽盛下移小肠所出现的小便赤涩、茎中热痛、尿血等，都属本穴治疗范围。

本方证是心火上扰舌肌，下移于小肠渗入膀胱的证候。针泻本穴配透天凉，既能清心凉血，主治心火炽盛之口舌生疮，又有利于清小肠之热。

中极，是膀胱之募穴。施用泻法，具有利水通淋和清利下焦湿热的作用，主治尿道膀胱、生殖和小腹病证。凡小便短赤、排尿不爽或尿道热痛、尿液混浊、淋沥不畅、或见尿血、砂石等，凡需要通利小便而排出水湿，分消湿热，祛湿化浊的病证，均可配泻本穴。

本方证是心热移于小肠，下注膀胱为因的证候，针泻本穴配透天凉，能使凉感达于小腹及尿道，以清膀胱、尿道之热。它既能利水通淋，清利湿热，又利于导热（心火）下行，有助于通里治疗口舌生疮等。与通里配伍，二者相辅相成，共奏清心凉血，利水通淋之效。方名“导赤”者，是取其引导心火下行，从小便而解之意，故本方命名为“导赤方”。

2. 病因病机　本方证的病因病机，主要是心经热盛和心移热于小肠而为病。由心火亢盛或心热移于小肠所致。以口舌生疮，小溲赤涩刺痛，心胸烦热，舌红，脉数为证治要点。

心与小肠互为表里，其心之经脉下络小肠，小肠经脉络于心。小肠职司转输清浊，清者输于各部，浊者渗入膀胱。心气通于舌，舌为心之苗。一旦心火炽盛，上炎于舌，则出现口舌生疮；心火炽盛，下移小肠（实为膀胱），泌别失职，就会出现小肠实热的病证，如心烦，口疮，小便赤涩，尿道热痛，淋沥不畅或兼尿血等病变。

（1）心经热盛和心移热于小肠的病证：心经热盛，循经上炎，故口舌生疮，口渴面赤；心火亢盛，则心胸烦热；热扰神明，则梦交（或多梦）少寐不安；心与小肠相表里，心热下移小肠，泌别失职，故而小便短赤，尿道发热，排尿刺痛，或尿少淋痛；热灼阴络，迫血妄行，血液外溢，则尿血；舌红，舌苔薄黄，脉数或滑数等，为内热之象。

（2）其他病证：凡因失治、误治，或病情发展到本方证阶段的病证，必须分别伴有以上有关症状和体征者，可使用本方治疗现阶段的病证。

【所治病证】

尿血、血淋、茎中痛痒、热淋、癃闭、舌疮、舌肌炎、小儿哭啼、不寐。

【临床应用】

1. 尿血　本病有膀胱湿热、肝胆湿热、心火亢盛、脾肾两虚、肾阴亏损等证型。选用本方，用于治疗心火亢盛型。其临床表现是：小便色赤，尿道灼热，尿液带血，血色鲜红或深赤，心烦口渴，夜寐不宁，面赤口疮，舌尖色红，或舌质红绛，苔黄，脉数等。是因烦劳耗伤心阴，心火偏亢，故而心烦，口渴，面赤；心火亢盛下移小肠，则口疮溲赤；热灼阴络，迫血妄行，血液外溢，则尿中带血，血色鲜红；热扰心神，则夜寐不安；舌、脉乃心火偏亢之象。方中针泻通里配透天凉，清心凉血，又利于清小肠之热；针泻中极配透天凉，清膀胱、尿道之热，以消热伤血络之害，共奏清心泻火，导热下行之效。《诸病源候论》中说："心主于血，与小肠合。若心家有热，结于小肠，故小便血也。"若血热较盛，加泻三阴交配透天凉，佐以凉血、止血。

2. 血淋　证见小便色赤或尿血红紫，尿道热痛，排尿时尿道热涩刺痛，尿少淋沥，心烦口渴，面赤口疮，舌尖色红，苔黄，脉数或滑数等。证属心火亢盛型，亦可用本方施治。或加泻三阴交配透天凉，佐以凉血、止血。

3. 茎中痛痒　此症状可出现在多种疾病中，如淋浊、癃闭、遗精、强中等。

证见尿道疼痛者，称茎中痛；阴茎中痛，伴有发痒者，称茎中痛痒；排尿刺痛者，称小便疼痛。若临床表现为茎中痛痒，小便短赤，灼热刺痛，或兼发热，口疮，口干，舌尖红，脉数等。乃属心经热盛下移小肠所致，治宜清心火利小便，故用本方施治。

4. 热淋　热淋是以小便频数，尿量短少，尿液滴沥，溲黄发热，尿道刺痛，小腹拘急，腹胀为特征。伴有烦热口渴、面赤口疮、舌红苔黄、脉数或数而有力等症状和体征者，可用本方施治。

方中以中极穴为主，施用泻法配透天凉，能使凉感达于尿道为佳，配泻通里用以清心火，共奏清心通淋之效。若效差或恐针力不足，可加泻阴陵泉配透天凉，以增利水通淋之效。中极与阴陵泉配伍为"八正方"，三穴配伍具有"八正方"合"导赤方"之效。

5. 癃闭

（1）癃闭伴有口舌生疮，心胸烦热，多梦少寐，小便色赤，舌红苔黄，脉象滑数等。属于心经与小肠有热者，可用本方施治。

(2) 癃闭属于湿热壅积型，兼有心烦失眠，口舌生疮者，应用本方加泻阴陵泉（配透天凉），共奏清心火利湿热以利小便之效。阴陵泉与中极配伍均配透天凉有“八正方”之效。三穴配伍可收“八正方”合“导赤方”之效。

6. 舌疮　本方用于治疗心火炽盛，火炎于上，熏灼口舌而为因。其临床表现是：舌体糜烂或舌面溃疡，舌尖红赤，苔黄脉数者，为心经络穴通里所主治，用以清心火宣经气，或配刺金津、玉液出血，以散郁热。若伴有心烦不寐，小便赤涩，尿道热痛，口燥咽干者，上方配泻中极（配透天凉），共收清心凉血，通利水道之效。若以上症状俱备，又有烦渴引饮，口干舌燥者，本方加泻内庭，点刺金津、玉液出血，共收清心胃之热，宣散舌部郁热，清利尿道之热之效。

7. 不寐　证见不寐多梦，胸中烦热，心悸怔忡，面赤口苦，口舌生疮，小便短赤，涩滞疼痛，舌尖红，脉数有力等。是因烦劳伤心，心火独盛，心神不宁，故失眠多梦，胸中烦热，心悸怔忡；心火上炎，则面赤口苦，口舌生疮；心移热于小肠，则小便短赤、疼痛不利；其舌尖红，脉数有力，为心火炽盛之征。选用本方加补复溜，清心安神，育阴利尿。

【病案举例】

病例1　热淋

患者刘某某，男，25岁，住南阳市邓州市刘集乡。于1993年8月23日初诊。

主诉：尿道刺痛、热痛，排尿困难已6天。因熬夜及饮酒而得。

现病史：6天前因盖房繁忙，饮水较少，加之心情急躁，复因饮酒两次而发生本病。尿道刺痛、热痛，排尿尤甚，排尿困难，尿液滴沥，尿量短少，小便黄赤，小腹胀痛。伴有烦热口渴，舌尖溃烂，多梦少寐等症状。面赤，舌红苔黄，脉数有力。

曾服龙胆泻肝丸和单方柳树根须汤，收效不大。

辨证：属于心经热盛，移热小肠，下注膀胱之热淋证候。

治则：清心通淋。

取穴：针泻中极、通里，均配透天凉手法。其中极穴凉感达于小腹和尿道处；通里穴凉感循本经上达上臂。

效果：

一诊（23 日），拔针后当时患者尿道热痛、刺痛减轻。

二诊（24 日），排尿时尿道热痛、刺痛减轻。

三诊（25 日），排尿尿道刺痛、热痛明显减轻，排尿较为通畅，心烦及舌尖溃烂减轻，夜间已能入寐。

四诊（27 日），基本治愈，仅舌尖溃烂尚未痊愈，余无异常。

按：本例之热淋，属于心经热盛，循经上扰舌尖部，故见舌尖溃烂；热扰神明，则急躁烦热，多梦少寐；心热移于小肠，下注膀胱，则现尿道刺痛、热痛，排尿尤甚，尿液滴沥，小溲黄赤，小腹胀痛等；其面赤，舌红苔黄，脉数有力等，均为内热炽盛之征。因病本不属肝经湿热下注，故服“龙胆泻肝丸”无效。所取腧穴正中其的，故而效捷。

病例 2　舌肌炎

患者杨某某，男，20 岁，本校学生。于 1993 年 6 月 1 日初诊。

主诉：舌尖疼痛溃疡已 10 天。

现病史：可能因 20 天前劳动受热后，又饮酒数次上火而得。舌尖溃疡热痛，影响进食。口腔科以舌肌炎，给服维生素 C、核黄素，局部外涂甲紫，未见明显好转，后来又服黄连上清丸，亦无效，近 5 天加重。舌尖疼痛，影响进食，进食咸味及辛辣食物，疼痛加剧，舌尖碰触门齿疼痛亦加剧。渴欲冷饮，便干溲黄，尿道发热，心烦少寐。

检查：舌尖溃疡面约0.3cm×0.2cm，体温38℃。舌苔薄黄，舌尖红，脉数。

辨证：属于心火炽盛，上炎舌肌，下移小肠，注于膀胱之舌肌炎证候。

治则：清心利尿，佐以消散局部郁热。

取穴：针泻通里、中极，均配透天凉，点刺金津、玉液出血。每日针治一次。中极穴凉感达于小腹及尿道部。配服黄连上清丸。

效果：四诊后，舌尖热痛减轻，溃疡面缩小，小溲黄赤及心烦少寐减轻，尿道已不灼热，体温恢复正常；六诊治愈。

随访：1993年7月9日患者告知针愈未发。

按：本例之舌肌炎，其主因为心火炽盛，热郁舌肌。故出现舌尖溃疡热痛，心烦少寐；热郁小肠，下注膀胱，则尿道发热，溲黄；渴欲冷饮，大便干秘，舌苔薄黄，脉数，为内热炽盛之征。体温38℃，为热盛外现之象。开始口服黄连上清丸收效不著，是因药效未能到位。后来在针治清心利便，佐以消散局部郁热的同时，配服黄连上清丸以增针效，互补不足而治愈。

【方效相较】

本方与八正方相较　以上二方都针泻中极配透天凉，用于通利小便，仅一穴之差，其功效和治证截然不同。本方配泻通里（配透天凉），用以清心凉血，二穴配伍，具有清心火利小便的作用，主治心经有热和心移热于小肠的病证；"八正方"配泻阴陵泉（配透天凉），用以清利湿热，二穴配伍，具有清热泻火利水逐湿，类似"八正散"之效，主治湿热下注的病证。

【注意事项】

1. 本方适应证

（1）癃闭、热淋、血淋：本方为主治心火炽盛，下移小肠为因急性泌尿系感染伴有口舌疾患的针灸处方。对于功能性、气化性之癃闭、淋证收效较佳，但对器质性病变，如前列腺肥大和膀胱结石、尿道结石则收效较差，临证应详加鉴别。

（2）慎用本方：本方所治病证，其范围较小，临床应注意，必须因心火炽盛和心热移于小肠，下注膀胱的病因病机，或伴有其症状者，方可选用本方，或配加有关腧穴施治。

2. 配合药物治疗　本方病证，若属病情严重，特别是尿路感染患者，急需控制病情发展，估计不配合药物治疗，单纯用本方针治一、二次不能取效者，应配合药物治疗，否则易于延误病情。

【歌括】

导赤通里中极详，针泻均配透天凉，
心火炽盛移小肠，清心通淋此方扬。

（三）清胃方

【方治渊源】

本方始于20世纪60年代，父亲依“清胃散”（出自《兰室秘藏》）的方义、治证和功效，结合针泻内庭、三阴交（配透天凉）的功能和配伍后的协同作用，而创立此方。临证用于治疗胃有积热，挟有血热，循经上攻引起的齿痛、齿衄、三叉神经痛等病，收效尚佳。父亲常将该方的功效比作“清胃散”的功效。我们接受父亲经验，又扩大了治疗范围，用于治疗齿龈红肿热痛、齿龈溃烂等病，亦收到满意的疗效。由于本方之效类似“清胃散”，故命名为“清胃方”。

【腧穴组成】

针泻双内庭（胃火盛者配透天凉）、三阴交（配透天凉）。

【操作方法】

1. 补泻与留针　为了便于捻泻和留针，以上腧穴同时针刺，达到欲刺深度有针感后留针，在留针 20～30 分钟期间，每隔 5～10 分钟，各捻泻 0.5～1 分钟，如此捻泻 2～4 次后，停留数分钟拔针，三阴交在捻泻的同时配透天凉手法。其捻泻的多少和留针时间的长短，应根据具体病情而定。

2. 针刺时间　一般隔日针治 1 次，必要时每日针治 1 次。

3. 针感走向　内庭穴针感若能循本经逐渐走达面部，其效甚佳。配透天凉手法，其凉感明显又走达患处附近，其效甚佳。

【功能效用】

1. 辨证取穴　清胃凉血，用于治疗胃热挟血热之牙齿及面部病变。

2. 局部取穴　清热行血，宣散局部郁热：用于治疗足底足趾热麻（末梢神经炎）等。

【主治范围】

1. 胃热挟血热的病证　由胃有积热，挟有血热，循经上攻引起的齿痛、齿衄（牙宣出血）、齿龈溃烂以及三叉神经痛（第二、三支）、口腔炎等病。伴有齿龈红肿、唇舌肿痛、颊腮肿痛、齿龈红肿热痛、齿龈溃烂、病齿喜冷恶热、面颊发热、口气热臭、口渴思饮、消谷善饥、口干舌燥、舌红苔黄、舌肌发热，脉象滑数或洪数等症状。虽然病种不同，伴有以上症状和体征各病有异，但其证型和病机相同，都适用清胃凉血之法，都属本方的主治范围。

2. 其他病证　凡病情发展到本方证阶段的病证，或分别伴有以上有关症状和体征者，亦是本方的治疗范围。血热火郁，足底足趾之末梢神经炎，患部取穴，亦是本方治疗范围。

【方证简解】

1. 腧穴功能　本方为主治胃热挟血热的头面齿颊病变的常用方。针泻内庭、三阴交（配透天凉）之所以具有清胃凉血，主治胃火炽盛，挟有血热引起面齿病证，是因为：

内庭，是足阳明胃经的荥水穴。具有清降胃火和清宣阳明经气的作用，是主治胃火炽盛所致病变的常用穴。用于治疗胃火炽盛和阳明热炽循经上扰头面、口齿、咽喉以及胃腑疾患，可收辨证取穴清胃止渴、清降胃火，和循经取穴清宣阳明经气的双重效果。

本方证是胃热挟血热为因的头面齿颊病变，针泻本穴用以上病取下，清降胃火和清降阳明郁热。

三阴交，能祛血分之瘀，行血分之滞，补血分之虚，凉血分之热。施用泻法，具有活血祛瘀的功效；施用泻法配透天凉，具有行血凉血，引血下行的功效。

本方证因于胃有积热，挟血热循经上攻头面、齿颊。针泻本穴，用以行血凉血，引血下行，与配泻胃经的内庭穴，上病取下，共奏清胃火和凉血热，使上攻之胃火从泻火而下降，血分之热从凉血而下行。

2. 病因病机　本方证的病因病机，主要是胃有积热，挟血热循阳明经脉上攻面齿而为病。以齿痛或齿龈出血，面颊发热，口气热臭，口渴思饮，舌红苔黄，脉数有力或滑数等为证治要点。

胃热多由素禀胃热之体，复嗜辛辣香燥之品，胃腑蕴热，循经上蒸，多见头面、口齿兼胃热之病证。足阳明为多气多血之经，足阳明胃经经脉起于胃腑，上循于头面、口齿等处。胃热每致血分亦热。阳明胃经积热，挟血热循经上攻所致之牙齿、齿龈、面颊及头部疾患，表现为胃热与血热的症状和体征。

（1）胃热挟血热的病证：胃经积热挟血分之热，上攻牙齿则齿痛。多表现齿龈红肿疼痛，或向面颊、头额部放散，面颊发热，甚至腮颊肿痛，口气热臭，病齿喜冷恶热等症状，均为胃热炽盛，血热上攻之故。若上攻齿龈则齿衄。伴见齿龈红肿疼痛，牙龈红肿溃烂，面部发热等，为胃热炽盛，循经上扰，热伤齿络，络损血溢之故。其伴见口渴思饮，消谷善饥，为胃热伤津和胃热消谷之故。其口气热臭，口干舌燥，舌红苔黄，脉象滑数或洪数（过寸位）等，为胃热上冲之征。

（2）局部病证：因血热火郁于足底足趾经络，经络失宣之热麻红肿热痛等。用本方清热行血，宣散郁热。

【所治病证】

齿痛、齿衄（牙宣出血）、三叉神经痛、口腔炎、啮齿、面部黄褐斑、头痛、末梢神经炎（足底足趾热麻）。

【临床应用】

1. 齿痛　有肾虚、风热、胃热等病因和证型。胃热（火）齿痛又有病在气分和病在血分之别。胃热齿痛，其临床表现为牙齿疼痛，以胀痛为主，牵引头脑或牙龈发红肿胀，面颊发热（多患侧），渴欲冷饮，口气热臭，恶热喜冷，或唇舌颊腮肿痛，大便秘结，溲黄，舌红苔黄，脉象洪数或滑数等。

属于热在气分，用本方加泻合谷，合谷与内庭配伍，用以清阳明气分之热，三阴交作为佐穴，佐以凉血。若兼大便干秘，脘闷食少者，属于阳阴腑实，本方加泻中脘、足三里，以泻腑实；若兼风热上攻者，本方加泻曲池，佐以疏风清热。属于热在血分，必兼有齿龈红肿出血，可用本方清胃降火，凉血止痛。以上诸方，亦可配泻患野腧穴，以治其标热标实，通其经络，以助止痛。

2. 齿衄　本方用于胃热炽盛，热伤齿络之齿衄。证见齿龈红肿热痛，出血量多，其色鲜红，口气热臭，齿痛喜凉，或口渴引饮，舌红，苔黄而干，脉象滑数或洪数等。多由过食辛辣，胃有积热，积热化火，上烁牙齿，损伤血络所致。此为阳、热、实证，故用本方施治。若齿龈有溃烂面者，可配用油煎熟鸡蛋黄外敷，或配其他外用药，以促早愈。

3. 三叉神经痛　本病属于中医学的面部疼痛、面痛、面颊痛。《证治准绳·杂病》中说：“面痛皆属火……，暴痛多实，久痛多虚。高者抑之，郁者开之，血热者凉血，气虚者补气，不可专以苦寒泻火为事。”它告诉我们应临证辨治，不可认为“面痛皆属火”而专用苦寒泻火之法。

证见一侧面部（额颞、面颊、鼻旁等处）呈阵发性跳痛、灼热痛、连及齿龈，齿龈红肿，触之即发，剧痛难忍，伴有口渴欲饮、口气热臭、口干舌燥、面颊发热等症状，舌红苔黄，脉象滑数或洪数等。以本方为主，第一支痛者，加泻患野太阳、上关、阳白或阿是穴（扳机点）；第二支痛者，加泻患野下关（直刺1.5寸）、阿是穴（扳机点）；第三支痛者，加泻患野下关、颊车、阿是穴（扳机点），均用以清宣局部郁热，通络止痛。若病情严重者可加泻合谷使针感循本经上达面部。若第二支或第三支痛点在口腔粘膜内肌层相应处为重点，可用本方加三棱针点刺患处2~3针，令其出血，以泻其郁热。

一般来说，第一支难愈。个别患者，用本方加泻合谷（务使针感达于面部）、丘墟（务使针感循本经上达侧头部、前额部），效果尚好。或用本方加泻患侧阳白、阿是穴、风池（务使针感达上眼睑、前额处），效果尚好。亦可加泻患侧的下关、完骨（务使针感达于患侧前额、眼眶处），能获一定疗效。

对长期服用卡马西平来控制疼痛的患者，在针治期间时告知患者不要突然停服卡马西平，应根据针效逐渐减少，直至停服为好。

4. 口腔炎　证见口腔热痛，甚至红肿或溃烂，面颊发热，口气热臭，舌红苔黄，脉象滑数或洪数等。可用本方施治。若病情严重者，加泻合谷（配透天凉，务使凉感循本经走达面部为佳）。若能使内庭穴针感循本经上达面部、口腔（极少数能达到），其效为佳。

5. 啮齿　是指夜间入寐后，上下牙齿相互磨切，格格有声音而言。其病因有外感风寒、饮食积滞、心胃火盛、气血亏虚、虚风内动、热盛风动、胃有积热和蛔虫等。

证见常于睡中啮齿，伴有面颊烘热，或齿龈红肿，口渴思饮，口臭，舌红苔黄，脉象滑数等。阳明之脉入齿中，挟口环唇。属于胃热挟血热上扰于唇络所致，可用本方施治。若兼有心烦，属于心胃火盛者，加泻神门，佐以清心火；若阳明气分热盛啮齿者，加泻合谷，针泻内庭与合谷，以增清阳明气分之热。

6. 面部黄褐斑　多以两颊始发，形如蝶状，或蔓延至面颊、鼻部及口唇周围。由热蕴阳明，迫及营血，煎熬致瘀，日久瘀热循经上著颜面所致，兼有胃热、瘀血症状者，可用本方施治。

颜面乃阳明之属也。面部黄斑与阳明胃经关系密切，又有热蕴阳明，迫及营血，煎熬致瘀之病因病机，所以选用本方最为合拍。若妇女兼有月经病，可根据月经病证的具体病情，配加有关腧穴，或本方与有关处方交替施治。

7. 末梢神经炎（双足足底足趾热麻）　双足足底足趾热麻，皮色偏红或潮红，触地微有痛感，得凉则舒，遇热加重。选用本方配三棱针点刺趾尖出血；若偏拇趾外侧较明显者，加泻太冲穴；若足底前 1/5 严重者，加泻涌泉。共奏清热凉血，宣散郁热之效。

【病案举例】

病例 1　齿衄、月经不调和痛经

患者马某，女，20 岁，本校学生。于 1998 年 3 月 11 日初诊。

主诉：患齿衄（牙宣出血）已 3 年。

现病史：3 年前因在某医院牙科检查牙齿时，发现门齿齿龈根部有黑色齿垢结石，经牙科手术（去除齿垢结石）后，齿龈经常出血。大多在每天早上刷牙或吃饭时，上下门齿齿龈出血，时而血色鲜红。患齿齿龈创口至今不能愈合。

月经提前5~6天，量多腹痛，因经期小腹剧痛必须休息睡卧一天方舒。经期7天方净。经期腹痛剧烈时突然昏厥，不省人事，手足厥冷，面色苍白。用爪甲切于人中穴即可苏醒。如此3年发作9次。伴有神疲倦怠，嗜卧，白天没有精神，甚感疲惫，夜间入寐难而寐时短，时而口渴多饮等症状。易于感冒（先喉痛后发烧），脉偏细数过寸位。多方治疗收效甚微。

辨证：属于齿龈创伤，复因胃热伤及血络之齿衄，和瘀血阻滞胞宫，经血瘀阻之痛经证候。

治则：清降胃火，凉血行血。

取穴：一至四诊，针泻内庭、三阴交，均配透天凉。其左侧内庭穴凉感逐渐上行达于左侧面部，继而达于患齿，并出现整个腹部发凉；三阴交凉感循本经逐渐上行至腹股沟处，继而达于小腹，又继而达于两上肢，最后达于患处齿龈部，并出现满腹发凉。内庭和三阴交凉感出现满腹时，则全身恶寒，又感面部发热，口内凉甚。五诊针泻内庭补三阴交。均是隔日针治1次。

效果：一诊后，口渴减轻，饮食减少，齿龈出血减少；二诊后，齿龈红肿而不痛，口已不渴，失眠好转，神疲倦怠减轻，脉象细数寸脉上过本位；三诊后，失眠治愈嗜卧亦愈，仅刷牙时齿龈出血，碰触患齿一下亦不出血；四诊后，刷牙已不出血，昨天下午开始胃部发凉（与针感未消失有关），易饥，胃脘不适，自觉口甜粘腻，有痰；五诊改用治疗法则。

随访：1998年4月8日患者告知，齿衄和原有月经提前、量多，经期腹痛及其伴有症状等已愈。

按：本例之齿衄，属于“清胃方”证，应与月经不调联系起来进行辨治。齿衄因于创伤，因于胃热伤络，加之创伤之齿龈因被刷牙、吃饭和不慎碰触而出血，故久久不能愈合。本例之月经不调和痛经，其主要病机是：因于瘀滞胞宫，经血瘀阻挟有血热所致，故出现经期提前，经量较多，腹部剧痛，痛剧昏厥以及口渴多饮之胃热症状。其神疲倦怠，嗜卧，精神疲惫等虚亏症状，是因于月经过多之故。月经不调治愈，虚亏症状随之自愈。

所取腧穴，一至四诊，针泻内庭、三阴交，均配透天凉，施用清胃凉血行血之法而有效。四诊后，由于齿衄基本治愈，又出现胃部发凉，与针感未消失有关，胃腑不适，口甜粘腻（始有脾虚之征），故五诊针泻内庭不配透天凉，三阴交改用补法，以收清胃益脾养血之功。由于齿衄、月经不调和痛经的病机基本相同，故用同一治则和处方，齿衄治愈，月经不调和痛经也随之治愈。本例收效之捷与凉感走向明显和到位有很密切的关系。

病例2　齿痛

患者张某某，男，18岁，本校学生。于1997年9月20日初诊。

主诉：患齿痛已15天。

现病史：15天来齿痛逐渐加重。左侧上下大臼齿热痛，时而剧痛难忍，向左侧头颞部放射，患齿喜冷恶热，齿龈红肿，时而牙宣出血，左侧颊腮肿痛，面颊发热，口气热臭，口渴欲饮，舌红苔黄，脉象滑数。

辨证：属于胃有积热，挟血热循经上攻之齿痛证候。

治则：清胃凉血。

取穴：针泻内庭、三阴交，均配透天凉，加泻左侧下关、颊车穴。每日针治一次。其中内庭凉感循本经逐渐上达面颊，三阴交凉感在穴周。

效果：一诊后，齿痛减轻；二诊后，齿痛明显减轻，齿龈不红肿，牙周已不出血，口渴减轻；三诊后，齿痛治愈。

按：本例之齿痛，属于胃热炽盛，挟血热循经上攻所致。故出现患齿热痛，喜冷恶热，面颊发热，口气热臭，口渴欲饮；胃火攻窜，则痛窜头颞，患侧腮颊肿痛；胃为多气多血之腑，胃热每致血分亦热，故而患齿齿龈红肿，时而牙宣出血；舌红苔黄，脉象滑数，为胃热炽盛之征。

基于上述病因病机，属于“清胃方”证，故用本方清胃凉血而收效。加泻患侧的下关、颊车，促使消散局部郁热而止痛。

病例3　三叉神经痛

患者许某某，男，55岁，家住湖北省枣阳市。于1993年5月24日初诊。

主诉：患三叉神经痛已2年。

现病史：2年前有段时间，因家事心情不好，饮酒、吸烟较多，逐渐出现左侧面颊疼痛（第三支，呈阵发性灼热刺痛），触之如电击样痛，瞬间即逝，连及齿龈，齿龈红肿，时而牙宣出血。初未在意，后竟逐渐加重。每日发作次数随刷牙、咀嚼、触等动作的多少而定，稍有刺激即发作，疼痛持续1~2分钟自止。开始自以为是牙痛，拔牙后疼痛不减。患侧面颊发热，口气热臭，烦热口渴，渴欲冷饮。舌质红绛，舌苔薄黄，脉数稍弦。

当地医院神经内科诊断为三叉神经痛，给以卡马西平、安络痛，初服有效，继服无效。后用无水酒精进行三叉神经节封闭，制止疼痛，3个月后，复痛如前。

辨证：属于阳明胃热炽盛，循经上攻面颊连及齿龈之三叉神经痛（面痛）证候。

治则：清胃凉血，佐以通络止痛。

取穴与效果：

一诊、二诊（26日）、三诊（28日）、四诊（31日）五诊（6月1日）、六诊（4日），针泻内庭、三阴交（配透天凉）、下关（左，直刺1.5寸深）、阿是穴（扳机点）。三诊，面颊疼痛稍有减轻。五诊，面颊疼痛次数减少，烦热口渴及口气热臭减轻。

七诊（7 日），上次针后明显减轻，昨晚有客饮酒而复重。处方同上。

八诊（9 日）、九诊（11 日）、十诊（14 日），处方同上。九诊（11 日），面颊疼痛、烦热口渴及口气热臭复轻。

十一诊（18 日），面颊痛轻，次数减少，一日 2 ~ 3 次，伴有症状亦随之减轻。效不更方，处方同上。

十二诊（20 日），处方同上。

十三诊（22 日），所患主证和伴有症状，即将治愈。处方同上。

十四诊（26 日），处方同上。

随访：1993 年 11 月 1 日患者托人前来转告针愈未发。

按：本例之三叉神经痛（第三支），属于“清胃方”证。其病机是：久积热邪，阳明胃热炽盛，火性上炎循经上攻面颊，连及齿龈，故出现面颊灼热剧痛，痛连齿龈；阳明胃热炽盛，则面颊发热，口气热臭，烦热口渴，渴欲冷饮；胃为多气多血之经，胃热每致血分亦热，热伤血分，故而患齿齿龈红肿，时而牙宣出血；舌质红绛，舌苔薄黄，脉数稍弦，均为内热炽盛之征。

所取腧穴，针泻内庭、三阴交（配透天凉），清胃凉血以治其本，配泻患侧下关、阿是穴（扳机点），佐以通经活络，宣散局部郁热以治其标，标本兼治而收效。

病例 4　两足热麻（末梢神经炎）

患者张某某，男，19 岁，南阳市师范学院学生。于 2001 年 2 月 27 日初诊。

主诉：患两足足底热麻已 25 天，严重 18 天。

现病史：开始两足底前 1/3 处热麻。近 18 天来两足底前 1/3 处并足趾热麻微痛，触地微痛，皮色发红，触之发热，得凉则舒，夜晚加重，夜晚在被窝里暖热则热麻更甚，影响入寐。内服舒乐安定 2 片方能入睡。曾用红花油敷擦无效。

辨证：属于血分有热，蕴郁两足末梢神经之末梢神经炎证候。

治则：清热凉血，宣散郁热。

取穴与效果：

一诊，针泻双三阴交（配透天凉）、内庭、涌泉。

二诊（3月1日），两足热麻有所减轻。处方同上。

三诊（4日），两足底足趾热麻明显减轻，皮色已不潮红，夜晚在被窝里暖热亦不热麻更甚，不服舒乐安定已能入寐。处方同上。

四诊（6日），复轻。处方同上。

五诊（8日），两天来已不热麻，触地已不微痛，皮色正常，夜间被子暖热已不热麻。处方同上。

按：本例之末梢神经炎，其辨治要点是：两足前1/3处热麻，皮色潮红，触之发热，得凉则舒，遇热加重等。故属血分有热，蕴郁两足末梢经络所致。

所取腧穴，针泻三阴交配透天凉，凉血行血；针泻内庭属于患野取穴，宣散局部郁热；针泻涌泉亦是患野取穴，可通局部络脉，宣散局部足趾足底之郁热，共收凉血行血，宣散郁热之效而告愈。

【方效相较】

1. 本方与玉女方相较　见“玉女方”［方效相较］。

2. 本方与风疹方相较　以上二方都针泻三阴交，仅一穴之别，其功效和治证截然不同。本方三阴交配透天凉，用以行血凉血，配泻内庭用以清胃降火，二穴配伍，具有清胃凉血之功，主治胃热挟血热之齿痛、齿衄等病；“风疹方”配泻曲池，用以祛风透表，二穴配伍，具有祛风清热，行血退疹之功，主治外感风邪，营血失畅之风疹等病。

【歌括】

清胃方治面齿痛，齿龈红肿齿衄灵，

针泻内庭阴交凉，效如清胃散之应。

（四）清肝胆方

【方治渊源】

本方始于20世纪60年代，是继“清胆泻肝方”之后，父亲在临床中发现仅用“清胆泻肝方”中的太冲、丘墟穴，施用泻法，具有清降肝胆之火之效，配透天凉手法，具有清泻肝胆实火之功，用治肝胆郁热和肝胆火旺循经上扰的病证，如头痛、眼痛、耳鸣耳聋、中耳炎、胁痛、带状疱疹等，均有一定疗效而创立此方的。由于本方具有清泻肝胆之火和清降肝胆之热之功，故依其功效而命名为“清肝胆方”。

【腧穴组成】

针泻双太冲、丘墟穴。肝胆火旺严重者配透天凉手法。

【操作方法】

1. 补泻与留针　为了便于捻泻和留针，以上腧穴同时针刺，达到欲刺深度，有针感后留针，在留针20~30分钟期间，每隔5~10分钟各捻泻1~2分钟，如此捻泻2~4次后，停留数分钟拔针。其捻泻和留针时间的长短，应根据病情和对针感灵敏程度而定。

若需配透天凉手法，可在捻泻各穴的同时配用。

2. 针治时间　一般每隔1~2日针治1次，必要时可每日针治1次。若针效达不到48小时者，必须每日针治1次。

3. 针感走向　肝胆火旺循经上扰的病证，能使太冲穴针感循本经达于膝上为佳，少数患者走达头顶部为佳；能使丘墟穴针感循本经逐渐走达头、耳等处，其效甚佳。肝胆火旺严重者，配透天凉手法，其凉感走向同上，其效甚佳。

【功能效用】

1. 辨证取穴

（1）清肝胆郁热、疏理肝胆气滞：用于治疗肝胆有热和气机阻滞引起的病证。

（2）清泻肝胆实火：用于治疗肝胆火盛引起的病证（泻配透天凉）。

2. 循经取穴

（1）清宣肝胆经郁热：用于治疗肝胆之热循经引起的病证。

（2）清泻肝胆经实火：用于治疗肝胆火盛循经引起的病证（泻配透天凉）。

【主治范围】

1. 肝胆火旺循经上扰所致的病证诸如头痛、目赤肿痛、中耳炎、聤耳、耳鸣耳聋、耳部肿痛等。伴有面赤、口苦、胁痛、烦躁易怒、面红目赤、耳鸣、舌红苔黄、脉象弦数以及郁怒则加重等症状和体征。虽然病种不同，伴有以上症状和体征各病有异，但其证型和病机相同，都是本方主治范围。

2. 肝胆经脉循行处的病证　肝胆经脉循行通路上的巅顶、侧头部、耳部、胁肋、阴器等处的病变，伴有本方证中有关症状和体征者，用以循经取穴，亦是本方的治疗范围。

3. 肝胆郁热　由于肝胆郁热和肝胆郁热阻滞胆腑所出现的肝炎、胆囊炎等，伴有本方证中有关症状和伴症者，亦是本方的治疗范围。

【方证简解】

1. 腧穴功能　本方是清泻肝胆实火和清肝胆郁热的常用方，代表方。针泻太冲、丘墟之所以具有清肝胆郁热和清泻肝胆实火的功效，是因为：

太冲，是足厥阴肝经的原穴、俞土穴。主治肝之脏病、经病、气化病和与肝有关的脏腑器官疾病，对改善和调节肝脏功能，消除肝功能失常所产生的病理证候，在整体疗法中具有一定的疗效。肝病多实证，因此本穴多用泻法。泻之具有疏肝理气、平肝熄风的作用；配透天凉具有清泻肝火的功效；配艾灸能温肝散寒理气；施用补法，具有补养肝血的作用。

本方证针泻本穴，用以疏肝理气，配透天凉用以清泻肝火。肝脉循阴器，抵小腹，布胁肋，连目系，上走巅顶。循经取穴，本穴又主治肝脉循行处的病变。

丘墟，是足少阳胆经的原穴。是主治胆腑郁滞和胆经经脉、经别体表循行通路上病变的常用穴。足少阳经循行于胁肋、耳、目、侧头部，本穴针感最易循本经上达眼、耳、胁肋和侧头部。胆腑和胆经经脉病变，多热证、实证，故本穴多用泻法。

本方证针泻本穴用以疏肝利胆和通畅少阳经气；配透天凉用以清泻胆火和清宣少阳经郁热。肝与胆互为表里，故与太冲穴配伍，能清泻肝胆实火（配透天凉）和宣畅肝胆经脉循行处的郁热，以及疏理肝胆气机的作用。

2. 病因病机　本方证的病因病机，主要是肝胆郁热和肝胆火旺循经上扰而为病。

肝在胁下，胆附于中，互为表里。肝性刚强，喜条达而恶抑郁，凡精神情志之调节功能和肝气有密切关系。其病理表现多为肝实证和肝经经脉循行通路上的阴器、少腹、胁肋、目系、巅顶等处的病变。胆寄附于肝，其性刚直，其病理表现多为火旺，多见胆实证和胆、胁肋、耳、目及侧头部等足少阳经循行处的病变。火性上炎，患病较速，发病较急，证候显现。一旦肝胆郁热和肝胆火旺，就会出现肝胆郁热、气机阻滞和肝胆火旺循经上扰的病变。

（1）肝胆实火循经上扰的病证：肝胆火旺循经上扰于巅顶，则头顶热痛、胀痛、或胀痛晕眩；上扰于侧头部，则侧头部热痛、胀痛、跳痛（阵发性）、刺痛（痛如锥刺），挟风上扰于清阳，则见眩晕或发热懵晕或兼头脑不清；上扰于目，则目赤或赤痛，或目赤肿痛，或暴发赤痛，或见急性结膜炎；上扰于耳，则耳鸣耳聋暴作，鸣声如潮，阵作阵平，或耳部肿痛，或中耳炎伴耳鸣或耳流黄水或脓水；上扰于面，则面赤烘热。常伴有口苦、心烦易怒、多梦少寐、呕吐苦水和舌红苔黄，脉象弦数或弦数上过寸位等症状和体征。

（2）肝胆郁热，气机阻滞的病证：由于肝胆郁热，气机阻滞于肝脏、胆腑，则出现肝炎、胆囊炎；肝胆经脉循行胁肋，肝胆热郁胁肋，则胁痛而灼热，或见带状疱疹；胆热于上，则口苦而干，或呕吐苦水；热扰神明，则心烦易怒，或多梦少寐。其舌红苔黄，脉象弦数等，为肝胆热盛之征。

【所治病证】

头痛、耳鸣耳聋、耳部肿痛、中耳炎、面神经麻痹、急性结膜炎、阳强、带状疱疹、不寐、狂证、胆囊炎、三叉神经痛、胁痛、性欲亢进、冠心病。

【临床应用】

1. 头痛　选用本方（二穴配透天凉），用于肝胆火旺循经上扰的头痛。其临床表现为：头痛而眩，头部胀痛或热痛、跳痛，痛不可近，病位多在侧头部及巅顶部，伴有心烦易怒、面红目赤、口苦而干、耳鸣耳痛、郁怒加重和舌红、舌苔薄黄及脉象弦数上过寸位等症状和体征。使用本方清泻肝胆实火。

头痛严重者，本方亦可加泻百会、风池（使针感达于侧头部）清散局部郁热。若头部热痛明显，触之感热者，本方加用皮肤针叩刺患野令其充血，佐以泄其血散其郁热。或本方与“清头脑方”交替施治。

若属血随火升者，本方加泻三阴交活血行血和引血下行。

2. 耳鸣、耳聋　有肝胆火旺、痰火郁结、外感风热、气虚下陷、肾阴亏虚和肾阳不足等证型。选用本方（二穴配透天凉），用于肝胆火旺型，因肝胆火旺循经上扰于耳络、耳窍所致者。证见突然耳鸣或耳聋，按之不减，口苦咽干，心烦易怒，怒则更甚，或伴有耳痛、耳部肿痛、面红目赤、舌红苔黄、脉象弦数上过寸位等。本方亦可加泻翳风、听宫或耳门，以收清降肝胆之火，宣畅耳络耳窍之效。

若暴怒伤肝，怒则气上，肝胆郁热循经上扰，气机阻滞，蒙蔽耳窍所致者，亦可用上方施治，以收辨证取穴清降肝胆郁热和循经取穴宣畅耳窍、耳络之双重疗效。

若耳内闷塞，听力减退，活动头部，耳内似有水液动荡感，或伴有口苦，溲黄溲热，苔黄薄腻，脉象滑数者，可用“清胆泻肝方”施治，患病时短者，收效甚佳。

3. 耳部肿痛　证见耳痛难忍，红肿热痛，痛不可近，鼓膜色红，听力减退。伴有发热，口苦咽干等症状，面红目赤，舌红，舌苔薄黄，脉象弦数或上过寸位等。是肝胆火旺，热毒循经上攻，蒸灼耳络所致，故用本方（配透天凉）施治。亦可加泻耳区腧穴，有助消肿止痛，消散热邪。若伴有寒热往来者，本方加泻外关，外关与丘墟配伍，有和解少阳以退热作用。

4. 中耳炎（耳痛流脓）　其临床表现为发病急骤，耳脓黄稠，其量较多，耳内胀痛、跳痛、热痛，脓出痛减，伴有发热（亦有不发热）、口苦、咽干、听力减退、头痛、便干溲赤等症状，舌红苔黄，脉象弦数等。因于肝胆火盛，循经上攻，热蕴于耳，蕴久腐化成脓。其伴有症状和体征，亦属肝胆热盛之象。故用本方（配透天凉）清泻肝胆之热。本方亦可与针泻耳区有关腧穴，有助消散郁热，消肿止痛之法，交替施治，标本兼治。

若伴有湿热症状者，可用“清胆泻肝方”亦即本方加泻阴陵泉施治。

5. 面神经麻痹（周围性面瘫）　选用本方用于治疗重症急性期。除面瘫外，尚有病始患侧乳突处疼痛，味觉减退，听觉过敏，泪液减少，或见耳部疱疹。伴有耳鸣口苦，患侧头痛，痛在足少阳经循行处，或耳痛、目赤、溲黄等。以本方为主配泻患侧有关腧穴佐以通经活络，消散郁热。或本方与针泻患侧太阳、风池、下关、颊车、完骨（或翳风）、地仓（或颧髎）等3~4穴，通经活络，消散郁热之法，交替施治。

虽然本类证型较少，但临床不能忽视。临床所见有因对症针治，收效不佳，和服用“牵正散”后加重病情而前来针治者较多。

若因热毒引起者，治宜清热解毒，不可使用本方，又绝对不可服用“牵正散”，它可加重病情，往往造成终身不愈，这是临床屡见不鲜的。

6. 急性结膜炎（目赤） 本方用于治疗肝胆火盛，火热上冲，热伤眼络，暴发赤眼者。其临床表现为白睛红赤、热痛，甚则赤脉纵横，热泪多眵，两目发胀，伴见头痛恶热两颞尤甚、口苦咽干、性急善怒等症状。舌红，脉象弦数。检查：眼球结膜充血，眼角有黄色分泌物。是由肝胆火盛，火热上攻，热伤血络，暴发赤眼所致。使用本方（配透天凉）清泻肝胆之火，配泻睛明以消散目内郁热，或配刺太阳或内迎香血络出血，泄其血，散其郁热，即刻眼目胀痛减轻。

7. 阳强 本方用于治疗肝胆实火型。证见阴茎异常勃起，历时久而不衰，阴茎瘀血，其色紫暗且感胀痛，排尿困难且感疼痛，小便黄赤，口苦而渴，或大便秘结，舌红苔黄，脉象弦数有力等。多见体质素壮，性欲亢进，同房后或不同房阴茎异常勃起，历时久不衰痿。是由肝经实热，肝火太强之故。可用本方（配透天凉）以泻肝胆实火，加泻三阴交以散阴茎瘀血，又有益于阴茎的弛缓。若无阴茎瘀血和胀痛，患病时短，病情较轻者，可去三阴交加泻会阴，或加泻曲骨使针感达于阴茎部以缓阳强，收效较佳。

本方用治阳强不倒，是基于足厥阴之脉络阴器；足厥阴之脉，循阴股入毛中，过阴器；足厥阴之别，循股上睾，结于茎；足厥阴之筋结于阴器，宗筋聚于前阴，阴茎以经筋为体，其举缩功能有赖于肝的调节。阳强不倒，久举不衰，责之于肝阳偏亢，相火妄动，宗筋充盈，阴茎振煦过度所引起。再者又由肝阳偏亢，升发太过，鼓阳过度则性欲亢进。

8. 带状疱疹（缠腰火丹） 本方用于治疗肝胆之火内盛，外感毒邪而诱发者。其临床表现：初起局部灼热剧痛，旋即发红，出现米粒或豌豆大小的水疱，累累如串珠，常呈带状排列，疱液先为透明，后转混浊，皮损后呈鲜红色，水疱壁较紧或久则大疱、血疱。常伴有身热恶寒，口苦口渴，烦躁易怒，食欲不振，小便黄赤等症状。舌红，舌苔薄黄，脉象弦数。可用本方配用皮肤针点刺患部充血，以助清解热毒。若有寒热往来者，本方加泻外关，外关与丘墟配伍，有和解少阳的作用，可以退热。

若病情严重者，必须配用“龙胆泻肝汤”加减服用，方收疗效。若单用本方收效甚微，亦可转中医外科诊治。

若仅遗留患部灼热疼痛，痛不可近，可用本方配皮肤针点刺局部充血；亦可针泻阿是穴（患部的两端各针刺一针），加用皮肤针点刺患野令其充血，收效亦佳。若属阴虚火旺或肝肾阴虚者，不可用前方前法，亦不可用本方。

现代医学认为带状疱疹后遗神经痛，是由带状疱疹病毒侵犯皮肤感觉神经末梢，并沿脊髓后根或三叉神经纤维向中心移动，损伤神经后产生疼痛。因此，对于后遗神经痛，可用皮肤针叩刺患野令其充血，或拔火罐令其充血而收效。一般不用本方。

9. 不寐 本方用于治疗肝胆火旺，热扰心神之不寐病候。针泻太冲、丘墟、神门，共收泻肝胆火，清心安神之效。若兼头痛、懵晕、神昏者，加泻风池佐以清脑安眠，效果明显。

若因不寐而狂证欲发或加重，属于心肝火旺型者，针泻太冲（清泻肝火）、神门（清心火安心神）、风池（清脑安眠），名“清心肝方”既能治失眠，又能控制狂证的复发，其效明显。

10. 狂证（精神分裂症） 本方用于治疗肝胆火旺，挟痰扰及心神之狂证。针泻太冲、丘墟、神门、丰隆，加倍捻泻，以收泻肝胆之火，清心神之热和祛痰宣窍醒脑之效。久治收效较好。

11. 胆囊炎 本方用于治疗肝胆郁热，气机阻滞所致。配泻阳陵泉、期门、胆俞等穴，收效尚好。若属肝胆湿热郁结所致者，可用“清胆泻肝方”加泻阳陵泉佐以利胆，收效尚佳。若用药物久治不愈或病情严重者，应在住院病房用药的同时，配用针灸，有助减轻症状或促使早愈。

12. 三叉神经痛 本方用于治疗三叉神经第一支，痛点在一侧额角、眉上、颞部等处。呈阵发性热痛，跳痛，胀痛或撕裂痛等，张口、挤眼、睁眼、说话等动作以及触之即发或痛加，伴有肝胆火盛症状和体征者，可用本方配泻患野腧穴施治。若上方收效不佳，可用本方配三棱针点刺太阳穴处和阳白处的静脉，令其出血数豆许，消散郁热，有一定疗效，特别是对于热郁经络之局部热痛，收效甚佳。一般来说，第一支较第二支难愈，第二支较第三支难愈。

【病案举例】

病例1 头痛

患者周某某，女，30岁，本校职工。于1996年6月3日初诊。

主诉：患头痛已20年。

现病史：头顶、两颞及侧头部跳痛、刺痛，时而后脑痛，感热或日晒则头痛加重。内热热甚时，头痛如裂，痛及眼眶，口苦。头痛严重时胃脘作酸。脉象弦数。

有痛经病史，每因工作繁忙而经期时间延长、量多。

辨证：属于肝胆热盛，循经上扰头部足少阳和足厥阴经循行处之头痛证候。

治则：清降肝胆之热，佐以通经止痛。

取穴：针泻太冲、丘墟、太阳。每周一、三、五针治1次。

效果：一诊后，头痛未发；二诊后，头痛仍未复发；三诊后，头部时而微痛；四诊后，头痛仍未复发；五诊治愈。

随访：1996年6月14日专来告知，作了试验：长时间日晒仍未出现头痛。

按：本例之头痛，属于肝胆热盛，循经上扰于头部足少阳经和足厥阴经的循行处之头顶、两颞、侧头部。由于肝胆热盛，气机阻滞，故头部跳痛、刺痛、热痛，感热或日晒加重。由于内热热甚时，诱发肝胆热盛，故而头痛如裂，痛及眼眶。其口苦，脉象弦数，为肝胆热盛之象。

所针腧穴，选用本方既起到辨证取穴清降肝胆之热，又起到循经取穴清宣肝胆经经气的作用；配泻患野的太阳穴，佐以通畅经络以止两颞处之疼痛。

病例2　冠心病心绞痛

患者王某某，女，69岁，住南阳市节水办。于1996年12月4日初诊。

主诉：颈部（脖子）紧胀严重已半年。此次复发已半月。

现病史：半月来经常两上肢酸困痛和前颈部（脖子）发紧发胀。紧胀从前颈（脖子）扩散至两侧耳部，则耳部憋胀、耳鸣，行走10步左右即加重，并感到咽喉不利（但不影响吞咽），急服速效救心丸方能缓解。平时食道刺辣，口苦，时而右侧头痛、头晕，夜间咽部干痛。体胖，脉象沉细。

西医诊断为冠心病心绞痛的反应，用药无效。近来用中西药及输水无效。曾因心脏病多次住院治疗，亦曾报过病危通知。

辨证：属于肝胆之气，循经上扰，挟心络瘀阻之证候。

治则：疏理肝胆气机，通心络祛瘀阻。

取穴：针泻太冲、丘墟、内关。每周一、三、五针治

1次。

效果：二诊，症状明显减轻；三诊，行走时两耳及颈项两侧和两上肢已不憋胀酸困，耳亦不鸣，仅口苦，偶尔食道刺辣；四诊，仅感食道刺辣，口苦减轻，时而右侧后头部疼痛，自觉本病减轻70%；五诊，昨天上午12点开始胃痛、头晕，余无异常，开中药治之。

随访：半年后患者前来针治其他病，告知本病针后未发。

按：本例之冠心病心绞痛，从中医学辨治，属于肝胆气逆上扰颈项、耳部，故出现颈项紧胀，走向两耳，耳部憋胀，以及口苦、耳鸣、右侧头痛等症状。发病时咽部憋气，前颈紧胀，急服速效救心丸而能缓解，再参西医诊断为冠心病心绞痛的反应，应属心血瘀阻，气机不畅。故针泻太冲、丘墟，宣降肝胆之气，配泻内关通心络祛瘀阻，三穴配伍精当，故而收效。

病例3　头痛

患者陈某，男，17岁，本校学生。于1994年11月1日初诊。

主诉：患头痛已1年。

现病史：1993年12月开始右侧头痛，严重时痛向后脑（枕部），每因郁怒或精神紧张时加重。伴有心烦易怒，耳鸣，注意力不集中，入寐较迟，胸中烦闷，时时欲大喊大叫才觉舒服，欲动不爱静，时而遗精等症状。口干舌燥，舌尖红，脉沉细数。

辨证：属于肝胆郁热，热扰神明，上扰于头之头痛证候。

治则：清降肝胆郁热，佐以清脑安神。

取穴与效果：

一诊，针泻丘墟、太冲、风池、阿是穴（头部右侧痛点）。

二诊（2日），头痛减轻，注意力稍有好转。处方同上。

三诊（3 日），小便频数，三天来遗精两次，小腹痛。处方同上，去风池穴。

四诊（5 日），以上症状均有好转。处方同上。

五诊（7 日），今天针治小便困难，排尿时间长，小腹痛。针泻丘墟、中极。

六诊（9 日），小便困难和小腹痛已愈，遗精未发。针泻丘墟、太冲、风池、阿是穴（头部右侧痛点）。

七诊（12 日），时而右侧头痛，耳鸣，上课时注意力已能集中。针泻风池、听会、阿是穴（头部右侧痛点）。

八诊（15 日），处方同上。

九诊（17 日），针泻丘墟、太冲、阿是穴（头部右侧痛点）。

十诊（19 日），偶尔头痛一下即止，今天患者要求针治鸡眼。

随访：1994 年 12 月 30 日患者告知头痛、易怒和上课时注意力不集中等均愈。

按：本例之头痛，属于肝胆郁热，循经上扰于头，故出现右侧头痛，易怒，耳鸣，每因郁怒或精神紧张时加重；热扰神明，则见入寐迟，胸中烦闷，注意力不集中等症状；热盛则欲动不欲静；时时欲大减大叫才觉舒服，是因它能抒发情志、郁滞之故；热扰精室则遗精。

选用本方用于清降肝胆郁热，加泻风池佐以清脑，又有安眠之效，加泻阿是穴乃痛点取穴以止患部疼痛。其中五诊针泻中极为临时选用，通利小便；七诊、八诊针泻听会为临时选用以治耳鸣。

病例 4　带状疱疹后遗症

患者张某某，男，66 岁，南阳市卧龙区政府职工。于 1998 年 6 月 9 日初诊。

主诉：患带状疱疹已 1 个月。

现病史：病始左侧胁肋疼痛，以肋间神经痛治之无效，继而左侧胁肋部出现疱疹（5 月 6 日出疹），经用西药治疗：输水（加双黄连、利巴韦林）、吗啉胍、维生素 B_1，外敷皮炎膏，后用甲紫外敷有效。

现在证：患野在左侧第 5～7 肋间处，腋中线前约 20cm 长，5cm 宽。患处皮肤开始结痂，局部仍如火燎样的灼热痛，触之痛剧。活动时凡牵涉患处，则患处窜痛、结痛、撕裂样痛。

辨证：属于肝胆热邪，蕴郁胁肋肌肤，热邪未净之带状疱疹后遗症。

治则：清散肝胆热邪，佐以消散局部郁热。

取穴与效果：

一诊，针泻太冲、丘墟。

二诊（10 日），患部灼热样减轻，举臂及活动上身时仍患处窜痛、结痛、撕裂样剧痛。处方同上。

三诊（11 日），处方同上。

四诊（12 日），用皮肤针叩刺带状疱疹两端，令其充血。

五诊（13 日），患野疼痛明显减轻。处方同上。

六诊（14 日）、七诊（15 日），针泻太冲、丘墟，皮肤针叩刺患部两端令其充血。

八诊（16 日），患野已不灼热疼痛，仅夜间 12 点钟以后患野稍有困痛。处方同上。

随访：月余后患者告知针愈。

按：本例之带状疱疹，皮肤已经结痂，仅遗留患野表皮灼热样之神经痛。因属肝胆热邪，蕴郁胁肋肌肤，热邪未净之带状疱疹后遗症。故用本方清散肝胆热邪，配用皮肤针叩刺患野肋间神经之两端，令其充血以消散其郁热而收效。

本例带状疱疹后遗神经痛，是由带状疱疹病毒侵犯皮肤的感觉神经末稍，并沿脊髓后根向中心移动，损伤神经后产生疼痛。故配用皮肤针叩刺患野肋间神经两端，有助于消散热毒，缓解疼痛。

病例5　头痛

患者李某某，女，46岁，住南阳市内小西关。于2000年2月26日初诊。

主诉：患头痛已多年，复发月余。该头痛于1999年春在本科针愈至近月余复发。

现病史：前额闷痛，两额角痛，眼球发胀，眼眶闷胀不适，头部嗡嗡作响。头痛严重时从额角沿足少阳经向后脑部放射。伴有口苦、溲黄、心慌心悸、易怒等症状。平时易于感冒。脉象弦数。

多普勒和微循环检查：脑血管痉挛。

辨证：属于肝胆火盛，循经上扰头部足少阳经循行处之少阳头痛。

治则：清降肝胆之火，佐以局部通经止痛。

取穴：针泻太冲、丘墟、头维。每隔2～3日针治1次。

效果：二诊后，头痛减轻；三诊后，头痛明显减轻；五诊治愈。

随访：此后患者在本科针治心脾两虚之证候时，告知头痛在此针愈未发。

按：本例之头痛，属于肝胆火盛，循经上扰之少阳头痛。以头痛病位于足少阳经循行处，伴有眼球发胀、口苦、易怒和脉象弦数等症状和体征为其辨证根据。选用本方，用以清降肝胆之火，加泻头维患野取穴，佐以通畅局部经络以止痛而告愈。

病例6　带状疱疹后遗症

患者徐某某，男，40岁，住方城县赵河乡。于1995年6月7日初诊。

主诉：患带状疱疹已3个多月。

现病史：3个多月前，患感冒后左侧胁肋部（在腋中线第五、六肋间处，约15cm长，4cm宽，状如带状之疱疹）出现簇集红斑、水疱，伴有烧灼样痛。在某医院诊断为“带状疱疹”，经用中西药治疗月余后疱疹消退，痂皮脱落，但疼痛未减。

现在证：患处可见散在片状色素减退斑，皮肤灼热样痛，夜间尤甚，不可碰触，触之痛剧。口苦易怒，舌质红，舌苔薄黄，脉象弦数。

曾在多家医院用维生素、布洛芬和中药治疗，均未好转。后服“龙胆泻肝丸”，收效不著。

辨证：属于肝胆郁热，挟瘀血阻络之带状疱疹后遗症。

治则：清散肝胆郁热，佐以活血通络。

取穴：针泻太冲、丘墟、三阴交。每隔1~2日针治1次。

效果：三诊后，患野灼热疼痛减轻；六诊治愈。

随访：3个月后患者前来针治呃逆，告知本病在此针愈。

按：本例之带状疱疹后遗症。因病位在肝胆经脉循行之处，患野皮肤灼热样痛，并有口苦易怒，舌红苔黄，脉象弦数等。故以肝胆郁热，流注经脉之带状疱疹后遗症论治。又由于夜间烧灼样痛尤甚，痛处不移，诊为挟有瘀血阻滞之因。故用本方，用以辨证取穴清散肝胆郁热，和循经取穴清宣肝胆经气之双重疗效，配泻三阴交的目的，佐以活血通络，散瘀止痛。

病例7　冠心病、心肌供血不足

患者王某某，女，70岁，住南阳市卧龙区卧龙乡武侯路（南阳师专家属）。于1996年8月13日初诊。

主诉：原有心脏病，近来复发。

现病史：1993年开始每在行走或劳动时，自觉食道刺辣，气向上冲，上冲颈部两侧则憋气，甚至憋到两耳。因憋气而两眼流泪，影响行走及呼吸。口苦，双侧颈动脉搏动明显。多种疗法久治不效。

西医多次诊断为冠心病，心肌供血不足。1981 年曾住院抢救。

辨证：属于肝胆气逆，循经上扰，挟心络瘀阻之冠心病。

治则：宣降肝胆之气，通心络祛瘀阻。

取穴与效果：

一至三诊（18 日），针泻太冲、丘墟、内关。

四诊（1997 年 8 月 29 日），患者告知去年在此针治 3 次。一年未复发。最近时而胸骨内嘈杂刺辣、难受，严重时两上肢发酸，行走难受，休息后好转或消失。行走时久手麻、胸部憋气。食欲不振，饮食减少，没有精神，嗜睡嗜卧，脉象沉细。针泻内关、足三里。

五诊（9 月 8 日），饮食增加，易饥，近半月很好，下乡 10 多天没有出现任何不适。针泻神门、内关。

六诊（10 日），昨天因行走时间长，开始食道憋气，继发嘈杂刺辣，手指发僵。处方同上。

七诊（12 日），症状仍同上。针泻内关、三阴交。

八诊（17 日），症状同上。针泻内关，补合谷。

九诊（19 日），昨天和今天食道未刺辣，精神好转，行走时久手指不麻，胸部亦不憋气。处方同上。

十诊（22 日）、十一诊（24 日），处方同上。

随访：同年 10 月 15 日患者告知该病针愈未发。

按：本例之冠心病，心肌供血不足，从出现的症状群分析，属于祖国医学肝胆气逆，循经上扰，挟心血瘀阻之证候。故用宣降肝胆之气，通心络祛瘀阻之法，针泻太冲、丘墟、内关而收效。

至于 1997 年 8 月 29 日前来针治的病证，亦属冠心病，但所反应症状与前者有所不同。以心血瘀阻治之有所减轻，最后针泻内关补合谷，施用补正气祛瘀阻之法而收效。

【方效相较】

1. 本方与清胆泻肝方相较　两方都针泻太冲、丘墟，热盛者配透天凉手法。其不同点是：本方用于治疗肝胆火旺或肝胆郁热，循经上扰于头、耳、眼和胁肋等处的病变，具有清泻肝胆实火、清降肝胆之热和清宣肝胆经之经气的功效，既能用于辨证取穴又能用于循经取穴，可收双重疗效。

“清胆泻肝方”加泻阴陵泉，用于治疗肝经湿热下注的阴器、膀胱、尿道、胞宫病证，和肝胆火旺或郁热挟湿循经上扰的头、耳、眼和胁肋等处的病变，具有清利肝经湿热和清泻肝胆实火（次于“清肝胆方”）的功效，故类似“龙胆泻肝汤”之效。

由于湿性粘腻，热又恋湿，湿热如胶似漆交结难分。因此，“清胆泻肝方”所治之病证，较“清肝胆方”所治之病证，疗程要长，疗效要慢。又因“清胆泻肝方”所治挟有湿热内蕴之病机，湿热因易直接涉及实质性脏器，故其疗程亦较长，疗效亦较慢。

2. 本方与醒脑熄风方相较　两方都针泻太冲，其不同点则是：本方配泻丘墟，用于肝胆火旺和肝胆郁热循经上扰于头、耳、眼和胁肋等处的病变，具有清泻肝胆实火、清降肝胆郁热和清宣肝胆经之经气的功效；“醒脑熄风方”配泻合谷，用于热盛动风之抽搐、脑病，和风热上扰，筋脉失常以及震颤、痉挛，具有清热熄风宣窍醒脑和疏风清热、平肝熄风以及熄风解痉等功效。

【其他方面】

1. 临床常规配穴　侧头痛，配泻风池使针感达于侧头部，佐以通经活络以止痛。巅顶痛，配泻百会穴佐以通经活络以止痛，若热痛配用皮肤针叩刺巅顶令其充血，佐以散其郁热。耳部病变，配泻耳门或听会、翳风佐以宣畅耳窍、清宣耳络、消肿止痛。眼病，配泻睛明佐以清热明目，或配刺太阳静脉出血，佐以泻其血散其郁热、祛其瘀血。胁肋痛，配泻期门、阿是穴，佐以疏肝理气和通络止痛。兼有寒热者，本方加泻外关共奏疏肝理气，和解少阳和增强清宣少阳经气的作用。兼有肾阴虚者，加补复溜佐以滋阴补肾。兼有瘀血者，加泻三阴交或血海，佐以活血祛瘀。兼有心火盛者，加泻神门佐以清心安神。兼有痰火上扰者，加泻丰隆佐以降痰。

2. 不寐始治　用本方治疗不寐，始于2002年5月，针治一位三叉神经痛女患者。其疼痛部位在右侧额角及眼眶上足少阳经脉循行处，伴有肝胆火旺循经上扰之症状和体征，并每因郁怒则加重。选用本方加泻患野的阳白、阿是穴等，虽无意针治不寐，不寐证却早于三叉神经痛而治愈。多年的不寐针治5次而告愈。

【歌括】

清肝胆方清肝胆，太冲丘墟泻法担，
肝胆火旺或郁热，循经上扰病可坦。

（五）清胆泻肝方

【方治渊源】

本方始于20世纪50年代，父亲接诊治疗妇科病中，由肝经湿热下注引起的阴痒、带下，试组合本方治疗收到了良好的效果。此后发现本方类似“龙胆泻肝汤”(出自《医方集解》)的功效，就扩大了治疗范围，用于治疗急性胆囊炎、急性尿道炎、胁痛、阴囊湿肿以及肝胆火旺循经上扰的眼、耳、头面疾患。七十年代初，父亲用本方试治肝经湿热下注引致的阳痿和肝胆经循行处的带状疱疹等，均收到满意的效果。我们在继承父亲经验的基础上，试用于有肝经湿热症状的青光眼，亦获得了一定效果。

由于本方的功效、方义和主治范围，具有类似“龙胆泻肝汤”之处，故命名为“清胆泻肝方”。

【腧穴组成】

针泻双太冲（或行间）、丘墟、阴陵泉。肝胆火旺者，前两穴配透天凉手法。

【操作方法】

1. 补泻与留针　为了便于捻泻和留针，以上腧穴同时针刺，达到欲刺深度有针感后留针，在留针20～30分钟期间，每隔5～10分钟各捻泻1～2分钟，如此捻泻2～4次后，停留数分钟拔针。其捻泻的次数的多少和留针时间和长短，应根据病情的轻重而定。

若需配透天凉手法，可在捻泻各穴的同时配用。

2. 针治时间　一般每隔1～2日针治1次，必要时每日针治1次。

3. 针感走向　肝胆火旺循经上扰的病证，能使太冲穴针感循本经达于膝上为佳，少数患者可达于头项部；能使丘墟穴针感循本经逐渐达于头、耳等处，其效甚佳。配透天凉手法，其凉感走向同以上部位者为佳。否则其效次之。

【功能效用】

辨证取穴

（1）清利肝经湿热：用于治疗肝经湿热下注引起的病证。

（2）清泻肝胆实火：用于治疗肝胆火旺循经上扰的病证。

【主治范围】

1. 肝经湿热下注引起的病证　诸如带下、阴痒、阴囊肿痛、淋浊、阴囊湿肿、阴囊汗出和筋痿等病。伴有口苦、目赤、耳鸣、小便发热、溲黄或涩赤、阴中灼热、胁痛、心烦易怒、小便混浊，舌质红，舌苔白腻或黄腻或薄黄，脉多弦数、弦滑、滑数等症状和体征。虽然病种不同，伴有以上症状和体征同中有异，异中有同，各病种有所侧重，但其证型和病机相同，故都是本方的主治范围。

2. 肝胆火旺循经上扰所致的病证　诸如头痛、目赤肿痛、耳鸣耳聋、耳部肿痛（中耳炎）等，伴有面赤、胁痛、口苦、心烦易怒、多梦少寐、耳鸣、面红目赤，舌红苔黄，脉象弦数以及郁怒更甚等症状和体征。或同时伴有湿热下注有关症状，如溲黄发热、尿浊、阴痒、阴囊湿肿、阴囊汗出等。虽然病种不同，伴有以上症状和体征各病有异，但其证型和病机相同，故都是本方的主治范围。

3. 肝胆经脉循行处的病证　肝胆经脉循行通路上的阴器、胁肋、巅顶、侧头部和耳部疾患，用以循经取穴，亦是本方的治疗范围。特别是伴有肝胆火旺循经上扰和肝经湿热下注的症状和体征，更是本方辨证取穴整体治疗的范围。

4. 肝胆郁热　由于失治、误治，病情发展到肝胆郁热阻滞胆腑所出现的肝炎、胆囊炎，伴有本方证中的有关症状和体征者，亦是本方的治疗范围。

【方证简解】

1. 腧穴功能　本方是清利肝经湿热和清泻肝胆实火的常用方、代表方。针泻太冲、丘墟、阴陵泉，之所以主治肝经湿热下注和肝胆火旺循经上扰的病证，具有清利肝经湿热和清泻肝胆实火，类似“龙胆泻肝汤”的功效，是因为：

太冲，是足厥阴肝经的输土穴；阴经以输代原，又是厥阴肝经的原穴。主治肝之脏病、经病、气化病和与肝有关的脏腑器官疾病，对改善和调节肝脏功能，消除肝功能失常所产生的病理证候，具有一定的功效。施用泻法，具有疏肝理气、平肝熄风的作用；泻配透天凉具有清泻肝火的功效；泻配艾条针上灸能温肝散寒理气；用补法能养肝血。

本方证针泻本穴，用以清肝、疏肝理气，配透天凉用以清泻肝火。肝脉循阴器，抵少腹，布胁肋，连目系，上走巅顶。循经取穴，本穴又主治肝脉循行处的病变。

行间，是足厥阴之脉所溜为荥之荥火穴；肝属木，本穴五行属火，故为肝经之子穴。实则泻其子，本穴有清肝火的作用。凡气郁化火、肝火上炎以及肝胆郁热，肝经湿热、肝火犯胃、木火刑金等病证，多配泻本穴以清泄肝火。

本方证是肝经湿热下注和肝胆火旺循经上扰的病证，针泻本穴用以清泻肝火、疏肝利胆。

丘墟，是足少阳胆经的原穴。是主治胆经经脉、经别体表循行通路上的病变，和胆腑郁滞，疏泄失常的一些肝胆脏腑病变的常用穴。本穴针感最易循本经上达眼、耳、胁肋和侧头部。胆腑和胆经经脉病变，多属实证，故本穴多用泻法。泻之能利胆疏肝和通畅少阳经气；泻配透天凉具有清泻胆火和清宣少阳经郁热的作用。

本方证是肝经湿热下注和肝胆火旺循经上扰而为病，针泻本穴，用以利胆疏肝和清宣少阳经气；配透天凉用以清泻胆火和清宣少阳经郁热。肝与胆相表里，故与太冲穴配伍，能清泻肝胆实火（配透天凉）和宣畅肝胆经脉循行处的郁热，以及疏理肝胆气机。

阴陵泉，是祛湿和健脾的常用穴。脾不运湿，水湿停聚的病变，如湿阻上焦，清阳不升，则头胀头重；湿注下焦，气化失职，水失通调，则足肿、小便淋浊、带下、阴痒、阴囊湿疹等，均可针泻本穴。湿蕴化热的病证，针泻本穴，利水行湿以利于分清湿热，湿祛则热无从化。

基于“湿得热益滞，热得湿愈炽”和湿祛则热无从化之机制，本方证针泻本穴（热胜于湿配透天凉），用以祛湿和清热利湿，使湿热从水道排出，又湿祛热自清。与太冲、丘墟配伍，上能清泻肝胆之火，下能清利肝经湿热，故三穴配伍，类似“龙胆泻肝汤”之效。

2. 病因病机　本方证的病因病机，主要是肝胆火旺循经上扰和肝经湿热下注而为病。

肝在胁下，胆腑于中，互为表里。肝性刚强，喜条达而恶抑郁，凡精神情志之调节功能与肝气有密切关系。肝之实证，多见肝气郁结、肝火上炎、肝阳妄动和寒滞肝脉。其经脉循阴器，抵少腹，布胁肋，连目系，上交于巅，因此其病位多在以上经脉循行之处。胆寄附于肝，其性刚直，其病理表现多为火旺，多见胆实证。所患病位，多在胆和胁肋、耳、目和侧头部胆经循行之处。火性上炎，患病较速，发病较急，证候显现。一旦肝气郁结，郁而化火，或暴怒伤肝，怒则气上，肝胆火旺，循经上扰，就会出现肝胆经脉循行处的病变和肝胆火旺的病理症状群。

湿有内湿与外湿之分，内湿之证与脾虚不运有关，外湿起病与气候环境有关。在内湿的基础上更易感受外湿。湿性趋下。肝气郁滞，郁而化火，病患于肝脉循行处之阴器、少腹，就会出现本方证的诸多病候。

（1）肝经湿热下注的病证：是由肝脉络于阴器，肝经湿热，下注阴器，蕴郁失畅，则分别出现前阴肿痛、阴部瘙痒、阴囊湿肿、阴囊汗出等；下注胞宫，则见带下赤白；下注膀胱，则为小便淋浊、淋痛，或溲黄、溲热而尿急；下注前阴，则宗筋弛缓而见阳痿。肝火旺盛则易怒，热扰心神则心烦。舌苔黄腻，脉象弦数或弦滑数等，为肝经湿热之征。临证亦有兼见肝胆火旺循经上扰，而分别伴见头痛、眩晕、耳鸣、耳痛、目赤、口苦等，为肝经湿热之征。以上症状，在某些病证中，常互为兼见，在某个病证中为主证，而在某个病证中为兼症，不一定完全俱备。

（2）肝胆实火上扰的病证：火性上炎，患病较速，发病较急，热候显现。肝胆火旺循经上扰于巅顶，则头顶热痛、胀痛，或胀痛兼晕；上扰侧头部，则侧头部热痛、跳痛（阵发性）、胀痛、刺痛（痛如锥刺）；挟风上扰于清阳，则见眩晕或发热懵晕或兼头脑不清；上扰于目，则目赤或赤痛，或目赤肿痛，或暴发赤痛，或见急性结膜炎；上扰于耳，则耳鸣耳聋暴作，鸣声如潮，阵作阵平，或耳部肿痛，多为中耳炎伴有耳鸣或耳流黄水或脓水；上行于面，则面赤烘热；扰及胁肋，则胁痛而灼痛且烦，或为胆囊炎的反应，或见带状疱疹；胆热于上，则口苦而干，或呕吐苦水；热扰神明，则心烦易怒，或多梦少寐。其舌红苔黄，脉象弦数等，为肝胆火盛之征，临证亦或兼见肝经湿热下注的症状。

(3) 肝胆郁热之肝炎、胆囊炎：以上两病证，由于失治、误治，或病情发展到肝胆郁热，阻滞胆腑，疏泄失常所致。分别伴见胁痛、口苦、呕吐、食少、心烦易怒、怒则加重、小溲发热、小便短赤或涩痛、大便溏泄等肝经湿热和肝胆郁热症状。

【所治病证】

头痛、高血压、耳鸣耳聋、耳部肿痛、中耳炎、急性结膜炎、周围性面神经麻痹、带下、外阴瘙痒、阳强、带状疱疹、腰如绳束、睾丸炎、胆囊炎、急性黄疸型肝炎、青光眼、阳痿。

【临床应用】

1. 头痛、高血压　证见头痛而眩，痛在少阳，头部胀痛或热痛、跳痛，心烦易怒，面红目赤，口苦耳鸣，尿赤时而混浊，舌红，舌苔薄黄兼腻，脉象弦数或弦滑数等。属于肝胆火旺型，可用本方施治。若挟湿热下注症状者，本方正适此病证型。

若属高血压之血管神经性头痛，痛在少阳经侧头部，伴有肝胆火旺症状者，针泻太冲、丘墟配透天凉以清降肝胆之火，针泻阴陵泉利湿又有利于降压。可加泻风池务使针感达于侧头部。

若属血随火升者，本方去阴陵泉加泻三阴交活血行血，引血下行，并有降血脂的作用。

2. 耳鸣、耳聋　证见突然耳鸣或耳聋，按之不减，耳内闷塞，听力减退，活动头部，耳内似有水液动荡感。伴有口苦，溲黄溲热，苔黄薄腻，脉象弦数或弦滑数者，只要患病时短，用本方效良。

3. 耳部肿痛　本方用于肝胆热毒证。其临床表现为耳痛剧烈，红肿热痛，痛不可忍，鼓膜色红，听力减退。伴有发热，口苦咽干，大便干秘，小便色黄等症状，及面红目赤，舌红，舌苔黄腻，脉象弦数等。多由肝郁化火，肝胆火旺，湿热内生，热毒循经上攻，蒸灼耳络所致。故用本方施治。亦可加泻耳区腧穴，有助消肿止痛，消散郁热。

若不兼湿热症状，仅是肝胆火旺上攻于耳者，可用本方去阴陵泉，加泻耳区腧穴，清泻肝胆之火，佐以清宣耳络，收效亦佳。

4. 中耳炎（耳痛流脓）　本方用于肝胆湿热型。其临床表现是：发病急骤，耳脓黄稠，其量较多，耳内胀痛或跳痛或热痛，脓出痛减。伴有发热（亦有不发热）、口苦、渴不欲饮、听力减退、头痛、便干溲赤等症状。舌苔黄腻，脉象弦数或弦滑数。属于湿热之邪，循足少阳经上蕴于耳，蕴热腐化成脓。其伴有症状和体征，乃属湿热里盛之象。故用本方清利肝胆湿热。本方亦可与针泻耳区腧穴（有助消散郁热，消肿止痛）交替施治，标本兼治。若仅有耳内流脓，别无其他症状，仅针泻耳区腧穴亦可治愈。

5. 带下　证见带下量多，其色黄绿如脓，或挟血液，或混浊如米泔，有秽臭气，阴部瘙痒，小便短赤。伴有耳鸣，口苦而粘腻，渴不欲饮，心烦易怒，或见小腹痛，胁肋胀痛等。舌质红，舌苔黄腻，脉数或滑数或弦数等。属于肝经湿热下注者，可用本方清利肝胆湿热。

6. 外阴瘙痒　证见阴部瘙痒，瘙痒难忍，坐卧不安，心烦易怒，或胸胁胀满，或兼带下量多，色黄如脓，或呈泡沫米泔样，大便秘结或溏，小便色黄，口苦而腻，舌红苔黄，或舌苔黄腻，或薄黄而腻，脉象弦数或弦滑数等。属于肝经湿热者，可用本方施治。

7. 带状疱疹（缠腰火丹）本病常发病突然，初期表现为红斑和簇集的水疱，沿一侧神经作带状分布，多伴有烧灼样痛、窜痛、刺痛，碰触痛剧。中医认为由肝胆火旺，脾湿久郁而致湿热蕴结皮肤而发。中医多用患部敷药，内服“龙胆泻肝汤”之类，常取疗效。本病不仅多发于腰背、胸胁、胁肋部，亦常发于颜面部，亦有发于上下肢等处。临证应根据具体病位，选穴组方，辨证施治。

证见初起局部灼热剧痛，旋即发红，出现米粒或豌豆大的水疱，累累如串珠，常呈带状排列，疱液先为透明，后转混浊，皮损后呈鲜红色，水疱壁较紧或久则大疱、血疱。常伴有身热，恶寒，口苦咽干，口渴，烦躁易怒，食欲不振，小便黄赤，大便不爽或干结等症状。舌红，舌苔薄黄或黄腻，脉象弦数或弦滑数等。是由肝胆火旺，内蕴湿热，外感毒邪而诱发，可用本方施治，或加用皮肤针点刺患部或点刺两端及其周围，令其充血以助清解热毒，或再加拔罐。若兼寒热往来者，本方加泻外关佐以和解少阳以退热。稍严重者必须配用“龙胆泻肝汤”加减，方收疗效。严重者要配药物外敷。

若病愈遗留患部灼热痛者，亦可用本方加拔罐施治；或仅针患部的肋间神经上下端各刺一针用泻法，加用皮肤针点刺患部充血。若属阴虚火盛或肝肾阴虚者不可用本方。亦不可用上方。

8. 腰如绳束（腰部周围带脉循行处如绳紧束） 它是带脉为病的临床表现之一。故十二正经及奇经为病，均可影响带脉而为病。本病之病因较多，选用本方用于治疗肝经湿热侵及带脉而为病。

其临床表现为：腰围如绳紧束，腰周皮肤灼热作痛，抚摸或摩擦时疼痛加剧，甚则影响活动，深呼吸、咳嗽、喷嚏等动作则痛剧，按压则紧束及疼痛减轻。兼有胁痛、口苦、面红目赤、耳聋、尿赤或痛、苔黄或黄腻，脉象弦数或弦滑数等肝经湿热症状和体征者，可用本方治之。本病多见于妇女患者，若兼有月经病或气血不和者，可另用他方。

《张氏医通·诸痛门》中说:“腰围如似带束，引痛，此属带脉为病。用辛味横行而散带脉之结，甘味舒缓带脉之急，调肝散结。”由于肝经湿热侵及带脉而诱发，应用本方加泻带脉穴，佐以散带脉之结，缓带脉之急。

若属肝郁气滞者，不可用本方，可针泻太冲、章门、带脉、气海，以散带脉之结，并缓带脉之急，收效较佳。

9. 睾丸炎（属疝病） 证见睾丸肿胀疼痛，阴囊湿痒或出黄水，小便黄赤，便秘或溏，舌苔黄腻，脉象弦数或滑数等。是因暴怒伤肝，肝结郁热，或膏粱厚味，嗜饮醇酒，湿热内蕴，复因外感寒湿，遂致湿热壅遏肝经，下注睾丸而为病。用本方清利肝经湿热，或本方去丘墟加泻中极以助阴陵泉祛湿，因“热易清而湿难除”故而加泻中极穴。

若睾丸红肿热痛，兼有瘀热者，本方加泻三阴交佐以活血祛瘀有助祛除瘀热。

10. 胆囊炎 本方用于肝胆湿热郁结。对于急性胆囊炎病情较轻者，效果明显。住院病人虽然病情较重，但在药物配合下疗效满意。对于慢性胆囊炎疗效比较缓慢，使用本方加泻阳陵泉佐以利胆，则效果较好。

本病右侧胁肋疼痛明显者，本方加泻右期门穴佐以疏肝理气以止痛；若右侧胁肋疼痛向右侧肩胛内下方放射者，本方与针泻右阳陵泉、胆俞、阿是穴（肩胛区或其内下方压痛点）交替施治；若右侧胁肋痛并在右侧肝俞、胆俞有压痛者，本方与针泻右肝俞、胆俞，交替施治。

11. 急性黄疸型肝炎 证见食欲不振，小便色黄，巩膜、皮肤中度黄染，心烦急躁，易于恼怒，肝脏肿大，肝功能损坏等等。使用本方有一定的疗效。住院病人配合药物治疗，使用本方能促其早愈。方中太冲能起到疏肝理气作用，丘墟能起到清胆利胆以除黄之效，阴陵泉能起到利湿以祛黄之功。胆腑作痛者加泻阳陵泉疏利胆气以止痛；腹胀纳呆者加泻足三里和胃散滞。若黄疸不退者，加泻胆俞以助退黄。

【病案举例】

病例1　带下

患者闫某，女，23岁，本校老师。于1996年8月8日初诊。

主诉：患带下已年余。

现病史：带下色黄，臭而量多，溲黄溲热，尿急尿频，小腹痛，早上口臭、干呕，心烦易怒，耳鸣，睡眠不佳，头昏头懵，时而心慌、胸痛、左胁肋痛、腹胀胃痛。血压90/60mmHg。舌红少津，脉弦细数（8天前针治头痛时的舌脉）。

有左侧少阳头痛病史18年，时发时止。1996年8月1日~6日，在此针治3次头痛已止后，继而于8月8日针治带下。

有慢性咽炎病史。

辨证：属于肝经湿热下注之带下病候。

治则：清利肝经湿热。

取穴：针泻太冲、丘墟、阴陵泉。以上腧穴，特别是前两个腧穴，在捻泻时针感走向侧头部及耳区，留针后又捻泻两次时，自觉针感从胸部下行至髋部及耻骨部，感到舒服。

效果：二诊（10日），溲黄溲热及带下减轻，仍头脑昏沉。

三诊（13日），头已不痛，仍头懵不清醒与心烦而入寐易醒有关，小腹未痛，溲已不黄，带下量少，仍尿急尿频，胃已不痛，早上干呕及口臭减轻。咽部已无异物感。

四诊（17日），溲黄溲热、耳鸣均愈，带下量少，心烦好转，饮食增加，腹部微胀，早上口臭，头微懵，左侧胁肋隐痛。处方同上。捻泻双阴陵泉穴时，自觉两耳轮上下有轻微的针刺感。捻泻两丘墟穴时，两耳内发胀好似向外鼓动。因患者会气功，在留针时请患者意守阴部，自觉有气从小腹及阴部下行。

五诊（22 日），一切治愈，巩固疗效。

六诊（24 日），又告愈，巩固疗效。

按：本例之带下，属于肝经湿热下注所引致。以带下色黄、气臭和伴有溲黄溲热，尿急尿频，小腹痛，心烦易怒，耳鸣胁痛，口臭及脉弦细数等为其证治要点。故施用清利肝经湿热之法，选用本方而收效。并对肝胆火旺循经上扰之头痛、耳鸣亦收良效。其针感走向有利于加速收效。

病例 2　带状疱疹

患者王某某，女，51 岁，南阳市晶体管厂职工。于 1999 年元月 23 日初诊。

主诉：患缠腰火丹已 14 天。

现病史：患病前左胁下刺痛、热痛，继而自左侧后背沿肋间神经出现 10 处左右之红色疱疹，三五集聚成群，局部灼热刺痛、微痒，痛不可近，衣服触之则热痛加剧。伴有口苦，口渴，心烦易怒，多梦少寐，时而胃酸，大便偏干，溲黄溲热，尿液臊臭等症状。体胖，舌苔微黄，脉沉弦数。

1998 年患头痛、失眠，在本科针愈。

辨证：属于肝胆火盛，脾湿久郁，湿热蕴结胁肋皮肤之缠腰火丹（带状疱疹）。

治则：清泻肝胆实火和清利肝经湿热，佐以消散局部郁热。

取穴：针泻太冲、丘墟、阴陵泉，皮肤针点刺局部充血，后用火罐拔其两端。隔日针治 1 次。

效果：一诊后，局部症状减轻；三诊后，局部疱疹已不明显，灼热疼痛已基本消失；五诊治愈。

按：本例之带状疱疹，因于肝胆实火循经缠绕，挟湿蕴结胁肋皮肤所致，故出现左侧胁肋呈红色疱疹，三五集积成群，灼热刺痛，痛不可近。其伴有口苦口渴，胃酸等，是肝胆胃热之故；热扰心神，则心烦，多梦少寐；湿热下注，则溲黄溲热，尿液臊臭；舌苔微黄，脉沉弦数，乃肝胆有热之象。

所针腧穴，选用本方既清泻肝胆实火，又清利肝经湿热，配用皮肤针点刺局部充血，意在散其郁热、毒邪，配用带状疱疹两端拔罐，既可散郁热又可防止再向两端延伸。

病例3　结膜炎

患者李某某，男，75岁，南阳市粮食局职工。于2000年6月27日初诊。

主诉：两眼球肿胀发红，眼睑浮肿已两个月。

现病史：两目目赤肿胀，眼睑浮肿，闭合不紧，双眼发痒，干涩昏花，结膜充血，眼眵多而发粘（炎症分泌物），两颞胀痛。伴有口苦耳鸣，溲黄便秘，饮食减少，排尿困难（有前列腺炎），精神不振，下肢无力等症状。舌红少苔，有片状浮黄苔，脉象弦数。市内某医院以慢性结膜炎治之不效。

血压不高。有糖尿病史已10年。1997年9月，因患白内障在市某医院做人工晶体术，至今仍视物不清。

辨证：属于肝胆火旺兼湿热上扰之结膜炎（赤眼）。

治则：清泻肝胆之火，清利肝经湿热。

取穴：针泻太冲、丘墟、阴陵泉，加泻太阳穴。每周一、三、五针治1次。

效果：一诊后，目赤肿胀及眼球浮肿减轻；三诊后，两眼不痒，眼球已不发胀，眼睑已能闭合，眼球充血减轻，口已不苦，视物清亮，能阅读《大河报》之内容；五诊后，眼病又复减轻；七诊后，原有眼病症状基本消失；八诊后基本痊愈。

随访：因孩子被电击重伤住院，患者停止根治眼病。

按：本例之结膜炎，其病因病机是：因于肝胆之火上扰眼目，故出现目赤肿胀，视物不清，眼内干涩、发痒，两颞胀痛。其伴有口苦耳鸣和舌苔浮黄，脉象弦数，为肝胆火旺之征。因兼湿热，故上则眼睑浮肿，眵多且粘，下则溲黄，排尿困难。其舌红少苔，剥苔浮黄，便秘食少，精神不振，下肢无力等，与患糖尿病有关。

所针腧穴，患野取穴，针泻太阳穴以清局部郁热，以祛局部瘀血，既有益于消散眼内郁热，又治局部胀痛；针泻太冲、丘墟以清降肝胆之火，配泻阴陵泉以祛其湿，由于配穴精当，方中其的，故而收效甚捷。

病例4　耳鸣

患者，李某某，男，42岁，住南召县白土岗。于1995年2月20日初诊。

主诉：患急性耳鸣已月余。

现病史：月余前，因数日家事繁忙，突然两耳鸣响，似飞机轰鸣声，昼夜不停，按之不减，恶闻噪声。伴有咽干口苦，心烦易怒，活动头部，则耳内似有水液动荡感、沉闷感，溲黄溲热，舌红，苔黄薄腻，脉象弦数，郁怒则耳鸣加重等症状。

耳鼻喉科检查：外耳道（-），双鼓膜完整，标志清。诊断为感音神经性耳鸣。曾用中西药无效。

辨证：属于肝胆火旺挟湿，循经上扰两耳之耳鸣证候。

治则：清泻肝胆之火，佐以祛其湿。

取穴：针泻太冲、丘墟、阴陵泉。前二穴配透天凉，其太冲凉感达于头项部，丘墟凉感循本经上达两耳，耳内有凉感。每隔1~2日针治1次。

效果：二诊后，耳鸣及口苦有所减轻；四诊后，耳鸣明显减轻，活动头部则耳内水液动荡感和闷塞感消失；六诊后，耳鸣基本治愈，伴有症状即将完全消失；七诊痊愈。

随访：1995年4月26日患者介绍其表哥前来针治耳鸣，转告耳鸣在此针愈。

按：本例之耳鸣，因于繁忙数日，触动肝胆之火，肝胆火旺挟湿循经上扰于耳络耳窍之耳鸣。故出现在繁忙之后，突然耳鸣，轰鸣不休，恶闻噪声，按之不减以及咽干口苦，心烦易怒，舌红，脉象弦数等肝胆火旺之症状；其耳内似有水流动荡感、闷塞感，苔黄薄腻，乃属挟湿蕴郁于耳之故；溲黄溲热为湿热下注之象；郁怒则耳鸣加重，正是肝胆气机失常所致。

所针腧穴，针泻太冲、丘墟配透天凉，以收辨证取穴清泻肝胆之火和循经取穴清宣肝胆经气双重效果。针泻阴陵泉利湿，既有利于清利耳内湿热，又有益于清利下焦湿热，故而效良，针治 7 次而告愈。

病例 5　阴部瘙痒、带下

患者张某某，女，38 岁，住南阳市西马道街。于 1995 年 2 月 8 日初诊。

主诉：患阴部瘙痒已 10 个月。时轻时重。

现病史：10 个月来阴部瘙痒难忍，坐卧不宁，时轻时重，兼有带下量多，色黄如脓，有臭气味，溲黄觉热。伴见易怒，时而胁痛，便溏，耳鸣，口苦而粘，郁怒则病情加重，舌红，舌苔黄腻，脉象弦数。

曾用西药治疗，收效不著。又服“龙胆泻肝汤”加减有所好转，但停药复重。

辨证：属于肝经湿热下注之阴部瘙痒和带下证候。

治则：清利肝经湿热。

取穴：针泻太冲、丘墟、阴陵泉。隔 1 ~2 日针治 1 次。

效果：三诊后，阴部瘙痒有所减轻，带下相对减少；六诊后，阴痒明显减轻，口苦、小便色黄觉热及耳鸣、便溏减轻；九诊后，阴痒及带下基本治愈，伴有症状随之明显好转；十一诊治愈，巩固疗效；十二诊巩固疗效。

按：本例辨为肝经湿热下注之阴部瘙痒病的依据，除有阴部瘙痒，瘙痒难忍，坐卧不宁和带下量多，色黄发臭之主要症状外，尚兼溲黄溲热，大便溏薄，口苦而粘，舌苔黄腻等为佐证。其易怒，胁痛，口苦，耳鸣，郁怒则病情加重以及舌红，脉象弦数等，为肝胆热盛之旁证。又可参及曾服龙胆泻肝汤加减有所好转之治疗经过等方面而确认为“龙胆泻肝汤”证。故用本方清利肝经湿热而收效。

【方效相较】

1. 本方与湿热方相较　见“湿热方”[方效相较]。

2. 本方与八正方相较　以上两方都针泻阴陵泉，由于配穴不同，其功效和治证有异。本方配泻太冲、丘墟穴，火旺者配透天凉手法，用于治疗肝经湿热下注的阴器、膀胱、尿道、胞宫病证，和肝胆火旺或郁热挟湿循经上扰的头、耳、眼和胁肋处的病变，具有清利肝经湿热和清泻肝胆实火的功效，故类似“龙胆泻肝汤”之效。

“八正方”配泻位于小腹部膀胱募穴中极，二穴配透天凉手法，用于治疗下焦湿热为患的膀胱、胞宫和尿道等部位的病变，具有清利下焦湿热和通利小便的作用，故类似“八正散”之效。

3. 本方与清肝胆方相较　见“清肝胆方”[方效相较]。

【其他方面】

1. 临床常规配穴　病位于侧头部，配泻风池使针感达于侧头部，佐以通经活络以止痛；耳部病变，配泻耳门或听会、翳风，佐以宣畅耳窍，清宣耳络、消肿止痛；眼病，配泻睛明佐以清热明目，或配刺太阳穴静脉出血，佐以泄其血以散其郁热、泄其血以祛瘀血；阴器病，配泻中极（或配透天凉）使针感达于阴器，佐以清热利湿、利水通淋；阴囊病，配泻横骨或气冲，佐以通畅经脉，或配刺阴囊上之阿是穴，令其排出水液、粘液或血液，佐以消肿止痛；胁肋痛，配泻阿是穴佐以通经活络以止痛；会阴处病，加泻会阴穴佐以消肿止痛；肝病，配泻期门佐以疏肝理气以散郁滞，或配泻肝俞佐以疏理肝气，兼有瘀血者加泻三阴交或血海或膈俞，佐以活血祛瘀；胆病，配泻阳陵泉、胆俞，佐以利胆祛黄，或配泻肝俞、胆俞，佐以疏肝利胆。

2. 阳痿选用本方之机制　阳痿之病多责之于肾、心、脾之功能失调。我们从肝论治，曾分为肝经湿热、肝气郁结，肝肾阴虚和寒滞肝脉四个证型辨治，颇有效果。首先应从肝之生理来认识。肝之经脉络阴器和循股阴入毛中，过阴器；肝之经别循胫上睾，结于茎；肝主筋，筋聚于阴器；肝之经筋结于阴器，宗筋聚于前阴。阴茎以筋为体，有举缩之功能，依赖肝之调节。肝，体阴用阳，在体为血，在用为气。性功能的正常，有赖于肝的生阳之气充沛，肝体之血，肝用之气和肝主少阳春生之气来完成。如果寒滞肝脉肝阳亏虚、肝气郁结情怀不畅和肝肾阴虚、肝经湿热等均可影响宗筋充盈而导致阴茎的勃起不坚，发生阳痿不举。

选用本方，用治肝经湿热，下注前阴，宗筋弛缓之阳痿不举。即《类证治裁·阴痿》篇所说："亦有湿热下注，宗筋驰纵而致阳痿者"。

3. 肝胆湿热证　肝胆湿热多涉及（或侵害）肝、胆、胞宫、阴囊、阴器等实质性病变。因而出现慢性盆腔炎、慢性胆囊炎、慢性黄疸型肝炎、阴囊湿疹、前列腺炎或肿大等等。多伴有胁肋胀痛、头身沉重、口苦口干或口苦而粘、渴不欲饮、呕恶纳呆、腹胀食减，面目身黄、带下黄臭、月经不调、溲黄尿浊、大便溏薄、排尿不利、易于恼怒、前阴肿痛、面红目赤、郁怒病重、或发热或寒热往来、舌红、舌苔黄腻、脉弦滑数等症状和体征。

4. 盆腔炎的治疗　肝经湿热下注的盆腔炎，以带下量多，色黄质稠，阴中灼热，或低热起伏，舌苔黄腻，脉象弦数或弦滑数而有力，伴有阴痒、口苦、易怒等症状为其辨证要点。由于病程日久或治疗不当，由急性盆腔炎的湿热蕴毒型，转为慢性盆腔炎，湿重于热。此时切不可受"炎症"、"热毒"概念的束缚，忽视“证”的变化。临证应分清热与湿的轻重，和“热易清而湿难除”的特点，进行选穴组方，针对证型和病机施治。

【歌括】

清胆泻肝湿热方，效似龙胆泻肝汤，
太冲丘墟泻肝胆，湿热阴陵泻之畅。

（六）八正方

【方治渊源】

本方始于20世纪60年代，父亲根据针泻中极、阴陵泉，均配透天凉手法的功能和二者配伍后的协同作用，而创立此方。用于治疗湿热下注为因的尿道炎、膀胱炎和癃闭等病，具有清热泻火，利水通淋的功效，均收到满意的效果。父亲将此方之效比作“八正散”。

我们在继承父亲经验的基础上，扩大了治疗范围。对于湿热下注或湿热蕴郁的带下、急性前列腺炎、急性肾盂肾炎等病，配加有关腧穴，分别具有治愈、暂时缓解症状的效果。由于本方的功效和治证，类似“八正散”（出自《太平惠民和剂局方》），故命名为“八正方”。

【腧穴组成】

针泻中极和双阴陵泉，均配透天凉手法。

【操作方法】

1. 补泻与留针　为了便于捻泻、留针和配透天凉手法，以上腧穴同时针刺，达到欲刺深度有针感后留针，在留针20或30或40分钟期间，每隔5～10分钟各捻泻1～2分钟，同时配透天凉手法，如此2～4次后，停留数分钟后拔针。其捻泻次数的多少和留针时间的长短，根据病情轻重而定。

2. 针治时间　一般隔日针治1次，属于急性病者，可每日针治1次。

3. 针感走向　中极穴针尖略向耻骨方向斜刺，其凉感达于局部和尿道部为佳；阴陵泉凉感能循本经走达膝上或达于腹股沟处为佳。若患者针感不灵敏，又无凉感者，其效较差。

【功能效用】

辨证取穴

清热泻火，利水通淋；清利湿热，消散郁热：用于治疗湿热下注，蕴郁泌尿系统的病证。

【主治范围】

1. 湿热下注为因的泌尿系病

（1）湿热下注引起的淋病，分别挟有血块、砂石、脂膏的血淋、石淋、膏淋，均是本方的治疗范围。其配加腧穴有所不同。

（2）湿热壅积于膀胱，气化失常的癃闭和湿热下注蕴郁膀胱、前列腺和肾盂的病证。如急性前列腺炎、急性肾盂肾炎和急性膀胱炎等病，虽然病种不同，但都是湿热为患，其病机相同，都属本方治疗范围。

2. 其他病证　凡病情发展到本方证阶段的病证，都是本方的治疗范围。

【方证简解】

1. 腧穴功能　本方是主治湿热下注蕴郁泌尿生殖系疾病的基础方、专用方。针泻中极、阴陵泉均配透天凉，之所以具有清热泻火，利水通淋和消散郁热的作用，是因为：

中极，位于脐下 4 寸；是膀胱经气聚集之处的膀胱募穴；又是任脉与足三阴经的交会穴。其针感能达于小腹和尿道之处。本穴是主治膀胱、尿道、生殖器和小腹病变以及所在处病证的常用穴。本穴能祛湿是因为它有利小便的作用。

泌尿系病和穴位所在处的病变，多见实证、热证。凡需要通过小便而排出水湿、湿热，祛湿化浊的病证，配取本穴多用泻法，或配透天凉。

本方证是湿热下注而为患，针泻本穴配透天凉（能使针感达于小腹和尿道等处为佳），具有清热利湿，利水通溺、止带，又有清宣膀胱和尿道郁热的作用。

阴陵泉，是足太阴脾经的合水穴。基于本穴功能和脾与湿的关系以及补泻法的不同，它具有祛湿益脾、健脾制湿、健脾益气、补脾益肠和利水祛湿、祛湿消肿等作用。它的祛湿作用，能祛脾、胃、肠和肌肤之湿；它的利水作用，能疏利膀胱、尿道等处的水湿和湿热。湿祛则热自清，湿祛则热邪不能独存。因此又有清热利湿的作用。

本方证是湿热下注，气化失职，水失通调而为病，是湿热蕴郁下焦，结于膀胱、尿道、前列腺、阴囊、胞宫等处的病候。针泻本穴用以祛湿，配透天凉清利湿热。热得湿而愈炽，湿得热而愈横。清热有益于祛湿，祛湿有利于清热。利水行湿，以利于分消湿热，湿祛则热无从化，湿祛则热邪不能独存。因此，本穴与中极配伍，施用泻法配透天凉，主治以上患处的病证，具有清热泻火，利水逐湿，和消散阴部热郁的作用。使湿热从小便而出，则诸证可愈，故有类似“八正散”之效。

2. 病因病机　本方证的病因病机，主要是湿与热下注膀胱、尿道而为病。为湿热下注，蕴结下焦所致。以尿频、尿急、溺时淋漓不畅，舌苔黄腻，脉数为其证治要点。

湿热的形成，始由外湿或内湿，或外湿与内湿先后侵入机体，复因患者阳盛体质，或治疗不当，服用温燥之品，或蕴湿日久，均可导致湿从热化。湿热下注，蕴郁泌尿、生殖系统，就会出现本方证的病变。

（1）湿热下注为因的泌尿系病：由于湿热下注，蕴郁部位不同，所出现的病种和主证各异，其伴有的症状和体征，同中有异，异中有同。

例如淋证，属于湿热蕴结尿道和膀胱所致。由于湿热注于尿道，则排尿涩痛、热痛、刺痛，淋漓不畅，甚或癃闭不通；湿热下注膀胱，则小腹急满，尿频尿急，尿色浑赤；其口燥咽干，舌苔黄腻或舌红苔黄，脉象滑数或数实等，为邪热内蕴之征。至于湿热蕴结为因的石淋（尿中挟有砂石）、血淋（尿色深红挟有血块）和膏淋（尿液混浊如米泔水，或有滑腻之物），各有不同机制，不再赘述。

又如癃闭，属于湿热壅积膀胱，气化失调，故而小便不利、灼热，甚或闭而不通；湿热互结，气滞于下，则小腹胀满；湿热内盛而上熏，则口苦口粘；渴不欲饮，或大便干秘，则属热伤津阴，津液不布；舌红苔黄或舌苔黄腻，脉象沉数，大便不畅等，则为下焦湿热之征。

再如湿热下注的急性前列腺炎、急性肾盂肾炎、急性膀胱炎等病，虽然病种和主证不同，但必伴有湿热为患的症状和体征，分别与淋证和癃闭中的有关症状和体征相同，不再赘述。

（2）其他病证：凡因失治、误治，或病情发展到本方证阶段的病证，或伴有湿热下注蕴郁的症状和体征的病证，如带下、阴囊水肿、阴囊湿疹等等，均可使用本方施治，或配加有关腧穴，或与有关处方同时或交替施治。

【所治病证】

淋证（血淋、石淋、膏淋、热淋）、癃闭、小便不利、小便黄赤、急性前列腺炎、带下、急性肾盂肾炎、小便失禁、黄疸、水肿、阳痿、阴囊水肿、阴茎肿痛、女性尿道综合征、膀胱蓄热证。

【临床应用】

1. 淋证　以小便频数，排尿短涩，尿道刺痛，小腹拘急、胀痛为特征。本方用于治疗湿热蕴结型之血淋、膏淋、石淋和热淋。至于脾肾亏虚型和肝郁气滞型，不属本方治疗范围。

（1）血淋：证见尿道热涩刺痛，尿色紫红，夹有血块，满急剧痛，舌红苔黄，脉象滑数等。是因湿热下注膀胱，血热妄行，故小便热涩刺痛，尿色紫红；热伤血络，血溢于外，则小便挟有血块；瘀热蕴结，尿路受阻，故而疼痛满急加剧；舌红苔黄，脉象滑数，为实热之象。治宜清热利湿，凉血止血，可用本方清利湿热，利尿通淋，加泻三阴交（或血海）配透天凉以凉血止血，可收一定疗效。

（2）膏淋：证见尿液混浊如米泔水，或带滑腻之物，尿道热涩疼痛，舌红苔腻，脉数或滑数等。是因湿热下注，膀胱气化不利，不能制约膏液而下流，清浊相混，则见尿液混浊如米泔水样，或带黏腻之物；热郁尿道，则尿道热涩疼痛；舌红苔腻，脉数或滑数，是湿热之象。治宜清利湿热，分清泌浊，故用本方施治。若偏阴虚者，加补复溜佐以滋阴。若属于脾肾亏虚型者，可在以上症状减轻之后，使用补益脾肾之法，治其根本。

（3）石淋：证见尿中有时挟有砂石，小便艰涩，或排尿时突然中断，尿道刺痛窘迫，少腹拘急，或腰腹绞痛难忍，甚则尿中带血，舌质偏红，舌苔薄黄，脉数或滑数等。是因湿热下注，尿液煎熬成石，不能随尿排出，故而排尿艰涩，尿时疼痛；若砂粒较大，阻塞尿路，则尿液突然中断，并因瘀阻而刺痛窘迫难忍；结石损伤血络则见尿血；舌红，舌苔薄黄，脉数或滑数，均属下注湿热之征。治宜清利湿热，通淋排石。选用本方清热利湿通淋，对于患病时短，砂粒不大者，效果尚可。但对砂粒较大者，收效不佳，或仅能缓解症状，以解燃眉之急，配合其他疗法综合施治，方能收效。

（4）热淋：若内因湿热下注，蕴郁尿道，外因外阴不洁，秽浊之邪所侵，酿成湿热而为患。尚无夹血、夹砂、夹膏脂者，而仅尿道不适，排尿艰涩而有热痛、刺痛者，使用本方收效甚佳，针治3～5次即可治愈。

2. 癃闭　其病因和证型较多。有湿热壅积、肺热壅盛、中气不足、肝郁气滞和肾气不充等证型。

选用本方用于治疗湿热壅积型。证见小便点滴不通，或尿量极少，短赤灼热，小腹胀满，口苦口粘，或渴不欲饮，或大便不畅，舌红苔黄，或舌苔黄腻，脉数或沉数等。治宜清热利湿，通利小便，故选用本方施治，针治3～5次即可治愈。

临证应与前列腺肥大而小便不通作鉴别。

3. 小便不利　证见小便短赤，排尿不爽，口苦黏腻，渴不欲饮，纳呆腹胀，大便溏垢，舌红，舌苔黄腻，脉象濡数或滑数等。是由湿热内阻，或水湿内停，日久化热，湿热互结，三焦水道不利，乃见小便不利；湿热内阻，蕴郁中焦和下焦，则见渴不欲饮，大便溏垢；舌红，舌苔黄腻，脉濡数或滑数，乃为湿热内盛之征。治宜清热利湿，通利小便，故用本方施治，收效尚佳。

临证应与前列腺肥大和前列腺炎作鉴别。

本证型之湿热内阻小便不利，应与气滞湿热型作鉴别。因二者俱有热象，但前者为湿热，后者为肝郁化热。前者为湿热胶结，三焦水道不通；后者则为肝气郁结，气滞水道而不利。

4. 小便黄赤　本方用于治疗膀胱湿热型，以作病证辨治。证见小便短赤或短黄，常兼尿急、尿频、尿痛，或见小便不通，小腹疼痛或胀痛，口苦咽干，渴不欲饮，舌红苔黄或黄腻，脉象滑数等。治宜清利湿热，通利小便，故用本方施治。

5. 急性前列腺炎　证见会阴和少腹胀痛，排尿最后尿带白浊，排尿更为不适，常有余沥，排尿困难，时而尿液中断，尿道涩痛，尿色黄赤，舌红，舌苔黄腻，脉象滑数或弦数等。经直肠指诊检查：前列腺肿大；腺液化验有红白细胞、脓球等。选用本方加泻会阴穴，清利湿热，佐以消散局部郁热。

6. 带下　证见带下量多，色黄黏稠，气味腥臭，外阴瘙痒，小便短赤，或兼阴道刺痛，舌苔黄腻或白腻，脉象濡数或滑数等。是由湿热邪侵带脉，湿从热化，秽浊下流所致。治宜清热利湿以止带，故用本方加泻带脉穴。

若因湿热之邪，郁结胞宫，蒸郁化火，火灼营血之赤带。可用本方加泻三阴交配透天凉，共收清热化湿，凉血止带之效。

7. 小便失禁依其本方功效和小便失禁多虚证的病因病机，本方不治该病。使用本方多用于治疗前列腺、阴囊、疝气和胞宫等手术后，出现该方证者。病房常请针灸协助治疗，效果满意。

证见小便失禁，尿液滴沥，尿短色黄或黄赤，尿道灼热刺痛，小腹重坠，或小腹膨隆，口苦口干，舌红苔黄或黄腻，脉象滑数或沉数等。从其症状来看，似属尿道炎、膀胱炎、尿潴留、尿失禁，实属中医学的淋证、癃闭之类。缘由湿热蕴郁膀胱，气化失常，则小便坠胀；尿液难以排出，则小腹膨隆，似尿潴留；湿热互结，排尿不畅，尿液滴沥，似癃闭；小便滴沥不绝，尿道灼热刺痛，似淋证；其尿色短黄或黄赤，口苦口干，舌红苔黄或黄腻，脉象滑数等，均为湿热蕴郁之征。治宜清利湿热，利水通淋，故用本方施治，效果尚佳。若挟有尿赤者，加泻三阴交配透天凉。

该病大多是病房使用各种治疗方法无效，而请针灸治疗的。以上临床症状不一定俱备，只要有排尿不畅，尿液滴沥，色黄或黄赤，舌红苔黄或黄腻，脉象滑数或弦数等脉证，以及前列腺、阴囊、胞宫、疝气等手术后出现本方证者，均可使用本方，轻者针治3~5次即可治愈。

8. 黄疸　本病虽不属本方主治范围，但对清热利水以除黄，有所裨益。

(1) 阳黄：证见身目发黄，其色鲜明，发热口渴，恶心呕吐，小便短少，尿色发黄，大便秘结，心中懊侬，或腹部胀满，舌苔黄腻，脉象弦数等。属于湿热蕴蒸，热重于湿者，使用本方清热利湿，使湿热之邪从小便而出。肝盛明显者，加泻太冲佐以平肝解郁。使用本方，再与茵陈蒿汤加减配治，或在病房药物的配合下，收效较佳。

（2）《伤寒论》125 条：“太阳病，身黄，脉沉结，少腹鞕，小便不利者，为无血也。”身黄脉应见沉结；身黄，少腹鞕而小便不利，是黄无出路，不属蓄血之黄，则属湿热之黄。故用本方清热利湿，使黄有去路，则黄疸可愈。但应在病房药物配合下，收效更良。

急性传染性黄疸型肝炎和阴黄，不属本方治疗范围，切不可使用，以免耽误病情。

9. 水肿　本病的病因和证型较多。选用本方用于治疗水肿中的湿热壅盛型。

证见遍身浮肿，皮色润泽光亮，胸腹痞闷，烦热口渴，小便短赤，或大便干结，舌苔黄腻，脉象沉数等。是因水湿之邪，郁而化热，湿热交蒸，下注膀胱，膀胱气化无权，水壅肌肤经隧之间，故遍身浮肿，皮肤润泽光亮；湿热熏蒸，气机升降失常，则胸腹痞闷；其烦热口渴，小便短赤，大便干结，是因热盛伤津之象；大便干结，小便短赤，舌苔黄腻，脉象沉数等，为湿热壅盛之征。

使用本方分利湿热，通利水道。临证应根据具体病情，配加有关腧穴。

10. 阳痿　本病有命火衰微、恐惧伤肾、湿热下注、心脾两虚、肝气郁结和寒滞肝脉等证型。本方用于治疗湿热下注型。《景岳全书·阳痿》篇中说：“火衰者十居七八，火盛者仅有之耳”《类证治裁·阳痿》篇说：“亦有湿热下注，宗筋弛纵而致阳痿者。”湿热下注之阳痿，临床虽较少见，但不可忽视。以阳痿，小便短赤或混赤，或排尿短涩，阴囊潮湿，下肢沉困，渴不欲饮，舌苔黄或薄黄而腻，脉象沉滑或濡滑为其证治要点。本方对此可收清化湿热之效。使湿热清化，阳气畅达，其病乃愈。若属湿热伤肾而致宗筋弛纵，伴有肾虚症状者，可加补太溪、肾俞，佐以补肾。

11. 女性尿道综合征　是指有尿路刺激症状，而无膀胱、尿道器质性病变及明显尿菌的症状群。多发于中青年女性。以尿频、尿急，排尿不畅，小腹坠胀，病程较长，常反复发作，缠绵难愈为主要特征。伴有下焦湿热症状和体征，属于下焦湿热型者，可用本方施治。

【病案举例】

病例1　阳痿

患者孙某某，男，45岁，住南阳市宛城区工农路北段。于1993年6月26日初诊。

主诉：患阳痿，阴茎勃起不坚，加重已5个月。

现病史：5个月来，性欲减退，阴茎勃起不坚。伴有阴囊潮湿，排尿不净，常有余沥，偶尔尿后滴出白色液体，口干而粘，小便黄赤，时而排尿时尿道微觉涩痛，腰膝酸软等症状。舌质淡红，苔黄根腻，脉濡偏数。近2年来经常腰部酸痛，足膝无力。

前列腺液：卵磷脂小体（+++），白细胞少许。

曾服八正散5剂，有所好转，停服则病情如故。

辨证：属于湿热下注，兼伤于肾，宗筋弛纵之阳痿证候。

治则：清热利湿，佐以补肾。

取穴：

一至五诊，针泻中极、阴陵泉均配透天凉，加补肾俞穴，其中极穴凉感达于小腹和阴茎部。六至十三诊，处方同上，去肾俞，加补太溪穴。每隔1~2日针治1次。

效果：

二诊后，腰部酸软有所减轻。

四诊后，小便涩痛、尿后余沥减轻，尿后已滴不出白色液体。

六诊后，湿热下注症状减轻80%，阳痿有所好转。

九诊后，腰膝酸软和足膝无力均明显减轻，阴囊潮湿减轻，小便已不涩痛，尿后已无余沥，舌脉有改善，阳痿明显好转。十三诊（23日），湿热症状治愈，阳痿随之亦愈。

随访：1993年10月7日，患者告知针愈未发。

按：本例之阳痿，属于原有肾虚病史，复因湿热下注，湿热伤肾，而致宗筋弛纵，故出现性欲减退，阴茎勃起无力之阳痿证候。其病因病机是：湿热下注，蕴郁前列腺，故出现排尿不尽，常有余沥，小便黄赤等症状；其偶尔排尿微觉涩痛，是热郁波及尿道之故；阴囊潮湿，是湿热下注之象；前列腺液的改变，是湿热蕴蒸之故；舌脉改变为湿热之征。腰膝酸软，足膝无力，为肾精不足，筋骨失养之因。

一至五诊，使用本方，用以清利下焦湿热，由于原有肾虚又见腰部酸软，故加补肾俞佐以补肾壮腰；五诊后由于腰部酸软减轻，但主证阳痿未轻，故六至十三诊，减去肾俞加补肾经原穴太溪，补肾气益肾精，增强肾功能，以加速阳痿的早愈。

病例2　阳痿、前列腺炎、膀胱炎

患者苏某某，男，48岁，住南阳市镇平县遮山乡。于1997年9月24日初诊。

主诉：患者阳痿已半年余。

现病史：1997年3月以前患膀胱炎和前列腺炎，在本市某医院经治3个月基本治愈，仅时而有复发趋向，自挖白茅根、柳树根须煎服2～3次而能控制。近半年多出现阳痿，逐渐加重，有性欲要求但勃起不坚。在某医院性病专科给以温补肾阳药物，自觉小便不适，有灼热感。以后自购肾宝、金枪不倒丸服之数天，招致膀胱炎、前列腺炎复发，阳痿加重。

现在证：阳事不举，性欲丧失，前列腺处憋胀不适，小便短赤，时感灼热疼痛，淋沥不尽，小腹胀痛有热感。阴囊潮湿，咽干口苦，烦热口渴，舌苔黄腻，脉象濡数。

辨证：属于湿热下注，蕴郁会阴，宗筋弛纵之阳痿证候。

治则：清利湿热。

取穴：针泻中极、阴陵泉均配透天凉。其中极穴凉感首在小腹继而达于阴茎部；阴陵泉凉感循本经上行，逐渐达于腹股沟处。每隔1~2日针治1次。

效果：一诊后，排尿有所减轻；三诊后，小便短赤及灼热疼痛和小腹胀痛感明显减轻，阴囊潮湿和前列腺处憋胀不适感好转；六诊后，咽干口苦，烦热减轻，小便通利，已不灼热疼痛，小腹已不胀痛，阴囊潮湿已愈，前列腺处憋胀明显减轻，阳痿有所好转；九诊后，阳痿复轻；十一诊后，阳痿已愈；十三诊后告愈。

随访：1998年元月7日患者前来针治左膝凉痛，告知前病针愈未发，性生活正常。

按：阳痿之病多见虚证。其虚责之于肾，有肾阳虚、肾阴虚、肾之阴阳俱虚，亦有少数气血双亏者。其实证较为少见，多因于肝气郁结、湿热下注、瘀血阻络和寒滞肝脉等。本例之阳痿因于湿热下注，宗筋弛纵所致。原患膀胱炎、前列腺炎，虽经治疗病情有所控制，但因湿热未尽，故常反复。反复日久，湿热蕴郁不去，渐致阳痿，由轻渐重。某院性病专科以阳痿多见肾阳虚证，常规治疗，施用补肾壮阳之法。因药物温燥，促使湿热蕴蒸，加之内服自购药物亦是温热之品，更促前列腺炎和膀胱炎复发，随之阳痿加重。因犯实实之戒，故而变证丛生。

阳痿不举，性欲丧失，是阳痿加重的表现；前列腺处憋胀，小腹发热胀痛，小便短赤灼热疼痛，淋沥不尽，阴囊潮湿，为前列腺炎、膀胱炎以及湿热下注，热胜于湿之征象；其咽干，口苦，烦热口渴是服药产生燥热的表现；舌苔黄腻，脉象濡数是湿热之征。故用本方施治。由于阳痿因于湿热，湿热致成前列腺炎和膀胱炎，因此施用清利湿热之法，湿热得以控制，阳痿随前列腺炎、膀胱炎的减轻而减轻，治愈而治愈。

病例3　前列腺炎

患者范某某，男，42岁，住南阳市陆营乡范营村。于1993年5月7日初诊。

主诉：患慢性前列腺炎已2年。时轻时重常反复。

现病史：腰骶及会阴处胀坠，排尿不净，常有余沥，排尿时尿道口处有灼热感，尿液混浊，时而色黄，尿次增多，舌质红舌苔黄腻，脉象濡数。在市中心医院泌尿科诊断为前列腺增大，中等硬度，压痛明显。前列腺液高倍镜下化验结果：白细胞（++），卵磷脂小体（+）。B超提示：前列腺增大，结节样改变，约4.5cm×3.8cm×3.2cm之大小。

辨证：属于湿热下注，蕴结前列腺处，气化失司之前列腺炎证候。

治则：清利湿热，利尿通淋。

取穴：一、三、五、六、七诊，选用本方加泻会阴穴；二、四诊，上方去会阴穴。其中中极穴凉感达于阴茎部，阴陵泉的凉感循本经逐渐上行达于腹股沟处。每隔1~2日针治1次。

效果：一诊针后当时会阴及尿道处凉感凉得舒服；二诊，腰骶及会阴部坠胀感明显减轻，排尿时尿道口灼热减轻，尿次减少；四诊，腰骶和会阴坠胀及排尿尿道口灼热感均减轻80%，排尿已净，已不混浊；六诊，将愈，前列腺液高倍镜下：白细胞1~2个，卵磷脂小体（+）。

随访：1993年11月11日患者前来告知针愈未发。

按：本例之前列腺炎，是以腰骶及会阴处坠胀，排尿不净，常有余沥，尿液混浊和舌脉的改变等为证治要点。以指诊、B超和前列腺液化验结果为依据，进行确诊的。故用本方清利湿热，加泻患野的会阴穴佐以清散局部郁热，畅通尿道而收效。

病例4　急性膀胱炎

患者张某某，女，46岁，住南阳市文化路南段，由市妇幼保健院转来针治。于1993年7月13日初诊。

主诉：尿频、尿急、尿痛，小腹坠胀已9天。

现病史：9天来尿急尿频，排尿觉痛，小腹坠胀不适，逐渐加重，近3天尤甚。溲黄溲热尿急，每隔3～5分钟小便1次，尿量极少，刺痛难忍，痛感向耻骨及腰骶部放射。

腰骶叩诊痛（+），下腹轻微压痛，血常规（-），尿常规：蛋白（±），上皮细胞少许，白细胞少许，红细胞3～7。妇产科诊断为急性膀胱炎。用药疗效甚微，病人要求前来针治。舌红，舌苔黄腻，脉象滑数。

辨证：属于湿热下注，蕴结膀胱，气化失常排尿失畅之急性膀胱炎证候。

治则：清化湿热。

取穴：针泻中极、阴陵泉均配透天凉。其中极穴凉感达于膀胱及尿道处。每日和隔日针治一次。

效果：一诊后，当时尿急和小腹坠胀减轻；二诊后，尿次减少，小腹已不坠胀，小腹刺痛已不向耻骨和腰骶部放射；三诊后，基本治愈，未有明显症状出现；四诊治愈。

随访：1993年10月16日患者的孩子前来针治前列腺炎，转告母亲的病证在此针愈未发。

按：本例之急性膀胱炎，以溲黄，尿急尿频，排尿觉痛，痛向耻骨及腰骶放射，小腹坠胀，舌红，舌苔黄腻，脉象滑数等，为湿热下注膀胱，气化失常，排尿失畅之急性膀胱炎的证治要点。故施清化湿热之法，选用本方施治而收效。

病例5　阳痿、前列腺炎

患者苏某某，男，35岁，住南阳市镇平县马营街。于2001年元月6日初诊。

主诉：患阳痿已2年。

现病史：2年来性欲逐渐减退，阴茎勃起不坚，或坚而时短，精液即出（早泄），严重时痿而不勃。曾以肾阳不足治之，久服中药不效，间用单方壮阳亦不效，反而加重。因久治不效，夫妻感情不和，经常忧思病患不愈而失眠，并出现精神抑郁。特来求治于针灸。

本科思忖再三，对照国家中医管理局对前列腺炎发布的《中医病证诊断疗效标准》其中有“会阴睾丸部有胀痛不适感、排尿时带有白色的分泌物溢出，常伴有阳痿、早泄、性欲减退症状”。即转泌尿科检查，确诊为慢性前列腺炎引致的性欲减退、阳痿。由泌尿科转回本科。察其舌苔薄黄微腻，脉象滑数。时而溲黄。

辨证：属于湿热下注之阳痿、前列腺炎。

治则：清利湿热。

取穴与效果：

一至四诊，针泻中极、阴陵泉，均配透天凉手法，加泻会阴穴；四诊后，会阴、睾丸处已无胀痛和不适感，排尿尿液已不带白色分泌物，溲已不黄；五诊、六诊上方去会阴穴；六诊后阳痿好转，舌脉转入正常，失眠和精神抑郁症随之好转，七至十诊，处方同上，加补三阴交。

随访：同年3月1日患者告知针愈未发。

按：本例治疗法则，是根据前列腺炎诊断标准，经泌尿科确诊，又参舌脉和具体症状，辨为湿热下注型。故一至四诊，选用“八正方”清利湿热，加泻会阴穴佐以清泻局部湿热；五诊、六诊处方同上去会阴穴的目的，是因湿热下注引起的前列腺炎症状明显好转，需用清利湿热之法；七至十诊，处方同上，加补三阴交，是在湿热尚未清尽而阳痿有所好转的病情下，继续清利湿热，加补三阴交佐以健宗筋补精血。

【方效相较】

1. 本方与湿热方相较　以上两方都有清利湿热的作用，

都取泻阴陵泉。其不同点是：本方配泻位于小腹部膀胱募穴中极（配透天凉），用治下焦湿热为因的膀胱、尿道病变；“湿热方”配泻足阳明胃经的足三里，用治湿热为因的胃肠病变，和下肢湿热为患的筋脉病变。

2. 本方与清胆泻肝方相较　见“清胆泻肝方”［方效相较］。

3. 本方与风湿热方相较　见“风湿热方”［方效相较］。

4. 本方与导赤方相较　见“导赤方”［方效相较］。

5. 本方与痰湿方相较　见“痰湿方”［方效相较］。

【注意事项】

癃闭、淋证　使用本方，用于治疗功能性、气化性之湿热为因的癃闭、淋证，能收一定疗效。但对肿瘤和严重的膀胱结石、尿道结石，本方收效不佳；非湿热为因之癃闭、淋证，不属本方治疗范围。

【其他方面】

1. 本方配透天凉之因　本方是治疗下焦湿热特别是泌尿系湿热为病的常用方。基于湿为阴邪，其性黏腻重浊，热为阳邪，乃熏蒸之气；“热得湿则郁遏而不宣，故愈炽；湿得热则蒸腾而上熏，故愈横”；“无形无质的热邪，每依附有形有质的湿邪”；湿乃弥漫之邪，与热相合，热处湿中，湿蕴热外，热蒸湿动，蒙上流下，外不能运行，内不能通彻，故能导致五脏六腑四肢百骸之病。本方是主治湿热俱盛下注膀胱、尿道、阴囊、前列腺等处的病证。由于湿热俱盛，交织互结，本方若不配透天凉，较难达到“湿去热自清”，“湿邪得去则热邪不能独存”的目的。

2. 临床见闻　1990 年一位曾在本科实习的针灸学者，前来求教吾父。“一位 30 岁阳痿患者，用针灸‘肾气方’治之无效，何故？”父亲回问其病机与证型，他描述的证候属于湿热下注型。父亲告之曰：“临床多见命门火衰型，多遵《景岳全书·阳痿》篇所说：‘火衰者十居七八，火盛仅有之耳’者，但不可忽视《类证治裁·阳痿》篇所云‘亦有湿热下注，宗筋弛纵而致阳痿者。’该患者属于湿热下注型，应用‘八正方’治之。”此学者按其证，遵其方治之，针治10次果收良效。

【歌括】

八正中极阴陵泉，湿热配泻透天凉，
清利湿热利小便，泌尿系病效速痊。

（七）湿热方

【方治渊源】

本方始于20世纪60年代中期。60年代初、中期，小儿麻痹发病率较高。父亲接诊一些小儿麻痹瘫痪期（瘫痪不久），仍伴有胃肠症状的患儿。因习于患野局部取穴治疗下肢病，故收效不佳。父亲根据针泻足三里、阴陵泉的功能和配伍后的协同作用，分析该病伴见胃肠症状的病因病机，改用本方，收效甚良。少则3～4次，多则5～8次即可治愈，一般不加患野腧穴。后来根据本方的功效，用于治疗湿热下注为因的带下、下肢浮肿、泄泻、痿证、膝关节湿热肿痛（湿热痹证）、足踝关节肿痛（湿热痹证）等，收效均理想。对于伴有湿热为因的胃肠症状，亦收良效。

我们用本方治疗两侧膝关节红肿热痛，伴有下肢浮肿的湿热痹证，针治10次而告痊愈。又治一例两膝关节肿痛发热患者，针治8次而愈，伴有平时每在远行时不时咳吐涎水的症状亦随之治愈。以后我们用于治疗一些由湿热为因的其他病证，亦获良效。

由于本方具有祛湿和清利湿热的功效，故依其功效而命名为“湿热方”。

【腧穴组成】

针泻双足三里、阴陵泉。热重于湿者配透天凉手法。一般湿热不配透天凉，因湿去则热自清。

【操作方法】

1. 补泻与留针

（1）为了便于捻泻、留针和配透天凉手法，以上腧穴同时针刺，达到欲刺深度有针感后留针，在留针 20～30 分钟期间，每隔 5～10 分钟各捻泻 0.5～2 分钟，如此捻泻 2～4 次后，停留数分钟拔针。若需配透天凉手法，可在各穴捻泻的同时配用 1～2 次。

（2）其捻泻时间的长短和次数的多少，应根据具体病情而定。

2. 针治时间　一般每隔 1～2 日针治 1 次，必要时可每日针治 1 次。若针效达不到 48 小时者，亦可每日针治 1 次。

3. 针感走向　胃肠及带下病证，能使针感达于腹部为佳；小腿和膝踝处病变，能使针感达于患部为佳。

4. 透天凉针感　不会表述凉感有否和走向的患儿，配用透天凉手法亦能收效。而对下肢知觉迟钝的患者，配用透天凉手法，虽然病人没有凉感，亦能收效。

【功能效用】

1. 辨证取穴　祛湿和中、清热化湿（热重于湿配透天凉）；用于治疗湿邪和湿热蕴郁胃肠、小腹和阴器的病证。

2. 患野取穴　祛湿通络、清泻下肢湿热（热重于湿配透天凉）：用于治疗湿邪和湿热之邪蕴郁膝和膝以下关节、经脉病证。

【主治范围】

1. 湿邪和湿热蕴郁胃肠的病证　诸如泄泻、痢疾、呕吐、胃痛、腹胀、泛酸嘈杂等。伴有脘闷食少、呕吐、渴不欲饮、溲黄（热重于湿），舌苔白腻或黄腻（热重于湿），脉象濡缓、滑数、濡数等症状和体征。虽然其病种不同，伴有以上症状和体征各病有异，但其证型和病机相同，又都适用祛湿和中，清热化湿之法，都属本方的主治范围。

湿热下注的黄带（热重于湿）以及阴器病证，伴见湿热蕴郁的症状和体征者，亦是本方的治疗范围。

2. 膝和膝以下关节、经脉病变　因湿邪和湿热之邪，下注下肢关节、经络，痹阻不畅，所出现的鹤膝风、膝关节肿痛、膝关节湿热痹证、小腿浮肿或肿痛、痿证、小儿麻痹和湿脚气等，或伴有其症状和体征者，均是本方的主治范围。

【方证简解】

1. 腧穴功能　本方是主治湿邪和湿热蕴郁胃肠和下肢病变的常用方、代表方。针泻足三里、阴陵泉，热胜于湿配透天凉，之所以具有祛湿和中、清利胃肠湿热和祛湿通络、清利下肢湿热的功效，是因为：

足三里，是足阳明胃经的合土穴；是肚腹疾病的常用穴。依其对脾、胃、肠的影响，常用于治疗脾胃肠病；又是治疗所在部位和下肢病变的常用穴。

本方证针泻本穴，具有和胃畅中和通肠导滞的作用，配用透天凉可以清胃肠之热，宣胃肠之气。

足阳明之经脉、经筋均经过本穴。本穴所在处和邻近处的经脉、经筋病变，如拘急、弛缓、痿、痹、挛痛等，均常配取本穴。本方证针泻本穴，患部取穴，用于下肢筋脉、关节病，具有祛邪开痹，通畅经脉的作用，配透天凉用以清宣经脉，消肿止痛。

阴陵泉，是足太阴脾经的合土穴；是祛湿和健脾的要穴。湿邪能引起很多疾病，如湿阻上焦，清阳不升，则头部沉重；湿阻中焦，脾胃纳运失职，则脘腹胀满；湿从内生，聚而为患，则为泄泻、肿满、饮邪；湿注下焦，气化失职，水失通调，则为足肿、小便淋浊、带下；湿热下注，注于下焦、胞宫、关节、经脉，则足跗热肿疼痛、小便淋痛、痿证、膝部热肿、赤带、阴痒等等，都属本穴治疗范围。湿蕴化热的病证，针泻本穴利水行湿，以利于分消湿热，湿祛则热无从化，湿祛则热邪不能独存。本穴能祛湿，具有利小便之效。

本方证是湿邪和湿热蕴郁胃肠的病证。针泻本穴，具有祛湿和中的作用，配透天凉可收清利湿热之效。湿邪常先伤于下，用治湿邪和湿热下注胞宫、关节、经脉病变，施用泻法，具有祛湿化浊、祛湿开痹和通畅经脉作用，配透天凉可清利下焦、下肢湿热。

足太阴经脉、经筋均经过本穴，本穴所在处和邻近处的经筋、经脉病变，如拘急、弛缓、痿、痹、挛痛以及膝内副韧带损伤等，常配取本穴。本方证针泻本穴，患野取穴，用于下肢筋脉、关节病，具有祛湿开痹和通畅经脉的作用，配透天凉用以清宣经脉，消肿止痛。

本穴与足三里配伍，共收祛湿和中，通肠导滞和祛湿开痹，通经活络之效。配透天凉，可收清利胃肠、下焦湿热和清宣下肢关节经脉之效。

虽然湿为阴邪，得温则化，得阳则宣。但湿热蕴结，湿得热而益滞，热得湿而愈炽，故湿热病使用本方配透天凉，既清热又祛湿，湿热双调。严重的湿热病证，特别湿胜于热，挟有痰浊或痰瘀的关节病，本方往往收效欠佳。

2. 病因病机　本方证的病因病机，主要是湿与热侵犯胃肠和下肢关节、经脉而为病。

“湿”，在中医学的病因中为一种病邪，湿邪引起人体一系列疾病，统称为“湿证”。湿的形成及其病机，有外来和内生之别。内生之湿为内湿，内湿为病理产物，与脾的病理变化有密切关系。多由饮食不节、恣食生冷、甘肥厚味、饥饱失常，损伤脾胃。脾伤则运化失职，湿从内生，或湿郁生热，或湿积生痰，聚痰而为患。故内湿是脏腑生理功能失调所产生的病理产物。临床多出现脾为湿困和湿从热化证候。

湿为阴邪，伤人阳气，其性重浊粘腻，最易阻碍气机。成病则绵绵不易速解，病程较长，病情复杂，治疗也比较困难，不易速效。

本方证为湿邪、湿热下注为因引起的胃肠和带下以及下肢关节、经脉病证。因此，常用于治疗泄泻、胃痛、腹胀、带下、泛酸嘈杂以及痿证、鹤膝风、湿热痹证、小儿麻痹、小腿浮肿等。

（1）胃肠病：是因素体脾虚有湿，或湿从内生，留滞胃肠，或湿从热化，蕴郁胃肠。传化失常则泄泻；胃气上逆，则呕吐、泛吐涎水或泛酸；胃气失和则胃痛，或伴见泛吐涎水或酸水嘈杂（偏于湿热）；湿邪下注，则下肢浮肿；湿热下注，则溲黄溲热。舌苔白腻或黄腻，脉濡或濡数、滑数等，乃为湿邪和湿热内阻之象。

（2）带下病：湿蕴化热，湿热下注胞宫，则带下色黄，其质偏稠有气味，常伴溲黄溲热等，有些患者又由于湿热蕴郁胃肠，常伴有胃肠症状。

属于脾虚不能运湿，湿从内生，湿邪下注胞宫之白带，选用本方无效。

（3）下肢关节、经脉病：由湿邪或湿热之邪，痹阻下肢经脉、关节，气血运行不畅，不通则痛，故出现膝关节肿痛或红肿热痛（热胜于湿）；湿邪下注，则小腿浮肿；湿热蕴蒸，经脉失用，则出现痿证和小儿麻痹等病。有些患者兼有湿热蕴郁肠胃，伴肠胃症状者，使用本方既治下肢经脉、关节病，又治肠胃病，可收双重效果。

【所治病证】

小儿麻痹、痿证、泄泻、痢疾、胃痛、呕吐、增生性膝关节炎、痹证、胫酸、末梢神经炎（下肢麻木热痛）、黄疸、湿阻、阴痒、带下、反流性胃炎。

【临床应用】

1. 小儿麻痹　本病急性期（或前期）表现为头痛、发热、咳嗽、呕恶、咽痛等症状，属于“温热病”范畴。当其出现肢体瘫痪后，归属“痿证”范畴。常流行于夏秋季节。以1～5岁小儿为多见。

本病的临床特征是：一般先为发热、腹痛、胃肠道和上呼吸道症状，热退后出现不规则、不对称的肢体呈弛缓性瘫痪，以下肢为多见。其他如上肢、腹肌、膈肌等之弛缓性瘫痪较为少见。一般具有瘫→软→细→凉→变形等特点。为肺、胃、肝、肾四经受病，肌肉、血脉、筋骨三者受损的疾病。

针灸临床，多见肢体瘫痪证候。多由门诊或病房有关科室转来。我们所接诊的患儿以1963年至1976年为最多。针灸对于瘫痪前期、瘫痪期（瘫痪不久）的疗效较佳，对于后遗症期，特别是患肢出现畸形和体质条件差或伴有疳积者，很难完全恢复正常。根据临床表现、病情变化和转归，可归纳为邪犯肺胃、邪注经络、湿热入络、气虚血滞、气阴两虚、肝肾亏损和气血双亏等证型。现将仅与本方有关的证型的证治介绍如下：

（1）湿热入络型（瘫痪期）：是由湿热之邪，深入经络，郁结阳明。阳明主润宗筋，主束骨而利关节。湿热内郁不解，必致胃气匮乏，四肢无所禀受，则宗筋弛松而无束骨，故见肌肉松弛，肢体瘫痪。证见发热数天后，发热、身痛等前驱期或瘫痪前期症状逐渐减轻或消失，出现肢体软弱无力，活动不便或完全瘫痪，以下肢为多见。伴有纳呆、便溏，溲黄，和舌苔薄黄而腻，脉象濡数或滑数者，可用本方清热化湿通络，患病不久，即可治愈。患儿不能配合配用透天凉手法，可加泻合谷或内庭佐以清热。若患病稍久，可与针泻患肢有关腧穴，交替施治。

若在瘫痪前期或瘫痪期，肠胃湿热症状明显，或患病时短者，选用本方配透天凉，不配患处腧穴，收效亦佳。

（2）邪犯肺胃型（瘫痪前期）：因湿热侵犯肺卫，内蕴肠胃。证见恶寒发热，咳嗽鼻涕，恶心呕吐，胃纳不佳，大便溏薄，可见肢体疼痛，全身过敏，项强，舌苔白腻，舌质偏红，脉象滑数或濡数等。选用本方配透天凉，加泻合谷或曲池解表和中，清热化湿，并能通调下肢经脉。

(3) 邪注经络型：瘫痪早期。因湿热内著肠胃，外入经络，经脉受阻所致。证见麻痹不久，肢体痿软（以下肢不对称麻痹为多），恶心呕吐，胃纳不佳，大便溏薄，舌苔白腻，舌质淡红，脉象细滑等。可用本方祛湿通络，和胃畅中，其效甚佳。

瘫痪前期。证见再度发热，肢体疼痛，转侧不利，拒绝抚抱，惊哭不宁，烦躁或嗜睡，汗多，舌红苔腻，脉象滑数等。针泻足三里、阴陵泉、曲池（既退热又清热），解表利湿，清热通络。

2. 痿证

(1) 痿证兼见胃纳不佳等胃肠湿热症状者，可用本方（热甚配透天凉），既能治胃肠湿热，又祛下肢湿热之邪。

(2) 因湿热郁蒸，浸淫筋脉，气血阻滞，致使下肢筋脉弛缓。证见两足痿软，患肢微热或灼热，得凉则舒，身重面黄，胸脘痞闷，小便混浊，或赤涩热痛，舌红，舌苔黄腻，脉象濡数或滑数等。多因外感湿热之邪，或久居湿地，汗出入水，遇雨跋涉，以湿邪化热，湿热互结，浸淫筋脉，造成弛缓不用。亦有因醇酒厚味，饮食失节，生湿化热，蕴结筋脉，气血无以濡养筋脉而成。使用本方配透天凉，可收辨证取穴清热化湿和患野取穴清宣下肢湿热，舒畅下肢筋脉的双重效果。

3. 泄泻　证见腹痛泄泻，泻下急迫，或泻而不爽，便色黄褐，粪便甚臭，肛门灼热，小便短黄，烦热口渴，舌苔黄腻，脉象濡数或滑数等。是因湿热伤及肠腑，传化失常发为泄泻。选用本方配透天凉，加泻天枢，以收清泻肠腑湿热之效。

若证见胸脘满闷，口和不渴或渴不欲饮，舌苔白腻，脉象濡缓等。属于湿邪伤及肠胃之征。可用本方（不配透天凉），以收和胃畅中，祛湿止泻之效。若不效或效缓者，可加泻天枢，佐以通畅导滞以止泻。

因湿热阻滞中焦，升降失司，清浊不分，混杂暴注而下所致。脾为主脏，湿为主因，病位在肠。因此，在治疗方面应当不失时机地抓好分利清浊这一治本之法。因为“泄泻之病，多见小水不利，水谷分则泻自止，故曰：治泻不利小水，非其治也”（《景岳全书》）。本病如果湿胜于热或觉本方祛湿和利水之力不足，可加泻中极以增利小便祛湿邪之功。

4. 胃痛　胃脘疼痛，兼有泛吐酸水、烧心等湿热蕴郁胃脘之症状，可用本方配透天凉，加泻中脘，共奏清热利湿，和胃散滞以止痛。

若属寒湿阻滞胃脘，气机不畅之胃痛，选用本方，加泻灸中脘、上脘，共奏温胃散寒，祛湿和胃以止痛之效。

5. 呕吐　属于饮食停滞型，伴见胃有湿热症状者，选用本方，加泻中脘、公孙或上脘，共奏消食导滞，和胃祛湿以降逆气之效。若属胃脘湿热，气机阻滞，胃气上逆者，本方加泻中脘、上脘，共收清热利湿，和胃降逆之功。

6. 增生性膝关节炎　患野取穴，本方用于治疗膝关节骨质增生。证见膝关节疼痛（因增生部位不同，其痛点有所不同），发热肿痛或红肿热痛伸屈不利，活动痛甚。针泻膝眼或阿是穴（视增生具体部位和痛点而定），配泻本方，共收清热消肿，通经止痛之效。

7. 痹证　本方用于湿热痹证。证见两膝关节或足踝关节红肿热痛，触之发热，痛不可近屈伸不利等。本方配透天凉，加泻三阴交（活血通络），共奏清利湿热，活血通络之效。若伴有胃肠湿热症状者，亦用上方，还兼有清胃肠湿热之效。

若湿热痹证，膝关节肿痛，伴有胃肠湿热症状者，选用本方配透天凉，可收患野取穴清利膝部湿热，通经活络，和辨证取穴清利胃肠湿热之双重疗效。

若属湿热蕴结型。其临床表现为：两膝肿大，疼痛加剧，扪之发热，伸屈不利，小便色黄，便溏或干，面色发红，或面色发黄浮有油垢，舌质嫩红，舌苔薄黄或黄腻，脉象滑数或濡数等，为湿热稽留，蕴结经脉，聚于膝部，发为红肿热痛，可用本方配透天凉，加泻曲池或合谷，清热利湿，疏利关节。亦可加泻膝眼或血海、梁丘佐以通经活络以消肿痛。

8. 末梢神经炎（下肢麻木热痛） 本方用于湿热郁阻型。证见下肢麻木，伴有灼热疼痛，扪之发热，甚则两足欲踏地，舌质黯，苔黄而腻，脉象濡数或弦数等。是由湿热郁阻，经脉壅塞，气血不能达于肢端所致。本方可以清热利湿，通经活络，加泻三阴交、阿是穴，佐以活血通络。

9. 黄疸 本方配透天凉，主治阳黄，属于湿热蕴蒸，热重于湿者。本方治疗本病，主要起到协助治疗的作用。除急性传染性黄疸性肝炎外，于1965年至1982年，常与病房配合治疗，收到一定效果。

证见身黄目黄，其色鲜明，发热口渴，心中懊侬，恶心呕吐，大便秘结，溲黄短少，或腹部胀满，舌苔黄腻，脉象弦数等，可选用本方。若小便短少色黄明显者，加泻中极佐以利尿以祛湿邪（使湿从小便而去）；若兼有呕逆者，加泻内关佐以和胃止呕，若不效可改泻中脘和胃化滞以止呕逆；若兼见心烦失眠，发热口干，衄血，属于湿热入于血分者，加泻三阴交（配透天凉）佐以凉血止血；若兼右胁疼痛较甚者，加泻阳陵泉通畅胆腑气机以止痛；若胆俞穴有压痛者，加泻胆俞能通畅胆腑以止痛，并有助黄疸的早愈；若挟肝气郁滞者，加泻太冲或期门，佐以疏肝解郁以止痛。

若属胆道阻塞所致者，本方收效不佳。属于阴黄者，非本方所宜；属于急性传染性黄疸性肝炎，应转传染科治疗。本方施治无效。

10. 湿阻　是指湿邪阻滞脾胃，以全身困重乏力，胸闷腹胀，口淡纳呆，苔腻为主证。多发于夏令雨季。

选用本方，用于湿热中阻型。其临床表现是：腹胀纳呆，口苦粘腻，胸脘满闷，渴不欲饮，溲黄或赤，舌苔黄腻，脉象濡数，或有低热。是因湿热阻滞脾胃，脾胃纳运失职，则腹胀纳呆；湿阻则气机不畅，故而胸脘满闷；湿阻热郁，故渴不欲饮；湿热熏蒸，则口苦粘腻，溲赤溲黄，甚或低热。舌苔黄腻，脉象濡数，为湿热中阻之征。故用本方清热化湿，若胃腑病严重者加泻中脘；若兼泄泻者加泻天枢；若兼小便热痛者，加泻中极。

【病案举例】

病例 1　带下、阴痒、肢体痛

患者张某某，女，28 岁，住南阳市石化厂工贸公司家属院。于 1998 年 3 月 6 日初诊。

主诉：腰及右半身痛已 1 年。

现病史：先患妇科病，带下量多，阴部瘙痒，溲黄溲热，至今未愈。继而出现腰部沉坠烘热疼痛，腰腹一周发紧如束带状。右侧上臂酸困，影响举臂，时而右手关节痛，右侧下肢酸困沉坠不适，两下肢沉坠无力，两小腿发胀微肿。伴有面部烘热，时而头晕恶心，夜间口渴，渴甚欲饮，小腹坠胀，时而夜间口吐酸水，口苦，大便稀薄等症状。带脉穴有压痛。脉象濡数。

原有附件炎，用西药无效。8 年前患两手震颤，早已治愈。

辨证：属于湿热之邪，内注下焦，外蕴肢体之带下、阴痒和腰及肢体疼痛之证候。

治则：清利湿热。

取穴与效果：

一诊，针泻足三里、阴陵泉。

二诊（9日），右侧上下肢沉坠疼痛和腰部烘热疼痛及面部烘热减轻。处方同上。

三诊（11日），仍脐下小腹坠胀，腰腹一周发紧，带脉穴有压痛感。处方同上。

四诊（13日），右侧上肢已不酸困痛，右下肢已不酸困沉坠痛，腰部仍痛但不沉坠，小腹时而发胀时而坠痛，腰腹周围如束带状已愈，大便成形，面不烘热，口渴减轻。以带下量多，腰痛如折，溲热阴痒，口酸等症状明显。针泻足三里、阴陵泉（配透天凉，凉感达于小腹）、中极（配透天凉，凉感达于整个小腹和阴部）。

五诊（16日），下焦湿热症状有所减轻，患者不愿针中极穴。处方同四诊，减去中极穴。

随访：1998年3月20日其爱人前来针治腰痛，告知张某某的病在此针愈。

按：本例之带下、阴痒和腰及半身肢体疼痛，属于湿热之邪，下注下焦，外蕴肢体之证候。其病因病机是：湿热下注下焦，则带下量多，阴部瘙痒，溲黄溲热，小腹坠胀，大便稀薄；湿热外蕴腰部，气血失畅，则腰部沉坠烘热疼痛；湿热蕴郁带脉，则腰腹一周紧如束带状，带脉穴有压痛；湿热外蕴右侧肢体，经脉、气血失畅，故而右手关节疼痛，右下肢酸困沉坠不适，两下肢沉坠无力，小腿肿胀；湿热上蒸，则面部烘热，时而头晕恶心；其口苦，口吐酸水，口渴欲饮，脉象濡数等，均属湿热内蕴之象。

所针腧穴，本例病候虽多，症状比较复杂，但其病因病机均为湿热之邪为患，故处方比较简单。一至三诊，针泻足三里、阴陵泉，用以清热祛湿，和胃畅中。三诊后，其他症状明显减轻，带下和阴痒症状不减，故而四诊改泻足三里（和胃畅中）、阴陵泉（配透天凉，目的在于清热利湿，亦即加强清热作用）、中极（配透天凉，加泻的目的，以增清利下焦湿热的作用），所以四诊收效甚佳。五诊处方同上，减去中极，虽然清利湿热之力欠佳，但方中的阴陵泉仍配透天凉手法，仍以和胃畅中，清利湿热为主，故而收效。

病例2　二便不爽

患者吴某某，女，33岁，本校老师。于1996年4月15日初诊。

主诉：患溲黄，大便不爽已2年。

现病史：2年来经常溲黄溲热，排尿不爽，大便干秘，时而大便不爽，粪便带有黏液。头闷昏沉，脑子不清，口苦，经常腹部憋胀，时而两侧腋胁不适，全身不定处刺痛一下即止。月经提前，月经期间小腹作痛。舌苔薄黄，脉数略弦。

辨证：属于湿热下注，蕴郁二便，挟肝气郁滞之二便不爽证候。

治则：清热利湿，通畅二便，佐以疏肝理气。

取穴：针泻足三里、阴陵泉、太冲。每隔1～2日针治1次。

效果：一诊后，小便不黄，排尿不热，全身不定处痛一下即止已逝，大便不干，排便通畅，腹部随之已不憋胀，脑子昏沉有所好转；三诊治愈。

随访：随访半年、一年均告针愈未发。

按：本例之二便不爽，属于湿热下注，蕴郁二便，挟肝气郁滞之证候。故出现溲黄溲热，排尿不爽，和大便干秘，粪便带有粘液，排便不爽等症状。因大便不爽，气机不畅，故经常腹部憋胀。其腋胁不适，全身不定处痛一下即止，乃因肝气郁滞所致。口苦，舌苔薄黄，脉数略弦，为内热挟肝郁之象。

所针腧穴，针泻阴陵泉清热祛湿，通利小便，针泻足三里通下腑实，配泻太冲佐以疏肝理气，有利于疏调二便之气机。

病例3　湿热痹证

患者张某某，女，62岁，南阳市科委家属。于1995年4

月8日初诊。

主诉：两膝关节肿痛，小腿肿胀已年余。

现病史：1994年患感冒后，两下肢及膝关节肿胀疼痛，用药封闭后加重，即去市中心医院输水加青霉素，连续输液治疗15天，无明显好转。

现在证：两膝关节及小腿及小腿肚肿胀微热微痛、沉重，患部肌肤触之发热，活动不便。舌尖红，舌苔薄白，脉象濡数。有失眠病史。

辨证：属于湿热下注，蕴郁膝及下肢之湿热痹证。

治则：清热利湿，佐以活血通络。

取穴：一至十诊、十二、十四诊，针泻足三里、阴陵泉、三阴交；十一、十三、十五诊，针泻承山、承筋。每隔1～2日针治1次。

效果：二诊后，两膝关节肿胀减轻；四诊后，膝关节及小腿发热肿痛减轻，失眠好转；八诊后，膝关节肿胀热痛、沉重明显减轻，两侧小腿肚热肿痛及沉重亦轻；十一诊后，两侧小腿肚热肿明显好转；十五诊治愈。

随访：1995年8月17日在本科针治风湿性腰痛时，告知前病在此针愈未发。1996年5月28日因患失音前来针治时，告知两膝及小腿发热肿痛在此针愈未发。

按：本例之湿热痹证，是以两膝关节及小腿肚肿胀微感热痛、沉重，舌尖红，舌苔薄白，脉象濡数等为其辨治要点。针泻阴陵泉用以清热利湿和患野取穴通经活络；针泻足三里用以患野取穴，通经活络以止痛；配泻三阴交用以通经活血兼祛其湿。由于热不严重，故不配透天凉。十一、十三、十五诊，针泻承山、承筋的目的，主要患野取穴，直接消散局部肿胀热痛而收效。

病例4　湿热泄泻

患者刘某某，男，48岁，南阳市棉纺厂职工。于1993年

8 月 8 日初诊。

主诉：患泄泻月余。可能因饮食生冷及不洁食物而得。

现病史：月余前因有客人，饮酒、食凉菜较多，两个小时后开始泄泻，至今多方治之未愈。近来仍腹痛即泻，泻下急迫，日行 3~5 次，便色黄褐，粪便甚臭，肛门灼热，小便短黄，烦热口渴，饮食减少，胃脘闷胀，时而恶心。舌苔黄腻，脉象滑数。身体明显消瘦。

辨证：属于食伤脾胃，水反为湿，谷反为滞，湿蕴化热，传化失常之泄泻证候。

治则：清热利湿，和胃畅中，佐以清泻肠腑湿热。

取穴与效果：

一诊、二诊（10 日），针泻足三里、阴陵泉（配透天凉）、天枢。

三诊（14 日），上诊针后明显减轻，大便日行 1~2 次，腹痛减轻，饮食增加。昨天复重。处方同上。

四诊（18 日），上诊针后基本治愈，因工作繁忙未来针治，又复重。处方同上。

五诊（21 日），处方同上。

六诊（23 日），大便日行一次，饮食增多，时而恶心及胃脘闷胀上诊已愈。处方同上。

七诊（25 日），泄泻及伴有症状已治愈，因恐复发，再针 1 次。处方同上。

随访：1994 年元月 13 日患者前来针治左膝关节痛，告知针愈未发。

按：本例之泄泻，初因饮食所伤，故酒食后 2 个小时开始泄泻。脾胃受伤，则水反为湿，谷反为滞，湿滞化热，以致肠腑伤于湿热所致。其病因病机是：湿热留滞肠腑，传化失常，发生泄泻。暴注下迫，皆属于热，肠中有热，故泻下急迫；湿热下注，故肛门灼热，便色黄褐，粪便甚臭，小便短黄。胃脘闷胀，时而恶心，饮食减少，为食滞胃腑，胃纳失职之故。烦热口渴，舌苔黄脉象滑数，均为湿热内盛之征。

所针腧穴，针泻足三里、阴陵泉（配透天凉），清化湿热，和胃畅中，加泻天枢佐以清肠腑湿热。一诊、二诊，胃肠症状明显减轻，是方中其的；由于二诊与三诊，三诊与四诊，间隔时间较长，针力不足以达于下诊，故二诊后复轻又重，三诊后病情复重。四诊与五诊、六诊，间隔时间不长，其效果明显，直至六诊治愈。

【方效相较】

1. 本方与八正方相较　见“八正方”［方效相较］。

2. 本方与清胆泻肝方相较　两方都治湿热为病，都针泻阴陵泉穴。其不同点是：本方配泻足阳明胃经的足三里，用于治疗胃肠病，两穴又位于膝下，因此既治胃肠湿热，又治下肢湿热为患；“清胆泻肝方”针泻肝胆二经的原穴，用于肝胆火旺之病，与足太阴脾经的合水穴阴陵泉配伍，既治肝经湿热下注的病证，又治肝胆火旺循经上扰的病变，类似“龙胆泻肝汤”之效。

3. 本方与补益脾胃方相较　以上二方都取足阳明胃经的合穴足三里，和足太阴脾经的合穴阴陵泉，由于补泻法的不同，两方功效和治证截然不同。本方用于治疗湿和湿热为患的胃肠病，又治湿和湿热下注的下肢关节、筋脉病证，具有祛湿和中、清利湿热、和胃畅中及祛湿通络、清泻下肢湿热之功效。“补益脾胃方”用于治疗脾胃虚弱的脾胃肠病及其引起的病证，又治下肢筋脉、关节虚亏证候，具有补益脾胃和健壮下肢筋脉的作用。

4. 本方与健脾渗湿方相较　见“健脾渗湿方”［方效相较］。

5. 本方与风湿热方相较　见“风湿热方”［方效相较］。

6. 本方与风寒湿方相较　见“风寒湿方”［方效相较］。

7. 本方与痰湿方相较　见“痰湿方”［方效相较］。

8. 本方与消积导滞方相较　见“消积导滞方”[方效相较]。

【注意事项】

1. 小儿麻痹　小儿麻痹患儿，由于患肢知觉迟钝，加之患儿不会反应透天凉手法凉感程度和有无及走向。在用透天凉手法时，不必拘泥询问凉感情况，同样收到辨证取穴清热利湿、和胃畅中，和患野取穴清利下肢湿热和通经活络的功效。所接诊的患儿，大多是瘫痪期，用本方必须在瘫痪不久，伴有胃肠湿热症状者效良。若瘫痪日久，或已出现畸形，即有湿热症状，其效不良，久治也难愈。

2. 黄疸病　使用本方治黄疸病仅能缓解症状，在药物的主治条件下，选用本方能促使其早愈。并还必须根据具体发展阶段的病因病机，配加有关腧穴，才能恰到好处。但对传染性黄疸性肝炎，收效很差；对于急性传染性黄疸性肝炎，收效亦很差；对于急性传染性黄疸性肝炎，禁不可使用本方，因收效不佳，以免延误病情。

【其他方面】

1. 配穴规律　本方用于治疗胃肠湿热的病证。肠道病之泄泻、痢疾，配泻天枢佐以通肠导滞，又助祛肠道湿热的作用；胃腑病之胃病、泛酸、腹胀，配泻中脘、上脘佐以和胃散滞，又助祛胃腑湿热的功效；胃腑病之呕吐、恶心，配泻中脘、内关或公孙，佐以和胃散滞和胃降逆；胃肠病兼见脾不运湿，加补脾俞佐以健脾制湿；胃腑病或肠腑病，湿胜于热者，加泻中极佐以祛湿，湿从小便而去。

湿热下注之证候。兼见小便不利或排尿作痛者，加泻中极佐以通利小便。下肢湿热，兼见瘀血阻络者，加泻三阴交佐以活血通络；下注膝关节者，加泻膝眼佐以消散郁热以消肿止痛。

胆腑湿热，加泻阳陵泉佐以利胆散滞，或加泻胆俞佐以利胆止痛、除黄，或加泻期门佐以疏肝利胆以止痛，或加泻太冲佐以疏肝解郁或疏肝理气。

2. 治证始验　60年代中期，小儿麻痹发病率较高，接诊的患儿较多。父亲用本方试治治愈一些下肢麻痹伴有胃肠湿热症状初期的患儿后，试治治愈了湿热泄泻和湿热下注之带下等病。有一次针治一例湿热泄泻，伴有湿热下注于膝，膝内和膝周红肿热痛，触之发热，痛不可近，伸屈不利。用本方针治4次不仅泄泻治愈，发现湿热下注于膝的膝关节病，亦明显减轻，继治4次而获愈。此后湿热蕴郁之膝关节病变，使用本方施治，取得了疗效。

3. 关于配透天凉的问题　本方是治疗湿热为患的病证。由于湿为阴邪，其性粘滞重浊，热为阳邪，乃熏蒸之气；"热得湿则郁遏而不宣，故愈炽；湿得热则蒸腾而上熏，故愈横"；"无形之质的热邪，每借有形有质之湿邪以为依附"；湿乃弥漫之邪，与热相合，热处湿中，湿蕴热外，热蒸湿动，蒙上流下，外不能运行，内不能通彻，故能导致五脏六腑四肢百骸而为病。在治疗方面，基于以上诸因。故以湿为主体，湿邪得去则热不能独存。使用本方不配透天凉，是祛湿有益于清热，亦即湿邪得去则热邪不能独存。因此除热胜于湿或湿热俱盛之病证，必须配透天凉既清热又祛湿之外，一般湿热证候均不配透天凉，亦能达到清利湿热的目的，此即湿祛热自清。

4. 不可见一症配一穴　湿乃弥漫之邪，与热相合，热处湿中，热蒸湿动，蒙上流下，易致三焦同病，或症状多端。在治疗方面，不可见一症状配加一个腧穴，应针对某一中心病变，中心部位，求源辨治或求因施治。

例如湿热型胃痛。由于湿热中阻，胃气被遏，抑而不伸，受纳失调，故胃脘疼痛，脘闷纳呆，饮食减少；胃失和降，则脘腹痞满，食后胀甚，嗳气频作；湿热上犯，清阳被蒙，则头懵而胀，记忆力差，反应迟钝；湿热下注，则便溏不爽，溲黄溲热，妇女或见带下、阴痒；湿热内盛，则口中粘腻；阳气不展，则身体沉困，四肢沉重；湿热扰及神明，则见多梦少寐，甚至失眠；其舌边尖红，舌苔黄腻，脉象滑数等，为湿热内盛之征。其治疗部位应以胃腑为中心，可用本方（配透天凉）加泻中脘或上脘，胃腑不受湿热阻滞，胃气和降，受纳复常，则伴有症状可随胃腑病候治愈而消失。绝不可用积累式的方法，见一症加一穴，混淆了该证的病因病机，失去了辨证论治的原则。

【歌括】

湿热方治湿热伤，胃肠下肢经脉畅，
针泻阴陵足三里，热盛用泻配天凉。

（八）清燥救肺方

【方治渊源】

本方始于20世纪50年代，父亲接诊几例燥热伤肺型之咳嗽，和肺燥伤津型之失音，使用本方均取得了满意的效果。进入60年代，小儿麻痹发病率较高，父亲用本方又试治了肺热熏灼型和肺热津伤型的小儿麻痹和痿证，亦取得了一定疗效而创立此方。

父亲依据针泻尺泽、内庭补复溜的各自功能，和配伍后的协同作用，具有清肺胃之热，滋肺胃之阴，和清肺润燥利咽等作用，把该方命名为“清燥救肺方”。

【腧穴组成】

针泻双尺泽、内庭，针补双复溜穴。

【操作方法】

1. 补泻与留针

（1）为了便于补泻与留针，先针复溜穴，达到欲刺深度有针感后连续各捻补4～6分钟后拔针。然后同时针刺另两对腧穴，达到欲深度有针感后留针，在留针20～30分钟期间，每隔5～10分钟，各捻泻0.5～1分钟，如此捻泻2～4次后，停留数分钟拔针。

（2）为了便于补泻和节省时间，首先同时针刺尺泽、内庭穴，达到欲刺深度有针感后留针，在留针20~30分钟期间，每隔5~10分钟各捻泻0.5~1分钟，如此捻泻2~4次后，停留数分钟拔针。在以上腧穴留针和捻泻的空间里针刺复溜穴，达到欲刺深度有针感后，连续各捻补4~6分钟后拔针。

2. 针感走向　若能使内庭穴针感循本经逐渐走达咽部，其效更佳，若能使尺泽穴针感循本经逐渐达于胸部，其效甚佳。

3. 针治时间　一般每隔1~2日针治1次，必要时可每日针治1次。

【功能效用】

辨证取穴

（1）清燥润肺：用于治疗燥热伤肺和肺燥津伤的病证。

（2）清肺胃之热，滋肺胃之阴：用于治疗肺胃热盛，阴液耗伤之病证。

【主治范围】

1. 燥热伤肺、肺热伤津的病证　诸如咳嗽、失音、声音嘶哑、咳血、肺痿、肺痨等。伴有咳嗽、声音嘶哑、干咳无痰、痰少粘稠、痰中带血、咽喉干燥、鼻燥或鼻气热、胸胁满痛、心烦口渴、咽干而痛、潮热盗汗、大便干秘、小便黄少，舌质红、舌干无苔，或舌质红绛、舌苔薄黄而干，脉象细数或虚数等。虽然病种不同，伴有以上症状和体征各病有异，但其证型和病机相同，又都适用清燥润肺之法，都属本方的主治范围。

2. 肺胃热盛，阴液耗伤的病证　如消渴等病，只要伴有本方证的有关症状和体征者，亦属本方治疗范围。

3. 其他病证　凡病情发展到本方证阶段的病证，如痿证、小儿麻痹等筋脉病，亦属本方治疗范围。

【方证简解】

1. 腧穴功能　本方为主治燥热伤肺、肺热伤阴和肺胃阴虚的常用方。针泻尺泽、内庭补复溜，之所以具有清燥润肺和清肺胃热生津止渴的功效，主治燥热伤肺、肺热伤津和肺胃阴虚的病证，是因为：

尺泽，是手太阴肺经的合水穴，为手太阴肺经的子穴。"实则泻其子"，尺泽是肺经子穴，是主治肺实证的常用穴。凡外邪袭肺、痰浊阻肺、痰热蕴肺、阴虚肺燥、邪热乘肺、木火刑金以及"温邪上受、首先犯肺"的肺系疾病，都常配泻本穴施治。

本方证是燥热伤肺、肺热伤津和肺胃阴虚而为病。针泻本穴，用以清肺热，宣肺气（则治节有权）。与复溜穴配伍，具有清肺养阴的作用；与内庭穴配伍，具有清肺胃之热的功效，加补复溜可以滋肺胃之阴。

内庭，是足阳明胃经的荥水穴。多用于泻法，具有清降胃火、清胃止渴和清宣阳明经气的作用。凡胃火炽盛、胃火上攻、胃热伤阴的病证及伴有其症状的病证，都可施用本穴。温病中的气分证候之热盛伤津型，和伤寒病中的邪热入里转属阳明经证，亦属本穴治疗范围。

本方证针泻本穴，用以清胃热保津液益肺金（清胃热有益于保津、清胃热以祛燥热、清胃有利于利咽和清胃热有益于清肺润燥）。与复溜配伍，具有"玉女方"之效。

复溜，是足少阴肾经的金穴、母穴。虚则补其母，故临床多用补法，为滋阴补肾的常用穴。又多作"壮水之主，以制阳光"施用。凡属肾阴不足所致的或伴有肾阴不足症状的病证以及伤寒论中的少阴热化证和温病中的气分证候之热盛伤津型，都属本穴治疗范围。肾阴为一身之根蒂，先天之真源；肾主五液，心、肝、肺、胃之阴液，均赖肾水以滋养。故本穴治疗心、肝、肺、胃之阴虚。

本方证针补本穴用以滋阴润肺、滋阴润燥、育阴生津。肺属金，肾属水，针补本穴，对于子（肾）盗母（肺）气，和母（肺）能令子（肾）虚，金燥则水无以食气而相生的病证，既能滋肾水，又能益肺气，还能润肺救燥。与内庭配伍，清胃热养胃阴，与尺泽配伍，清肺热养肺阴。故而三穴配伍具有清燥救肺之功效。

2. 病因病机　本方证的病因病机，是燥热伤肺、肺热伤津以及肺胃热炽阴液耗伤。主要责之于燥热与阴伤，病位在肺、肾、胃三脏。

温热病邪最易耗伤阴液，又易犯肺，肺伤津易伤。燥热则伤肺、燥热则伤阴、阴虚则肺燥、肺燥易伤阴。清肺热以宣肺气，补肾阴以润燥热，清胃热以保阴津，清肺胃以清燥热，清燥热以润肺金。燥热祛则阴津生，阴津生则燥热消。肺喜润而恶燥，燥邪入侵，首先犯肺。燥热伤肺，肺失清润则咳嗽；阴虚肺燥，肺失滋润则肺痨；燥热伤肺，肺燥津伤则肺痿；肺燥津伤，喉失滋润则喉喑；温热犯肺，肺热伤津，津液不布，筋脉失养发为痿躄；肺胃热炽，耗伤阴液则口渴或发为上消，等等。

（1）燥热伤肺，肺热伤津的病证：由于燥热伤肺，肺津受灼，肺失清肃润降之职，故干咳无痰，或痰少黏稠不易咯出，并见气逆而喘，胸胁满痛；肺热伤津，阴液不足，故潮热盗汗，咽喉干燥，或咽干且痛，声音嘶哑，鼻燥气热，心烦口渴；热伤肺络，则咳痰带血；所见小便黄少，大便干秘，舌干无苔，或舌红少津，或舌苔薄黄少津，脉象细数或虚数等，均为燥热伤阴之征。

（2）肺胃热炽，阴液耗伤的病证：胃火熏灼，肺燥津伤则发为上消；燥热伤肺，津液不足则口渴；肺胃津伤，津液不布，筋脉失养发为痿证等。

（3）其他病证：如痿证、小儿麻痹、肺痨等病，既有病久或失治、误治，发展到本方证阶段，又有因温热犯肺，肺热伤津，津液不布，筋脉失养，所出现肢体痿软不用；热盛伤津，则心烦口渴；肺热耗津，则咳呛咽干；所见大便干秘，小便黄少，舌红少津，舌苔薄黄，脉象细数等，乃为虚热内炽，阴伤津涸之象。阴虚肺燥，肺阴受伤，清肃失职之肺痨，亦伴见以上有关症状和体征。

【所治病证】

咳嗽、失音、声音嘶哑、肺痨、肺痿、消渴、口渴、小儿麻痹、痿证、慢性咽炎、咽喉干痛。

【临床应用】

1. 咳嗽　本方用于治疗燥热伤肺，肺失清润之咳嗽。证见干咳无痰，或痰少粘稠难以咯出，鼻燥咽干，或咽干而痛，咳甚胸痛，或痰中带血，舌红无苔，舌干少津，或舌苔薄黄而干，脉象细数等。使用本方清肺润燥以止咳。

本型之咳嗽，应与肺热咳嗽作鉴别。肺热咳嗽，是肺为热邪所迫，肺气上逆，故多兼喘，胸闷或痛，并有痰稠色黄，口苦咽痛，口渴便秘，舌红苔黄，脉数等肺热表现。

喉源性咳嗽。证见干咳无痰，喉痒即咳，呈阵发性或痉挛性咳嗽。早期间性发作，后期持续性咳嗽。语音低沉，发音用力，甚者声哑，时觉喉间不适，常须“清嗓”，渴不多饮，舌红少苔，舌苔薄黄，脉象细数。可用本方施治。若喉痒不减可加泻天突穴。

2. 失音　失音有舌喑与喉喑之分。选用本方，用于治疗喉喑中的肺燥津伤型。证见发音不出，鼻咽干燥，口燥口渴，或干咳无痰，舌质红绛，少苔少津，口唇燥裂，脉象细数等。使用本方清燥润肺，使燥热得清，津液复充，则声音复常。

3. 声音嘶哑　本病有风寒、风热、热邪犯肺、肺肾阴虚和血瘀痰聚等证型。选用本方，主治热邪犯肺型。其临床表现是：声音嘶哑，伴有堵塞感，气喘咳嗽，粘膜红肿，声带充血，痰粘难咯，胸部觉闷，便干溲赤，咽干口燥，舌红，舌苔粘黄，脉象滑数等。为燥热之邪，上犯肺金，灼津成痰，痰热交阻所致。以声哑，口燥咽干，气喘咳嗽为主要表现。治宜清燥救肺，故用本方施治。

4. 肺痨　本方主治阴虚肺燥型。是因病情发展到本方证阶段，故用本方施治，可收清肺养阴润燥之效。本方不治肺痨，而治肺痨病中出现本方证的症状和体征，在抗痨药物治本的同时，配用本方对于增强体质，改善症状，具有一定的辅助作用。此型病候不可配用艾灸肺俞、风门等穴，恐增燥邪。

5. 肺痿　《医门法律·肺痿肺痈门》中说："肺痿者，……总由胃中津液不输于肺，肺失所养，转枯转燥，然后成之。"本型肺痿，其临床表现为：咳吐浊唾涎沫，其质黏稠，咳声不畅，喘促气急，形体消瘦，口干咽燥，皮毛干枯，舌红而干，或舌红苔黄，脉数或细数或虚数等。是由肺阴不足，肺失清肃，热灼津液，津不上布，阴枯热灼而为病。故用本方清肺润燥。

6. 消渴　本方主要用治上消。其根据是：一则证见烦渴引饮，口舌干燥，舌红苔黄，脉象洪大等肺胃热炽，损耗气阴之候；二则根据程钟龄在《医学心语》中指出的："治上消者，宜润其肺，兼清其胃；治中消者，宜清其胃，兼滋其肾；治下消者，宜滋其肾，兼补其肺"的治疗法则。上消属于胃火熏灼，肺燥津伤，故针泻尺泽、内庭以清肺胃之热，针补复溜滋其阴以润其肺。

7. 口渴　本方主治肺胃热盛型。证见口渴引饮，鼻干咽燥，干咳无痰，心烦胁痛，皮肤干燥，大便干秘，舌红少津，苔薄而干或薄黄，脉象细数或弦涩等。多由外感燥邪，灼伤肺津，或久咳肺阴受损，津液不布，或肺胃热盛，耗伤阴液而为病。属于肺胃热盛，耗伤阴液者，可用本方施治。

8. 小儿麻痹　本病证型较多，选用本方主治肺热伤津型。

由于正气不足，感受温热毒邪，发热不退，或病后余邪未净，低热不解。肺受热灼，津液耗伤，筋脉失其濡润，以致手足痿软不用。即肺热伤津型。

肺之津气来自后天水谷精微，经脾气散精，上输于肺，复经肺之输送，转注全身，濡养筋骨经脉，以维持机体正常活动。肺金畏火，温邪犯肺，肺受热灼，则津液受伤，高源化绝，水亏火旺，肺热叶焦，而筋脉失润，痿躄乃成。其临床表现是：病起发热，或热退后突然出现肢体软弱无力，心烦口渴，咳呛咽干，小便黄少，大便干秘，舌红苔黄或薄黄，脉象细数。温邪犯肺，肺热伤津，津液不足以敷布全身，筋脉失养，故肢体痿软不用；热盛伤津，故心烦口渴；肺热津耗，则咳呛咽干；溲黄短少，大便干秘，舌红苔黄，脉象细数等，均为阴伤津涸，虚热内炽之征象。

在60年代期间，该病发病率较高，所接诊的患儿中，由病房转来的合并肺炎，肺炎治愈后下肢仍麻痹不愈，属于本方证者，使用本方收效佳。亦可根据具体肢体情况，配取患野有关腧穴，标本兼治。

9. 痿证　其病因和证型较多，本方主治肺胃津伤型。多由温热犯肺，或病后余热未尽，肺热熏灼所致。其临床表现为：发热期或发热后，四肢（以下肢为多见）软弱，手指不能持物，足不能触地，甚则瘫痪，渐至肌肉瘦削，肌肤干燥，心烦口渴，咳呛痰少，手足心热，咽干唇燥，小便短黄或兼热痛，大便干秘，两颧潮红，舌红少津，舌苔薄黄，脉象细数等。

温热病邪最易耗伤津液，肺朝百脉而为娇脏，胃为水谷之海，津液之化源。热邪客于肺胃，中焦化源不足，上焦无以宣散，百脉空虚，肌筋失养，以致手足瘫痪，故用本方施治。针泻尺泽、内庭以清肺胃之热，针补复溜以滋肺胃之阴，病情严重或病久者，本方与患野有关腧穴交替施治，或配合药物治疗。若病程短病情轻者，一般仅用本方即可收效。

【病案举例】

病例1　失音（喉喑）

患者张某某，女，63岁，某中学教师。于1996年5月28日初诊。

主诉：唱歌发不出声音已月余。

现病史：因患重感冒，咳嗽日久，经治愈后发现唱歌发不出声音，说话稍久即感到疲劳，逐渐加重。伴有身热，咽干口渴（渴不多饮），手足心热，牙齿隐痛，口腔糜烂等症状。曾在南阳卫校附属医院口腔科检查：右侧声带发炎、充血。服三黄片等凉药，愈服愈重。脉象细数。

既往病史：1995年曾患两膝及小腿灼热肿痛，在本科以湿热下注治之，针泻双足三里、阴陵泉之“湿热方”清利湿热而告愈。

辨证：属于肺热炽盛，耗伤阴津之失音证候。

治则：清肺热，滋肾阴，佐以清胃。

取穴与效果：

一诊（28日），针泻尺泽和右人迎穴，针补复溜。

二诊（30日）、三诊（6月1日）、四诊（4日）、五诊（6日），处方同上，加泻内庭穴。

六诊（8日），口渴明显减轻，失音已近愈。齿痛和口腔糜烂已愈。针泻尺泽、廉泉，补复溜。

七诊（11日）、八诊（15诊），失音基本治愈。处方同上。

九诊（18日）、十诊（22日），基本治愈。处方同上。

按：本例之“清燥救肺方”证，其病因病机是：初因温邪外袭肺卫，肺热炽盛，失其清肃，故而咳嗽；肺热日久则咳嗽不止。咳嗽虽经药物治愈，但肺阴已伤，喉失濡润，故而唱歌发不出声音。伴有身热，咽干口渴，牙齿隐痛，口腔糜烂，手足心热以及脉象细数等，均属肺燥津伤，兼有胃热之候。患者愈服清凉药物病情愈重，是因单纯清热而不育阴之故。

所取腧穴，一诊所针腧穴仅是清肺育阴，针泻右侧人迎穴是由于声带右侧充血有炎症，佐以消散局部郁热。二至五诊，加泻内庭的目的，用以清降胃火以利咽喉，合而为“清燥救肺方”加泻右人迎穴以佐之。由于五诊后，口渴明显减轻，失音复轻，齿痛及口腔糜烂已愈，故六至十诊，改用针泻尺泽、廉泉，补复溜，施用清肺养阴，佐以清利咽喉之法而告愈。

病例2　咳嗽

患者杜某某，女，35岁，住南阳市卧龙区陆营乡。于1999年6月9日初诊。

主诉：患咳嗽已10天。

现病史：10天前因感冒，服用西药感冒治愈而出现咳嗽。干咳无痰，咳甚胸痛，声音嘶哑（因干咳较甚），鼻燥咽干微痛，口渴欲饮，饮水不多。舌红无苔，舌干少津，脉象细数。咳甚则面红耳赤。

曾服止咳糖浆、川贝液等药无效。

辨证：属于燥热伤肺，肺失清润之咳嗽证候。

治则：清燥润肺止咳。

取穴与效果：

一诊（9日），针泻尺泽、内庭，补复溜。

二诊（11日），咳嗽减轻。处方同上。

三诊（14日），鼻燥咽干微痛已愈，口已不渴，舌已有津，脉仍细数，干咳将愈。处方同上。

四诊（16日），干咳已愈，声音已不嘶哑，基本治愈，最后再针1次。处方同上。

按：本例之咳嗽，属于燥热伤肺，肺失清润之“清燥救肺方”证。燥热伤肺，肺津受灼，失其清肃润降之职，故而干咳无痰；咳甚则胸痛、声音变嘶哑；肺胃有热，阴液不能上承，故鼻燥咽干微痛，口渴欲饮，饮水不多；舌红无苔，舌干少津，脉象细数等，为燥热伤阴之征。故用本方而收效。

病例 3　失音、失眠

患者王某某，女，30 岁，住南阳市新野县新店乡。于 1993 年 9 月 9 日初诊。

主诉（笔述）：患失音已 15 天，失眠复发 15 天。

现病史：原患失眠时轻时重，近两个月已不失眠。于 15 天前因与邻居争吵时间较长，当夜失眠复发，心烦多梦。第二天开始声音嘶哑，继而发不出声音。后伴有鼻咽干燥微痛，口鼻气热，口燥口渴（不多饮），口唇燥裂等症状。舌质红绛，少苔少津，舌中裂纹，脉象细数等。

曾在新野县医院耳鼻喉科检查：喉部粘膜红肿，余无异常。用药收效不大。

辨证：属于阴津所伤，肺胃热盛之失音和心肾不交之失眠证候。

治则：清肺胃之热，滋肺胃之阴，与滋阴清火，交通心肾之法，交替施治。

取穴与效果：

一诊（9 日）、二诊（11 日），针泻尺泽、内庭，补复溜。

三诊（13 日），鼻咽干燥微痛及口燥口渴减轻，仍失眠心烦多梦。针泻神门（清心除烦以安神），补复溜（滋肾阴），滋阴清火，交通心肾。

四诊（16 日），失眠减轻。处方同一诊。

五诊（18 日），已能发出声音，但声音嘶哑。处方同上。

六诊（20 日），仍失眠。处方同三诊。

七诊（22 日），失眠明显减轻。处方同三诊。

八诊（25 日），九诊（27 日），处方同一诊。

十诊（29 日），声音即将恢复正常，失眠及伴有症状均愈。处方同上。

十一诊（10月3日），处方同上。

十二诊（9日），声音已基本恢复正常。患者告知，最后针治1次，若不痊愈再来针治。处方同上。

按：本例之失音和失眠，属于“清燥救肺方”和“滋阴清火方”证。原有阴虚火旺，心肾不交之失眠病史，与人争吵则动火伤阴，复诱发肾阴不足，心火偏亢。阴虚火旺之人，易于动火伤阴。患者因高声争吵，伤及喉咙，耗及阴液，不仅喉失滋润发为失音，还伴见鼻咽干燥微痛，口鼻气热，口燥口渴，口唇燥裂，舌体红绛，少苔少津，舌中裂纹，脉象细数等阴液不足，肺胃热盛的症状和体征。所取腧穴是，选用“清燥救肺方”（治失音）和“滋阴清火方”（治失眠），二方交替施治之法而收效。

病例4　声音嘶哑

患者罗某某，女，57岁，南阳卫校教师。于2003年7月12日初诊。

主诉：患声音嘶哑已4个月。

现病史：今年3月春游时突然声音嘶哑，继而讲课3天，出现失音。在某医院用地塞米松和氯霉素雾化吸入，先后内服阿莫仙、泼尼松、红霉素、金嗓子开音丸等1个月无效，并出现舌面色黑如墨染，伴见舌体胖、有裂纹、有齿痕、舌肌有烟油刺激样感、嗓子（喉部）左边有鱼刺样刺痛感，但不影响吞咽。内服60剂中药后舌面不黑，继服中药10剂舌肌和嗓子左边异常感如故。

现在证：舌肌不定处油烟刺激样感以左侧边缘较为严重，咀嚼则当时消失。嗓子（喉部）左侧有鱼刺样刺痛感，不影响吞咽。口粘，声音与病前相比低沉，不洪亮。因服中药及石斛泡汤代茶而口不干渴。舌苔薄黄少津，舌尖偏红，脉象细数。

多年来失眠，一般服舒乐安定方能入眠，严重时服10片方能入寐。有慢性咽炎病史。

来诊前内服同仁堂出产的利咽丸、清音丸，又在某处服中药多剂不效。前来求治于针灸治疗。

辨证：属于肺热伤阴，燥热伤于舌、咽、喉，以喉为主之声音嘶哑证候。

治则：清肺润燥以利喉音。

取穴：一诊、二诊，针泻尺泽、内庭、人迎（左，针感直接达于有鱼刺刺激感处），针补复溜穴。三至四诊，处方同上减人迎穴。

效果：二诊（15日），前天针后当天下午嗓子（喉部）鱼刺刺激样感消失，舌肌左侧边缘烟油样刺激感今天消失。三诊（17日），喉部左侧鱼刺样刺激感消失，发音稍哑而不洪亮，舌中有轻微刺辣感。四诊（22日），舌肌刺辣感消失。咽部异物感消失。基本治愈。

随访：2003年7月31日早上电话随访患者告知针愈未发并表示感谢。

按：本例声音嘶哑，属于“清燥救肺方”证，其病位在喉，通于肺。舌肌和嗓子的异物以及舌脉的改变，则属阴虚之象。虽然没有口干口渴症状，但与常用中药及石斛泡汤代茶有关，不能否认没有胃热症状。病始舌面色黑是阴虚之证。有失眠病史，失眠日久亦伤肾阴，阴虚易生燥热。由声音嘶哑转为失音又转为现在证中的声音低沉、不洪亮，其后者乃属本方证之遗留症状尚未根治之故。

所取腧穴，针泻肺经子穴尺泽，清肺热以利于喉音，针泻阳明胃经内庭穴，清胃有益保津利咽，针补肾经的母穴复溜，滋阴有益于润肺。初诊与二诊加泻左侧人迎穴，局部取穴直达病所，用以通经清散局部郁热。

【方效相较】

本方与玉女方相较　两方都针泻内庭补复溜，用以清胃热滋肾阴。其不同之处：本方加泻尺泽用以清肺热，与前二穴配伍，具有清燥润肺、清肺胃之热和滋肺胃之阴的作用，主治燥热伤肺、肺热伤津和肺胃热炽，耗伤阴津之病证；“玉女方”清胃滋阴，主治胃热伤阴之齿痛、齿衄和三叉神经痛等虚实相兼之证。

【歌括】

清燥救肺补复溜，针泻尺泽内庭有。

温燥伤阴肺胃热，喑咳消渴痿证瘳。

（九）清头脑方

【方治渊源】

本方始于20世纪70年代初期，父亲接诊一些头部郁热，烘热疼痛，遇热加重者，针泻百会、风池、太阳穴，通经活络，清热止痛，收效尚佳；若头部郁热较甚者，上方方中百会、太阳点刺出血，散其郁热以止疼痛。若属有关原因引起者，针泻有关腧穴以治其因，与本方（治其果）交替施治，标本兼治，因果并施。

70年代末期，父亲接诊一些因严重失眠、精神分裂症、抑郁症和精神紧张等病伴有脑府郁热症状者，针后很快头脑清醒。若脑府郁热症状严重者，方中百会和太阳穴点刺出血，脑府郁热症状很快减轻或消失。若标本、因果兼治者，针泻有关腧穴以治其因、治其本，针泻本方以治其果、治其标，二方交替施治。因该方具有清头、脑郁热之效，故依其功效而定名为“清头脑方”。

【腧穴组成】

针泻双风池、太阳和百会穴。若头、脑郁热较甚者，太阳和百会穴点刺出血数豆许。

【操作方法】

1. 补泻与留针　为了便于捻泻与留针，以上腧穴同时针刺，达到欲刺深度有针感后留针，在留针 20～30 分钟期间，每隔 5～10 分钟各捻泻 0.5～1 分钟，如此捻泻 2～4 次后，停留数分钟拔针。

若太阳、百会需点刺出血，可用三棱针点刺出血，其出血多少亦可视其郁热程度而定。若头顶郁热病位较大者，可用皮肤针扣刺出血，其范围较大。方中风池穴可在以上腧穴点刺出血前后针刺，其针刺操作方法同前。

2. 针治时间　一般隔日针治 1 次，必要时可每日针治 1 次。

【功能效用】

1. 辨证取穴

（1）清宣脑府郁热以醒脑窍：用于治疗脑府郁热出现的有关症状。

（2）消散脑府郁热以醒脑窍（方中百会、太阳点刺出血）：用于治疗脑府郁热严重者。

2. 局部取穴

（1）清宣头部郁热：用于治疗头部郁热出现的有关症状。

（2）消散头部郁热（方中百会、太阳点刺出血）：用于治疗头部郁热较严重者。

【主治范围】

1. 脑府郁热引起的病症　临床多见因肝胆火旺、肝阳上扰、心肝火盛、痰火上扰，或温热病（脑部炎症）等，热扰脑府而出现脑府郁热这一病机。脑府郁热出现的症状，如头脑昏沉、烘热、头部懵热、梦寐不宁和遇事易忘等等，都是本方的治疗范围。

2. 头部郁热引起的病症　临床多由肝胆火旺、肝火上炎、肝阳上扰、外感风热、痰火上扰、脑部炎症，或暑热所伤，导致头部郁热，经脉失畅这一病机。头部郁热出现的症状，如头部热痛、头部懵热、头痛且眩和头部烘热等等。这都是本方的治疗范围。

【方证简解】

1. 腧穴功能　本方是清宣和消散头部、脑府郁热的常用方、基础方。针泻风池、百会（热甚点刺出血）、太阳（热甚点刺出血）之所以具有清宣和消散头部、脑府郁热的功效，主治头部、脑府郁热出现的多种症状，是因为：

风池，位于项肌之外侧凹陷处，穴下深处是延髓。它是主治肝火上炎、肝风上扰、邪热上攻和外感风热引起的头、脑、眼、耳疾患的常用穴。辨证取穴，施用泻法具有熄风、清脑、安眠、疏风清热、明目和宣畅经气等功效。用以局部取穴，施用泻法，具有舒筋活络、通经活络等功效。施用泻法配艾灸，温经散邪。施用补法壮筋补虚。

本方证针泻本穴，用以清脑热和清宣经气、疏风清热、清脑、安眠、通经活络等功效。

百会，位于巅顶。足厥阴与督脉会于巅顶。主治督脉病、神志病以及肝火、肝阳、肝风上扰和热邪上扰、外感风热、外感风寒引起的头脑疾患的常用穴，也是气虚下陷的常用穴。辨证取穴，施用泻法，具有熄风潜阳、祛风散邪、清脑、通督解痉等功效；施有补法能升阳益气。局部取穴，施用泻法，通经活络，配艾灸能温散风寒。用三棱针点刺出血，能泻血散热、活血祛瘀。

本方证针泻本穴，用以清脑、通畅局部经络，清宣厥阴经气。用三棱针点刺出血，用以消散局部郁热。

太阳，因位于太阳之部位而得名。本穴是患部取穴，治疗穴位所在处和邻近处如眼、颞部病变的常用穴。本穴所治的病证，多是阳实证，故临床上多用泻法或配透天凉，局部血络多而又明显，常用点刺血络出血法。不宜艾灸。

患部取穴，施用泻法，具有清宣局部经气，消散局部郁热。“诸刺络脉者，必刺其结上甚血者”（《灵枢·经脉》篇）。点刺血络出血，应用于“视其血络，刺出其血，无令恶血得入于经”（《素问·调经论》篇）和“宛陈则除之”及“泄其血而散其郁热”。取本穴，点刺血络出血，或用毫针针刺（使针感走达颞区或上半个面部），主治穴位所在处和邻近处的眼区、颞部、面颊部病变。

本穴用毫针施用泻法，舒筋活络；配透天凉、拔罐或拔针不闭穴孔令出血数豆许，具有消散郁热、清热明目之效。用三棱针点刺血络（络刺法）出血数豆许，能泄血散热、清热明目、祛瘀通络。

本方证针泻本穴，用以通畅局部经络、清宣局部经气。用三棱针点刺血络出血，具有泄其血散其郁热以及祛瘀通络的功效。与百会、风池配伍，共收清宣和消散脑府郁热、清宣和消散头部郁热的功效。

2. 病因病机　本方证的病因病机，主要是脑府郁热和头部郁热而为病。以脑府不清，头脑懵热，脑昏脑胀，遇事易忘或忘怀前事，头眩耳鸣，梦寐不宁和分析力减退等为脑府郁热的辨治要点。以头脑不清，头昏脑胀，听力障碍，头痛且眩，头部热懵，头部烘热，得凉则舒，感热加重等为头部郁热的辨证要点。

脑府郁热和头部郁热，仅是受邪的深浅和部位的不同有所不同。前者受邪较深，后者受邪较浅。它们既是其他病因引起的两大症状（包括头部郁热和脑府郁热），又是其他病因引起的两个病机。缘由精神分裂、精神紧张、抑郁症和严重的失眠等等病因，除以上各病有其症状外，分别伴有脑府郁热和头部郁热症状，其具体症状如前辨治要点内容。

【所治病证】

精神分裂症属脑府郁热证、抑郁症属脑府或头部郁热证、精神紧张属脑府郁热证、头痛、严重失眠属脑府或头部郁热证、眩晕属脑府或头部郁热证。

【临床应用】

1. 精神分裂症属脑府郁热证　证见性情急躁，狂乱无知，不避亲疏，或毁物伤人，或弃衣奔走，气力逾常，不食不眠，两目怒视，舌苔黄糙或黄腻，脉象弦大滑数。伴见头脑懵热，头昏脑胀，神智不清，梦寐不宁，幻听幻视等脑府郁热症状。此乃暴怒伤肝，肝火暴张，鼓动痰热，上扰神明，蒙闭清窍，伤及脑府，脑府郁热所致。治宜泻肝涤痰，清心安神，清宣脑府郁热。可针泻神门、丰隆、太冲与针泻风池、太阳、百会，二方交替施治。

本病若伴见脑府郁热严重者，可针泻风池，百会和太阳穴点刺出血，其消散郁热功效较强。

2. 抑郁症属脑府郁热证　证见焦虑不安，烦躁易怒，厌恶工作，诸事厌烦，常欲自杀，口苦乏味，脉象弦数有力。伴见梦寐不宁，头脑懵热，脑昏脑胀，或遇事易忘，或幻听幻视等脑府郁热症状。此乃郁怒伤肝，肝郁化火，肝火暴张，上扰神明，蒙闭清窍，伤及脑府，脑府郁热所致。治宜平肝泄火，清心宣窍，清宣脑府郁热。针泻行间、神门、内关，与针泻风池、百会、太阳，二方交替施治。若脑府郁热较甚者，本方中的百会、太阳点刺血络出血。

3. 精神紧张属头部郁热证　多因高考，或竞争上岗，或工作压力，以致精神紧张而得。其临床表现是：开始焦虑、急躁，继而失眠，失眠日久已成彻夜不眠，恶梦纷纭，头昏脑胀，头部热懵，头部烘热，遇事易忘，精神不集中，心烦急躁，易怒，脉象弦数等心肝火旺和头部郁热之症状和体征。治宜清心平肝泄火，清宣头部郁热，针泻神门、太冲（或行间），与针泻风池、百会、太阳，二方交替施治。

4. 头痛　因温热病或暑热病后，遗留头部郁热症状。证见头痛且眩，疼痛病位在侧头部和巅顶处，胀痛热痛明显，头部烘热，头部懵热，头昏不清，得凉则舒，感热加重，脉数有力等。治宜清宣头部郁热。若头部郁热较重者，针泻风池，百会、太阳点刺血络出血，消散头部郁热。若伴有口渴者加泻内庭穴；若侧头痛明显，又伴有口苦、耳鸣者，加泻丘墟穴。

【病案举例】

病例1　头痛

患者王某某，男，48岁，农民，住南阳市卧龙区老河坡乡。于2003年9月8日初诊。

主诉：患头部热痛已两个多月。因伤暑而得。

现病史：两个多月前，因在田地里劳动，当天天气炎热，当时伤暑，即出现气短汗出，烦热口渴，头部热胀懵痛，头脑不清。经当地医生以伤暑治疗。伤暑治愈，遗留头部热痛、胀痛、懵痛，两侧头部及巅顶处加重，喜用凉水洗头，洗后当即头部症状减轻，欲饮凉水。并见头昏脑胀，头部懵热，感热加重。舌红苔黄，脉数有力。曾服头痛粉、止痛片无效。

辨证：属于暑热伤及头部，热郁经脉之头部郁热症。

治则：消散头部郁热。

取穴与效果：

一诊，针泻风池，点刺百会、太阳穴血络出血，针泻内庭。

二诊（10日），前天针后当时头部热胀懵痛减轻，头部清凉。处方同上。

三诊（12日），处方同上。

四诊（15日），口渴减轻，头部热胀懵痛减轻。处方同上。

五诊（17日），口已不渴。处方同上，减去内庭穴。

六诊（19日），头部热胀懵痛减轻约80%。针泻风池、百会、太阳。

七诊（24日），头部热胀懵痛已愈，头部清凉。处方同上。

八诊（26 日），头部症状已愈，最后针治 1 次以巩固疗效。处方同上。

按：本例之头部郁热证，以头部热、胀、懵痛，头昏脑胀，头部烘热，得凉则舒，感热加重和欲饮凉水，脉数有力等，为其证治要点。因感受暑热，上攻头部，头部经脉为热邪郁阻所致。故先用消散头部郁热，加泻内庭，佐以清胃止渴之法，待头部郁热减轻，口渴已止，后用清宣头部郁热之法而收功。

病例 2　精神分裂症

患者李某某，女，14 岁，住南阳市宛城区溧河乡胡庄村。于 2004 年 9 月 9 日初诊。

主诉（其母代述）：患精神分裂症 2 年半。因郁怒而得。

现病史：11 岁开始月经来潮，因恐惧、奇怪常向母亲讲，母亲不但不加解释，反而总是批评，使之她长期内郁发怒不悦，日久而患此病。

每次月经前精神病发作严重。发作时两目怒视，彻夜不眠，哭笑无常，不知饮食，自言自语，语无伦次，毁物打人，外出奔走，不避亲疏。因幻听幻视，常向幻听幻视之人打骂、对话。

多次在精神病院治疗，时轻时重。因服中药治疗，药物偏凉，寒凝经血，月经停闭年余，精神病更为严重。近几个月月经来潮，经前发病加重。舌质红绛，舌苔黄腻，舌边有瘀点，舌下静脉粗紫显现，脉象弦滑有力。

辨证：属于郁怒伤肝，气滞血瘀，又肝火暴张，鼓动阳明痰热，痰火上扰清窍，蒙闭心神，神志逆乱之脑府郁热证。

治则：泻肝清心，涤痰祛瘀，清宣脑府郁热以醒脑窍。

取穴与效果：

一诊，针泻合谷、太冲、内关、三阴交。

二诊，针泻风池、百会、太阳、人中。

三诊，处方同一诊。四诊，处方同二诊。五诊，处方同一诊。

六诊，精神分裂症有所减轻，近来幻听幻视明显，处方同二诊，加泻听会穴。

七诊，处方同一诊。八诊，处方同二诊。

九诊，精神分裂症明显减轻。今天唱歌给病人听。处方同一诊。

十诊，今天患者能叙述病情和发病情况，又能叙述每次针头部腧穴，当时头脑清醒，昏迷减轻，处方同二诊加泻听会穴。

十一诊，针泻神门、三阴交、丰隆、太冲、合谷。

十二诊，针泻风池、百会、听会、翳风。

十三诊，今晨能自己洗头、洗脚，时而幻听。今天又给病人唱歌。针泻神门、内关、足三里、丰隆、太冲，因月经来潮未针三阴交。

十四诊，处方同十二诊。十五诊，处方同十三诊。

十五诊，月经期已过。针泻神门、内关、丰隆、三阴交、太冲。

十六诊，精神分裂症复轻，说笑如常，幻听减轻。针泻风池、百会、太阳、人中。

十七诊，针泻神门、三阴交、丰隆、太冲。十八诊，处方同十六诊。十九诊，处方同十七诊。二十诊，处方同十六诊。二一诊，处方同十九诊。

二二诊，病将治愈，处方同十六诊。二三诊，处方同十九诊。二四诊，已基本治愈，处方同十六诊。二五诊，处方同十九诊，以巩固疗效。二六诊，处方同十六诊，以巩固疗效。二七诊，处方同十九诊。

按：本例之精神分裂症属脑府郁热证，是因郁怒伤肝，肝气郁滞，气滞血瘀，又肝郁化火，肝火暴张，鼓动阳明痰热，痰火上扰清窍，蒙闭心神，神志逆乱所致。因服中药偏凉，寒凝经血，故月经闭止年余。因血凝经闭，气血瘀滞，病情加重，并又出现经前病情加重。因肝火和痰火上扰清窍，故而出现脑府郁热症状。

所用处方，以清心泻肝，涤痰祛瘀，清宣脑府郁热为主。个别诊次加泻人中以增醒脑开窍之力；个别诊次加泻耳部腧穴，用以清宣耳窍以治幻听；个别诊次减去三阴交，是在经期针治，恐防经血过多之故。因脑府郁热未达到消散郁热程度，故用清宣脑府郁热之法。本病女性患者，因属经前加重，必泻三阴交活血祛瘀。

病例3　严重失眠

患者李某某，男，36岁，在南阳商城经商。于2003年2月21日初诊。

主诉：患失眠已5年，严重2年。因日夜操劳而得。

现病史：因经商日夜操劳，生活没有规律而得失眠，逐渐加重。开始心烦易怒，口咽干燥，多梦少寐，每晚仅能入寐5~6个小时，服艾司唑仑1片方能深睡。嗣后饮酒多次后逐渐严重，内服阿普唑仑、多塞平、氯硝西泮方能入寐5~6个小时。一年前更医治疗，给以归脾丸、高丽参煎汤代茶徐饮，又让每天早上服牛肉汤补养身体。约30天后，出现彻夜不眠，服多种安眠药也不能入睡，头脑热胀，头脑懵热，脑昏不清，更为心烦急躁，面部烘热，口渴欲饮冷水，用冷水洗头即刻脑子清醒。舌红苔黄，脉数有力。多方治疗无效，即来求治于针灸。

辨证：属于初因阴虚火旺，心肾不交而失眠，后因多次饮酒，以助内热，最后因用温补之品，复生内热，热郁脑府之严重失眠并发脑府郁热之证候。

治则：滋阴清火，交通心肾，消散脑府郁热。

取穴与效果：

一诊，针泻神门、风池，补复溜。

二诊（22 日），针泻风池，点刺百会、太阳血络出血。当时头脑有点清醒。

三诊（24 日），针泻神门、内庭，针补复溜。

四诊（26 日），针泻风池，点刺百会、太阳血络出血。

五诊（28 日），头脑清醒，脑子烘热减轻，内服阿普唑仑 1 片、多塞平 1 片能入寐 4 个小时。针泻神门、内庭、补复溜。

六诊（3 月 3 日），针泻风池，点刺百会、太阳血络出血。

七诊（5 日），内服多塞平 1 片、阿普唑仑 1 片能入寐 5 个小时。针泻神门、内庭，针补复溜。

八诊（7 日），针泻风池，点刺百会、太阳血络出血。

九诊（10 日），脑府症状明显减轻。能入寐 5 个多小时。针泻神门、内庭，针补复溜。

十诊（12 日），针泻风池，点刺百会、太阳血络出血。

十一诊（14 日），脑府症状减轻 80%，已不心烦急躁，已不便秘，内服多塞平 1 片、阿普唑仑 1 片能入寐 6 ~ 7 个小时。针泻神门补复溜。

十二诊（17 日），晚上仅服艾司唑仑 2 片能入寐 6 个小时。针泻风池、神门、百会、太阳，针补复溜。

十三诊（21 日）、十四诊（24 日），处方同上。

十五诊（26 日），仅服艾司唑仑 1 片能入寐 6 个小时。处方同上。

十六诊（28 日），能入寐 7 个小时，所有症状基本消失。处方同上。十七诊（31 日），处方同上。

十八诊（4 月 2 日），不服艾司唑仑能入寐 7 个小时。处方同上。

十九诊（4 日）、二十诊（7 日），处方同上。

二一诊（9 日），近几天不服艾司唑仑已不失眠。处方同上。

随访：同年 7 月 21 日患者告知针愈未发。医嘱患者仍不能饮酒，注意生活规律。

按：本例之失眠属脑府郁热证，其病情发展分三个阶段。第一个阶段是因日夜操劳，耗伤阴液，阴液不足则心火上炎，出现阴虚火旺心肾不交的失眠证候。第二个阶段是因多次饮酒，以助阴虚火旺而失眠加重。第三个阶段是因误用温热补益之品，复生内热，热郁脑府，热扰神明，故尔失眠加重，严重之失眠，与热郁脑府，互为因果，相互影响，加重了病情。故而在治则方面，滋阴清火交通心肾，与清散脑府郁热之法并治。

所取腧穴，主要是一至十诊滋阴清火交通心肾，针泻神门、内庭（主要用以清胃，临时所加腧穴），针补复溜，和针泻风池，点刺百会、太阳血络出血，用以消散脑府郁热。十一至二一诊，主要是滋阴清火交通心肾和清宣脑府郁热，同时一个处方针治，即针泻神门补复溜和针泻风池、太阳、百会。因胃热症状消失，故而减去内庭穴，又因脑府郁热症状减轻，故施用清宣脑府郁热之法。

【歌括】

清头脑方治郁热，百会太阳点出血，
加泻风池清头脑，亦可三穴都用泻。

四、理气血类

（一）行气活血方

【方治渊源】

本方是高祖父传下来的，用于治疗气滞血瘀证的常用方、基础方。从20世纪30年代开始祖父用治疟母（脾肿大）和腹部积块，在针刺疟母、积块后配用本方。进入50年代，祖父用本方配加有关腧穴治疗由本院外科病房转来的腹部手术后病人，如“阑尾炎”、“胃穿孔”、“肠梗阻”（其患处或创口肿硬疼痛），取得了明显效果。

60年代以后，父亲试以本方为基础方配加有关腧穴治疗气滞血瘀型胁痛、胸痛、缺乳、急性腰扭伤，和配用本方治疗痛经、月经不调、腹痛、坐骨神经痛等病以及伴有气滞血瘀症状的病证，均取得良效。又用本方配加有关腧穴治疗由本院妇产科病房转来的，行乳房肌瘤、卵巢囊肿、子宫肌瘤等切除术后，遗留伤口处肿硬疼痛，日久不减的患者，均取得了明显效果。

我们在临床实践中继承了家传经验，并通过临床对其腧穴功能，组方意义及其与证候、病机的关系，进行了系统总结。由于该方具有行气活血的功效，故依其功效而命为“行气活血方”。

【腧穴组成】

针泻双间使、三阴交。

【操作方法】

1. 补泻与留针　为了便于捻泻与留针，以上腧穴同时针刺，达到一定深度有针感后留针，在留针20～30分钟期间，每隔5～10分钟各捻泻0.5～1分钟，如此捻泻2～4次后，停留数分钟拔针。其捻泻和留针时间的长短，根据病情轻重而定。

2. 针感走向　间使穴针感，能循本经逐渐上达于胸部为佳。本方在留针期间，有不少患者局部疼痛减轻。

3. 针治时间　一般每隔1～2日针治1次，必要时每日针治1次。

4. 针治效果　气滞血瘀为因的腰痛、胁肋痛、胸痛、痛经等，只要病情较轻，患病时短，首先用本方治疗，若针后疼痛减轻或消失，一般不配患野腧穴。

【功能效用】

辨证取穴

行气活血：用治气滞血瘀引起的和伴有气滞血瘀症状的病证。

【主治范围】

1. 气滞血瘀证　由于气机阻滞，血行瘀阻，经脉失畅所出现的胁肋痛、腰痛、痛经、闭经、月经不调、全身窜痛、全身麻木、坐骨神经痛、乳房疼痛、乳癖、腹痛、心绞痛、腹部积块等，都属本方治疗范围。或用以主治，或用以佐之，或本方与患野腧穴同时或交替施治，标本兼治，视其具体病情而定。

2. 外伤性疾病　因扭伤、闪挫或碰伤等，以致气血瘀滞，经脉痹阻引起的腰痛、胁肋痛、胸痛、肩背痛，活动受限等，均可使用本方。局部疼痛严重者，可配泻患野腧穴佐以通经活血以止痛。

3. 手术后遗留局部疼痛　胸部、腹部和乳房等处，因手术后遗留创口或局部肿硬疼痛等，属于气血瘀滞，经络不畅者，都是本方治疗范围。

【方证简解】

1. 腧穴功能　本方是行气活血的常用方、基础方。针泻间使、三阴交之所以具有行气活血的功效，主治气滞血瘀和伴有气滞血瘀的诸多病证，是因为：

间使，主治本经经病、心包病和情志病。尤其对于情志失和，气机阻滞所产生的病理证候，在整体疗法中具有一定疗效。它之所以具有行气散滞、通畅心络和宽胸利气的作用，是因为它是手厥阴心包经的腧穴。“膻中者，臣使之官，喜乐出焉。”情志失常，气机阻滞所出现的疾病，常配泻本穴施治。

手厥阴经内起心包，外循行于胸胁，气机阻滞心、心包和胸胁经脉，配泻本穴可收辨证取穴和循经取穴双重功效。“百病生于气也”（《素问·举痛论》），因气滞为病者甚多。凡与气机阻滞有关，宜使用行气散滞之法者，多针泻本穴施治。

本方证是气滞血瘀所产生的病候，针泻本穴用以行气散滞。气行血亦行，它既能行气以通畅血行，又能行气以通畅经脉。

三阴交，是肝、脾、肾三阴经的交会穴。肝主藏血有调节血量之职；脾主统血有生化气血之职；肾主藏精，精血相生，故本穴为血证要穴。足三阴经循行于小腹及阴部，是故主治男女生殖、泌尿系病、血证和妇科病的常用穴。对于肝、脾、肾三脏的气化功能失常所产生的病理证候，具有一定疗效。肝、脾、肾具有生血、藏血、纳血的生理功能，又会出现失血、血虚和血液失畅的病理变化。因此，本穴既能治疗足三阴经循行处的病变，又能治疗血虚、瘀血和失血的病证。施用补法能养血止血，施用泻法能活血祛瘀。

本方证是气滞血瘀为因之证候，故针泻本穴，用以活血祛瘀，与间使穴配伍，上下通调，以行全身气血的瘀滞。气血调和，经脉通畅，则瘀滞为患之病证可愈。因此，凡属气滞血瘀和伴有其症状的病证，均可选用本方施治。

2. 病因病机　本方证的病因病机，主要是气滞和血瘀，二者同步瘀滞，影响气血的正常运行而为病。

气为血帅，血赖气生，又赖气行，气行则血行，气滞则血结。气病则血不能畅行，血病则气不能独化。气和血二者相互依存，相互为用，以维护机体的正常活动，其动力和源泉源源不息。气与血又相互为因而为病，因瘀血则气滞，因气滞则瘀血，气滞和血瘀常相并见，又各有所偏重。一旦气血瘀滞，经脉失常，就能出现很多病候。由于气血瘀滞的部位不同，所患病的病候亦不相同。

（1）气血瘀滞的病证：因肝气郁滞，气滞则血行不畅，气血瘀滞，经脉失畅，不通则痛，或经脉痹阻，或发为积块。气血瘀滞的部位不同，所出现的疼痛和病候也不同。如气血瘀滞于腰、胁，则病腰痛、胁肋疼痛，并见活动受限；瘀滞于胞宫，则病痛经、闭经、月经不调；瘀滞于坐骨神经，则病坐骨神经痛；瘀滞于全身经脉，则病全身窜痛、刺痛；瘀滞于乳房，则病乳房疼痛或发为乳癖；瘀滞于肝脾，则病肝脾肿大；瘀滞于心脏，则病冠心病或发为心绞痛等等。其必伴有气滞血瘀症状，则为气滞血瘀证。

（2）外伤性疾病：因扭伤、闪挫或碰伤，致使血瘀气滞，经脉失畅，不通则痛，故出现外伤处疼痛。以腰、胁肋、胸、肩胛等处为多见，表现为剧痛、刺痛、窜痛、拒按，活动受限以及深呼吸、扭转、咳嗽等动作痛加等。

（3）手术后局部病变：胸、腹部手术后，多因血瘀则气滞出现的肠黏连或其他处组织粘连，或因脏器粘连而影响气血的通畅，所发生的创口肿硬疼痛或创伤内部硬痛、隐痛，均可使用本方以散患处瘀滞而制止疼痛，消除肿块。

（4）胸腹积块：多发为气血瘀滞，久积不化所致。积块位于不同部位，可出现不同的病证。例如：位于左肋下的疟母和黑热病引起的脾肿大；位于上腹部之腹痛积聚；位于少腹部之疝气；位于乳房部之乳癖；位于小腹之子宫肌瘤、卵巢囊肿等等。

如属气郁血阻型，是由气机阻滞，脉络失和，气滞血阻，积而成块，故固定不移；病属初起，积块不久，故软而不坚；积块胀痛，舌青脉弦，为肝郁气滞，血行不畅之征。

若属气结血瘀型，是由积块日久，气结不行，脉络阻滞，血瘀日甚，故而积块增大变硬，痛处不移；血结气滞，脾胃不健，则见面黯消瘦，纳少乏力；气结血瘀，冲任失调，则见经闭、月经不调、痛经或崩漏等，舌紫有瘀点，脉涩，为气结血瘀之征。

【所治病证】

胸痛、胁痛、腰痛、坐骨神经痛、头痛、身痛、胃痛、乳癖、缺乳、四肢麻木、纤维肌痛综合征、痛经、闭经、月经不调、冠心病心绞痛、心律失常、腹部及乳房术后疼痛、腹部积块、疟母、黑热病脾肿大、黄褐斑、阳痿。

【临床应用】

1. 胸痛、胁痛、腰痛、坐骨神经痛

(1) 因肝气郁结，血行不畅，气滞血瘀痹阻经脉所致。使用本方行气散滞，活血通络。如用本方止痛不速或局部疼痛加剧者，可配泻患野有关腧穴，直接通畅经脉散瘀止痛。特别是坐骨神经痛，注意配泻神经干有关腧穴，若腰痛引起者，多为腰椎病引起，可加泻患侧腰椎部腧穴。

(2) 因扭伤、闪挫或跌伤，瘀血停积，气机不畅，经络痹阻所致。伴有咳嗽、深呼吸、转侧等动作痛甚，活动受限，局部拒按者，可用本方施治，效果甚好。大多数患者在留针期间，或拔针后，作以上动作，疼痛减轻或消失。若效差可配泻患野腧穴，佐以通经活络，祛瘀止痛。如果再收效不佳者，应作拍片或 CT 检查，进一步确诊，排除骨质病变。

2. 身痛　它既是中医学的一个病，又是疾病反应的一个症状。选用本方用治因肝气郁结，气滞血瘀，阻滞经脉所致者。证见全身不定处胀痛、刺痛或窜痛，遇怒加重，用本方施治，收效较佳。若痛有定处，可加泻患野有关腧穴，同时或交替施治，标本兼顾，因果并治。

3. 乳癖　使用本方主治气滞血瘀型。临床表现为：乳房疼痛，随月经来潮而加重，经行之后疼痛减轻。选用本方加刺少泽，共奏行气活血，畅通乳络，消散瘀滞之效。治疗时间应在经期前 8～10 天开始针治 2～3 次，经 2～3 个月经周期的治疗即可痊愈。若效果不佳，可请肿瘤科医生会诊，以明确诊断。

本病若伴有痛经或月经不调，可用本方配加腹部腧穴，如归来、气海、阿是穴，佐以通经活血。

若乳房内有如枣核大小不光滑核状物，可作病理活检，早作鉴别，以防癌变。

4. 缺乳　多有肝气郁结、气滞血瘀、气血亏虚等证型。因肝气郁结，气机不畅，血行瘀阻，乳络失畅，乳汁不行而成之气滞血瘀证者，可用本方加泻少泽或乳根或膻中，共奏行气活血，通畅乳络以行乳汁之效。患病在20～40天之内，针治4～5次即可治愈；患病时短者，单用本方针治1～3次即可治愈。若伴见气滞胃脘，胃痛纳减者，可加泻中脘、上脘，或加泻足三里，佐以和胃止痛，以助疗效。

5. 四肢麻木　麻是指肌肉之内，如虫乱行，按之不止；木是指皮肤无痒痛感觉，按之不知，掐之不觉。本病四肢麻木，有气滞血瘀、气血失荣、肝风内动、风寒入络、湿热郁阻和风痰阻络等病因和证型。选用本方，用治气滞血瘀型。证见四肢麻木，觉胀疼痛，按之稍舒，面色晦暗，口唇青紫，舌质色紫或有瘀斑，苔薄偏干，脉涩或沉涩等。是由血瘀而致气滞。若证见四肢麻木，时轻时重，少有疼痛，按之则舒，舌质淡暗且无瘀斑，脉弦不柔等。是由气滞而致血瘀。此二者均可施用本方，前者加泻血海有助行血祛瘀以通经络，后者加泻太冲，有助行气散滞以通经气。

6. 纤维肌痛综合征　本病是一种难治的非关节性风湿病，以严重的精神、神经症状和周身难以忍受的数十处疼痛为特征。类似中医学的“肌痛”和“身痛”。其临床表现为广泛性肌痛，压痛点明显，伴有倦怠乏力、失眠、精神抑郁、焦虑不宁、烦躁郁怒等症状，舌红且有瘀斑，舌苔薄白，脉象细弦等。各项理化检查多无异常改变。由于广泛性肌痛，常被误诊为风湿；因有情志抑郁和焦虑症状，常被误诊为神经官能症、自主神经功能紊乱等等；由于肌痛重点不同，常被误诊为腰椎病、颈椎病或腰腿痛等。

本病多由情志失和，忧思郁怒以致肝气郁滞。气郁化火则烦躁易怒；上扰心神，则心神不宁而难寐；“肝者，罢极之本”，郁久伤肝，则神疲乏力；气郁日久，气机阻滞，血行受阻，气血瘀滞于肢体脉络，故周身疼痛。选用本方，行气活血以畅肢体经脉。若心神不宁而难寐者，加泻神门清心除烦以宁心神；若肝郁化火症状明显者，加泻行间以清肝火。

7. 痛经、闭经、月经不调　诸病除属虚证和器质性病变外，均可配用本方。因其寒湿、寒凝、瘀阻所致，再针小腹部有关腧穴 2～3 穴，施用泻法配艾条针上灸，分别在收温散寒湿、散寒解凝、活血祛瘀的基础上，拔针后配用本方，以促行血散滞之效。若单纯痛经，临时止痛，仅用本方亦可止痛。

若属肝气郁滞引致经血瘀阻者，配用本方不如改泻太冲、三阴交效良。针灸治疗痛经，应在每个月经周期前 10 天左右开始针灸治疗 2～3 次，一般一个周期即愈，最多不超过两个周期。

8. 冠心病心绞痛　本方用以治疗情志失和，郁怒而发之气滞血瘀型。表现为：胸膺闷痛或刺痛、憋气，胁肋胀痛，或痛有定处，固定不移，善太息，舌质黯有瘀点、瘀斑，脉弦或沉涩等。在疼痛发作时，用本方行气活血，加泻神门佐以通畅心络以止挛痛。在用药无效的情况下，施用针灸治疗常收效甚速。

本证型在未发作时，若兼有气虚者，加补合谷佐以补气；若兼阳虚寒凝，遇寒则心脉挛急而发者，加灸关元、心俞或心俞、厥阴俞，佐以温通血脉。

本证型兼有气虚之因，一则心气虚型占相当大的比例，多由气虚为本，血瘀为标；二则多由患病日久或长期应用扩张血管药物所致。兼有气虚者，加补合谷补气，补气有助血行。

9. 心律失常　心律失常在临床中最为常见，可发生于各类心脏病患者，严重者可引起心力衰竭、休克、心脏综合征等。

情志失调是导致心律失常病因之一。《灵枢·口问》篇云："心者，五脏六腑之主也……故悲哀愁忧则心动，心动则五脏六腑皆摇。"《素问·举痛论》说："惊者心无所倚，神无所归，虑无所定，故气乱矣。"可见各种情志刺激都可能伤及心脏。本方用治情志失调而诱发心律失常之血瘀气滞型。该型在临床中极为常见。证见心悸、胸闷、胸痛、短气乏力，脉结或代，或疾或迟等。可收活血通络，行气散滞之效。往往针治2～3次即可见效。若属一时性心律失常，原无心脏病者，针治一次即可控制。对于功能性较器质性收效快速。

10. 腹部、乳房手术后疼痛　临床多见手术愈合后，创口及创口周围肿硬疼痛，按之痛加，其色黯红或深红，时久不减。选用本方或加泻创口周围之阿是穴（浅刺），佐以通络散瘀以止痛，收效尚好。腹部手术，因肠粘连而腹痛日久不减者，亦可用本方加泻阿是穴（局部深刺达到肠粘连的患野为佳）。

11. 腹部积块　祖父的经验是，属于子宫肌瘤、卵巢囊肿以及上腹积块等，在排除肝脏肿大、恶性肿瘤之外，首先在积块（癥块）上针刺2～3针，用捻转泻法，拔针后再用本方施治，以促积块的消散。该病初起针灸效果较好。如果子宫肌瘤、卵巢囊肿较大、较久，病情严重者，必须手术治疗方能根除。

12. 疟母（脾肿大）　因久疟不愈，气血大虚，痰瘀凝结，脉络阻滞，结于胁下，形成癥块。正如《金匮要略·疟病脉证并治》篇所说："如其不差，……此结为癥瘕，名曰疟母。"证见左侧胁肋之结块胀痛，扪之有形，腹部膨大，脘腹闷塞，胃纳不佳，面色萎黄，形体消瘦，脉象弦细或弦滑，疟疾时作（亦有停发的）。在疟母癥块上（脾肿大于肋弓以下部分）针刺2~3针（或横刺，或直刺，或用火针，刺入即拔，每隔1~2横指针刺一针），直接消散癥块，尔后再用本方，行气散滞，活血祛瘀，有助疟母癥块的消散。其具体针治方法，可参“消痞块方”［临床应用］疟母。

13. 黑热病脾肿大　针治方法，可参“消痞块方”［临床应用］黑热病。

14. 黄褐斑　其特征是面部发生淡褐色或深褐色斑片，面表光滑无鳞屑，边缘清晰，往往对称呈蝶翅状。伴有月经不调、肝胆疾病、乳腺增生、胃肠功能紊乱、便秘、神经衰弱等。亦有化学光照刺激后发黄褐斑者。本方用治气血瘀滞型，其临床表现多与月经不调有关，多在月经前更为明显，月经稍有调和则明显好转。根据具体病情配加有关腧穴施治。

【病案举例】

病例1　身痛、头痛

患者朱某某，女，44岁，住南阳市卧龙区潦河镇街内。于1998年10月14日初诊。

主诉：患身痛头痛已1年。

现病史：1年前患急性咽炎，因失治转为败血症，治愈后遗留头痛。以两颞跳痛、热痛为主，严重时枕部亦跳痛。头痛发作时全身游走性不定处跳痛一下即止，并有每因劳动后全身跳痛、困痛症状。每次月经期前几天头痛、身痛易发或加重。生气后以上症状亦加重。每在发病时输液加青霉素即愈，仅能缓解10天左右，体胖。

化验检查：抗“0”450单位；磁共振检查无异常；在南阳市中心医院曾用各种有关检查，均正常。

辨证：属于气血瘀滞，经脉气血失畅之头痛、身痛证候。

治则：行气活血，佐以通经活络以止痛。

取穴与效果：

一诊，针泻三阴交、太阳。

二诊（16 日），头痛减轻，仍全身不定处跳痛一下即止，每因劳动后全身跳痛、困痛。处方同上，加泻间使。

三诊（19 日）至九诊（11 月 4 日），处方同上。四诊（21 日），头痛和身痛均有所减轻。六诊（26 日），因昨天生气而全身游走性疼痛复重。七诊（30 日），头痛和身痛复轻。

十诊（9 日），仅身痛未复轻。针泻三阴交、太冲。

十一诊（11 日），身痛明显减轻。处方同上。

十二诊（14 日），上诊后基本治愈。处方同上。

十三诊，巩固疗效，处方同上。

按：依据本例的脉证和治疗经过进行分析属于“行气活血方”证。其原因是：头部跳痛及全身游走性跳痛，月经前和生气后加重，显示了瘀血和气滞为主因。在治疗过程中，由于一诊仅注意头痛，而忽视了全身游走性跳痛和生气加重这一方面，故针泻三阴交、太阳，而未加行气散滞之腧穴；二诊加泻间使穴行气散滞，与三阴交配伍，属于本方加泻太阳穴，共收行气活血，佐以通畅头部经络以止痛之效；因八诊、九诊，仍使用上方其身痛收效不著，故于十诊后改泻太冲、三阴交，使用疏肝理气，活血祛瘀之法而告愈。

病例 2　阳痿

患者张某某，男，26 岁，住南阳市镇平县城关镇东关大街。于 1994 年 4 月 20 日初诊。

主诉：患阳痿已 3 年之久。

现病史：患者结婚 3 年。新婚当晚闻听高考落榜，心情不畅，情志不舒，闷闷不乐，当夜房事即出现阴茎勃起不坚。嗣后房事因阴茎勃起不坚而时短，夫妻常不和睦，更致情怀抑郁，以致阴茎不能勃起，遂成阳痿。多处求医，均以肾阳不足治之，投以补肾壮阳之药百余剂，因不见效果，情志更为抑郁。外观表情抑郁，舌质淡暗，舌苔薄白，脉弦。

女性妇科检查：无异常发现。男性体检：阴茎及睾丸大小正常，无精索静脉曲张。

辨证：属于失志之人，抑郁伤肝，肝木不能疏达，气血失调之阳痿证候。

治则：疏肝解郁，理气活血。

取穴：针泻间使、三阴交、太冲。每隔1~2日针治1次。

效果：八诊后，阳痿明显好转；十五诊痊愈。

随访：年余后患者告知，爱人生一男婴。

按：阳痿之病，多见肾阳不足，多属功能性。情志抑郁引起者，临床少见。本例正如《杂病源流犀烛·前后阴源流》中说："又有失志之人，抑郁伤肝，肝木不能疏达，亦致阴痿不起"的阳痿。宗筋乃肝所主，肝郁气滞，血行失畅，气血不能濡润宗筋，阳痿乃生。故针泻间使、太冲疏肝理气，以解郁滞，气行血亦行，兼有行血之功；针泻三阴交活血行血，与太冲配伍，又能疏达肝气，通畅宗筋，则宗筋复常，阳痿乃愈。

本病之阳痿，其病因病机临床少见。因此前医以常法诊治，误以为肾阳不足，屡投补肾壮阳之中药百余剂，反因误用温补之品，更致抑郁，终不能治愈。这是辨病不辨证的诊疗方法的结果。

病例3　乳汁缺少

患者王某某，女，27岁，住南阳市高新区七里园乡达士营村。于2000年8月24日初诊。

主诉：乳汁缺少，将至全无已2个月。

现病史：初产妇，产后乳汁充盈，10天后因家务生气，哭啼两天后乳汁逐渐减少，直至现在已将全无。两乳房胀痛、刺痛，痛窜胸胁，腹胀食少，气嗝不顺。脉象沉弦。

曾用中西药通乳及用土单方治之均未收效，后用营养药品下乳，更觉无效。

辨证：属于气滞血瘀，阻滞乳络，乳汁不行之乳汁缺少证候。

治则：行气活血，佐以通乳。

取穴：针泻间使、三阴交，点刺少泽出血如豆许。每隔1~2日针治1次。

效果：二诊后，乳房胀痛、刺痛减轻，乳汁稍增；四诊后，乳房胀痛、刺痛及其痛窜胸胁复轻；七诊痊愈。

随访：2001年2月12日，患者前来针治乳癖，告知乳汁缺乏在此针愈。

按：依其病因、脉证和治疗结果，本例之缺乳，属于肝气郁结，气机不畅，血行瘀阻，乳络失畅，乳汁不行之气滞血瘀型。其依据有三：其一，病因肝气郁滞，而乳房胀痛、刺痛，痛窜胸胁；其二是服了营养药品以后，乳汁即将全无；其三是使用行气活血佐以通乳之法而收效。

病例4　痛经

患者李某某，女，18岁，南阳师专学生。于2000年9月5日初诊。

主诉：患痛经已1年，近3个月来严重。因饮凉而得。

现病史：1年前，一次体育比赛时正值月经来潮，因比赛后用温水沐浴又饮凉开水而得。此后每次月经来潮前一天及其期间，小腹凉痛，喜暖拒按，剧痛难忍，呈阵发性，得暖则舒。经量减少，色黑有块，块下痛减。经期后错。舌质暗紫边有瘀点，脉象沉涩带有紧象。现值经期。

辨证：属于寒邪凝滞，瘀血停滞胞宫，气机阻滞之痛经证候。

治则：温经祛瘀，行气散滞。

取穴：针泻气海、归来加针上艾条灸，约灸30分钟后拔针，再针泻间使、三阴交。

针治时间：9月5日和9月6日是第一个月经期针灸治疗的；10月7日和10月9日是第二个月经期经前和经期针灸治

疗的。

效果：一诊（9 月 5 日）后当时小腹剧痛明显减轻；二诊时小腹痛已基本缓解；三诊（10 月 7 日，第二个月经期第 1 天），小腹凉痛较上个月经期减轻；四诊（10 月 9 日），小腹已不凉痛，经色经量基本正常，为巩固疗效，再针灸 1 次。

按：本例之痛经，缘于经期沐浴、饮凉内伤于寒，客于冲任、胞中，以致经血凝滞，气机阻滞所致。故出现经行期间小腹凉痛，喜暖拒按，剧痛难忍；胞宫寒凝，故而得暖则舒；寒凝经血，血行不畅，故而经血量少色黑有块，经期后错；血块通下，无以瘀阻，故尔疼痛减轻；舌脉的改变，为瘀血凝滞之征。

所取腧穴，泻灸患部的气海、归来，温经散寒，祛瘀活血，针泻间使、三阴交行气活血以佐之。若仅用本方（行气活血方），则不能温散胞中之寒凝血瘀；若仅泻灸腹部腧穴，则不能促其行气活血而助行血以散瘀滞。

病例 5　黄褐斑

患者张某某，女，29 岁，家住南阳市南召县云阳镇。于 1997 年 11 月 18 日初诊。

主诉：患黄褐斑已年余。

现病史：1 年多来面部逐渐出现褐色斑块挟有瘀点，逐渐加重，每在月经期前更为明显，经后稍减。伴有月经前及经期小腹疼痛、拒按，经量减少，带有血块，经色暗红，乳房胀痛，胸闷嗳气，情绪不稳定等症状。舌质暗紫，边有瘀点，脉象沉涩。曾在市内几个医院均诊断为色素沉着，黄褐斑，用西药无效。月经又将至而黄褐斑加重。

辨证：属于气血瘀滞，经血不畅，注于面络之黄褐斑证候。

治则：行气活血，佐以通经活血。

取穴：针泻间使、三阴交、阿是穴（小腹痛点）。每隔

1~2 日针治 1 次。每在经期前两星期开始针治，直至经行来潮停针，为一疗程。

效果：第一疗程后，面部黄褐斑减轻；第二个疗程后，面部黄褐斑及经期伴有症状基本治愈；第三个疗程后，黄褐斑及伴有经期症状均愈。

按：本例属于气血瘀滞，经血不畅，注于面络之黄褐斑证候。是故经期腹痛，经量减少，经色暗红，带有血块，面部褐色夹有瘀点，并随经期症状的出现而更为明显；其伴有乳房胀痛，胸闷嗳气，情绪不稳，及舌质暗紫，边有瘀点，脉象沉涩等，为气滞血瘀之征。针泻间使、三阴交行气活血，配泻小腹阿是穴佐以通经活血，三穴配伍重点治疗经病。因经病出现黄褐斑，经病治愈则本病随之而愈。从针治的效果来看，本例黄褐斑是随经病伴有症状加重而加重，治愈而治愈的。

病例 6　胃痛

患者李某某，男，38 岁，住南阳市宛城区七里园乡大寨村。于 1998 年 1 月 7 日初诊。

主诉：患胃痛已 3 年之久，近因郁怒所伤而胃痛复发 16 天。

现病史：3 年前因与家人争吵数天而患胃脘疼痛，经治有所好转。此后每因生气而胃痛复发或加重。疼痛部位在剑突下约 2cm×3cm 之范围内，痛如刀割，拒按，痛处固定不移，夜间尤甚，饮食减少，多食则胃脘胀满不适。舌质暗，舌苔薄白，脉象沉涩。X 线胃肠钡餐透视提示：慢性胃炎。胃镜检查：无特异发现。

曾多处求医，西医以慢性胃炎治之收效不著，中医以肝气犯胃之胃痛，投药罔效。

辨证：属于肝郁气滞，滞久血瘀，停积胃腑之胃痛证候。

治则：行气散滞，活血祛瘀。

取穴：针泻间使、三阴交、上脘。每隔 1~2 日针治 1 次。

效果：一诊后，胃痛减轻；二诊后，胃痛复轻，已不拒按，饮食增多，食后胃脘不胀且感舒服；四诊后，胃脘疼痛已止；五诊、六诊期间，胃痛未发。

随访：1998 年 9 月 18 日患者前来针治腹胀，告知胃痛在此针愈。

按：本例属于气滞血瘀型之胃痛。其辨证要点是：胃痛因于生气（气滞易滞血行），痛如刀割，痛处不移，夜间尤甚，舌质暗，脉沉涩等。是故选用本方，行气散滞，活血祛瘀，加泻上脘患野取穴，既可以祛患部之瘀血，又可以行患部之气滞。气血畅通，则胃痛可愈。

病例 7　扭伤性腰痛

患者陈某某，男，65 岁，南阳石油二机厂职工。于 1999 年 11 月 9 日初诊。

主诉；患腰痛已 10 多年，此次复发 9 天。

现病史：10 多年前因劳动扭伤腰部而得，当时剧痛难忍，经长期治疗而痛止。此后每因劳累或扭伤腰部即发，经治多天而痛止。此次亦因劳动扭伤而复发，第 2 ~ 5 腰椎剧痛难忍，影响翻身及行走。第 4 腰椎压痛明显、拒按，咳嗽、深呼吸、扭转等则痛甚，活动受限。

1995 年夏腰痛严重，X 线拍片结果：第 3 ~ 5 腰椎骨质增生、变形。体胖，外观身体健壮。

辨证：属于劳动扭伤腰部，经络气血运行不畅之扭伤性腰痛。

治则：行气活血，通经活络以止痛。

取穴与效果：

一诊、二诊（21 日），针泻气海俞、大肠俞，配电针仪通电加 TDP 照射。

三诊（24 日），上两诊针后剧痛。针泻间使、三阴交。拔针后当时咳嗽、深呼吸、扭转腰部痛轻。

四诊（26 日），腰痛复轻，处方同上。五诊（29 日）、六诊（12 月 1 日），处方同上。

七诊（3 日），腰痛将愈，处方同上。八诊（6 日），腰痛基本治愈，告知患者此诊后若治愈停治，处方同上。

按：本例之腰痛，属于扭伤性。以有扭伤性腰痛病史，此次又因劳动扭伤而得，和咳嗽、深呼吸、扭转痛甚，活动受限为其辨治要点。辨为气血瘀滞型，是故施用行气活血之法针泻间使、三阴交而收效。其一诊、二诊，以患野取穴通经活络为主以止痛，未中病机故尔不效反剧。

【方效相较】

1. 本方与补阳还五方相较　见“补阳还五方”［方效相较］。

2. 本方与风疹方相较　见“风疹方”［方效相较］。

【其他方面】

1. 气血辨证　本方所治的病证，都是经过气血辨证，确定施用本方的。

气血辨证，来自气血相关理论，推崇人体有形之血和有用（功能）之气为本。气和血是人体生命活动的动力和源泉，它是脏腑功能的反映，又是脏腑活动的产物。人体生理功能和病理变化无不涉及气血。气血充沛则身体健壮（身安无病），气血失和则百病由生。人体气血贵在调和、通畅、充濡。《素问·调经论》中云：“人之所有者，血与气耳。”气血在生理上密切相关，在病理上相互影响，形成了气血辨证的理论基础。

《素问·调经论》中云：“血气不和，百病乃变化而生”，强调了气血失和是产生人体疾病的重要病理基础。多种疾病在发展过程中均贯穿着气血失和的病理变化。不少疾病在发生、发展和转归过程中出现气血瘀滞的病机、病候和伴有其症状。使用本方施治，或用于治本，或用于治标，或用于临时配治等等，均视其具体病情而定。

特别是针灸临床上的诸多疼痛病证，多涉及气血瘀滞的病理变化，气血瘀滞为患是其产生的本质。因此在临床诊治过程中，始终注意气血的改变，强调气血辨证。气血辨证，既是辨证过程中的必要环节，又是施治中的主要依据，两者不可偏废。本方是主治气滞血瘀为因和伴有其症状的病证，是行气活血的常用方，故以气血辨证为基础选穴组方而创立此方。

2. 临床所见　除因气血瘀滞引起的肢体疼痛以及冠心病心绞痛、乳癖、胸痛、胁肋痛等等之外，用于血瘀气滞引致的心脏神经官能症、神经官能症、更年期综合征等所出现的心律失常症，使用本方可收一定疗效。

3. 间使与太冲、内关的选用　本方中的间使与太冲穴功能相较，由于两穴经络循行的不同，其功能不同。太冲疏肝理气，多用治小腹、阴器及胸胁部位的病变。间使行气散滞，多用治上腹及胸胁痛病变。间使用治心脏病变及恶心呕吐之胃腑病变的反映，其效果次于内关穴。因此在临床上，选用本方用治小腹、阴器及胁肋部位之气血瘀滞型病证，若收效不佳者，方中间使穴可易太冲穴；用治心脏及胸胁部位之气血瘀滞型病证，若收效不佳者，方中间使穴可易内关穴。

【歌括】

行气活血方效良，气血瘀滞用之广，
针泻间使三阴交，诸病瘀滞可通畅。

（二）补阳还五方

【方治渊源】

本方始治于20世纪60年代，父亲根据“补阳还五汤”（出自《医林改错》）的方义、功效和治证，联系合谷、三阴交的功能，施用补合谷泻三阴交配伍后的协同作用，类似“补阳还五汤”的功效，而创立此方。试用于治疗气虚血瘀的风中经络的半身不遂，获得了一定效果。此后我们在父亲的指导下，又用治因气虚血瘀引起的和伴有气虚血瘀症状的病证，如脑外伤、冠心病、小儿麻痹以及身痛、四肢麻木、四肢疼痛等病，均收到一定疗效。由于父亲常将此方的功效比作“补阳还五汤”，故命名为“补阳还五方”。

【腧穴组成】

针补双合谷，泻双三阴交。

【操作方法】

1. 补泻和留针　为了便于补泻和节省时间，首先针刺三阴交，达到欲刺深度有针感后留针，在留针 20～30 分钟期间，每隔 5～10 分钟各捻泻 1～2 分钟，如此捻泻 2～3 次后，停留数分钟拔针。在三阴交留针期间针刺合谷穴，达到欲刺深度有针感后连续各捻补 8～10 分钟拔针。

2. 针治时间　一般每隔 1～2 日针治 1 次，必要时可每日针治 1 次。

【功能效用】

辨证取穴

补气活血以祛瘀阻：用于气虚血瘀，瘀阻心、脑、胞宫和肢体某处所发生的病变。

【主治范围】

1. 心脑疾病　因正气亏虚，瘀阻心络、脑络引起的和因失治、误治病情发展到本方证的病证，如冠心病、心悸、脑外伤、脑血栓形成、闭塞性脑动脉炎以及心脑血管的其他疾病。只要出现和伴有气虚血瘀症状和体征，宜使用补气活血以祛瘀阻之法者，都是本方的主治范围。

2. 经脉疾病　气虚血瘀引起的和伴有其症状和体征的肢体经脉病，如身痛、肢体麻木、肢体疼痛、胸痛、胁痛、截瘫等。凡适用补气活血以通经活络或通经止痛之法者，均可使用本方施治，或配加有关腧穴，或与有关处方同时或交替施治。

3. 瘀血病证　因瘀血阻滞引致的积块、腹痛、闭经、痛经、月经不调、胸痛等，伴有气虚症状者，应以本方为基础，加泻患野有关腧穴，同时或交替施治。

4. 外伤性疾病　脑外伤或因扭伤、闪挫、骨折出现的脑部症状和肢体某处疼痛，或由失治、误治或病久出现气虚血瘀者，均是本方的治疗范围，或配加有关腧穴以治其标。

【方证简解】

1. 腧穴功能　本方为补气活血以祛瘀阻的常用方、基础方。针补合谷泻三阴交，之所以具有补气活血以祛瘀阻的作用，主治气虚血瘀引起的多种病证，是因为：

合谷，是气病要穴。泻之以清气分之热，补之以补周身之气。施用补法，是主治气虚、因气虚引起的或伴有气虚症状病证的有效常用穴。

本方证为气虚血瘀的证候。针补本穴，用于治疗气虚不能运血，血行不畅，瘀血阻滞，和瘀血停留，或瘀血阻滞日久，正气不足，以及祛瘀活血恐伤正气的病证。针补本穴补气以促血行，祛瘀而不伤正气，并有助三阴交活血祛瘀之功。

三阴交，是血病要穴。泻之能行血分之瘀，补之能补血分之虚，先泻后补能活血分之滞，泻配透天凉能凉血分之热；补之又能育阴养血、益脾止血。因此，它具有养血、止血、凉血、活血、破血、祛瘀等作用。各种原因引起的血虚、失血、瘀血、血热、瘀阻等病变，均是本穴的治疗范围。

本方证为气虚血瘀之证候，针泻本穴，用以活血祛瘀，行血通络。与合谷配伍，补气以促血行，瘀祛血行，则血络通畅，受阻部位的病变得以治愈，故有类似“补阳还五汤”之效。方中合谷捻补时间大于三阴交的捻泻时间，意在气旺则血行，活血而不伤正，共奏补气活血通络之效。

2. 病因病机　本方证的病因病机，主要是气虚和血瘀二者影响气血正常的活动而为病。以半身不遂，肢体外伤和心脑瘀阻所显现气虚血瘀的脉证为其证治要点。

气和血为人体基本物质，一阴一阳相互依存，相互资生。

中医基础理论的核心离不开气血。血之虚实可涉及到气，气的盛衰可影响到血；气为血帅，血随气行；气行则血行，气滞则血结；血虚则气少，血瘀则气滞；血病则气不能独化，气病则血不能畅行。气血失调是一切疾病中最具有普遍意义的一种病理机制。

一旦气血失调，血因气虚而瘀阻，气因血瘀而壅滞，互为因果出现的病理变化，以及瘀血阻滞日久，正气不足，或久用活血化瘀（扩张血管）之药，伤及正气，不利于活血化瘀和瘀阻消散的病证，如心、脑、胞宫、胸、腹和肢体等部位的瘀阻病变，不用补气活血之法以祛瘀阻，就久久难愈者，则是本方的治疗范围。可根据具体症状配加有关腧穴。

（1）瘀血阻滞脑络的病证：瘀血阻滞脑络，致使经脉失调的病证，如中风、闭塞性脑动脉炎、脑外伤以及其他肢体活动失灵和脑部症状。若属气虚血瘀型，或因久用扩张血管药物，正气已伤的肢体和脑部症状者，正适用本方施治。所见的肢体痿废或筋脉失灵，是因瘀阻脑络，经脉失用之故；其气短乏力，或肢体无力，或小便失禁或尿频等，是气虚为因所致；舌苔薄白，舌质暗或有瘀斑，脉象细涩、虚细或涩而无力等，为气虚血瘀之征。

脑外伤瘀阻脑络，有不出现肢体症状而见脑部症状，如头痛、恶心、耳聋、言语障碍、健忘、头晕或面瘫等不同的有关症状，伴见气虚症状者。

（2）瘀血阻滞心络的病证：瘀血阻滞心络，致使心络瘀阻，血行不畅，而出现的冠心病、心悸、心律不齐等心脏病变。若出现气虚血瘀型或因瘀气虚或瘀阻日久正气不足，均可伴见心悸、胸闷、呼吸不畅、气虚乏力、动则气促和舌苔薄白，舌质暗或暗淡，舌有瘀斑，脉象虚细、细涩、涩而无力等症状和体征。

（3）瘀阻肢体经脉：瘀血阻滞经脉，不通则痛，或经脉失养，经筋失用，故出现肢体疼痛或痿废。因虚致瘀和因瘀气虚，均可伴见气虚血瘀的症状与体征。

（4）瘀血阻滞腹部：瘀阻内脏，结成瘀块，如脾肿大，病久气虚；或腹部积块，因瘀血阻滞，气机不畅，则会出现闭经、月经不调、腹痛、卵巢囊肿等病。因失治、误治，伤于正气，致使久久难愈者，必见气虚血瘀的症状和体征。若积块日久，血络瘀阻，则日益坚硬或疼痛加剧；中气大伤，运化无权，则饮食减少，气短乏力或息微声低，形体瘦削；血瘀日久，新血不生，营血大虚，则见面色萎黄，甚则黎黑；舌质淡紫或有瘀斑，舌苔灰糙或光红无苔，脉象细数或弦细等，均为津液枯竭，气血耗伤之象。此型属于正虚瘀结，以本方为基础，配加针刺积块上腧穴，或在针治积块的同时与本方同时或交替施治。

【所治病证】

中风、肢体麻木、肢体疼痛（关节痛、胸痛、胁痛、腰痛、坐骨神经痛）、外伤性肢体疼痛、脑外伤、腹部积块、三叉神经痛、心悸、冠心病、心绞痛、假性延髓性麻痹、肌肤甲错。

【临床应用】 发行

1. 中风（脑出血、脑血栓形成） 本病的病因和证型较多。施用本方主治脑梗塞之初、中期和脑出血的活血化瘀期，属于气虚血滞，脑络瘀阻之中风证候。

证见偏枯不用，肢体无力，肌肉不仁，分别伴有面瘫或语言謇涩、口角流涎或大便干燥、小便频数、遗尿失禁、气息短促，面色萎黄或苍白，舌质淡紫或暗滞或有瘀斑，舌苔薄白，脉象细涩或涩而无力，甚则肌肤甲错等。因证属气虚血瘀型，故用本方施治。根据具体病情配加有关腧穴，虚补而实泻。其具体运用是：

若伴有心动过缓者，加补神门佐以补益心气；若属强直性瘫痪者，加泻太冲平肝熄风，或本方与针泻（少泻久留针）患野有关腧穴缓解筋脉之法，交替施用；若属弛缓性瘫痪者，本方与针补患野有关腧穴补益筋脉之法，交替施治；若语言不利者，配加深刺双风池、完骨穴，深部有针感即拔针，或加泻哑门以开音窍；若舌肌不灵者，加泻哑门、廉泉，点刺金津、玉液出血，或再加泻通里穴以通调舌络。若本方祛瘀之力不足者，可加泻血海穴。

若兼中枢性面瘫者，加刺患野有关腧穴，配电针仪断续波，牵拉面肌，偏实者施用泻法，偏虚者施用先泻后补之法；若兼小便失禁者，加补肾俞佐以补肾缩泉，或加补中极佐以约胞；若兼强制性自笑者，加泻内关或神门以治心气之实；若兼强制性自哭者，加补神门或心俞以补心气之虚；若兼痰阻或见神志略有痴呆者，加泻丰隆佐以化痰宣窍，与本方合用，共奏益气行血，化痰通络之效；若无痰阻又无神志痴呆者，丰隆穴也常配泻于本方中，对于气虚血瘀，痰瘀阻滞脑络有良好的作用。

肢体筋脉和关节有关局部症状，可配合康复疗法。锻炼肢体、关节，纠正不正常的体位。针灸治疗可配合有关腧穴，不再赘述。

临床所见，属于本方适应证，在治疗期间收效较缓，配服“补阳还五汤”以协之，收效较佳。

本病早期诊治，收效尚佳。我们常遇到一些病人，开始出现一侧上肢或下肢或上下肢活动欠灵，或伴有说话有点不清，或伴见轻度面瘫等，短时间自行恢复正常，不久复现者，属于脑血栓形成瘫痪前期症状，急用本方针治，每日针治一次，三五次即能恢复正常。

2. 肢体麻木　肢体麻木，既属一个症状又属一个病证，其病因较多。使用本方用于治疗全身麻木或某个肢体麻木为主要病证，因气虚血行不畅，筋脉瘀阻，伴有气虚血滞症状者。

以本方为基础，配加患野腧穴，虚补实泻，寒加艾灸，共收益气行血，祛瘀通络之效。

若颈椎病、腰椎病出现肢体麻木者，应以颈椎病、腰椎病论治，临床要注意鉴别。

3. 肢体疼痛（关节痛、胸痛、胁痛、腰痛、坐骨神经痛） 肢体疼痛，既属一个症状又属一个病证，其病因较多。使用本方用于治疗以全身疼痛或某个肢体疼痛或某处骨节、筋脉疼痛为主要病证，伴有气虚血滞症状者。以本方为基础，或配泻有关的腧穴，通经活络以治其标。

以上诸多痛证，都不是一开始就属气虚血瘀型。因服行气散滞止痛之药过多或过久，病本未愈，反伤正气而出现了气虚血滞症状者。

若颈椎病、腰椎病出现的肢体疼痛者，应以颈椎病、腰椎病论治，不可混淆。

4. 外伤性肢体疼痛　是指因扭伤、闪挫或骨折引起的胸痛、胁痛、腰痛或某处关节、筋脉疼痛，以及骨折剧痛，而曾用行气散滞之药过多或过久，致使疼痛未减或加剧，反出现气短乏力，呼吸短促，精神不振等气虚症状者，可用本方。或加泻患野有关腧穴施治，其效尚佳。此为临床屡治屡效的经验方法。

5. 脑外伤　本病所出现的症状和证型甚多。除恶心呕吐和肢体痉挛外，只要出现气虚血瘀症状和体征者，均可使用本方配加有关腧穴虚补而实泻。如分别出现的面瘫、头痛、耳聋、眩晕、舌强语謇、视神经萎缩和肢体活动障碍等等，均用此方而收效。特别是患病时短者收效满意。临床应特别注意，与气虚肾虚型加以鉴别，防止误治。

脑外伤多是因脑瘀血或脑髓损伤出现的症状。没有一开始就出现气虚血瘀型，都是先有瘀血，治之不当伤于正气而出现此型的。

6. 腹部积块　凡因腹部积块出现的腹痛、闭经、痛经，或出现较小的卵巢囊肿、子宫肌瘤以及黑热病、久疟出现的脾肿大等。因针刺积块，消散积块之法，恐伤正气，或病久正气已虚的患者，可配用本方，针补合谷以固正气，针泻三阴交活血祛瘀有助积块的消散。

7. 心悸　凡属病本气虚血瘀，或病本心血瘀阻，因病久或失治、误治而出现气虚血瘀症状和体征者，其病程较短，均可使用本方益气活血，配泻内关佐以行气散滞，通畅心络。

8. 冠心病、心绞痛　冠心病的病因和证型较多。选用本方用于气虚血瘀型。凡出现气虚血瘀症状和体征者，不论心绞痛发作与否，均可使用本方，配泻内关佐以行气散滞，通畅心络，收效甚好。若心绞痛发作时，使用上方可以很快缓解症状；若未发作时使用上方可以从本图之。

冠心病心气虚型，占有相当大的比例。多由气虚为本，血瘀为标。临证多见气虚血瘀，因而益气活血法比较常用，用本方加泻内关佐以行气、通心络，气行则血行，行气有益于行血祛瘀。

60和70年代，内科病房常请针灸科针治心绞痛，针泻内关或针泻内关、三阴交，即可很快止痛。但对一些属于气虚血瘀型患者，虽然收效较好，但易复发，改用本方加泻内关收效较快，又不易复发。原因是针补合谷补气，补气有助血行。本病兼有气虚之原因：一则是心气虚占有相当大的比例，多由气虚为本，血瘀为标；二则是多由患病日久或长期应用扩张血管药物而致瘀血未除新添气虚。气虚血瘀存在着心功能损害，其病变程度随着“虚”证程度的加重而加重。故而用本方加泻内关，收效甚佳。

9. 假性延髓麻痹　中风病中出现假性延髓麻痹，其临床表现为：语言不清，饮食返呛，食物从鼻孔而出，咽反射亢进，无舌肌萎缩等。若患病不久，具有气虚血瘀症状和体征者，可以本方为主，加泻风池、哑门，通脑络，开音窍。

临床还有发音嘶哑，进食发呛，一侧咽反射正常，一侧咽反射消失，病侧软腭不能上举，悬雍垂偏向另一侧。此病是一侧舌咽迷走神经或其核受损。对此也可按假性延髓麻痹分型治疗。如属气虚血瘀型，亦可用本方加泻风池、哑门（或廉泉深刺）治疗，或用本方加用毫针点刺患侧软腭和悬雍垂，令其充血。

临证应与真性延髓麻痹作鉴别。真性延髓麻痹发音嘶哑，咽反射消失，伴有舌肌萎缩。多见于脑炎、多发性神经炎、脊髓灰质炎和鼻咽癌转移等。

【病案举例】

病例1　外伤性脊背痛

患者王某某，女，72岁，住南阳市丝织厂家属院。于1996年2月28日初诊。

主诉：胸背及腰背部剧痛难忍已月余。

现病史：原患第10胸椎压缩性骨折，经常胸背和腰背疼痛，胸第8~12椎高突，呈驼背状。月余前因坐长途汽车，行程数百里，出现后背呈阵发性窜痛，时而窜及两胁肋部胀痛，咳嗽、深呼吸、扭转、弯腰等动作剧痛难忍。伴有气短，心慌，饥饿时胃脘嘈杂不适，动则气喘，上半身强硬，下肢浮肿等症状。不时呻吟，表情痛苦，脉象有间歇。心电图提示：心律不齐。

辨证：属于复伤脊背，气血阻滞，经气失畅之外伤性脊背痛证，和年逾古稀，病体久虚之气血亏虚证候。

治则：行气活血、益气行血以止疼痛；气血双补佐以调气，以补其虚。

取穴与效果：

一诊（28日），针泻内关、三阴交，行气活血以止痛，拔针后当时痛减。

二诊（3 月 2 日），气短心慌，动则气喘。针补合谷，泻三阴交、阿是穴（背部右侧），用以补气活血，佐以通络止痛，针后当时气喘、心慌减轻。

三诊（5 日），针补合谷泻内关、三阴交，用以补气活血，佐以理气又调心气。

四诊（7 日）、五诊（9 日），处方同上。

六诊（12 日）仅两胁肋发紧发胀。针补合谷泻内关、阳陵泉。

七诊（14 日），上次针后复重。针泻内关、三阴交，用以行气活血。

八诊（16 日），收效不卓。针补合谷、三阴交，泻内关。以气血双补为主，因恐峻补气机不畅，故加泻内关以佐之，又有调心气之效。

九诊（19 日），两胁肋胀痛减轻，上半身已不僵硬，仅 11、12 胸椎及其两侧疼痛，现患者已能自己穿衣服、系裤带等，生活已能自理。处方同上。

十诊（21 日），仍两下肢浮肿明显，时而气短心慌，腰背微痛。处方同上。

十一诊（23 日），效不更方，处方同上。

随访：1996 年 8 月 24 日，患者因解小便而蹲位不正，突然腰骶剧痛，活动受限，前来针治，告知前病在本科针愈。

按：本例之外伤性脊背痛，原有胸椎骨折，胸背腰背经常疼痛。近因久坐长途汽车，复伤脊背，气血瘀滞，表现为后背呈阵发性剧痛，时而窜及两胁肋部，咳嗽、深呼吸、扭转、弯腰等动作受限。又伴有气短，心慌，饥饿时胃脘嘈杂，动则气喘，下肢浮肿等气血亏虚症状。在治疗法则方面，急则治其标，故针泻内关、三阴交，行气活血以通络止痛。因患者有气血亏虚的证候，故用本方益气活血佐以行气散滞，取其行气活血和补益气血之法；针补合谷，泻内关、三阴交，补气活血佐以行气散滞，亦即行气活血佐以补气不伤正气；待病痛症状有所缓解，最后用“八珍方”加泻内关，施用气血双补佐以行气散滞之法而告愈（实属疼痛症状得以控制，气血亏虚症状有所改善）。

六诊之时，因仅两胁肋发紧发胀，属于脊背损伤所反映的症状，误以胁肋经脉失畅，在针补合谷补气固正，针泻内关行气散滞的基础上，配泻阳陵泉意在通畅少阳胁肋部之经气。因无活血祛瘀腧穴，方不中的，故而无效。

病例2　中风

患者吕某某，男，67岁，南阳市运管处职工。于1997年7月11日初诊。

主诉：患脑梗死已2个月。

现病史：2个月前因患脑梗死（脑CT扫描检查），收住南阳卫校附属医院治疗。出院后遗留左侧上下肢活动不便，至今出院已11天，前来针治。

现在证：左侧上肢不能平举，手指不会伸直，活动不便，手指微肿。左侧轻度面瘫，食物易嵌在齿颊之间。进食发呛，气短，头懵，深吸气感到胸部舒服（中气不足之征），大便干秘，痰多，耳鸣。舌质黯，舌苔薄白少津，脉象沉细。

心电图提示：主动脉供血不足。脑电图提示：双侧脑供血不足。

血脂高在住院期间已治疗。血压高在住院期间已被控制。糖尿病在住院期间被发现。

辨证：属于气虚血瘀，瘀阻脑络之中风病证候。

治则：益气行血，通畅脑络，佐以通经活络。

取穴：一至三诊，针补合谷，泻三阴交，加泻左环跳右风池穴；四至八诊，针补合谷，泻三阴交，加刺左臂丛（针刺一定深度，有触电感达于手指后即拔针）和加泻左手三里、阿是穴；九至十六诊，针补合谷，泻三阴交，加泻右风池。其中五诊后配服“补阳还五汤”10剂。九诊后开始停用西药。每隔1~2日针治1次。

效果：三诊后，耳已不鸣，左侧上下肢活动较灵；五诊后，已能步行500米前来就诊；八诊后，左手已能握拳；九诊后，头已不懵，左侧上肢已能上举，手指已能握物，已能跑步，吐痰少，余无异常；十三诊后，左侧上肢及手指活动自如；十五诊后，基本痊愈；十六诊后，患者外出探亲，停止治疗。

按：本例之中风，属于“补阳还五汤”证，故用本方施治。因脑血栓形成梗塞于右侧脑部，故加泻右侧风池穴，用以通畅脑络；加泻患侧肢体有关腧穴，用以通畅患肢经络。

病例3　中风

患者景某某，女，60岁，住南阳市唐河县桐河镇。于1997年4月17日初诊。

主诉：左侧半身不遂已9天。

现病史：1995年元月患左侧半身不遂，住某医院治愈。于9天前突然左下肢发软，行走无力，即住本院急诊室，静滴脉络宁、川芎嗪等。回家后当晚7点钟左右，自觉头晕即卧床休息，次晨起床时发现左侧上下肢痿软不用，不能行走，神志清，说话尚清。即在南阳油田和本院作脑CT扫描，提示：右侧大脑大面积脑梗死。即在本院急诊室静滴蝮蛇抗栓酶、脑二磷、甘露醇，口服尼莫地平等和中药补阳还五汤加减。患者因丈夫患癌症而忧虑不安，彻夜不眠。舌淡苔白有齿痕。

辨证：本例正属于本方之中风证候。

治则：以益气行血，祛瘀通络为主，佐以通畅患肢经脉。

取穴：一至三，六至八诊，针补合谷、泻三阴交；四诊、五诊，处方同上，加泻左膝眼。

效果：一诊后，左侧下肢能抬步，左手能伸能握；二诊后，一人扶着能行走数步；三诊后，因左膝关节痛，故四诊、五诊加泻左膝眼穴；四诊后，左膝关节已不痛；七诊后，左侧上肢已能上举；八诊后，病情大有好转，因丈夫病重停止针治而回家。

按：本例之中风，属于“补阳还五汤”证，使用本方恰到好处。其效良，一则是方中其的，二则是患病时短，又在配用中西药物的基础上，选用本方。其中四诊、五诊加泻左膝眼穴，是临时左膝关节痛，属于临时处理。

病例4　心悸

患者陈某某，女，55岁，住南阳市卧龙区潦河镇街内。于1998年11月2日初诊。

主诉：多汗、心悸、失眠已年余。

现病史：1年多来，自汗重于盗汗。夜间盗汗较轻，白天每在饭后大汗淋漓，时而烘热汗出，时而遇热则烘热汗出，汗后身冷。晚饭后即入寐，3~4个小时后再也不能入寐。后半夜全身不适，辗转不寐。每天晚饭后心焦、心烦。

现在证：最近胸闷心痛、心跳、心悸、气短明显，善太息，呈阵发性心跳、心悸，劳动时更易出现，时而自觉心跳加快，好似心脏发抖，气短、胸闷心痛。生气后胸闷心痛、心悸、心跳、太息加重。舌质紫黯有瘀点，无苔，脉偏涩。因用药无效，要求针治。

有胃痛病史已10年余，每因生气易于复发。

心电图示：心肌缺血。

辨证：属于气虚血瘀，心血瘀阻，兼有气滞心络之心悸证候。

治则：先利气机通心络，后益气活血，佐以行气散滞。

取穴与效果：

一诊，针泻内关，在留针期间胸闷、心悸当时减轻。

二诊（4日），前天针后胸闷、心悸减轻，太息次数减少。仍后半夜全身不适而辗转不寐。针补合谷泻内关。

三诊（6日），自觉心脏已不发抖，太息次数复少。近几天中午饭后胃脘痞满欲痛。针泻内关、足三里。

四诊（9日），胃脘症状减轻。心烦急躁夜间加重，影响入寐。脉数，两尺无力。处方同上，加补复溜。

五诊（11日），处方同上。

六诊（13日），昨天汗多，心跳次数多，前天晚上烦躁发热失眠。针泻神门、内关。

七诊（16日），以上症状明显减轻。处方同上。

八诊（18日），处方同上。

九诊（20日），汗出、太息及胸闷、心悸均减轻。处方同上。

十诊（23日），病情复轻。处方同上。

十一诊（25日），昨天下午开始自觉剑突下跳动，面部烘热。针补合谷，泻间使、三阴交。

十二诊（27日），上次针后效果好。处方同上。

十三诊（30日），昨天开始仍觉剑突下3寸处跳动，全身及面部发烘。处方同上。

十四诊（12月2日），由昨天开始以上症状未发。处方同上。

十五诊（4日），心跳、心慌、心悸时短而减轻。处方同上。

十六诊（16日），基本治愈。处方同上。

随访：2000年元月26日下午患者因胃痛复发，前来针治，告知98年所患病证，用中药无效，在此经针治而愈。

按：本例之心悸，是以现在证为辨证的主要方面。以心悸、心慌，胸闷心痛、气短，劳动时易发，以及时而自觉心跳加快、心脏发抖和心电图提示与舌脉等，辨为气虚血瘀型心悸的依据。兼有每因生气而胸闷心痛、心跳、太息加重之气滞心络之心悸证候。

所取腧穴，看来杂乱，实属有序。它是根据在治疗过程中的病理变化，而选穴组方的。例如：一至十诊以气滞心络为主，针泻内关穴利气机通心络，故一诊后胸闷心痛、心悸、心慌及善太息所有减轻；二诊加补合谷，意在扶助正气；二诊后自觉心脏不抖及太息复少，但胃脘痞满欲痛，故三诊针泻内关、足三里和胃畅中；三诊后胃脘症状减轻，心烦急躁夜间加重，又见脉数两尺无力，故四诊加补复溜佐以补肾阴；五诊后，复现汗多、心跳加重及烦躁发热失眠；六诊改为针泻神门、内关，共收利气机通心络，清心火安心神之效；七至十诊，效不更方，处方同上；十一诊出现剑突下跳动，面部烘热，即改用本方益气行血，配泻间使佐以行气散滞；效不更方，故十二至十六诊，处方同上，以告痊愈。

【方效相较】

1. 本方与“八珍方”相较　两方都针合谷、三阴交，又都补合谷穴用以补气，仅三阴交一穴补泻法的不同，其功效和主治有所不同。本方针泻三阴交用以活血祛瘀，通畅血络。“八珍方”针补三阴交用以益脾养血。故本方具有益气活血，祛瘀通络的作用，用治气虚血瘀证，故类似“补阳还五汤”之效；“八珍方”具有气血双补的作用，用于治疗气血双亏证，故类似“八珍汤”之效。

2. 本方与行气活血方相较　两方都针泻三阴交，用以活血祛瘀。但其功效和治证的不同之处在于：本方配补合谷补气以促血行，共奏益气活血以通血络之效，用治气虚血瘀证；“行气活血方”配泻间使行气散滞，共收行气活血之效，用于治疗气滞血瘀证。

3. 本方与益气补肾方相较　两方都补合谷用以补气，仅一穴之别，其功效和治证截然不同。本方配泻三阴交用以活血祛瘀，通经活络，与合谷配伍，用治气虚血瘀证，具有益气活血之效；“益气补肾方”配补复溜用以补肾，与合谷配伍，用治气虚挟肾虚或肾虚兼气虚的病证，具有益气补肾之效。

4. 本方与益气补中方相较　见“益气补中方”［方效相较］。

5. 本方与回阳益气方相较　见“回阳益气方”［方效相较］。

6. 本方与“风疹方”相较　见“风疹方”［方效相较］。

【注意事项】

1. 腹部瘀块　本方不是专祛瘀血和专攻瘀块的，特别是腹部瘀块，必须在针刺患部积块以破积化瘀为主的基础上，使用本方辅佐正气、祛除瘀血。但对气郁血阻型不可配用本方，可配用“行气活血方”佐以行气活血，有助破积化瘀。对于气结血瘀型和气结痰瘀型者，更不可使用本方，因方中合谷穴的补气作用，会影响气结的消散。又腹部瘀块日久，出现脾胃虚弱和化源不足症状者，非本方辅佐范围，宜用“补脾胃方”。

2. 肢体病变　本方所治的肢体病变包括肢体某处和关节、筋脉之麻木、疼痛以及外伤性疼痛等，其原发于气虚血瘀者较为少见，多是病情发展到本方证阶段。因此，在使用本方治本的同时，必须配泻患野有关腧穴以治其标实，标本兼顾，方收良效。

【其他方面】

气虚血瘀证。涉及多系统多种疾病，尤以心脑血管疾病，肾脏疾病及老年病和肢体筋脉疾病更为常见。乃元气虚衰，气不摄血或气不行血，致使瘀血停滞所致。以气虚为本，瘀血为标，本虚标实。

1. 心、脑血管病

（1）脑疾病：脑外伤、中风（脑出血和脑血栓形成，属于风中经络者），瘀阻脑络不久，在需用活血化瘀阶段，兼有气虚症状者，选用本方更为适宜。瘀阻脑络稍久，兼有气虚症状，使用本方则气虚症状恢复较快，但活血化瘀之力不足，因瘀久之故，收效不佳。

（2）瘀阻心络：瘀阻心络较轻的病证，出现气虚症状者，可用本方加泻内关，施用益气活血，通畅心络之法，能很快缓解症状，亦有久治可愈的。瘀阻心络较重的病证，虽然出现气虚症状，只用上方上法，收效较差。大面积的瘀阻，虽有气虚症状，只用上方上法，收效不佳。

2. 防止不典型的中风病　本方亦常用于缺血性的中风和出血性中风的瘀血期。中风属于急性脑血管病，其病因是脑动脉阻塞和破裂，其病理是急性脑血管病，致成局限性脑功能异常。《实用内科学》所述：“各种病变引起脑动脉阻断（血栓形成、栓子）、狭窄、痉挛或破裂，干扰脑的正常血液供应。使该动脉供血区脑组织受损导致局限性脑功能异常的一种疾病。”由于中医对中风的含义界定不清，临床所见，它不仅限于猝然昏仆，口眼㖞斜，半身不遂为主要特征，亦有未曾经过昏仆或风中脏腑之闭证、脱证，而仅见口眼㖞斜或半身不遂，或下肢活动欠灵，说话欠清。不少中风病人其临床表现极不典型，而经过脑 CT 或磁共振检查，却发现脑动脉阻断（血栓形成、栓子）、狭窄、痉挛或破裂，出现局限性脑功能异常。如果不典型的肢体病变被忽视，而未及时进行 CT 或磁共振确诊，将会造成误诊误治，甚至造成终身残疾。

所接诊针灸治疗此类不典型的病人，曾用各种疗法罔效，进行脑 CT 或磁共振检查后才被确诊，回头以脑梗死治之，使用本方往往效不从心，这是屡见不鲜的。因此，为了防止误诊误治，及时进行检查确诊是非常必要的。

3. 瘀血和痰瘀阻滞脑络之中风病　中风病病在脑络。缺血性和出血性中风之瘀血的形成，只是血瘀阻塞脑络与络破血溢成瘀的不同。瘀阻脑络是中风的主要病机，是本病的基本病理转归，在中风恢复期既是致病之因，又是一种病理产物。进入恢复期后，病势已缓，虚象显露。然，余邪未尽，标实证候依然存在，其瘀血（或痰瘀）阻碍脑络，则为中风病恢复期的主要病理因素。血液流变学检查证实中风恢复期患者血液多呈“浓、粘、凝、聚”状态。《医林改错》所谓:“元气既虚，必不能达于血管，血管无气，必停留而瘀。”气虚无力行血而致瘀，使用本方最为适宜。患病稍久可配“补阳还五汤”加驱痰之药，方能收效。

使用本方加泻丰隆是基于痰瘀互结，阻滞脑络，是形成缺血性中风的关键。痰与瘀是人体津血的病理产物，痰本于津，瘀本于血，津血在生理上同源，痰瘀在病理上相关，二者相互转化，相兼为病。痰浊与瘀血证在血流变学方面有极强的相似性。脑动脉粥样硬化是缺血性脑血管病的病理基础，而脂代谢障碍是形成动脉粥样硬化的重要因素。高血脂和高血黏度与中医的“痰浊”、“瘀血”密切相关。故而临床上对于缺血性中风恢复期，出现痰瘀互结症状者，常加泻丰隆穴施治。用药也是如此，即在“补阳还五汤”中加一些祛除痰浊之品。

4. 冠心病心绞痛始治　60 年代，内科病房常请针灸科针治心绞痛。开始仅针泻内关穴，即刻可以缓解疼痛。但也有一些患者不能很快控制疼痛。究其原因是兼有气虚，加补合谷穴后即刻可以缓解疼痛。发现对于严重气虚血瘀型患者用本方收效次之，使用本方加泻内关既止痛效良，又能减少复发。对患病不久的冠心病患者，能收治愈之效，而对患病日久病情较重的冠心病患者，既能减少心绞痛的发作次数，又能减轻冠心病的症状。

对于冠心病的治疗，不可一意活血化瘀。因气虚为本，血瘀为标，多见气虚血瘀型。临床所见，有因活血化瘀日久，增添了气虚症状；有因活血化瘀日久，更伤正气，以致冠心病难以治愈。

5. 本方是基于气血辨证　气血辨证，是基于气血相关理论，气血生理、病理学说，以及人体有形之血和有用（功能）之气为本。《素问·调经论》中云:“血气不和，百病乃变化而生”。强调了气血失调是产生人体疾病的重要病理基础，多种疾病在发展过程中，始终贯穿着气血失调的病理变化。

本方证是正气亏虚，瘀阻心络、脑络引起的心、脑疾病，以及肢体筋骨经脉病证。气虚血瘀能导致很多疾病和伴有在很多疾病之中，患病部位不同，所发生的病理变化和病证名称有异。本方又是补气活血以祛瘀阻的常用方、基础方。是故此方是以气血辨证为基础，而选穴组成的。

6. 活血与化瘀　活血与化瘀，在治则方面同中有异。活血是活其血脉，适用于血液在络脉中循行不畅；化瘀是化其瘀滞，适用于血液停着凝滞，或溢出脉外，留于肌肤、空窍之中形成干血者，常有斑疹、紫癜、疼痛肿块等外征可查。前者相当于现代医学的血液粘稠度增高、血液流变性异常等；后者相当现代医学之血栓形成、血管破裂、组织异常增生、肿瘤等。临床活血与化瘀虽多协同使用，但毕竟各有所偏，应当注意。

人体虚衰易于发生血瘀，无论虚生何处，瘀血之证也随之而生，瘀久也可致虚，因而在施以活血化瘀法之同时，要兼顾扶正，扶助正气。

7. 气虚血瘀证诊断标准　参照国家技术监督局(《中华人民共和国国家标准·中医临床诊疗术语证候部分》)制定的标准。气虚血瘀证的主要依据为:①少气懒言,②身倦乏力,③疼痛如刺,④痛处不移,⑤舌质淡紫或瘀斑而胖或齿痕,⑥脉沉涩或沉细。具有①~④项中2项和⑤、⑥项者为观察对象。

【歌括】

补阳还五通血络，心脑肢体瘀滞活，
三阴交泻合谷补，气虚血瘀双调和。

（三）生化方

【方治渊源】

本方源于20世纪40年代，是祖父在农村行医期间，治疗一些产后血虚受寒，寒邪乘虚而入，寒凝血瘀，留阻胞宫之恶露不下、小腹冷痛之“生化汤”证，所取得的经验方。我们接诊此类病人较少，常用于治疗寒凝血瘀引起的痛经、闭经、小腹痛等病。患病不久，寒凝血瘀较轻，体质偏虚的患者，收效尚佳。因该方具有散寒邪，生新血，化瘀血的功效，祖父常比作“生化汤”（出自《傅青主女科》）之效，故命名为“生化方”。

【腧穴组成】

针泻双三阴交，艾条隔生姜灸关元、阿是穴（小腹部）。

【操作方法】

1. 补泻与留针　为了便于捻泻及艾灸，先针三阴交，达到欲刺深度有针感后留针，在留针 20～30 分钟期间，每隔 5～10 分钟，各捻泻 0.5～1 分钟，如此 2～4 次后，停留数分钟拔针。在三阴交留针期间，用艾条隔生姜灸关元和阿是穴，各艾灸 20～30 分钟。其捻泻次数的多少，艾灸时间的长短，视病情轻重而定。

2. 针治时间　除属寒凝血瘀之恶露不下每天针灸 1 次外，其他病证均隔日针灸 1 次。痛经、闭经、小腹痛，虽隔日针灸 1 次，但艾条灸亦可每天艾灸 1 次，令患者或家属每晚施灸。

【功能效用】

辨证取穴

活血化瘀，温经散寒：用于治疗寒凝血瘀，留阻胞宫引起的病证。

【主治范围】

1. 产后病　产后血虚受寒，寒邪乘虚而入，寒凝血瘀，留阻胞宫所致之恶露不行、小腹冷痛以及恶露不绝等。只要证型和病机相同，又适用活血化瘀，温经散寒之法，都属本方主治范围。

2. 其他病证　血虚受寒，寒凝血瘀，留阻胞宫引起的痛经、闭经、小腹痛等病，虽然病种不同，但其证型和病机相同，又都适用活血化瘀，温经散寒之法，亦都是本方主治范围。

【方证简解】

1. 腧穴功能　本方为治疗产后血虚受寒，寒凝血瘀，留阻胞宫的针灸处方。针泻三阴交，艾条隔姜灸关元、阿是穴，之所以具有活血化瘀，温经散寒的功效，是因为：

产后血虚感受寒邪，寒邪凝瘀于胞宫，故而小腹部腧穴不宜用针，宜用艾条隔生姜灸，温化瘀血以止痛、以行血，而不伤其正。配泻三阴交活血化瘀，使寒凝之血得以温化，瘀血得以消散，亦即使寒邪祛，瘀血化，新血生。不仅适应于产后血虚，寒凝血瘀之小腹痛，而对属于本方证病机之痛经、闭经和恶露不行、小腹冷痛等病亦适用。

2. 病因病机　本方证的病因病机，主要是血虚受寒，寒凝血瘀，阻滞胞宫而为病。

产后血虚或平素血虚之人，易致寒邪乘虚而入，寒邪凝滞，血结不行，瘀阻胞宫、小腹，经脉痹阻，则出现产后恶露不行，小腹冷痛，或产后腹痛，或痛经、闭经等病。如产后腹痛（小腹痛），恶露不下，是寒邪入侵，血为寒凝，血行不畅，滞而不通，故而恶露不下或量少，小腹冷痛、拒按，其色紫黯有块；血得热则通畅或稍畅，故小腹冷痛得暖则缓；舌质紫黯，舌苔白滑，脉象沉紧或弦涩等，为瘀血内停之征。治当活血化瘀为主，使瘀血去新血生，即《血证论》所谓:“血瘀能化之，则所以生之也”的意思，故名“生化方”。

【所治病证】

产后恶露不行、产后恶露不绝、产后小腹痛、小腹冷痛、痛经、闭经。

【临床应用】

1. 产后恶露不下　本病有气滞、血瘀和寒凝三个证型。

选用本方用于治疗寒凝型。证见产后恶露所下极少，其色紫黯夹有血块，腹痛拒按，小腹冷痛，得暖痛减，或痛处有块状物，舌紫，舌苔薄白，脉象沉迟或沉涩。可用本方温经活血，化瘀止痛。

2. 产后恶露不绝　证见产后恶露淋漓涩滞不爽而量少，其色紫黯有块，小腹冷痛、拒按，舌质紫黯或边有紫点，脉象弦涩或沉而有力。

血被寒凝，瘀阻胞脉，故产后恶露淋漓不畅而量少；血瘀于内，则色紫黯，小腹疼痛、拒按；舌质黯或边有瘀点，脉象弦涩或沉而有力，为瘀血阻滞之象。故选用本方温经活血化瘀。若恶露淋漓不爽而偏多，或用本方治疗后，而淋漓不畅又量偏多者，本方三阴交改为先泻后补之法，祛瘀而寓止血。

3. 产后小腹痛　证见产后小腹冷痛、拒按，得热稍减，恶露不下或量少，涩滞不畅，其色紫黯有块，或胸胁胀满，面色青白，四肢不温，舌质黯，舌苔白滑，脉象沉紧或弦涩等。是由产后血虚，寒邪入侵，血为寒凝，血行不畅，滞而不通之故。因属寒凝血瘀型，故用本方施治。若小腹胀甚于痛，胸胁胀满者，本方加泻太冲佐以理气行滞以除胀满。

4. 小腹冷痛　本病属于《素问·举痛论》篇所云的："经脉流行不止，环周不休，寒邪入经而稽迟，泣而不行，客于脉外则血少，客于脉中则气不通，故卒然而痛"之小腹冷痛。可用本方温经散寒，祛瘀止痛。使"脉道以通，血气乃行"而痛止。

5. 痛经　使用本方，用于治疗平素血虚，因受寒邪，留滞胞宫，经血受阻，血行不畅所致者。证见经行腹痛，小腹觉凉，得暖则舒，经带血块，血块下后则腹痛减轻或痛止。由于寒滞胞宫，经血受阻，血行不畅，则经行腹痛，小腹觉凉；经血瘀结，则经下血块；血块下后，无以受阻，则腹痛减缓。

若体壮之人，由于寒凝血瘀引致之痛经，小腹剧痛、冷痛者，方中腹部腧穴（关元、阿是穴）艾灸加针刺施用泻法，较单纯艾灸之温经活血，化瘀止痛之力宏，有针后即刻痛止者。

其针灸治疗时间，应在月经来潮前10天开始治疗，隔日针灸1次，针灸3～4次后，即可治愈。若痛经减轻未愈，可预约下个月经前期继续用上方治疗。少则一个经前期可能治愈，多则两个经前期即可治愈。

【病案举例】

病例1　痛经

患者王某某，女，29岁，住南阳市朝山街。于1989年8月10日初诊。

主诉：患痛经已半年。

现病史：平素身体欠佳，不耐疲劳。因饮食生冷，复感寒邪，出现经行腹痛，小腹觉凉，得暖则缓，经带血块，块下痛减，经量渐少，经期后延，舌质偏暗，舌边少量瘀斑，脉象沉细（痛经前数天之脉象）。

曾服行气散滞中药较多，痛经未愈，更感倦怠乏力。

辨证：属于寒滞胞宫，经血受阻，血行不畅之痛经（轻症）。

治则：温经散寒，祛瘀止痛。

取穴：艾条隔姜灸关元、阿是穴（小腹两旁），针泻三阴交。经期前10天开始针灸，隔日针灸1次。

效果：一个经期前针灸4次而告愈。

随访：时隔3个月，患者爱人前来针治膝关节痛，告知仅一个经期前针灸4次后，从此痛经未发。

按：本例之痛经，缘由寒阻胞宫，经血受阻，血行不畅所致。故尔每个月经期小腹凉痛，得暖痛缓；寒凝血瘀，则经血带有血块，经量渐少；血块阻滞血行，故尔血块下后小腹痛减；舌质的改变，乃为血瘀之征；脉象沉细，乃体虚之象。故用本方温经散寒，祛瘀止痛而收效。因经行小腹凉痛，不属剧痛难忍，又因正气不足，故尔小腹灸而不针。

病例 2　小腹冷痛

患者陈某某，女，42 岁，家住农村。于 1996 年 12 月 15 日初诊。

主诉：患小腹冷痛已半年。

现病史：半年前某日一个晚上因天气炎热，熟睡在院外，小腹着凉，醒后感到小腹凉，隐隐作痛，得暖则舒。近来因天气寒冷而加重，小腹凉痛，缠绵不断，稍感寒凉则凉痛加重。近 3 个月经量逐渐减少。舌脉正常。

辨证：属于寒滞小腹，痹阻经络气血，不通则痛之小腹冷痛。

治则：温经散寒，活血止痛。

取穴：针泻三阴交，艾条隔生姜灸关元、阿是穴（痛点）。每隔 1 ~2 日针灸 1 次。

效果：二诊后，小腹凉痛减轻；三诊后，时而小腹隐痛；五诊告愈。

按：本例之小腹冷痛，缘由外感寒邪，乘虚而入，经络气血受阻，不通则痛所致。由于小腹隐痛，寒重于痛，又因影响经血逐渐减少，小腹患野仅艾灸即可，故用本方温经散寒，活血止痛而告愈。

【方效相较】

本方与少腹逐瘀方相较　两方均治疗寒凝血瘀为因的病证。本方多因产后血虚或平素血虚之人，寒邪乘虚而入的寒凝血瘀，留滞胞宫而为病；“少腹逐瘀方”并非产后血虚或素有血虚，乃系寒邪凝滞，气机阻滞，血瘀少腹而为病。在取穴方面，本方腹部腧穴灸而不针，较“少腹逐瘀方”力缓。

【歌括】

生化针泻三阴交，艾灸关元阿是巧，

产后腹痛恶露病，温经散寒瘀血消。

（四）少腹逐瘀方

【方治渊源】

本方由高祖父所制，多用于治疗寒凝血瘀之月经病和少腹瘀证，如积聚、少腹疼痛等。祖父除承高祖父的经验外，还用于治疗相当于现代医学中的卵巢囊肿、子宫肌瘤等，有不少病例在案。20世纪60年代以后，父亲将前来求治于针灸的较大的卵巢囊肿和子宫肌瘤，转入本院妇产科手术治疗外，仅对较小的卵巢囊肿、子宫肌瘤进行针治，并对寒凝血瘀之痛经、闭经、月经不调、少腹痛和男性之小腹痛、积块等病选用本方治疗，均获得好的疗效，积累了许多成功的经验。

经水者，阴水也，喜温而恶寒，寒则血涩而胞脉阻滞，温则寒除而血脉通。若寒凝血涩，瘀阻胞宫者，选用本方可收“离空当照，阴霾自消”之效。由于本方类似“少腹逐瘀汤”（出自《医林改错》）的功效，故命名为“少腹逐瘀方。”

【腧穴组成】

针泻双三阴交，针泻加艾条针上灸双归来、阿是穴。

【操作方法】

1. 补泻与留针

（1）为了便于艾灸与留针和减少刺痛时间，以上腹部腧穴先同时针刺，达到欲刺深度有针感后留针，在留针20～40分钟期间，施用温针灸，并每隔5～10分钟各捻泻0.5～1分钟，如此捻泻2～4次后，停留数分钟拔针。腹部腧穴拔针后，再针刺三阴交，达到一定深度有针感后留针，在留针20～30分钟期间，每隔5～10分钟各捻泻0.5～1分钟，如此捻泻2～4次后，停留数分钟拔针。其捻泻次数的多少和艾灸时间的长短，根据病情而定。

（2）为了节省时间，以上腧穴同时针刺，其操作方法同上。

2. 针治时间　一般每隔1~2日针灸1次。需长期治疗者，可隔3~4日针灸1次。

【功能效用】

辨证取穴

温经散寒，活血祛瘀：主要用于治疗寒邪凝滞，气机不畅，血瘀少腹、胞宫之积块、月经病、少腹痛等病。

【主治范围】

1. 寒邪凝滞，瘀阻胞宫、少腹之病证　寒邪凝滞，气机不畅，血瘀少腹胞宫的病证，如小腹积块（相当于卵巢囊肿、子宫肌瘤等）、小腹凉痛、月经病（痛经、闭经、月经不调、崩漏等）等。分别伴有少腹疼痛或胀满、积块、经期腹痛、小腹胀痛、经行不畅、漏下、经期不调、少腹觉凉或凉痛、经色紫或暗或带有血块，舌有瘀点或瘀斑，或舌下静脉怒张，脉象沉弦、沉涩或沉紧等症状和体征。以上病种不同，伴有以上症状和体征各病有异，然其证型和病机相同，又都适用温经散寒，活血祛瘀之法，都属本方的主治范围。

2. 其他病证　其他病因引起的病证，属于本方证治疗阶段者，如小腹或少腹手术后因粘连而局部作痛，或寒邪内侵，血瘀少腹的病变，均可选用本方或配加有关腧穴施治。

【方证简解】

1. 腧穴功能　本方为主治寒凝血瘀少腹胞宫病证的常用方。针泻三阴交和泻灸归来、阿是穴，之所以具有温经散寒，活血祛瘀的功效，主治寒凝血瘀少腹、胞宫的病证，是因为：

三阴交，是足三阴经的交会穴。足三阴经脉起于足，交会于三阴交穴，复从三阴交分行于少腹，结于阴器，交于任脉，会于曲骨、中极、关元，又分行于腹、胸、脘、胁等处。依本穴功能和足三阴经的循行，本穴为主治男女生殖、泌尿系病、血证和妇科病的常用穴。

本方证针泻本穴，用以活血祛瘀，通经止痛，主治瘀血内停，气机阻滞之少腹疼痛、痛经、闭经、月经不调和小腹、少腹积块等病。

归来，是足阳明胃经的下腹部腧穴。依穴位所在、针感走向、穴下脏器、本穴功能和临床实践，归来主治少腹、肠和妇女生殖器病变。常用于患野和邻近取穴。如因气血瘀滞、瘀血凝聚和寒凉所伤所致之穴位所在处的少腹病和妇科之经、带、胎、产中有关病证以及肠腑传导功能失常所出现的病变，都属本穴的治疗范围。施用泻法，具有行气散滞、活血祛瘀、通经止痛等功效；施用泻法配温针灸，具有温散寒邪、温经活血和温散积块等作用。由于本穴所在部位的生理功能和病理变化的特点，施用补的机会极少。

本方证泻灸本穴，配加泻灸阿是穴，直达病所，用以温经活血、温散积块、温经祛瘀，再与活血祛瘀，促进血行的三阴交配伍，共收温经活血，祛瘀散结、止痛之效。

方中阿是穴，是对准患病部位，直接施用温经散寒、活血祛瘀之法。

2. 病因病机　本方证的病因病机，主要是寒邪瘀阻少腹、胞宫，气血瘀滞而为患。以月经病和小腹积块、小腹冷痛、拒按，得暖稍舒，舌有瘀点或瘀斑，脉象沉涩、沉弦等为证治要点。

（1）寒邪瘀阻少腹、胞宫之病证：多是因外感寒邪或寒邪阻滞少腹、胞宫，经脉痹阻，气血瘀滞，或久积成块，癥块阻滞，气机不畅，故分别出现积块、痛经、闭经、月经不调、小腹或少腹冷痛等病证。分别伴见少腹或小腹冷痛、拒按，畏寒喜暖，痛处不移，和经色或紫或暗或带有血块，舌有瘀点或瘀斑，脉象沉涩或沉弦或沉紧等症状和体征。其患部有癥块，拒按，是瘀血阻滞有形之征；患部冷痛、拒按，或忽聚忽散，为有形之征的轻型，或属瘀血积滞较轻，兼有气滞之故。瘀血阻滞，经血不畅，则痛经或月经不调；寒凝血瘀，阻闭血行，则闭经；血得热则寒散，瘀滞稍缓，故腹痛减缓。

（2）其他病证：其他病证，病情发展到本方证阶段，如小腹或少腹部内脏手术，术后因粘连寒凝瘀阻，瘀在少腹（或小腹）所出现的少腹或小腹作痛。多为瘀阻经脉，气血不畅，故而手术创口及其周围疼痛，痛处不移，局部刺痛，按之痛加。又如寒凝血瘀之产后恶露不下，和气血瘀滞，经络壅滞，阻碍乳汁化生所出现的乳汁不行等。

【所治病证】

痛经、经行骤止、崩漏、恶露不下、产后腹痛、闭经、小腹痛、积块（癥瘕，包括子宫肌瘤、卵巢囊肿）、创伤性小腹痛、乳汁不行。

【临床应用】

1. 痛经　证见经前数日或经期小腹冷痛，得热痛减，按之痛甚，经量减少，其色黯黑夹有血块，块出痛减或痛止，或伴畏寒身痛等，舌苔薄白，舌质黯有瘀点或瘀斑，脉象沉涩或沉紧或沉弦等。是因寒邪凝滞，客于冲任、胞中，与经血搏结，致使经血运行不畅，故于经前或经期小腹冷痛，经量减少；血为寒凝，故经色不鲜夹有血块；血块排出，凝瘀减轻，则块出而痛缓；得热则凝滞稍减，故腹痛减缓；舌、脉的改变为寒凝血瘀之征。选用本方，用以温经散寒，活血祛瘀，以收温经散寒，血行痛止之效。

一般痛经在经前或经期针灸 1～2 次可愈。若属顽固性痛经，可在每个月经周期前 10 天开始使用本方治疗，隔日针灸 1 次，针灸 2～3 次，两三个周期即可治愈。若挟有气滞，小腹胀痛者，可加泻气海穴佐以行气散滞，又助其活血祛瘀。

2. 经行骤止　有热入血室、寒邪凝滞、瘀血阻滞和肝气郁结等证型。本方用于治疗瘀血阻滞型。其临床表现为：经血骤然停止，腰腹刺痛或胀痛，按之痛甚，小腹觉凉，得暖则舒，或面色黯滞，舌多紫黯，脉象沉涩。若月经正行之际，而过食生冷或内服寒凉药物，寒客胞宫；或行程冒雨、涉水，寒气乘虚侵入冲脉，则经血骤止。瘀血阻滞，寒凝血瘀，则其病机重在“瘀”。可用本方温经散寒，活血通经。

3. 崩漏　本方用于治疗寒凝血瘀，瘀阻胞宫，经行不畅所致者。其临床表现为：月经1月2~3次或淋漓不断，断而复来，其色或紫或黑，或挟有血块，伴有少腹觉凉或冷痛，或舌有瘀点，脉象沉涩或沉弦等。因于寒凝血瘀，瘀阻胞宫，经行不畅，故而月经1月2~3次，断而复来；血为寒凝，是故经色不鲜或挟有血块；寒邪阻滞经脉，失于温煦，故而小腹觉凉；寒凝血瘀，经行不畅，则小腹冷痛；舌、脉为寒凝血瘀，经行不畅之征。针泻加灸小腹部腧穴（包括归来穴在内），直接温散寒邪，活血祛瘀，配泻三阴交以促血行而通经脉。

施用本方，应在漏下出血后施治2~3次，以达活血祛瘀，温经散寒之目的。不可在出血期间使用本方，有促出血之弊。若伴有气血亏虚或失其统摄者，不宜单用本方。应在出血前针补合谷、血海补益气血，针治2~3次，出血后使用本方，使之祛瘀而不伤正，补虚而不涩滞。若属暴崩者，绝不可使用本方，否则会促出血更甚。

临证应注意鉴别证型，更应在妇科确诊后，方可施治，更为收效稳妥。

4. 恶露不下　是指胎儿娩出后，胞宫内的瘀血和浊液留滞不下，或下之甚少而作痛的一种病证。分别有血瘀、气滞、寒凝和气血亏虚等证型。选用本方用于治疗寒凝型。证见产后恶露不下，少腹冷痛，喜暖热熨，畏寒肢冷，唇淡，舌淡苔白，脉象沉迟。治宜温经散寒以祛瘀浊，故用本方施治。

5. 产后腹痛　本方用于治疗寒凝血瘀型。证见产后小腹冷痛、拒按，得热稍减，恶露不下或量少，涩滞不畅，其色紫黯有块，或胸胁胀满，面色青白，四肢欠温，舌质黯红，舌苔白滑，脉象沉紧或沉弦或细涩等。是由产后血虚，寒邪入侵，血为寒凝，血行不畅，滞而不通之故。因属于寒凝血瘀型，故用本方施治。若小腹胀甚于痛，胸胁胀满，属于气滞血瘀之征者，本方加泻太冲佐以理气散滞以散满。《景岳全书·妇人规》中说："产后腹痛，最当辨察虚实，血有留瘀而痛者，实痛也；无血而痛者，虚痛也。"若属血虚腹痛者，禁用本方。

产后腹痛，中医称"儿枕痛"。一般多由瘀血滞留，胞宫收缩受阻引起，故而小腹疼痛、拒按，疼痛较剧，治宜活血化瘀为主。若无寒邪之因，可用本方减去艾灸施治。

6. 闭经　本病的病因和证型较多。属于寒邪瘀阻，经脉痹阻，月经闭止者，可用本方施治。若属积块引起者，可用本方施治（腹部阿是穴必须针刺在积块上，方能收效），以收温经散寒，祛瘀软坚之效。

7. 小腹痛　其临床表现为：小腹胀满作痛，痛处不移，痛势较剧，痛引少腹，小腹觉凉或冷痛，得暖痛减，病久则见舌质青紫，脉象沉紧或沉弦等。是因寒邪凝滞，气血瘀阻，痹阻小腹经脉所致。故用本方施治。针泻加灸小腹部腧穴（包括本方中的阿是穴），直接温散寒邪，活血祛瘀，配泻三阴交以促进血行而通经脉。

属于《素问·举痛论》篇所云的："经脉流行不止，环周不休。寒邪入经而稽迟，泣而不行，客于脉外则血少，客于脉中则气不通，故卒然而痛"之小腹痛，亦可用本方温经散寒，祛瘀止痛，使脉道以通，血气乃行而痛止。

8. 积块　其病因、证型和病位及病种较多。使用本方必须用于治疗积块位于小腹，又属寒凝血瘀型者。如证见积块增大，按之有癥块，推之不移，患部觉冷或冷痛，得暖则舒，皮色黑黯，身体消瘦，女子或见闭经不行，舌质青紫或有瘀点，脉滑或细涩或沉紧等，方可使用本方（腹部腧穴特别是阿是穴必须针在癥块中心）。

小腹积块（又叫癥块），亦包括卵巢囊肿和子宫肌瘤，本方治疗有一定效果。如果积块较大必须进行手术治疗。在针灸治疗前，必须排除恶性肿瘤。

9. 创伤性小腹痛　用本方治疗创伤性小腹痛，是病房转来要求针灸治疗后，所得的临床经验。

因小腹部手术，或跌仆损伤引起的气血瘀滞，经脉不畅，而创伤或伤口处及其周围作痛，痛处不移，局部刺痛、跳痛或钝痛，按之痛加者，可用本方（去归来加阿是穴）施治。本病虽无寒凝血瘀，亦可收效。其腹部的阿是穴，应针刺在创伤处之周围，可直接温散患处之瘀血，以达通畅经脉的作用，配泻三阴交佐以活血祛瘀，以促血行而止痛。

若仅创伤和伤口（伤口已愈合）处疼痛，针刺其周围或直接针刺痛处之阿是穴，配泻三阴交，均能收效。

【病案举例】

病例 1　寒凝血瘀型闭经、积块

患者梁某某，女，29 岁，住南阳市卧龙区潦河镇吴集村。于 1998 年 4 月 21 日初诊。

主诉：患闭经已 8 个月，因冒雨、涉水而得。

现病史：8 个月前某日正值月经来潮的第三天，因途中冒雨、过河，当即经血停止，少腹微痛觉凉。未经治疗，下次月经来潮经量极少，小腹凉痛刺痛难忍，按之痛加。此后月经停闭，仅在经期小腹凉痛、刺痛，得暖则舒。平时小腹微觉凉痛、刺痛，舌质黯，舌边有瘀点，脉象沉涩。按之小腹有一如鸡卵大之癥块，压痛明显。多次动员患者到妇科检查，患者推辞先针灸几次试试看。预计下个月经期在 5 月上旬。

辨证：属于寒邪乘虚陷入冲脉，则经血骤止，瘀血阻滞，寒凝血瘀之积块、闭经。

治则：温宫散寒，祛瘀软坚以通经。

取穴与效果：

一诊（20日）至五诊（5月4日），针泻加灸归来、阿是穴（积块上刺2针），泻三阴交。三诊后（4月27日），小腹已不凉痛，积块缩小。

六诊（6日），昨天下午月经来潮，经量极少，色黑有块，小腹刺痛，积块甚小。处方同上。嘱咐患者下个月经期前7天左右再来针灸治疗。

七诊（28日）、八诊（6月1日），处方同上。

九诊（3日），昨天月经来潮，经量较多，小腹微觉刺痛，积块缩小约3/4，压痛已不明显。处方同上。

十诊（5日），昨天下午月经已净。处方同上。

随访：1998年10月22日，患者的爱人前来针治腰痛，告知梁某某的闭经、积块在此针愈。

按：本例之闭经、积块，属于寒凝血瘀，瘀血阻滞之闭经、积块证候。正值月经来潮之际冒雨、涉水，寒邪乘虚入侵，经血为寒邪凝瘀，因而经行骤止，小腹凉痛；因未及时治疗，故而下次月经来潮经量极少，小腹凉痛较剧；经血凝郁日久，血瘀凝积成块；此后，每在月经周期来潮之时，小腹凉痛、刺痛，是经血欲潮受阻之预兆也。施用本方，用以温宫散寒，活血祛瘀。即“离空当照，阴霾自消”之法。既能消块软坚，又能行血通经。故而经血随积块的缩小而通畅，随积块的治愈而闭经自愈。

病例2　痛经

患者王某某，女，26岁，住南阳市宛城区辛店乡王庄。于1998年3月11日初诊。

主诉：月经来潮时腹痛已9个月。因服清热泻火药而得。

现病史：原有月经不调，经期前后不定。9个月前因高热头痛、咽喉肿痛，内服中药3剂后，突然发现月经来潮，经量极少挟有血块，少腹剧痛，得暖痛减。此后每个月经周期前2～3天以至月经来潮，小腹凉痛，剧痛难忍，排出血块后痛减，经量极少。曾服20剂破血散气中药，不仅无效，反伤气血，出现少气懒言，动则汗出，精神萎靡等症状。面色苍白，舌淡苔白，脉象细弱。

辨证：属于寒凝血瘀，瘀阻胞宫之痛经，和攻破太过，损伤气血，伴见气血亏虚之证候。

治则：温宫散寒，祛瘀通经，与气血双补之法，交替施治。

取穴与效果：

一至三诊（16日）、五诊（23日），针泻加灸归来、阿是穴，针泻三阴交。

四诊（18日），小腹凉痛减轻，但少气懒言，动则汗出，倦怠乏力更为明显。针补合谷、血海（气血双补以扶正）。

六诊（23日），处方同四诊。

七诊（25日），精神好转，动则汗出及少气懒言减轻。处方同一诊。

八诊（27日），处方同四诊。

九诊（30日），昨天月经来潮，小腹疼痛较轻，经量较多，经期前两天小腹微痛。处方同一诊。

十诊（4月3日），月经已净。处方同四诊，仍用气血双补扶正之法。

十一诊（6日）平时小腹已不凉痛。处方同一诊。

十二诊（17日），处方同四诊。

十三诊（20日），气血亏虚症状基本复原。处方同一诊。

十四诊（25日），处方同四诊。

十五诊（27日），处方同一诊。

随访：1998年8月6日患者前来针治盆腔炎，告知痛经及气血亏虚证候在此针愈。

按：本例之痛经，是因过服寒凉药物之后，接着出现痛经，经前、经期小腹凉痛，经量极少，排出血块后小腹痛减，辨为寒凝血瘀型之痛经。以过服破血伤气药物，反伤气血，出现少气懒言，动则汗出，精神委靡和面色苍白，舌淡苔白，脉象沉细等，辨为气血亏虚之依据。

由于证候是寒凝血瘀与气血亏虚并存，是故在治疗法则中，二者不可偏废。峻攻更伤气血，峻补瘀血愈滞，只有施用温经散寒，祛瘀通经，和气血双补以扶其正两个法则，攻补兼治，攻多于补才有效。

病例 3　外伤性排尿困难

患者张某某，男，30 岁，住南阳市南召县南河店乡。于 1993 年 12 月 20 日初诊。

主诉：小便和少腹刺痛已两个多月。

现病史：两个多月前，正在途中行走之际，不慎被石头绊倒，正巧被另一块尖石刺伤，伤在关元与中极穴之间，当时剧痛难忍，不能活动，大约 40 分钟后剧痛稍减，方能活动。约 90 分钟后排尿困难，滴沥难出，小腹膨隆，即去乡医院插管导尿。此后被石尖刺伤处经常刺痛觉凉，排尿时尿道涩痛，尿液浑浊，时而尿血。舌脉无异常。石块刺伤处在肌层，未进腹内。早已用药愈合。

辨证：属于外伤少腹，气血瘀滞，加之寒凝血瘀，内伤小腹，影响膀胱、尿道之排尿困难。

治则：温经散寒，祛瘀通溺。

取穴：针泻加灸归来，针泻三阴交、中极。每隔 1 ~ 2 日针灸 1 次。

效果：三诊后，小腹已不刺痛，小便时尿道已不涩痛，尿液较清；四诊后，基本治愈；五诊治愈。

随访：1995 年 5 月 20 日患者介绍一位同村患者，前来针治前列腺炎，转告针愈未发。

按：本例之排尿困难，因于外伤少腹内及膀胱，气血瘀滞，膀胱失职所致。石尖虽然尚未刺入腹内，但已伤及膀胱，故尔当时局部剧痛难忍；大约90分钟后气血瘀滞，膀胱气化失职，因而排尿困难，滴沥难出。此后被石尖刺伤之处经常刺痛觉凉，是气血瘀滞，经络失畅之故；排尿时尿道涩痛，尿液混浊，时而尿血，是因膀胱内瘀未祛，浊液内蕴所致。故用本方去泻灸之阿是穴，加泻膀胱募穴中极穴祛瘀通溺以治之。

病例4　积块、月经不调

患者王某某，女，35岁，住南阳县安皋区。于1936年4月初诊，是祖父接诊针治的病例。

主诉：小腹积块逐渐增大，月经不调已9个月。结婚10年已生育一胎。

现病史：近9个月来，小腹渐大如孕，月经先后不定期，经行量少其色紫黯，经行淋漓不净，少腹冷痛，得热痛减。舌质淡红，舌苔微白腻，脉沉细涩。小腹大如妊娠3~4月，发硬，触之觉痛。

辨证：属于寒客胞宫，瘀血痹阻，经血不畅之积块、月经不调证候。

治则：温宫散寒，活血化瘀。

取穴：针泻加灸归来、阿是穴（石瘕之积块上3针），针泻三阴交。每隔2~3日针灸一次。

效果：二诊后，小腹已不冷痛，积块较小；六诊后，月经已不淋漓；十诊后，积块复小；十三诊治愈。

随访：病愈二年后又生一子。

按：本例之积块，为癥瘕病中的“石瘕”（注：相当现代医学中的子宫肌瘤）。正如《灵枢·水胀》篇所云:“石瘕生于胞中，寒气客于子门，子门闭塞，气不得通。恶血当泻不泻，衃以留止，日以益大，状如怀子，月事不以时下。皆生于女子，可导而下。”是故选用本方，施用温宫散寒，活血化瘀以软坚消癥之法而治愈。

病例5　痛经

患者刘某某，女，40岁，住南阳市卧龙区卧龙乡汉画馆街54号。于2002年11月13日初诊。

主诉：患痛经已2年。

现病史：不明原因，2年来每月月经期前小腹下坠凉痛，得暖则舒，带有血块，剧痛难忍，辗转床褥，血块下后疼痛大减。伴有月经来前寒热往来、恶心，不能劳动。服中药治疗1年未效。

既往病史：患子宫肌瘤2年。B超检查结果：0.7㎝×4.5cm。今年10月B超复查结果：缩小至0.5㎝×0.3cm。按之有一小积块，压痛明显。

辨证：属于寒邪凝滞，血行不畅之寒凝血瘀型痛经。

治则：温经散寒，祛瘀止痛。

取穴：一至三诊，针泻加针上艾条灸阿是穴（积块上）、归来，针泻三阴交；四至五诊，处方同上，方中阿是穴、归来针而不灸。

效果：三诊（12月11日），前二诊（分别是11月13、15日）针灸后，11月15日月经来潮，小腹微痛，已能忍受，月经前已不寒热往来、恶心，不影响劳动。近几天月经将要来潮。

四诊（12月13日），按压小腹积块（子宫肌瘤块上）压痛不明显。

五诊（16日），月经来潮，小腹未痛，积块（子宫肌瘤）明显缩小。

按：本例之痛经，因于寒邪凝滞，血行不畅，瘀血停滞于子宫，故子宫肌瘤内生，每次月经来潮小腹下坠凉痛，带有血块；血块下后，胞宫无以阻滞，故疼痛大减。其经前寒热往来，属于血瘀胞宫，血瘀发热，又因寒邪瘀阻，行经之前，气血下注冲任，气血更加壅阻，瘀热与寒瘀交争，故尔寒热往来。

病属寒凝血瘀型痛经，故用本方施治，温经散寒，祛瘀止痛。由于二诊后症状大减，三诊后复轻，寒凝血瘀症状基本治愈，故四诊、五诊方中归来、阿是穴针而不灸。

病例6　痛经

李某某，女，23岁，南阳市卧龙区英庄高中教师。于2000年8月3日初诊。

主诉：患痛经已10年。

现病史：自幼开始月经来潮发生痛经，至今未愈。月经前及来潮时，小腹冷痛，向腰部放射，得暖则舒，痛甚时恶心呕吐，辗转床褥剧痛难忍。月经提前两天，经色黑暗，原有血块现无。月经来潮时欲解大便，好似排便未解净似的不适。此次正值月经来潮前期针灸。

辨证：属于寒凝血瘀，痹阻胞宫经血排泻不畅之痛经证候。

治则：温经散寒，祛瘀止痛。

取穴与效果：

一诊（8月3日），针泻归来（配艾条针上灸）、三阴交。针后即刻痛止。

二诊（8月5日）、三诊（7日）处方同上，加泻中极穴，针上艾条灸。

随访：9月19日下午在街上见到患者，告知前天月经来潮，痛经未发。嘱患者若下个月经周期痛经复发，可来针灸治疗。

按：本例之痛经，依其经前及经期小腹冷痛，剧痛难忍，得暖痛缓，痛向腰部，经色暗黑等，辨为寒凝血瘀，经血排泻失畅之痛经证候。其月经来潮时欲解大便，好似未解净感，则属经血欲出未出，气机失畅之征；小腹冷痛痛甚时出现恶心呕吐，是胃气上逆，失其和降之征。故用温经散寒，祛瘀止痛之法而收效。

所取腧穴，泻灸归来、中极属于患野取穴，直达病所，温经散寒，祛瘀止痛，配泻三阴交妇科要穴，能收活血祛瘀止痛之效。

【方效相较】

本方与生化方相较　见“生化方”［方效相较］。

【注意事项】

1. 癥瘕（注意肠覃与石瘕的区别）　肿块生于胞脉者，古人称“肠覃”，生于胞宫者，古人称“石瘕”。肠覃可发生于任何年龄，石瘕多发生于30岁以上。分血瘀癥瘕（石瘕）和痰湿癥瘕（肠覃）。

石瘕，相当于现代医学的子宫肌瘤，证见胞宫逐渐增大、发硬，触之觉痛。经血量多，挟有血块，周期不准，或经期延长，或漏下不绝（肿块生于胞宫外面，多无明显症状），白带增多或时有呈脓样或血性，有臭气味。一般不易受孕或易流产。舌质暗红或正常，脉象弦细。治宜活血化瘀为主。

肠覃，相当现代医学的卵巢囊肿。证见腹部肿块多以下腹一侧向上增大，呈球形，可移动，无触痛。肿块大小不一，最大者个别可达“足月孕”大小，小者仅在妇科检查时才能发现。月经和舌、脉大多正常。治宜温化痰湿。

2. 注意整体与局部、标与本的辨证关系　本方证所患病变部位均在少腹（局部），都与整体的气血、痰瘀、脾胃、肝郁等脏腑经络气血有密切关系，反映出气滞血瘀、气血亏虚、脾胃虚弱、肝郁气滞等不同证因的病理变化。针对其不同证因的病理变化，才能有的放矢地进行辨治。

在治疗方面，始终以温经散寒，活血祛瘀为主，以治其本。还应根据当时所涉及的有关脏腑气血等方面，反映出来的症状和体征配加有关腧穴兼治其标，或本方与有关处方交替施治标本兼顾。

【其他方面】

1. 祖父针治小腹肿块法　50年代以前，祖父针灸女性小腹肿块（相当于子宫肌瘤、卵巢囊肿）的方法是：先用自制的24或25号毫针直接刺入肿块中心2~5针（视患者体质和肿块大小而定），其针刺深度视患者肿块大小而定，以刺入肿块中心为准。在施用温针灸期间，每隔5~10分钟各捻泻0.5~1分钟，如此捻泻3~4次，待艾灸完毕后拔针，再针三阴交泻之。若腹部拔针后遗留痛感，三阴交捻泻后即可痛减。一般每隔3~6日针灸1次，直至肿块缩小80%以上为止。

2. 本方是基于气血辨证　致成血瘀的病因较多，瘀阻血脉能导致很多疾病，瘀阻的部位不同，所发生病理变化和病种名称有异。血瘀乃血脉瘀滞不通的总括，泛指气血紊乱而致瘀血内生所产生的各种有关疾病。现代医学研究表明，血瘀证一般都伴有微循环障碍和血液变性异常，可普遍发生于多种疾病的不同阶段。临证应用调和气血和活血化瘀之法。

本方证是寒邪阻滞少腹、胞宫，经脉痹阻，气血瘀滞所出现痛经、闭经、月经不调、小腹痛和气血凝聚不散，久积成癥之积块。血液在气的统帅下，周流不息。血瘀则气行不畅，气机阻滞则血愈瘀，活血祛瘀有利于气机的通畅，气行有益于血行。是故本方是以气血辨证为基础而选穴组成的。

3. 积块的治疗大法　积块（特别是子宫肌瘤、卵巢囊肿），多曾用其他疗法无效而前来针灸者，病延日久，正气必虚。由于虚中挟实，实中挟虚，虚实偏重的不同，必须注意治实顾其虚，治虚勿忘其实。即使正气未衰，积块已成，应考虑采用攻伐之时，亦不能久施攻伐破瘀散结之法，应用攻伐破瘀散结数次或十数次后，即停治几次，以待正气恢复，再用攻伐破瘀散结之法。《素问·六元正纪大论》篇指出："大积大聚，其可犯也，衰其大半而止。"本方之积块亦是如此。

【歌括】

少腹逐瘀寒瘀滞，瘀阻少腹经血治，

泻灸归来阿是穴，三阴交穴针泻施。

（五）消痞块方

【方治渊源】

本方始治于高祖李英，是用于治疗疟疾病久，气血瘀滞而成的疟母（脾肿大）的有效经验方。祖父于20世纪40年代又用本方治疗许多黑热病（西医病名）出现的痞块（脾肿大），效果甚佳。同疟母（痞块）治疗方法一样，一般少则针治3~5次，多则10次左右即可针愈。极少数不愈者，多因身体极度虚弱，机体康复能力极差，或因食用大肉，或过食生冷等损伤脾胃之品而易复发之患者。

父亲在1952年以前，对针治以上两病的效果，与中药、西药（黑热病用斯替黑克注射针）治疗作过对比，而针效高于药效之数倍。因直接针刺于脾肿大之患处，与直接攻逐痰瘀以消癥块有关。

祖父和父亲常以本方的功效比作“鳖甲煎丸”(出自《金匮要略》)的功效。由于本方为主治疟母（脾肿大）的专用方，故命名为“消痞块方”。1951年以后，国家提出预防为主的方针，患疟疾和黑热病患者极少，特别是黑热病，药物又能很快控制，因此我们未曾接诊过。今介绍该方的目的，在于介绍针治痞块（脾肿大）的经验，以免失传。黑热病和疟疾引起的脾肿大，统称“痞块”。

【腧穴组成】

阿是穴（用22~24号粗的毫针或火针直接刺入痞块上2~4针）和针泻双间使、三阴交。

【操作方法】

1. 补泻与留针　为了便于针刺、捻泻和留针，其具体方法如下：

（1）先用自制22~24号毫针向痞块上（左侧肋弓下脾肿

大处），直刺2～4针，各刺入1～1.5寸，各针相距2横指左右，刺入即拔（亦可捻泻0.5～1分钟后拔针）。

（2）先用自制22～24号毫针沿左侧肋弓下缘向下方（脐部方向）横刺1.2～1.5分深，每隔2～3横指针刺1针，向痞块上横刺2～3针，刺入即拔，其针刺入方向形如鸡爪状（毫针在肌层连续向左、中、右横刺如鸡爪状）。

（3）先用自制22号或23号毫针，在酒精灯或香油灯上烧红后，即刻从左侧肋弓下向内下方（脐部方向）斜刺，刺入即拔，每隔2横指针刺1针，刺入1.2～1.5寸深（若针直刺可刺1寸左右）。在针刺第二针时，先将原用之针体扎在高粱秆上，来回提插磨擦干净（后来改用酒精棉球给针体擦干净），再将针体放在酒精灯或香油灯上烧红，同前法刺入，再用上法针刺第三针。

以上三法，不论选择哪种方法，都必须在针刺痞块完毕后，即刻同时针刺双间使、三阴交，达到欲刺深度有针感后留针，在留针20～40分钟期间，每隔5～10分钟各捻泻0.5～1分钟，如此捻泻3～4次后，停留数分钟拔针。其间使、三阴交的捻泻次数和留针时间，应根据针刺痞块后的疼痛时间与程度而定，最好达到不痛或微痛为目的。

2. 针治时间　一般每隔4～7天针治1次。

【功能效用】

辨证取穴　攻逐痰瘀，软坚消痞：用于治疗疟母、黑热病之癥块（脾肿大）。

【主治范围】

痞块（脾肿大）：久疟不愈或愈后出现的疟母和黑热病出现在左侧肋下的痞块（亦称“积块”、“癥块”、“脾块”）。虽然在发病过程中，分别出现不同的症状和体征，兼见肝肾阴虚、气血亏虚、肝脾血瘀、心肝火旺、脾虚湿阻等不同脉证，但其痞块的病机相同，都是气血痰瘀积结而成，又都适用攻逐痰瘀，软坚消癥之法，都属本方的主治范围。

【方证简解】

1. 腧穴功能　本方为主治疟母和黑热病出现脾肿大的专用方。针刺痞块（脾肿大处）上的阿是穴和针泻间使、三阴交，之所以具有攻逐痰瘀，软坚消癥的功效，主治脾肿大，是因为：

（1）针刺痞块上的阿是穴。主要用以直接消散积块处气结痰瘀，以收攻逐痰瘀，软坚散结的功效。

（2）间使、三阴交。二穴配伍使用泻法，是行气活血的常用处方，用于治疗气滞血瘀为因或伴有气滞血瘀症状的病证。本方证针泻此二穴（亦即本方证配用“行气活血方”），一则用以行气活血，有助软坚消癥以加速积块的消散，二则可以制止和减少针刺痞块之疼痛。此二穴与针刺痞块上的阿是穴配伍，共奏类似“鳖甲煎丸”之效。较“鳖甲煎丸”效速。

2. 病因病机　本方证的病因病机，主要是气血痰瘀凝结，阻滞脾脏而为病。以癥块积结于左侧肋下按之觉痛，推之不移，或痞块疼痛，食少消瘦，时有寒热，并有疟疾、黑热病史者为其辨治要点。

（1）久疟而成之疟母：疟母之成，因于疟邪久踞少阳，正气日衰，气血不畅，寒热痰湿之邪与气血搏结，血瘀痰凝，脉络阻滞积结于脾脏，形成癥块（疟母，实属脾肿大）。

（2）黑热病出现之脾肿大：黑热病病程日久，脾胃虚弱，血行障碍，痰瘀凝聚，脉络阻滞，结聚于脾脏，形成脾肿大。与疟母之局部症状相似，二者伴有症状亦基本类同，故其针治方法基本相同。此二病多见于小儿和青少年患者。由于患者体质不同，患病时间长短有异，在病情发展过程中，分别可兼见脾胃虚弱、心肝火旺、肝肾阴虚、脾胃阴虚、肝郁脾虚、肝脾瘀阻和气滞血瘀等不同脉证。

【所治病证】

疟母、黑热病（脾肿大）。

【临床应用】

1. 疟母　其临床表现是：疟疾日久不愈或愈后，左侧胁肋下痞硬成块，结成疟母。癥积（疟母）结于左侧胁肋之下，扪之有形，推之不移，按之觉痛，腹中疼痛，脘腹胀满，食后腹胀，饮食减少，时有寒热。严重者脾块如舌状向脐部方向延伸，距脐不远，上腹膨隆，青筋（静脉）显露，形体消瘦，肝脏亦大。

由于患者体质和发病时间长短不同，在病情发展过程中，分别兼见有肝脾血瘀、肝肾阴虚、脾胃虚弱、气血亏虚、心肝火旺、脾虚湿阻等不同的脉证。以以下三者为常见。如：

兼有心肝火旺者，则见头晕目眩，心烦易怒，多梦少寐，口燥咽干，鼻齿衄血，小便短赤，面色潮红，舌红少津，舌苔薄黄，脉象弦数等。

兼有脾胃虚弱者，则见胃脘虚满隐痛，食欲不振，肢体倦怠，少气懒言，大便溏薄，面色萎黄，口舌色淡，脉象细弱等。

兼有肝脾血瘀者，则见肝亦肿大，刺痛拒按，上腹青筋暴露，渴不欲饮，大便色黑，面色黯黑，舌质暗紫或有瘀斑，脉象细涩等。

疟母，虽然兼见以上诸多证型，但必须使用本方治疗，以治其根本。绝不可见到兼有虚证，就施用补益之法，否则将会助疟母癥块的增长，不利于气机的通畅，气血痰瘀的消散。必要时可间隔较长时间补虚 1 次，或在针治期间，气虚者针补合谷补气，阴虚者针补复溜养阴；脾胃虚弱者，针补脾俞、胃俞以健脾养胃。绝不可因脾胃虚弱针补足三里健脾养胃，更不可因血虚针补三阴交或血海养血，因其有助疟母癥块的增大或有碍痞块的消散。

2. 黑热病痞块　其临床表现是：脾肿大，扪之有形，推之不移，按之觉痛，脘腹胀满，食少乏味，形体消瘦，上腹膨隆，甚则腹大青筋（上腹静脉显露），鼻齿衄血，时有寒热或下午低热，肝脏稍大。

由于患者体质和患病时间长短不同，在病情发展过程中，兼有肝肾阴虚、心肝火旺、脾胃虚弱、气血亏虚、肝脾血瘀和脾虚湿阻等脉证有所不同。其治疗方法同疟母癥块。

【病案举例】

由于50年代以后，父亲和我们没有接诊此类病人，现将50年代以前祖父针治的典型病例介绍如下：

病例1　黑热病痞块

患者杨某某，女，14岁，住镇平县城南关杨线庄。于1951年春祖父接诊。

主诉（代述）：患黑热病痞块肿大已3年。

现病史：3年来，脾脏逐渐肿大，痞块沿左侧肋弓下缘向内下方延伸3横指，拒按，按之则痛，身瘦如柴，腹大膨隆，饮食减少。1年前曾在某私人诊所诊断为“黑热病”，注射“斯替黑克”(每支价值1斗小麦）治疗4个月，病情好转。近5个月复发。

现在证：腹部胀满膨大，青筋（上腹静脉）暴露，痞块在左侧肋弓下缘向内下方延伸4横指，质较硬，按之觉痛，痞块不移，四肢瘦削，食少乏味，小便短少，肝脏在右肋下2横指。伴有口唇干燥，唇色淡红，面色潮红，口燥咽干，心烦易怒，时而鼻衄或齿衄，神疲肢倦，少气乏力，精神委靡等症状。舌质红绛，少苔少津，脉象细数。闭经已1年。

辨证：属于患病日久，气结血瘀，凝积而成之痞块，兼有阴虚血热之症状。

治则：破癥散结，与益气滋阴，活血凉血之法交替施治。

取穴与效果：

一至三诊，针刺阿是穴（其方法见［操作方法］之

(2)),拔针后针泻间使、三阴交。每隔 4 ~5 日针治 1 次。

四诊,左侧痞块(脾肿大)明显变软变小,饮食增加。伴有阴虚血热症状未见好转,并觉神疲倦怠,全身乏力,气短和精神不振加重。针补合谷、三阴交,补气养血育阴。

五诊,处方同上。

六诊,精神好转,腹部痞块复重。究其原因,与针补三阴交穴有关。针补三阴交养血补益肝脾而不利痞块的消散,反助痞块瘀结,所以四诊、五诊后痞块反而增大,病情加重。改补合谷(补气)、复溜(滋肾阴),三阴交先泻后补配透天凉(活血凉血育阴),共奏益气育阴,活血凉血之效。

七诊,精神好转,气短减轻,阴虚血热症状有所好转。处方同上。

八诊、九诊,处方同一诊。每隔 5 天针治 1 次。

十诊,腹部胀满及痞块又明显减轻,仍有阴虚症状。处方同六诊。

十一诊、十二诊,处方同六诊。隔日针治 1 次。

十三诊,阴虚血瘀症状治愈。处方同一诊。

十四诊至十七诊,处方同一诊。每隔 4 ~5 日针治 1 次。

十八诊,黑热病痞块基本治愈,伴有症状亦随之治愈。给以自配“消痞丸”长服以巩固疗效。嘱其在家调养。

按:本例之黑热病痞块,属于气结血瘀,久成痞块,故而脾肿大,上腹青筋(静脉)暴露;气结血瘀,隧道不通,影响肝脏,致使肝脉瘀阻,肝脏偏大;脾胃不健,化源不足,故有神疲倦怠,全身乏力,气短,精神委靡等症状;病久伤阴,故出现一系列阴虚及血热的症状群。此例既有气结血瘀之痞块存在,又有阴虚、血热、气虚之症状,故采用理气化瘀,消散癥块之法,又施用益气养阴,凉血活血之法,两法交替施治而收效。

在四诊、五诊后,痞块增大,病情加重,患者的父亲很不满意，经过好久解释，才停止争吵。原因是峻补气血，特别是针补三阴交，影响很大。

病例2　疟母（脾肿大）

患者王某某，男，19岁，住南阳县潦河坡乡陈房村。于1946年夏祖父接诊。

主诉：患痞块已年余。因患疟疾日久而得。

现病史：1年多来，左侧腹部痞块逐渐增大，腹部胀满，食入无味，饮食减少，逐渐削瘦。近两个月来，腹部胀大，青筋（上腹静脉）暴露，左侧脾肿大（沿左侧肋弓下缘向内下方脐部方向延伸3横指），按之觉硬、胀痛，癥块不移，边缘清晰，饮食无味，纳食极少，四肢瘦削，下午常有寒热往来，片刻即止。伴有神疲倦怠，精神不振，自觉腹内烦热，口渴不欲饮，口臭，易怒等症状。面色黯黑，舌质青紫，舌边有瘀点，口腔溃烂，脉象弦滑而数。曾用中药及单方治之无效。

辨证：属于疟病日久，气血凝结而成之痞块（脾肿大）证候。

治则：理气化瘀，消散痞块。

取穴与效果：

一诊，针阿是穴（其方法见［操作方法］之（2）），拔针后即针泻间使、三阴交。

二诊（时隔7天后针治），上诊后腹部痞块处疼痛约20多个小时，7天来痞块逐渐变软缩小，已缩小大半，下午寒热往来已愈，精神好转。处方同上。针后痞块处又疼痛近20个小时。

随访：连续追访30年，针治两次痊愈，从未复发，身体健康。

按：本例之疟母痞块（脾肿大），属于疟疾日久气血瘀结，凝积日久而成之脾肿大证候。气血瘀结，营卫失和，则肋下结块，常有寒热；舌脉的改变，属于气血痰瘀结聚之征。患者伴有神疲倦怠等虚弱症状，属于患病日久和饮食减少所致，病本仍属实证。故针刺阿是穴（破散癥结），针泻间使（理气散滞）、三阴交（行气祛瘀，疏调肝脾益于消散癥块），以上腧穴配伍具有“鳖甲煎丸”之功而收效。其下午寒热往来，是疟疾未愈之反应。用本方兼治愈疟疾，其方中间使亦治疟疾，《通玄指要赋》云：“疟生寒热兮，仗间使以扶持”。

此例效速是因阿是穴刺针较多，直达病所，整个处方专事攻邪，邪祛正自复之故。其每次针后患处疼痛20多个小时，正是消散痞块的反应。

病例3　疟母

患儿王某某，男，12岁，住南阳地区南阳县安皋乡。于1948年春由父亲接诊。

主诉（代述）：因患疟疾日久而逐渐出现左上腹生长痞块已半年。

现病史：1947年秋患疟疾，多方治疗未愈，并因孩子不忌寒热、生冷饮食（经常饮食生冷及瓜果生枣等不易消化易于损伤脾胃的食物），致使疟病久久难愈。每天下午4点钟左右寒热往来片刻，汗出热退。左侧肋弓下痞块增大，向内下方（脐部方向）延伸3横指余，按之觉痛。食后腹胀，饮食减少，口苦乏味，下午腹胀尤甚，上腹膨隆，四肢瘦削。肢体倦怠，少气懒言，精神不振，面部虚浮，面色萎黄，口唇淡白，脉弦沉细。曾用中药及单方治疗无效。

辨证：属于疟病日久，正不胜邪，气血瘀结，凝聚成块之疟母证候。

治则：破癥散结，消散痞块。

取穴与效果：

一诊、二诊，针刺阿是穴（其方法见［操作方法］之（2）的刺法）拔针后针泻间使、三阴交。二诊与一诊间隔5天。

三诊（二诊后第3天就诊），左侧肋弓下痞块（疟母）明显变软缩小，饮食增加，腹胀减轻，仍下午4点钟左右寒热往来片刻。针泻外关、丘墟，和解少阳以截疟。

四诊（三诊后第三天就诊），下午寒热往来已愈。处方同一诊。

五诊（四诊后第4天就诊），疟母缩小80%，腹胀已愈，饮食增加，面部虚浮及口唇淡白已不明显，精神大有好转。处方同一诊。

随访：追访10年，从未复发。

按：本例之疟母，属于疟病日久，正不胜邪，仍现寒热往来之疟疾发作。疟病日久，气血瘀结，凝成癥块，故出现左侧肋弓下，扪之有形，边缘清晰，质硬觉痛，推之不移，渐向脐部方向延伸。病久脾胃虚弱，纳运失司，化源不足，则见食后腹胀，下午尤甚，饮食减少，四肢瘦削，肢体倦怠，少气懒言，精神不振等症状。其面色萎黄，面部虚浮，口唇淡白，属于脾虚之征；口苦乏味，脉弦沉细，属肝胜脾虚，兼有邪在少阳之象。

所取腧穴，一诊、二诊所取腧穴是选用本方（消痞块方），攻逐痰瘀，软坚散结。由于二诊后疟母癥块明显变软缩小，腹胀减轻，饮食增加，但下午4点钟左右仍出现寒热往来之疟疾发作症状，故三诊改泻手少阳经的络穴外关和足少阳经的原穴丘墟，和解少阳以截疟。三诊后发疟已止，四诊、五诊仍用“消痞块方”施治而告愈。脾胃虚弱未治而愈，是因病本在疟母，又在疟疾仍发，疟疾停发，疟母消逝，则脾胃虚弱自复，所出现的症状渐愈。

【注意事项】

1. 本方禁忌

（1）脾肿大的原因较多，不属黑热病和久疟引起的脾肿大，绝对不可使用本方，更不可针刺脾。脾肿大兼见肝肿大者，更不可针直刺肝，脾肿大治愈肝肿大亦随消失。

（2）本方所治之痞块，多是实证，因此攻邪而不致正虚，即如有虚，则邪祛正自安。非大虚不可使用五攻一补，或三攻一补或二攻一补之法，否则易加重病情或致难愈之弊。中病即止，以根治为目的。

（3）《素问·六元正纪大论》篇指出："大积大聚，其可犯也，衰其大半而止。"因本方属于较为峻猛攻伐之方，不可将其痞块消完而止。《沈氏尊生书·寒·积聚癥瘕祛癖痞》篇说："病深者伐其大半即止，然后俟脾土健运，积聚自消。"是有道理的。若用本方攻伐太过，必将正气衰微，正气难复矣。

2. 明确诊断　在使用本方之前，首先明确诊断，详辨是黑热病引起或是疟疾引起，是晚期血吸虫病引起或是恶性肿瘤引起或是严重的肝病并发脾肿大等等，以防误诊误治，误伤脾脏。

3. 注意调摄

（1）少食、不食盐，食盐有凝涩助水之弊；禁食生冷和油腻之品以及禁食大肉等诱发痞块的食物。

（2）安心静养，解除顾虑，不可动怒伤肝。

（3）注意保暖，防止正虚邪袭，引起高热或变生他病。

4. 临床所见

（1）患者不忌口而致死之例

例1　1940年一位黄姓18岁男患疟母患者，在患病期间很注意禁吃诱发痞块食物。当经祖父针治5次后即将治愈之时，因连续赴筵3天后，痞块突然增大，饮食突减，病情复重。再用本方治之无效。改服中药亦无效，月余之后丧失了生命。

例2　1943年一位王姓男20岁患疟母患者，在患病期间很注意禁食诱发痞块食物。当经祖父针治4次病情大减后。因喜吃牛肉。偷吃了半斤牛肉，第二天开始腹部胀满，不进饮食，5 天后体重下降，脾脏突然增大，病情突然严重。复用本方针治和配用消导肉食之中药治疗，不见好转而致死亡。

（2）患者郁怒伤肝而致加重病情之例

例 1　1937 年一位王姓女 23 岁患痞母患者，经祖父针治 4 次后，在即将治愈之时，患者因家事而暴怒两天后，病情突发，复因患者郁怒不能自解，再用本方针治和配用疏肝解郁之中药久治无效而终致身亡。

例 2　1920 年一位张姓男 18 岁患痞母患者，经曾祖父针治 4 次后，病情大减。因被别人痛打一次，郁怒太甚，病情复重，饮食极少，肝区痛甚，身体极度消瘦。再次用本方配用中药治疗，痞块方愈。

（3）腹部阿是穴针后腹痛

其一，大多数患者针刺阿是穴（痞块上）后，患处疼痛（其疼痛程度各有所不同），必须在阿是穴针刺完毕后，即刻针泻间使、三阴交行气活血后方能止痛。这与粗针直接刺伤痞块消癥散结有密切关系。在阿是穴针后再针泻间使、三阴交因有助消散患处瘀结之故而痛止。

其二，1947 年一王姓男 17 岁患痞母患者，祖父每次用本方治疗，针刺痞块后患处剧痛难忍两天，针泻间使、三阴交后仅能痛减，但不能痛止，仅针治两次而告愈。

一般来说，有少数患者针刺痞块上的阿是穴，出现患处疼痛持续数天，是因痞块内部散结的反应，则收效甚佳，痞块变软缩小较快，病愈也较快。

（4）补虚病加

例 1　1947 年一位杨姓女 17 岁患黑热病的患者，经祖父用本方针治 5 次病情大减，气血亏虚症状显现。祖父改补合谷、三阴交补益气血，以作暂时辅正，仅针补两次病情复重。速改用本方治疗数次而告愈。该例因于针补三阴交，益脾养血、益脾止血，有碍痞块瘀结的消散。

例2　1949年一徐姓男20岁黑热病患者，经祖父针治4次病情大减，中气不足症状显现。祖父改补合谷、足三里益气补中，以作暂时辅正，仅针治两次，每次针后当时精神好转，第二天出现脘腹胀满，饮食减少。速改用本方（消痞块方）治疗数次而告愈。该例因于针补足三里健脾养胃、健脾益气有碍消导积滞之故。

【其他方面】

有待解惑

（1）父亲通过生理解剖学学习后，方知原来用粗针直接刺入疟母痞块上，实属刺入脾肿大处，会发生危险。1953年父亲刚到南阳地区人民医院工作不久，就带着用粗针直刺脾肿大处三、四针，没有不良后果反能治愈脾肿大这个问题，向外科科主任请教，后来又向不少外科专家请教。他们从生理解剖学上讲，脾脏是不能针刺的，特别是粗针、火针更有危险，但又讲不出本方能治愈脾肿大之原因。

（2）60年代初有一报道，用毫针（28号、26号粗细）直接刺入肝脏肿大患处，能治愈慢性肝炎和肝硬化患者。带着这个问题向一些外科专家请教，他们都讲不出能直接针刺肝而没有不良后果又能治愈肝肿大的道理来。

【歌括】

消痞块方治脾大，直接刺入莫害怕，
能愈疟母黑热病，间使阴交增效大。

五、祛风类

（一）风湿热方

【方治渊源】

本方创于20世纪60年代。原来家传治疗风湿热痹和湿热痹证，都是患野取穴局部治疗，仅能缓解局部症状，轻者可愈，重者易发，又不易根治，特别是多个关节热肿痛，更无法针刺所有病痛关节。父亲根据风湿热痹和湿热痹证的病因病机及伴见症状特点，属于湿热外注关节，内蕴胃肠之痹证证候，结合针泻曲池、阴陵泉的功能和配伍后的协同作用而创立此方。试用之，既能治愈多处关节病痛，又能同时治愈伴见湿热为因的全身症状。后来父亲又试用于治疗急性风水，亦取得一定疗效。

由于本方既能祛风除湿，又能治疗湿热为患的病证，故而将它命名为“风湿热方”。

【腧穴组成】

针泻双曲池、阴陵泉。热胜于湿者配用透天凉手法。

【操作方法】

1. 补泻与留针　为了便于捻泻和留针，以上腧穴同时刺入，达到欲刺深度有针感后留针，在留针 20 ~ 30 分钟期间，每隔 5 ~ 10 分钟各捻泻 1 ~ 2 分钟，如此捻泻 2 ~ 3 次，停留数分钟拔针。

需配透天凉手法时，可在捻泻的同时配用。

2. 针治时间　一般隔日针治 1 次，必要时可每日针治 1 次。

【功能效用】

辨证取穴

（1）清热利湿：用于治疗湿热之邪，外注关节，内蕴胃肠之湿热痹证。

（2）祛风除湿：用于治疗风湿郁于肌表之皮肤病。

（3）祛风利湿：用于治疗风遏水阻之风水病。

【主治范围】

1. 湿热为因的痹证　其临床表现是：外则全身或局部关节发热肿痛或红肿热痛，内则脘闷纳呆，渴不欲饮，便干或不实，舌苔白腻或黄腻，脉象滑数或濡数等。热胜于湿或湿胜于热，均是本方的主治范围，热盛配透天凉。根据具体病情配加有关腧穴。

2. 风湿为因的皮肤病　如疥疮、荨麻疹、湿疹和过敏性皮炎等，因风湿郁于肌肤者，则是本方治疗范围。

3. 风水为因的水肿　风邪袭肺，失其宣化，不能通调水道下输膀胱，风遏水阻之风水病，亦是本方的治疗范围。

【方证简解】

1. 腧穴功能　本方是主治风湿、湿热侵袭关节、肌肤的专用方。针泻曲池、阴陵泉，热胜于湿配透天凉，之所以具有祛风除湿、祛风利水和清热利湿的作用，主治风湿热、湿热痹证和风湿之肌肤、关节病证，是因为：

曲池，具有祛邪透表和驱逐周身风邪的特殊作用。风邪挟寒、挟热、挟湿阻滞关节和肌肤的病证，针泻本穴用以驱逐风邪。常用以祛风解表、祛风清热和驱逐在表之热邪，对于风邪、风热和热邪在表的病证，具有良好的效果。并有抗过敏的作用，对于荨麻疹及风热、风寒引起的过敏性鼻炎等，都可取泻本穴。

本方证是湿热、风湿、风水为因的病证，针泻本穴（热配透天凉），用以祛风和清解表热。

阴陵泉，为祛湿、利湿、清热利湿、健脾、健脾养胃、健脾益气和健脾制湿的常用穴。湿邪兼风、兼寒、兼热引起的病证，取泻本穴用以祛湿；湿蕴化热的病证，针泻本穴祛湿有利于分消湿热，湿祛热无从化。湿邪所侵的病变，如留滞筋肉之间，筋失润和则伸屈不利，辗转不便；湿注关节则关节疼痛重着，伸屈不便；湿泛皮肤之间，则浮肿；流注于皮肤，则生疥疮、牛皮癣、神经性皮炎、下肢湿疹等，都可配取本穴。施用泻法，具有祛湿、利湿之效，配透天凉可清利湿热；施用补法，具有健脾益气、健脾养胃和健脾制湿的作用。

本方证是湿热、风湿、风水为因的病证，针泻本穴（热胜于湿配透天凉），用以祛湿、利湿和清利湿热。与曲池穴配伍，可收祛风除湿、祛风利水、祛除湿热和祛风除湿清热的功效。

2. 病因病机　本方证的病因病机，主要是风与湿、湿与热同步侵犯肌肤、关节而为病。

湿有外湿与内湿之分。外湿多由体表肌肤入侵，浅则伤及肌肤或痹阻关节，深则伤及脏腑。因患者体质和感湿季节不同，或治疗不当，湿邪易从寒化、热化，临床多见寒湿、湿热证候。若外湿与内湿同步侵犯机体，或正虚邪盛则湿阻脏腑，不仅表现体表证候，还兼有内脏证候。

风有内风与外风之别。外风多始于经络，伤于肌肤皮肉或肢体关节，若正虚邪盛则内传脏腑。外风之邪四季皆能伤人，很少单独袭人，往往兼邪而同犯。因患者体质和受风季节不同，临床多见风湿、风热、或风寒湿、风湿热之肌肤、关节、筋脉证候，亦有伴有内脏证候。

本方证为风湿、风热、湿热和风湿热为因引起的肌肤、关节病证。因此本方常用于治疗风湿、风热、风湿热为因的疥疮、湿疹、荨麻疹、风湿热痹证和湿热为因的湿热痹证，及伴有胃肠症状者。以上各病，其病因病机各不相同，现仅以湿热痹证举例。

其病理机制是：外感湿邪，日久化热；或寒痹日久化热；或久用温燥之品，与温化热，以致湿热痹阻关节，气血运行不畅，故而关节发热肿痛或红肿热痛（热胜于湿），伸屈不利，痛不可近，触之发热。若素体内热，外感湿邪，或寒湿痹证，久服燥热之品，多见兼有湿热蕴郁胃肠，则脘闷纳呆，渴不欲饮或口渴引饮（热胜于湿）；湿热下注，则大便不实或干秘（热胜于湿），小便短少或混浊；热胜于湿，则溲黄或溲黄灼热，或兼赤涩热痛；舌苔白腻（湿胜于热）或黄腻（热胜于湿），脉象濡数或滑数，均为湿热之征。若伴有恶寒或微恶寒，发热口渴等症状，是病情严重的反映，或挟有表证。

【所治病证】

痹证、痛风性关节炎、疥疮、风水、荨麻疹、皮肤瘙痒、尪痹、湿疹、类风湿性关节炎。

【临床应用】

1. 痹证

（1）急性风湿性关节炎：本方所治之痹证（热痹、湿热痹、风湿热痹证），相当现代医学的急性风湿性关节炎。

急性风湿关节炎的前兆征象，在发病前数日或两、三周以前，多有咽痛等上呼吸道感染症状。此后其主要表现为发病急骤，很像一般风热感冒，恶寒发热，全身酸懒，烦躁不适，食纳减少，舌苔薄白，脉象浮数等。若前兆症状未能及时控制或治疗不彻底，就可发展为急性风湿性关节炎。由于个体反应不同，外邪轻重不同，在邪正交争的过程中，往往会出现热重于湿，或湿重于热，湿热阻滞经络等兼证。

证见，恶风，发热，烦闷，口渴，游走性关节肿痛（常发于肩、髋、踝、膝等大关节），关节红肿热痛，触之发热，痛不可近，活动受限，遇热痛重，得凉则舒，或患部关节周围起红斑结节，舌质红，舌苔黄燥，脉象滑数或浮数。是因风热袭于肌腠，湿热阻滞经络，气血运行不畅所致。治宜清热疏风，祛湿通络，选用本方（方中二穴均配透天凉）加泻血海或三阴交佐以活血通络。

热重于湿：证见高热持续不退，汗出，渴喜冷饮，大便干秘，小便色黄或黄赤或溲赤觉热，舌质红，舌苔黄燥，脉象滑数。辨证取穴，整体治疗，选用本方（配透天凉）清利湿热。若胃肠症状明显者，加泻足三里和胃畅中；胃热症状明显者，加泻内庭佐以清降胃火；伴有瘀血或红肿症状明显者，加泻三阴交佐以活血通络。若小便黄赤涩少或涩痛者，加泻中极

（或配透天凉，务使针感达于阴部）佐以清利小便。亦可配泻患野有关腧穴，与本方同时或交替施治。若兼有表证明显者，加泻大椎佐以退热解表。

若热重伤阴，证见低热，午后较重，关节疼痛，或红肿热痛，伸屈不利，夜重日轻，口干咽燥，盗汗颧红，手足心热，大便干结，食少消瘦，舌红少津，或苔黄燥少津，脉象细数等，属于热痹日久，伤及阴津之候。可用本方（热甚者配透天凉），加补复溜佐以滋阴润燥。

湿重于热：证见低热，午后较重，关节肿胀不消，头部胀痛，胸脘满闷，食欲不振，饮食减少，渴不欲饮，身重，腹胀，便溏溲黄，舌苔白腻或黄腻，脉象濡缓等。可用本方（不配透天凉）清热利湿，亦可与针泻患野有关腧穴同时或交替施治。

急性风湿性关节炎的病情比较复杂，兼证较多，只要抓住本病的实质，即湿热和风湿热侵袭肌腠，阻滞经络的病因病机，进行辨证施治，治疗彻底，预后还是比较理想的。在施治方面，如果仅仅是患野取穴对症治疗，治标不治本，预后多不理想。

（2）《金匮要略》中的风湿:《金匮要略·痉湿暍病脉证》篇中说:“病者一身尽疼，发热，日晡所剧者，名风湿。此病伤于汗出当风，或久伤取冷所致也。可与麻黄杏仁薏苡甘草汤。”一身尽痛，是风湿在表之候；发热，日晡所剧，属阳明，是风湿势将化热之象。本方主治风湿势将化热和感受风邪，着而为痹之痹证。既能祛风除湿，又能清利湿热，以挫风湿将化热之势。

本病若患病日久，又久用激素者，很难用本方治愈。

2. 痛风性关节炎　急性发作期热化之痛风性关节炎与湿热痹证急性发作期相似，都有关节红、肿、热、痛，活动受限。但前者实验室检查：血尿酸值高以作鉴别。属于浊毒流注关节，瘀阻化热所致者，多发于中老年，形体丰腴之人，嗜食高粱厚味，久之损伤脾肾，致使脾失升清降浊之职，肾失分清泌浊之司，浊毒内生，留滞血中，瘀阻化热而成。以高尿酸血症为病变本质。多以单个趾指关节卒然红肿疼痛，逐渐痛剧如虎咬，昼轻夜甚，反复发作。可用本方加泻三阴交或血海，共收清利湿热，活血祛瘀之效。亦可加用三棱针局部点刺出血。

3. 疥疮　所见患病皮肤形如芥粒，溃烂成疮，是疥虫所致的传染性皮肤病。多由住室阳光不好，睡卧湿地，外受风寒湿邪郁于肌肤而成。故见皮肤瘙痒，芥粒偏淡，阴雨感寒加重；若芥粒色红，溃烂成疮，遇热偏重，则因风寒湿邪，郁久化热，风湿挟热郁于肌肤之故。

好发于皮肤皱褶部位。皮损初期为针头大小的丘疹或水疱，并可见到隧道。隧道为一灰白色、浅黑色或普通皮色的细隧浅纹，稍弯隆起，长约0.5cm，疥虫常藏在隧道一端。因其患处皮肤形如芥粒，溃烂成疮而得名。证见患处皮肤形如芥粒，皮肤瘙痒，瘙痒难忍，搔烂成疮，芥粒偏淡，抓破流出白色浊液或脓液渗出，阴雨及夜间加重。是风湿郁于肌肤之象；或见芥粒偏红，皮肤瘙痒，抓破有红色或淡红色浊液或脓液渗出，遇热加重，是为风湿热郁于肌肤成疮之故。若病患日久，则全身遍布抓痕、结痂、黑色斑点，甚至引起脓疱。风湿郁于肌肤者，用本方祛风除湿，理脾止痒；风湿热郁于肌肤者，用本方配透天凉，祛风邪除湿热。若兼血热者，加泻三阴交或血海，佐以行血止痒；兼血虚者，加补三阴交或血海，佐以养血止痒；风湿热盛者，加泻合谷以助疏风清热之功。

本病以30年代至40年代为多见，只要辨证分型明确，在勤换衣被，不再接触传染源，勤洗浴的配合下，针灸治疗收效满意。

4. 风水　风水属于水肿病中的阳水。由于风邪袭肺，肺失宣化，不能通利水道下输膀胱，以致风遏水阻，流溢肌肤而成。故见小便不利，全身浮肿；风为阳邪，其性轻扬，风水相搏，故水肿先于面目，迅即遍及肢体；邪在肌表，卫阳被遏，营卫不和，则恶寒发热，肢体酸重；水气凌肺，肺失宣降，则咳嗽且喘；舌苔薄白，脉象浮滑或紧，是风水偏寒；若舌红，脉象浮数，是风水偏热之象。若肿势严重，阳气被遏，则脉见沉象。

使用本方主治风水泛滥型。证见迅即眼睑浮肿，继而四肢波及全身水肿，肢体酸重，小便不利，多伴见恶寒、恶风、发热等症状。或见咽喉红肿疼痛，舌红，脉象浮滑或紧或浮紧等。可用方中曲池疏风解表，阴陵泉利水。若水肿明显，热重尿少者，加泻中极，共奏祛风解表，通利水道之效；若兼咳喘者，加泻列缺宣肺气有助通利水道；若兼咽喉红肿热痛，舌红，脉浮滑数者，加泻合谷佐以清热。

5. 荨麻疹（皮肤风疹） 风疹高出皮肤的斑丘疹，常堆积成块，融连成片，俗称“风疙瘩”。证见皮肤瘙痒，皮疹形似豆瓣，周边红晕，疹豆中间有小水疱，偶见大疱，瘙痒较甚，抓破后有脂水渗出等。属于风热挟湿者，可用本方施治。选用本方还用于肠胃湿热型（胃肠型）。即在出疹瘙痒期间，同时伴有消化道症状，如腹痛，便秘或泄泻，恶心呕吐，食欲不振。舌苔黄腻，脉象滑数等。治宜表里双解，清利湿热，可用本方加泻足三里佐以和胃畅中，亦即“湿热方”加泻曲池穴。足三里与阴陵泉配伍，以清胃肠湿热，配泻曲池祛风解表。

6. 皮肤瘙痒 是皮肤产生痒感而欲搔抓，但无原发皮肤损害的一种自觉症状。有血热、血虚、风湿、风盛之分。本方用于治疗风湿型。多因体内蕴湿外感风邪，则风湿相搏而为患。证见皮肤瘙痒，搔抓后起水疱、丘疹，流水或皮肤溃烂，舌苔白腻或薄黄而腻，脉象滑数等，以夏秋季节为甚。选用本方，用以祛风除湿以止痒。

7. 尪痹 根据北京中日友好医院焦树德教授所分的肾虚

寒盛证、肾虚标热轻证、肾虚标热重证、肾虚督寒证和湿热伤肾证等五个证型中的病因病机和症状，本方用于治疗湿热伤肾证。

证见多个关节肿痛，痛处发热，凉爽则舒，皮肤不红，常伴有腰膝无力，晨僵，或有轻度身热或下午潮热，久久难解，自感关节蒸热疼痛，痛发骨内，有不同程度的关节变形。舌苔黄腻或白厚浮黄，脉象滑数或沉弦细数，尺脉多小于寸关。是由于患者素体肾虚，感受湿热，或感受寒湿，邪从热化（从阳化热），湿热过盛，肾不胜邪，入肾伤骨而发病。可用本方加补复溜，共奏清利湿热，补肾养阴之效。

若关节红、肿、痛而不热，或得热痛减者，不属本方的适应证，不可选用本方。

【病案举例】

病例 1　湿热痹证

患者宋某某，女，65 岁，住南阳市宛城区红泥湾乡街。于 1997 年 5 月 20 日初诊。

主诉：两膝关节热痛已 10 年。

现病史：两膝关节热肿痛，时而跳痛，伸屈不利，活动关节发响，两膝屈曲 90°，不能伸直站立，活动受限，膝周疼痛压痛明显，两手指关节痛，左侧大腿股部热痛。以上症状均与气候变化无关。伴有胃脘满闷，饮食减少，干呕等症状。舌质暗，苔白少津。

血液化验：血沉、抗“0”均正常。

两膝关节拍片提示：双膝关节间隙不等，内窄外宽，以左侧为著，双髁间隙隆突增生硬化，髁间窝增深，双髌骨广泛性增生硬化，内下显示结节样增生贴近关节面。诊断：双膝关节退行性增生性关节炎。与 4 月 10 日在院外拍片对照无明显改变。

曾用药物局部封闭 2 次无效，曾服中西药久治无效。

辨证：属于湿热外注关节，内蕴胃腑，痹阻经络，气血不畅之湿热痹证。

治则：清热利湿，活血通络。

取穴：一至六诊，针泻曲池、阴陵泉、足三里、三阴交；七诊、八诊，针泻曲池、阴陵泉；九至十三诊，针泻阴陵泉、血海、阿是穴；十四诊，针泻阴陵泉、阳陵泉、三阴交、阿是穴；十五诊至十七诊，处方同上去三阴交；十八、十九诊，针泻委中、阴谷、委阳、阿是穴；二十至二十二诊，针泻阴陵泉、足三里和左梁丘、阿是穴；二十二诊至二十九诊，针泻阿是穴（左右膝部各2针）。

效果：二诊后，两膝痛轻，两下肢已能站立（但不能伸直），并能行走数步，胸脘满闷减轻，饮食增多；五诊后，自己已能站立并能行走数十步；八诊后，仅治膝关节局部症状，故改用患部取穴为主；十四诊，右膝关节明显好转，左膝关节不能伸直；十七诊后，仅膝窝痛，伸屈不利，改用患野取穴；十九诊后，患者已能行走及站立，两膝窝疼痛大减，右膝关节能伸直微痛，左膝关节微痛已能伸直120°，故二十至二十二诊，改用治本又兼治标之法；二十三诊后，因两膝局部痛（但较前痛轻），故以阿是穴为主。

随访：1997年12月20日患者亲属前来针治下肢痛，转告已能在家做一些力所能及的家务琐事。

按：本例之痹证，属于湿热之邪，内蕴胃腑，外注关节，气血痹阻之湿热痹证。其湿热内蕴胃腑的临床表现是：胃脘满闷，饮食减少，干呕等；因不属热胜于湿，故无口渴、便秘等症状。湿热注于关节，则手指关节疼痛，两膝关节热肿痛，时而跳痛，伸屈不利，活动受限；湿性重着，故下肢重于上肢；以上关节病变，与气候变化无关，不属风湿热，又抗“0”、血沉均属正常，更排除风湿证候。对照拍片，则属膝关节增生性骨关节炎。

一至六诊，使用本方清利湿热，因不属热胜于湿，故不配透天凉，加泻三阴交的目的，意在活血通络，配泻足三里既用于患野取穴通经活络，又用于辨证取穴和胃畅中。方中曲池与三阴交配伍，具有祛风清热，活血通络的作用，足三里与阴陵泉配伍，名为"湿热方"，具有清泻胃脘湿热的作用。由于六诊后胃腑及膝关节症状减轻，故七诊、八诊针泻曲池、阴陵泉，仅用本方清利湿热仍治其本。八诊后湿热证候基本消失，仅以膝关节局部症状为重点，故九诊以后以患部取穴为主，局部通经活络以止痛。

病例2　湿热痹证

患者柳某某，男，31岁，住南阳市卧龙区王村乡柳湾村。于1999年6月30日初诊。

主诉：两手足指趾关节热痛已半年。

现病史：不明原因，半年来逐渐加重，两侧手指足趾关节热痛，触凉困痛，天热加重，天凉则舒。腰、膝、肘、肩关节均发困发热。伴有口苦口渴，恶心，溲黄，恶食酸辣，胃腑作酸，口流酸水则食道刺辣，左侧头痛等症状。舌苔薄黄，脉象滑数。

辨证：属于湿热内蕴胃腑，外注关节，气血瘀滞之湿热痹证。

治则：清利湿热，佐以活血通络。

取穴：一至五诊，针泻曲池、阴陵泉、三阴交；六至八诊，针补合谷、复溜；九诊、十诊，针泻曲池、阴陵泉、三阴交。每隔1~2日针治一次。

效果：一诊后，所有关节基本不痛；四诊后，仅两手指足趾关节时而痛一下即止，没精神，四肢酸困无力；五诊后，仍没精神，天愈热愈没精神，下肢无力，腰部困痛，胃腑刺辣，仍溲黄；六诊后，手足指趾关节基本不痛，时或痛一下即止；八诊后，仅口渴不欲饮，溲黄；九诊后，偶尔手足指趾关节热痛一下即止，小腿痛一下即止，仍溲黄（与天热有关）；十诊治愈。

随访：1999 年 8 月 20 日上午其嫂子前来针治颈椎病，告知弟弟的关节病在此针愈未发。

按：本例之痹证，属于湿热内蕴胃腑，故出现口渴、恶心，恶食酸辣，胃腑作酸等。湿热外注肢节，经络痹阻，气血不畅，故出现手足指趾关节热痛，腰、膝、肘、肩部发困发热。湿热下注，则溲黄。舌、脉为湿热之征。

一至五诊针泻曲池、阴陵泉，加泻三阴交，清利湿热，佐以活血通络。由于五诊后出现精神不佳，下肢无力，腰部困痛，仍溲黄；故六至八诊以气虚挟肾阴虚治之，针补合谷，复溜，名“益气补肾方”，益气补肾。由于八诊后，其气虚症状不明显，故九诊、十诊，仍治其本，针泻曲池、阴陵泉、三阴交，清利湿热，佐以活血通络。

病例 3　湿热痹证

患者李某，女，23 岁，住南阳市第五中学。于 1998 年 7 月 21 日初诊。

主诉：手足指趾关节灼热痛。化验抗“0”大于 500 单位。近几天出现两手指关节灼热胀痛，足趾关节热痛，痛不可近，伸屈不利，久站则足跟痛。伴有溲黄溲热，口渴欲多饮，饮食量多，食后恶心等症状。舌苔薄黄，脉数。

抗“0”400 单位，类风湿因子（-）。

辨证：属于湿热外蕴关节，痹阻经脉，气血不畅，内则蕴郁胃腑，胃热内盛之湿热痹证。

治则：清利湿热，活血通络。

取穴：针泻曲池、阴陵泉（配透天凉）、三阴交。每隔 1～3 日针治一次。

效果：三诊后，手足指趾关节灼热胀痛减轻，两膝已不发热，口已不渴；六诊后，手足指趾关节灼热胀痛复轻；八诊后，基本治愈；十诊后告愈。

随访：1998 年 8 月 24 日告知针愈。

按：本例之痹证，属于湿热痹阻手足指趾关节，经络阻滞，气血不畅，故见手足指趾关节灼热胀痛，痛不可近，伸屈不利。湿热下注，则溲黄溲热。湿热蕴郁胃腑，热盛则消谷，故食量增多，渴欲多饮；热阻胃腑，胃气失和，故食后恶心。舌苔薄黄，脉数，属内热之征。是故施用清利湿热，佐以活血通络之法，针泻曲池、阴陵泉（配透天凉）、三阴交而收效。

病例 4　风水

患者李某某，男，12 岁，住南阳市社旗县桥头乡。于 2003 年 4 月 27 日初诊。

主诉（代述）：突然全身浮肿已 4 天。

现病史：开始轻度恶风发热，迅即眼睑面部浮肿，继而全身水肿，肢节酸重，小便不利，尿量极少。舌红，舌苔薄黄，脉象浮数。经当地医生输水，给以西药内服，症状依然。

辨证：属于风遏水阻，流溢肌肤之风水证。

治则：疏风解表，利水消肿。

取穴：针泻曲池、阴陵泉。每日针治 1 次。

效果：二诊后，全身水肿随着恶风发热的减轻而减轻；三诊后，恶风发热已愈，水肿复轻，小便通利，尿量增多；四诊后，水肿减轻 80%；五诊后告愈。

按：本例之风水，缘由风邪袭肺，不能通调水道下输膀胱，以致风遏水阻，流溢肌肤所致，故用本方施治。针泻曲池疏风解表，阴陵泉利水消肿，共收疏风解表，利水消肿之效而病愈。

【方效相较】

1. 本方与湿热方、八正方、痰湿方相较　以上四方都针泻阴陵泉（热盛配透天凉），仅一穴之差，其功效和治证各异。本方配泻曲池（热盛配透天凉），用以祛风除湿、清热利湿，主治风湿、湿热为因的体表关节、肌肤疾病，故名为“风湿热方”。“湿热方”配泻足三里（热盛配透天凉），用以祛湿和中、清利湿热、和胃畅中以及祛湿通络、清泻下肢湿热，主治湿和湿热为患的胃肠病，又治湿和湿热下注的下肢关节、筋脉病患，故名“湿热方。“八正方”配泻中极（热盛配透天凉），用治下焦湿热为因的膀胱和尿道病变，因此类似“八正散”之效。“痰湿方”配泻祛痰要穴丰隆，用以祛湿化痰，主治痰湿为因的肺、胃、肠、头脑、肢体等处的病变，故命名为“痰湿方”。

2. 本方与风寒湿方相较　两方都是主治肌肤、关节疾病。取穴相同仅是配艾灸与配透天凉的不同，其功效有异。本方热盛于湿者配透天凉手法，用以祛风散邪、清利湿热，主治湿热为因的体表关节、肌肤疾病，故命名为“风湿热方”；“风寒湿方”均配艾条针上灸，用以温经散寒、祛风除湿，主治风寒湿为因的体表关节、肌肤疾病，故命名为“风寒湿方”。

3. 本方与风疹方相较　见“风疹方”［方效相较］。

【注意事项】

临床见闻　病人诉说膝关节痛，首先要分清病位在关节内或在关节外。若属关节外痛，多见韧带附着处疼痛，不可误以为关节内痛，针刺膝眼穴必然不效。以膝关节外韧带附着处压痛点针治，收效甚佳。这是用本方加泻膝部患野腧穴应注意之处。

另有膝关节轻度骨质增生，一般不会引起膝关节内痛。临床易于将关节外韧带附着处疼痛误诊为骨质增生引起的膝关节内痛，结果就针刺膝眼穴无效。

【其他方面】

1. 治证始验　使用本方治疗风水病，是父亲于 1946 年秋跟祖父学医，从所学到的家传腧穴功能中，知针泻曲池能祛周身之风和针泻阴陵泉具有祛湿利水作用。尔后针治一位王某

15岁男风水病患者，患病3天，用上两穴针治3次而告愈。

2. 本方疗效　本方针治湿热痹证收效良好。其中血沉、抗“0”均在正常范围之内的湿热痹证，收效更佳。对于初期类风湿性关节炎属于湿热痹证者，缓解症状效良但不能治愈。

【歌括】

风湿热方效真奇，辨证取穴痹痛依，

针泻曲池阴陵泉，痹证风水疥疮驱。

（二）风寒湿方

本方创于20世纪40年代，祖父用本方治疗很多风寒湿邪郁于肌肤（绝大多数是农民在充当壮丁的受训期间，住地光线黑暗，睡卧潮湿之处）的疥疮，收效甚佳。针灸当天瘙痒消失，久治可以根除。70年代初，父亲试治一位患病3个月的风寒湿痹证的30岁女患者，证见多处关节沉重凉痛，此轻彼重，反复发作，并伴有全身沉重和胃肠寒湿症状，化验检查：抗“0”不高，类风湿因子阴性，曾用中西药以风湿性关节炎治疗无效，而前来求治于针灸。父亲考虑再三，全身多处关节病痛，患野取穴，该针多少腧穴？最后决定应用整体治疗，辨证取穴，根据患者具体病情结合泻灸曲池、阴陵泉的功效，及其配伍后的协同作用，应有温经散寒，祛风除湿的功效，而试用之，针灸治疗8次而告愈。

此后，我们使用此方治疗一些此类病证，均有一定疗效。而对类风湿性关节炎，在治疗期间收效较佳，但不易根治。由于本方主治风寒湿为因的痹证和疥疮，故而定名为“风寒湿方”。

【腧穴组成】

针泻加针上艾条灸双曲池、阴陵泉穴。

【操作方法】

1. 补泻与留针　为了便于捻泻与艾灸，以上腧穴同时针刺，达到欲刺深度有针感后留针，在留针30~40分钟期间，用温针灸艾灸，并每隔5~10分钟各捻泻0.5~1分钟，如此捻泻2~4次后，停留数分钟拔针。

2. 艾灸时间　艾灸时间的长短应根据患者对热的灵敏度和寒凉程度灵活掌握。寒甚或热感迟钝者，应多灸，寒轻和热感灵敏者少灸。

3. 针治时间　一般每隔1~2日针灸1次。

【功能效用】

辨证取穴　温经散寒，祛风除湿：用于治疗风寒湿邪为患的肢节疼痛和皮肤病。

【主治范围】

1. 风寒湿邪为因的痹证　其临床表现是：全身多个关节凉痛或发凉肿痛，伸屈不利，得暖则舒，或多个关节游走不定，或伴有脘闷纳呆，胃脘寒凉，泛吐清水，大便不实，舌苔白腻或薄白或白滑，脉象多浮或浮紧或濡缓等。均是本方的治疗范围。或以本方为基础，根据具体病情配加有关腧穴施治。

2. 风寒湿邪为因之皮肤病　如疥疮、荨麻疹、湿疹等，由外感风寒湿邪，郁阻肌肤，外不得透达所致者，属于本方的治疗范围。

【方证简解】

1. 腧穴功能　本方是主治风寒湿邪痹阻关节、肌肤病变的专用方、常用方。泻灸曲池、阴陵泉之所以具有温经散寒，祛风除湿的功效，主治外感风寒湿邪痹阻肌表、关节的病证，是因为：

曲池，是祛风要穴，又有祛风解表、清热解表和抗过敏的作用。施用泻法，具有清热解表、祛风散邪和除周身之风邪之功，主治皮肤病和外感风邪的证候；配加艾条针上灸，具有温散风寒、温散表邪的作用。

本方证为风寒湿痹阻肌肤、关节之证，泻灸本穴，用以温散关节、肌肤的风寒。

阴陵泉，为祛湿和健脾的要穴。湿邪留滞筋肉之间，筋失柔和，则伸屈不利，转侧不便；湿邪流注关节，则关节疼痛重着，伸屈不便；湿邪泛滥于皮肤之间，则浮肿……湿邪兼风、兼寒、兼热引起的病证，取泻本穴用以祛湿。施用泻法配透天凉，具有清利湿热的功效；配用艾灸，具有温散寒湿之功。

本方证为风寒湿邪痹阻关节、肌肤而为病，泻灸本穴，用以温散寒湿，与泻灸曲池穴配伍，共奏温经散寒，祛风除湿之效。使风寒湿邪得以驱除，则关节经络气血不受痹阻，痹证可愈；俾风寒湿邪得以温散，则肌肤之气血不受郁阻，营卫调和，而皮肤病（疥疮）自愈。

2. 病因病机　本方证的病因病机，主要是风寒湿邪侵犯关节、肌肤而为病。以肢体关节凉痛重着或游走不定和肌肤出疹，瘙痒难忍，感触风寒加重，为其辨治要点。

风有内风与外风之分。外风经肌表而入者，多始自体表经络、关节，正虚邪盛则内传脏腑。外风之邪四季皆能伤人，很少单独袭人，往往兼邪同犯。因于患者体质和受风季节不同，兼有风寒、风热、风湿、风温之不同，也有风寒湿同步感受而致肌肤、关节病证。亦有兼有内脏证候。

外来之湿，多由肌肤经络侵入，浅则伤及肌肤皮肉，或痹阻关节，深则伤及脏腑。因于患者体质、感湿季节不同，以及治疗不当，易从寒化、热化，则临床多见寒湿、湿热证候。若外湿与内湿同步侵犯，不仅表现体表证候，还兼有内脏证候。若外风与外湿同步侵犯，临床又多见风湿、风寒湿、风湿热之肌肤、关节筋脉病变。

本方证是风寒湿为因引起的肌肤、关节病候，因此本方常用于治疗风寒湿邪为因的疥疮、荨麻疹和关节病证。

（1）风寒湿痹证：其病理机制是：素体虚弱，卫外不固，外感风寒湿邪，侵袭肌肤，流注关节，经络气血运行受阻而成。由于机体感受外邪的偏重不同，其风邪为重者，因风性善行而数变，故痛处游走不定，或此痛彼伏，彼痛此伏，称为风痹（或行痹）；其寒邪为重者，因寒邪凝滞不散，故而痛处剧烈，甚则痛如锥刺，称为痛痹（或寒痹）；其湿邪为重者，因湿邪黏滞而不去，故流注肌肉、关节则肿痛、沉重痛，重着不移，称为着痹（或湿痹）。因风寒湿邪痹阻经脉、关节，阳气被遏，经络气血运行不畅而为病，可见每遇阴雨、感寒、受风而病情加重。

（2）疥疮：疥疮是因住室阳光不好，睡卧湿地，外感风寒湿邪，郁于肌肤为诱因，复受疥虫传染而发病。其临床表现是疥粒色淡，流出白色浊液或脓液，瘙痒难忍，抓破溃烂成疮，多遇风寒湿邪而加重。

【所治病证】

痹证（风寒湿痹、尪痹、类风湿性关节炎）、饮证、疥疮、增生性关节炎。

【临床应用】

1. 痹证

（1）风寒湿痹：本方所治之风寒湿痹，相当于现代医学的慢性风湿性关节炎之类。多由急性风湿性关节炎经久不愈，反复发作，逐渐转变而成；或因人体素虚，阳气不足，腠理空虚，卫外不固，直接感受风寒潮湿，流注经络、关节、肌肉等部位，缓慢而发生。从临床实际情况来看，由于人体的体质各异，病程长短有别，感受外邪不同，又有虚证和实证之不同。

其临床表现是全身多处关节凉痛、重胀，伸屈不便，畏寒喜暖，或见此痛彼伏，彼痛此伏，或兼全身沉重，肌肉麻木，阴雨、感寒或感受风寒而加重等。或兼见寒湿内在的胃肠症状，或素体阳虚则兼见阳虚症状，或兼见恶寒发热表证等。一般舌脉没有特殊改变，病情严重者或兼表证，或兼有寒湿内在胃肠症状，舌多薄白或白滑、白腻，脉象多浮、浮紧、浮缓或濡缓等。可用本方施治。

若个别关节如膝、髋、肩、肘关节凉痛或沉重疼痛明显者，可配加泻灸患野有关腧穴，直接温散寒湿、温散寒凝以通络止痛；若某处肌肉麻木不仁者，可加用梅花针点刺局部充血后，再用TDP照射于局部，以消散局部寒湿，或配泻灸患部腧穴，直接通经活络，温散寒湿。

若风寒湿痹证，兼有胃腑冷痛，泛吐清水，胃纳减少者，本方加泻灸中脘、上脘佐以温胃散寒；若兼有肠腑冷痛，大便溏泄，便次较多者，本方加泻灸天枢佐以温散肠腑寒湿。

若寒痹、湿痹、寒湿痹证，仅罹于一两处关节，而无全身及内在症状者，可针泻加艾条针上灸患处关节腧穴，直达病所，收效甚好，一般不用本方施治。

(2)《金匮要略》中的风湿：《金匮要略·痉湿暍病》篇中说："病者一身尽疼，发热，日晡所剧者，名风湿。此病伤于汗出当风，或久伤取冷所致也。可与麻黄杏仁薏苡甘草汤。"一身尽疼，是风湿在表之候；发热，日晡所剧，属于阳明，是风湿势将化热之象。此病因汗出当风，感受风邪，着而为痹；或久伤取冷，贪凉受寒所致。属于风湿者，针泻曲池、阴陵泉，祛风除湿，散邪通经。

若患病日久，复因久用激素，很难用本方治愈；再者由于久服激素，易导致骨质疏松症。临证应作鉴别，以防因兼骨质疏松症，而导致全身虚性疼痛。

(3) 尪痹：根据北京中日友好医院焦树德教授所分肾虚寒盛证和湿热伤肾证等五个证型中，选用本方用于肾虚寒盛证。

其临床表现为：四肢关节疼痛、肿胀、僵硬变形。晨起全身关节或最重关节发僵，筋挛骨重，肢体关节伸屈不利。伴有腰膝酸痛，下肢无力，易于疲倦，喜暖怕冷等症状。舌苔薄白，脉象沉弦、沉滑或沉细弦，尺部脉弱、小或沉细等。是由素体肾虚，感受风寒湿或寒湿，肾不胜邪，入肾伤骨而发病。选用本方祛风散寒除湿，配补太溪补肾壮骨；若肾阳虚衰明显者，加补关元、太溪温补肾阳。

（4）类风湿性关节炎：类风湿性关节炎是一种常见的多发性慢性骨节疾患，多见青壮年人。其临床主要表现为：早期多有游走性的关节肿痛和功能障碍；晚期则出现关节僵直畸形，骨质改变和骨骼肌萎缩而致劳力丧失。多见对称性小关节僵硬疼痛。其病变主要在于病患关节局部组织（如软骨、骨质、滑膜及其韧带肌腱等），亦可累及全身其他部位，因此属于一种慢性全身性较顽固的病变。祖国医学里虽无此病名，但有“历节风”、“白虎历节”、“痛风”、“顽痹”、“骨痹”等类似此病的记载。本病虽为局部慢性病变，但其发病与整体防御机能有密切关系，祖国医学认为“邪之所凑其气必虚”、“正气存内，邪不可干”，故正气虚是其内因的根据。

本病证型较多，选用本方用于治疗慢性缓解期以本方为基础方，配加有关腧穴治疗。除有关节已僵直畸形，四肢或脊椎运动严重障碍外，一般全身症状不明显，病患关节局部无红肿痛，或肿而不红不热，病情相对稳定，舌脉如常。化验检查：血沉降率正常或大致正常，抗链球菌溶血素“O”一般偏高，少数病例可不高，类风湿因子阳性。

1）阳虚寒凝，痰瘀互结：关节冷痛、肿胀或变形强直，但皮色不变或苍白，触之较凉，遇寒痛增，得热痛减，腰脊酸痛，小便清长，舌质淡、隐紫或有瘀斑、瘀点，舌苔薄白或白腻，脉象细涩或沉细。乃为阳气不足复感风寒湿邪，内外相应，日久阳虚内寒，津血凝滞，痰瘀互结之证候。治宜温肾祛寒，消痰化瘀。可用本方与泻三阴交、丰隆、补关元之温肾消痰化瘀之法交替施治。

2）肾阳虚寒，寒凝湿阻：是由于肾阳虚寒，气血瘀滞，寒湿郁集，筋骨失养所致。证见腰椎或髋关节疼痛，活动不便，常反复发作。伴有不规则发热，脉数或虚数（并非有热）。选用本方，加补关元温补肾阳，配加泻灸患野腧穴以通经活血。若兼气虚者加补合谷补气，兼血虚者加补三阴交益脾养血。若兼痰瘀互结于关节，可用本方加泻灸患部腧穴，能温散局部痰瘀。

临床所见，类风湿性关节炎，使用本方仅能缓解症状，配加有关腧穴，也不易根治。

本病顽痹与一般痹证不同，其特点有：①邪伏血脉，留连筋骨，病位较深；②发展缓慢，多反复发作，病程较长；③结合脉证分析，病情复杂，以寒热交错，虚实相兼者较多，纯寒证、纯热证、纯实证者少，兼风兼湿者相兼杂见；④在治疗上迥然有异。临床要局部与整体相结合，既着重对关节局部组织治疗，又重视局部与全身密切联系而进行整体治疗。必须视其正邪之盛衰，属虚属实，分别祛邪扶正或扶正祛邪，着重调整阴阳气血以及脏腑之功能。因证属虚实相兼者，必须注意祛邪是为了保存正气，但不可单纯祛邪忘记了扶正。

2. 饮证　《金匮要略·痰饮咳嗽病脉证》篇中说："饮水流行，归于四肢，当汗出而不汗出，身体疼重，谓之溢饮。"饮邪渐侵机体肌表，感受外邪，毛窍闭塞，不能从汗液排出，因而身体疼重。可用本方加泻灸大椎，温阳解表，行湿化饮。若收效不佳者，可在本方的基础上，配服姜汤夜间发汗，以助收效。

3. 疥疮　疥疮好发于皮肤皱褶部位，皮损初起为针头大小的丘疹或水疱，疥虫常埋藏在隧道一端。若不及时治疗，迁延日久，则全身遍布抓痕、结痂和黑色斑点，甚至引起脓疱。

证见患处皮肤形如芥粒，皮肤瘙痒，瘙痒难忍，搔烂成疮，芥粒偏淡，流出白色浊液或脓液，阴雨及夜间加重。是由风湿偏寒，郁于肌肤之疥疮之征象，使用本方温经散寒，祛风除湿。若偏血虚者，加补三阴交或血海佐以养血止痒。使用上方上法，针后即可止痒，多次针灸，不再接触传染源者方可治愈。

若患病日久，气血已虚者，可用本方与针补合谷、三阴交补益气血之法，交替施治。若患病日久，卫外不固，伴有气虚症状者，本方加补合谷益气固表，又可增加抵抗力。

【病案举例】

病例1　类风湿性关节炎

患者何某某，女，35岁，南阳市环卫处职工。于1997年9月15日初诊。

主诉：患类风湿性关节炎已5年。

现病史：5年来两手足指趾关节、手腕、肘、膝关节凉痛僵硬，伸屈不便，活动受限，阴雨、感寒、着凉加重。每在严重时服用止痛片方能临时止痛。伴有易于感冒，食少，心慌心悸，神疲乏力等症状。舌脉无特异。

1997年8月化验结果：类风湿因子阳性。

辨证：属于风寒湿邪，侵袭关节，痹阻经脉，气血运行不畅之类风湿性关节炎（痹证）。

治则：祛风散寒，除湿散邪，佐以温散患部之寒邪。

取穴：针泻加艾条针上灸曲池、阴陵泉，与泻灸膝眼、解溪、阿是穴，交替施治。每隔1～3日针治一次。共针灸26次。

效果：十诊后，关节凉痛减轻；二十诊后，全身关节凉痛明显减轻，伸屈活动灵活；二十六诊后病情减轻90%。

随访：1998年3月4日患者告知关节已不凉痛，数月来未感冒，饮食增加，精神尚好。

按：本例之类风湿性关节炎，是以化验检查类风湿因子属于阳性为依据，又依患病在小关节呈对称性，局部凉痛僵硬，伸屈不便为证治要点。故整体治疗，辨证取穴，用本方温经散寒，祛风除湿，和患部取穴直达病所，配泻加灸膝眼、解溪、阿是穴，佐以温散局部寒邪通经活络以止痛。

病例2　风湿性关节炎

患者李某某，女，34岁，住南阳市建西地质队家属院。于2000年7月31日初诊。

主诉：全身疼痛已近4年。

现病史：因产后感受风寒湿邪而得。两膝关节凉麻痛，膝窝痛，两肩胛及肩关节凉沉痛，劳累后右侧大腿外廉坐骨神经循行处疼痛，两手指关节凉痛。早上患处关节僵硬。

抗链球菌溶血素“0”大于800单位。曾用多种疗法无效。

辨证：属于风寒湿邪乘虚而入，侵犯关节，痹阻经脉，气血运行不畅之痹证。

治则：温经散寒，祛风除湿，佐以温散膝部寒邪。

取穴与效果：

一诊，针泻双膝眼配艾条针上灸。

二诊（8月3日），针泻加针上艾条灸曲池、阴陵泉。

三诊（5日），膝关节凉痛明显减轻。处方同上。

四诊（7日），肩胛及肩关节凉沉疼痛减轻。处方同上。

五诊（8日），针泻加针上艾条灸双膝眼穴。

六诊（15日），左侧膝关节凉痛基本治愈，因艾灸右侧阴陵泉皮肤溃烂数天未针。针泻加灸曲池，针泻加灸右膝眼穴。

七诊（18日），肩背沉困痛轻。针泻加灸曲池、阴陵泉。

八诊（21日）、九诊（24日）、十诊（26日）、十一诊（28日）、十二诊（30日），处方同上。九诊后肩背麻凉明显好转，仅右膝发凉。

十三诊（10月20日），因感冒多天，未来针灸。针泻加灸双膝眼。

十四诊（22日），针泻加灸曲池、阴陵泉。

十五诊（26日），即将痊愈。处方同上。

十六诊（28 日），处方同上。

随访：2000 年 12 月 20 日另有患者转告针愈未发。

按：本例之风寒湿痹证，是因产后体虚，风寒湿邪乘虚侵袭机体关节而为病。

由于化验检查抗“0”大于 800 单位，又有肢体关节凉痛，晨起关节僵硬，作为辨证依据，故用本方施治，温经散寒，祛风除湿，恰到好处，正中其的良有益而收效。因于膝关节凉痛较为明显故配泻加灸膝眼穴。

病例 3　产后身痛

患者黄某某，女，26 岁，住南阳市宛城区大寨村。于 2000 年 6 月 13 日初诊。

主诉：周身疼痛已 3 个月。

现病史：产后 15 天因在院外活动，感受风寒，又因住进新房感受寒湿而得。全身疼痛，上下肢凉痛，时而刺痛，伸屈不利，步行艰难，得暖则舒，阴雨、感寒尤甚。面色苍白不华，舌质淡胖，舌苔薄白，脉象沉缓。经用抗风湿药（西药）不效。曾以痹证治疗服用中药令其发汗，病情加重，并出现气短懒言，动则汗出，精神不振，心慌，倦怠乏力等。

化验检查抗“0”属于正常范围。

辨证：属于产后气血亏虚，风寒湿邪乘虚而入，痹阻关节经络，复因汗出损及气血之痹证。

治则：温经散寒，祛风除湿，与补益气血之法，交替施治。

取穴与效果：

一诊、二诊（15 日），针泻加灸曲池、阴陵泉。

三诊（17 日），针补合谷、三阴交。

四诊（20 日）气短懒言减轻。四诊、五诊（22 日），针泻加灸曲池、阴陵泉。

六诊（24 日），全身凉痛减轻，步行较快。针补合谷、三阴交。

七诊（27日），精神好转，动则汗出减少。针泻加灸曲池、阴陵泉。

八诊（29日），全身凉痛明显好转。处方同上。

九诊（7月1日）、十诊（7日），针补合谷、三阴交。

十一诊（11日），基本治愈。处方同上。

十二诊（13日），处方同上。

随访：2000年11月25日，其爱人转告针灸治愈未发。

按：本例之痹证（产后身痛），其病因病机是因于产后气血亏虚，风寒湿邪乘虚侵入，痹阻经络，气血运行不畅，是故肢体凉痛，伸屈不利；阳气为寒湿所阻，故而阴雨、感寒加重。前医以发汗驱逐外邪，外邪未祛，复损气血，故汗后出现气血亏虚挟有寒湿之症状和体征。

本例本于气血亏虚，标于风寒湿痹。故在治疗方面，用本方以治其标实，针补合谷、三阴交施用大补气血之法以治其本虚。标本兼顾，虚实并治而收效。

病例4　痹证

患者张某某，男，50岁，住南阳市南召县城关镇。于1993年4月24日初诊。

主诉：全身关节凉痛已3年。因劳累汗出后又睡卧湿地而得。

现病史：全身关节凉痛微肿，以两膝、肘、腕关节更为明显，伸屈不利，行走及持物不便，下肢沉重，触患部皮肤不热而感凉，阴雨、感寒加重，得暖则舒。同时感到胃脘部凉，饮食减少，时而流涎，大便溏薄。舌脉无明显特异。

多次化验检查：抗“0”、血沉、类风湿因子，均属正常范围。

曾以风湿性关节炎内服中西药及外敷膏药亦不见效。

辨证：属于风寒湿邪侵袭关节，痹阻经络，气血运行不畅之痹证，兼有寒湿内停胃肠之证候。

治则：温经散寒，祛风除湿，佐以温胃肠祛寒湿。

取穴与效果：

一诊、二诊（26 日）、三诊（28 日），针泻加针上艾条灸曲池、阴陵泉、足三里。

四诊（30 日），关节凉痛减轻，微肿已愈，胃脘凉感减轻，饮食增多。处方同上。

五诊（5 月 3 日），处方同上。

六诊（7 日），胃脘症状已愈，大便已不溏薄。处方同上，减去足三里。

七诊（10 日），处方同上。

八诊（13 日），近两天腹泻肠鸣，大便清稀，日行 3～4 次，腹部觉凉，可能与饮食生冷有关。全身疼痛将愈。针泻加灸天枢、阴陵泉、足三里。

九诊（14 日），泄泻明显好转。处方同上。

十诊（17 日），泄泻已愈，全身关节凉痛将愈。针泻加灸曲池、阴陵泉。

十一诊（19 日）、十二诊（26 日），处方同上。

随访：1993 年 6 月 26 日，其表兄转告针愈未发。

按：本例与例 3 之痹证的病因病机有所不同。本例属于风寒湿邪，痹阻关节经络，气血运行不畅，兼有寒湿内停胃肠之痹证。例 3 属于产后气血亏虚，风寒湿邪乘虚而入，痹阻关节经络，气血运行不畅，复因汗出损及气血之痹证。病因病机不同，其治则亦不相同。本例施用温经散寒，祛风除湿，佐以温胃肠祛寒湿之法。例 3 施用温经散寒祛风除湿，与补益气血之法，交替施治。

所取腧穴，一至五诊，针泻加灸曲池、阴陵泉，温经散寒，祛风除湿，加泻灸足三里的目的，温散胃肠寒湿；五诊后由于胃肠症状治愈，故六诊、七诊减去足三里穴；八诊时肠腑寒湿症状明显，故泻灸天枢、阴陵泉、足三里，施用温散肠腑寒湿之法；由于九诊后，肠腑寒湿症状治愈，故十至十二诊，仍泻灸曲池、阴陵泉而告痊愈。

【方效相较】

1. 本方与风湿热方相较　见“风湿热方”[方效相较]。

2. 本方与湿热方相较　两方都针泻阴陵泉，仅一穴有异，治疗方法不同，其功效和治证截然不同。本方针泻加灸曲池、阴陵泉，具有温经散寒，祛风除湿的功效，主治风寒湿邪为因的痹证和疥疮等:“湿热方”针泻足三里、阴陵泉，热胜于湿配透天凉手法，具有祛湿和中，清热化湿，和祛湿通络，清利下肢湿热的功效，主治湿邪和湿热蕴郁胃肠、小腹病证，以及膝、膝以下关节、经脉病。

3. 本方与风疹方相较　见“风疹方”[方效相较]。

【注意事项】

1. 注意鉴别膝关节内痛与外痛　病人诉说膝关节痛，往往诉说不清或对痛处模糊，医生应该分清。若属膝关节外疼痛，多见韧带附着处疼痛，不可误以为关节内痛，针刺膝眼穴必然不效，则以膝关节外韧带附着处压痛点针刺，收效甚佳。这是用本方配加膝部患野腧穴应注意之处。

另有膝关节轻度骨质增生，一般不会引起膝关节内疼痛。临床易于将关节外韧带附着处痛，误诊为膝内骨质增生引起，结果针刺膝眼穴无效。

2. 临证应注意到

（1）针灸治疗本病，首先应辨清邪正虚实。一般来说在邪盛正气不衰阶段，应用祛邪的方法，即以祛风散寒燥湿。到了邪盛而正气不足阶段，就应祛邪扶正兼顾。如果只祛邪而不扶正，正气更虚，单纯祛邪是不易收效的。到了正虚邪少阶段，就要扶正重于祛邪。

（2）慢性风湿性关节炎，如果使用祛风散寒燥湿之品过多，疼痛不但不止反而加重，若在辨证的基础上，配加有关补气、养血、滋阴或温阳之法，取效颇佳。因此临床不可一味地过用祛风散寒燥湿之法。

【其他方面】

1. 治证始验　70年代初，父亲试用本方治疗一例风寒湿痹证的依据是：外来风寒湿邪，痹阻关节，气血不畅，故出现多处关节凉痛沉重，感受风寒和寒湿而加重。风性善行而速变，故而此轻彼重，此起彼伏。湿性重着，寒湿留滞关节、肌肤，故而全身关节沉重，感受寒湿而加重。阴雨、感寒，阳气被遏，故而加重，得暖则舒。寒湿之邪，内滞胃肠，胃肠失畅，则出现胃肠寒湿症状，如胃脘觉凉，泛吐清涎，食少纳呆，时而隐痛，大便稀薄，肠鸣腹泻等。泻灸曲池祛风散寒，以祛在表之风寒，泻灸阴陵泉，既祛外在寒湿，又祛内在胃肠寒湿，故而用本方收效。因用本方针治一例收效，后屡试屡效，成为经验方。

2. 本方疗效　本方用治风寒湿痹证收效良好。其中血沉、抗“O”均在正常范围之内的风寒湿痹证，收效更佳。对于初期类风湿性关节炎只要属于风寒湿痹者，缓解症状尚好，但不易根治。

3. 对于痹证的治疗　如果只从关节肿痛这一表象着眼，而片面地采用祛风、散寒、燥湿之法，殊欠满意效果，尤其对顽痹疗效更差。患者阳气虚弱，致使病邪乘虚袭踞经络，气血为邪所阻，壅滞经脉，留滞于内，深入骨骱，胶着不去，痰瘀交阻，或痰湿内郁，凝滞不通，邪正混淆，如油入面，肿痛反复发作。应该看到此证既有正虚的一面，又有邪实的另一面，且病变在其骨质。骨为肾所主，故制定补肾壮骨，培补肾阳之法，对根治本病起决定性作用。在此基础上，或与化痰祛瘀之法，交替施治；或与化痰祛湿之法，交替施治。若系脾虚生湿，湿聚生痰之痰湿内郁关节者，可患野取穴和健脾制湿之法，与培补肾阳之法交替施治。

4. 易于误诊的纤维肌痛和纤维肌痛综合征

(1) 纤维肌痛：本病类似中医学的“肌痛”和“身痛”。其临床表现为广泛性肌痛（肌肉疼痛），压痛明显，各项理化检查多无异常改变。由于广泛性肌痛，常被误诊为“风湿”。由于肌痛重点不同，常被误诊为腰椎病、颈椎病、或腰肌劳损、腰腿痛等，常难治愈。

(2) 纤维肌痛综合征：本病是一种难治的非关节性风湿病，以严重的精神、神经症状和周身难以忍受的数十处疼痛为特征。因有情志抑郁和焦虑症状，常被误诊为神经官能症、自主神经功能紊乱等，伴有身痛症状。

本病多由情志失和，忧思郁怒以致肝气郁滞。气郁化火，则烦躁易怒；上扰心神，则心神不宁而失眠，易于误诊为失眠。有烦燥易怒，心神不宁，全身疼痛等症状。

【歌括】

风寒湿方功效佳，曲池阴陵泻灸加，
温经散寒风湿除，痹证疥疮应手拿。

（三）风疹方

【方治渊源】

本方源于高祖父所创，为治疗风疹（又名瘾疹、风疹块、风疙瘩）的常用方、专用方。父亲又以此为基础，配加有关腧穴，用于治疗风热挟瘀，感染成脓的疥疮和风热挟瘀的过敏性紫癜等，亦有一定疗效。后来又用于治疗皮肤瘙痒症。只要辨证正确，符合本方的主治范围，收效均佳。我们多接诊皮肤科用西药无效或无钱购药的皮肤病及一些过敏性疾病的患者，前来求治于针灸，均收到一定疗效。由于本方是高祖父治疗皮肤风疹（瘾疹）的专用方，故命名为“风疹方”。

【腧穴组成】

针泻双曲池（风寒配艾灸）、三阴交（血热配透天凉）。

【操作方法】

1. 补泻与留针　为了便于捻泻与留针，以上腧穴同时针刺，达到欲刺深度有针感后留针，在留针20～30分钟期间，每隔5～10分钟各捻泻0.5～1分钟，如此捻泻2～4次后，停留数分钟拔针。若曲池穴配艾条针上灸，可在留针期间进行；若三阴交配透天凉，可在捻泻时进行。

2. 针治时间　一般隔日针治1次。

【功能效用】

辨证取穴

疏风散邪，行血止痒：用于治疗外感风邪或风热之邪，客于肌肤，营血失畅之皮肤风疹以及皮肤瘙痒等皮肤病。

属于风寒者，曲池配针上艾条灸，祛风散寒；血热者，三阴交配透天凉，凉血行血。

【主治范围】

1. 外感风邪或风热，营血失畅引起的病证　如皮肤风疹、皮肤瘙痒等均是本方的主治范围。其他有关证型者，可以本方为基础，根据不同病因和证型，配加有关腧穴。

2. 其他病证　如疥疮、过敏性紫癜，凡与风热挟瘀有关，属于施用疏风清热，行血凉血之法者，亦是本方治疗范围。或配加有关腧穴施治。

【方证简解】

1. 腧穴功能　本方是治疗风邪侵袭肌表血络、营血而为风疹的专用方。针泻曲池、三阴交之所以具有疏风清热，行血止痒的作用，主治风邪侵袭肌表血络，营血之风疹，是因为：

曲池，主治皮肤病、外感表证、头面和手阳明经循行通路上的肘、臂、肩、颈项等处疾患，以及现代医学中的某些过敏性疾病，是驱除周身之风邪的常用穴。“病在阳之阳者，刺阳之合”（《灵枢·寿夭刚柔》篇）。肺属卫主表，外合皮毛，风邪外袭，首犯皮毛，肺卫首当其冲。阳明主肌肉，联系肌表皮肤。皮肤病变多由风邪挟寒、挟湿、挟热等客于肌表，闭遏经气，壅遏气血所致。本穴有祛邪透表和驱逐周身风邪的特殊作用。风邪挟寒、挟湿、挟热引起的皮肤病，取泻本穴用以祛风和疏风清热。

本方证是外感风邪或风热，营血失畅之皮肤病。针泻本穴，用以祛风散邪，清热透表以止痒。泻配艾灸用以祛风散寒，透表止痒。

三阴交，为血证要穴。能补血分之虚，行血分之滞，破血分之瘀，凉血分之热。施用泻法，具有行血、活血的作用，配透天凉具有行血凉血的功效。本方证是外感风邪或风热，营血失畅之证，针泻本穴，用以行血活血。若属血热者，配透天凉能行血凉血。

本方主治的病证，以痒为主。痒自风邪来，止痒必先祛风，故针泻曲池祛其风以止其痒；“治风先治血，血行风自灭”，又病在血分，故针泻三阴交用以行血。因风热浸淫血脉之风热型，使用本方疏风清热，行血止痒；由血热生风，伤于血络之血热型，方中的三阴交配透天凉，可收清热凉血，消风止痒之效；由风邪搏血，血瘀经滞之血瘀型，使用本方活血通络，消风止痒；由风寒之邪，侵袭血络之风寒型，方中曲池配艾条针上灸，可收疏风散寒，行血止痒之效；伴有肠胃积热，郁于腠理之肠胃积热型，以本方为基础配加有关腧穴。

总之，皮肤风疹诸疾，不论风寒、风热、风湿、湿阻、瘀阻、血虚、血燥等，都可导致营卫失和，本方又有调和营卫的作用，故常用此二穴。

2. 病因病机

本方证的病因病机，主要是风邪侵袭肌表血络、营血而为病。

(1) 皮肤风疹（瘾疹）即荨麻疹，又有“风疹”、“风疹块”、“痒疙瘩”等名称。由于它时隐时现，故名瘾疹。也是一种常见的过敏性皮肤疾病。风疹高出皮肤呈斑丘疹，或呈现遍身云片斑点，或堆累成块，融连成片，患处瘙痒难忍。其皮肤疹色和抓破后的渗出液以及伴有症状和病因、证型不同而有所不同。

(2) 皮肤瘙痒症，是皮肤产生痒感而欲搔抓，但又无原发皮肤损害的一种自觉症状。有血热、血虚、风湿、风盛和风寒等证型，分别因血热、血虚、风湿、风盛和风寒所致，反映的皮色和症状均有所不同。其有关病因病机和症状，详见［临床应用］项内。

(3) 过敏性紫癜：多因食入腥荤动风之品，如鱼虾、牛奶、鸡蛋等食品，或素有血分蕴热，血热壅盛兼感风邪，风邪与血热相搏，迫血妄行，则血溢络脉，瘀滞凝聚而发病。

(4) 疥疮：多由疥虫传染而发病。故见疥粒色淡，抓破溢流淡红色脓液，遇寒痒甚，得热痒轻或痒止。亦有风寒湿邪久郁化热，或内服温热之品而化热者，则见疥粒色红，溃烂成疮，遇热痒重，或多脓疮鲜红。

【所治病证】

皮肤风疹（瘾疹）、皮肤瘙痒症、过敏性紫癜、疥疮、日光性皮炎（日晒疮）。

【临床应用】

1. 皮肤风疹（瘾疹） 本病是因皮肤出现鲜红色或苍白色风疹团，时隐时现，故名瘾疹。俗称“风疹块”。本病证型较多，选用本方用治以下证型。

(1) 风热型：风热之邪，客于肌表，营卫失调所致。证见疹块发红，堆连成片，皮肤灼热，瘙痒不绝，遇热尤甚，得冷则缓，或兼有风热表证，舌红，舌苔薄黄，脉象浮数等。治宜疏风清热，行血止痒，故用本方施治。若血分热盛，下肢尤甚者，加刺委中血络出血，或方中三阴交配透天凉手法。

（2）风热挟湿型：因湿热内生，外感风邪，逗留肌肤所致。证见皮疹形似豆瓣，周边红晕，疹豆中间有小水疱，偶见大疱，瘙痒难忍，抓破后有脂水渗出等。可用本方加泻阴陵泉佐以祛湿。

（3）风寒型：风寒外袭，蕴积肌肤，营卫不和所致。证见皮疹粉白色或瓷白色，大小不等，或融合成片，常以身体暴露部分突出，瘙痒难忍，遇冷加剧，得暖则缓，或兼风寒表证，多发于冬季，舌苔薄白，脉象浮紧。治宜疏风散寒，行血止痒。方中曲池加艾条针上灸，温散风寒。

（4）血热型：证见突然起疹，其色鲜红，由散在风疹迅速融合成片，瘙痒难忍，或先感皮肤灼热刺痒，抓之随起红色或紫红色条索状血痕，夏重于冬，或遇热尤甚，得寒则缓，舌红苔黄，脉数或数而有力。治宜清热凉血，消风止痒。方中的三阴交配透天凉，行血凉血。

（5）血瘀型：证见皮疹暗红，或呈块状，多发于臀、腰围等易受压处出疹发痒，兼见面色晦黯，口唇略有紫红，舌有瘀斑，脉涩。治宜活血通络，消风止痒，故用本方施治，或加泻血海以增活血祛瘀之力。

（6）肠胃积热型：肠胃积热，复感风邪，内不得疏泄，外不得透达，郁于皮毛腠理之间而发；或因食鱼虾荤腥发物；或有肠寄生虫而发。证见发病急骤，皮疹色红，粟粒大小不等，或成块连片，状如云头，皮疹发痒。兼有脘腹疼痛，神疲纳呆，或胸脘不适，腹胀便秘，甚则恶心呕吐，小便短赤，舌红，舌苔黄厚或黄腻，脉象滑数有力。治宜通腑泄热，疏风解表，兼行血止痒。可用本方加泻足三里、天枢通腑泻热。若肠胃积热严重者，可改针泻曲池、足三里、天枢或再加泻中脘，以通腑泻热为主，兼疏风清热透表以止痒。

本病为过敏性疾病，因其过敏源比较复杂，症状表现也不同，故辨证时往往有寒热并呈，寒热之中又有虚实，临证应细辨细审，才能收到较满意的效果。在治疗期间，需要患者注意饮食，禁忌食鱼、虾、辣椒、酒等易发和刺激性食物。

2. 皮肤瘙痒症

（1）血热型：多发于青壮年。皮肤瘙痒，搔破呈条状血痕，夏重于冬或遇热尤甚，得寒则缓。伴有口干心烦，舌尖红或舌绛，舌苔薄黄，脉象弦数或滑数。治宜凉血清热，消风止痒。方中三阴交配透天凉，行血凉血。

（2）风湿型：多发于青壮年。皮肤瘙痒，搔抓后起水疱、丘疹、流水或皮肤变为糜烂，夏秋为甚。舌苔白腻或薄黄腻，脉象滑数。治宜祛风除湿止痒。可用本方加泻阴陵泉佐以祛湿。

（3）风寒型：皮肤瘙痒，多发生在头面、胸前、双手、颈周等暴露部位，多发于冬季，遇寒则甚，逢暖或汗出则减。舌淡苔白，脉象浮缓或浮紧。治宜驱风散寒，行血止痒。方中曲池加艾条针上灸，温散风寒。

（4）风盛型：周身皮肤瘙痒，痒无定处，日久不愈，皮肤可变肥厚呈苔藓状如牛领之皮。多发于春季。舌红，舌苔薄黄，脉象弦细。治宜搜风驱邪，行血止痒。可用本方加泻风市穴以助搜风驱邪之力。

3. 过敏性紫癜　其临床表现为突然发病，双胫出现红色斑点，渐转紫暗，微出皮肤表面，压之不退色，分批出现，局部发痒，或咽干口渴，心烦等。舌质红绛，舌苔薄黄。是因血热壅盛，兼感风邪，血溢络脉，瘀滞凝聚而成。可用本方加刺委中血络出血（泄其血而散其郁热），疏风清热，凉血行血以散其郁热；或用本方加用梅花针点刺患部充血，以消散瘀血、郁热；或方中三阴交配透天凉以清血分热；或用本方加泻血海以增消散瘀滞之力。

4. 疥疮　本方主要治疗因寒湿之邪郁久化热，或内服温热之品而化热，风湿热邪郁于肌肤，血行不畅而成疮。证见患处皮肤形如芥粒，其色偏红，遇热加重。可用本方加泻阴陵泉，疏风清热，祛湿行血以止痒。

【病案举例】

病例1　皮肤瘙痒（日射病?）

患者樊某某，男，20岁，本校95级针灸推拿班学生。于1998年3月21日初诊。

主诉：上半身皮肤瘙痒已3年。

现病史：3年来，每在吃饭或天气燥热时头部发痒。近两个月来，每在打球、吃饭、日晒时，即刻全身热燥，上半身（包括头面）刺痒，相继皮肤呈现红色小丘疹。多年来，夏季日晒或在阳光下行走等活动，即感气短（气不接续），心慌心跳，头晕眼花。夏季手足心热，手掌皮肤深部显现红色小点，严重时脱皮。夏季嗜睡（因困倦乏力，每天白天必须睡眠3～4小时，方感全身舒服），皮肤划痕试验阳性，脉象细数。

自幼身体虚弱、多病。父亲是位中医，经常给予补气、补肾、育阴等内服药，如知柏地黄丸、六味地黄丸、秦艽鳖甲汤之类，有时有效，但常反复。

辨证：属于气阴两伤之暑热病（可能属于日射病）和热郁肌肤伤于血络，内不得疏泄，外不得透达之皮疹。

治则：益气育阴与疏表祛风，行血止痒，交替施治。

取穴与效果：

一诊、二诊，针补合谷、复溜，益气育阴。

三诊，近来感冒，鼻塞不通，鼻流清涕，全身恶寒，咳嗽，以风寒感冒治之。针泻加灸曲池，温散风寒。

四诊，配用药物治疗感冒愈，今天天晴感到上半身瘙痒，皮肤出现红色小丘疹，咽干口渴，舌苔薄黄，脉象浮数。针泻曲池、三阴交、内庭，疏风透表，清胃行血。

五诊，前天和昨天以上症状未出现。处方同上。

六至九诊，针泻曲池、三阴交。

十诊，近几天天气炎热（气候突变），仅有时微痒片刻，有时一天未发，皮肤划痕试验（－）。针泻曲池、三阴交。

十一诊，皮肤病未复发，而觉气短心慌，头晕乏力。针补合谷、三阴交，补益气血育阴。

十二诊，处方同上，加补神门补心气养心血，具有“养荣方”之效。

十三诊，近7天皮肤出疹瘙痒未发，但仍遇热则气短心慌、乏力欲睡。处方同上。

十四诊，近6天来皮肤出疹瘙痒仍未复发，但每因天热则仍气短乏力，这与热伤气阴有关。针补合谷、复溜。

随访：此后告知皮肤瘙痒出疹痊愈，热伤气阴之证候有所减轻。

按：本例看来病情复杂，实属两个病证，即“风疹方”证和“益气补肾方”证。前者用“风疹方”将皮肤瘙痒之皮疹治愈；后者用“益气补肾方”益气养阴，而气阴两伤之病证，得以减轻，由于针治次数少而未根治。在针治过程中，选用“养荣方”的目的，在于补益气血，养心安神，但从病机和效果来看，用之不妥。

病例2　日晒疮

患者李某某，男，38岁，住南阳市西峡县蛇尾乡。于1994年7月11日初诊。

主诉：患日光性皮炎（医院确诊）已10年，加重5年。其父常用中药调治有效，但常反复。

现病史：始因炎夏在田野连续劳动3天而得。以后每年夏季复发，愈热愈重，日晒后更甚。复发时颜面、颈部及四肢皮肤暴露处反复出现斑片状皮疹，局部红肿脱屑，瘙痒无度，抓后糜烂渗出极少红色液体，局部燥热，微觉疼痛。伴有怕见日光，手足心热，日晒后气短和呼吸困难等症状。面色潮红，口干不渴，舌质红，舌苔薄黄，脉象浮数有力。

上级医院：皮肤划痕（+），紫外线敏感试验（+），变态反应检查：诊断为日光性皮炎。

曾口服多种抗过敏药及外用肤氢松、皮炎平等无效。

辨证：本例属于中医的“日晒疮”。因于热郁肌肤，血热生风，不能透达所致。

治则：疏风清热，凉血解毒。

取穴：一至五诊，针泻曲池、三阴交（配透天凉），点刺曲泽、委中血络出血数豆许。六至十一诊，针泻曲池、三阴交。十二至十八诊，针泻曲池、三阴交、神门。每隔1～2日针治1次。

效果：五诊后，斑片状皮疹已退，瘙痒减轻，心烦、气短、手足心热有所好转；十一诊后，病候即将治愈，因家事繁忙，奔波操劳数天，又来针治，病情返至五诊后，并出现心烦急躁，多梦少寐等症状。十八诊后告愈。

随访：3个月后患者前来询问孩子的脑瘫能否针治？并告知个人的病在此针愈。

按：本例之日晒疮。因炎暑日晒，热郁肌肤，不得透达于外，故皮肤暴露处出现斑片状皮疹，局部红肿、燥热、微觉疼痛，怕见日光。热郁日久，伤及血分，则血燥生风，热毒郁肤，故又出现瘙痒无度，抓后糜烂渗出红色液体以及手足心热等。日晒后气短、呼吸困难，是热伤气分之故。热甚则心烦但口不作渴是热在肌肤不在胃腑。其手足心热，面色潮红，舌质红苔微黄，脉象浮数有力等，属于风热血燥之征。

所取腧穴，一至五诊，针泻曲池（祛风清热）、三阴交（配透天凉，凉血行血，凉血又可祛风），点刺曲泽、委中血络出血，既能行瘀血，散郁热，又能解毒，还能清暑热。六至十一诊，针泻曲池、三阴交，是在病情减轻，暑热已消的情况下，减去曲泽、委中穴的。由于奔波操劳数日，致使心火炽盛，心烦急躁，多梦少寐，故十二至十八诊，针泻曲池、三阴交，加泻神门的目的，在于清心火，安心神。其气短，呼吸困难是日晒后热伤气之故，不属气虚。郁热去则症状愈，绝不可补气。

病例3　荨麻疹

患者王某某，男，18岁，住南阳市卧龙区王村乡大王庄村。于1994年8月27日初诊。

主诉：患全身风疹瘙痒已月余。

现病史：月余前某日突然肢体某处瘙痒，迅即蔓延全身，疹块发红，堆连成片，皮肤灼热，瘙痒不绝，遇热尤甚，得凉缓解。皮肤灼热时烦躁不安。舌质红，苔微黄，脉象浮数。

市某医院诊断为荨麻疹，用药收效不著。

辨证：属于风热之邪，浸淫血脉，郁于肌肤腠理之间之风热型荨麻疹。

治则：疏风清热，行血止痒。

取穴与效果：

一诊，针泻曲池、三阴交，未拔针即感皮肤不痒，疹子消退。

二诊（29日），皮肤出疹减少，瘙痒减轻。处方同上。

三诊（31日）偶尔皮肤出疹瘙痒。处方同上。

四诊（9月3日），荨麻疹已愈，巩固1次。处方同上。

按：本例之荨麻疹，属于风热之邪，浸淫血脉，郁于肌肤腠理之间而发病。故其皮疹迅速蔓延，疹块发红，堆连成片，皮肤灼热，瘙痒不绝，遇热尤甚；皮肤灼热时烦躁不安，属于热郁肌肤，因皮肤灼热而烦躁；舌质红，苔微黄，脉象浮数等，乃风热之征。故用本方，疏风清热，行血止痒而收效。

病例4　荨麻疹

患者姚某某，男，28岁，住南阳市潦河姚营。于2000年8月26日初诊。

主诉：患荨麻疹已15天。

现病史：15 天前因来客饮酒吃鱼虾等食物后，当天下午皮肤瘙痒，继而风疹成块连片，状如云头，疹色发红。并伴有脘闷食少，腹胀便秘，小便色黄等。舌红，舌苔黄厚，脉象滑数。

市内某医院诊断为过敏性荨麻疹，用药收效不著。

辨证：属于酒食鱼虾，肠胃积热，郁于肌肤腠理之间之肠胃积热型荨麻疹。

治则：通腑泄热，疏风解表，行血止痒。

取穴与效果：

一诊，针泻曲池、三阴交、足三里、天枢。针后当即瘙痒减轻，风疹消退。

二诊（29 日），处方同上。

三诊（31 日），疹块范围缩小，发作时短，瘙痒减轻，大便已通，饮食增加。处方同上。

四诊（9 月 2 日），风疹减轻 80%。处方同上。

五诊（5 日），最后针治 1 次，巩固疗效。处方同上。

按：本例之荨麻疹（胃肠积热型），是因酒食鱼虾后，肠胃积热，内则不得疏泄，外则不得宣达，郁于肌肤腠理之间所致。以酒食鱼虾之后，皮疹色红，成块连片，肌肤瘙痒，脘闷食少，腹胀便秘，舌红，舌苔黄厚，脉象滑数等为辨证要点。所取腧穴，针泻足三里、天枢通腑泄热以治其内，针泻曲池、三阴交，疏风行血以治其外，表里双解正中其的，故收效较速。

病例 5　药物过敏性皮疹（过敏性紫癜?）

患者陶某某，女，47 岁，家住南阳市内魏公桥紫竹林。于 2001 年 5 月 14 日初诊。

主诉：皮肤脱屑、微痒已 20 多天。

现病史：20 多天前，因右下肢膝关节以上股部被开水烫伤，创面约 10cm 宽，15cm 长，呈 3 度烫伤。口服青霉素维钾片后，当天腰及两下肢出现红色过敏斑、血点，压之不褪色，第二天发展到全身，后来又出现全身皮肤微痒、脱屑，小腿及两足明显浮肿。

该患者是在本科用经络导平治疗右侧股神经损伤期间，针治皮肤脱屑、瘙痒的。

辨证：属于药物过敏，损及皮肤之皮炎（疹）。

治则：祛风行血，利湿消肿。

取穴：针泻曲池、三阴交、血海、阴陵泉。每隔 1～2 日针治 1 次。

效果：一诊后，皮肤红色过敏点逐渐消失，下肢浮肿减轻。四诊后，两侧小腿浮肿明显减轻，全身皮色基本正常，皮肤已不瘙痒，已不脱屑。五诊后，小腿及两足浮肿已消。六诊后痊愈。

随访：患者在本科继续用经络导平治疗右下肢股神经损伤两个月期间，药物过敏性皮炎（皮疹）未发。

按：本例之药物过敏性皮疹，虽不知其病理原因，但从其症状和治疗效果来看，可能属于药毒浸淫，血热生风，迫血妄行，血溢络脉，瘀滞凝聚所致。小腿及足部浮肿，属于瘀滞凝聚，水湿代谢失常，水湿下注之故。

针泻曲池具有祛风表散和抗过敏的作用，针泻三阴交和配加血海，以增行血祛瘀之力，配泻阴陵泉祛湿以消小腿足部之浮肿。

【方效相较】

1. 本方与风寒湿方、风湿热方相较　以上三方都针泻曲池穴，用以祛风。仅一穴之差和灸与不灸、凉与不凉之不同，其功效和治证有异。

本方针泻曲池用以疏风或疏风清热，透表止痒，配泻三阴交行血止痒，共奏疏风或疏风清热，行血止痒之效，用于治疗外感风邪（或风热），营血不畅，郁于肌肤腠理之间的皮肤风疹和皮肤瘙痒等病。针泻加灸曲池温散风寒，透表止痒，配泻三阴交行血止痒，共奏温散风寒，行血止痒，用于治疗外感风寒，营血失畅，郁于肌肤腠理之间之皮肤风疹和皮肤瘙痒等病。针泻三阴交配透天凉，行血凉血，配泻曲池疏风或疏风清热，透表止痒，共奏疏风清热，凉血止痒，用于血热壅盛，与风邪相搏，迫血妄行，血溢络脉，瘀滞凝聚为病之过敏性紫癜和血热生风，伤及血络之皮肤风疹等。

“风寒湿方”针泻加灸曲池，用以温散风寒，配泻灸阴陵泉用以温散寒湿，共奏温经散寒，祛风除湿之效，主治风寒湿邪痹阻肌肤、关节之痹证。

“风湿热方”针泻曲池配透天凉用以疏风清热，配泻阴陵泉配透天凉用以清利湿热，二穴配伍共奏疏风清热，祛湿散邪之效，主治风湿热邪流注肌肤、关节的痹证。

2. 本方与行气活血方、补阳还五方相较　以上三方均泻三阴交用以活血。仅一穴之差和配不配透天凉，其功效和治证有异。

本方针泻三阴交用以行血止痒，配泻曲池用以疏风清热，透表止痒，二穴配伍共奏疏风清热，行血止痒之效，主治外感风热，营血不畅，郁于肌肤腠理之间的皮肤风疹和皮肤瘙痒等病；针泻三阴交配透天凉，用以凉血行血止痒，配泻曲池用以疏风清热，透表止痒，二穴配伍，共奏清热凉血消风止痒之效，主治血热生风，伤及血络或血热壅肤之皮肤风疹和皮肤瘙痒等病。

“行气活血方”针泻三阴交用以活血祛瘀，配泻间使用以行气散滞，二穴配伍，共奏行气活血之效，主治气滞血瘀之证。

“补阳还五方”，针泻三阴交用以活血祛瘀，配补合谷用以补气，二穴配伍，共奏补气行血祛瘀之效，主治气虚血瘀之证。

3. 本方与清胃方相较　见“清胃方”［方效相较］。

【注意事项】

1. 瘾疹　属于气血两虚证，风疹块反复发作，延续数月或数年，劳累后则发作加剧，神疲乏力，舌质淡，舌苔薄，脉象沉细者，治宜调补气血，不可选用本方。

冲任不调证，瘾疹常在月经前数天开始出现皮肤风疹团，随着月经的干净而消失，下次月经来潮时瘾疹又复发，常伴有痛经或月经不调等。治宜调摄冲任，不可选用本方。

2. 皮肤瘙痒症　属于血虚肝旺型，多以老年人发病，病程较长，如有情绪波动，可引起发作或瘙痒加剧，舌质红，舌苔薄，脉象弦数或脉滑者，治宜平肝养血，祛风润燥，不可选用本方。属于气血两虚证，亦不可选用本方。

3. 药物副作用　在针治本篇所述有关病种之前，应特别注意询问患者是否现服药物，问明现服什么药物，考虑有否副作用。有数例患者，因长期服用有皮肤瘙痒、皮肤出疹等副作用的药物，用针灸治疗，收效不大（时轻时重，时发时止），最后方知是药物副作用的关系，停服药物，皮肤病亦不再现。

【歌括】

疏风行血风疹方，风邪营血两相伤，
针泻曲池三阴交，瘙痒风疹效彰彰。
曲池亦可配艾灸，阴交可配透天凉。

（四）平肝熄风方

【方治渊源】

本方始于20世纪70年代，父亲根据针泻风池、太冲（肝热盛者易以行间）补复溜的功能和配伍后的协同作用，具有平肝熄风，滋阴潜阳的功效。试治因肝肾阴虚，肝阳上亢引起的眩晕、头痛、中风、高血压等病，取得一定的疗效和经验，而创立此方的。

我们在临床实践中，对以上诸病选用本方确收良好的效果，治愈不少此类患者，并扩大了治疗范围。由于本方具有平肝熄风的功效，故而父亲依其功效而命名为“平肝熄风方”。

【腧穴组成】

针泻双太冲（肝火亢盛者配透天凉或取行间穴）、风池，针补双复溜穴。

【操作方法】

1. 补泻与留针

（1）为了便于补泻与留针，先针复溜穴，有针感后连续各捻补4～6分钟拔针，再针太冲、风池穴，达到欲刺深度有针感后留针，在留针20～30分钟期间，每隔5～10分钟，各捻泻0.5～1分钟，如此捻泻2～4次后，停留数分钟拔针。

（2）为了便于补泻和节省时间，先针风池、太冲，达到欲刺深度有针感后留针，在留针20～30分钟期间，每隔5～10分钟，各捻泻0.5～1分钟，如此捻泻2～4次后，停留数分钟拔针。以上腧穴在留针期间，针刺复溜穴，达到欲刺深度有针感后，连续捻补4～6分钟拔针。

2. 针治时间　一般隔日或隔2日针治1次，必要时可每日针治1次。若针效达不到48小时者，必须每日针治1次。

3. 针感走向　头脑和眼部病变，能使风池穴针感分别走达侧头部、眼部，其效更佳；头脑病变有内热或有热感者，针泻风池穴配透天凉手法，能使凉感达于头脑部为佳。若能使太冲穴针感循本经逐渐走达头部，其效亦佳。

【功能效用】

辨证取穴

（1）平肝熄风，滋阴潜阳：用治肝肾阴虚，肝风内动引起的病证。

（2）平肝潜阳，育阴清脑：用治肝肾阴虚，肝阳偏亢之病证。

【主治范围】

1. 肝肾阴虚，肝阳上亢的病证　诸如眩晕、头痛、高血压、类中风、眼球震颤等。伴见脑部热痛、头目眩晕、目胀耳鸣、多梦少寐、眩晕欲倒、行走不稳、心烦易怒，舌红或红绛，或舌红少津，或舌红少苔，脉象弦数或弦细数等症状和体征。虽然病种不同，伴有以上症状和体征，各病有所不同，但其证型和病机相同，又都适用平肝熄风，滋阴潜阳之法，故都属本方的主治范围。

2. 其他病证　凡病情发展到本方证阶段的病证，亦属本方的治疗范围。

【方证简解】

1. 腧穴功能　本方为平肝熄风滋阴潜阳和平肝潜阳育阴清脑的常用方。针泻太冲、风池，针补复溜，之所以主治肝肾阴虚，肝阳上亢的诸多病证，具有平肝熄风，滋阴潜阳和平肝潜阳，育阴清脑的功效，是因为：

太冲，是足厥阴肝经的原穴；主治肝气、肝火、肝阳、肝风所致的病证。施用泻法疏肝理气、平肝熄风；配透天凉则可清肝泻火，熄风潜阳；配用艾灸能温肝散寒理气。肝多实证，肝之虚多责之于肾阴不足，水不涵木，故本穴多用泻法。

本方证是由肝肾阴虚，肝阳上亢引发的病证。针泻本穴用于治疗肝火生风，上扰清空；肝胆火旺循经上扰；“诸风掉眩，皆属于肝”和“诸暴强直，皆属于风”等肝火、肝阳、肝风上扰清空之头脑疾病。施用泻法，用以平肝熄风，兼能引血下行，并有条达肝气的作用。

风池，是主治肝火上炎、风阳上扰、邪热上攻和外感风邪以及脑神经引起的头、脑、眼、耳疾患的常用穴；位于后项大筋外侧，其针感能达于侧头部、后脑部、眼和耳区等处。因此，施用泻法，具有熄风潜阳、清脑安眠、疏风清热、聪耳明目、通畅脑络和抑制侧头部及后脑部疼痛等功效。施用补法，具有健脑、明目等功效。

本方证针泻本穴，用以清头脑之热、熄头脑之风、通头脑之络。与太冲穴配伍，共奏平肝熄风，清脑潜阳之效。

复溜，是滋补肾阴的常用穴。肝赖肾水以滋养，施补本穴还有滋补肝肾的作用。凡肾阴不足，和伴有肾阴不足症状的病证，以及肝肾阴虚的病证，都是本穴的主治范围。阴虚之证五脏俱有，但以肝肾为根本。其他三脏之阴虚，久延不愈，最终多累及于肝肾。临床上以肺肾阴虚、肝肾阴虚为多见，多取本穴滋阴以养肝、润肺。

本方证是由肾阴不足，水不涵木，则肝阴不足，肝阳偏亢所致的病变。故补本穴用以滋阴壮水以制阳亢，即滋肾水以涵肝木。与太冲、风池配伍，共奏平肝熄风，育阴潜阳和平肝潜阳，育阴清脑之效。

2. 病因病机　本方证的病因病机，主要是肝肾阴虚，肝阳偏亢而为病。以头晕目眩，头部晕痛，行走不稳，眼干耳鸣，舌红少津，脉弦细数等为辨证要点。

风有内风与外风之分。内风系自内而生，产生内风的病机有热极生风、肝风内动和血虚生风。本方证是肝肾阴虚，肝阳偏亢而为患。肝脏内寄相火，与少阳胆腑同居，为风木之脏，体阴用阳，主升主动。肝为肾之子，得肾水润养以滋生，则阳潜风静；肝气调和，则生机勃勃。一旦肾水不足，水不涵木，或肝郁化火，火盛伤阴，以致肝阴不足，肝阳上亢，肝风内动，则见头脑及肢体等处的病理变化。此即所谓“肝风内动”和“诸风掉眩，皆属于肝”的病机。

（1）肝肾阴虚，肝阳上亢的病证：是因肾阴不足，水不涵木，则肝阴不足，肝阳上亢所致。其伴见症状：肝肾阴虚，肝阳亢盛，风阳升动，上扰清窍，则头目晕眩，目胀耳鸣，或头脑晕痛；肝气化火，热扰神明，则心中烦热，多梦少寐，烦躁易怒；肾阴亏于下，风阳扰于上，则眩晕欲倒，行走不稳；

其舌红少苔、少津，脉弦细数等，为肝肾阴虚，肝阳上亢之征。

（2）其他病证：如类中风、青光眼、眼球震颤、目盲、夜盲等，因失治、误治，或病情发展到本方证阶段，属于肝肾阴虚，肝阳上亢的病因病机和伴有其症状和体征者，可用本方施治或配加有关腧穴。

由于肝开窍于目，目系赖肾水的滋养，如肝肾阴虚，肝阳上亢，目失滋荣，所出现的青光眼，伴有视物不清，头目胀痛或跳痛，眼目干涩等症状；肝肾阴虚，风阳升动，目系失荣、失调，则眼球震颤等病，都可选用本方。

【所治病证】

中风、头痛、眩晕、高血压、青光眼、眼球震颤、眼睑痉挛、目痛、脑动脉硬化、手足舞蹈、流行性乙型脑炎后遗症、病毒性脑炎后遗症、小儿多动症。

【临床应用】

1. 中风　本方不治中风偏瘫症状．而是治疗风中经络和中风后遗症及中风先兆期，出现本方证或伴有其症状和体征者。

（1）风中经络：肝肾阴虚，风阳上扰。中风初期伴见头脑热痛，头目眩晕，耳鸣目胀，面赤或面部烘热，舌红少苔或苔薄白，脉弦细数者，可用本方施治。待伴见症状平稳或消失，可根据患肢强直或弛缓情况，针取患肢有关腧穴，虚补实泻，或本方与针患肢有关腧穴交替施治。

若平素有头晕头痛，耳鸣目眩，腰膝酸软症状，而突然口眼㖞斜，舌强言謇半身不遂，舌红，脉象弦细数等。可用本方平肝熄风，育阴潜阳，与针泻患野有关腧穴，通经活络之法，交替施治。

不论脑梗死或脑出血，都必须在用中药或用西药治疗的基础上，方可配用本方施治，以免延误病情。

（2）后遗症：在后遗症期，兼有本方证者，可用本方兼治。若属肝阳上亢，火升风动，气血并走于上，脑络血溢，经络阻塞，发生偏瘫，出现半身不遂，患肢僵硬拘急，并见头痛头晕，面赤耳鸣，舌红苔黄，脉象弦硬有力者，治宜平肝潜阳，熄风通络，可用本方减复溜，加泻三阴交活血祛瘀以通脑络。上方亦可与针泻患肢有关腧穴，行舒筋活络之法，交替施治，标本兼顾。

（3）中风先兆：中风先兆期，属于本方证者，可用本方施治。若由肝阳过亢，血随气逆，并走于上所致。证见头脑热痛，头目晕眩，目胀耳鸣，行走不稳，或行走不便，或四肢麻木（或偏侧麻木），语言不利，或口角痉挛，面赤，脉弦有力等，其中有三、四个症状，并见体胖、平时血压高者，多是中风先兆。不可轻易施用本方。若有高脂血症和中风先兆者，更不可使用本方。若需配用本方，可减复溜，加泻三阴交、涌泉，镇肝熄风，引血下行。针治前应向家属讲清楚，以防发生巧合，针后有可能即刻出现偏瘫或中风昏迷等。

2. 头痛　因肾阴不足，水不涵木，肝阳偏亢，上扰清空之肝阳头痛。证见头痛目眩，心烦易怒，口咽干燥，睡眠不宁，或郁怒加重，面赤，舌红少津，脉弦细数者，可用本方施治，以收平肝潜阳，育阴清脑之效。

若头痛严重者，加泻阿是穴，佐以通络止痛；若头部热痛者，加用皮肤针点刺患野充血，以散其郁热；若失眠、心烦较重者，加泻神门佐以清心安神；若血压较高，头痛较剧，眼球胀痛，行走不稳者，本方中的太冲穴配透天凉以清降肝火，或太冲易行间穴以清肝火；若血压较高，症状同上，又见面红等血行上冲症状者，本方太冲配透天凉加泻三阴交引血下行。

3. 眩晕　证见眩晕耳鸣，急躁易怒，少寐多梦，目昏咽干，行走不稳，舌红少津，脉弦细数等，属肝肾阴虚型。是因肾阴不足，水不涵木，肝阴不足，肝阳偏亢，风阳上扰所致，故用本方施治，其效甚好。少数患者针治 2～4 次，可获明显效果。若肝火偏盛者，方中太冲穴配透天凉，以清降肝火。

4. 高血压　本方用于病情发展到肝肾阴虚，肝阳上亢阶段属于肝肾阴虚型。证见头目眩晕，头痛且胀，耳部微鸣，目昏咽干，心烦易怒，行走不稳，或头部有压重感，甚则眩晕欲倒，舌红少津，脉弦细数等。

若肝火偏盛者，方中太冲配透天凉，以清降肝火；若血压过高，头痛头晕加剧，面色如醉等血热上冲者，除方中太冲配透天凉，使凉感逐渐走达头部外，加泻三阴交配透天凉，佐以凉血行血，引血下行。

5. 青光眼　属于肝肾阴虚，肝阳上扰，目失滋荣之青光眼，伴见视物不清，头目胀痛或跳痛，眼内干涩等症状者，可用本方施治。针泻太冲平肝益目，针补复溜用以滋补肝肾，针泻风池能使针感达于眼区，最后达于眼球部，用以通眼络，调目系，益眼目，效果甚好。若眼球热胀者，风池配透天凉务使凉感达于眼球内。

若肝肾不足较重者，本方与针补肝俞、肾俞，补益肝肾之法，交替施治，虽不能根治，但能缓解症状，有助明目。若属“清胆泻肝方”证者，禁用本方，因方中复溜是滋补肝肾的，而“清胆泻肝方”方中阴陵泉是祛湿利水的，二方所治本病，其病因病机不同，功效相反。

6. 眼球震颤　本病临床较为少见，多是眼科转针灸治疗的。属于肝肾阴虚，风阳升动，目系失调者，可用本方施治。方中风池穴能使针感达于眼球，其效甚好，既可熄风又可抑制眼球的震颤。

若兼有内斜视者，加泻睛明以缓解其挛急；兼有外斜视者，加泻瞳子髎以缓解其挛急；若眼球左右震颤明显者，加泻睛明和瞳子髎或目外眦内。

本病患病时短震颤较轻者，使用上方收效甚好。眼科所转来的患者，多属患病日久，久治无效，使用上方治疗，收效比较困难。

7. 目痛（头目胀痛） 目痛，是指头部和目系均有胀痛感。多因患病日久，失治、误治而导致。本病证型较多，本方用于肝阳上亢型。证见侧头痛，目珠胀痛，或瞳孔大，视物模糊，可见虹视，眼目干涩，口干咽痛，头晕泛恶，腰膝酸软，舌红少苔，脉象弦细数等。多由素体肝肾阴虚，肝阳偏亢，上扰清窍，故可见虹视和瞳孔大；眼络受阻，不通则痛，故而头目胀痛；肝阳上亢，热盛生风，则头晕泛恶；肝阴耗伤，则眼目干涩，视物不清；肾虚则腰膝酸软；其两眼干涩，口干咽痛，舌红少苔，脉弦细数等，乃为肝肾阴虚，阴液亏损之征。故用本方育阴潜阳，平肝明目。方中风池能使针感达于眼球者为佳。

“肝得血则能视”，若肝血不足者，加补肝俞、膈俞；肝藏血，肾藏精，精血同类，乙癸同源，若肝肾精血不足者，本方与针补肝俞、膈俞、肾俞，补益肝肾精血之法，交替施治。

8. 流行性乙型脑炎后遗症、病毒性脑炎后遗症 此类病人，多是在病房治疗已经控制了病情，对于后遗症的治疗收效不佳而转来针灸治疗的。本方用于治疗后遗肝肾阴虚，肝风内动的症状者，临证应根据具体症状群配加有关腧穴施治。如伴有心烦和睡眠不宁者，加泻神门佐以清心安神；若兼有耳鸣耳聋者，加泻翳风、耳门，佐以清宣耳络；若兼失语者，加泻廉泉、哑门，佐以调舌络，开音窍。乙型脑炎的治疗，详见《针灸临床辨证论治》书中“流行性乙型脑炎”篇。

【病案举例】

病例1 眩晕

患者刘某某，男，63岁，南阳市宛城区木器厂工人。于1996年3月4日初诊。

主诉：发现血压高已半年，眩晕已10个月。

现病史：1995 年 7 月发生头晕目眩，行走不稳，血压190/80mmHg。面色潮红。曾化验血脂：三脂值均高。即输水加降血脂药物，内服降压药物，效果不佳。

既往病史：1993 年患颈椎病，在本科针愈未发。

现在证：头部晕眩，头懵脑昏，视物昏花，行走有飘浮感，足膝无力，咽干，面部觉僵，面色潮红，脉象弦细数而有力。血压不稳定，时高时低。

辨证：属于肾水不足，水不涵木，肝阳偏亢，风阳上扰之眩晕证候。

治则：平肝熄风，育阴潜阳。

取穴：针泻太冲、风池，补复溜。每隔 1 ~2 日针治一次。

效果：一诊后，头晕头懵已愈，前天下午在大街观灯时间很久亦未眩晕，仍足膝无力；三诊后，下肢行走已无飘浮感，头微晕眩；七诊后，下肢有力，有时正在行走时突然两目失明和头晕片刻即止；八诊后告愈。

随访：1996 年 9 月 18 日患者告知眩晕针愈，仅血压不稳定，服点降压片即可。

按：本例眩晕属于肝肾阴虚证。依其脉证和治疗效果，本例因肾阴不足，水不涵木，肝阳偏亢，风阳上扰所致。风阳升动，上扰清窍，则头部晕眩，头懵脑昏；肾水不能上承，则视物昏花，咽干；肾虚亏于下，风阳扰于上，故而足膝无力，行走不稳；其面色潮红，脉象弦细数而有力，乃为肝肾阴虚之征。选用本方，正是针对肝肾阴虚型之眩晕施治，故而收效显著。

病例 2　头痛

患者王某某，女，52 岁，现住南阳市北关大街。于 1993 年 7 月 31 日初诊。

主诉：头部晕痛已 2 年，严重已 30 天。

现病史：2 年来头痛且眩，时轻时重，时痛时止，劳累或郁怒则易发或加重。近因家事生气而加重。痛处在两颞及巅顶部。伴有心烦易怒，两眼干涩，睡眠不宁，口咽干燥等症状。舌红少津，脉弦细数。

曾在地区医院作多种检查，均无异常。用药收效不佳。

辨证：属于肾阴不足，肝阳偏亢，上扰清窍之头痛证候。

治则：以平肝潜阳，补益肝肾为主，佐以通络止痛，清心安神。

取穴与效果：

一诊（31 日），二诊（8 月 2 日），针泻太冲、风池、百会，针补复溜。

三诊（4 日），头顶痛轻，晕轻，仍两颞处痛。针泻太冲、风池、太阳，针补复溜。

四诊（8 日），两颞不痛，头顶痛及晕明显减轻，仍心烦少寐。针泻太冲、风池、神门，针补复溜。

五诊（10 日），处方同上。

六诊（14 日），头痛且眩基本治愈，心烦少寐减轻，两眼干涩亦减轻。处方同上。

七诊（18 日），处方同上。

随访：1993 年 10 月 16 日患者前来针治带下，告知头痛伴有眩晕在此针愈未发。

按：本例属于肝肾阴虚，肝阳偏亢，上扰清窍，经络受阻之头痛证候。近因家事生气，郁怒所伤，引发肝阳上扰，故头痛加重，其头痛位于肝胆经循行处。肝阳偏亢，扰及神明，则心中烦躁，睡眠不宁。两眼干涩、舌红少津、脉弦细数，乃肝肾阴虚之象。故其治则以平肝潜阳，补益肝肾为主，佐以通络止痛，清心安神。

方中针泻太冲平肝潜阳，兼有疏肝理气之功；针泻风池既能通畅头部经脉，又兼清脑安眠；针补复溜滋阴补肾以益肝阴。加泻百会用以患野取穴，佐以通络以止巅顶疼痛；加泻太阳是患野取穴，佐以通络以止两颞疼痛；加泻神门佐以清心安神以治心烦少寐。以上配穴都是针治 2～3 次，待症状缓解即停针。

病例 3　目痛（头目胀痛）

患者李某某，女，40 岁，现住南阳市内小西关街。于 1993 年 7 月 28 日初诊。

主诉：患头目胀痛已 12 个月。

现病史：自去年夏天开始头目胀痛，至今逐渐加重。以两颞及上眼眶和眼球胀痛为重点。视物模糊，可见虹视，两眼干涩，口干咽痛，腰膝酸软。舌红少苔少津，脉象弦细偏数。在当地医院诊断不明，用药无效。

辨证：属于肝肾阴虚，肝阳偏亢，上扰清窍，脉络受阻之目痛。

治则：滋补肝肾，平肝明目为主，佐以通络止痛。

取穴与效果：

一诊、二诊（31 日），针泻太冲、风池（针感达于眼眶及眼球部，当即眼眶、眼球胀痛减轻）、太阳，针补复溜。

三诊（8 月 2 日），两颞已不胀痛，眼球干涩胀痛减轻，仍上眼眶胀痛。处方同上。去太阳穴加泻攒竹穴。

四诊（4 日），处方同上。

五诊（8 日），眼球干涩胀痛明显减轻，眼眶胀痛减轻，视物较清。处方同上。

六诊（10 日），处方同上。

七诊（14 日），眼球干涩胀痛已愈，视物复轻，眼眶胀痛已愈。仍腰膝酸软。针泻太冲、风池补复溜。

八诊（18 日），处方同上。

九诊（25 日），前几天感冒未来针治，病情同上。处方同上。

十诊（31 日），视物清楚，未见虹视，余无异常。处方同上。

以上 10 诊，所针风池每次针感均令逐渐达于眼眶及眼球处，当即眼眶及眼球胀痛减轻，视物清亮。

随访：1994 年元月 13 日患者爱人前来转告针愈未发，仅时而两眼视物昏花。

按：本例之目痛，属于肝肾阴虚，肝阳上扰，故见虹视；头目脉络受阻，则头目胀痛；肝阴不足，则眼目干涩，视物不清；肾虚则腰膝酸软；肾水不能上承，则口干咽痛；舌红少苔少津，脉象弦细偏数，为肝肾阴虚之征。

因属肝肾阴虚，肝阳上亢之目盲证候，故用滋补肝肾，平肝明目之法。所针泻太冲平肝以降肝阳；泻风池既能通目系，止胀痛，又能明目；针补复溜滋阴补肾，既能滋水以涵木，养肝木以降肝阳，又能补肾明目，壮腰膝。“精血相生，肝肾同源”，补肾经的复溜肝肾同补，精血相生以益目。在治疗过程中，一诊、二诊，加泻太阳，属于患野取穴，佐以通局部经络，以止局部疼痛。二诊后两颞胀痛针愈，而眼眶仍胀痛，故三至六诊，加泻攒竹患野取穴，佐以通局部经络，以止局部胀痛，又有益于明目。由于六诊后眼眶胀痛治愈，故七诊后减攒竹穴。本例治效，主要在于太冲、风池、复溜三穴的功效，其他所加腧穴都属佐效。

病例 4　脑动脉硬化症

患者范某某，男，65 岁，住南阳市城南范营村。于 1995 年 2 月 18 日初诊。

主诉：头晕耳鸣，健忘已 2 年，近来严重。因用脑操劳而得。

现病史：可能用脑操劳过度而得。两年来逐渐出现头晕目眩、头部闷痛，头脑昏沉，耳鸣健忘（遇事易忘），视物昏渺，腰膝酸软，行走不稳，烦躁易怒，睡眠不宁。近来以上症状明显加重。表情略显痴呆，舌红少苔少津欠润，脉象弦细。

曾在市中心医院颈椎拍片，排除颈椎病。又作其他理化检查，确诊为脑动脉硬化症。曾用中西药，收效不理想。

辨证：属于肝肾阴虚，肾精亏损，肝阳上亢之脑动脉硬化证候。

治则：滋补肝肾，平肝熄风，佐以补肾以健脑。

取穴与效果：

一诊、二诊（20 日）、三诊（22 日），针泻太冲、风池，针补复溜、肾俞。

四诊（24 日），腰膝酸软、头晕耳鸣和头脑昏沉减轻。处方同上。

五诊（27 日），处方同上。

六诊（3 月 2 日），头目晕眩、腰膝酸软和足膝无力均有所减轻，行走较前有力，失眠好转。处方同上，减肾俞穴。

七诊（6 日）、八诊（10 日），处方同上。

九诊（12 日），头目晕眩和头脑昏沉基本治愈，视物明显好转，失眠和耳鸣好转，下肢行走较前有力，记忆力有所好转。处方同上。

十诊（15 日）至十四诊（27 日），处方同上。

十五诊（29 日），以上针治数次没有大的起效，仍停留在 3 月 12 日的效果线上。处方同上。

十六诊（31 日）至十八诊（4 月 8 日），处方同上。因疗效再无进步，患者最后停止针治。

按："脑动脉硬化症"其证型较多。本例之脑动脉硬化症，属于中医学的肝肾阴虚，肾精亏虚，肝阳上亢之证候。病因用脑操劳过度，久伤肾阴，水不涵木，则肝阴不足，肝阳偏亢，故出现头目晕眩，头部闷痛，烦躁易怒。肝藏血，肾藏精，肝肾同源，肾为肝母，精血相生。肾阴不足，不能养肝，则肝肾两虚，精血亏损，不能营养髓海，故耳鸣健忘，视物昏渺，睡眠不宁，头脑昏沉。肝肾亏于下，故出现腰膝酸软，足膝无力，行走不稳等。表情略有痴呆，为脑动脉硬化较重的表现。舌红少苔少津欠润，脉象弦细，为肝肾阴虚之征。

由于本例肝肾阴虚，肾精亏损，髓海不足，脑失所养为其本；肝阳上亢，清阳被扰为其标。故其治疗法则是，滋补肝肾，不忘其虚，平肝熄风，兼顾其实。使用本方，用以滋补肝肾，平肝熄风，因补肾之力不足于补益精血，故一至五诊加补肾俞，以增补肾壮腰，补益精血之力。

针治九至十八诊，其效果停留在八诊后，思之，是因本方针力有限，未继补肾俞，或未再增补太溪补肾气益肾阴之故。又疑是否属于《灵枢·海论》篇所云的："髓海不足，则脑转耳鸣，胫酸眩冒，目无所见，懈怠安卧"之肾精亏损，髓海不足之证候。

【方效相较】

1. 本方与镇肝熄风汤相较　两方都治肝风内动之证。本方镇肝潜阳之力不如"镇肝熄风汤"。对治因肝气化火，阳气暴张，火随气窜，横逆络道，血随气升，上冲巅顶，直扰神明之直中、昏厥，即所谓："血之与火，并走于上，则为大厥。""镇肝熄风汤"优于本方。本方擅长于治疗肾阴不足，水不涵木，或肝郁化火，火盛伤阴，以致肝阳上亢，肝风内动之病候；又长于治疗眼目病证。

2. 本方与醒脑熄风方相较　见"醒脑熄风方"[方效相较]。

3. 本方与清心肝方相较　见"清心肝方"[方效相较]。

【注意事项】

1. 有颈椎骨质增生引起的头痛或眩晕，同时出现本方证症状，多被混淆。以本方证诊治，虽然伴见症状有所好转，但颈椎病引起的头痛或眩晕，终不能治愈。改用针治颈椎病，收效方佳。

2. 临床所治高血压患者，因出现与高血压无关的眩晕，往往以高血压针治无效。进一步详察症状群，则属本方证之眩晕，以本方证针治，多获良效。

【其他方面】

本方建立在肝肾相关的基础上　方中针泻太冲与针补复溜的配伍，用于治疗肝肾阴虚，肝阳偏亢的病证。是基于肝藏血，肾藏精，肝肾同济，精血相生，乙癸同源和肾为肝之母，肾属水，肝属木，肝木赖肾水调养以滋生，则阳潜风静，肝气调和，生机勃勃。肾水不足，水不涵木，或肝郁化火，火盛伤阴，以致肝阴不足，肝阳上亢，肝风内动。补复溜滋阴补肾，滋水涵木，不致肝阴（体阴）不足，肝阳（用阳）偏亢；泻太冲平肝潜阳，清降肝火，不致火盛伤阴，肝阳上亢，风阳升动。

【歌括】

平肝熄风补复溜，针泻太冲风池优，
头痛眩晕高血压，温热脑病此方求。

（五）醒脑熄风方

【方治渊源】

本方的“四关”穴，是《针灸大成》首次将合谷、太冲明确地称为“四关穴”。它是两对原穴配对运用，为古今医家所重视。施用泻法取得经验是始于祖父，父亲亦有很多的经验体会。

父亲在20世纪60年代，值急诊夜班时，使用此方加手十二井穴点刺出血，针治一些高热惊厥患儿，针治1次后抽搐即止，第二天复诊热退，抽搐未发；针治急惊风患儿，用上方加刺人中，针治后即能神清抽止。但对流行性乙型脑炎初发期无效。60至70年代，父亲分别接诊本院传染科、小儿科病房转来的病毒性脑炎、闭塞性脑动脉炎、流行性乙型脑炎等病后遗症者，分别遗留神志不清、肢体欠灵或时有抽搐，或有失明、失语、耳聋、烦躁等症状，在用药收效不佳的情况下，转来针灸治疗者较多。以本方为基础，根据伴有症状和体征，分辨证型，配加有关腧穴施治，均取得满意疗效，由是而创立此方。

70年代，父亲接诊一些脑外伤、多发性神经炎、破伤风、面肌痉挛、三叉神经痛和周围性面神经麻痹等病，凡适用本方治疗者，分别配加有关腧穴施治，均获得一定疗效。80年代末，父亲单用本方治疗两例嗜酒成瘾引起的四肢震颤（但不是震颤麻痹），针治数次而愈。我们继承了父亲经验，常用治以上诸病。由于本方具有清热熄风、醒脑开窍、疏风清热、平肝解痉和舒筋活络或舒筋解痉等作用，而用于醒脑熄风之法的病证为多见，故而父亲将其命名为“醒脑熄风方”。

【腧穴组成】

针泻双合谷、太冲穴。

【操作方法】

1. 补泻与留针

（1）为了便于捻泻与留针，以上腧穴同时针刺，达到欲刺深度有针感后留针，在留针20~30分钟期间，每隔5~10分钟各捻泻0.5~1分钟，如此捻泻2~4次后，停留数分钟拔针。

（2）捻泻次数与留针时间：凡伴有痉挛、抽搐和神志不清症状的急性病，一般捻泻次数较多，留针时间较长，可留针30~50分钟，待神志清醒或抽搐变缓停止后拔针。

2. 针感反应　患儿神志昏迷或不会言语，或不会表述针感，不问针感如何，仍进行捻泻。在针刺、捻泻或留针期间，神昏患儿如有神志清醒的外观表现（如抽鼻、哭啼、睁眼，或大哭一声，或长出一口气，或手示不欲捻针或欲拔针等动作），则示神志逐渐清醒，病情逐渐好转。否则则示病情严重，须急转科诊治。

3. 针治时间　一般隔日针治1次，属于急性病需要争取时间者，可每日针治1次。

【功能效用】

辨证取穴

（1）清热熄风，宣窍醒脑：用治热盛动风引起的抽搐和脑病。

（2）疏风清热，平肝熄风：用治风热上扰，筋脉失常的病证。

（3）熄风解痉，舒筋通络：用治筋脉失常之震颤、痉挛等病。

【主治范围】

1. 热盛动风引起的脑病　温热病、热盛风动引起的病证：如急惊风、病毒性脑炎、流行性乙型脑炎、流行性脑脊髓膜炎、闭塞性脑动脉炎以及高热惊厥等，都是本方的主治范围。急性期选用本方配加有关腧穴，用以清热熄风，宣窍醒脑；急性期在病房控制后的遗留症状，根据具体病情，辨证分型配加有关腧穴，或本方与有关处方同时或交替施治。

2. 风热上扰，筋脉失常的病证　诸如三叉神经痛、眼睑痉挛、面肌痉挛、面瘫、小儿多动症等，以本方为基础，用以疏风清热，平肝熄风，配加患部有关腧穴以治其标。

3. 其他病证　如四肢震颤（酒精中毒引起）、破伤风、舞蹈病、帕金森病、脑外伤和气滞脑络引起的闭、厥和癔病（癔病性失语、抽搐、耳聋）等，只要适于本方者，都属本方的治疗范围，或配加有关腧穴，或与有关处方同时或交替施治。

【方证简解】

1. 腧穴功能　本方为清热熄风、宣窍醒脑熄风和熄风解痉舒筋通络的代表方、基础方。针泻合谷、太冲之所以具有清热熄风宣窍醒脑和疏风清热平肝熄风以及舒筋通络的功效，主治温热病、热盛动风、风热上扰引起的筋脉病和脑病，是因为：

合谷，施用泻法，善治急性热病、外感表证、神志病和“面口合谷收”之头面齿鼻等方面的病证，具有疏风清热、清热解表、开窍醒脑和清气分之热、行气分之滞的作用。

本方证针泻本穴，用于治疗温热病，热盛动风，邪蒙脑窍，具有疏风清热，宣窍醒脑之功；用于治疗风热之邪，上扰面络，又有疏风清热，清宣面部阳明经气的作用。

太冲，主治郁怒伤肝，气机阻滞；气郁化火，火随气窜或上扰巅顶；气郁化火，灼伤血络；肝阳暴张，血随气升，导致的肝风内动；寒滞肝脉，气机阻滞；肝虚血少或血虚生风；肝阴不足，阴虚阳亢以及肝经湿热等引起的病证。伤寒病中的厥阴证和温病中气分证候或营分证候出现的热极生风或肝风内动的症状，均可配取本穴。本穴主治的病证，相当现代医学中一些肝胆、神经精神疾患、自主神经功能紊乱和眼病。施用泻法，擅治肝主风之肝风、肝主怒之肝气、肝郁化火之肝火、寒滞肝脉之疝气、少腹痛和肝主筋之筋脉病，以及怒则气上之病证，具有平肝熄风、疏肝理气、温肝散寒（配艾灸）、清降肝火（配透天凉）和舒筋解痉等作用。

本方证是热盛动风引起的抽搐、脑病，和风热上扰筋脉失常以及筋脉的病证。针泻本穴，用以平肝熄风、舒筋解痉。与合谷穴配伍，共奏清热熄风宣窍醒脑、疏风清热平肝熄风和熄风解痉舒面肌筋脉及舒筋解痉的功效。因此本方治病甚广。

2. 病因病机　本方证的病因病机，主要是热盛动风和风热上扰以及筋脉失常而为病。

（1）热盛动风引起的脑病：诸如急惊风、病毒性脑炎、流行性乙型脑炎、流行性脑脊髓膜炎等，是由热极灼伤津液，消烁营血，营血既伤，心肝受病，邪热上扰，故见心肝脑病症状；温热之邪入侵，故出现高热惊厥；热扰神明，则神志昏迷，烦躁不宁；肝主筋，故见四肢抽搐，角弓反张，两目呆视等症状。

（2）风热上扰，筋脉失常的病证：诸如三叉神经痛、面肌痉挛、眼睑痉挛、面神经麻痹等病，由于“风为阳邪，上先受之”，“风邪善行而数变”。因此风热之邪，上扰面络，面肌失畅，则见阵发性面肌痉挛；上扰眼睑，筋脉失常，则见阵发性眼睑痉挛；风邪挟热，上扰面络，热灼筋脉，故见三叉神经痛（呈阵发性灼热样痛，抽筋样痛，触电样痛）；风热之邪，客于面络，邪气反缓，筋脉失用，故而出现周围性面神经麻痹（面肌弛缓失用），兼有先风热感冒或患侧头、耳、腮部疼痛，而后出现面瘫，或面瘫兼有患侧头、耳、面之风热症状。

【所治病证】

小儿急惊风、小儿高热惊厥、流行性脑脊髓膜炎、流行性乙型脑炎、闭塞性脑动脉炎、病毒性脑炎、面肌痉挛、口轮匝肌痉挛、眼睑痉挛、眼球震颤、三叉神经痛、周围性面神经麻痹、四肢震颤、破伤风、小儿目扎、癔病性抽搐、脏躁病（癫痫样发作）、脑外伤后遗症、小儿脑瘫、儿童多动综合征、啮齿。

【临床应用】

1. 小儿急惊风　本方用治证见发热烦躁，神昏惊厥，配泻水沟佐以通关开窍以醒脑。热盛者加刺手十二井穴出血，以增清热和醒脑之力；若伴有反胃呕吐，夜啼吐乳，痰嗽哮鸣，腹痛呕吐等，为痰热壅阻肺胃，升降失常的兼症，可用本方加泻丰隆佐以化痰降浊。

小儿急惊风，其病机归纳“热、痰、风、惊”四字，本方配泻丰隆的目的，在于共收清热开窍，熄风定惊之效。

2. 小儿高热惊厥　本病多属里热外感，热盛风动。使用本方加刺手十二井穴出血，能即刻停止或减缓抽搐。第二天复诊，体温降至38℃以下，可继用本方治疗即愈。多见因高热而惊厥发作者，可在每次开始发热时前来针治，每天针治1次，针治一二次即可热退而抽止。

3. 流行性脑脊髓膜炎　本病多由病房邀请针灸协助治疗。选用本方用治热盛动风型（脑膜脑炎型），加刺手十二井穴出血（出其血散其郁热）佐以清热宣窍解毒，又能交通阴阳，收效颇佳；若属热入心包，肝风内动者，本方加泻神门，曲泽放血，共收清热解毒，清营熄风之效。

4. 流行性乙型脑炎　用本方治疗乙脑，是在病房已将急性期和极期控制后，再用药物治疗无效的遗留病例，请针灸科医生协助治疗或转针灸科治疗者。

证见轻度抽搐，或角弓反张，身瘦如柴，常分别伴见低烧、烦躁不安、神昏烦躁、聋哑、失明、哭啼无泪、声音低微、口唇干燥、鼻干无涕、脉象弦细或弦细而数等。均以本方为基础，若伴神志不清症状者，加泻人中；伴见心经有热者，加泻神门；伴见阴液不足或阴虚有热者，加补复溜；伴见耳聋者，加泻耳门、翳风等穴；伴有失语者，加泻廉泉、哑门；伴有失明者，加泻睛明，风池；伴见阳明热盛者，加泻内庭，均配佐穴而收效。此病在七十年代前后由病房转来针灸治疗的患儿较多，取得一些经验。详见《针灸临床辨证论治》书中“流行性乙型脑炎”篇。

本病若发展到脾阳虚衰或脾肾阳虚之危候，绝对不能使用本方。它属祖国医学的慢惊风、慢脾风之证候。当用“四逆方”治之，或配加有关腧穴治之，收效尚佳。

5. 闭塞性脑动脉炎、病毒性脑炎　以上两病，选用本方多治疗病房已将病情控制，遗留之证候用药无效，而转来针灸治疗的。如遗留肢体的活动欠灵，或伴见失语、健忘性失语、听力障碍、低热、烦躁不宁、神志略有呆滞等症状，均以本方为基础，伴见失语（舌肌欠灵）者，加泻廉泉、通里，或点刺金津、玉液出血；因脑病失语者，加泻哑门；伴见健忘性失语者，加泻神门或通里或哑门；伴见听力障碍者，加泻耳门或听会、翳风；伴见低热者，加泻大椎穴；伴见烦躁不宁者，加泻神门或大陵；伴见呆滞者，加泻人中、印堂；伴见肢体某部筋脉拘急或活动不灵者，加泻患侧局部有关腧穴。对于筋脉弛缓之局部，不可患野取穴施用补法。

对于病毒性脑炎，伴有脑部症状者，配泻风池穴为佳；对于闭塞性动脉炎，除伴有脑部症状，配泻风池穴（清脑、通脑络）外，注意配泻三阴交佐以活血以通脑络。

6. 面肌痉挛、口轮匝肌痉挛、眼睑痉挛、眼球震颤　以上诸病，有风热上扰、肝气抑郁、肝血失荣、风邪阻络、肝风内动和风痰阻络等证型。多与情志因素有关，女性多于男性。每因情志所伤，精神紧张，而痉挛加重。

使用本方，用治风热之邪，上扰面肌，经筋挛急，而出现面肌、口轮、眼睑呈阵发性不自主痉挛，和目系失调、眼球震颤。作为辨证取穴，针泻合谷用以疏风清热，太冲熄风解痉。若无风热病因，针泻合谷“面口合谷收”，用以循经取穴，通畅阳明筋脉缓解痉挛；针泻太冲用以平肝舒筋解痉。

根据具体病位配加有关腧穴的是：如面肌痉挛配泻下关、四白，但不能过多配泻患处有关腧穴，否则可促使痉挛更甚，触风寒加重者患部加灸；口轮匝肌痉挛配泻地仓、人中、承浆；眼睑痉挛（多见双侧。多由眼科转来针治。病久难愈）配泻攒竹、鱼腰。少数患者于风池穴处按压之则眼睑痉挛减轻或有舒适感，可配泻之，能使针感达于上眼睑处，其效较佳；眼球震颤（多见双侧。多由于眼科转来针治，病久难愈）配泻睛明、瞳子髎（或直接刺入目外眦上），或配泻风池，使针感达于眼球、眼内为佳。以上所配加腧穴，均是患野取穴直达病所，直接抑制患处经筋痉挛，达到舒筋活络的目的；配泻风池穴使针感达于眼睑、眼球，用于抑制眼睑的痉挛、眼球的震颤。

以上诸病之病因，若兼有肾阴不足，水不涵木，肝阴不足，肝阳偏亢者，均可加补复溜穴，用以滋补肝肾，以益肝阴。

7. 三叉神经痛　本方用治风热之邪，上扰面络，经筋失调者。证见一侧面部某支神经，呈阵发性拘挛样、灼热样、触电样、刀割样、撕裂样短暂剧痛，剧痛难忍，不敢触及，面部觉热，活动面肌或触之即发，舌质红，舌苔薄黄，脉象弦数或数而有力，且无恶寒发热之表证。针泻合谷疏风清热、清宣面部阳明经气，太冲平肝熄风、解痉。属于第一支者，加泻下关（直刺1.5寸）、阳白、攒竹或阿是穴（扳机点）；第二支加泻下关（直刺1.5寸）、阿是穴（下关穴前下方1.5寸处，或扳机点处）；第三支加泻下关、颊车、阿是穴（扳机点）。

临床可见，有少数第一支，痛在表皮，触之即痛，按之则不痛，可用皮肤针点刺表皮充血，不用毫针深刺。第二支、第三支有痛在表皮、肌层和口腔内肌肉者，可用毫针向肌肉层斜刺多留针，痛在口腔内肌肉，可用较长的毫针从口内进针，横刺在肌肉层内，多留针。

若属风热挟痰火上攻者，本方加泻丰隆佐以降痰；风热挟瘀血阻络者，加泻三阴交或血海，佐以活血祛瘀；风热挟胃火上攻者，加泻内庭，佐以清降胃火。

若无伴有症状，仅三叉神经痛，不论哪支疼痛，均采用痛点取穴和针刺患侧的完骨、下关，用泻法，深刺1.5~1.8寸，能使针感达于痛点，常获一定疗效。

8. 周围性面神经麻痹　本方用于治疗风热之邪上扰面络，邪气反缓，面肌失用，歪向健侧。先有风热感冒，继而面瘫，或风热直接上扰而面瘫，则见患侧耳后乳突疼痛，口渴，面赤，面部发热，舌红，舌苔薄黄，脉象浮数等。可加泻患侧完骨佐以活血消肿止痛。

若风热之邪，上扰面络，合并肝胆热盛，循经上扰者。除有以上风热症状外，还有面瘫前患侧头部、耳周、耳后乳突部疼痛，口苦口渴，患侧耳鸣，舌红，舌苔薄黄，脉象弦数。可用本方，加泻丘墟穴。方中的合谷穴用以疏风清热，又通调面络，太冲用以清降肝火，丘墟穴用以清降胆火。必须配泻患侧的完骨、下关或耳门，佐以清泻局部之热邪和瘀阻（稍久即有瘀阻）以通畅局部经脉。待以上症状减轻，再针泻面部有关腧穴，专治面瘫（其方法较多，不在此述之）。

9. 四肢震颤（嗜酒引起） 本方用于治疗嗜酒成瘾（酒癖），损伤筋脉引起的四肢震颤，而无伴有其他症状者，其效甚佳。若下肢较重者，加泻阳陵泉用以舒畅筋脉。

10. 破伤风

11. 破伤风 证见牙关紧闭，烦躁不安，或有恶寒发热，继而出现肌肉痉挛，呈苦笑面容，四肢抽搐，甚则角弓反张，反复发作，极为痛楚，苔腻脉紧等。选用本方祛风解痉，角弓反张明显者，加泻大椎、筋缩或后溪穴；伴有恶寒发热者，加泻曲池、大椎。本病多是在病房药物控制下，邀请针灸协助治疗，配用上方治疗能促早愈。

若因失血过多，或失治误治，或发汗太过，致使精血亏损，或阴液大伤，元气大虚或亡阳欲脱者，绝不可使用本方。应急补关元、气海，大补元气，回阳固脱，挽回垂危之生命后，再补合谷、三阴交、复溜，大补气血，养阴柔肝，收效尚好。祖父曾遇此类患者，使用此法久治而愈。

12. 小儿目扎 是指眼睑开合失常，时时眨动，不能自主的一种症状。多见于小儿。有肝经风热、肝虚血少、脾虚疳积和肝气乘脾等证型。

本方用治肝经风热型。证见不自主地眼睑连眨，上下左右如风吹，频频眨动，甚至手足搐动，或伴有发热或致风搐，舌苔薄白，舌质红，脉象细数或弦数等。治宜疏风清热，平肝定搐，故用本方施治。若兼阴液不足，或肝肾阴虚者，加补复溜佐以滋补肝肾。

13. 脏躁病（癫痫样发作） 本方所治之脏躁病，证见：突然晕倒，手足抽搐或强直如鸡爪样，牙关紧闭，移时苏醒之癫痫样发作。是由情志所伤，肝气郁结，气失疏泄所致者，可用本方加泻人中，佐以通关开窍。

此脏躁病呈癫痫样发作，与癫痫发作的症状近似，详问发作时的具体症状，特别是发作时有无意识丧失为鉴别诊断的关键。

【病案举例】

病例1 闭塞性脑动脉炎后遗失语

患儿朱某某，男，4岁，住南阳市张村乡朱营村。于1994年7月9日初诊。

主诉（代述）：患闭塞性脑动脉炎后遗失语已5个月。

现病史：病始四肢不会活动，不会端坐，数天后不会说话，即住南阳市卫校附属医院治疗，诊断为闭塞性脑动脉炎。住院治疗28天，四肢活动恢复正常，遗留大小便失禁（不自知）、健忘性失语（将原来知道的事情、人物姓名全都忘却，提起以前所知道的名字方能叫出）。伴有便秘，食欲不振，饮食减少。舌肌活动正常。病房医生诊断为：健忘性失语，用药无效，即出院前来针治。

辨证：属于余邪未尽，邪扰神明，心脑失用之失语证候。

治则：开心窍，宣脑络和清热宣窍，泻腑醒脑。

取穴与效果：

一诊、二诊（11日），针泻合谷、太冲。

三诊（12日），针泻神门、合谷、足三里（因纳食减少，配泻本穴）。

四诊（13日），昨晚和今晨解大便前，已能告知家长要解大便。针泻合谷、太冲。

五诊（14日），说话较多，饮食增加。针泻风池（醒脑、通脑络)、通里（开心窍)、廉泉（调舌络)。

六诊（15 日)，处方同上。

七诊（16 日)，已知解大小便。针泻合谷、太冲、足三里（因纳食减少)。

八诊（18 日)，处方同上。

九诊（19 日)，饮食恢复正常。针泻风池、神门。

十诊（20 日)，会说“抱抱我”、“我饿的心慌”、又会说“摩托……”。针泻合谷、太冲、足三里。

十一诊（21 日)，说话复常。针泻神门、风池。

十二诊（23 日)，基本治愈。针泻合谷，太冲、足三里。

十三诊（25 日)，针泻合谷、太冲。

十四诊（26 日)，巩固疗效。针泻神门、风池。

十五诊（28 日)，巩固疗效。针泻合谷、太冲。

随访：1997 年夏，患儿本村一位患者前来针病，转告该患儿在此针愈。

按：本例的失语，属于现代医学的“闭塞性脑动脉炎”后遗症。属祖国医学的余邪未尽，邪扰神明，心脑失用之证候。故出现大小便失禁（因不知之故)，健忘性失语。由于阳明腑实，则见纳呆、便秘。所针腧穴，主要是针泻合谷、太冲，时而加泻足三里，和针泻风池、神门（时而改泻通里）两个处方。前方是清热宣窍，泻腑醒脑，后方是开心窍，通脑络，二方交替施治而收效。配泻廉泉有误，病在脑，不在舌。

病例 2　小儿多动症

患儿黄某，男，5 岁，南阳市酒精厂子弟。于 1996 年 8 月 27 日初诊。

主诉（代述)：说话不清，肢体多动，发现已 2 年。

现病史：近两年来，发现说话不清，不爱说话。老师介绍“教他他不学亦不说。”两眼不时地眨动，口唇不时地动，两手不停地作各种动作，不时发狂，如同同龄孩子们斗殴、打架、用石块打人等，用舌尖舐地下灰土，不时用小木棍等物插入口内，不知道要食物吃。

西医诊断：小儿多动症。

检查：

（1）X线摄片：双侧尺、桡骨远端干骺端增宽，并边缘钙化不足，二次骨化间出现符合骨龄标准，余（-）。诊断意见：佝偻病。

（2）脑干听觉诱发电位（BAEb）报告单：诊断意见①双侧桥脑下段传导轻度延迟，②右侧桥脑上段传导轻度延迟。

（3）CT检查印象：颅脑CT平扫第五脑室形成。

辨证：属于脑窍失常，肝风内动之小儿多动症证候。

治则：平肝熄风，宣窍醒脑。

取穴：针泻合谷、太冲、人中。隔1日或隔5日针治1次。

效果：三诊后，病情减轻；六诊后，能说能玩；八诊后，说话较多，能所答所问，已知道要食物吃，发狂明显减轻；九诊治愈。

随访：患儿之外婆在本科针治胃下垂和胆囊炎期间，多次告知患儿针愈未发。

按：本例之小儿多动症，属于中医学的脑窍失常，肝风内动。其辨证要点是：说话不清，不爱说话，所问非所答，不时地发癫发狂，两眼不自主地不时眨动、口唇动以及两手不停地作各种动作等。

所针腧穴，针泻合谷、太冲，平肝熄风，宣窍醒脑；加泻人中的目的，以增通关开窍醒脑之功。

病例3　脑血管痉挛、运动性失语

患者高某某，女，57岁，住南阳市方城县独树乡街。于1997年3月29日初诊。

主诉：患说话不清已两个多月。

现病史：开始左侧头痛，剧痛难忍，左眼视力差，失眠，右手麻木，活动不灵，右脚麻木，不会活动，口歪。经治疗有所减轻。

颅脑 CT 扫描示：无异常发现。南阳市中心医院神经内科诊断为脑血管痉挛，运动性失语。三脂检查：血脂正常。

现在证：说话不清，舌肌活动尚可，口唇发紧发僵，头部不定处疼痛，后脑发懵，右手麻木不会用筷子，左侧小腿麻凉、欠灵，外观行走基本正常。血压不高。

辨证：属于脑络失调，筋脉失用之失语和肢体失灵。

治则：通脑络，舒筋脉，佐以调舌络。

取穴与效果：

一诊，针泻合谷、太冲、风池。

二诊（4 月 1 日），处方同上，加泻廉泉。

三诊（3 日），说话较前清楚。针泻合谷、太冲、廉泉。

四诊（8 日），针泻风池、通里、廉泉。

五诊（10 日），说话清楚，病人要求针治后脑发懵和左侧小腿麻、凉、不灵活。针泻风池和左侧阳陵泉、足三里，阿是穴。配加 TDP 照射。

六诊（20 日），说话基本正常，左侧小腿活动灵活，病人要求针治后脑发懵和右手麻木活动不灵。处方同上，加泻右合谷穴。

七诊，六诊后说话恢复正常。处方同上。

按：本例之脑动脉痉挛和运动性失语，属于祖国医学的脑络失调和筋脉失用。其主要辨证要点则是：说话不清，口唇紧强，头脑懵痛，手足麻木欠灵等。故用通脑络，舒筋脉，佐以调舌络之法而收效。

所针腧穴，一诊之处方，用以宣脑窍，通脑络。二诊、三诊加泻廉泉的目的：通舌络有助说话清楚。四诊针泻通里、廉泉，用以通调舌络，针泻风池通畅脑络。由于四诊之后，说话已经清楚，五诊、六诊和七诊病人要求针治手足麻木活动欠灵，故以针泻风池为主，通畅脑络，配泻患部腧穴，均为通调局部经脉之法。

病例4 眼睑痉挛

患者赵某某，女，36岁，南阳市花纤厂职工。于1999年4月2日初诊。

主诉：患眼睑痉挛已1个月。

现病史：两眼眼睑不自主地呈阵发性痉挛，不能睁开，影响视物。用手指撑开眼睑方能视物。两眼不昏不干。视力检查：视力正常。

辨证：属于肝风上扰，经筋失常，眼睑失灵之眼睑痉挛证候。

治则：平肝熄风解痉。

取穴：一至四诊，针泻合谷、太冲、攒竹；五至九诊，针泻合谷、太冲。每隔1～2日针治1次。

效果：二诊，眼睑痉挛减轻；四诊，眼睑已不痉挛；五诊，仅感右侧上眼睑偏外侧微紧不适，余无异常；七诊，眼睑痉挛未发，巩固疗效。

随访：1999年5月8日其同厂有一患者转告针愈未发。

按：本例之眼睑痉挛，属于中医学的肝风上扰，眼睑失灵，故用平肝熄风解痉之法而收效。选用本方，用以熄风解痉，一至四诊加泻攒竹穴的目的是增强抑制局部眼睑痉挛；由于四诊后眼睑痉挛得以缓解，故五至九诊减去攒竹穴。

病例5 先天性眼球震颤

患儿于某某，男，8岁，住南阳市新野县歪子乡于营村。于1997年11月27日初诊。

主诉（其父代述）：眼球震颤自幼而得。

现病史：出生两个月后，发现两目对视（内斜视），眼球持续性震颤。前天来南阳卫校附属医院眼科作矫正手术，某主任医师、副校长检查两眼球震颤，不属手术适应证，特介绍来本科针治。智力尚可，上学学习成绩很好，但看书时两颞部痛。颅脑 CT 扫描：未见异常。

辨证：属于肝风内动，风阳上扰于目系之眼球震颤证候。

治则：熄风解痉，调理目系。

取穴与效果：

一诊，针泻合谷、太冲、风池、睛明（右）。二诊（29 日），针泻睛明、攒竹。

三诊（12 月 2 日），针泻合谷、太冲、睛明。

四诊（4 日），针泻合谷、太冲、珍明（在风池穴外，作者命名），其珍明穴针感达于眼球内。

五诊（6 日），针泻睛明、珍明（针感同上）。六诊（9 日），针泻合谷、太冲、睛明。

七诊（11 日），针泻风池、丝竹空，风池针感达于眼球部。八诊（13 日），针泻合谷、太冲。九诊（16 日），处方针感同五诊。

十诊（18 日），眼球震颤有所好转，针泻合谷、太冲、攒竹。十一诊（20 日），处方针感同五诊。

十二诊（23 日），眼球震颤又有所好转。针泻合谷、太冲、阿是穴（以下针次均针入外眦内，直刺 1 寸深）。

十三、十五、十七诊，处方同十二诊。

十四、十六诊，处方针感同十一诊。

十八诊（98 年 2 月 10 日），眼球震颤复轻，看书两颞部亦不痛。处方针感同十一诊。

十九、二十一、二十三诊，针泻合谷、太冲。

二十、二十二、二十四诊，处方针感同十一诊。

二十五诊（3 月 12 日），眼球震颤时间短，次数少。针泻睛明、瞳子髎、风池（针感达于眼球内）。

二十六、二十八、三十、三十二诊，针泻合谷、太冲。

二十七、二十九、三十一、三十三诊，针泻睛明、瞳子髎、风池（针感达于眼球内）。

三十四诊（4 月 18 日），眼球震颤和斜视明显减轻。今天在南阳卫校附属医院经眼科主任医师复查：眼球震颤及斜视明显好转。针泻睛明、瞳子髎、珍明（针感于达眼球内）。

按：本例之眼球震颤伴见眼球对视（内斜视），属于肝风内动，风阳上扰，目系失调。故用熄风解痉和调理目系之法而收效。选用本方，用以熄风解痉，配泻风池、珍明，均使针感达于眼球内，用以调理目系以缓急；配泻睛明、阿是穴（直刺目外眦 1 寸深），用以调理目内外眦筋脉之缓急，使之眼球左右平衡。

虽然没有治愈，但大有好转，说明针灸对先天性眼球震颤有效，故举此例。

病例 6　药物中毒引致痴呆

患者马某某，女，21 岁，住南阳市宛城区白河镇新村。于 1998 年 12 月 1 日初诊。

主诉（代述）：精神恍惚，神情痴呆已 16 天。因中毒而得。

现病史：因一时郁怒而服毒自杀（内服老鼠药 1 包，安定 24 片），家长发觉后即送住医院抢救，5 天后神志逐渐清醒而出院。出院后突然出现短暂性意识丧失，全身发软、颤抖，两目呆视，两天发作 1 次，如此发作 3 次。医院以癫痫病治疗，得以控制。仍精神恍惚，表情淡漠，神情痴呆，头懵发紧。

现在证：神志恍惚，面部痴呆，表情淡漠，两目呆视，呆坐不语，头部懵紧。脉象弦数。曾用中西药治疗无效。

辨证：初因郁怒伤肝，复因药物中毒，损伤心脑，后遗心脑失常之痴呆。

治则：疏肝解郁，宣窍醒脑。

取穴：一至五诊，针泻合谷、太冲、百会、风池；六到十六诊，处方同上，减百会穴。每隔1~2日针治1次。

效果：五诊后，脑子稍有清醒，痴呆稍有好转；九诊后，脑子基本清醒，痴呆明显好转，能说能笑，亦愿到户外活动；十三诊后，基本治愈；十六诊后痊愈。

随访：1999年9月患者陪同母亲前来针治颈椎病，告知针愈，一如常人，现在正在某厂上班。

按：本例之痴呆，是因初由情志不遂，郁怒伤肝，复因药物中毒，损伤心脑所致。虽经急救脱险，但后遗心脑失常，功能失用。故出现神志恍惚，面容痴呆，表情淡漠，两目呆视，呆坐不语等痴呆证候。

所针腧穴，是依初因郁怒伤肝和复因药物中毒，损伤心脑后遗心脑失常，而施用疏肝解郁，宣窍醒脑之法的。针泻合谷、太冲，疏肝解郁，宣窍醒脑，分别加泻风池佐以宣窍醒脑，加泻百会佐以宣窍醒脑，又有通畅头部经脉以止头部懵紧之效，以增本方宣窍醒脑之力。

病例7　面肌痉挛

患者钱某某，女，38岁，南阳市化纤厂职工。于1998年2月23日初诊。

主诉：患右侧面肌痉挛已4年。

现病史：本病始于1993年因劳累加之心情不好，出现右侧眼睑不自主地跳动。1年后出现右侧面肌痉挛，每在痉挛发作时右耳耳鸣并感耳内跳动。曾用针灸、中西药及穴位注射和穴位按摩等，均收效不佳。

现在证：每因心情急躁、生气郁怒和精神紧张时，右侧面肌痉挛加重，右侧耳后耳下有紧困感，按压则舒。

辨证：属于肝郁气滞，风阳上扰，经筋失调之面肌痉挛。

治则：平肝熄风，解痉止抽。

取穴：一至五诊，针泻合谷、太冲和右下关（直刺1.5

寸深)、完骨；六至十三诊，针泻合谷、太冲、完骨（右)，均配透天凉，其合谷穴凉感达于面部，太冲凉感循本经上行达于两上肢及手指，最后达于面部，当时全身舒服，其完骨穴凉感达于局部。十四诊，针泻右合谷、丘墟、下关、完骨。十五至二十一诊，针泻右风池、下关、完骨。每隔1~3日针治1次。

效果：三诊后，面肌痉挛减轻；六诊后，面肌痉挛明显减轻；十诊后，效果没有以前明显；十四诊后，效果不明显；十五诊后，面肌痉挛复轻；十八诊后，面肌痉挛次数极少；二十诊后，仅右侧上下眼睑时而痉挛，余无异常。

按：本例之面肌痉挛，属于肝郁气滞，风阳妄动，上扰面肌，经筋失调所致，故用平肝熄风，解痉止抽之法而收效。

一至五诊，针泻合谷、太冲平肝熄风和通畅阳明经气以解痉，配泻右下关、完骨，通畅局部筋脉以止抽，又直接刺激近神经根部，收效显著；六至十三诊所取腧穴和针泻配透天凉及针感的走达，看来应该效果显著，十诊之后效果逐渐不著，其原因是：一则肝郁气滞和风阳妄动已得以疏泄和平息，二则与病因病机甚远，方不中的之故。十五诊后效果明显，病情逐渐减轻，是因针对仅遗留与患病面部有关经脉进行取穴，使用通畅经脉以缓急之法而收效。

病例8　小儿脑瘫

患者李某某，男，2.7岁，南阳油田技校家属。于1997年9月23日初诊。

主诉（代述)：患脑瘫自幼而得。

现病史：因产程过长（3天)，又非足月胎儿（1个月出生)，出生又出现胆红素脑病。在南阳市中心医院作磁共振检查：大脑发育不良。颅脑CT扫描：脑瘫，与缺氧有关。

现在证（临床表现)：智力尚可，眉间变宽。后项发软与拘急交替出现，两上肢不时向后背抽动，时而两手握拳，手指不会持物。两足尖触地，站立时呈剪刀步态，下肢不会抬步，大腿根部拘急而向内斜，不能自动向外活动，不会端坐。说话不清，仅能说出两三个字。平时易于感冒、腹泻和消化不良，经常交替出现。曾在郑州等多家医院治疗无效。

辨证：属于先天禀赋不足，大脑发育不全，功能失常之脑瘫证候。后天病患核黄疸，损伤机体，体质虚亏，抵抗力低下，易发感冒、腹泻和消化不良等证候。

治则：熄风解痉，通经活络。

取穴与效果：

一诊、针泻合谷、太冲。二诊、三诊，处方同上，加泻天柱、颈百劳。

四诊，两侧大腿根部紧挛减轻，两手握拳较轻。针泻合谷、太冲、气海俞、大肠俞。

五诊，能说几个字，吐字较清。处方同上。

六诊，后项发软较重，头部多向右向后倾斜，可能与近两天发烧有关。处方同三诊。

七诊至十二诊，处方同上。九诊，所有症状都有所好转。当时针后后项已能伸直。

十三诊，手指活动较前灵活，能行走数步。针泻合谷、太冲、颈百劳、气海俞、大肠俞。

十四诊，因消化不良复发 8 天未来针治。已能端坐。处方同上。

十五诊至十八诊，处方同上。十六诊，整个病情均明显好转。因感冒和消化不良交替发病，影响疗效。

十八诊，此次针后停止治疗，原因是针效虽好，但不能持久，更因感冒、腹泻和消化不良，反复交替发病。嘱家长在家用药物调理后者诸病。

按：列举这个病案的目的，说明使用本方（针泻合谷、太冲）配加有关腧穴，对于大脑发育不全（脑瘫），功能失常，所出现的肢体病变有一定的疗效。

病例9　流行性乙型脑炎后遗症

由于篇幅所限，请参考《针灸临床辨证论治》“流行性乙型脑炎”篇中的［病案举例］项中有关案例。

病例10　面肌痉挛

患者王某某，女，67岁，家住南阳市内白河镇刘林村，门牌441号。电话：3116765。于2001年8月16日初诊。

主诉：患面肌痉挛已半年。

现病史：不明原因，右侧面肌痉挛。开始右侧上下眼睑痉挛，继而右侧口角连及下眼睑呈阵发性痉挛，每因生气、精神紧张而频作。伴有口、咽、眼干，夜间因干燥而饮水，但饮水不多等症状。

辨证：属于肾阴不足，水不涵木，风阳上扰面肌之面肌痉挛。

治则：育阴涵木，熄风解痉。

取穴与效果：

一诊、二诊（18日），针泻右下关及双合谷、太冲穴。

三诊（21日），面肌痉挛明显减轻，处方同上。四诊（23日），处方同上。

五诊（25日），数天来因面肌痉挛没有发作，自觉治愈而心情高兴，向孩子和女儿们打电话报喜，因高兴过度而复发。处方同上。

六诊（28日），处方同上，减去下关穴。

七诊（30日），今天患者才诉说，口、咽、眼干，夜间因干而饮水。针泻合谷、太冲，补复溜。

八诊（9月1日），口咽眼干减轻，夜间已不饮水。处方同上。

九诊（4日），右侧面肌痉挛未发，仅右侧上下眼睑短暂痉挛，口、咽、眼干明显减轻。处方同上。

十诊（6日），处方同上，加泻双太阳穴。

十一诊（8日），右侧面肌痉挛仍未复发。处方同上。

按：本例之面肌痉挛，是依前述的辨证和治则而选取腧穴的。一至五诊，针泻合谷、太冲，属于四关穴，用以熄风解痉。配泻右下关穴，属于局部取穴，深刺1.5寸直刺神经近根部，意在直接抑制痉挛。五诊后由于面肌痉挛数天未发，心情高兴，引发了面神经兴奋而痉挛复发。六诊处方同上，去下关穴，意在专事熄风解痉，又抑制面神经的兴奋。七诊因患者诉说口、咽、眼干，夜间干甚而欲饮水。以水不涵木，肝阴不足，风阳上扰治之，用本方加补复溜育阴涵木以潜肝阳。不仅面肌痉挛未发，口、咽、眼干也明显减轻。十诊、十一诊，用本方加泻双太阳穴、有益于缓解上、下眼睑痉挛。

病例11　面瘫后遗症

患者张某某，男，26岁，南阳市物资局职工。于2001年3月26日初诊。

主诉：患面肌痉挛已11年之久（实属周围性面瘫后遗症出现联动症状）。

现病史：原来患周围性左侧面神经麻痹，经过治疗面瘫减轻80%后，遗留面神经麻痹后遗症，左侧口角与左侧下眼睑联动（痉挛），在说话、眨眼及精神紧张时更为频繁。严重时伴有心烦，急躁，愁闷，不欲食，脑子呆滞好似大脑不会转动，影响说话与进食，并感到左颊活动不灵，左侧头部少阳经循行处前1/3抽紧等症状。

近几年来，每因严重时前来针治数次明显好转或基本控制（除左侧面肌联动次数减少外，左颊已能活动，并感到左侧头部足少阳经循行处前1/3抽紧次数极少甚至消失），就停止针治（因以采购为生，不能长期治疗根治）。所针腧穴，都是针泻合谷、太冲、阿是穴。

辨证：属于肝风内动，风阳上扰，面肌活动失常之面瘫后遗症。

治则：熄风解痉，通调面络。

取穴与效果：

一诊（3月26日），针泻合谷、太冲。

二诊（28日），处方同上。在留针期间左侧头部足少阳经循行处前1/3发紧好似向后抽动发紧。

三诊（30日），上次针后面肌联动减轻，食欲增加，精神愉快，心中不烦。处方和针感同上。

四诊（4月4日），左侧面肌联动明显减轻。处方和针感同上。

五诊（7日），基本控制。处方同上。

按：本例之周围性面神经麻痹后遗症之面肌联动，属于肝风内动，风阳上扰，面肌活动失常之候，故出现左侧面肌联动，左耳及额角发紧抽动等。针泻肝经的原穴太冲平肝熄风，针泻“面口合谷收”的阳明经原穴合谷，通调面络以缓面肌痉挛，共奏熄风解痉，通调面络之效。

【方效相较】

1. 本方与平肝熄风方相较　两方都针泻太冲，用以平肝熄风。其不同点是：本方配泻合谷用以清热祛风宣窍，二穴配伍，共收清热熄风宣窍醒脑、疏风清热平肝熄风和舒筋通络之效；“平肝熄风方”配泻风池用以熄风清脑，配补复溜用以育阴潜阳，三穴配伍，共收平肝熄风，育阴潜阳之效。

2. 本方与清肝胆方相较　见“清肝胆方”[方效相较]。

【其他方面】

1. 配穴规律　本方为主治热盛动风引起脑病与抽搐，和风热上扰，面络失常以及筋脉失常的基础方，因此常根据具体病情配加有关腧穴。例如：神志昏迷者，加泻人中，或加刺手十二井穴出血，佐以开窍醒脑；烦躁不安者，加泻神门，佐以清心安神；挟痰盛者，加泻丰隆佐以化痰或化痰宣窍；挟阴虚者，加补复溜佐以育阴；头脑风热者，加泻风池佐以祛风清脑；挟胃热者，加泻内庭佐以清降胃火；挟有阳明头痛者，加泻解溪佐以清宣阳明经气；挟有表证者，加泻大椎或曲池佐以解表；挟热盛烦热者，加刺曲泽放血，佐以泻血清热祛烦；挟阳明热盛者，加泻内庭佐以清阳明之热；肝胆火旺者，加泻丘墟佐以清降少阳胆火；下肢震颤较重者，加泻阳陵泉佐以舒筋解痉；三叉神经痛症，加泻患侧下关穴和扳机点；面肌痉挛，加泻下关、完骨佐以通畅筋脉；眼睑痉挛，加泻攒竹、鱼腰或阳白，佐以舒筋解痉。

2. 治证始验　四肢震颤（酒精中毒），选用本方治疗，始于1986年。本校一位老师的朋友，因嗜酒成瘾（每日饮酒两次，每次酒量500克左右）已达5年之久。两年来出现四肢不自主地震颤，逐渐严重。曾用多种治疗方法无效。父亲见到后，劝用针灸治疗，试用本方，针治6次而治愈。从此之后，又遇两位此类病患者，均收良效。

3. 有待探讨　本方为什么对脑病引起的病证和肢体某处神经病变引起的痉挛、震颤，具有一定的疗效？可参阅以下报道共同探讨。

《中医杂志》2000年2期69面报道：国内对肝本质研究所得出的主要一致性的结论是“无论肝郁、肝郁脾虚、肝阳上亢、肝阳化风、肝火、肝胆湿热、肝血虚、肝气虚证，它们均或多或少表现为神经—内分泌—免疫网络的功能紊乱。这也许是因为肝主疏泄与情志关系密切，情志变化引起大脑皮层功能改变，进而导致神经—内分泌—免疫网络的功能的失调所致”。

有研究者“对肝郁气滞及其相关证候，进行了现代病理生理学基础的临床观察，认为肝脏功能与大脑皮层的兴奋与抑制以及自主神经（特别是交感神经）功能等多种因素有很密切关系”；有“认为肝郁脾虚证主要变化之一是自主神经功能失调”。

另外，本方的功效与治疗范围，是否与肝的生理功能和病理变化有密切关系。由于肝在体为筋，体阴用阳，主疏泄，喜条达而恶抑郁，凡精神情志之调节功能与大脑皮层的兴奋与抑制以及自主神经（特别是交感神经）功能等多种因素有很密切关系。因此，临床多见情志失常，喜怒无常以及脑病、肢体筋脉病等。根据临床经验，太冲主治的病证，相当现代医学中的一些肝胆、神经精神病、自主神经功能紊乱。太冲（具有疏肝理气、平肝熄风、清泻肝火、平熄肝风等功能）配泻合谷穴（具有清气分热、行气分滞、开窍醒脑和通调面络等功能）后具有协同作用，发挥着诸多功效。

【歌括】

醒脑熄风方最奇，宣窍熄风解痉急，
针泻合谷与太冲，热盛动风惊厥依，
本方能治多种病，功能较多难解疑。

六、祛痰类

（一）痰湿方

【方治渊源】

本方始于20世纪40年代，祖父常针泻丰隆、阴陵泉作为祛湿化痰的基础方。配加有关腧穴，治愈了不少痰湿为因的病证，如痰湿犯肺之咳嗽、湿痰壅盛之口流痰涎等等。父亲在此基础上，使用本方均取得了一定疗效。加补足三里，治疗脾不运湿，聚湿成痰之咳嗽；配泻风池穴治疗痰蔽清阳之眩晕；配补神门治疗痰浊扰心之心悸；配泻灸风门、肺俞，治疗寒痰壅肺之哮证，等等。并根据针泻丰隆、阴陵泉的功能和配伍后的协同作用，对照“二陈汤”（出自《太平惠民和剂局方》）的方义、功效和治证，确有类似之处，故常将本方之效比作“二陈汤”之效。但由于它冠有“二陈”字样，故父亲将其定名为“痰湿方”。

【腧穴组成】

针泻双阴陵泉、丰隆穴。

【操作方法】

1. 补泻与留针　为了便于捻泻和留针，以上腧穴同时针刺，达到欲刺深度有针感后留针，在留针20～30分钟期间，每隔5～10分钟各捻泻0.5～1分钟，如此捻泻2～4次后，停留数分钟拔针。

2. 针治时间　一般隔日针治1次，必要时每日针治1次。

【功能效用】

辨证取穴

祛湿化痰：用于治疗痰湿为因多种病证。

【主治范围】

1. 痰湿引起的病证　咳嗽、哮喘、眩晕、呕吐等，伴有咳嗽痰多、痰白稀薄、痰易咯出、胸膈痞闷、恶心呕吐、呕恶痰涎、肢体沉重、嗜睡纳呆、肢倦便溏、腹泻肠鸣、头目晕眩、心悸面浮，舌苔白腻或白滑，脉滑或濡滑等。虽然病种不同，伴有以上症状和体征各病有异，但其证型和病机相同，又都适用祛湿化痰之法，故都属本方的主治范围。常以本方为主，配加有关腧穴施治。

2. 其他病证　凡因失治、误治，或病情发展到本方证阶段的病证，或伴有本方证者，均是本方的治疗范围。或以本方为基础，配加有关腧穴，或用以治本，或用于治标，或本方与有关针灸处方同时或交替施治，标本兼顾，因果并治。

【方证简解】

1. 腧穴功能　本方为祛湿化痰的常用方、基础方。针泻丰隆、阴陵泉之所以具有祛湿化痰的功效，主治痰湿为因和伴有痰湿症状的多种病证，是因为：

丰隆，是足阳明胃经的腧穴、络穴。用泻法具有祛痰、和胃降逆的作用。主治胃腑病和痰浊流注心、肺、胃、肠、舌、头、脑络、肌肤、关节等处引起的病证，为痰病要穴。临床多用泻法。“百病皆由痰作祟”，凡与痰有关的病证，如痰湿犯胃之恶心呕吐；痰浊阻肺之喘证；寒痰阻肺和痰热蕴肺之哮证；痰湿犯肺之咳嗽；痰溢肌肤之肿；痰蔽清阳之头痛、眩晕；痰气搏结之梅核气；痰邪扰心之心悸、神昏、癫狂；痰阻舌络之舌喑；痰火阻喉之喉喑；痰阻胸络之胸痹；痰火上扰清窍之头痛，等等，都常配泻本穴以祛其痰。与痰瘀有关的病证，亦常配泻本穴。

本方证是痰湿为因的病证，针泻本穴，用以祛其痰。

阴陵泉，为健脾和祛湿的常用穴。施用补法，具有健脾益气、健脾制湿、健脾养胃、补脾益肠等作用；施用泻法，具有祛湿醒脾、祛湿利水、祛湿消肿等作用。

本方证是由于脾不健运，湿邪凝聚，气机阻滞，郁积而成之痰湿之证。针泻本穴用以祛湿，湿去则脾健，脾健则痰无由生，与祛痰要穴丰隆配伍，祛湿化痰，用于治疗痰湿为因或伴有痰湿症状的病证，如痰湿犯胃之恶心呕吐；痰湿阻肺之咳嗽、哮喘；痰蔽清阳之头痛、眩晕；痰湿流注胃腑之口流痰涎等等。

2. 病因病机　本方证的病因病机，主要是脾不运湿，湿邪凝聚，气机阻滞，郁积而成之痰湿为病。

痰和湿，都是脏腑病理变化的产物，是由水液停积反映于临床的两种不同证候。湿与脾的病理变化有密切关系，多因饮食不节，损伤脾胃，脾伤运化功能失常，以致津液不得运化敷布，故湿从内生，聚而为患。痰由脾虚，中阳不振，运化失职，水谷精气不化而成痰；或由久嗜酒肉肥甘多湿之品，湿聚而生痰；或由肾阳不足，水气不化，上泛而为痰等等。湿与痰并，诸病丛生。由于痰湿侵犯部位不同，所患的病位和病候亦不相同，病因不同病证亦不相同。选用本方，当根据其不同病因、病位和病候配加不同腧穴。

（1）痰湿引起的病证：痰湿之证，多由脾失健运，湿邪凝聚，气机阻滞，郁积而成。痰由湿生，聚湿成痰。痰湿犯肺，则咳嗽痰多，咯痰白稀；痰浊伏肺，气道受阻，则发为痰气相击，呼吸气促，喉中哮鸣；痰浊阻肺，气道被阻，则喘咳痰多，胸中窒闷；痰湿内停，肺失肃降，故胸膈痞闷；痰湿犯胃，胃失和降，则恶心呕吐，呕恶痰涎；痰湿滞胃，胃纳失职，则食欲不振；阴浊凝聚，阻碍清阳，则头痛、眩晕；痰浊扰心，则心悸；脾为湿困，运化失司，则肢体沉重，便溏面浮，嗜睡纳呆；其舌苔白腻或白滑，脉滑或濡滑，为痰湿之征。

（2）其他病证：痰湿之邪，无处不到。胸膈肠胃，心脑肺脾，经络四肢，肌肤关节等处，皆可因痰湿所犯而为病。如痰浊内停肠腑之肠鸣、泄泻；痰阻胸络之胸痹、胸膈痞闷；痰气搏结咽部之梅核气；痰湿流注关节之关节肿痛，等等。凡痰湿为因或伴有痰湿症状的其他病证，均可以本方为基础，配加有关腧穴。

【所治病证】

咳嗽、喘证、哮证、肠鸣、呕吐、反胃、眩晕、头痛、头重、多寐、痰涎壅盛、腹痛、肥胖病。

【临床应用】

1. 咳嗽　本方用于治疗痰湿犯肺型之咳嗽。证见咳嗽，痰多色白，易于咯出，痰出咳止，伴有胸脘胀满，饮食减少，或恶心呕吐，或见面部浮肿，舌苔白腻，脉象濡滑等。若兼有气短，少气懒言，动则汗出，易感外邪者，加补肺俞佐以补肺益气；若兼脾阳不振者，配加补灸脾俞佐以温补脾阳。

2. 喘证　本方用于治疗痰浊阻肺之喘证。其临床表现是：

喘咳痰多，痰声漉漉，咯出不爽，胸中窒闷，或恶心纳呆，口粘无味，舌苔白腻，脉滑等。证由肺失输布，聚津成痰，或脾失健运，湿聚成痰，痰浊壅肺，肺失肃降所致。可用本方加泻天突佐以降痰利气以平喘；或加泻足三里佐以和胃畅中以止呕；若脾虚症状明显者，加补脾俞，一则健脾益气，二则健脾制湿以堵生痰之源。

3. 哮证　发作期，其临床表现是：遇寒即发，呼吸急促，喉中哮鸣，胸膈满闷，痰白而粘，或清稀多沫，面色晦滞而青，舌苔白滑，脉象浮紧等。此系寒痰阻肺之寒哮，可用本方，配加泻灸风门、肺俞，共奏温肺散寒，化痰止哮之功。如能守法守方，针治不辍，至少能减少复发，减轻症状。

本病停发期，根据病久肺虚、脾虚、肾虚或脾肾两虚、肺脾两虚的具体病情，以本方为基础，祛湿化痰治其标，分别配取以下处方治其本。如：配补肺俞、气海，大补肺气；配补脾俞、气海，健脾益气；配补肾俞、太溪或气海、太溪，大补肾气；配补脾俞、肾俞，补益脾肾；配补肺俞、脾俞，补益肺脾；配补关元、肾俞或复溜，温补肾阳；配补关元、脾俞，温补脾阳，等等。以达扶正与祛痰，标与本兼顾，虚实并治，求本根治的目的。

然一味补益而忽视治痰决非最佳举措。一味补益纯扶其正不祛其痰，深伏于肺之痰不去，终将为祸，反复发作，屡见不鲜。

4. 肠鸣　证见肠鸣漉漉，心下逆满，起则头眩，干呕欲吐，口粘乏味，肢体沉重，舌质淡暗，舌苔白腻，脉滑或沉缓等。属于痰湿中阻之肠鸣证候，可用本方祛湿化痰。若中阳虚寒者，加神阙艾条灸或艾条隔姜灸，温运中阳；脾阳不振者，加补灸脾俞温阳健脾；若脘腹觉凉或肠腑寒甚者，加泻灸天枢、下脘，温腑散寒。

5. 反胃　证见反胃宿谷及清水痰涎，或泛吐涎沫，脘痞食少，心悸头眩，或喘咳气逆，舌苔白滑而腻，脉象弦滑等。是因痰饮内停，中阳困遏，水谷不化，故脘痞食少，胃反吐出宿谷、痰涎；饮邪中阻，冲激上逆，则头眩、心悸、喘逆等；饮为阴浊之邪，故舌苔白腻，脉象弦滑。选用本方驱逐痰饮，加灸或泻灸中脘，温阳健脾，暖胃和中。

6. 呕吐　证见呕吐，多为清水痰涎，脘闷不食，头眩心悸，舌苔白腻，脉滑。是由于脾不运化，痰饮内停，胃气不降，则脘闷不食，呕吐清水痰涎；水饮上泛，清阳之气不展，故头眩心悸；舌苔白腻，脉滑，为痰饮内停之征。选用本方配加泻灸中脘、上脘，共收温化痰饮，和胃降逆之效。

7. 眩晕　本方用于治疗痰湿中阻型之眩晕。其临床表现是：头晕头重，胸膈满闷，恶心呕吐，不思饮食，肢体沉重，或有嘈杂，舌苔白腻，脉象濡滑或弦滑等。是由饮食不节，损伤脾胃，脾失健运，水谷精微运化失常，湿聚生痰。痰湿中阻，清阳不升，浊阴不降，故头晕嗜睡，且感沉重；痰浊停滞胸脘，气机不利，则满闷呕恶，不思饮食；身重，苔腻，脉滑皆为痰湿之象。故用本方祛湿化痰，加泻风池佐以熄风清脑以止晕眩。若呕恶或纳呆，不思饮食严重时，加泻中脘佐以和胃畅中。

8. 头痛　本方用治痰浊头痛。其临床表现是：头痛昏蒙，胸脘满闷，呕恶痰涎，食少呆滞，舌苔白腻，脉滑或弦滑等。脾失健运，痰浊中阻，上蒙清窍，经络被阻，清阳不升，则头痛昏蒙；痰浊素盛，痰阻胸膈，故胸脘满闷，上逆则呕恶痰涎；舌苔白腻，脉滑，为痰浊内停之征。故用本方祛湿化痰以降逆，或加泻内关佐以开胸利气，和胃止呕；或加泻中脘、上脘，和胃止呕。亦可加泻头部阿是穴佐以通络止痛。

9. 头重　证见头重头晕，耳鸣嗜睡，晨起较甚，胸脘痞闷，恶心吐痰，精神不爽，舌苔白腻，脉象濡滑等。多因饮食不节，过食厚味，损伤脾胃，脾失健运，水湿不化，聚而生痰。痰湿上犯，阻遏清阳，则头部沉重，头晕耳鸣；痰湿内阻，则痞满郁闷，呕吐痰涎，嗜睡。治宜祛湿化痰，故以本方为主，或配泻中脘或足三里佐以和胃畅中。

【病案举例】

病例1　咳嗽

患者王某某，男，61岁，住南阳市宛城区白河镇。于1993年12月4日初诊。

主诉：患咳嗽已20天。因患感冒而复发。

现病史：原有痰湿咳嗽，一般多在冬季复发。此次复发是因患感冒，感冒治愈后遗留咳嗽未愈。咳嗽痰多，咯痰稀薄，痰液色白，痰出咳止。伴有胸脘满闷，饮食减少，时而口流涎水，面部浮肿，时而恶心呕吐，自觉风门、肺俞穴处畏寒觉凉。舌苔白腻，脉象濡滑。曾在镇医院输水加消炎药物治疗，反而加重。

辨证：属于素有痰湿咳嗽，复感寒邪，诱发痰湿犯肺之咳嗽。

治则：祛湿化痰，温肺散寒。

取穴：针泻丰隆、阴陵泉、风门（加艾条针上灸）、肺俞（加艾条针上灸）。每隔1～3日针灸1次。

效果：二诊后，咳嗽及背部畏寒减轻；四诊后，背部已不畏寒，痰涎减少，面部已不浮肿，已不恶心呕吐，饮食增加；六诊后，咳嗽已止，伴有症状基本治愈；七诊后，咳嗽证候已愈；八诊巩固疗效。

按：本例之咳嗽，属于痰湿犯肺型。痰湿上渍于肺，则咳嗽痰多，咯痰稀薄，痰液色白；咯痰之后，肺不受痰湿所渍，故而痰出咳止；痰湿内停，肺失肃降，故而胸膈满闷；痰湿犯胃，胃失和降，则恶心呕吐，饮食减少；口流涎水，面部浮肿，是因脾失健运所致；舌苔白腻，脉象濡滑，为痰湿内盛之征。背部风门、肺俞穴处畏寒觉凉，是肺府有寒的反映。

所取腧穴，针泻丰隆、阴陵泉祛湿化痰，配加泻灸风门、肺俞温肺散寒有益于温化痰湿，故而收效。

病例2　腹型癫痫

患者张某某，男，8岁，住南召县皇路店街。于1995年6月15日初诊。

主诉（代述）：患腹痛已3个月。

现病史：不明原因，3个月来上腹部呈阵发性剧痛，每日或隔日发作1～2次，约5～10分钟自行缓解。剧痛时恶心呕吐，冷汗出，口唇苍白，发作后精神疲惫。舌苔白腻，脉象濡滑。平时口流涎水，胃脘觉凉，饮食减少，大便溏薄，时而呕吐痰涎。

化验大便虫卵（－），脑电图示：痫样放电，可见棘波，棘慢复合波。曾用多方治疗不效。

辨证：属于痰湿内停胃脘，气机阻滞，胃脘不通之胃痛（腹型癫痫）。

治则：祛湿化痰，温胃止痛。

取穴：针泻丰隆、阴陵泉，针泻加针上艾条灸中脘。

效果：三诊（6月20日），昨天发病1次，胃脘不凉，饮食增多；四诊（22日），未发病；五诊（24日），昨天发病1次，发病时短；六诊（27日），未发病；七诊（29日），未发病，自开始针灸治疗至今仅发病两次。

随访：1995年7月29日患者父亲前来告知，自针灸治疗后，至今1个月未曾复发。

按：本例属于腹型癫痫。是以阵发性上腹剧痛，发作时短，不经治疗自行缓解，和发病时的兼有症状及发病后精神疲惫等特点，和脑电图的提示为依据而确诊的。其舌苔白腻，脉象濡滑，和平时口流涎水，胃脘觉凉，饮食减少，大便溏薄，时而呕吐痰涎，为痰湿内停之征象。综上所述，当辨为痰湿内停胃腑，气机阻滞，胃腑不通。

选用本方，用以祛湿化痰以治其本。因病位在胃，胃腑觉凉，故加泻灸中脘，温胃散寒以止其痛。

病例3　多寐

患者王某某，男，52岁，住南阳市卧龙区安皋镇扬庄村。于1997年7月11日初诊。

主诉：嗜睡已3个月。

现病史：不知原因，嗜睡逐渐加重。不论昼夜均嗜睡，被人叫醒又很快欲睡，吃饭后又继续入寐。伴有精神委靡，胸闷痰多，身体沉重，口淡乏味，时而脐腹觉凉等症状。形体肥胖，舌苔白腻，脉滑。曾在本市某医院神经内科诊治无效，内服中药10多剂亦罔效。

辨证：属于湿痰内停，脾阳不运之多寐证候。

治则：祛湿化痰，温阳健脾。

取穴与效果：

一诊、二诊（14日），针泻丰隆、阴陵泉。

三诊（16日），嗜睡有所好转，仍脐腹觉凉。处方同上，配加艾条灸神阙穴。

四诊（18日），处方同上。

五诊（21日），多在食后嗜睡，脐腹凉轻。处方同上。

六诊（23日）、七诊（25日），处方同上。

八诊（28日），仅在食后嗜睡，精神好转，脐腹觉凉和全身沉重已愈。处方同上，去神阙加补脾俞。

九诊（30日），处方同上。

十诊（8月1日），基本治愈。处方同上。

随访：同年9月19日患者同村一位亲友转告针愈未发。

按：本例之多寐，属于脾阳不运，湿痰内停之证候。湿痰内停，心神被蒙，精神困顿，故而精神萎靡，昼夜嗜睡；痰浊阻滞，气机不畅，则胸闷多痰；痰湿阻滞经脉，阳气失运，故全身沉重；其口淡乏味，舌苔白腻，脉滑，为痰湿内盛之象。再结合胖人多湿，故辨为湿痰之患。脐腹觉凉为阳气匮乏之象。因本于湿困脾土，脾失健运，水湿不化，聚湿成痰，痰湿内盛，故用祛湿化痰，温运脾阳之法。

所取腧穴，一诊、二诊选用本方，祛湿化痰，因未温运脾阳，二诊后嗜睡有好转，但仍脐腹觉凉；故三诊以后加灸神阙穴温运脾阳。七诊后脐腹不凉，精神好转，全身已不沉重，仅食后嗜睡与脾虚不运有关，故八诊加补脾俞佐以健脾，十诊后而收全功。

病例4　中风口流痰涎

患者陈某某，男，69岁，住本院内4科病员。于2000年6月1日由病房转针灸科协助治疗。

主诉（代述）：患中风（脑梗死）半年余。

现病史：半年前，一天早晨发现右侧上下肢活动不灵，即到市中心医院作颅脑CT扫描，诊断为脑梗死，即住中心医院治疗。经治数月后有所好转，月余前转本院住院治疗。

现在证：右侧上下肢活动欠灵，说话欠清，时而强制性自哭。扶杖方能行走，右手不会用筷。近月余来痰涎甚多，咯吐困难，常从口角涌出（痰涎色白，粘腻而稀薄），影响说话。饮食减少，大便溏薄，嗜睡嗜卧。体胖，表情呆痴，舌淡，舌苔白滑，脉滑。

病房曾用中西药久治口流痰涎之候，因不效特转针灸科协助治疗。

辨证：属于脾阳不运，痰湿内盛之痰涎壅盛证候。

治则：温运脾阳，祛湿化痰。

取穴与效果

一诊、二诊（3日），针泻阴陵泉、丰隆，隔姜艾条灸神阙穴。

三诊（6日），口流痰涎减少。处方同上。

四诊（8 日），处方同上。

五诊（10 日），口流痰涎明显减少，饮食增多，仍嗜睡嗜卧，大便溏薄。针泻丰隆、阴陵泉，每晚艾条灸神阙、关元各15～20 分钟。

六诊（13 日），口流痰涎基本治愈，精神好转，嗜睡嗜卧好转，饮食复增。处方同上。

七诊（17 日），近几天无人照料，又未针灸，病情复重。处方同上。

八诊（20 日），复轻。处方同上。

九诊（27 日），因没有家人照料，今天针灸 1 次出院。处方同上。

按：脾司中阳，性喜温燥，职司运化水湿。脾阳虚衰，不能化津运湿，湿从内生，聚湿生痰，痰涎上溢，故而痰涎壅盛；因吞吐困难，痰涎无处存留，故从口中涌出；伴见食少便溏，嗜睡嗜卧，是因脾阳被困所致；体胖提示多湿多痰；舌淡，舌苔白滑，脉滑，为痰湿之征。

所取腧穴，自始至终选用本方，意在祛除痰涎。因其湿痰根于脾阳不运，故加灸神阙温运中阳。四诊后，口流痰涎明显减少，饮食增加，但嗜睡嗜卧及大便溏薄不减，是因温阳健脾不到位之故，故五诊后改加每晚艾条灸神阙、关元，益火之源温阳固本，以杜生痰之源而收效。因患者无亲人照料而出院，失去最佳治疗机会，终不能告愈。

病例 5　痰湿头痛

患者樊某某，女，39 岁，家住南阳市卧龙区潦河坡乡本街内。于 2004 年 3 月 26 日初诊。

主诉：患头部昏沉闷痛，严重已年余。

现病史：因上学用脑过度，开始头痛，经多方治疗有所好转，头部微痛。又出现头部昏沉闷痛，脑子昏沉不清，算账不清，记忆力减退，头顶及头部周围如裹。伴有身困嗜睡，全身沉重。脉滑且缓。近年来多方治疗收效不佳。

颅脑 CT 扫描结果：无病理发现。

辨证：属于痰湿蒙蔽清阳，经络阻滞之痰湿头痛。

治则：祛湿化痰，通经醒脑。

取穴与效果：

一诊（26 日）、二诊（28 日），针泻风池、太阳、阿是穴；三诊（31 日），处方同上，加泻百会穴。

四诊（4 月 2 日），头部仍昏沉闷痛，头脑不清。处方同上，加泻阴陵泉、丰隆。

五诊（4 日），处方同上。

六诊（7 日）头部昏沉闷痛减轻。处方同上。

七诊（12 日）、八诊（14 日），处方同上。

九诊（16 日），头部昏沉闷痛明显减轻，脑子较前清醒。处方同上。

十诊（26 日），前额及太阳穴处昏沉懵痛，其余症状消失。针泻阴陵泉、丰隆、太阳、风池。

十一诊（28 日），处方同上。

十二诊（30 日），基本治愈。患者诉最后针治 1 次，若不愈继来针治。

按：本例之痰湿头痛，属于痰湿蒙蔽清窍，经络被阻，清阳不升所致。痰湿阻滞经络，故头部昏沉闷痛，头顶及其周围如裹；湿性重滞，故头部及肢体沉重；阳为湿困，则身困嗜睡；痰浊蒙蔽头部，则头脑昏沉不清，记忆力减退；其脉滑且缓，为痰湿之征。

一至三诊，是患野取穴，主要用以清醒头脑，通经活络，因无祛湿逐痰之腧穴，故尔不效。四诊以后，加泻阴陵泉、丰隆，即“痰湿方”，故五诊后头部昏沉闷痛减轻；八诊后头部昏沉闷痛明显减轻，头脑清醒。十诊时仅前额及太阳穴处昏沉懵痛，其余症状消失，故“痰湿方”加泻太阳（患部取穴通经散滞）、风池（用以通经、清脑）。十二诊后治愈。

【方效相较】

1. 本方与湿热方相较　本方由针泻阴陵泉、丰隆组成，而“湿热方”由针泻阴陵泉、足三里组成（热胜于湿者，均配透天凉）。二方都针泻阴陵泉用以祛湿。仅一穴之别，其功效和治证迥然不同。本方配泻丰隆用以祛痰，与阴陵泉配伍，具有祛湿化痰的功效，用治痰湿为因的肺、胃、肠、头脑、肢体等处的病证；“湿热方”配泻足三里用治胃肠病，与阴陵泉配伍清利湿热，既可清胃肠湿热，又治下肢湿热病证，故命名为“湿热方”。

2. 本方与八正方相较　本方由针泻阴陵泉、丰隆组成，“八正方”由针泻阴陵泉、中极均配透天凉组成。二方都针泻阴陵泉用以祛湿，仅一穴之别，其功效和治证迥然有异。本方配泻丰隆用以祛痰，二穴配伍祛湿化痰，用治痰湿为因的肺、胃、肠、头脑、肢体等处病变；“八正方”配泻中极（配透天凉）用以清热利尿，二穴均配透天凉，具有清热泻火，利水通淋和清利湿热，消散郁热“八正散”的功效，用治湿热下注的泌尿系疾病。

3. 本方与风湿热方相较　见“风湿热方”[方效相较]。

【注意事项】

1. 本方禁忌　本方所治痰湿为因的病证，多以湿为基础聚而生痰。故而对脾虚不能制湿，聚湿生痰之痰湿为因的病证，或伴有脾虚症状者，不可单用本方，应配补有关健脾和温补脾阳的腧穴，以堵化生痰湿之源。如果单纯祛湿化痰，对于脾虚不甚或未出现脾虚症状者，有益无损；但对脾虚较甚者，单用本方可致脾虚，较难治愈病患。

因脾肾阳虚造成痰湿为因的病证，更不可单用本方，应以补益脾肾阳气为主，配用本方佐之，或两方交替施治。

2. 注重温化　基于痰湿的形成以湿为基础，故应在临床中注重“湿为阴邪，得温则化，得阳则宣”之机制。

3. 临床见闻　本方用治痰湿引致的病证，一般收效较好。但对脾阳不足，痰湿内生的病证，因误诊误治，单用本方施治，而未配用或施用温补脾阳之法，治其本，堵其源，往往收效不佳，反致脾阳更虚。多见于咳嗽、肠鸣、多寐等。例如：

（1）一位50岁的男性患者，患多寐3个月。常昏昏嗜睡，被人叫醒吃饭，饭后又很快入睡。伴有肢体沉重，头懵如裹，胸脘痞满，口淡乏味，纳食减少，大便溏薄，舌苔白腻，脉濡。施用本方针治4次无效。详查病情，细加分析，由湿邪外侵，内困脾土，湿浊停留，清阳不升所致，故而头懵如裹，昏昏嗜睡；脾主四肢，脾阳式微，则肢体沉重；湿阻中阳，则胸脘痞满，口淡乏味，纳食减少；其便溏、苔腻、脉濡，为湿盛之征。治当温阳健脾，燥湿以醒神，故用本方罔效。即改用本方加艾灸神阙、关元温阳健脾有益于燥湿之法，治疗10次而收效。

从本例选用本方的误治来看，其主要原因对本方的腧穴功能和配伍后的协同作用认识不足，其次是对本例嗜眠分析不透所造成的。由此看来掌握本方方义和功能是非常重要的。

（2）1997年8月针治一患者李某某，男，50岁，农民。患痰湿咳嗽4个月，多方医治无效，来本科用本方针治3次不效，反而加重。详问病情，辨证求因，方知是脾阳不振，为湿所困，聚湿生痰所致。即改补阴陵泉、脾俞、艾条灸神阙穴，施用温补脾阳之法，堵其源以治其本，8次而告愈。此为选用本方不当，虚以实治，治其标而未治其本堵其源，更伤脾土，加重病情之故。亦为失其病机与证候的统一性之故。

【其他方面】

1. 配穴规律　痰湿既是病理产物，又是致病因素。本方既能用于痰湿为致病因素以治其本，又能用于痰湿为病理产物以治其标。因此，本方是驱逐痰湿的基础方，或配用于治本，或用于治标，或用以治因，或用于治果，均是根据各个病证的病因病机和病位来决定的。一般配穴规律是：

配泻中脘、上脘，和胃畅中、降逆止呕；配泻加灸中脘、上脘、温胃散寒、温胃化饮；配泻加灸天枢、下脘，温肠散寒、温肠化饮；配泻天突降痰浊利气道；配补肺俞补益肺气；配泻加灸风门、肺俞，温肺散寒，化饮以祛痰；配补肺俞、气海，大补肺气；配补脾俞、气海，健脾益气；配补气海、肾俞或太溪，大补肾气；配补关元、肾俞或太溪，温补肾阳；配补关元、脾俞灸神阙，温补脾阳；配泻风池佐以清脑熄风，以止晕眩；配补合谷佐以补气；配灸神阙佐以温运中阳；配泻足三里佐以和胃畅中，等等。

2. 痰湿之证用本方无效，该用何法　痰湿内盛为因的病证,使用本方无效,是因仅治病理产物,未治产生痰湿之源,故而无效。产生病理产物(痰湿)之源,首则于脾。脾虚运化失司,湿从中生。湿聚成饮,饮凝成痰,痰湿蓄于不同部位,发生不同病变。治疗痰湿之源,常从脾论治,治宜健脾燥湿。若治之无效,则究其脾阳不振,温运失司,寒从中生,浊阴凝滞,化生痰浊,治宜温阳健脾。若治之无效,应究其肾阳,肾主逐化水液,若逐化匮乏,水湿内停,则凝而为痰,治宜温补肾阳。若治之无效,应考虑脾肾阳虚,阴寒内盛,治宜温补脾肾,益火之源。以上诸法,均是根据病机或伴见其病证,分别施用上法,以杜其产生痰湿之源。使气化水行,阳复阴消,痰浊自除。

【歌括】

痰湿方治痰湿病，痰湿能致多种病，

针泻丰隆阴陵泉，配加腧穴应辨证。

（二）清气化痰方

【方治渊源】

本方始于20世纪60年代。父亲根据“清气化痰丸”（出自《医方考》）的方义、功效和治证，对照针泻天突、尺泽和丰隆穴（配透天凉）的功能和配伍后的协同作用而创立此方。用于治疗痰热互结，壅闭于肺引起的呼吸系病，如咳嗽、热哮等，具有清热化痰，理气止咳、止哮、平喘等作用，效果十分满意。我们在运用该方的过程中，进一层用于治疗痰热内蕴的喘证、喉喑等病，亦获得了满意疗效。由于本方与“清气化痰丸”的功效相似，故命为“清气化痰方”。

【腧穴组成】

针泻天突和双尺泽、丰隆穴（配透天凉）。

【操作方法】

1. 补泻与留针

（1）为了便于捻泻与留针，以上腧穴同时针刺，达到欲刺深度有针感后留针，在留针 20 ~ 30 分钟期间，每隔 5 ~ 10 分钟各捻泻 0.5 ~1 分钟，如此捻泻 2 ~4 次后，停留数分钟拔针。其中丰隆穴在捻泻时配透天凉手法。

（2）若患者体质虚弱，不能同时针刺，可先针天突穴（针刺后留针时有压重感，有的患者因留针而咳嗽），方法同（1）；天突拔针后再针刺其余两对腧穴，方法同（1）。

2. 针治时间　一般隔日针治 1 次，必要时可每天针治 1 次。

3. 针感走向　天突穴针感若能向下方走达，走向剑突部，局部又有沉紧或困胀感其效为佳，个别患者未拔针即感呼吸通畅。

丰隆穴的针感或凉感如能循本经逐渐上达腹部，其效较佳。

尺泽穴针感如能循本经上达胸部其效亦佳。

【功能效用】

辨证取穴

清热化痰，宣肺止咳、止哮、平喘：用于治疗痰热壅肺引起的肺系病证。

【主治范围】

1. 痰热壅肺引起的病证　诸如咳嗽、哮证、喘证等。伴有咳嗽、呼吸急迫、喘促气粗、咳吐黄痰、稠痰胶粘、咯痰不爽、甚至气急呕恶、胸膈痞满、烦闷不安、口渴喜饮、汗出、面赤、舌红，舌苔黄腻，脉象滑数等症状和体征。虽然病种不同，伴有以上症状和体征各病有异，然其证型和病机相同，又都适用清热化痰，宣肺止咳、平喘之法，故都属本方的主治范围。

2. 其他病证　凡病情发展到本方证阶段的病证，亦是本方的治疗范围。

【方证简解】

1. 腧穴功能　本方是清热化痰，宣肺止咳、止哮、平喘的常用方。针泻天突、尺泽和丰隆（配透天凉），之所以具有清热化痰，宣肺止咳、止哮、平喘的作用，主治痰热壅肺为因的诸多病证，是因为：

天突，穴下是气管；是主治气道不利，肺气升降出入失常的病证的常用穴。因其多属实证，故本穴多用泻法。气管上连喉咙，下通于肺，属于肺系，是肺气出入之通道。肺气升降出入正常与否，与气管的通畅有关；气管通畅与否，与肺脏功能的正常与否有关。因此，凡风寒犯肺郁于气道，肺气不能宣畅；痰气交阻，闭塞气道，肺失升降之职，和痰热内结，肺失清肃，气道失畅等引起的咳嗽、哮证、喘证等病，都可针泻本穴用以利气道，降痰浊，降逆气。

尺泽，是手太阴肺经的水穴、合穴；肺属金，穴属水，金能生水，又为肺经的子穴；实则泻其子，故临证多用泻法以治其肺实证。针泻本穴具有清肺热，宣肺气的作用。肺主气属卫，外合皮毛。外邪侵袭，肺卫首当其冲。凡风热犯肺、痰浊阻肺、痰热蕴肺、阴虚肺燥、邪热乘肺、木火刑金以及“温邪上受，首先犯肺”的肺系证候，常配泻本穴施治。

本方证是痰热内结，肺失清肃为因的病证，针泻本穴用以清肺热，宣肺气。

丰隆，是祛痰要穴。痰是水液代谢障碍所产生的病理产物，又是致病因素之一。痰能引起咳嗽、哮、喘。祛痰多能止咳、平喘。“百病皆由痰作祟”，凡与痰有关的病证，常配泻本穴。

本方证因痰热为患，与痰有关的肺系病证，针泻本穴既能祛痰，又兼有止咳、平喘的作用。针泻本穴配透天凉，用以清降痰热。

以上三穴，尺泽配丰隆有清肺热，化痰浊，宣肺气之效；天突与尺泽配伍，有清肺热，宣肺气，利气道之功。因此，三穴配伍具有清热化痰，利气止咳、平喘的功效，适用于痰热壅肺为因的咳嗽、热哮和喘证等等。

2. 病因病机　本方证的病因病机，主要是痰热蕴结，肺失宣降而为病。以咳喘气粗，呼吸急迫，痰稠色黄，咯之不爽，胸膈痞闷，甚至气急呕恶，舌红，舌苔黄腻，脉象滑数等，为辨证要点。

痰既是人体水液代谢障碍的产物，又是发病的病理基础，常与内外合邪而为病。若侵犯于肺，则出现肺和气道病变。“肺为贮痰之器”，“温邪上受，首先犯肺”。一旦痰与热结，内壅于肺而为病，出现本方证者多由风热犯肺，痰热阻肺，或痰热内积，复感外邪，肺气壅盛，或邪热蕴肺，肺失清肃宣降，或热邪烁津，痰气内结，蕴而化热，痰热壅肺，以致气机不利，肺失宣降，分别发生咳嗽、哮证和喘证。

（1）痰热壅肺引起的病证：多由火邪灼津，痰气内结，蕴而化热，痰热壅肺，肺失清肃，则见咳嗽、哮喘；痰热壅肺，则咳吐黄痰，痰液粘稠，咯吐难出；痰阻气机，肺失出入升降之职，故胸膈痞满，或烦闷不安，甚则气逆于上，发为气急呕恶；痰热内蕴，肺气不利，故呼吸气粗，胸高闷塞，或喘息汗出；痰气相击，呼吸急迫，则喉中痰鸣；热灼津液，阴液不足，则口渴喜饮；舌红，舌苔黄腻，脉象滑数等，为痰热内盛之象。

（2）其他病证：凡病久、失治、误治，病情发展到本方证阶段的病证，如不寐、癫狂、喉喑等，或伴有本方证有关症状和体征者，均可选取本方加减有关腧穴施治。待将现阶段病证治愈，再治原发病。

【所治病证】

咳嗽、哮证（热哮）、喘证、喉喑（声音嘶哑）。

【临床应用】

1. 咳嗽　本方用于治疗痰热壅肺型。其临床表现为：咳嗽黄痰，稠痰胶粘，咯痰不爽，甚则气迫呕恶，胸膈痞满，烦闷不安，或口渴喜饮，小便短少，舌红，舌苔黄腻，脉象滑数等。缘由火邪灼津，痰气内结，蕴而化热，痰热壅肺所致。是故用本方清热化痰，宣肺止咳。若气道较利者，本方去天突穴，收效亦佳。

汪昂说："气有余则为火，液有余则为痰，故治痰者，必先降其火，治火者必顺其气也。"针泻肺经子穴尺泽，用以清肺火，宣肺气；针泻天突穴，用以利气道，降痰浊，开壅闭；针泻胃经络穴丰隆配透天凉，用以降痰火，利壅闭。三穴配伍，共收清热化痰，宣肺利气以止咳之效。热清火降，气顺痰消，则痰热为患的咳嗽自愈。

2. 哮证（热哮）　本方用于治疗痰热内蕴型之热哮。其临床表现为：呼吸急迫，喉中哮鸣，胸高气粗，或咳呛阵作，烦闷不安，口渴喜饮，汗出，痰黄黏稠，咯出不利，舌红，舌苔黄腻，脉象滑数等。主要是痰热犯肺，气道不利。其发作时的病机，主要是内外合邪，痰热交阻，闭塞气道，肺气失其升降出入之职。痰热内伏，每遇诱因而复发。选用本方，清热化痰，宣肺利气以止哮。在停发期，可根据具体证因，选用其他治本的针灸处方，或与本方交替施治，以求根治。

尚若哮证宿根深痼，在发作期本证型之热哮患者，多由肺部感染引起，临证亦应配合药物治疗，收效更佳。

若患者患病日久，病程较长，发作持续不已，发作时喘息鼻煽，胸高气粗，张口抬肩，汗出肢冷，面色青紫，极易汗脱生变，或属肺心病发作者，均不可使用本方。虽挟有痰热壅肺之本方适应证，但因病情严重，恐因针刺巧合危及生命。临床所闻，虽不是本方之过，但因针刺巧合，患者家属不满或纠缠不休并不鲜闻。

3. 喘证　本方用于治疗痰浊不化，蕴而化热，痰热壅肺，肺失清肃之痰火犯肺型。若属肺虚气无所主和肾虚气不摄纳之虚喘，均不可使用本方。特别是天突穴，泻之不可，一则易伤正气，二则无痰不需取之；补之不可，易致气道不利。

4. 喉喑（声音嘶哑）　本方主要用于治疗痰热交阻，肺气失宣，而声音嘶哑或发不出声音之喉喑。可用本方清气化痰，宣肺益喉。

其临床表现为：声哑咽痛，有堵塞感，痰粘胸闷，咯痰黄稠，黏膜红肿，声带充血，舌质红，舌苔薄黄或黏黄，脉象滑数。选用本方可收清热化痰，宣肺开音之效。《景岳全书》中说："音哑之病，当知虚实。实者其病在标，因窍闭而瘖也；虚者其病在本，因内夺而瘖也。"本方之喉喑属于标实，故用本方治之。

【病案举例】

病例1　咳嗽

患者史某某，男，20岁，南阳农校学生。于2000年元月13日初诊。

主诉：患咳嗽吐痰已月余。

现病史：1999年12月8日患感冒，鼻塞不通，咽喉干痛。用中药治疗，咽喉干痛减轻，而泄泻加重（原有肠胃病史，痢疾时发时止），又服泻痢停、安乃近、康必得等药而治愈。12月中旬感冒复发，外院以心肌炎治疗无效。后来作心电图（－），化验血象偏高，心肌酶谱化验结果数值正常，肺部X拍片（－）。又在当地医生以气短（因气息喘促，微咳，胸闷憋气）治疗，输水（加药不明）后出现腹胀食少泄泻。又来本院就诊，某医用中药治疗有效，但出现咳嗽咯吐黄痰，咽痛，胸痛憋气，又作心肌酶谱化验（数值正常），服中药清热化痰后，又腹胀食少、泄泻，即来本科针治。

现在证：咳嗽，咯吐黄色粘稠痰，不易咯出，咽痛，鼻塞流涕，腹胀食少，胸闷，动则喘促憋气。身体瘦弱，舌苔薄黄，脉象细数稍浮。

辨证：属于痰热壅肺，阻塞气道，肺气不利之咳嗽证候。

治则：先清肺化痰，利气止嗽。治愈后祛湿以实大便。

取穴：一诊至三诊，针泻尺泽、丰隆；四诊、五诊，上方加泻阴陵泉。每日针治1次。

效果：

一诊后，咳吐黄痰及咽痛减轻。

二诊后，咳嗽减轻，黄痰极少，咽部已不痛，腹部微胀，饮食增加，胸闷憋气减轻，鼻塞，前额沉痛。

三诊后，咳嗽咯痰、胸闷憋气、鼻塞等症状治愈，仅感大便稀薄，故四诊、五诊在针泻尺泽、丰隆的基础上，加泻阴陵泉以祛其湿。

四诊后，诸症状治愈，为巩固疗效，再针一次。

按：本例以咳嗽，咯吐黄色黏稠痰，不易咯出，咽痛，鼻塞流涕，胸闷，动则喘促憋气，舌苔薄黄，脉象细数稍浮等为辨证要点，辨为痰热壅肺型咳嗽。针泻尺泽肺经子穴，以清肺热，针泻祛痰要穴丰隆，用以降痰，二穴配伍共奏清肺化痰之效而收功。其四诊、五诊是在清肺化痰的基础上，加泻阴陵泉，意在祛湿以实大便。既巩固清肺化痰之效，又治湿蕴肠腑之泄泻。本例选用本方减去天突的原因，是因虽痰热壅肺，阻塞气道，但方中尺泽、丰隆即可清肺化痰，不必针泻天突，利气道降痰浊。本案是运用“清气化痰方”加减腧穴的案例。

病例2　咳嗽、音哑

患者王某某，女，30岁，南阳市浆泊厂职工。于1999年7月27日初诊。

主诉：患咳嗽、吐痰、音哑已10天。

现病史：开始因服老母鸡汤和辣椒汤，内生热邪，继而感冒咳嗽，呼吸不利，咯吐粘稠黄痰，鼻流黄涕，咽喉疼痛，声音嘶哑，口渴欲饮。舌苔薄黄，脉象浮数。

既往病史：有慢性结肠炎病史，于1996年在本科针愈。

辨证：属于外感风热，痰热壅肺，气道不利之咳嗽。

治则：清肺化痰，宣窍止咳。

取穴：针泻天突、尺泽、丰隆（配透天凉）。隔日针治1次。

效果：一诊，针后当时咳嗽减轻；二诊，咳嗽减轻，咯黄痰减少，已不音哑；三诊，治愈。

随访：1999年9月12日患者带领孩子治疗咳嗽（内服中药），告知本人的咳嗽在此针愈。

按：本例之咳嗽，缘由内有热邪，外感风邪，风热犯肺，则出现鼻塞黄涕，咽喉疼痛，咳嗽等风热感冒症状；痰热壅肺，气道不利，故呼吸不利，咳吐黄痰，痰稠难以咯出，口渴欲饮；咯痰，痰稠不易咯出，伤及喉咙，则声音嘶哑；其舌苔薄黄，脉象浮数，为内热兼表之象。故用本方清热化痰，宣肺止咳而收效。

病例3　咳嗽

患者蒋某某，男，58岁，某建筑队在本校盖房的一位工人。于1994年8月10日初诊。

主诉:患慢性气管炎(咳嗽)反复发作3年。复发14天。

现病史:半月前因外感风热而诱发,经用中药治疗风热感冒治愈,咳嗽依旧。咳嗽频作,咳吐黄痰,痰液黏稠,不易咯出,胸膈痞满,气道不利。身体瘦弱。舌苔薄腻浮黄,脉象滑数。

曾服止咳片、甘草片,又服中药止嗽散和止咳糖浆等无效。

平时易于感冒,易于疲劳,气短乏力,动则气喘,倦怠嗜卧,便溏,足膝无力,腰膝酸软。

辨证:属于痰热壅肺,肺失清肃,气道不利之咳嗽,兼有肺、脾、肾俱虚。

治则:先清热化痰,宣肺止嗽。最后补肺健脾固肾以治其虚。

取穴与效果:

一诊、二诊(12日),针泻天突、尺泽、丰隆(配透天凉)。其尺泽针感循本经逐渐上达咽喉部,丰隆穴凉感上达胃脘部。

三诊(15日),咳嗽减轻,痰液已不黏稠,黄痰减少。处方同上。

四诊(18日),处方同上。

五诊(20日),基本治愈,咯痰已利,胸膈痞满减轻。处方同上。

六诊(25日),由于痰热壅肺证候已愈,今天患者要求根治慢性气管炎。从主诉来看属于肺、脾、肾俱虚,施用补肺健脾固肾之法,针补合谷、阴陵泉、太溪。

八诊(27日)、九诊(29日),处方同上。

十诊(31日),精神好转,气短、倦怠、嗜卧、便溏均有所减轻。处方同上。

十一诊(9月1日)、十二诊(3日),处方同上。

十三诊(5日),肺、脾、肾俱虚症状明显好转,劳动亦有精神。处方同上。

十四诊(11日)、十五诊(14日),处方同上。

随访：在七至十五诊针治肺、脾、肾俱虚期间，痰热壅肺之咳嗽未发。

按：本例之咳嗽，属于久咳不解转为慢性气管炎（慢性咳嗽）。因患病日久，病程较长，由肺虚累及脾肾，以致肺、脾、肾俱虚。其主要病机是：由于痰浊停肺，肺失宣降，故而病发咳嗽，咳嗽日久，肺虚及脾；脾失健运，痰浊内生，故而痰涎壅盛，便溏，倦怠；脾虚日久，累及于肾，故咳兼气喘，足膝无力；肾失温煦反而影响于脾，脾肾两虚之咳嗽难愈，又有肺虚，更易复发。复发治标，未注意停发时缓则治本，乃为难愈之根源。肺、脾、肾气虚弱，抵抗力低下，易感外邪，稍有不慎，外邪就会引起急性咳嗽。本例的急性咳嗽，就是外感风热之邪为诱因，因用中药治愈了风热感冒表证，但热邪在肺未清，热灼津液而生痰浊，导致痰热蕴肺，肺失清肃而发急性咳嗽。

本方方中的天突止嗽宣窍，尺泽清肺热，丰隆（配透天凉）清降热痰，共收清热化痰，宣肺止嗽之效。急性咳嗽治愈后，患者要求根治慢性气管炎，故七至十五诊根据肺、脾、肾俱虚的证候，针补合谷、阴陵泉、太溪，补肺健脾固肾而收效。因治本之针次较少，未及根治而停针，所以仅属短期收效。

病例4　哮证

患者王某某，男，48岁，南阳铜矿工人。于1993年6月25日初诊。

主诉：患哮喘证已4年。此次复发20多天。

现病史：4年前因劳动后汗出如雨，即赴河中洗澡，洗澡后当天晚上感冒发烧，身痛头痛，咽喉疼痛，轻咳。服用西药后感冒治愈，内热未清，哮喘加重，胸膈憋气，喘促不已，喉中哮鸣，痰黄黏稠，咯吐难出，口渴欲饮，大便偏干，烦热不安。此后每年夏季，遇热辄发。舌红，舌苔黄腻厚浊，脉象滑数。

X 线肺部拍片示：慢性气管炎，轻度肺气肿。

辨证：属于内外合邪，痰热蕴肺，闭塞气道之热哮。

治则：清热化痰，宣肺利气。

取穴与效果：

一诊，针泻天突、尺泽、丰隆（配透天凉），当即呼吸通利，喘促减轻。

二诊（26 日），处方同上。

三诊（28 日），哮喘减轻，咯痰较利。处方同上。

四诊（30 日），处方同上。

五诊（7 月 1 日），哮喘明显减轻，痰色由黄变白，痰易咯出，胸膈已不憋气，口已不渴。处方同上。

六诊（3 日），处方同上。

七诊（5 日），哮喘已好转 80%。处方同上。

八诊（8 日）、九诊（10 日）、十诊（13 日），处方同上。十诊巩固疗效。

按：本例之哮证，其主要病机是：入夏之后，外热蒸盛，诱发内伏痰热，故而遇热辄发。发病时喘促不已，喉中痰鸣，是因痰气相击，气道不利之故；肺气壅盛，则胸膈憋气；热盛伤津则口渴欲饮；其痰黄粘稠，咳吐不利，大便偏干，烦热不安等，属于痰热内伏于肺的特征；舌红，舌苔黄腻厚浊，脉象滑数，为痰热内盛之征。故用本方施用清热化痰，宣肺利气之法而收效。

【注意事项】

本方病证，若属痰热壅肺较为严重，特别是肺部感染患者，急需控制病情发展，估计单纯用本方针治一二次不能取效者，应配合药物治疗，以免延误病情。

【歌括】

清气化痰治痰热，肺失清肃咳哮设，

针泻天突与尺泽，泻凉丰隆痰热撤。

（三）寒哮方

【方治渊源】

本方是家传主治寒哮兼治饮证的专用有效方。对哮证中的寒哮发作期收效较佳，针灸治疗3~5次即可缓解症状。若要根治必须在停发期，根据具体虚证中是肺虚、脾虚、肾虚，或肺脾气虚、肺肾两虚等，进行辨证施治。病发期使用本方以治其标，停发期辨证治疗以治其本。寒哮患病时短，尚未发展到肺心病以及体质极虚阶段，方可根治。对于饮邪犯于胸肺之饮证，收效尚佳。我们效法祖辈们的实践经验，用于治疗寒痰伏肺之哮证中的寒哮和痰饮犯于胸肺之饮证，收效颇佳。由于本方是主治寒哮的专用方，是故命名为“寒哮方”。

【腧穴组成】

针泻天突和针泻加针上艾条灸双肺俞、风门穴。

【操作方法】

1. 补泻与留针　为了便于捻泻、艾灸和留针，首先针刺背部腧穴，达到欲刺深度有针感后留针，在留针20~30分钟期间，进行温针灸，并每隔5~10分钟各捻泻0.5~1分钟，如此捻泻2~4次后，停留数分钟拔针。再针天突穴，达到一定深度，有针感后留针，在留针20~30分钟期间，每隔5~10分钟捻泻0.5~1分钟，如此捻泻2~4次后，停留数分钟拔针。其泻灸的多少视病情的轻重而定。

2. 针感走向　把天突穴针尖宜略向下方（胸骨方向）针刺，其针感能沿任脉循胸里下行或至上腹（少数患者），这对咳嗽、胸膈痞闷和痰壅气道效良，往往痰随针感下行而消失。其压重和发痒感多在针下。若针下发痒咳嗽，可将针稍退出1分许。

3. 针治时间　一般隔日或隔2日针灸1次，发作严重者，可每日针灸1次。

【功能效用】

辨证取穴

（1）温肺散寒，豁痰利气：用于治疗寒痰伏肺，诱因触发之寒哮型。

（2）温肺化饮，止咳平喘：用于治疗寒饮留滞胸肺之饮证。

【主治范围】

1. 寒痰留伏肺府，为诱因触发之发作期寒哮（冷哮） 寒痰留伏肺府，为诱因而触发。以寒痰渍肺，气道受阻，痰气相击所致者，为本方之主治范围。

2. 寒饮犯于胸肺之饮证　证见咳喘胸满，甚则不能平卧，痰多白沫，气急身重，面目浮肿，舌苔白腻或白滑，脉象弦紧或弦滑等。往往历年不愈，遇寒即发者，是本方的治疗范围。

3. 其他病证　凡使用温肺散寒，化痰止嗽、平喘之法的病证，如咳嗽、喘证等，均可选用本方或配加或加减有关腧穴施治。

【方证简解】

1. 腧穴功能　本方为主治寒哮的专用方。针泻天突和泻灸风门、肺俞，之所以具有温肺散寒，豁痰利窍，和温肺化饮的功效，主治寒痰伏肺之寒哮，和饮伏胸肺之饮证，是因为：

天突，是主治气管病变的常用穴。穴下深部是气管。气管上连喉咙下通于肺，属于肺系，是肺气出入升降之通路。肺气升降出入正常与否，与气管的通畅有关，气管的通畅与否，与肺脏功能正常与否有关。是故本穴是主治气管病变的常用穴。风寒袭肺、风热犯肺、燥热伤肺、木火刑金、痰浊阻肺、寒痰渍肺、痰热壅肺和饮犯胸肺等致使肺气不利，气机升降出入失常，痰壅气道，气道受阻之哮证、咳嗽、喘证和饮证等，针泻本穴，具有利气降痰，镇咳平喘、止咳的作用。

本方证是寒痰阻肺，气道不利之证候，针泻本穴，用以直接缓解气管痉挛以利气道，和降痰浊以利气道，达到镇咳、止嗽、平喘的目的。

风门，是足太阳经的背部腧穴。为风邪出入之门户，乃搜风要穴而得名。位于第二胸椎下旁开1.5寸，穴下内部是肺和气管。本穴主治肺卫、肺和气管以及穴下所在处和足太阳、督脉经脉的病变，多用于风邪为因的肺卫和肺、气管病证。施用泻法，疏风散邪、疏卫宣肺；泻法配艾条针上灸，具有祛风散寒，温肺散邪的作用。

本方证泻灸本穴，用以祛风散寒，温肺化饮以达平喘止咳之目的。与肺俞相伍，用以温肺化痰和温化饮邪。

肺俞，是足太阳经的背部腧穴；位于第三胸椎下旁开1.5寸；穴下是气管和肺。主治穴位所在处、肺卫、气管和肺之脏病、气化病以及同肺有关的病证。对改善肺脏功能，消除肺脏功能失常所产生的病理证候，在整体疗法上具有一定的疗效，为呼吸系统病变的常用穴。肺经分别同心、肝、脾、肾经的经脉、络脉、经别相互联系。因此，肺和它脏关系密切。它脏有病，或内伤为病，累及于肺，如肝火犯肺、脾虚及肺、阴虚肺燥、心肺气虚、肺肾两虚的病证，和肺虚、肺热所致的病变，都可配取本穴。

本方证是寒痰伏肺和饮伏胸肺而为病，选用本穴，施用泻灸之法，用以温肺散寒化饮以达止咳平喘之目的。

本方选用肺俞、风门穴，是基于《临证指南医案·哮》中说："若夫哮证，……邪伏于里，留于肺俞，故频发频止，淹缠岁月"和"宿哮……沉痼之病，寒入背腧，内合肺系，宿邪阻气阻痰。"故泻灸穴下是肺是气管的风门、肺俞穴。

以上三穴相伍，泻灸风门、肺俞用以温肺散寒，祛痰化饮，再与具有直接缓解气管痉挛，降痰利气，开通气道作用的天突穴相伍，共奏温肺散寒，豁痰利气，和温肺化饮的功效。

使寒邪温散，痰饮蠲化，则肺气通利，升降有序而诸病自平。

2. 病因病机　本方证的病因病机，主要是寒痰饮邪伏肺而为病。以哮喘、咳喘，呼吸急迫，喉中痰鸣，背寒，咯痰稀薄，舌苔白滑或白腻，脉滑或弦紧等，为其辩证要点。

痰和饮，都是脏腑病理变化的产物，又是发病的病理因素。是由水液停积反映于临床的两种不同的证候。古人谓“积水成饮，饮凝成痰”。水液在人体正常的生理状态下，通过肺、脾、肾和三焦的气化功能，变成有用的物质以养机体，将其废物排出体外。在病理状态下，一旦肺、脾、肾功能失常，三焦气化失司，加之外因而变成痰和饮，停留体内而为病，与寒邪相结则为寒痰、寒饮。

肺居胸中，上连气道。肺主气属卫，外合皮毛，为宗气出入之所，司呼吸，为气机出入升降之枢。是故肺之病理表现，主要是气机出入升降失常。肺为娇脏，不耐邪侵。一旦寒痰、寒饮伏肺，诱感寒邪而发病，以致寒痰壅肺、饮犯胸肺，气道受阻，气机不利，肺失宣降，故而出现本方证的诸多病候。例如：

（1）寒痰留伏于肺的哮证：寒痰伏肺，多因感受外邪（特别是寒邪）而诱发。气道受阻，痰气相击，故而喘促哮鸣有声；痰液不能咳出，肺气阻闭，胸阳不伸，则胸膈满闷似窒息；面色晦滞带青与肺气阻闭，血行障碍而缺氧有关；口和不渴为无热，渴喜热饮为有寒；舌苔白滑或白腻，脉象浮紧或弦紧，乃有寒痰之征。缘于寒痰伏肺，往往遇寒诱发，故历年不愈。

（2）饮犯胸肺引起的饮证：饮犯胸肺，肺气上逆，故而咳喘胸满，不能平卧，痰多白沫；久咳饮邪随气上逆，则见面目浮肿；舌苔白腻或白滑，脉象浮紧等，为寒饮内盛之征。缘由饮邪留伏于肺，往往遇寒而诱发，则多年不愈。此病初起可兼有恶寒、身痛之表证。

(3) 其他病证：如风寒咳嗽和风寒袭肺之喘证，伴见寒邪壅肺，肺失宣降的症状和体征者，可以本方为基础，加减有关腧穴施治。

【所治病证】

哮证（寒哮）、饮证、咳嗽、喘证。

【临床应用】

1. 哮证　本方用治发作期之寒哮（亦名冷哮）。属于寒痰伏肺，为诱因而触发，以致寒痰渍肺，气道受阻，痰气相击者。证见呼吸急促，喉中痰鸣，痰白而粘，或稀薄多沫，胸膈满闷犹如窒息，面色晦滞带青，口和不渴或渴喜热饮，舌苔白滑或白腻，脉象浮紧或弦紧等。往往历年不愈，遇寒诱发。可用本方，温肺散寒，豁痰利窍。针灸3～5次，病情尚能得以缓解。

寒哮在停发期，根据具体病候是肺虚或是肺脾气虚，是肾虚或是肺肾两虚，或是脾肾阳虚的证型，可进行辨证。或补其肺，或健其脾，或补其肾，或补益肺脾，或补益脾肾，或补虚兼祛其痰，或补虚兼温其肺等等。或以上诸法与本方交替施治，标本兼顾。方可减少复发或久治根除。

《金匮要略·肺痿肺痈咳嗽上气病脉证治》篇所说的："咳而上气，喉中水鸡声，射干麻黄汤主之"的寒饮郁肺之哮证，亦可使用本方，温肺散寒，开痰利气。

2. 饮证　有饮留胃肠、饮停胸胁、饮犯胸肺、饮溢四肢、脾胃阳虚、脾肾阳虚和肾阳虚弱等证型。选用本方，用于治疗饮犯胸肺，肺气上逆之饮证，可收温肺化饮之效。

本方所治之饮犯胸肺型，亦即《金匮要略》称之为支饮。缘由饮犯胸肺，肺气上逆，则咳喘胸满，不能平卧，痰多白沫；久咳则饮邪随气上逆，故尔面目浮肿；其舌苔白腻，脉象弦紧等，乃为寒饮内盛之征。可选用本方，用以温肺化饮，止咳平喘。

若饮溢四肢，《金匮要略》称为溢饮，兼有饮迫于肺，兼见咳喘，痰多白沫者，可用本方温肺化饮。或用本方减去天突穴，专事温肺化饮。

饮犯胸肺型之饮证，若伴有真阳不足者，可用本方加补或灸关元，温补真阳以助逐寒化饮；若伴有脾阳不振者，可用本方加灸神阙温运脾阳，或加补脾俞（加灸）佐以温补脾阳以助运化。

3. 咳嗽　属于痰湿咳嗽。证见咳嗽，咯痰稀薄，痰液色白，痰出咳止，伴有胸脘胀闷，饮食减少，或恶心呕吐，或见面部浮肿，舌苔白腻，脉象濡滑等。是因痰湿壅盛，咳由痰致，故有痰出咳止的特点。使用本方用于治疗素有痰饮或水气内蓄，兼受寒邪，形成寒饮内停，或兼外邪未净之咳嗽，故尔咯痰色白，痰液清稀，胸膈满闷，甚则呕逆形寒等。用本方可收温肺化饮，宣肺止嗽之效。若痰湿盛者，本方亦可与“痰湿方”交替施治。

4. 喘证　本病多并发于各种急慢性疾病中。因风寒袭肺，痰壅肺气不得宣降所致。证见喘急胸闷，伴有咳嗽，咯痰稀薄，痰液色白者，亦可使用本方，疏风散寒，宣肺平喘。

【病案举例】

病例 1　哮证

患者李某某，女，54 岁，家住南阳市卧龙区安皋镇靳营村。于 2000 年 12 月 21 日初诊。

主诉：患哮喘病已 6 年。因多次感冒，内服寒凉之品而得。

现病史：6 年前因感冒治愈后，遗留咳嗽未经治疗。半月后复因在田地里劳动，汗出当风，当夜恶寒发热身痛，咳嗽加重，即用单方（生姜大枣汤）治疗，风寒感冒治愈，但咳嗽依旧。当地医生以风热咳嗽治之，给以清气化痰类药物，连服 4 剂更为严重，并出现咳喘，呼吸急促，喉中痰鸣，痰液清稀。经用温肺化痰之法，症状得以控制。此后每因感寒而复发。肺部X线拍片结果：①慢性支气管哮喘，②肺气肿。

现在证：近30天来因感寒复发。呼吸急促，喉中哮鸣，咯痰色白，痰液清稀，胸膈满闷，面色稍有晦青，舌苔白滑，脉滑。外观哮喘形体，形寒，常感上背寒冷。冬季易发。X线肺部拍片结果：①慢性支气管哮喘，②肺气肿。

辨证：属于寒痰伏肺，感寒触发，痰气相击，气道受阻之发作期寒哮（冷哮）证候。

治则：温肺散寒，豁痰利气。

取穴：一至五诊，针泻天突、风门（加灸）、肺俞（加灸）；六诊、七诊上方去天突穴。

效果：二诊（23日），针灸后当时哮证减轻，呼吸通利但不持久；二诊后，呼吸急促，胸膈满闷，喉中痰鸣等均有所减轻，痰液不太清稀；四诊（26日）后，哮喘明显减轻，后上背部已不感到畏寒；五诊（28日）后，喉中痰鸣和呼吸急促已不明显；六诊（元月3日）后，哮喘已被控制；七诊（元月5日）后，告知病愈返乡。

按：本例患者之哮证（寒哮），初因多次风寒感冒，致使肺受寒侵，因于失治，故尔咳嗽逐渐加重。后因以风热咳嗽误治，复伤肺府，又伤及脾。肺府宿寒，脾虚痰生，寒与痰结，故寒哮初现咳喘，呼吸急促，喉中痰鸣，痰液清稀。初现寒哮虽用温肺化痰之法，症状得以控制，但未根治。最后因寒痰伏肺，感寒而触发之寒哮复发。

现见症状为呼吸急促，喉中痰鸣，乃为气道受阻，痰气相击；痰留于肺，肺气闭阻，胸阳不展，则胸膈满闷，面色稍带晦青；形寒则为机体阴寒之征；上背畏寒，则为肺寒殃及；其痰液色白、清稀，舌苔白滑，脉滑等，均为寒痰之象。病属寒痰渍肺，气道受阻，故一至五诊用本方温肺散寒，化痰利气之法而收效。六诊、七诊减去天突穴的目的，是气道已利。本例虽未随防，但其近期疗效颇佳。

病例2 寒哮

患者韩某某，男，58岁，现住南阳师专。于1993年12月10日初诊。

主诉：患哮喘已5年。近2年严重。

现病史：5年来每年冬季复发。发作时呼吸急促，喉中痰鸣，痰白而粘，时而稀薄多沫，胸膈满闷，面色晦滞略青，舌苔白滑，脉象沉滑。平时气短乏力，动则汗出、心悸，畏寒肢冷，饮食减少，大便溏薄，易于感冒，上背觉凉、畏寒。复发时用药有所减轻，但不能根治。近因复发而求治于针灸。

X线肺部拍片：慢性支气管哮喘。

辨证：属于寒痰伏肺，感寒诱发，痰气相击，气道受阻之哮证（寒哮）和挟有肺脾气虚，真阳不足之证候。

治则：温肺散寒，豁痰利气，与补益肺脾，温阳健脾之法，交替施治。

取穴与效果：

一诊、二诊（13日），针泻天突、风门（加灸）、肺俞（加灸）。

三诊（15日），哮喘停发。处方同上。

四诊（17日），哮喘未发，仍感气短，动则汗出、心悸，倦怠乏力，畏寒肢冷。针补关元（补真阳）、合谷（补肺气），足三里（健脾益气佐以和胃）先少泻后多补。

五诊（21日），哮病仍未复发。处方同上。

六诊（23日），精神好转，动则汗出、心悸减轻，畏寒亦轻，仍感上背凉、畏寒。处方同一诊，去天突。主要温肺散寒以化痰饮。

七诊（25日），处方同上。

八诊（27日），哮病未发，上背觉凉、畏寒减轻。处方同四诊。

九诊（30日），虚亏证候减轻80%。处方同上。

十诊（94年元月3日）、十一诊（5日）处方同六诊。

十二诊（7日），哮病未发，仍以固本为主，上背已不感凉，已不畏寒。处方同四诊。

十三诊（10日），处方同上。

十四诊（14日），哮病未发，虚亏证候已愈，仍用温肺散寒以化痰饮之法。处方同六诊。

十五诊（18日），处方同上。

随访：1994年12月28日患者前来告知该病针后未发。

按：本例之哮证，属于寒痰伏肺，感寒触发，肺失宣降，气道受阻，痰气相击之寒哮（冷哮）；兼因患病日久，肺脾气虚，真阳不足之证候。

发作时用本方，意在温肺散寒，化痰利气以治其标，停发期用本方去天突，意在专事温肺化饮，又治寒痰伏肺反应于上背感凉畏寒之表面症状。针补关元、合谷，先少泻后多补足三里，意在补益肺脾，温阳健脾以扶正固本。整个治疗法则，为虚实并治，标本兼顾之法，以冀根除。哮证本来难以根治。本例寒哮，因患病日久，其收效尚好，尚属近期，远期疗效因未追访而未知。

病例3　饮证（饮犯胸肺）

患者王某某，男，50岁，家住南阳市南召县南河店。于1994年10月20日初诊。

主诉：患气喘咳嗽已10天。因感冒而得。

现病史：近1个多月来，因操劳太过，经常饮食失常，又逢秋雨连绵，经常冒雨、涉水、坐卧湿地。于10天前冒雨涉水后，突然恶寒发热（体温39℃），身痛，咳嗽气喘，痰多白沫，痰易咯出，上背畏寒，得暖则舒。经当地医生以风寒感冒治愈（发热恶寒身痛治愈），其余症状仍存。X线肺部拍摄片：未见异常病理表现。又经当地医生以急性气管炎治之，输水补液加消炎止咳之品，反而咳嗽气喘加重，胸膈满闷，不能平卧，又增食少便溏。面目轻度浮肿，舌苔白腻，脉滑。

辨证：属于寒湿困脾，水津失运，饮犯胸肺之饮证。

治则：先温肺化饮，止咳平喘，后温肺化饮，温补脾阳。

取穴：一至五诊，针泻天突、风门（加灸）、肺俞（加灸）；六至十二诊，针泻风门（加灸）、肺俞（加灸），补灸脾俞穴。每隔1~2日针灸1次。

效果：二诊后，咳嗽气喘减轻；三诊后，仅咳喘症状有所控制，胸膈满闷随之大减外，余有症状仍存；五诊后，痰液变稠，上背畏寒减轻；七诊后，痰液减少，大便正常，饮食增多；九诊后，病候将愈；十诊治愈；十二诊巩固疗效。十二诊时患者告知因家务及农忙，不能在此久治固本，遂令患者每晚用艾条灸神阙、足三里，各灸15~20分钟，温阳健脾，防范于未然。

按：本例患者所患饮证（饮犯胸肺），是因水湿久渍，寒湿困脾，运湿失职，饮邪内生，犯于胸肺，肺气上逆所致。其病因病机是：起初是在水湿久渍，寒湿困脾，脾运失职，饮邪内生的基础上，感受风寒，触动饮邪，犯于胸肺，肺气上逆，故在表则恶寒发热身痛，上背寒凉；在里则咳喘胸满，痰多白沫。以风寒感冒治之，感冒治愈，而咳喘胸满，痰多白沫，上背畏寒仍存。复以急性气管炎用药误治，损伤脾阳反而加重，又增饮食减少，大便溏薄。所见面目轻度浮肿，为久咳饮邪上泛；其舌苔白腻，脉滑，为寒饮内盛之征。

基于以上病因病机与病候，故用温肺化饮，止咳平喘，和温肺化饮，温补脾阳之法。所用腧穴，一至五诊选用本方，意在温肺化饮，止咳平喘。五诊后，饮犯胸肺，肺气上逆之候得以控制，但因饮邪难以根除，脾阳仍虚，是故六至十二诊，泻灸风门、肺俞，重在温肺化饮，加用补灸脾俞的目的，在于温补脾阳，良有益于运化饮邪以固其根本。

【注意事项】

1. 本方禁忌

(1) 哮证日久，体质极虚，或已发展成肺心病，或元气不足兼有肾不纳气、肺肾气虚、脾肾阳虚者，选用本方其治疗法则相反易促虚衰。故不宜用本方。

(2) 张景岳在哮喘的辨证中说："扶正气者，须辨阴阳，阴虚者补其阴，阳虚者补其阳。攻邪气者，须分微甚，或散其风，或温其寒，或清其痰火。然发久者，气无不虚，……攻之太过，未有不致日甚而危者。"伴有脾虚不运，或中气不足，或脾肺气虚，或脾肾阳虚症状之哮证、喘证，不可使用本方。在停发期，须用补虚泻实，虚实并治者，可用本方施治以治其实，但方中的天突不可捻泻过多，以防损气。

(3) 哮证日久，年高体弱，发作频繁，持续不已，难治。若属正虚邪实，发作期喘息鼻扇，胸高气促，张口抬肩，汗出肢冷，面色青紫等。属于危证险证，极易汗脱生变，绝不可使用本方，应按喘脱之证处理。针力不速，缓不济急，可配合西医抢救。

(4) 哮喘严重，不能俯伏卧位时久完成泻灸风门、肺俞的灸治；或因俯伏体位，影响呼吸者，均不宜用本方治疗。若能侧卧，尽量用侧卧位泻灸风门、肺俞穴。

2. 天突穴的禁忌　本穴多用于治疗气管病之实证，施用泻法具有利气道、降痰浊、降逆气的作用。亦即因能直接缓解气管痉挛，痉挛缓解则气道通利，气道无碍则咳、哮、喘可获缓解。本穴深刺（略向下斜刺 1.5 寸），针感愈明显其效愈良。有因局部有明显压重感，影响呼吸者；有因捻泻过多损伤正气者；有因喉有痒感，咳嗽连声，影响呼吸者；有因局部压重气道阻力增大而影响呼吸者；有因气道突然通利，气管阻力由增大状态而明显下降，当时感到气短者，不可不知。对于素体中气不足、元气大伤、肾不纳气、肺肾气虚、肺脾气虚和肺心病患者，若针泻本穴，不仅影响治疗，还会加重病情，亦有因损伤正气或捻泻过多伤气而危及生命。

本方证患者，针刺本穴若因深刺而有局部压重感，气道阻力感和喉部作痒感等，可向上提出1~2分许即可消失。

属于肺肾气虚、脾肺气虚、肾不纳气、心肺两虚、心肺瘀阻之哮、喘、咳、饮证，均不宜选本穴。补泻均不适宜。

3. 临床见闻

(1) 1931年冬，有一位针灸医生，针治一60岁男寒哮患者，患病15年每年冬季易发。因哮喘不能俯伏体位，俯伏卧位呼吸更加困难，经用针灸风门、肺俞15分钟后，患者突然汗出，呼吸欲将停止，心悸不宁，面色青紫，立即拔针令其仰靠位，约30分钟后，呼吸渐感平稳，汗止，方能答话。这是由俯伏卧位影响呼吸所致。

(2) 祖父常讲：他针治一位50岁男哮喘患者，从现在来看属于肺心病或严重的肺气肿。喉中痰鸣，呼吸短促，身体瘦弱，口唇青紫等，患病10余年，针泻天突穴（当时所用毫针多为24号），因有喉痒及压重感，影响呼吸而突然呼吸欲止，即刻拔针，约10分钟后呼吸复常。

【其他方面】

1. 配穴规律　本方是主治寒痰伏肺之寒哮，和用于治疗寒痰、饮邪等引致之咳嗽、喘证、饮证等呼吸系疾病。依患者体质、伴有症状不同，可以加减腧穴施治。如痰盛者加泻丰隆佐以祛痰；兼风寒表证者，加泻灸大椎佐以祛风散寒；胸中憋气者加泻间使或内关，佐以开胸利气；喘促较甚者，加泻定喘穴佐以平喘；胸膈憋闷者，加泻膻中穴佐以宽胸利气；兼气虚者，加补合谷佐以补气；兼脘腹胀满者，加泻足三里佐以和胃消胀；兼脾虚痰湿者，加补脾俞佐以健脾制湿。

2. “出入废，则神机化灭”　“出入废，则神机化灭”，是指动物对空气的呼吸出入，对水谷的饮食、排泄等，都是机体需要而运作的，故曰“神机”。如果呼吸、饮食、二便出入失常，或有出无入，或有入无出，则曰“神机化灭”。轻则发生疾病，重则危及生命。

本篇所论之寒哮证，其呼吸急促，喉中痰鸣，胸膈满闷有似窒息，乃属痰气相击，气道受阻，影响对空气的呼吸出入。进入“出入废，神机化灭”之边缘。针灸临床选用本方治疗，使用温肺散寒，豁痰利气之法的目的，在于最终达到通畅气道呼吸出入无阻，恢复其正常的节律。

【歌括】

寒哮寒饮哮喘急，风门肺俞泻灸兮，

配泻天突利气道，寒痰饮邪伏肺移。

七、安神类

（一）滋阴清火方

【方治渊源】

本方始于20世纪60年代，父亲接诊一些失眠患者，以干部为最多，多是用镇静安眠药久治无效或不能根治而求治于针灸的。针灸对症治疗，效果亦很不理想。父亲就在查阅“酸枣仁汤”、“黄连阿胶汤”、“朱砂安神丸”、“天王补心丹”、“柏子养心丸”、“交泰丸”和“归脾汤”等治疗失眠的有关方剂中，发现“黄连阿胶汤”（出自《伤寒论》）对于阴虚火旺，心肾不交之失眠非常对证。于是根据该汤的方义、功效和治证，探索针泻神门补复溜的配伍后的协同作用，发现本配伍类似该汤的功效，试用之效果非常满意，其有效率达90%以上。此后凡属阴虚火旺，心肾不交的其他病证，用此方收效亦佳。

父亲常向进修医生和实习同学们讲述本方类似“黄连阿胶汤”的道理，和凡属阴虚火旺证使用本方的依据。因该汤冠有“黄连阿胶”的中药药名，为此父亲依其功效命名为“滋阴清火方”。

【腧穴组成】

针泻双神门，针补双复溜穴。

【操作方法】

1. 补泻与留针　为了便于补泻、留针和节约时间，先针神门穴，达到欲刺深度有针感后留针，在留针20～30分钟期间，每隔5～10分钟，各捻泻0.5～1分钟，如此捻泻2～4次，停留数分钟后拔针。在神门穴留针期间，针刺复溜穴，有针感后连续各捻补4～6分钟拔针。其补泻的多少，视病情而定。

2. 针治时间　一般每隔1～2日针治1次，必要时每日针治1次。用治失眠和遗精，应在下午针治为好。慢性病决定每日或隔日或隔2日针治1次，应依其针效时间。若针效达24小时者，可每日针治1次；针效达48小时者，可隔日针治1次。为巩固疗效，可隔3～5日针治1次。

【功能效用】

辨证取穴

滋阴清火，交通心肾：用以调衡阴阳，水火相济，主治阴虚火旺之病证。

【主治范围】

1. 阴虚火旺证　诸如失眠、遗精、心悸、多梦等。伴有虚烦不眠、夜寐不安、耳鸣头晕、健忘腰痛、心悸不宁、梦寐遗精，潮热盗汗、口燥咽干、五心烦热，或兼小便短黄而有热感，或面红，潮红，舌红无苔少津，脉象细数或沉细数等症状和体征。虽然病种不同，伴有以上症状和体征各病有异，但其证型和病机相同，又都适用滋阴清火，交通心肾之法，故都属本方的主治范围。

2. 其他病证　凡病情发展到本方证阶段的病证，伴有以上有关症状和体征者，都是本方治疗范围。

【方证简解】

1. 腧穴功能　本方为主治阴虚火旺，心肾不交的常用方。针泻神门补复溜之所以具有滋阴清火，交通心肾的功效，主治阴虚火旺，心肾不交病证，是因为：

神门，是手少阴之脉所注为输的输土穴，阴经以输代原，又是手少阴心经的原穴。"治脏者，治其输"，原穴能补能泻，心之虚证和实证，都可以针取本穴。心主血脉又主神明，凡神志病和心血管疾病，都是本穴的治疗范围。心属火，穴属土、火能生土，本穴为心经的子穴，实则泻其子，针泻本穴具有通心络、清心火、开心窍的作用。伤寒病少阴证和温病热入营血的部分证候，如"犀角地黄汤"证常配泻本穴以清心火。

本方证为阴虚火旺，心肾不交之证候，针泻本穴用以清心火安心神。

复溜，是足少阴之脉所行为经的经金穴。肾属水，穴属金，金能生水，本穴为肾经的母穴；虚则补其母，针补本穴具有滋阴补肾的作用。肾阴为一身之根蒂，先天之真源。凡肾阴不足阴虚火旺，水不涵木、肺阴不足等等均是本穴的治疗范围。又如伤寒少阴病中的"黄连阿胶汤"证，温病中的气分证候之热盛伤津型和血分证候的虚热型，都可取补本穴，用以滋阴。

本方证针补本穴，用以滋阴补肾，"壮水之主，以制阳光"。与针泻具有清心火安心神的神门配伍，滋阴清火，交通心肾，类似"黄连阿胶汤"之效。心属火，属阳，位于离南方，肾属水，属阴，位于坎北方。泻神门（清心火）补复溜（滋肾水），既有泻南补北，水火相济，坎离相交的作用，又有平衡阴阳之功。此乃"隔三之法，泻我脏补胜我之脏"。

2. 病因病机　本方证的病因病机主要是心火与肾水两者不交而为病。以心烦急躁，多梦不寐，夜寐不安，梦寐遗精，口燥咽干，或潮热盗汗，舌红无苔或舌红少津，脉象细数为其辩证要点。

肾为水火之脏，藏真阴而寓元阳，只宜固藏，不宜泄露。肾主五液，以维持人体水液的平衡。心肝肺胃等脏腑之阴液不足，多与肾虚水乏有关。《素问·灵兰秘典论》中云："心者，君主之官也，神明出焉。"心主神明，为情志思维活动之中枢，心属君火，赖肾水以调和，水火阴阳调和，互为既济，则寝寐有序；心神宁静，心不妄动，则神志安宁，精液固藏。一旦真阴耗伤，不能上济于心，心火不能下交于肾。心肾阴阳水火失调，坎离失济，就会出现阴虚火旺，心肾不交的本方证的病理变化。

（1）阴虚火旺，心肾不交的病证：肾水不能上交于心，心火亢盛于上，肾水亏虚于下，虚热扰神，则心烦不寐，夜寐不宁，或彻夜不眠；肾阴不足，不能上济于心，以致心火内动，扰乱心神，故而心悸而烦，不得安眠；心肾不交，精关不固，则梦寐遗精；肾精亏耗，髓海空虚，则耳鸣、头晕、健忘；遗精日久，精血不足，则精神不振，倦怠无力；或腰府失养，则腰酸不适；或心火移于小肠，热入膀胱，则兼见小便短黄而有热感；其口燥咽干，面色潮红，潮热盗汗，舌红无苔或少苔少津，脉象细数或沉细数等，为阴虚火旺之象。临证不一定症状都俱备，但有其主要症状，就可以确定为本方证的病理变化。具体脉证详见［临床应用］中各病的证治。

（2）其他病证：凡病久、失治、误治，病情发展到本方证阶段的病证，诸如心悸、心烦、健忘以及脑外伤后遗症等，分别伴有以上有关症状和体征的病因病机者，均可选用本方辨治，或配加有关腧穴施治，或与有关处方同时或交替施治。或本方证治愈后，再治原发病。

【所治病证】

不寐、遗精、心悸、多梦、健忘、脑外伤后遗症、心烦、懊侬，流行性乙型脑炎后遗症、手足心汗出、盗汗、耳鸣耳聋、精神抑郁症。

【临床应用】

1. 不寐　有心阴亏损、心肾不交、心脾两虚、心胆气虚、心肝火旺、痰热扰心、心火亢盛和余热扰膈等证型。选用本方用于治疗心肾不交型。证见虚烦多梦，难以入寐，甚则彻夜不眠，头晕耳鸣、健忘，或兼潮热盗汗、五心烦热、腰膝酸软等，舌红少苔，脉象细数。是因劳倦内伤，肾阴匮乏于下，不能上济于心，心火独亢于上，不能下交于肾，心肾水火不能相济而为病。正如《古今医统》所说："有因肾水不足，真阴不升，而心火独亢，不得眠者。"针泻神门以清心火之独亢，使之下交于肾，针补复溜以滋肾水之不足，使之上济于心，共收滋阴清火，交通心肾之功。临床常用本方配泻风池穴佐以清脑促寐，效果甚好。兼见精神抑郁症者，本方与针治精神抑郁之处方交替施治。若属"清心滋阴血方"证者，本方加补三阴交，可收滋阴养血，清心安神之效。

春温或其他热病过程中，热灼真阴，阴虚阳亢。证见心中烦，不得卧，身热，舌红无苔或少苔少津，或舌质红绛而干，舌苔薄黄，脉象细数者，亦可用本方施治。或根据具体病情配加有关腧穴。

《伤寒论》303 条："少阴病，得之二三日以上，心中烦，不得卧，黄连阿胶汤主之。"是少阴阴虚火旺的证治。少阴病，若平素阴虚火旺，邪入少阴易从阳化热，方用"黄连阿胶汤"主之。是肾阴先虚，故得之二三日就表现为阴虚阳亢之证。热灼真阴，则肾水不能上济于心，心火亢于上，肾水亏于下，故而"心中烦，不得卧。"临床上还可见咽干口燥，舌红或绛，苔少或无苔，脉沉细数或细数，故用黄连阿胶汤主之。选用本方，针泻心经的子穴神门，是实则泻其子，补肾经的母穴复溜，是虚则补其母，正是补北方泻南方，滋阴清火，交通心肾，类似“黄连阿胶汤”之效。

本方所治之心肾不交型失眠与心肝火旺型和清心滋阴血方证有不少相似之处，不可混淆。若为心肝火旺型，以针泻神门、太冲为主，兼有轻度精神抑郁症者，加泻内关穴。

2. 遗精　本病有阴虚火旺、肾虚不藏和湿热内蕴等证型。选用本方，用治阴虚火旺型。证见梦中遗精，夜寐不安，多梦，精神不振，肢倦乏力，头目昏晕，小便短黄或有热感，咽干口燥，舌红少苔，脉象细数等。可以本方为主，加泻会阴穴。

《证治要诀·遗精》篇中说：“有用心过度，心不摄肾，以致失精者。”《折肱漫录·遗精》篇所谓：“梦遗之证，其因不同，………非必尽因于色欲过度，以致滑泄，大半起于心肾不交。凡人用心太过则火亢而上。火亢则水不升而心肾不交。”此类遗精，是因心火偏亢，神不守舍，故多梦，梦寐不安；心火不能下交于肾，肾水不能上济于心，水亏火旺，扰动精室，则精液走泄；遗精日久，精血不足，故而精神不振，肢倦乏力；精血不能上奉于脑，则头目昏晕；心火下移小肠，热入膀胱，则兼见小便短黄而有热感；咽干口燥，舌红少苔，脉象细数等，为阴虚火旺之征。

本方证的遗精，非泻神门无以清心火以下交于肾，使心火下降，则神可守舍；非补复溜无以滋肾水以上济于心，使心火清肾水充，心可安精可固，则遗精自愈。本证若兼心火下移小肠，热入膀胱，而出现小便短黄而有热感者，加泻中极佐以清泻膀胱之热。若阴茎易于勃起者，加泻曲骨能使针感达于阴茎部，则可抑制阴茎的勃起。若兼有肝旺而阳强者，是因水不涵木，肝阳妄动之故，可加泻太冲佐以清肝火以治阳强。若梦寐严重者，可加泻风池佐以清脑促眠。

本方证之遗精与“知柏地黄丸”证相近，临证应详加辨证以防误诊误治。

3. 心悸　本病有心神不宁、心血不足、阴虚火旺、心阳不足、痰邪上犯和瘀血阻络等证型。选用本方用于阴虚火旺型。其临床表现是：心悸不宁，心烦少寐，头晕目眩，腰酸耳鸣，手足心热，舌红或舌红少津，脉象细数等。是因肾阴匮乏，不能上济于心，以致心火内动，扰及神明，故而心悸不宁，心烦少寐；阴亏于下，腰失所养则腰部发酸；阳扰于上，则头晕目眩；其舌红或舌红少津，脉象细数，均为阴虚火旺之征。正如刘河间所谓："水衰火旺，心胸躁动"和张景岳所说的"水亏火盛……而惊悸不宁"的肾阴不足，水不济火，心火内扰神明之心悸。选用本方滋补肾阴，清火安神，使之心肾相通，水火既济，则神得安宁。若兼有血虚者，本方加补三阴交佐以养血，共收滋阴养血，清心安神之效。

若属瘀血阻络型，不可选用本方，更不可加补三阴交。针补神门易阻心络之畅，补三阴交易碍血流之行。非但与病情无益，反而加重病情，皆由补泻反之患也。

4. 多梦　有心脾两虚、心肾不交、心胆气虚和痰火内扰等证型。选用本方用于心肾不交型。其临床表现是：烦躁不眠，寐则梦多，烦热心悸，潮热盗汗，舌红无苔或少苔少津，脉象细数等。多由劳伤心肾，以致心火不能下交于肾，肾水不能上济于心，水亏火旺，神不得宁。治宜滋阴清火，交通心肾，故用本方施治，亦可加泻风池穴佐以清脑安眠。

5. 健忘（善忘）　本方用治其心肾不交型。证见遇事健忘，虚烦少寐，头晕耳鸣，腰膝酸软，或梦寐遗精，潮热盗汗，夜尿增多，舌红少苔，脉象细数等。《张氏医通》中说："健忘者，俱责之于心肾不交。"其发病原因，多由久病，房劳不节、遗精、滑泄，伤及肾阴，肾阴亏耗，不能上承于心，水不济火，则心火独亢，不能下交于肾所致。治宜滋阴清火，交通心肾，故用本方施治。若虚烦少寐症状明显者，可加泻风池佐以安眠；若兼肾精亏虚者，加补太溪佐以补肾；若肾精亏虚，髓海不足者，加补风池佐以健脑。

属于遗精、心悸、失眠等病伴见健忘者，则以治疗以上病证为主，以上病证治愈，其健忘之症状亦随之而愈。本方证之健忘，因与“天王补心丹”证和“六味地黄汤”证、“知柏地黄丸”证之健忘伴有脉证相近，临证应详加鉴别。

温病中的乙型脑炎、病毒性脑炎、脑外伤后遗症和老年性脑萎缩、闭塞性脑动脉炎所出现之健忘，应与本方证之心肾不交性健忘作鉴别。若出现本方证之健忘者，应以本方为主配加有关腧穴施治，往往收效亦佳。

【病案举例】

病例1　失眠

患者孙某某，男，62岁，南阳市委组织部职工。于1999年10月26日初诊。

主诉：患失眠已10多年。近20天复重。

现病史：因多年来长期熬夜用脑而得。失眠时轻时重，近20天复重。入睡迟、慢，不能深睡，多梦易醒，每夜仅能入寐3个小时，中午不能午休入睡。伴有心烦急躁，眼目昏花，头脑不清，咽干，音哑等症状。脉沉细数。曾用多方治疗收效不著。

有颈椎病，活动颈椎有响声，局部不痛，后脑痛，时而左侧头痛，头部发木沉痛。

有脑动脉硬化、胆囊炎、慢性结肠炎病史，至今未愈。

辨证：属于阴虚火旺，心肾不交之失眠。

治则：滋阴清火，交通心肾，佐以清脑安眠。

取穴：针泻神门、风池，针补复溜。每周二、四、六针治1次。

效果：一诊，上午针后当天中午能午休入寐1个多小时；四诊，每次上午针后中午能午休入睡，但晚上入寐效果较差，改为下午针治；五诊后，不仅中午能午休入寐，晚上能入寐6

个小时；七诊后基本治愈；八诊后治愈。

随访：2000 年 5 月 4 日患者前来针治颈椎病，告知失眠针愈未发。

按：本例失眠的形成，由于长期熬夜用脑，久伤肾阴，肾水匮乏，水不上承，则心火独亢，不能下交于肾，以致心肾水火阴阳失调，不能相交既济。其辨证要点是：入寐迟、慢，多梦易醒，心烦急躁，咽干，脉沉细数等。其后脑痛，侧头痛，活动颈椎有响声与颈椎病有关。其眼目昏花，音哑，头脑不清，与长期失眠耗伤肾阴有密切关系。

因于阴虚火旺，心肾不交，故用本方，泻南补北，交通心肾。配泻风池穴的目的，一则佐以清脑安眠，二则又佐以通畅局部经络，以止后脑及左侧头痛。一至四诊，因于上午针治，与午休时间相距较短，正发针效之际故能午休；夜间与针治时间相距较长，故夜间入寐较差。五诊开始下午诊治，与夜间相距时间较短，故而夜间失眠明显好转，共针治 8 次而告愈。所以针治失眠时间，以下午针治为最佳。

病例 2　手足心汗出

患者王某某，男，33 岁，现住南阳市内建设路。于 1998 年 6 月 11 日初诊。

主诉：患手足心汗出已 5 年余。

现病史：开始因学习紧张，加之熬夜操劳而渐重。5 年多来，手足心汗出，以夏季为甚。伴有心烦急躁，五心烦热，咽干口渴，口干欲饮，腰膝酸软等症状。舌质红，苔白少津，脉象细数。曾用中西药久治，收效不著。

辨证：属于心火炽盛，肾阴不足之手足心汗出之症。

治则：清心火滋肾水。

取穴：针泻神门补复溜。每隔 1 ~2 日针治 1 次。

效果：二诊后，手足心汗出及心烦急躁减轻；五诊后，原有诸多症状均有不同程度的好转和明显减轻；八诊治愈。

随访：于 1999 年 3 月 4 日患者托人转告针愈未发。

按："汗为心液"，"肾主五液"。本例患者久因学习紧张，加之熬夜操劳过度，终致耗伤心阴，心火偏亢，反侮及肾，肾阴亏虚而成为本方的主治对象。夏月为心火亢盛之时，故夏季汗出更甚。伴见的症状，均为心火偏亢，反侮肾阴之临床表现；其舌、脉为阴虚火旺之征。再从经络循行分析，手少阴心经之脉循行于手掌之中，足少阴肾经之脉起于足心，亦应与心肾之水火失调有关。

所针腧穴，针泻心经的神门穴以清心火，心火得清以减反侮肾阴，又可抑制手心之汗出；针补肾经的复溜穴，既可滋肾水，滋肾水以制心火亢盛，又可封藏足心汗出。方证相符，故可针愈。

病例 3　失眠

患者陈某某，女，46 岁，南阳市棉麻服务中心职工。于 1998 年 6 月 2 日初诊。

主诉：患失眠已 5 个月。

现病史：原患失眠，每因生气而复发。此次又因郁怒所伤而复发，生气之后经常考虑生气之事而失眠。伴有心烦急躁，胸闷，气嗝不顺等症状。平时易怒，经常爱发脾气。夜间心烦急躁不能寐时，喝点饮料即感舒服，方能入寐。舌苔薄黄少津，脉象沉数。曾用中西药久治无效。曾患精神分裂症多年，现已治愈。

辨证：属于肝郁化火，扰及心神，心火炽盛不能下交于肾，肾水耗伤不能上济于心之失眠证候。

治则：首先疏肝理气，清心安神，然后滋阴清火，交通心肾。

取穴与效果：

一诊，针泻神门、内关、风池。

二诊（4 日）、三诊（6 日），针泻神门、风池、太冲。

四诊（9 日），失眠、心烦急躁减轻，气嗝已顺，胸闷已愈。针泻神门、风池，补复溜。

五诊（11 日），处方同上。

六诊（13 日），半夜醒后方能再入寐。处方同上。

七、八、九诊（25 日），处方同上。

十诊（28 日），基本治愈。处方同上，巩固疗效。

十一诊（30 日），处方同上，巩固疗效。

按：本例之失眠患者，是先因郁怒所伤而失眠复发，后因经常考虑生气之事而失眠。失眠日久伤及肾阴，加之久郁化火，扰及心神，心火炽盛，故而失眠久久不愈。其平时易怒，胸闷，气嗝不顺，均为肝气郁滞。心火炽盛，则见心烦急躁。夜间属阴，肾阴不足不能上济于心，故而夜间心烦急躁尤甚，不能入寐。其舌苔薄黄，脉象弦数，弦属肝，数为有热之征。

所针腧穴，一诊，针泻神门以清心火，泻风池清脑安眠，泻内关行气散滞清心安神。二诊、三诊上方内关易太冲，乃“清心肝方”，共奏清心肝安心神，佐以清脑安眠之效。三诊后由于失眠、心烦急躁减轻，气嗝已顺，胸闷已愈，故四至十一诊改用本方专事滋阴清火，交通心肾，加泻风池，佐以清脑安眠而收功。

病例 4　遗精

患者何某某，男，22 岁，南阳师专学生。于 1998 年元月 3 日初诊。

主诉：患遗精已月余。

现病史：近 1 个多月来，噩梦纷纭，心烦少寐，梦寐遗精，性功能较差，阴茎勃起不坚。伴有夜寐醒后全身酸困，困乏不适，咽干，健忘，因心烦而影响学习等症状。舌红，脉象细数。

1997 年 9 月患面瘫，在本科针愈。

辨证：属于肾水不足，心火亢盛，扰动心神，肾失固藏之遗精。

治则：滋阴清火，交通心肾，固藏精液，佐以清脑促眠。

取穴：一诊，针泻神门补复溜；二至五诊，处方同上，加泻风池穴。每隔1～2日针治1次。

效果：二诊后，噩梦减少，夜间睡觉醒后困乏减轻，遗精好转；三诊后，心已不烦，已能静心学习，已能入寐，已不做梦遗精；五诊治愈。

随访：1998年2月14日患者告知遗精和失眠在本科治愈未发。

按：本例遗精之因，是"用心过度，心不摄肾，以致失精者"(《证治要诀·遗精》篇）和"梦遗之证……凡人用心太过则火亢而上，火亢则水不升而心肾不交"(《折肱漫录·遗精》篇)。心火亢盛，心神不宁，故见噩梦纷纭，心烦少寐；肾阴不足，失其固藏，则现梦寐遗精，咽干，舌红，脉象细数；性功能减退，阴茎勃起不坚，是肾虚之故；夜寐醒后全身酸困，困乏不适，是因恶梦纷纭，心烦少寐，机体疲劳未能得到恢复，加之遗精伤及筋脉所致。

所针腧穴，是基于心火亢盛，扰动心神，肾水不足，失其封藏而选用本方的，加泻风池佐以清脑安眠以促遗精早愈。

病例5　失眠

患者马某某，男，33岁，南阳市外事办职工。于1998年4月2日初诊。

主诉：患失眠已10年之久。

现病史：因工作繁忙，经常熬夜写材料用脑而得。夜间两点钟以后方能入寐，严重时彻夜不寐，经常服用艾司唑仑。平时心烦，头懵，耳鸣，健忘，注意力不集中，多梦多虑，易于惊醒，腰酸。舌红少苔，右脉细数，左脉沉数有力。

辨证：属于肾阴不足，肾水不能上承，则心火亢盛，不能下交于肾之心肾不交型失眠。

取穴：针泻神门、风池，补复溜，每隔1~2日针治1次。

效果：一诊后，失眠减轻；二诊后，晚上9点钟开始有睡意感，心烦减轻，心情舒畅，能入寐7~8个小时，耳鸣及腰酸减轻；四诊治愈。

随访：停治半月后，由人转告针愈未发。

按：本例之失眠，肾阴亏虚，致使肾水不能上济于心，则心火独亢，不能下交于肾，心肾阴阳水火失调，不能交合而为患。以心烦失眠，多梦，腰酸，舌红少苔，脉象细数为其证治要点。

阴虚火旺，心肾不交的症状和体征典型，故用本方加泻风池佐之。唯罹10年之失眠，针治4次而愈应属短期疗效。

病例6　失眠、头痛、便秘

患者王某某，女，50岁，南阳市晶体管厂职工。于1998年10月9日初诊。

主诉：患头痛已4年。

现病史：因长期失眠引起头痛。每晚仅能入寐两个小时，严重时彻夜不眠。伴有心烦急躁，多梦易惊，咽部干痛，口苦，耳内冒火（自觉从耳内冒出热气），溲黄溲热，下肢浮肿，大便干秘2~3日一行等症状。每天不定时多次出现突然全身发燥，烘热汗出。头部两颞跳痛、刺痛，眉骨及眉间处痛，眼球胀痛，常用手指揉按两颞、后脑及攒竹穴处，感到以上疼痛部位舒服。时而胸骨部痛，后背沉痛。体胖，眼睑浮肿，舌脉无特异。4年来多处求医，均以治痛为主，收效不著。

辨证：属于阴虚火旺，心肾不交之失眠而诱发诸多症状群。

治则：滋阴清火，交通心肾，佐以清脑安眠。

取穴：针泻神门、风池，补复溜。

效果：三诊（22日），失眠好转，头痛及心烦躁热减轻，大便干秘减轻便次增；四诊（27 日），失眠及头痛明显减轻，大便日行 1 次，仍眼干咽干，口苦；五诊（29 日），基本治愈，巩固疗效。

随访：1999 年元月 7 日晚，电话告知失眠治愈，大便正常，头痛减轻 95%。

按：本例患者由于长期失眠而耗伤肾阴，肾阴亏损，心火亢盛，则出现诸多症状和体征。心火独亢于上，故现心烦急躁，多梦易惊，耳内烘热，头部疼痛，眼干胀痛等症状；水亏火旺，则见溲黄溲热，大便干秘等症状。其口苦，咽部干痛，全身发燥烘热汗出，均为阴虚火旺之象。除失眠多梦，心烦急躁外，以上诸多症状，既是阴虚火旺互为因果的后果，又是长期失眠病理循环的结果。

治疗经过是：患者初诊，主诉是以头痛为重点，通过四诊合参，综合分析，属于失眠带来的严重头痛以及大便干秘等诸多症状。所以重点治疗失眠，失眠治愈，头痛，便秘以及其他症状随之治愈。病本属阴虚火旺，心肾不交，故用本方加泻风池以治之。4 年来，患者多处求医，均以头痛为主诉，故均以头痛治之不效，未治其根本也。

病例 7　失眠

患者张某某，男，24 岁，南阳市蚕茶站职工。于 1995 年 12 月 26 日初诊。

主诉：患失眠 6 年之久，近 7 天严重。

现病史：在高中学习期间，因学习紧张而患失眠，曾用多方治疗均未收效。近因考学用脑过度而复重。心烦多梦，入寐迟，严重时彻夜不寐。伴有心慌，咽干，大便干秘，早上口苦等症状。舌苔薄白微腻，脉象细数。有慢性咽炎病史。

辨证：属于阴虚火旺，心肾不交之失眠证候。

治则：滋阴清火，交通心肾，佐以清脑安眠。

取穴：针泻神门、风池，补复溜。每隔 1 ~2 日针治 1 次。

效果：二诊后，失眠明显减轻；四诊后，每晚入寐8个小时；五至十二诊，巩固疗效，因针治不及时，故巩固疗效针次较多；十三诊患者所述，近几天未来诊治，在院外求某医生诊治，内服归脾丸，又复失眠多梦。十三诊后，失眠好转；十六诊后，基本治愈；十七、十八诊，巩固疗效。

随访：1996年7月4日患者前来针治下肢痛，告知失眠针愈未发。

按：本例失眠，以用脑过度，多梦少寐，心烦，咽干，便秘和脉象细数为证治要点，故用本方加泻风池治之而告愈。由于一则患病日久，二则针治期间仍用脑过度，三则没有按时隔日针治，四则服用“归脾丸”影响疗效，故而治程较长。

病例8　抑郁症

患者张某某，男，58岁，南阳市水利局职工。于2001年5月28日初诊。

主诉：患抑郁症（精神病院确诊）复发已3个月。因水利工程开支不合理，想不通而得。

现病史：3个月前因用脑操心过度，工作紧张数月以及工程开支不合理想不通而得此病。水利工程完工后出现精神抑郁，失眠，心烦易怒，自觉诸事不遂，前途无望，对工作没有兴趣、厌烦，工作效率不高，生存没有意思，常欲自杀，情绪低落，经常感到头脑有形容不出的痛苦。对治愈本病深感无望，恐惧……

开始在南阳市精神病院诊断为抑郁症，服用帕罗西汀和百忧解等药加重（失眠严重，全身无力、酸痛，抑郁加剧）。在市公疗医院用药亦加重，停药后精神好转，但仍失眠、抑郁。失眠好转则抑郁减轻。

既往病史：1978年、1982年所患本病较轻，用药能很快控制。1984年复发，用药治愈。1990年、1995年抑郁症复发两次，均在本科针愈。

辨证：属于阴虚火旺，心肾不交之抑郁症。

治则：交通心肾以治失眠为主。根据治疗过程中病情变化改变治疗法则，选穴组方。

取穴与效果：

一诊，针泻风池、神门，补复溜。

二诊（30日），失眠稍有好转。处方同上。

三诊（6月2日），心情舒畅，精神有所好转。处方同上。

四诊（4日），前天针后不失眠，昨晚失眠，今天精神差（稍有抑郁）。处方同上。

五诊（6日），昨晚及前天晚上不服药亦不失眠，今天下午稍有不适。处方同上。六诊（8日），处方同上。

七诊（12日），不失眠亦不抑郁，相应心烦苦恼已不明显，仍易怒。针泻太冲，神门。

八诊（14日）失眠及抑郁未发，仍易怒。针泻风池、神门、太冲。九诊（17日），处方同上。

十诊（19日），近来心情很好，因明天要外出检查工作10天，暂停针治。处方同上。

随访：同年6月29日电话联系，针后未出现失眠及抑郁，每天仅服3片罗布麻稳定血压。同年10月26日来诊，因工作繁忙加之家事心情不愉快而复发，同年12月6日针愈。

按：本例之失眠和精神抑郁症交织在一起。以失眠、心烦和失眠好转而抑郁症减轻为证治特点。失眠先于抑郁症，失眠未能控制进而演变为抑郁症，前医不明失眠与抑郁症的先后，以治抑郁症为主，故而用药不效反而加重。

本科以治失眠为治愈抑郁症的根本。归纳分析了失眠与抑郁症交织在一起的前因后果。从其复杂繁多症状中，分析出一些症状是心肾不交型失眠的依据，其余众多症状是抑郁症的临床表现。选用本方，施用滋阴清火，交通心肾，加泻风池穴佐以清脑安眠而收效。

在针治十诊中，前六诊用本方加泻风池穴。后四诊中，除七诊针泻神门、太冲，疏肝理气，清心安神外，其余三诊是处方同上加泻风池穴，其目的主要是在失眠、抑郁已愈，而有心烦，苦恼，易怒等病情变化，改用泻神门清心除烦，又防失眠复发，风池清脑又防失眠复发，太冲疏肝解郁理气，共奏清心除烦，疏肝解郁，佐以清脑之法而收效。

【方效相较】

1. 本方与益气补肾方相较　两方都补复溜穴用以滋阴补肾。本方配泻神门，用以清心安神，两穴配伍用于阴虚火旺，心肾不交之病证，具有滋阴清火，交通心肾的功效。“益气补肾方”配补合谷，用以补气，两穴配伍用于气虚和肾虚之病证，具有益气补肾的功效。仅一穴之别，其功效和治证截然不同。

2. 本方与玉女方相较　见“玉女方”[方效相较]。

3. 本方与归脾方、八珍方相较　以上三方均治失眠，其不同点是：本方用于阴虚火旺，心肾不交之失眠；“归脾方”用于心脾两虚，血不养心之失眠；“八珍方”用于气血亏虚之失眠。临证时注意鉴别运用。

4. 本方与清心滋阴血方相较　见“清心滋阴血方”[方效相较]。

【注意事项】

1. 主病与兼症　本方所治的病证，如失眠、遗精、多梦、健忘、心悸、心烦等，它们既是一个病，又是一个症状，常在各病中相互兼见为其症状。例如以失眠为主病，则伴有或兼见心烦、多梦、少寐、健忘等症状。以遗精为主病，则伴有或兼见心烦、心悸、多梦、少寐、健忘等症状。因此，临证应特别注意分辨其主病和兼见症状，不要混淆主次，发生误诊误治。

2. 临床所见　长期依赖安眠药来帮助入寐的患者，在针治期间不可突然停药，应根据针效逐渐减少，直至病愈停服。

因为针效不能一、二次即控制失眠，突然停服，影响疗效，失眠还会反弹，病人会失去针治的信心。

【其他方面】

1. 本方腧穴配伍机制　本方针泻神门补复溜，是升降相因、运动的、互为因果的辨证关系。机体的正常升降运动表现为脏腑功能活动与阴阳、脏腑、经络、气血、组织之间的协调，一旦升降相因关系失调，就会出现病理状态。方中补复溜滋肾水，使肾水上腾，心火方能潜降，配泻神门清心火，使心火下降，肾水方能相济，心神安宁。这是顺应气机升降规律，使气机升降有序，则可水火既济，心肾相交。补复溜是以补为升，升中有降，欲降先升，配泻神门是升降结合，升降相因，阴阳交泰的配伍关系。

2. 失眠与其他病的关系　不少疾病，诸如心脏病、高血压和慢性疲劳综合征等等，同时伴有严重的失眠症状，已影响到以上病证的加重或治愈者，应首先针治失眠。往往其症状随失眠的减轻而减轻，或随失眠的治愈而有所减轻，然后再用他方针治原有病证。

3. 阴阳相对平衡　由于“阴阳互根”、“阴阳消长”的作用在不断的“动”，这种“动”在正常范围内始终保持阴阳相对平衡。如果因病理因素扰乱了正常“动”的规律，从而丧失了阴阳相对平衡，便违反了人体的生理，从而产生病理变化。

本方证的病因病机是阴虚火旺，心肾不交，阴阳不能正常交合，丧失了阴阳相对平衡，违反了生理而产生的病理变化。选用本方的目的，清心火使心火之阳和滋肾阴使肾水之阴交合，达到阴阳相对平衡的目的而愈病。

4. 临床所见

（1）我们接诊的失眠患者较多，因其辨证正确，选方才能中的。失眠的病因和证型较多，又多兼见主证，如不详察病候，易于误治。例如1999年6月，针治一位65岁男性患者，患顽固性失眠，属于心脾两虚证，误以心肾不交证辨治，加泻风池佐以清脑安眠，针治3次不见好转，细察病候，属于老年体虚心脾两虚证。改补神门、三阴交，加泻风池佐以安眠而收效，针治12次终告痊愈。

（2）2002年11月10日，针治一位女性64岁患者，实属心肝火旺型，误以本方治疗，针治3次不效，改用清泻心肝之火之法，针泻神门、行间配泻风池佐以清脑安眠，因有轻度抑郁症，加泻内关理气解郁，针治8次而告愈。这是心肝火旺型和心肾不效型失眠，其舌、脉和伴有症状有类似之处，未详加辨证之故。

【歌括】

滋阴清火心肾交，阴虚火旺证记牢，
针泻神门补复溜，不寐遗精心悸疗。

（二）清心滋阴血方

【方治渊源】

本方始创于20世纪50年代，父亲接诊一些因营血亏虚，阴精暗耗，心火内扰的失眠患者（大多是脑力劳动的工作人员），多是因用镇静安眠药无效或不能根治，求治于针灸的。因针灸对症治疗效果很不理想，父亲根据针泻神门补复溜、三阴交的功效和配伍后的协同作用，具有滋阴养血，清心安神的作用，试用之，疗效非常满意。后来又用于治疗心悸，亦收良效。多年来，我们用此方不仅治疗失眠、心悸，还用于治疗虚劳、梦遗、健忘等病，效果均好。父亲依此三穴合用的功效，而定名为“清心滋阴血方”。

【腧穴组成】

针泻双神门，针补双复溜、三阴交。

【操作方法】

1. 补泻与留针　为了便于补泻与留针及节省时间，首先针刺神门穴，达到欲刺深度有针感后留针，在留针20~30分钟期间，每隔5~10分钟各捻泻0.5~1分钟，如此捻泻2~4次后，停留数分钟拔针。在神门穴留针期间，分别针刺复溜、三阴交，每次针刺一个穴位，达到欲刺深度有针感后连续捻补4~6分钟后拔针，再针另一个穴位捻补，如此以上四个穴位捻补完毕。若能用双手捻补，复溜、三阴交可同时针刺，方法同上。

2. 针治时间　一般隔日针治1次。属于失眠患者，最好在下午针治。若针效在24小时者，可每天针治1次。病将愈时，可隔2日针治1次。

【功能效用】

辨证取穴：

滋阴养血，清心安神：用于治疗营血亏虚，阴精暗耗，心火内扰引起的病证。

【主治范围】

营血亏虚，阴精暗耗，心火内扰引起的病证。诸如不寐、心悸、心烦、虚劳、梦遗、健忘等。伴见虚烦、神疲、注意力不集中、口舌生疮、舌红少苔或舌尖干赤，脉细而数等症状和体征。或以上诸病分别兼见健忘、梦遗、盗汗、多疑善感，或兼大便干燥，五心烦热等。虽然病种不同，伴有以上症状和体征各病有所侧重，但其证型和病机相同，又都适用滋阴养血，清心安神之法，故都属本方的主治范围。

【方证简解】

1. 腧穴功能　本方为滋阴养血，清心安神的常用方。针泻神门补复溜、三阴交之所以具有滋阴清火，养血安神的功效，主治营血亏虚，阴精暗耗，心火内扰的病证，是因为：

本方腧穴功能，参“滋阴清火方”、“归脾方”［方证简解］里的腧穴功能。

方中以针补复溜、三阴交补阴养血为主。由于阴虚血少，致使心火旺动，故配泻神门清心火以安心神。取《古今名医方论》中所言："心者主火，而所以主者，神也，神衰则火为患，故补心者，必清其火，而神始安"之意。神门在本方中清心火安心神，仅为其次，为其佐。故本方适用于阴虚血少，心火不太旺之病证。

2. 病因病机　本方证的病因病机，主要是思虑劳心过度，以致营血亏虚，阴精暗耗，心火内扰而为病。

阴虚血少，心火内扰，故出现心悸而烦，惊惕不安，少寐或不寐，梦扰不宁；阴虚火旺，心动则神摇于上，精遗于下，则梦遗；血燥津枯，肠道失津，则大便干秘；阴虚血少，心血失养，则健忘，或失眠日久，引致健忘、心悸；舌为心之外候，心火上炎，则口舌生疮，舌尖干赤；舌红少苔，脉象细数，为阴虚之征。

汗为心之液，阴虚火劫，迫液外泄，故盗汗，常与潮热并见；阴血不能养心，故心悸、失眠，甚则心火亢盛，则烦躁不安；面色潮红，舌红碎痛或生口疮，口干少津，五心烦热，舌红，脉象细数等，为阴虚火旺之象；肾精亏耗，髓海空虚，故兼见头晕、耳鸣、健忘等。

【所治病证】

不寐、虚劳、健忘、遗精、心悸、心烦。

【临床应用】

1. 不寐　本方用于治疗心阴亏损之不寐。是由心阴不足，心阳偏旺，阴不恋阳，心神不宁所致。其临床表现是：入寐多梦，心烦易醒，心悸健忘，口燥咽干，五心烦热，潮热盗汗，舌红少津，脉象细数等。故用本方以滋阴养血，清心安神，对阴虚而火不太旺者为宜。

失眠严重，头脑不清者，施用本方加泻风池佐以清脑安眠。若兼有抑郁症者，本方可与针治该症处方交替施治。

2. 虚劳　本方用于治疗心阴虚型。其临床表现是：心悸失眠，烦躁不宁，潮热盗汗，或舌碎疼痛生疮，面色潮红，舌红少津，脉象细数等。治宜滋阴养血，清心安神，用本方施治。临床可根据病情加减腧穴，使之治疗中的，恰到好处。

3. 健忘（善忘）　证见善忘，心悸怔忡，虚烦不眠，腰膝酸软，头晕耳鸣，或多梦遗精，或夜间尿多，或潮热盗汗，舌红少苔，脉象细数等。多由遗精、滑泄、久泻，或失眠日久，或房劳不节，伤及肾阴，以致心肾阴虚，心阳独亢。选用本方，用以滋阴养血，清心安神。

4. 遗精　证见多梦而遗，精神疲倦，腰部酸痛。伴有失眠、心悸、健忘，或便干溲黄，虚热盗汗等症状。舌红少苔；脉象细数。是心血、肾阴不足，阴虚火旺之证。心血虚则失眠，心悸，多梦少寐，遇事易忘；肾阴虚则腰膝酸软，眩晕耳鸣，舌燥咽干，甚则潮热盗汗，面赤，舌红少苔，脉细或细且数。治宜滋阴养血，清心安神，故用本方施治。

若兼小便短黄，尿道灼热或热痛者，加泻中极穴佐以清宣郁热；若因失眠兼见后脑懵热或头脑昏晕不清者，加泻风池佐以清脑安眠；若兼肝火妄动者，加泻太冲佐以平肝泄火。

5. 心悸　本病证型较多，选用本方主要用于阴虚火旺型。证见心悸不宁，心烦少寐，头晕目眩，或见腰部发酸，或见手足心热，舌质红或舌红少苔少津，脉象细数。

本病多因久病虚劳，或遗精频作，或房事过多，伤及肾阴，营血暗耗，致使虚火妄动，上扰心神。故尔出现心悸不宁，心烦少寐；阳扰于上，则头晕目眩；肾精亏虚，则腰部发酸，甚则酸软；其舌质红或舌红少苔少津，脉象细数，乃为阴虚火旺之征。是故选用本方，针补复溜滋阴，针补三阴交补益精血，针泻神门清心安神，共收滋阴清心，养血安神之效。

【病案举例】

病例1　失眠

患者张某某，男，52 岁，南阳油田关庄油田队会计。于 1999 年 5 月 7 日初诊。

主诉：患失眠已 2 年，近半年加重。

现病史：2 年来每在月底熬夜结账数天后而失眠复发，服 1～2 片舒安片定即能入寐。连服安定数天失眠即愈。近半年不因月底结账而失眠，必服艾司唑仑 2～3 片方能入寐，入寐 5～6 个小时但不能深睡。若到月底熬夜结账，则彻夜不眠。服阿普唑仑 2～3 片方能入寐 3～4 个小时。伴有入寐多梦，心烦易醒，心悸健忘，口燥咽干，五心烦热，后脑热懵昏沉不清（失眠后第二天）等症状。舌红少苔，脉象细数。曾服中西药久治无效。现已不作会计工作。

辨证：属于熬夜伤阴，阴精暗耗，营血亏虚，心火内扰之不寐证候。

治则：滋阴养血，清心安神。

取穴与效果：

一诊（5 月 7 日）、二诊（10 日），针泻神门，针补复溜、三阴交，加泻风池穴（未拔针即感头脑清凉舒适）。

三诊（12 日），失眠稍有好转，心烦易醒和口燥咽干及后脑热懵昏沉不清减轻，服阿普唑仑 2 片即能入寐数小时。效不更方，处方同上。

四诊（16 日）、五诊（19 日），处方同上，减去风池穴。

五诊（21 日），服阿普唑仑 1 片即能入寐 4～5 个小时，心烦易醒、心悸健忘、口燥咽干及多梦均明显减轻。处方同上。

七诊（23 日）、八诊（25 日），处方同上。

九诊（28 日），不服安定已能入寐 5～6 个小时，并能熟睡（深睡）不做梦，伴有症状基本治愈。效不更方，处方同上。

十诊（6 月 1 日）、十一诊（3 日），处方同上。

随访：同年10月9日患者介绍一位失眠患者前来针治，转告针愈未发。

按：本例之失眠，依其病因、舌脉和症状，属于营血亏虚，阴精暗耗，心火内扰所致。以失眠多梦，心烦易醒，心悸健忘，口燥咽干，五心烦热，舌红少苔，脉象细数，为其辩证要点。故用本方施治，正对病机和证型而收效。

所取腧穴，一至三诊加泻风池穴的目的，是因失眠和后脑热懵昏沉严重，它可佐以清脑安眠。三诊后，因失眠和后脑热懵昏沉减轻，故减风池穴。

病例2　遗精

患者王某某，男，18岁，住南阳市宛城区溧河乡溧河店。于2001年4月19日初诊。

主诉（代述）：患遗精年余，逐渐加重。

现病史：在15～16岁时犯手淫，久而久之出现遗精，多梦少寐，做梦即遗，有时不因做梦而精液外泄。开始每隔1～2日遗精1次，近来严重，每日遗精1次，经常感到精神疲倦，腰膝酸软，心悸健忘，舌燥咽干，头目昏晕，小便短黄，排尿尿道热痛。舌红少苔少津，脉细且数。

曾服金锁固精丸（作汤）和久用六味地黄丸治疗不效。又用单方治疗亦无疗效。

辨证：属于手淫日久，耗伤精血，阴亏火旺，扰动精室，精液走泄之遗精证候。

治则：滋阴养血，清心安神。

取穴：一诊（4月19日）至三诊（23日），针泻神门、会阴，针补复溜、三阴交。四诊（26日）至十九诊（6月30日）上方减去会阴穴。每隔1～2日针治1次。

效果：四诊（26日），失眠、做梦及小便短黄、尿道热痛减轻，仍感心悸健忘，腰膝酸软和舌燥咽干。

六诊（30日），做梦减少，遗精次数亦减少，伴有症状如精神疲倦、心悸健忘、舌燥咽干、头目昏晕等均有所减轻。

七诊（5 月 8 日），因有家事数天未来针治，病情同前。

九诊（15 日），失眠多梦明显好转，遗精次数明显减少，每隔 3 ~5 天遗精 1 次，伴有症状明显好转。

十三诊（22 日），失眠治愈，每隔 6 ~8 日遗精 1 次，伴有症状亦不甚明显。

十四诊（24 日）、十五诊（27 日），遗精均未复发。

十六诊（6 月 2 日），每隔很久遗精 1 次（自 5 月 24 日至 6 月 2 日遗精 1 次）。

十九诊（30 日），家长言：因很久遗精未发，针治 1 次后停止针治，若遗精复发再来针治。

按：本例患者之遗精，以手淫日久，耗伤阴精，欲望不遂，心火亢盛，扰动精室，精液外泄为其病理基础；以做梦即遗，多梦少寐为诊断遗精之依据；以伴有症状和舌红少苔少津，脉象细数为辨证的依据。

所取腧穴，一至三诊选用本方加泻会阴穴的目的，是在滋阴养血，清心安神的基础上，佐以清宣局部郁热。三诊后小便短黄，排尿尿道热痛减轻，故四诊以后减去会阴穴。

病例 3　虚劳

患者张某某，男，52 岁，住南阳市内工农路商城。于 2002 年 11 月 18 日初诊。

主诉：心悸，失眠，烦躁已年余，因经商经常操劳而得。

现病史：近年余来，经常心悸不宁，失眠多梦，烦躁，潮热，手足心热，夏季尤甚，时而舌尖痛或舌尖溃烂，舌红少津，面色潮红，脉象细数。曾多方求医治疗，有的无效，有的有效而不能根治。

辨证：属于营血不足，阴精暗耗，心火内扰之虚劳证候。

治则：滋阴养血，清心安神。

取穴与效果：

一诊、二诊（20日），针泻神门、风池，针补复溜。

三诊（25日），心悸、失眠和烦躁微有好转，处方同上。

四诊（27日），处方同上。

五诊（30日），近两诊后仅失眠有所好转，其余症状不减。针补复溜、三阴交，针泻神门穴。

六诊（12月2日）、七诊（4日），处方同上。

八诊（7日），所有症状均有明显减轻。处方同上。

九诊（9日）、十诊（11日），处方同上。

十一诊（13日），整个症状减轻90%。处方同上。

十二诊（16日）、十三诊（18日），处方同上。

随访：2003年2月10日，患者今天前来针治膝关节痛，告知上病针愈未发。

按：本例之虚劳，属于“清心滋阴血方”证，不属“滋阴清火方”证，故用后方无效。后方针治4次，仅失眠有所好转，其余症状如故，是因该方仅有滋阴清心，交通心肾，佐以清脑安眠之法，而无滋养阴血之功之故。

本例之心悸不宁，失眠多梦，属于血不养心，心火亢盛，故烦躁不安，面色潮红。舌为心之苗，心火上扰，则时而舌尖痛或舌尖溃烂。其潮热，手足心热，则属阴虚之征。其舌红少津，脉象细数，则属阴虚火旺之征。故针补复溜滋肾阴，针补三阴交养营血，针泻神门清心火，共奏清心滋阴养血之法而收效。

病例4　不寐

患者史某某，男，45岁，现住南阳市内南阳商城。于2003年3月26日初诊。

主诉：患失眠已3年余，近5个月来严重。因经商起居生活没规律，又操心而得。

现病史：失眠多梦，严重时彻夜不眠，开始每晚须服舒乐安定1片，现在须服2片方能入寐3～4个小时。证见多梦，心烦不宁，心悸不安，腰酸不适，口干少津，舌红少苔少津，脉象细数。若失眠严重，第二天耳鸣，头晕，头懵。

曾用西药给以镇静药治疗，仅夜眠尚好，能寐 5～6 个小时，停药则失眠如故。曾用中药以心肾不交，给以“黄连阿胶汤”、“朱砂安神丸”加减，久治无效。

辨证：属于营血亏虚，阴精暗耗，心火内扰之不寐证候。

治则：滋阴养血，清心安神。取穴：针泻神门，补复溜、三阴交。每隔 1～2 日针治 1 次。

效果：三诊后，仍服艾司唑仑未减，每晚由入寐 2～3 个小时，已能入寐 5～6 个小时。六诊后，减艾司唑仑 1 片，每晚能入寐 5～6 个小时，伴有症状均有不同程度的缓解。九诊后，不服艾司唑仑每晚能入寐 5～6 个小时。十一诊后，因操劳熬夜，每晚仅能入寐 4～5 个小时。十四诊后，每晚能入寐 6～7 个小时，伴随症状消失。

随访：2003 年 8 月 4 日患者带领妇人针病，告知失眠在此针愈，至今未曾复发。

按：本例之失眠，属于“清心滋阴血方”证。缘由经商操劳过度，起居生活不规律，久则伤及阴血阴精，致使阴血亏虚，阴精暗耗，阴不足则生心火，心火内扰，是故多梦，心烦不宁，心悸不安；肾精亏虚，腰府失养，则腰酸不适；其口干少津，舌红少苔少津，脉象细数，乃阴虚火盛之征。前医给以“黄连阿胶汤”、“朱砂安神丸”加减，乃辨错了证型。故用本方施治（针泻神门，补复溜、三阴交），施用滋阴养血，清心安神之法而收效。

【方效相较】

本方与滋阴清火方相较　两方都泻神门补复溜，用以滋阴清火，交通心肾。其不同点是：本方加补三阴交养血，三穴配伍用治营血亏虚，阴精暗耗，心火内扰之病证，具有滋阴养血，清心安神的功效。“滋阴清火方”用治阴虚火旺，心肾不交之病证，具有滋阴清火，交通心肾之功效。

【歌括】

滋阴养血安心神，不寐虚劳烦悸针，
针补复溜三阴交，再泻神门清心深。

（三）清心肝方

【方治渊源】

本方始于20世纪80年代初，父亲针治一例心肝火旺之失眠患者，表现为彻夜不眠，寐梦纷纭，心烦易怒，躁烦不宁，舌质红，舌苔薄黄，脉象弦数。针泻神门、行间、风池，针治12次而告愈。嗣后针治两例抑郁症患者，内服多塞平、阿普唑仑等药反而出现严重的失眠，试用本方加泻内关，其效甚良。以后又试治几例更年期综合征，只要是心肝火盛者，收效皆佳。

虽然心肝火盛型之病证（以精神、情志病为主）少见，但是父亲经过多年的临床验证，对失眠、郁证、抑郁症、更年期综合征以及头痛、眩晕、躁狂等病，以心肝火盛辨证确诊，施用本方平肝泄火，清心安神，清脑安眠，确收一定疗效。故而父亲确定了本方的组成、功能效用和主治范围而创立此方。由于它有清心肝之火的功效，故而依其功效命名为“清心肝方”。

【腧穴组成】

针泻双神门、行间（或太冲）、风池穴。

【操作方法】

1. 补泻与留针　以上三对腧穴同时针刺，达到欲刺深度有针感后留针，在留针20～40分钟期间，每隔5～10分钟捻泻1次，每次各捻泻0.5～2分钟，如此捻泻2～4次后，留针数分钟拔针。

2. 针治时间　一般每隔1～2日针治1次，如果针效不能超过24小时或病情严重者，可每日针治1次。

【功能效用】

辨证取穴

(1) 平肝泄火，清心安眠：用于治疗心肝火盛引起的心脑清窍病证。

(2) 平肝熄风，清心醒脑：用于治疗温热病中热灼阴液，心肝火盛，上扰脑窍，所出现的肝风内动，心烦不宁，头脑不清的病证。

【主治范围】

1. 心肝火盛引起的心脑清窍病证　诸如不寐、郁证、精神抑郁症、更年期综合征、发狂、头痛、眩晕等病。伴有多梦少寐、噩梦纷纭、焦虑不安、心烦欲怒、躁狂不宁、或幻听、幻视、头痛、头晕，面色潮红，舌质红，舌苔薄黄，脉象弦数或脉弦有力等症状和体征。虽然病种不同，伴有症状和体征各病种有异，但其证型和病机相同，又都适用平肝泄火，清心清脑安神之法，故都属本方的治疗范围。

2. 其他病证　凡因失治、误治，或病情发展到本方证阶段的病证和温热病伴有心肝火盛症状者，都属本方治疗范围。或用于治本，或用于治标，或用本方治愈本方证后，再用它方治疗原发病，或本方与有关处方交替施治。

【方证简解】

1. 腧穴功能　本方为平肝泄火，清心安眠的常用方。针泻行间、神门、风池之所以具有清心肝火的功效，主治心肝火盛引起的诸多病证，是因为：

神门，是手少阴心经的原穴；又是心经的土穴。心属火，本穴五行属土，火能生土，故又为心经的子穴。实则泻其子，针泻本穴具有清心火，安心神的作用。

“心者，君主之官也，神明出焉”。心藏神，乃神明之府，为精神意识思维活动的中枢。临床上凡温邪逆传、痰火扰心、热扰心神……引起的神志病，都属本穴的主治范围。

本方证是心肝火盛引起的心脑清窍病证。针泻本穴用以清心火，安心神。

行间，是足厥阴肝经的腧穴；是足厥阴之脉所溜为荥之荥火穴。肝属木，本穴五行属火，为肝经的子穴。实则泻其子，针泻本穴具有清肝火的作用。

本穴主治肝之脏病、经病、气化病以及与肝有关的脏腑器官疾病。肝病多实证，多见郁结、阳亢、肝火、肝风证候。

肝为风木之脏，体阴用阳，主升主动，其性刚劲，喜条达主疏泄而恶抑郁。因此，易于郁结、亢盛、化火、生风。凡因郁怒所伤，气机阻滞；肝阳妄动，风阳上扰；气郁化火，肝火上炎；肝阳暴张，血随风升；气郁化火，火灼血络等所引起的肝实证以及肝胆郁热、肝胆湿热、肝乘脾土、肝火犯胃、木火刑金、肝气犯胃、心肝火旺的病证，均泻肝经子穴以治其本。

伤寒病中的厥阴证和温病中气分证候或营分证候出现的热极生风和肝风内动，亦属本穴的治疗范围。

依针感走向和足厥阴经脉、经别的循行，本穴还治疗肝经经脉、经别循行通路上的病变，特别是眼目、巅顶、头脑等处病变，可收辨证取穴和循经取穴双重疗效。

本方证是心肝火盛引起的心脑清窍疾病。针泻本穴用于清肝火和平肝熄风，与清心火的神门配伍，具有清心火，平肝火，熄肝风的功效。

风池，是足少阳经的头部腧穴。位于后脑两侧凹陷处，穴下深部为延髓。主治肝火上炎、肝风上扰、邪热上攻和外感风邪引起的头、脑、眼、耳疾病。具有熄风、清脑、安眠、祛头风、通脑络、宣畅经气等功效。大脑供血不足和髓海失养引起的健忘、眩晕等，针补之可以健脑。

本方证是心肝火盛引起的心脑疾病。针泻本穴用以清脑、安眠，与心肝经的子穴配伍，共收平肝泄火、清心清脑和平肝熄风清心醒脑之效。

2. 病因病机　本方证的病因病机，主要是心火与肝火合而扰及心脑而为病。以心烦易怒，寐梦纷纭，烦躁不宁，焦虑不安，或幻听幻视，舌质红，舌苔薄黄，脉象弦数为其辨治要点。

肝脉连目系，交于巅。肝主升动，体阴用阳，其性刚强，喜条达主疏泄而恶抑郁，凡精神情志之调节功能，与肝气有密切关系。一旦情志内伤，肝气不得疏泄，郁而化火，火性上炎，上扰心脑，则出现心脑清窍病变。肝火上炎，火随气升，上扰头脑清窍，则头痛、眩晕、耳鸣、耳聋、目赤等。暴怒伤肝，肝郁化火，上扰神明，则心情急躁，焦急易怒，失眠；蒙闭清窍，则狂乱无知。多伴有口苦、面热、面赤和舌质红，舌苔薄黄或黄，脉象弦数或弦而有力等症状和体征。

心藏神，主神明，为情志思维活动的中枢。心火炽盛，扰及神明，神不安宁，则心悸、少寐、多梦、烦躁不宁，或伴有潮热盗汗，面色潮红等。一旦心火和肝火上扰心脑清窍，则会出现本方证的病变（以精神神志思维为主）。多由气郁化火，引动心火，上扰心、脑、清窍所致。很少有心火旺盛，引动肝火，心肝火盛，上扰头脑清窍而为病的。

（1）心肝火盛引起的心脑清窍病证：多由郁怒所伤，肝失条达，气郁化火，火性上炎，扰动心神或引动心火（肝木生心火），心肝火盛，上扰心、脑、清窍而为本方证。出现精神、神志、情志的病理变化，和肝火上扰引起的清窍病变，伴有心主神明方面的症状。故临床出现失眠（不寐）、抑郁症、郁证、更年期综合征，以及头痛、眩晕、耳鸣、耳聋、目赤等病症。

（2）其他病证：温热病，如流行性乙型脑炎、急惊风、病毒性脑炎等，由于热极灼伤阴液，心肝火盛，上扰脑窍，所出现的肝风内动，心烦不宁，头脑不清之心、肝、脑病，可选用本方，平肝熄风，清心安神，醒脑开窍。

【所治病证】

不寐、郁证、狂证、头痛、眩晕、遗精、更年期综合征、抑郁症、热病躁狂、流行性乙型脑炎、病毒性脑炎。

【临床应用】

1. 不寐　证见失眠，甚则彻夜不眠，性情急躁，心烦易怒，多梦，噩梦纷纭，甚则烦躁不宁，或伴有口渴喜饮、口苦、目赤、溲黄、便秘等内热炽盛之症状。舌红，舌苔薄黄，脉象弦数或弦而有力。多因恼怒伤肝，肝失条达，气郁化火，火性上炎，扰动心神所致。神不得安，则不寐，急躁易怒；心火偏亢，则恶梦纷纭，烦躁不宁；肝火乘胃，胃热则口渴喜饮；火热上扰，则目赤、口苦；小便黄赤，大便秘结，舌红，舌苔薄黄，脉象弦数等，均为热象。亦有伴有幻听、幻视、焦虑不安等症状。以上症状不必都具备。由于偏于阴虚、气滞和心火、肝火亢盛的程度不同，以上症状和体征，各有不同。

治宜平肝泄火，清心安神，可用本方施治。若因不寐而狂证欲发者，选用本方既能治失眠，又能控制狂证的复发。

若属肾阴不足，不能涵木者，加补复溜佐以滋阴涵木；伴有气滞胸胁者，加泻内关或间使，佐以行气散滞；若伴有幻听者，加泻听宫或耳门；若伴有幻视者，方中风池穴针感达于眼区；若伴有抑郁症者，本方可与针治抑郁症之处方，交替施治。

2. 郁证　本病证型较多，本方用于治疗气郁化火型。证见精神抑郁，性情急躁，心烦易怒，情绪不宁，善太息，胸胁胀痛，或口干而苦，舌质红，舌苔薄黄，脉象弦数等。由于气郁化火，火性上炎，扰动神明，则性情急躁，烦躁易怒；气滞不畅，则善太息或气嗝不顺；气滞横逆，循行肝脉胸胁，则胸胁胀满；肝火犯胃，胃腑有热，则口干口苦；舌红，舌苔薄黄，脉象弦数，均为肝火之征。治宜平肝泄火，清心安神，故用本方施治。

若伴有胃肠有热者，加泻足三里；若合并有抑郁症者，加泻内关既行气滞又调心气。若属肝气郁结型者，本方中的行间易太冲，去神门加内关，共收疏肝理气解郁之效。

3. 狂证（属于初期轻型，或遗留证候） 本方用于治疗因郁怒伤肝，肝火上炎，上扰神明，引动心火，心肝之火上扰，神明逆乱所致者。其临床表现是：性情急躁，头痛失眠，烦躁不宁，甚则狂乱无知，食少或不食，舌质红绛，舌苔薄黄，脉象弦数。治宜平肝泄火，清心安眠，故用本方施治。

若属病情严重者，毁物伤人，气力逾常，不避亲疏，两目怒视，面红目赤，脉象弦大滑数等。针泻中脘、上脘、合谷、足三里、三阴交、太冲、内关、丰隆，首先施用大泻心肝火和痰火，集中力量削去锋芒之势，如此针治数次后，然后用本方加减施治。

若属阳明热盛，法当荡涤秽浊，清泄胃肠痰火者，不可选用本方。

4. 头痛 其临床表现是：头痛目眩，心烦易怒，睡眠不宁，舌红，舌苔薄黄，脉象弦数。或见肝火炽盛的头部热胀痛，面红目赤，口干口苦，舌红苔黄，脉弦有力等。因情志失和，气郁化火，循经上扰清窍，故头痛目眩；肝火偏亢，扰及心神，则心烦易怒，睡眠不宁；肝开窍于目，肝火上扰，故见面红目赤，或兼耳鸣；肝胆郁火内炽，则口干口苦；舌红，舌苔薄黄或黄，脉象弦数，或脉弦有力等，为肝火偏旺之征。

选用本方，加泻阿是穴佐以通络止痛。本方中的行间、太冲同时取用，以增清泻肝火之力。若兼阴虚肝旺者，加补复溜以滋阴制火。

5. 眩晕 证见眩晕耳鸣，头脑胀痛，急躁易怒，少寐多梦，每因烦劳或恼怒而增剧，舌红，舌苔薄黄，脉象弦数。其发病机制，主要是长期忧郁恼怒，气郁化火，使肝阴暗耗，风阳升动，肝阳上冒巅顶，故眩晕耳鸣，头脑胀痛；热扰神明，则少寐多梦；每因烦劳或恼怒，使肝阳更盛，故而眩晕、头痛加重；其舌红，舌苔薄黄，脉弦细数，为阴虚肝盛之征。选用本方，加补复溜佐以滋阴涵木。

6. 遗精　遗精的发病主要责之于心、肝、肾三脏。选用本方，减风池加补复溜，清心肝火，滋肾以封藏。用于治疗心肝之火内动，肾失封藏。正如《类证治裁·遗泄》篇所说："凡肝腑之精悉输于肾，而恒动于火。火动则肾之封藏不固。心为君火，肝肾为相火，君火一动，相火随之，而梦泄焉"。

7. 流行性乙型脑炎　本方用于治疗病房已将急性和极期控制后，再用药物治疗无效，而转来针灸治疗者。由热灼阴津，心肝火盛，上扰脑窍，出现的肝风内动，心烦不宁，头脑不清之病理机制。

证见轻度抽搐，角弓反张，心烦不安，神昏烦躁等。伴有哭啼无泪，声音低微，口唇干燥，鼻干无涕，身瘦如柴，舌红少苔少津，脉象弦细数等症状和体征。可选用本方加减，即针泻太冲、神门，平肝熄风，清心安神，加刺人中开窍醒志，加补复溜育阴涵木。若伴见耳聋者，加泻耳门、翳风；伴有失语者，加泻哑门；伴有失明者，加泻睛明。

本病若发展为脾阳虚衰或脾肾阳虚之危候，绝对不可使用本方。它属中医学的慢惊风、慢脾风之证候。由病房转来针灸的均应用"四逆方"配加有关腧穴，以挽救其生命。

【病案举例】

病例1　抑郁症、失眠

患者刘某某，女，60岁，退休教师，现住南阳市卧龙区靳岗乡政府家属院。于2002年11月6日初诊。

主诉：患严重失眠已1个月。原患抑郁症，因生气和长期思虑孩子在外工作怕出事而得。

现病史：原患抑郁症（不少医院已确诊），曾服多塞平、阿普唑伦等药有效，病情有所好转。突然停药后病情复原，失眠更为严重，严重时彻夜不眠，多虑、焦虑不安，再用多虑平等不能控制。

现在证：因孩子在外工作，怕出事，日夜忧虑，以夜晚尤甚而影响入寐，焦虑不安。若服阿普唑仑 2 片，能入寐 2 ~3 小时，晨起头脑不清，头晕，全身无力，后背痛。平时口苦、恶心、泛吐苦水，健忘，悲观。外观表情抑郁，左脉弦数，右脉数，舌苔薄黄。有胆囊炎病年余。

辨证：属于生气和忧思过度过久，肝郁化火，扰及神明，心神不宁之抑郁症和失眠。

治则：清心肝，理气解郁安眠。

取穴：一诊、二诊，针泻内关、神门、太冲、风池，补复溜；三诊、四诊，针泻内关、风池，针补神门、三阴交；五诊，针泻神门、内关、风池；六至十二诊，处方同上，加泻太冲穴。十三诊、十四诊至二十三诊，处方同上。

效果：二诊后因感气短，精神差，故三诊、四诊，改补神门、三阴交，针泻内关、风池；四诊后，夜间 10 ~12 点钟热燥，急躁不安，全身不适，辗转不宁，不能入寐；五诊改泻内关、神门、风池；五诊后，夜间能入寐 4 ~5 个小时，已不烦躁；七诊后，由彻夜不寐，已能入寐 3 ~4 个小时，已不烦躁、多虑、口苦、恶心，起床后仍头脑不清；十一诊后，已能入眠 6 个小时；十三诊，时隔 20 天，冬至那天，因用单方（黄芪、当归、杞果、生姜、干姜，炖羊肉熬汤）饮约两次，又饮鱼汤两次，饮后病情反重，心烦急躁，噩梦不寐，多虑，前来针治，处方同上。十三、十四诊后，以上症状复轻，明显好转。二十至二十三诊，每晚能入寐 5 ~7 个小时，抑郁症已愈。

按：本例之抑郁症，是以多虑，忧虑，失眠，甚至彻夜不眠，表情抑郁，头脑不清为其证治要点。以因生气、长期忧虑和舌苔薄黄，左脉弦数，面部表情以及伴有症状及前医治疗经过等，辨为肝郁化火，扰及神明的依据。伴有口苦、恶心、泛吐苦水与胆囊炎有关，不能单作为抑郁症的伴有症状。

所取腧穴，一诊、二诊，施用清心肝热，清脑安眠为其正治，加泻复溜为画蛇添足。由于三诊时偏听患者气短，精神差，三诊、四诊就急转弯，施用补益心脾佐以理气安眠之法，错误的处理，悖其病机，故尔四诊后，夜间 10～12 点全身燥热，急躁不安，辗转不宁，不能入寐。五诊急改泻内关、神门、风池，理气解郁，清心安神，故明显好转，已不烦躁，能入寐 4～5 个小时。六诊至十二诊，效不更方，加泻太冲，直至基本治愈。时隔 20 天（十三诊）来诊的目的，因用与该病相反的单方治疗，引致该病复发，继用五诊处方加泻太冲，治疗多次而告愈。

病例 2　郁证

患者杨某某，男，38 岁，农民，住南阳市卧龙区老河坡乡。于 1994 年 6 月 20 日初诊。

主诉：性情急躁，爱发脾气，胸胁胀满，严重已 2 个月。因经常同妻子争吵而得。

现病史：原患肝气郁结之郁证已将近 2 年。近两个月严重，经常爱发脾气，性情急躁和心烦不宁不能自控，逐渐加重。伴有胸胁胀满，善太息，口干而苦，后脑热憎，左侧头痛，头脑不清等症状。每因郁怒所伤而发病或加重。舌质红，舌苔薄黄，脉象弦数。用西药治疗无效，中医以肝郁治之有效，停药则病情如故。

辨证：属于气郁化火，内扰心神，上扰头脑之郁证。

治则：平肝泄火，清心安神，清脑通络。

取穴与效果：

一诊、二诊，针泻行间、神门、风池，加泻间使佐以宽胸散滞；由于二诊后胸胁胀满明显好转，其他症状仍存，三至五诊，上方加泻太冲和左太阳穴，减去间使；五诊后，性情急躁，心烦不宁，爱发脾气及后脑热懵和左侧头痛等，均有不同程度的减轻；六至十诊，针泻行间、神门、风池；十诊治愈。

随访：同年10月20日告知针愈未发。

按：本例患者之郁证，属于气郁化火型。初为情志所伤，肝失疏泄之肝气郁结型。近两个月是因肝郁日久，气郁化火，热扰心神，引动君火，则性情急躁，心烦不宁；肝火上扰头脑，故后脑热懵，左侧头痛，头脑不清；气横胸胁，则胸胁胀痛；肝火炽盛，情志抑郁，故爱发脾气，易于恼怒不能自控；口干而苦，舌红，舌苔薄黄，脉象弦数，乃属肝火内盛之征。每因郁怒则肝气不舒，故而该病易发或加重。

一诊、二诊所取腧穴，重点在于平肝泄火，清心安神，清脑通络，加泻间使佐以宽胸散滞。由于二诊后胸胁胀满明显好转，其他症状仍存，考虑针力不足，故三至五诊，选用上方加泻太冲以增清肝泄火之力，加泻患侧太阳穴佐以通经止痛，因胸胁胀满减轻，故去间使穴。五诊后，所有症状均有不同程度的减轻，故六至十诊，单用本方，施用平肝泄火，清心安神，清脑通络（风池的作用）之法，终告痊愈。

病例3　精神病

患者蔡某某，男，29岁，南阳师专学生，未婚。于1999年10月18日初诊。

主诉：患精神病已7年。因精神刺激而得。

现病史：7年前因婚姻、工作、事业等方面，受到精神刺激而发病。平时恼怒、喜笑无常，不欲与人答话，表情淡漠，注意力不集中，记忆力差，胡思乱想。严重时失眠则头痛，心烦焦虑欲死，悲观。精神情志症状严重时，欲打人、骂人、向外奔跑、将钱花完才回家。失眠不复发，以上症状消失。隔日遗精1次，做梦即遗，有时每天1次。外观心烦焦虑表情。脉弦滑数。

因爱买好书，好学，家庭让来上学换换环境。

辨证：属于心肝之火偏盛，挟痰火，扰及脑神之精神病。

治则：清心肝，清脑安眠，佐以祛痰。

取穴：一至三诊，针泻风池、神门、太冲（配透天凉）；四至十五诊，上方加泻丰隆穴。每隔2~4日失眠欲发时针治1次。

效果：一诊后，减轻；三诊后，复轻，恼怒次数减少。

七诊（12月8日），告知自针治至今梦遗未发。

八诊（12月13日），脑子清醒，梦少能熟睡，胡思乱想时发笑较多。每次针丰隆穴即咳嗽。

十三诊（12月27日），近来隔1~2日滑精1次，与阴茎易于勃起兴奋有关。每次针丰隆穴咳嗽减轻。

十五诊（元月4日），近来能熟睡，各方面症状都减轻，自针治至今精神病未发，学习正常，仍隔2日滑精1次（可能与未婚有关）。

随访：于2000年元月15日患者告知失眠、精神病均未复发，因学习紧张而停止针治。

按：本例之精神病，因于情志不遂，肝气郁结，郁久化火，肝火扰心，火灼伤津，煎久生痰，上扰脑神之精神情志病变。肝火、痰火扰及神明，故而严重失眠。失眠复发，反致心肝火盛，挟痰扰及脑神，故尔精神病复发。是故选用本方加泻丰隆佐以祛痰而收效。

病例4　失眠

患者潘某某，男，24岁，本校职工子弟。于2002年7月1日初诊。

主诉：患失眠年余。因用脑和外界噪音影响而得。

现病史：自2000年10月17日开始，因经常熬夜，睡眠时间不规律，加之外边噪音过大，影响睡眠，逐渐形成失眠、心烦、多梦、易怒，时而烦躁不安。

曾服中药安神补心胶囊（容易上火）、百忧解（失眠加重）、宁心补心片（感到燥热，出现便秘）、脑力宝（容易上火）、松果体素（失眠加重），服以上诸药出现严重失眠，噩梦纷纭，心烦急躁，爱发脾气，诸事不遂，夜半醒后心惊燥热汗出。舌质红，脉象弦数有力。

辨证：属于用药不当，以助心肝火盛，扰动心神之失眠。

治则：清心肝之火，清脑安眠。

取穴：针泻神门、行间、风池。

效果：二诊后，失眠好转；三诊，昨晚及今天中午睡觉很好，大约昨晚睡眠 5 个小时，今天中午睡眠 1 个小时。五诊后，失眠及伴有症状减轻 80%。六诊后，已不心烦，梦极少，不发脾气，已不焦躁，每晚能入寐 5 ~ 6 个小时，中午能睡眠 50 ~ 70 分钟，夜半醒后即能入睡，醒后已不心惊燥热汗出。七诊治愈。

随访：2003 年 8 月 2 日回来探家，告知失眠在此针愈未发。

按：本例之失眠，属于心肝火旺型“清心肝方”证。缘由工作繁忙睡眠没有规律，加之外界噪音影响，促成一般失眠。复因用药不当，产生燥热，促成心肝火盛，扰动心神之严重失眠。以其严重失眠，噩梦纷纭，心烦焦躁，易于恼怒，舌红，脉象弦数有力为辨证分型要点。故用本方清心肝之火，清脑安眠而收效。其效之速，与在家休养有关。

病例 5　精神病（初期）

患者姜某某，女，15 岁，住南阳市内三里桥地税局家属院。于 2002 年 5 月 16 日初诊。

主诉（代述）：精神不正常已 2 个月。

现病史：因精神受到刺激后，出现多梦失眠，严重时彻夜不眠，心烦急躁，易发脾气，时而怒不可遏，听课脑子不集中。平时易于感冒，感冒后声音嘶哑，歌唱、演讲时易于声音嘶哑。脉象弦数。

既往病史：2001 年因患鼻炎在此针愈。

辨证：属于气郁化火，引动心火，扰及神明之初期精神病。

治则：清心肝之火，清脑宣窍兼防生痰。

取穴与效果：

一诊、二诊（18 日），针泻风池、神门、太冲。

三诊（20 日），精神症状明显减轻。处方同上。

四诊（23 日），五诊（25 日），处方同上加泻丰隆穴。

六诊（28 日）、七诊（31 日），精神症状分别得以明显好转和治愈。处方同上。

八诊（6 月 4 日），因在学校练习演讲而声音嘶哑。综合伴有症状，属于阴虚肺燥伤于肺系。针泻尺泽、廉泉，针补复溜。

九诊（6 日），声音嘶哑已愈，患者母亲要求继续针治精神病，以求痊愈根治。处方同四诊。十诊（8 日），处方同上。

十一诊（11 日），扁桃体发炎，扁桃体肿痛，吞咽更痛。针泻人迎、尺泽、内庭。

十二诊（13 日），扁桃体肿痛针愈，仍治精神病。处方同四诊。

十三诊（16 日），精神病已愈，所有症状已不存在，患者母亲以求巩固，永不复发。处方同上。

十四诊（20 日）、十五诊（24 日），处方同上。

十六诊（25 日），感冒鼻流清涕。针泻大椎、迎香、列缺。

十七诊（27 日），感冒及鼻流清涕明显好转。处方同上。

随访：多次随访，其母告知精神病针愈未发。

按：本例之精神病，属于初期。缘由精神刺激，引发肝气郁滞，郁而化火，肝火扰心，心火偏旺，扰及心神所致。故出现多梦失眠，心烦急躁，爱发脾气，怒不可遏，注意力不集中等心肝之火旺的症状。故选用“清心肝方”以治之。加泻丰隆的目的在于防火气煎熬生痰，参其病机之中。

【方效相较】

本方与“平肝熄风方”相较　两方都泻太冲、风池，其用意不同。本方用以平肝火清脑安眠，“平肝熄风方”用以平肝熄风。本方配泻神门用以清心安神，三穴配伍，共收清心肝火，清脑安眠之效；“平肝熄风方”配补复溜用以滋补肾阴、育阴涵木，三穴配伍，共收平肝熄风，育阴潜阳之功。

【其他方面】

1. 治疗上不能本末倒置　本方证的病因病机，多由郁怒伤肝，失其条达，气郁化火，火性上炎，内则扰及心神或引动心火，上则扰及头脑清窍，出现以肝火亢盛或偏盛为主，心火偏盛为次的心肝火盛病候。在治疗方面，以肝火亢盛或偏盛为主，绝不可以心火亢盛或偏盛为主，而本末倒置处理该方证。

2. 配穴规律　本方是因心肝火盛而为病，详细来分，有心肝火旺、心肝之火偏盛以及伴有气机阻滞、肾阴亏虚的不同，在临证选用本方有所加减。例如：

肝火旺盛者，取泻本方中的行间，或方中的行间、太冲同用，以增平肝泄火之力；肝火偏盛者，取泻方中的太冲穴；气滞胸胁者，加泻间使佐以宽胸利气；心气不畅者，加泻内关佐以通畅心气；偏于肾阴虚者，加补复溜佐以育阴涵木；偏于巅顶痛者，加泻百会佐以通络止痛；偏于侧头痛者，加泻太阳佐以通络止痛；伴有痰盛者，加泻丰隆佐以祛痰；伴有耳鸣、耳聋者，加泻患部翳风、耳门或听会，佐以清畅耳部窍络；兼有胃腑症状者，加泻足三里或中脘、上脘，佐以和胃散滞；兼有胃热症状者，加泻内庭佐以清降胃火；兼有瘀血症状者，加泻三阴交或血海，佐以活血祛瘀；心烦急躁较甚者，加泻大陵佐以清心除烦，以增清心火之力。

3. 不可忽视心肝火盛证　心肝火盛的证型和病因病机，

临床较为少见，因而常被人忽视。致使采用多种治疗方法，收效甚微。我们所接诊的患者，正是多因被忽视其证型和病因病机，收效甚微而前来针治的。

【歌括】

心肝火盛用本方，上扰心脑及头阳，
神门行间风池泻，郁寐狂眩更年康。

八、调胃肠类

（一）和胃畅中方

【方治渊源】

本方创始于曾祖父，常用于治疗气滞或食滞胃腑的胃痛、腹胀、呕吐、食欲不振等病，具有理气和胃畅中及消食散滞的功效。胃以通降为顺，胃气和则纳运正常。若稍有不适，或由饮食所伤，或由肝郁气滞，皆会影响胃之和降之职而发生胃腑病变。父亲经过多年的临床实践，根据该方中所用腧穴功能和配伍后的协同作用，对照所主治病变的类型，验证于临床，发现具有理气和胃，消食导滞的作用。又因方中上脘易下脘穴，常用于治疗中焦气机升降失畅的病变，故依其功能效用命名为"和胃畅中方"。

【腧穴组成】

针泻中脘、上脘和双间使、足三里。若用于中焦气机失畅，方中上脘易下脘。

【操作方法】

1. 补泻与留针

（1）为了便于捻泻与留针，以上腧穴同时针刺，达到一定深度有针感后留针，在留针 20 ~ 30 分钟期间，每隔 5 ~ 10 分钟各捻泻 0.5 ~ 1 分钟，如此捻泻 2 ~ 4 次后，停留数分钟拔针。

（2）若患者怕针或于冬季取穴不便又恐寒冷，可先针刺中脘、上脘，待按上法操作完毕后，再针刺间使、足三里，操作方法亦同上。

2. 针治时间　一般每隔 1～2 日针治 1 次，必要时可每日针治 1 次。

【功能效用】

辨证取穴

（1）理气和胃消食：用于治疗气机阻滞，胃气不和及食滞胃腑，胃气失和的病证。

（2）理气畅中：用于治疗中焦气机失畅的病证。

【主治范围】

1. 气滞胃腑及食滞胃腑引起的病证　气机阻滞，胃气不和和食滞胃腑，胃失和降的病证，如胃痛、呕吐、反胃等。伴有脘腹胀满、胃腑作痛、痛窜胁肋、胃纳减少、嗳腐吞酸、食后胃腑不适、气嗝不顺、气滞则加重，舌苔薄白或白腻，脉弦、沉弦、弦紧或滑实。尽管病种不同，伴有以上症状和体征各病有所侧重，但其证型和病机相同，又都适用理气和胃、消食散滞之法，故都属本方的主治范围。

2. 中焦气机失畅引起的病证　腹胀、腹泻、腹痛、癫痫、癔病、狂证、郁证、缺乳、食道病、胸胁病、胁肋病等。伴有腹部胀满，纳呆食少，嗳气频作，胸胁胀满，便次增多，易发脾气，脉象沉弦或弦。虽然病种不同，伴有以上症状各病有所侧重，但其证型和病机相同，又都适用理气和胃畅中之法，故都属本方的主治范围。

【方证简解】

1. 腧穴功能　本方是理气和胃和消食和胃的常用方。针泻中脘、上脘、间使、足三里之所以具有理气和胃、消食和胃的功效，主治气机阻滞，胃气不和，和食滞胃腑，胃气失和的诸多病证，是因为：

中脘，胃之募穴，主治胃腑病。它既治其他原因导致的胃腑病，以治其果；又治胃腑病引致的其他病证，以治其因。由于胃腑以和为降，以降为顺，以通为畅，和胃有益于胃健的特点，故中脘穴多用泻法。

本方证是气机阻滞，胃气失和和食滞胃腑，胃失和降及中焦气机升降失畅的证候，针泻本穴直达病所，用以和胃畅中，消食散滞。本穴与下脘配伍，有同调中焦气机的作用。

上脘，穴下内部约当肝下缘和胃腑幽门部。主治功效与中脘穴基本相同。除胃腑病外，又长于治疗穴位所在处及其以上部位的病变。与中脘穴配伍以加强和胃散滞、消食导滞的功效。

下脘，穴下内部是胃脘及横结肠处。基于穴位所在、穴下脏器以及胃肠的生理、病理，胃与肠，胃肠与他脏的关系等，本穴主治胃、肠、脐腹以及在病理上同胃肠有关的病证。脾、胃、肠同为仓廪之本。大肠传化，有助脾升胃降。胃肠性喜通降，又胃肠及脐腹病变多实证，故临床多用泻法。

下脘与上脘相较：下脘偏于治疗胃腑及其以下部位病证，上脘偏于治疗胃腑及其以上部位的病证。因此，用于治疗气机阻滞，胃气不和的病证，多选用上脘穴；用于治疗中焦气机失畅的病证，多选用下脘穴。

间使，手厥阴心包经的经金穴。“膻中者，臣使之官，喜乐出焉”，本穴主治心包络病和情志病。心包络病变之冠心病、心绞痛和情志失和，气机阻滞之胸胁、胸背、胃腑病变，为本穴的治疗范围。由于心包络病、情志病以及经脉循行处的胸胁病变多为实证，故临床上多用泻法，具有理气解郁、行气散滞、通畅心络及宽胸利气和疏肝等功效。

本方证为气机阻滞，胃气失和和食滞胃腑，胃失和降及中焦气机升降失畅的证候，针泻本穴用以行气散滞。与中脘、上脘配伍，共收调和胃气之效。本穴与中脘、下脘、足三里配伍，有调和中焦气机的作用。

足三里，足阳明胃经的合土穴。“合治内腑”、“肚腹三里留”，胃腑病和由脾、肝所致的胃肠病变，都是本穴的主治范围。胃肠病变多见实证，临床多用泻法。

本方证为气机阻滞，胃气失和，和食滞胃腑，胃失和降及中焦气机升降失畅的证候。针泻本穴，用以和胃散滞、消食导滞。与间使穴配伍，共收行气和胃散滞之效，配泻中脘、上脘或下脘，以增和胃、散滞、消食、畅中之功。

2. 病因病机　本方证的病因病机，主要是气滞和食滞胃腑，胃气失和而为病。以脘腹胀满，胃腑作痛，纳呆食少，胸胁胀满，遇怒加重，脉象沉弦、滑实等为辨治要点。

胃腑病证。胃为水谷之海，主受纳熟腐水谷，以和降为顺。凡饮食、气滞、寒侵、热郁、寒湿、湿热等，都会导致胃腑功能失常而发生胃腑病变。如胃痛、呕吐、呃逆、腹胀等。

中焦气滞的病证。“脾胃为气机升降之枢机，升降息则气立孤危”。脾胃气机升降得宜，诸证皆可因之而愈。胃居上腹介于上、下焦之间，为多条经脉循行所过之处。胃上连食道，通于咽部，下连幽门，通于肠腑。连及肝胆，与脾相表里。脾、胃、肠、肝四者在病理上常相互影响而为病。因此，气机阻滞胃腑的原因较多，发生病变亦甚多。如食道病、咽部病、喘证、泄泻、痢疾、便秘、缺乳、郁证、痫证、狂证、胸膈胁肋病等。

以上病证无非由胃气不和，中焦气机不畅所致，“和胃畅中方”正是为以上病机而设，由间使行气，足三里和胃，中脘、上脘和胃而调气机。方中的上脘易下脘，与中脘配伍，调和中焦气机。气顺胃和，中焦气机复畅，是正中病机之的。临证时，根据具体病证，以本方为基础配加有关腧穴，如咽部病加廉泉，食道病加天突，郁证加太冲，泄泻加天枢等。故尔，本方治病甚广。

【所治病证】

胃痛、腹痛、干呕、呕吐、郁证、泄泻、便秘、痫证、狂证、癔病、缺乳、慢性咽炎、食管炎、霍乱（急性胃肠炎）、小儿腹型癫痫。

【临床应用】

1. 胃痛　本方用于治疗肝气犯胃型。证见胃脘胀满，攻撑作痛，痛连两胁，嗳气频频，每因情志所伤而痛作，舌苔薄白，脉弦。治宜本方行气散滞，和胃止痛。若肝气郁滞症状明显者，方中间使易太冲穴，或加泻太冲佐以疏肝解郁理气。本方还可用于治疗饮食停滞型胃痛。

2. 腹痛　证见脘腹胀痛，攻窜不定，或痛引少腹，或痛引胸胁，遇怒加剧，嗳气后或矢气后胀痛稍减，舌苔薄白，脉弦。属气滞脘腹型，治宜本方行气散滞，和中止痛（方中上脘易下脘）。

证见脘腹胀满疼痛、拒按，恶食纳呆，吞酸嗳腐，或痛则欲泻，泻后痛减，或大便秘结，舌苔白腻，脉象滑实等。属饮食停滞型，治宜本方消食导滞。若兼腹痛欲泻，泻后痛减，或大便秘结者，方中上脘易下脘佐以通便散滞。或加泻天枢穴佐以通腑散滞。

3. 干呕　因于忧思郁怒，肝气郁结，横逆犯胃，以致胃失和降而作干呕。证见干呕无物，每因情志所伤而引发，胃脘不适，纳食减少，胸胁满闷，脉弦或弦细。治宜本方行气散滞，和胃降逆。方中可加泻太冲以增疏肝理气之效。

若为食滞者，证见干呕食臭，欲吐不能，脘腹胀满，嗳气厌食，大便臭秽，舌苔厚腻，脉象滑实或弦滑等。治宜本方消食和胃散滞，或加泻天枢佐以通肠导滞。

4. 呕吐　证见恶心噫气，胸脘痞闷，胸胁疼痛，呕吐时作，吐物不多，口苦，脉弦。情志波动时则呕吐加重。属于肝胃不和之证，治宜疏肝理气，和胃止呕，可用本方加泻太冲穴施治。

证见呕吐，胃脘胀满，吞酸嗳腐，恶闻食臭，得食愈甚，吐后反快。属于伤食型呕吐。亦可用本方（方中用上脘）消食导滞。

5. 郁证　本方用于治疗郁怒所伤，肝失条达，气失疏泄，而又犯于胃腑之肝气郁结型郁证。证见精神抑郁，情绪不宁，胸胁胀痛，痛无定处，胸闷嗳气，善太息，腹胀纳呆，脘闷不舒，或大便失常，月经不调，舌苔薄白或薄腻，脉弦。治宜理气解郁，可用本方加减施治。肝郁证候明显者，方中间使易太冲，疏肝解郁。大便失畅者，加泻天枢或上巨虚以调肠腑气机。月经不调者，加泻三阴交或血海以调和经血。

6. 泄泻、便秘、痫证、狂证、癔病、缺乳　本方并不直接治疗以上诸病，而是用于治疗由于气机阻滞，胃气失和或中焦气机阻滞而引发以上病证，或使以上病证加重者。临证时根据以上病证特点，常以本方治疗诱因，或与有关处方配合运用。

例如痫证、狂证、癔病。有些患者每因气滞胃腑，或中焦气机升降失畅，出现脘腹胀满、脘腹胀痛、胸胁憋胀或闭塞不畅、纳呆食少、心烦易怒等症状后，于当时或短期内发病或病情加重。可用本方在未发时针治，以治其诱因，亦可根据具体病情与有关处方配合运用。

又如泄泻、便秘。有些患者每因气滞胃腑或中焦气机升降失畅，而出现泄泻、便秘或使泄泻、便秘加重者，可用本方（方中用下脘）或加泻天枢穴，以治其因，治其本。在未发时或发病时均可针治。

再如缺乳（缺乳在产后 10 ~ 50 天以内）。有些患者因气滞胃腑，出现胃脘胀满或胀痛，胸胁憋胀，纳呆食少，易于恼怒，乳房憋胀或胀痛，舌苔薄白，脉弦或沉弦等。可用本方

（方中用上脘）加泻少泽佐以通乳。

7. 慢性咽炎　本方用于情志所伤，气滞胃腑，胃气失和，久而引致本病者。临床表现为先有胃脘隐痛、胀痛，胸胁憋胀或胀痛走窜，纳呆嗳气，气嗝不利，继而出现自觉咽部隐痛或憋胀，吞咽不利，似有异物残留，咯吐不出，吞咽不下，每因情志波动或气滞胃腑而复发或加重病情。亦有的伴有精神抑郁症状。可用本方（方中用上脘）加泻廉泉穴，理气和胃散滞佐以清利咽喉。或加泻丰隆、天突，理气和胃，降逆化痰散结。若仅遗留痰气郁结之慢性咽炎者，可针泻丰隆、天突，降逆化痰散结。

8. 小儿腹型癫痫　证见发作性脐周剧烈疼痛，发作时因腹部剧痛而面色苍白，大汗淋漓，胸脘憋气，发作后入睡，醒后如常。脑电图显示：痫性放电或其他非特异性异常表现。因属于中焦气机逆乱，故用本方施治。若伴有恶心呕吐纳差者，本方足三里易以丰隆穴，佐以化痰。

【病案举例】

病例1　胃痛

患者张某某，男，46岁，林县建筑队在本市建筑房舍的工人。于2001年2月14日初诊。

主诉：患胃痛已2年，因生气而得。

现病史：2年前因郁怒生气，情志所伤后出现胃脘胀满，攻撑作痛，痛连胁肋，嗳气频作，纳呆食少。每因郁怒而以上症状加重。舌苔薄白，脉弦。

曾作X线胃肠钡餐透视：胃肠无病理发现。用药终未能根治。

辨证：属于情志失和，肝气郁结，不得疏泄，肝气犯胃型胃病。

治则：行气散滞，和胃止痛。

取穴：针泻中脘、上脘、间使、足三里。每隔1～2日针治1次。

效果：一诊后胃痛稍减，两胁已不胀痛；二诊后胃痛已明显减轻，嗳气减少，饮食增加；四诊痊愈。

按：《沈氏尊生书·胃痛》篇说："胃痛，邪干胃脘病也。……唯肝气相乘为尤甚，以木性暴，且正克也。"郁怒伤肝，肝失疏泄，横逆犯胃，气机阻滞，故胃脘胀痛；肝气走窜经络则痛引胁肋，攻撑作痛；气滞胃腑，胃失和降，故胃腑胀痛，嗳气频作；弦脉主肝主痛，故脉弦。

本例之胃痛，郁怒伤肝，肝气横逆为因，气机阻滞，胃失和降为果。由于病程已久，因已为其标，果乃为其本，故治宜行气散滞，和胃止痛，选用本方施治。以本方专事行气散滞和胃止痛，气行滞散，胃和腑强，自亦能抵御横逆之肝气。

病例2　泄泻

患者周某某，男，49岁，南阳师院一学生家长。于2000年4月3日初诊。

主诉：患泄泻已2年余，因生气而得。

现病史：2年前一日因家事争吵后，出现腹胀腹痛（痛在上脘穴以下脐部以上），嗳气频作，不思饮食，倦怠嗜卧，易发脾气。约15天后相继出现大便溏薄，日行3～5次，便前腹痛，泻后痛减。每因情志波动而加重。脉弦。

曾以慢性泄泻、慢性结肠炎用中西药治疗无效，又以"痛泻要方"治之亦无效。作钡灌肠检查，无病理发现。

辨证：属于气滞中焦，中焦气机升降失常，脾胃功能失和之泄泻证候。

治则：先宜理气和中与抑肝扶脾之法交替施治，尔后专事抑肝扶脾。

取穴与效果：

一诊，针泻中脘、下脘、间使、足三里。

二诊（4月5日），针泻太冲、天枢，补阴陵泉。

三诊（7日），泄泻及腹胀腹痛减轻。处方同一诊。

四诊（10日），处方同二诊。

五诊（12日），大便日行1～2次，腹胀腹痛明显减轻，胃纳已复常。针泻太冲，补阴陵泉、脾俞。

六诊（14日）处方同上。

七诊（17日），腹胀腹痛若失，倦怠嗜卧已愈，大便日行1次，粪便成形，食欲增加。处方同上。

随访：同年4月30日患者告知针愈未发。

按：本例之泄泻属于“痛泻要方”证，而前医用抑肝扶脾法治之却无效。这是因为病始于气滞中焦，脾胃气机升降之枢失常，出现中焦脾胃症状，继而出现“痛泻要方”症状。前者为因，后者为果，治当先治其因，后治其果，或因果并治为正法。不治其因而治其果，故尔治之罔效。

所取腧穴，该例泄泻是由中焦气机阻滞而致的本方证，和挟有肝盛脾虚之“痛泻要方”证。故尔治宜用本方通畅中焦气机，和“痛泻要方”（见本书）加泻天枢抑肝扶脾佐以通肠止泻。待本方证明显好转，然后专事抑肝扶脾之法。使用“痛泻要方”加补脾俞的原因在于脾虚重于肝胜。

病例3　郁证

患者王某某，女，40岁，家住南阳市棉纺厂。于2001的元月4日初诊。

主诉：患郁证（几位中医诊断）已3年之久。3年前某日因与婆婆争吵生气数日而得。

现病史：自从3年前与婆婆争吵后，开始出现胸胁胀痛走窜，情绪不宁，善太息，爱发脾气，继而出现诸事不遂，精神抑郁，胸闷嗳气，腹胀纳呆，月经不调（时多时少，时前时后，经期延长），经期小腹胀坠，两乳房胀痛。表情抑郁，脉弦有力。

辨证：属于情志所伤，肝气郁结，气窜胸胁，气滞胃腑，又致血行失畅之郁证。

治则：首先疏肝解郁，和胃散滞，然后疏肝和胃，行血散滞。

取穴：一至七诊，针泻中脘、上脘、间使、足三里、太冲。八至十诊，针泻太冲、足三里、三阴交。隔 1 ~ 2 日针治 1 次。

效果：二诊后，胃脘胀满和胸胁胀痛减轻；四诊后，胃脘胀满，胸胁胀痛走窜将愈，食欲增加，太息减少，精神抑郁有所好转，面部表情亦有喜悦之色。七诊，昨天月经来潮，仍小腹坠胀，两乳房胀痛，经血量少。其他症状治愈。十诊后痊愈。

随访：同年 7 月 29 日患者前来针治腰痛，告知郁证在此针愈未发。

按：本例之郁证，因于郁怒伤肝，肝气郁结，故尔精神抑郁，情绪不宁；足厥阴之脉循少腹，挟胃，布于胸胁。因肝气郁滞，气机不畅，肝络失和，故见其循行之处之少腹、胃脘、胸胁、两乳胀痛等症状；肝气乘胃，则腹胀纳呆，脘闷嗳气；气滞则血行失畅，气血瘀滞则月经不调，经期小腹坠胀，两乳房胀痛。其表情抑郁，脉弦有力，为肝郁之征。

“木郁达之”(《素问·六元正纪大论》),《证治汇补·郁证》中说：“郁病虽多，皆因气不周流，法当顺气为先”。“六郁”之中以气郁为先。本例的治疗法则，就是以舒理肝气为主，木郁则达之。

由于本例郁证之病机是情志所伤，肝气郁结。气滞胸胁则肝络不畅，犯于胃腑则胃气失和，气滞冲脉，血行不畅则月经不调。故其治疗法则首先疏肝解郁，和胃散滞，待胸胁和胃腑病候明显好转，然后再疏肝和胃，治其遗留症状；行血散滞，治其月经不调。最后的处方，足三里和胃以治胃腑症状，太冲疏肝理气以治肝郁症状，太冲与三阴交协同行气活血以治月经不调。

病例4　癫痫

患者樊某某，女，34岁，家住南阳市卧龙区南樊营。于1997年9月4日初诊。

主诉：患癫痫已年余。因生气而得。

现病史：1年前因情志所伤，郁怒之后，出现腹部（上脘穴下肚脐以上）及胸胁胀痛，善太息，纳呆嗳气，矢气不利，好发脾气。用单方治疗后，胸胁胀痛及善太息有所减轻。约15天后初发癫痫。发作前脐腹（脐以上腹部）胀痛，胸胁憋气，约5～10分钟突然头懵昏倒，四肢抽搐，两目呆视，口吐痰涎，发出尖叫，不省人事，又约3～5分钟后自行缓解。发作后全身困乏，倦怠嗜卧，经短暂休息后一如常人。近几个月来严重，痫证频发（3～4日发作1次），发作时间长，精神恍惚，倦怠。舌苔白腻，脉象弦滑。

辨证：属于肝郁不疏，中焦不和，生风生痰，风痰上扰，心脑被蒙之肝风痰浊型痫证。

治则：首先以理气畅中为主与熄风祛痰，宣窍醒脑之法交替施治，然后专一熄风祛痰安神。

取穴：一至十三诊中，除三、五、九、十一诊针泻太冲、丰隆、神门外，其余诊次针泻中脘、下脘、间使、足三里。均为隔1～2日针治1次。十四至二十四诊，针泻太冲、丰隆、神门，每隔2～8日针治1次。

效果：四诊后，腹部胀痛和胸胁憋气减轻，纳呆与嗳气好转，痫证未发。七诊，昨天痫证发作1次，发作时间短，症状较轻。八诊后，中焦气机失畅症状治愈。十一诊，昨天下午痫证又轻微地发作一次。自十一诊（10月8日）至二十四诊（12月10日）针治期间痫证未发。

按：本例之痫证，先由情志所伤，气滞中焦，而出现中焦气机升降失畅证候。后因气滞日久，肝郁不解，中焦脾胃功能失常，内生痰浊，肝盛风动，痰随风动，风痰上扰，心脑被蒙而出现肝风痰浊型之癫痫。

《医学纲目·癫痫》中说："癫痫者，痰邪逆上也。"《丹溪心法·痫》篇指出发生本病"非无痰涎壅塞，迷闷孔窍。"《景岳全书·癫痫痴呆》篇论痫之治法时指出："治此者，当察痰察气，因其甚者而先之。"历代医家亦多从痰论治。而本例之痫证，是先由气滞而后由痰浊，变生肝风痰浊上扰，壅闭心窍而发病。故制定出了治疗本病的法则。先以理气畅中，后用熄风祛痰宣窍法（针泻太冲、丰隆、神门），先治气后治痰，先治因后治果，因果并治，方中病的而收效。

病例5　胃痛

患者黄某某，男，25岁，南阳市西关煤厂职工。于1995年2月18日初诊。

主诉：患胃痛已10天，因饮食所伤而得。

现病史：10天前一个晚上，因请朋友们喝酒，饮食过多，第二天出现胃脘膜胀疼痛、拒按，嗳气吞酸，呕吐不消化食物，吐后膜胀和胃痛减轻。经服西药治疗，呕吐已止，仍感胃脘膜胀疼痛，嗳气吞酸，进食很少，多食则胃腑膜胀疼痛加重。若胃脘憋气时，打个通嗝后憋气即刻减轻。舌苔白厚，脉象滑实。

辨证：属于酒食过量，伤于胃腑，受纳腐熟功能失职，停滞不化，胃气不和之饮食停滞型胃痛。

治则：理气和胃，消食导滞。

取穴：针泻中脘、上脘、间使、足三里。每隔1～2日针治1次。

效果：一诊后，胃腑膜胀疼痛减轻，嗳气吞酸未发；三诊后，胃腑症状已愈，饮食增加，食后胃腑舒服；五诊后痊愈。

按：本例之胃痛，因于酒食过多，停滞胃腑，胃腑受纳腐熟功能呆滞所致。因而出现胃脘膜胀疼痛，嗳气吞酸，进食极少，食多则胃脘膜胀疼痛更甚。因胃气不和，气机阻滞，故尔时发胃脘憋气。打个嗝则气机稍有通畅，故尔即刻胃脘憋气减轻。其舌苔白厚，脉象滑实，为食滞胃腑之征。故用本方理气和胃，消导食滞而治愈。

病例6　腹胀

患者魏某某，男，30岁，南阳市土地局职工。于2000年4月19日初诊。

主诉：食少，腹部膨胀已5年。

现病史：因平时饮食失节及嗜酒和饮酒后不食而得。胃腑膨胀，食欲不振，纳呆食少，时而胃脘作痛，大便困难，2日一行。身体极度瘦弱，脉象沉实。多家医院治疗不效。

胸部透视：心、肺、膈未见异常。

胃肠X线钡餐透视：①食道各段未见异常；②胃呈鱼钩型，胃内大量空腹滞留液，胃张力、蠕动、活动度均可；③十二指肠球部充盈形态尚可，黏膜显示欠佳，压痛（+），十二指肠降部轻度钡淤积反流。诊断：轻度十二指肠反流。

辨证：属于长期饮食失节，久伤胃腑，受纳腐熟失职之腹胀。

治则：和胃散滞。

取穴：一诊，针泻足三里；二诊（21日）、三诊（25日）、四诊（5月8日），针泻足三里、中脘、上脘。

效果：三诊后，胃腑已不胀满，知饥食增；四诊巩固疗效。

按：本例之腹胀，属于食滞胃腑而为病。因无气滞胃腑胸胁症状，故本方去间使穴，以和胃散滞为主而收效。

【方效相较】

1. 本方与温中和胃方相较　以上二方，取穴相同，都取中脘、上脘、间使、足三里；针法相同，都为针刺用泻法。所不同之处仅在于中脘、上脘二穴的灸与不灸，其功效和治证就截然不同。本方针泻中脘、上脘不加艾灸，具有行气散滞，和胃消食与和胃畅中的功效，用于治疗气滞胃腑和食滞胃腑之病证。“温中和胃方”针泻中脘、上脘加针上灸，具有温胃散寒，行气和胃散滞的功效，用于治疗寒滞胃腑，气机不畅之病证。

2. 本方与胃肠承气方相较　以上二方取穴针法基本相同，都是针泻中脘、下脘、足三里。所不同之处本方中针泻间使，而“胃肠承气方”中针泻天枢配透天凉。二方仅一穴之差和配与不配透天凉手法，其功效和治证就截然不同。本方针泻中脘、上脘、间使、足三里，具有理气畅中的功效，用于治疗气滞中焦，中焦气机升降失畅的病证。“胃肠承气方”针泻中脘、下脘、天枢、足三里，热盛配透天凉手法，具有攻下肠胃腑实的作用，用于治疗胃肠积热，阳明腑实之证。

【其他方面】

1. 病案重温　在家父的病案中，有一用本方治疗气滞胃痛太过的案例。患者常某某，男，62 岁，患气滞胃腑型胃痛一年余。用本方行气散滞，和胃止痛，针治 4 次收效显著，再针治 3 次收效不著，反感气短乏力，倦怠嗜卧，腹空易饥，食后仍感胃腑空虚。究其因，是由本方泻之太过重伤于中气所致。

本例属于虚中挟实证，其虚是由于胃痛日久，纳运失司，中气不足，脾胃虚弱，患者除了胃脘胀痛，痛窜两胁，郁闷嗳气外，还兼有气短乏力，倦怠嗜卧等症。其治疗方案也很明确，治则方案有二：第一，先治其实，后治其虚。第二，虚实并治，初以治实为主，后以治虚为主。用本方为其第一方案。当针治 4 次收效显著，本科医生认为效不更方，且认为胃腑以通降为顺，不宜补之过早。没有中病即止，继续用本方治疗，非但不能取效，反伤其中气，致使中气不足，脾胃虚弱证候更加严重。经过会诊讨论后，改用针补合谷、阴陵泉，针泻间使、足三里，施用益气健脾，行气和胃之法，虚实并治而收效。

2. 临床见闻

（1）本方证出现的气滞胃腑和食滞胃腑的病证甚多。原因是：在人们生活中最易发生口角和饮食所伤，最易导致胃腑病证，为临床所常见。此类胃腑病易于影响周边邻近脏腑器官发生病变，特别是气滞胃腑更易影响胸胁、食道、咽部等，患病日久又易影响肝、脾发生功能性疾病。临床应注意鉴别是否是气滞胃腑所影响而发生的以上病变。若是，则气滞胃腑是原发病。临证将此二者联系在一起，进行诊治。

（2）在没有确诊心绞痛病之前，有些心绞痛患者因放射在胃部很似气滞胃腑之胃痛证候（证见胃脘胀痛，胸胁憋气，气嗝不顺，打个通嗝后胃中稍感舒服，胸胁憋气亦减轻，饮食减少等），使用本方则理气和胃，收效颇佳。因仅能临时收效，转内科诊治，确诊是心绞痛症状。由此说明对心绞痛出现的气滞胃痛的假象，施用本方行气和胃有一定疗效。

【歌括】

和胃畅中方效良，气滞食滞胃气伤，
间使三里中上脘，下脘加入中焦扬。

（二）和胃降逆方

【方治渊源】

本方集家传数代人的临床经验。于20世纪90年代父亲根据前辈们的实践经验，结合内关、公孙的特性（详见［方证简解］中的“腧穴功能”），和多年来个人的临床经验，进行了系统的理论与实践的总结，拟定该方。

本方主治病位在胃，病机是胃失和降，气逆于上。由于此二穴配伍后的协同作用是和胃降逆，故依其功能效用定名为“和胃降逆方”。

【腧穴组成】

针泻双内关、公孙穴。

【操作方法】

1. 补泻与留针　为了便于捻泻与留针，以上腧穴同时针刺，达到欲刺深度有针感后留针，在留针20～40分钟期间，每隔5～10分钟各捻泻1～2分钟，如此捻泻2～4次后，停留数分钟拔针。

2. 针治时间　一般隔日针治1次，必要时可每日针治1次。

【功能效用】

辨证取穴

和胃降逆：用于治疗胃气上逆的胃腑病变。

【主治范围】

本方主治胃气上逆的病证，诸如胃痛、呃逆、呕吐、霍乱、噎膈、奔豚气和气嗝不利等等。无论是气滞胃腑、冷食伤胃、饮食停滞、痰饮内停，还是其他原因引致者，均可以此方为基础，和胃降逆。再根据具体病证或病因，配加有关腧穴，或用以和胃消食，或用以和胃止呕，或用以温胃散寒，或用以攻下腑实，或用以温化痰饮等等，配取在本方之处方中。

【方证简解】

1. 腧穴功能　本方是主治胃气上逆的基础方，针泻内关、公孙之所以具有和胃降逆的作用，主治胃气上逆的多种病证，是因为：

内关穴，位于掌后两筋间，掌后横纹上二寸。是手厥阴心包经的腧穴；手厥阴心包络经的络穴；通于阴维脉。主治本经经病和胃、心、心包络及胸部疾患，以及与情志失和，气机阻滞有关的脏腑、器官、肢体病变。

《灵枢·经脉》篇云："手心主之别，名曰内关。……心系则心痛。"临床又多用治冠心病和冠心病发作时之心绞痛。

心主血脉，又主神明。心包与心本同一体，其气相通。“膻中者，臣使之官，喜乐出焉。”心脏的喜乐由心包表露出来。心包络是心脏所主的络脉，心不受邪，由心包代心受邪而为病。凡邪犯心包，影响心脏，出现的神志病和气滞脉中心络瘀阻所致的病证，都可取泻本穴。

由情志失和，气机阻滞的病变，如因气滞而气机升降失调，产生气逆，出现的肺气上逆、胃气上逆以及气滞脉络、气滞则血瘀等为因的病证，都属本穴治疗范围。

根据本穴通于阴维脉和《难经·二十九难》中云：“阴维为病苦心痛”。包括胃痛，心痛、胸痛等，常取泻本穴施治，颇收疗效。

本方证为胃气上逆，针泻本穴用以和胃散滞。

公孙穴，是足太阴脾经的腧穴、络穴；通于冲脉。施用泻法，具有和胃通肠，平冲降逆的作用。为主治脾、胃、肠、腹、胸、膈疾患的腧穴。

脾经的络脉进入腹内，入络肠胃，又通于冲脉，因此本穴临床多从脾之络穴和通于冲脉论治。其所主治的病证多实证，故多用泻法。

“冲脉者，起于气街，并少阴之经，挟脐上行，至胸中而散，……冲脉为病，逆气里急”(《素问·骨空论》篇)。冲脉隶属于阳明，其气上犯脾胃，升降失司，反随气逆上冲。对于冲脉之气失调，逆气而里急、冲逆攻痛的病变和气冲胸中、胸膈、喉咙以及冲脉之气上逆同阳明之气相并而上行之病证，都属本穴的治疗范围。

本方证针泻本穴，用以通调胃肠，降逆平冲。与内关穴配伍，共收和胃降逆平冲的功效。

2. 病因病机　本方证的病因病机，主要是气机失调，气逆上冲之胃气上逆证候。

脾胃居于中焦，为气机升降之枢。胃喜和降，六腑以通为顺。其胃气上逆的原因较多，诸如：饮食过多，运化失常，中焦受阻，胃气上逆之呕吐。由于食滞内阻，浊气上逆，故呕吐酸腐；升降失常，传导失司，则大便秽臭，或溏或秘；食停中脘，气机不利，故脘腹胀满，嗳气厌食，得食愈甚，吐后反畅；舌苔厚腻，脉象滑实，为食滞内停之征。

脾不运化，痰饮内停，停积于胃，胃气不降之呕吐。由于脾不运化，痰饮内停，胃气不降，则脘闷不食，呕吐清水痰涎；水饮上犯，清阳之气不展，故头眩心悸；其舌苔白腻，脉滑为痰饮停留之征。

情志失和，肝气郁滞，横逆犯胃，胃气不降之呕吐。由于肝气不舒，横逆犯胃，胃失和降，故尔呕吐吞酸，嗳气频作，胸胁满痛；其舌边红，脉弦，为气滞肝旺之征。

其胃痛，有因忧思恼怒，气郁伤肝，肝失疏泄，横逆犯胃所致；有饮食所伤，食滞不化，壅塞胃脘，胃失和降所致。其霍乱有暑湿秽浊，阻遏中焦，气机窒塞，上下不通所致之干霍乱。

再以呃逆而论。以气逆上冲，喉间呃呃连声，声短而频，令人不能自制为主证。有饮食停滞，壅塞胃脘，气机不利，胃失和降所致者；有寒邪阻遏，肺胃之气失降，胃气冲于喉间所致者；有郁怒伤肝，肝气逆乘肺胃，胃气上冲所致者；有多食辛辣炙煿、醇酒，或过用温补之品，胃肠蕴实，胃火上冲所致者等等。呃逆虽然病因和证型较多，但总由胃气上逆动膈而成。

本方就是针对胃气上逆而进行针治的，根据不同的病因，配加有关腧穴以塞其源。

【所治病证】

胃痛、呕吐、呃逆、霍乱（急性胃肠炎）、奔豚气、气嗝不顺、腹满（腹胀）。

【临床应用】

1. 胃痛　本病病因和证型较多。选用本方用于肝气犯胃型和饮食停积型。其他证型诸如脾胃虚寒、阴虚胃痛和瘀血停滞等，均不宜选用本方。

胃痛的治疗，“理气止痛”为医家临证常用之法。但须审证求因，辨证论治，绝不可一概而论之。又虽有“通则不痛”之法，但决不仅限于“通”法。

（1）肝气犯胃型：是因忧思恼怒，气郁伤肝，肝失疏泄，横逆犯胃，胃失和降所致。用本方配泻中脘、太冲，疏肝理气，和胃止痛。

（2）饮食停积型：是由饮食所伤，食滞不化，壅塞胃脘，胃失和降所致。用本方配泻中脘、下脘，消食化滞，和胃止痛。

2. 呕吐　本病可分虚实两大类。实者必见邪实之象，虚者必有正虚之征。实证则以祛邪为主，邪去则呕吐自止；虚证则宜扶正为主，扶正则呕吐自愈。正虚之证，不可选用本方。本方宜与以下证型有关腧穴配治。

（1）饮食停积型：证见呕吐酸腐，脘腹胀满，嗳气厌食，得食愈甚，吐后反畅，大便秽臭或溏或秘，舌苔白腻，脉象滑实等。可加泻中脘、下脘，消食化滞，和胃止呕。若大便秘结者，加泻天枢佐以通肠以止呕。

（2）痰饮内阻型：证见呕吐多为清水痰涎，胸闷纳呆，不思饮食，头眩心悸，舌苔白腻，脉滑等。可配泻丰隆、中脘，化痰降逆以止呕；或配泻中脘（加艾条针上灸）、丰隆，温化痰饮，和胃降逆以止呕。

若兼见口苦胸闷，舌苔黄腻等痰郁化热征象者，可配泻中脘（配透天凉）、丰隆（配透天凉），清热化痰，和胃降逆。

（3）肝气犯胃型：证见呕吐吞酸，嗳气频作，胸胁满痛，烦闷不舒，舌边红，脉弦等。可配泻太冲，疏肝理气，和胃降逆以止呕。

3. 呃逆　由胃气上逆动膈而成。引起胃气上逆的病因有胃中寒冷、燥热内盛、气逆痰阻、胃火上逆、脾胃阳虚和胃阴不足等。手太阴肺经之脉，还循胃口，上膈属肺；肺胃之气同主于降，故而肺胃在功能上相互促进，在病理上相互影响。膈居肺胃之间，当病理因素乘袭肺胃时，每使膈间之气不畅，致胃气上逆时，断续冲出喉间，而引起呃逆之声，出现呃逆之证。

张景岳说："致呃之由，总由气逆，气逆于下，则直冲于上。"在治疗方面，以理气和胃，降逆平冲为主。因此，除元气大虚的虚呃外，各种病理类型之呃逆，都可选用本方。

（1）胃中寒冷型：证见呃声沉缓，膈间觉憋，胃脘不适，遇寒愈甚，得热则减，食少不渴，舌苔白润，脉象迟缓等。治宜温中散寒，和胃止呃。配泻中脘、上脘艾条针上灸。

若素有胃中虚寒，近因感冒而输水，或近因泄泻而输水，或近因其他疾病不应输水而输水，出现呃逆者，可用上方治之，温胃散寒，平逆止呃，针治数次收效颇佳。

（2）胃火上逆型：证见呃声洪亮，冲逆而出，烦渴欲饮，渴喜冷饮，口有臭气，大便秘结，小便短赤，舌苔色黄，脉象滑数等。治宜泄热通腑，平逆止呃。配泻上脘、下脘、天枢以治之。

（3）气逆痰阻型：证见呃逆连声，胸胁胀闷，或时有恶心，饮食不下，头眼昏眩，舌苔薄腻，脉弦而滑等。每因气郁恼怒而发作，情志稍舒则呃逆稍缓。治宜降气化痰，和胃止呃。配泻丰隆、中脘或上脘。

呃逆总由胃气上逆动膈而成，以上三型如果膈俞穴有压痛或有其他不适感，或按压之则呃逆停发或稍缓，均可配泻膈俞穴；如属寒邪所犯而呃逆者，膈俞穴可加艾条针上灸以温散之。顽固性呃逆，反复发病多年，本方加泻膈俞、肝俞，收效颇佳。

呃逆之证，病情轻重极为明显。偶然发作者，大都病情较轻，常可自行缓解。若不能自行缓解者，分别可用拇指压按攒竹穴的方法；或用《内经》取嚏使肺及膈间之气通畅，有助胃气和降之法；或仅用指压内关穴之法等。如果施用以上三法不能控制者，则示病情较重，可用针灸或药物辨证施治。如果不效，可考虑其他原因引致，可转科诊治。特别是续发性如中风、胃癌等出现的呃逆很难治愈。

4. 霍乱　中医学的“霍乱”，类似现代医学传染性流行较广的霍乱和急性胃肠炎。本病多由病邪郁遏中焦乱于胃肠所致。选用本方配加有关腧穴，用治暑湿秽浊，阻遏中焦，气机窒塞，上下不通引起的干霍乱。

证见发病卒然，腹中绞痛，欲吐不得吐，欲泻不得泻，烦躁闷乱，甚则面色青紫，四肢厥冷，头汗出，脉象沉伏等。选用本方加泻中脘或足三里，点刺曲泽或委中静脉出血，可收畅中宣壅，开闭逐邪之效。

若吐泻通畅，病势已减者，可专针泻内关、公孙以调善后。

若泄泻加剧，耗伤阴液，以致阳气衰微者，不可选用本方施治，宜用温阳益气，回阳固脱之法，可用“回阳益气方”治之。

5. 气嗝不顺　气嗝不顺不是病名，而是患者自觉症状的概括语。多由患者平素胃气不和，或由气滞胃腑，胃气不和，气机升降失常所致。一般多见于女性。临床表现为：多在饭后或郁怒之后，自觉有气向上翻动，胃及胸膈憋气不适，通嗝过后，气上翻动和胃及胸膈憋气消失，气嗝不通则以上感觉终不能消失。一般可用本方治愈。若胃腑症状明显，如胃脘隐痛、胃脘胀满或不思饮食，或食后胃脘隐痛等不易治愈者，可加泻足三里，或加泻中脘、上脘，方收良效。

6. 腹满（腹胀）　《金匮要略·腹满寒疝宿食病脉证》

篇："痛而闭者，厚朴三物汤主之。"本条是论述胀重于积的腹满证治。内实气滞之证，故用行气通下之法，可用本方加泻天枢治之。

【病案举例】

病例 1　呃逆

患者胡某某，男，36 岁，家住南阳市内仙泉沐浴中心。于 2001 年 8 月 28 日初诊。

主诉：患呃逆吐饭已 6 年之久。

现病史：每年 4、5、6 月复发。复发时，多在饭后约 5 分钟后先反胃呕吐食物，继而呃逆频作，呃声洪亮，约 10 ~ 20 分钟后自行停止。经常口干，渴欲饮水，平均一天吃水果 2.5 ~ 3 千克。偶尔溲黄。脉数有力。偶因感凉复发。

辨证：属于胃腑蓄热，失其和降，气逆上冲之呃逆证候。

治则：和胃降逆以止呃。

取穴：针泻中脘、上脘、内关、公孙。隔日针治 1 次。

效果：一诊治愈，二诊巩固疗效。

按：依其脉证和六年来的发病特点，本例属胃腑蓄热，受纳失常，失其和降，气逆上冲之呃逆证候。针泻内关穴，理气和胃止呕，针泻公孙和胃降逆以止呃，配泻胃脘之中脘、上脘直达病所，和胃止呕降逆。四穴配伍，共收和胃降逆之效。偶因感凉胃腑受寒，胃热郁闭，胃不受纳，故复发。

病例 2　气嗝（打嗝）不顺

患者黄某某，女，44 岁，家住南阳市宛城区白滩村。于 2000 年 12 月 5 日初诊。

主诉：经常气嗝（打嗝）不顺已 3 年之久。

现病史：3 年前与丈夫争吵几句后吃饭，饭后出现气嗝不顺，以后每在饭后 5 ~ 10 分钟，自觉有气从下上冲胃脘、胸膈，当时胃脘翻动不适，胸膈憋气，欲打通嗝打不通顺，则胃脘、胸膈症状更为严重。若打几个通嗝后，气嗝（打嗝）逐渐通顺，气从下上冲胃脘、胸膈感消失，胃脘翻动和胸膈憋气不适感亦逐渐消失。饮食及二便正常。脉弦有力。病初内服疏肝散滞中药有效，后服无效。

辨证：属于气滞胃腑，胃气失和，气机升降失常之气嗝（打嗝）不顺。

治则：和胃降逆。

取穴：针泻内关、公孙。隔日针治1次。

效果：二诊后，气嗝（打嗝）较易通顺，胃腑、胸膈症状减轻；三诊后，复轻；四诊后，每次饭后打几个嗝（打嗝）又较通顺；五诊治愈。

随访：2001年2月19日患者告知针愈，至今未发。

按：本例之气嗝不利始因郁怒伤肝，肝气犯胃，胃失和降，故出现气嗝（打嗝）不顺。饮食之后，更致胃失和降，故而在食后自觉有气从下上冲胃脘、胸膈，即刻胃脘翻动，胸膈憋气，欲打嗝缓解。由于气机升降失常，致使气嗝（打嗝）不能通顺，胃脘、胸膈更为不适。

所取腧穴，该病初因肝气犯胃，治当疏肝理气和胃。由于病患3年之久，加之已服疏肝散滞之中药，肝气已疏，无肝郁之征，仅留胃气上逆之候。故用和胃降逆之法，针泻内关、公孙而收效。有实习医生问及可否加中脘、上脘或足三里以和胃散滞？曰：不加之因，是患者饮食正常，亦无腹胀胃痛、纳呆等症状。也有问及有胸膈憋气，为什么不加治疗胸膈憋气的腧穴？胸膈憋气是由胃气上逆，直冲食道的误觉症状，仍属胃气上逆，故而不加有关腧穴。

病例3　呃逆

患者王某某，女，56岁，现住南阳市内高新区粮校处。于2001年4月3日初诊。

主诉：患呃逆已15天。时发时止，因感冒输水而得。

现病史：平素胃有虚寒。15天前患感冒，当时发热恶寒，身痛无汗，体温 39.5℃。因服银翘丸无效，即赴当地某诊所诊治，给以输液加抗病毒药物，输水两天（每日输液两次，每次 500 毫升）后，感冒未愈，又出现呃逆。经用中药治疗，感冒、呃逆治愈。时隔两天因饮食生冷而呃逆复发。在家用单方治疗停发两天后又复发。后用药物注射双内关穴，仅能停发 5 个小时，又用拇指压按双侧攒竹穴法无效，又用药物治疗仍无效。前来求治于针灸。

现在证：呃声沉缓，胸膈憋气，胃脘觉凉，脘闷不舒，不思饮食。用热灰加醋温熨上腹，胸脘舒服，呃逆暂时稍减。口和不渴，大便溏薄。舌苔白润，脉象迟缓。

辨证：属于寒凉伤胃，胃失和降之胃中寒冷型呃逆证候。

治则：温胃散寒，降逆止呃。

取穴与效果：

一诊，针泻内关、公孙、中脘（配针上艾条灸，少泻多灸）、上脘（配针上艾条灸，少泻多灸）。

二诊（5 日），两天来呃逆时发时止。处方同上。

三诊（7 日），胃脘感到温暖舒服，胸膈憋气减轻，饮食增多，呃逆发作 3~5 分钟可自行停止。处方同上。

四诊（10 日），呃逆未发。处方同上。

五诊（12 日），呃逆未发。处方同上。

随访：同年 8 月 7 日患者前来告知针愈未发。

按：本例患者素有胃脘虚寒病史，不耐寒侵。此次所患呃逆的前因后果是：前因风寒感冒，以风热感冒服药，感冒未愈，反伤胃脘，复因输水，运化失职，伤及胃脘，致使胃失和降，而呃逆降临。经服中药，感冒、呃逆治愈，又因饮食生冷，损伤胃脘，故尔愈而复发。家用单方治疗，因不是治本之法，故而停止又发。后用药物注射内关穴仅能停发 5 个小时，和拇指压攒竹穴之法不效，以及后用热灰加醋温熨胃脘之法，仅能胸脘舒服，呃逆暂时稍减等，均非治本之法。

所表现症状，由于寒邪阻遏，肺胃之气失降，故胸膈憋气，胃脘不适。胃气上冲喉间，呃声沉缓而上，寒滞胃腑，故胃腑觉冷，得热则减。口和不渴，食少便溏，舌苔白润，脉象迟缓等，乃属寒滞胃腑之象。

所取腧穴，选用本方，用以理气和胃，降逆止呃。配泻中脘、上脘加艾条针上灸，其目的是直达病所，针对胃腑；少泻多灸，意在加强温胃的作用。共收温胃散寒，理气降逆之效。

病列 4　呃逆

患者张某某，女，36 岁，家住南阳市唐河县张店乡。于 1998 年 5 月 10 日初诊。

主诉：患呃逆已 8 天，误服补益药物而得。

现病史：5 年前因小产出血过多，身体虚弱。嗣后漏下时发，出现精血亏虚，气虚下陷症状，体质明显下降。15 天前经某医院中医诊治，给以填补精血，益气升陷之药 5 剂。经服 2 剂后虚亏症状有所减轻，此时因家务琐事争吵、郁怒后，出现胃腑胀痛，腹胀纳呆，两胁胀痛。两天后患者继服前药补亏之品 3 剂后，不但病情加重，又出现呃逆，胃脘憋气，胸膈憋闷。舌苔薄白，脉象弦而有力。

辨证：属于肝郁未消，误服补益升陷之品，引致胃气上逆之呃逆证候。

治则：疏肝理气，和胃降逆。

取穴：一诊、二诊，针泻内关、公孙、太冲、上脘；三诊至五诊，上方去上脘加泻足三里。每日针治 1 次。

效果：一诊后，两胁及胃脘胀痛减轻；二诊后，呃逆时发时止，每在回忆争吵之事而复发；三诊后，两胁及胃脘胀痛已愈，饮食增加，胸膈已不憋闷，呃逆未发；四诊后，呃逆仍未复发；五诊治愈。

随访：同年 6 月 1 日，患者前来针治虚亏证候，告知呃逆在此针愈未发。

按：本例患者虽有精血亏虚，气虚下陷证候，服药有效，但因争吵郁怒，肝气犯胃，出现胃脘及两胁胀痛，腹胀纳呆等新添症状。应用疏肝和胃之法，以治肝气犯胃之新候。患者补益虚亏之心切，继服前药补益精血，益气升陷之品，更致肝气犯胃症状加重，更易致胃气上逆，呃逆生焉。其脉由弱变为弦而有力，乃为现证肝盛明显于虚亏之候。

本方为理气和胃降逆的基础方，加泻肝经原穴太冲，用以疏理肝气，加泻上脘的目的，和胃散滞。三至五诊的处方，去上脘加泻足三里（和胃散滞），是因取泻足三里较上脘方便，别无它意。

病例5　呕吐

患者周某某，女，55岁，家住南阳市邓州市上集乡。于1998年6月20日初诊。

主诉：患呕吐已3个月。因生气而得。

现病史：3个月前因同丈夫争吵几句，时隔10分钟左右即吃中午饭，饭后约10分钟左右开始胃脘胀满，胸膈胀痛，恶心呕吐，呕吐后胃及胸膈舒畅。以后时发时止，逐渐加重。每因生气呕吐复发或加重。内服两剂中药治愈。近来复发，内服中药无效。

曾作X线胃肠钡餐透视，无异常发现。当地医院诊断为神经性呕吐，用药不效。

现在证：近因郁怒而复发，较前加重，内服中药无效。多在食后约10分钟，胃脘胀满，气逆上翻，两胁胀痛，即刻呕吐，呕吐后以上症状消失，一如常人。如果呕吐不出食物，则气逆上翻、胃脘胀满和两胁胀痛更感加重。近10天来每次饭后复发。平时气嗝不利，易发脾气。脉弦有力，两寸脉上过本位。

辨证：属于郁怒后进食，气滞挟食，停于胃腑，胃气上逆之呕吐证候。

治则：疏肝理气，和胃降逆。

取穴：针泻内关、公孙、太冲、上脘。每日针治1次。

效果：二诊，不定哪顿饭后呕吐，症状较前减轻；四诊时，两天来早饭后呕吐未发；五诊时，两天来呕吐未发；六诊，巩固疗效。

随访：患者于2001年9月13日前来询问孙子脑瘫能否针治时，告知该呕吐在此针治6次治愈，至今未发。

按：本例之呕吐，因郁怒伤肝于先，继之进食，以致肝气挟食，伤及胃腑，胃失和降，气逆上翻，故而出现每在饭后呕吐，又多在郁怒后复发或加重。故用疏肝理气，和胃降逆之法以治之。针泻内关、公孙、太冲、上脘，也正吻合上法而组合之处方良有益也。

病例6　胃痛

患者张某某，女，55岁，现住南阳市内北大街。于1997年9月13日初诊。

主诉：患胃痛已3年，因生气而得。

现病史：3年前因与婆母争吵，数小时后开始胃脘胀满，攻撑作痛，嗳气频作，经用单方治愈，后每因郁怒而复发。开始用单方有效，后用中药治疗方收良效。近来用中药无效。在当地医院曾作X线胃肠钡餐透视，无异常发现。

现在证：前6天又因生气而胃痛复发，用中药无效。胃脘胀满呈阵发性自觉有气从小腹向胃脘上冲攻痛，痛向两胁，剧痛难忍，胸膈憋气。打通嗝或矢气后，胸膈憋气和胃脘胀痛有所减轻。少食则舒，多食则胃脘不适。脉弦有力。

辨证：属于肝气犯胃，气滞胃腑，气逆上冲之胃痛证候。

治则：疏肝降逆，和胃止痛。

取穴：针泻内关、公孙、太冲、上脘。隔日针治1次。

效果：二诊（15日），前天针后症状有所减轻；三诊（17日），昨天胃脘未痛；四诊（19日），今天早饭后胃脘有点不适，欲痛未发；五诊（22 日），4 天来胃痛未发，饮食增多；六诊（24 日），昨天胃脘稍觉隐痛，30 分钟后自行缓解；七诊（26 日），胃痛未发；八诊（29 日），今天最后针治 1 次，巩固疗效。

随访：同年 12 月 31 日患者丈夫前来告知针愈未发。

按：本例为肝气横逆犯胃之胃痛证候。郁怒伤肝，肝失疏泄，横逆犯胃，故出现郁怒后胃痛复发或加重，胃腑胀满，呈阵发性自觉有气从小腹向胃腑攻痛，痛向两胁，胸膈憋气。通嗝或矢气后气机暂时通畅，则胸膈憋气，胃脘胀痛稍减。胃不受纳，故多食则胃腑不适。弦脉主肝主痛。疏肝则肝舒，和胃则气降，故用疏肝和胃降逆之法而收效。

本例的取穴和治疗法则，与肝气犯胃引起的呕吐、呃逆类同，是因它们的病因病机相同。

病例 7　频频打嗝

患者董某某，男，20 岁，本校某老师的弟弟。于 2001 年 3 月 26 日初诊。

主诉：不时打嗝已 2 个月。

现病史：平时胃功能较差，消化不良。两个月前一个晚上，因饮酒吃烧鸡和凉肉后，出现打嗝频作，自觉胃气上冲而打嗝，不能自控。平卧时肠鸣音明显则打嗝消失。站立位亦打嗝。伴有饮食减少，恶心，时而呕吐等症状。

两个月前曾作 X 线胃肠钡餐透视，结果是：慢性胃炎。用药后则泄泻，用补药则打嗝频作。外观身体健壮。

辨证：属于饮食所伤，胃气上逆之打嗝频作证候。

治则：和胃降逆畅中。

取穴：针泻内关、公孙、中脘、上脘。

效果：一诊后，病情减轻；二诊后，基本治愈；三诊治愈。

随访：同年 6 月 8 日告知针愈未发。

按：本例之频频打嗝，属于胃腑病中的一个症状。因饮食生冷，伤于胃腑，和食滞于胃，胃气上逆都可引起气嗝频频。本例之气呃频作，伴见饮食减少，恶心，呕吐等，均是胃气上逆反应的病候。

所取腧穴，针泻通于阴维脉的内关穴，和胃止呕；针泻通于冲脉的公孙穴，和胃降逆；针泻胃腑处之中脘、上脘直达病所，和胃畅中，共收和胃降逆畅中之效而告愈。

【注意事项】

1. 呕吐、呃逆、胃痛　属于脾胃虚寒型，须用和胃降逆之法者，均可用本方配治在温补脾胃的处方中。若气逆症状减轻，仅有脾胃虚寒症状，即可停用，因恐伤脾胃，致其虚弱。若属中气不足者，禁用本方，否则会伤中气，更致中气下陷。

2. 呃逆之证　呃逆可分为虚实两大类。实证应考虑在什么病机和证型中选用本方，配取哪些腧穴，方能中的。虚证更应注意，必须兼有胃气上逆者方可选用本方，胃气上逆好转后即停用。

属于脾肾阳虚和老年体衰，元气虚衰，或病后体虚，气不固摄者，不可选用本方。

3. 临床见闻　素有胃中虚寒之人，因患其他病证，不需输液而输液治疗者，所引致的呃逆、呕吐、胃痛常有之。多因脾虚不运，寒水内停，滞于胃腑，胃纳失常，气逆于上所致。在温胃散寒或温化寒湿的处方中，配用本方佐以和胃降逆。待胃气上逆症状好转，可专事温胃散寒或温化寒湿或温胃健脾，以治其根本。

【歌括】

和胃降逆内关穴，还有公孙真妙诀，
配加腧穴随证治，呕吐呃逆胃痛雪。

（三）消积导滞方

【方治渊源】

本方始于 20 世纪 60 年代，父亲根据“枳实导滞丸”（出自《内外伤辨惑论》）的方义、功效和治证，结合针泻天枢、足三里、阴陵泉的功能和配伍后的协同作用，具有消导积滞，兼祛湿、或兼清利湿热的功效，用于治疗食积挟湿热或挟湿热内阻肠胃引起的泄泻、痢疾等病，收到了良好的效果而创立此方。是屡试屡验的常用方、专治方。我们效法父亲的实践经验，并扩大了治疗范围，获得了满意效果。由于本方类似“枳实导滞丸”的功效，具有消积导滞作用，故依其功效而定名为“消积导滞方”。

【腧穴组成】

针泻双天枢、足三里、阴陵泉（湿热甚者配透天凉手法）。

【操作方法】

1. 补泻与留针　为了便于捻泻和留针，方中三腧穴同时针刺，达到欲刺深度有针感后留针，在留针 20～30 分钟期间，每隔 5～10 分钟各捻泻 0.5～1 分钟，如此捻泻 2～4 次后，停留数分钟拔针。阴陵泉可在捻泻的同时配透天凉手法。

2. 针治时间　一般隔日针治 1 次，必要时可每天针治 1 次。

【功能效用】

辨证取穴

消导积滞，利湿或清利湿热：用于治疗食积挟湿、湿热内阻肠胃之病证。

【主治范围】

食积挟湿、或挟湿热内阻肠胃的病证　由于食积挟湿或挟湿热，停滞肠胃引起的泄泻、痢疾、腹痛和大便不爽等病。伴有腹部胀满、腹胀疼痛、饮食减少、嗳腐吞酸、小便短黄，舌红，舌苔黄腻，脉象沉实或脉沉实有力或滑实、滑数。虽然病种不同，伴有症状和体征各病有所侧重，但其证型和病机相同，都适用消导积滞，兼祛湿或兼清利湿热之法，故都是本方的主治范围。

【方证简解】

1. 腧穴功能　本方是主治食积挟湿或挟湿热，内阻肠胃的专用方。针泻天枢、足三里、阴陵泉，之所以具有消积导滞，兼祛湿或兼清利湿热的功效，主治食积挟湿或挟湿热，内阻肠胃的病证，是因为：

足三里的功能，参“胃肠承气方”和“和胃畅中方”［方证简解］里的“腧穴功能”有关内容。

阴陵泉，是足太阴脾经的腧穴，为健脾和祛湿要穴。针泻本穴用以祛湿，湿祛热自清，湿祛热无依存。湿热胜者泻配透天凉手法，具有清利湿热的作用。与针泻“肚腹三里留”的足三里配伍，消导胃腑湿邪积滞；与天枢穴配伍，消导肠腑湿邪积滞。此三穴配伍，协同作用，共奏消导胃肠积滞和湿邪之效。

天枢，是足阳明胃经腹部腧穴；位于脐旁2寸，穴下是肠腑，为大肠募穴。大肠腑病多在此募穴出现压痛或异常反应。依其穴下脏器、大肠募穴、针感走向、大肠功能和大肠同它脏的关系，本穴主治大肠腑病和脐腹病，以及在病理上与肠腑有关的病证。对改善肠腑功能，消除肠腑功能失常所产生的病理证候，具有一定功效。肠病和穴位所在处的病多实证，故本穴多用泻法，寒配艾灸。

肠属脾胃系统，肠腑功能正常与否，同脾胃关系密切。治疗肠病有益于脾胃，治疗脾胃有益于肠。因此，它们互为因果的病证和其他原因引起的肠腑病，都属本穴的治疗范围。伤寒病中的阳明腑证、太阴证和温病中气分证候的热结肠道型，也属本穴治疗范围。

本穴还治疗穴位所在处的局部病，如气滞血瘀、肝气郁结、阴寒内盛和寒邪内结引起的病证以及“阴急则俯不伸”之腹肌挛痛等。

本方证是食积挟湿或挟湿热内阻肠胃而为病。针泻本穴，用以消导肠腑之积滞。

2. 病因病机　本方证的病因病机，主要是食积挟湿或挟湿热内阻肠胃而为病。

以泻、痢来说，饮食积滞内阻，生湿或生湿蕴热，阻滞肠胃，气机不畅，则致泄泻、痢疾、腹痛；积滞内阻，气机壅塞，则腹部胀满或兼疼痛；泄、痢之后，浊气下泄，故腹痛腹胀减轻；泻下粪便臭如败卵，则属浊气下注；粪便黄褐而小便短黄，是湿热下注之故；宿食不化，浊气上逆，则嗳气不食；里急后重，痢下赤白，是湿热内滞，气机不畅，和热伤肠络，气血瘀滞，化为脓血之故；若见大便不爽，则属湿壅气阻。舌苔腻或黄腻，脉象滑数或濡数或沉而有力等，乃属湿热食积内阻之征。

食积挟湿或挟湿热内阻肠胃的程度不同，其泄泻和痢疾的症状和体征轻重有所不同。

【所治病证】

泄泻、痢疾、腹痛、霍乱、啮齿。

【临床应用】

1. 泄泻　证见腹痛肠鸣，泻下粪便臭如败卵，泻后痛减，脘腹胀痛，嗳腐酸臭，不思饮食，舌苔垢浊或厚腻，脉滑或濡。是因饮食过量，停滞不化，水反为湿，谷反为滞，或外受湿邪，致使运化失职，升降失调而发生泄泻。由食积挟湿，内阻肠胃之泄泻，可用本方施治，消导积滞，祛湿止泻。

证见肠鸣腹痛，泻下急迫，粪便黄褐，臭如败卵，肛门灼热，小便短黄，泻后痛减，脘腹胀满，嗳腐酸臭，舌苔黄腻，脉滑或滑数。是因饮食过量，停滞不化，水反为湿，谷反为滞，湿热内蕴，内阻肠胃，而发生泄泻。可用本方施治，方中阴陵泉配透天凉，共收消导积滞，清利湿热之效。

2. 腹痛　本方用于治疗饮食停滞型。证见脘腹胀满疼痛、拒按，恶食纳呆，嗳腐吞酸，或腹痛欲泻，泻后痛减。舌苔腻或厚腻，脉象滑实。是因食量过多，停滞肠胃，故脘腹胀满疼痛、拒按；宿食不化，浊气上逆，故恶食、纳呆，嗳腐吞酸；食滞中阻，升降失司，运化无权，则腹痛而泻；舌苔腻或厚腻，脉象滑实，均属食积挟湿中阻之征。故用本方消食导滞，祛湿止痛。

若腹痛偏于脘腹部，可加泻中脘、上脘，以止胃腑疼痛；腹痛偏于脐上部，可加泻建里、下脘，以止脐上部疼痛。

3. 啮齿　本方用于治疗饮食积滞型。证见睡中啮齿，胸脘痞闷，消化不良，不思饮食，大便不畅，或泄泻腹痛，小便黄赤，神气倦怠，舌质红，舌苔腻而微黄，脉象滑实等。是因宿食不化，内阻肠胃，蕴郁湿邪，气滞不行所致。选用本方，消食导滞，祛湿和中。

啮齿亦常出现在疳积病中，应以疳积病处理，可参用本方施治。

【病案举例】

病例1　啮齿

患者尚某某，女，10岁，家住南阳酱菜园家属院。于是1995年6月8日初诊。

主诉（代述）：天天夜间熟睡后咬牙已2年。

现病史：5年前患过疳积。患疳积期间啮齿，经中医以疳积治疗，疳积治愈，啮齿随之而愈。近2年因爱食零食，天天夜间又开始啮齿。因啮齿较响，格格有声，影响睡眠。并出现脘腹胀满，熟睡流涎，时而大便不爽，时而泄泻腹痛，泻后腹痛腹胀若失。面黄肌瘦，倦怠乏力，舌苔腻而微黄，脉象滑实。

辨证：属于饮食不节，宿食不化，食积挟湿，内阻肠胃，气滞不行之啮齿。

治则：消食导滞，祛湿和中。

取穴与效果：

一诊、二诊（10日），针泻天枢、足三里、中脘；三诊（13日），腹胀有所减轻，厌食有所好转，处方同上；四诊（15日），处方同上。

五诊（17日），胃腑症状明显减轻，仍时而肠鸣泄泻、腹痛，针泻天枢、足三里、阴陵泉；六诊（22日），处方同上；七诊（24日），泄泻腹痛有所减轻，处方同上；八诊（26日），处方同上。

九诊（29日），泄泻、腹痛明显减轻，倦怠乏力有所好转，处方同上；十诊（7月1日），处方同上。

随访：于1995年10月7日患儿之父告知针愈未发。

按：本例患儿之啮齿，缘由饮食不节，饥饱无常，不忌生冷，损伤脾胃，运化失职，宿食不化，食积挟湿，内阻肠胃，气滞不行所致。故出现厌食纳呆，脘腹胀满和啮齿；病久损伤脾胃，脾不运湿，则熟睡流涎，时而肠鸣泄泻；脾虚食少日久，则面黄肌瘦，倦怠乏力；其舌腻而微黄，脉象滑实，为食积停滞之征。

一至四诊之处方，以消食导滞和中为主，由于四诊后，胃腑症状明显减轻，仍时而肠鸣泄泻、腹痛，故五至十诊处方，改用消食导滞，祛湿和中为主。

病例2　泄泻

患者米某某，男，38岁，住南阳市南关小东关（中州路东）。于1999年10月25日初诊。

主诉：患泄泻已3个月。

现病史：3个月前因同客人酒食后，第二天恶心呕吐，嗳腐吞酸，不思饮食，腹胀欲泻，泻后则舒，粪便恶臭。自购“烂积丸”服后有所好转。因忙而未根治，遗留腹胀欲泻，泻后则舒，日行3~5次，粪便稀薄。

现在证：除遗留以上症状外，胃脘胀满，纳呆食少，腹痛即泻，泻后痛止。近来又出现倦怠乏力，大便次数增多。舌苔厚腻，脉滑。

曾作两次X线胃肠钡餐透视，未发现病理异常。

辨证：属于宿食不化，内阻肠胃，久生内湿之食积挟湿之泄泻。

治则：消食导滞，祛湿止泻。

取穴与效果：

一诊、二诊（27日），针泻天枢、足三里、阴陵泉、中脘。

三诊（29日），二诊后饮食增多，胃脘无胀感。处方同上；四诊（11月1日），处方同上。

五诊（3日），胃腑症状治愈，泄泻症状有所减轻，针泻天枢、足三里、阴陵泉；六诊（5日），处方同上。

七诊（8日），大便次数减少，粪便由稀变稠，腹痛即泻明显好转，处方同上；六诊（10日），处方同上。

九诊（15日），泄泻基本治愈，泄泻日行1～2次，腹痛即泻已不出现，饮食如常，精神复常。处方同上。

随访：于2000年4月27日患者前来针治颈椎病，告知泄泻在此针愈未发。

按：本例之泄泻，缘由过食生冷，停滞不化，内阻肠胃，患病日久，损伤脾胃，运化失职，湿邪内生，升降失畅而发生泄泻。以饮食所伤，脘腹胀满，纳呆食少，腹痛即泻，泻后痛止，便溏次多，舌苔厚腻，脉滑等，为辨治要点。一至四诊之处方，是以消食导滞，和胃畅中为主，待四诊后胃腑症状明显好转，五至九诊改用的处方，则是以消食导滞，祛湿止泻为主而收效。

【方效相较】

1. 本方与胃肠承气方相较　本方与胃肠承气方，两方都针泻天枢、足三里。其不同之处是：本方配泻阴陵泉，三穴配伍，具有消积导滞祛湿或兼祛湿热的功效,主治食积挟湿或挟湿热,内阻肠胃的病证。“胃肠承气方”配泻中脘、下脘,四穴配伍,具有攻下腑实的功效,主治阳明腑证和胃肠腑实热证。

2. 本方与湿热方相较　以上二方都针泻阴陵泉、足三里。其不同点是:本方加泻天枢穴,用治食积挟湿或挟湿热之泄泻、痢疾、腹痛、啮齿等病,具有消导积滞,祛湿或祛湿热的功效。“湿热方”用于治疗湿邪或湿热蕴郁胃肠、小腹之病证,和湿热下注之下肢病变,具有清利下肢肌肉、关节以及胃肠湿热之功。

【歌括】

消积导滞治泻痢,针泻天枢足三里,
再泻阴陵祛湿邪,食积挟湿方肯綮。

(四) 温中和胃方

【方治渊源】

本方始创于祖父,常用于治疗寒滞胃腑的胃痛、腹胀、呕吐、呃逆、反胃等病,具有温胃散寒,行气散滞的功效。由于气候和生活条件的关系,20世纪80年代以前,所患寒滞胃腑型的病证较多,选用本方均收到满意的效果。进入八十年代以后,所患寒滞胃腑型的病证虽然较少,但只要辨证正确,其效果令人满意。

父亲根据针泻中脘(加针上艾灸)、上脘(加针上艾灸)、足三里、间使(或内关)的功能和配伍后的协同作用,对照所治病证的证型,将本方命名为“温中和胃方”。

【腧穴组成】

针泻中脘(加艾条针上灸)、上脘(加艾条针上灸)、足三里、间使或内关穴。

【操作方法】

1. 补泻与留针

（1）为了便于捻泻、艾灸和留针，首先针刺中脘、上脘，达到欲刺深度有针感后留针，在留针20～40分钟期间，用温针灸，在艾灸期间每隔5～10分钟各捻泻0.5～1分钟，如此捻泻2～4次后，停留数分钟拔针。再针刺足三里、间使或内关，达到欲刺深度有针感后留针，在留20～30分钟期间，每隔5～10分钟各捻泻0.5～1分钟，如此捻泻2～4次后，停留数分钟拔针。其艾灸时间的长短，根据病情轻重而定。

（2）为了便于艾灸和节省时间，以上腧穴同时针刺，达到欲刺深度有针感后留针，在留针20～30分钟期间，中脘、上脘进行温针灸，在艾灸期间以上腧穴每隔5～10分钟各捻泻0.5～1分钟，如此捻泻2～4次后，停留数分钟拔针。

2. 针感走向　间使和内关穴针感能循本经逐渐上达胸部其效为佳。足三里针感能循本经逐渐上达胃腑为佳。中脘、上脘在泻灸期间或泻灸后脘腹有鸣响，或胃痛减轻或有舒适感，其效为佳。

3. 针治时间　一般每隔1～2日针灸1次。如果胃腑寒甚，或胃痛病重，或针灸效力仅能持续24小时者，可每天针灸1次。

4. 艾灸时间　中脘、上脘，应根据患者对热感的灵敏度和胃寒情况，掌握其艾灸时间。如胃寒较甚或感热迟钝者，应以达到温胃散寒目的即可。否则多灸易伤肌肤，少灸则达不到温胃散寒目的。

【功能效用】

辨证取穴

温胃散寒，行气散滞：用于治疗寒滞胃腑，胃气失和的病证。

【主治范围】

1. 寒滞胃腑引起的病证　寒滞胃腑的病证，如胃痛、呕吐、呃逆、反胃等。伴有脘腹胀满、胃冷作痛、呕吐寒水或泛吐清水、不思饮食、食后胃痛加重或胀甚、胃脘喜暖、四肢倦怠、大便溏薄，面色苍白，舌淡苔白或白滑，脉象沉迟或沉紧或弦紧等症状和体征。虽然病种不同，伴有以上症状和体征各病有异，但其证型和病机相同，又都适用温胃散寒，行气散滞之法，故都属本方的主治范围。

2. 其他病证　凡病情发展到本方证阶段，亦属本方的治疗范围。

【方证简解】

1. 腧穴功能　本方是温胃散寒，行气散滞的常用方。针泻中脘（加灸）、上脘（加灸）、足三里、间使之所以具有温胃散寒，行气散滞的功效，主治寒滞胃脘的诸多病证，是因为：

中脘，是胃之募穴；主治胃脘病。凡肝气犯胃、寒凉伤胃、饮食停胃、痰湿停胃、寒湿滞胃、湿热蕴胃、寒滞胃脘和脾虚及胃等引起的胃脘病，以及由胃脘病导致的其他病证，都可配取本穴施治。

本方证是寒滞胃脘，胃失和降的证候，泻灸本穴直达病所，用以温胃散寒，和胃散滞。

上脘，穴下内部约当肝下缘及胃脘幽门部。依其穴位所在、穴下脏器、针感走向、胃脘生理和胃同它脏的关系。本穴主治胃脘和上腹部病变，以及在病理上同胃有关的病证。对改善胃脘功能，消除胃功能失常所产生的病理证候，具有一定功效。

胃为水谷之海，主受纳腐熟水谷。凡因寒凉伤胃、饮食停胃、寒湿滞胃、湿痰停滞、湿热蕴胃、肝气犯胃和气滞血瘀所致的胃脘病，均可取施本穴。因胃脘受纳腐熟功能失常，气血生化之源不足所致的病证，亦可取施本穴以治其本。由于胃多实证，胃之虚多责之于脾虚，和胃宜和降的特点，本穴多用泻法，寒配艾灸，热配透天凉。

本方证是寒滞胃腑，胃失和降的证候，故泻灸本穴直达病所，用以温胃散寒，和胃散滞，与中脘穴配伍以加强其功效。

间使，是手厥阴心包经的经金穴；主治本经经病、心包络病和情志病。尤其对于情志失和，气机阻滞所产生的病理证候，在整体疗法中具有一定疗效。由于情志病、心包病和本经经脉循行处的胸胁病变，多出现实证，故临床多用泻法，具有理气解郁、行气散滞、通畅心络、宽胸利气等功效。

本方证针泻本穴，用以行气散滞，与中脘、上脘穴配伍以温胃腑之寒邪，行胃腑之气滞。

足三里，是足阳明胃经的合土穴，为强壮要穴。“合治内腑”，“肚腹三里留”主治胃腑病、脾胃肠病。诸如胃痛、呕吐、呃逆、泄泻、腹胀、反胃、胃下垂等等，以及脾虚，脾虚及胃，脾虚及肠和脾胃双虚所致的病证，都可配取本穴施治，虚补而实泻。本方证针泻本穴，用以和胃散滞。

以上四穴配伍，共收温其中，祛其寒，和其胃，行其气，降其逆，散其滞之效。使寒邪祛，气滞行，胃气和，则诸病可愈。

2. 病因病机　本方证的病因病机，主要是寒邪滞胃，胃气失和而为病。以脘腹胀满，胃冷作痛，呕吐寒水或泛吐清水，气呃不利或呃逆，不思饮食，胃脘喜暖，舌淡苔白，脉象沉迟、沉紧或弦紧等，为其证治要点。

胃为水谷之海，主受纳、腐熟水谷，脾代胃输送水谷精微。凡饮食失节、冷热所伤、脾虚及胃、肝气犯胃、湿热蕴滞等，都能影响胃腑功能而发生胃腑病变。寒滞胃腑，功能失常，气机不利，胃失和降，就会导致胃痛、呕吐、呃逆、反胃、腹胀等病。

（1）寒滞胃腑引起的病证：多见胃腑素有虚寒，复因饮食生冷，寒邪积滞胃腑，胃失和降，气机不利而发病；或素有胃腑冷痛病史，诱因郁怒所伤，气滞胃腑而发病；或素有胃腑冷痛病史，诱因外感寒邪，直中胃腑，或过服寒凉之品，停滞胃腑所致。寒性凝滞，阻滞气机，致使升降失常，故尔出现胃腑冷痛，得暖痛减，不思饮食，或泛吐清水；胃不受纳，气逆于上，则呕吐寒水，反胃吐食，呃逆上冲；若脾胃纳运失司，则伴饮食减少，腹部胀痛，四肢倦怠，或大便溏薄；舌淡苔白，脉象沉迟、沉紧、弦紧等，为寒邪内滞之征。

（2）其他病证：因失治、误治，病情发展到本方证阶段的病证，如咽痛、慢性结膜炎、慢性肠炎、缺乳、多涎症等。临证根据具体病证，配加或加减有关腧穴，或本方与有关处方交替施治，或待本方证治愈后，再用他方治疗原发病。

【所治病证】

胃痛、呕吐、恶心、干呕、呃逆、反胃、慢性咽炎、慢性结膜炎、慢性肠炎、功能性胃潴留、缺乳、多涎症。

【临床应用】

1. 胃痛　本病有寒邪犯胃、饮食停滞、肝气犯胃、肝胃郁热、阴虚胃痛、瘀血停滞和脾胃虚寒等证型。选用本方用于寒凉伤胃之胃痛。证见胃痛暴作，胃腑冷痛、拒按、剧痛，得暖痛减，饮食减少，或泛吐清水，或气呃不利，或腹部胀满，或大便溏薄，舌苔薄白，脉象弦紧等。使用本方温胃散寒，理气止痛。若偏寒湿，兼有全身沉重，口流涎水，四肢倦怠者，本方减去间使，加泻阴陵泉佐以祛湿，共奏温胃散寒，除湿散满之效。

若胃痛日久，损及脾阳，兼有脾阳不振者，本方可与艾灸关元、神阙、脾俞，温阳健脾之法，交替施治。

2. 呕吐　本病证型较多，本方用于治疗寒邪犯胃，胃不受纳所致者。证见食后不久，反胃呕吐，吐出食物不多。伴有胃腑畏冷，喜暖喜温，胃纳不佳，脘闷不畅，嗳气则舒，神疲肢倦等症状。舌淡苔白，脉象沉迟。使用本方温胃和中，散寒止呕。若兼脾阳不振者，加灸神阙以温阳健脾。

若因暴食生冷，则胃脘痛甚，可先见呕吐清水，后见呕吐食物，以吐出为快，其舌脉无明显改变。可用本方减去间使，以收温胃散寒，消食导滞之效。若上方不效，可改针泻内关、公孙，泻灸中脘、上脘，温胃散寒，和胃降逆以止呕。

临床应详辨病因病机，若属“藿香正气水（丸）”证者，选用本方无效。

3. 恶心　恶心有胃寒、胃热、伤食、痰饮、胃阴不足和肝胃不和等证型，本方用治胃寒型。

其临床表现是：恶心，欲吐不能出，欲止不能止，或时而胃痛，或泛恶清水、涎沫，得暖则舒，感寒加重。伴有食少，便溏，肢倦等症状。舌淡苔白，脉象沉迟或弱。多由素体中焦阳虚，或因过食寒凉而伤胃气所致，故时而胃痛、泛吐清水、涎沫，遇寒加重，得暖缓解；中阳不足，则食少，便溏，少气，肢倦，舌淡，脉象沉迟或弱。使用本方（方中间使易以内关）温中散寒，和胃降逆。兼有脾阳不足者，本方可与艾灸神阙、脾俞、关元温阳健脾之法，交替施治。

4. 干呕　本病有胃热、胃寒、食滞和肝郁等证型，本方用于治疗胃寒型。证见干呕，偶然吐出少量涎沫，胃腑冷痛，或食少便溏，舌淡苔白，脉象沉弦、沉迟等。多因外感寒邪，直中胃腑，或过食生冷，以致寒凝气滞，胃失和降而干呕，治宜温中散寒，和胃降逆。可用本方减间使加泻内关而收效，或加泻公孙穴以增和胃降逆之力。

临证应与脾胃虚寒，升降失常，胃气上逆之干呕作鉴别。

5. 呃逆　本病有胃中寒冷、胃火上逆、气逆痰阻、脾胃阳虚和胃阴不足等证型，本方用治胃中寒冷型。其临床表现是：呃声沉缓，膈间及胃脘不舒，遇寒愈甚，得暖则减，饮食减少，舌苔白滑，脉象迟缓等。多由饮食不节，过食生冷，或外感寒邪，深入胃腑，停滞于胃，胃阳被遏，纳降失常所致。治宜温胃散寒，和中降逆以止呃，故用本方施治，或减间使加泻公孙穴佐以降逆。临床除应与脾胃阳虚型之呃逆作鉴别外，还应注意，如果本病发生在急、慢性疾病中，又为病势转向严重的一种表现，多属危候。

6. 反胃　证属真阳不足，胃中虚冷，致使胃不受纳，纳运失职所致。临床所见食久反胃吐食，或带清水，胃腑寒凉，饮食减少，或见畏寒肢冷，大便溏薄，舌淡苔白，脉象沉缓或沉迟等。治宜补真火，温胃腑，和胃气，可用本方去间使加补关元以补真火。

7. 慢性咽炎　本方不直接治疗此病，而是用于因过服寒凉药物，不惟咽痛未愈，反而出现寒滞胃腑，虚火上炎证候。证见咽部隐痛，咽部淡红，时而痛加，伴见胃腑凉痛，泛吐清水，饮食减少，胃腑喜暖恶凉，得暖则舒，感凉加重等症状。舌淡苔白，脉象沉迟。选用本方中的足三里、中脘（少泻多灸）、上脘少泻多灸。临床所见，使用上方，寒滞胃腑证候治愈，其咽部疼痛随之而愈。

8. 慢性肠炎　本方用于治疗急性肠炎，因过服寒凉药物而转为慢性肠炎，并出现寒滞胃腑证候者。其临床表现是：每饮食生冷，则泄泻即发，每因胃腑症状加重，则泄泻加重。泄泻随胃腑病情加重而加重，减轻而减轻。按照“先病而后泄者，治其本”的原则，选用本方减间使或加泻天枢（加艾灸），共收温腑散寒，和胃导滞之效，其效甚佳。不可以为病属慢性肠炎，单纯治肠而不治胃腑症状。

9. 功能性胃潴留（亦属翻胃）　本病以呕吐宿食，脘腹胀满，胃胀力弱，胃蠕动小于 2 次/分钟，潴留液 200ml 以上为其诊断标准。

本方加减用于治疗中焦虚寒，宿食不化型。其临床表现是：脘腹胀满或胀痛，嗳气纳呆，食欲不振，朝食暮吐，暮食朝吐，吐出宿食不化，吐后即觉舒适。伴有神疲乏力，胃脘觉凉，大便溏薄或干秘，面色少华，身体瘦弱等症状。舌淡苔白或厚腻，脉细无力或细缓无力。

若属中焦虚寒，运化失职，水谷化迟，遗留胃腑所致者，治宜健脾温中，消积降逆，可泻灸中脘、上脘温中，针泻足三里消积降逆，加补脾俞佐以健脾。若兼真阳不足，命门火衰者，减足三里，加补关元温补真阳。

若属真阳不足，下元虚寒，脾阳不振，胃张力弱，不能腐熟水谷，而宿食内停之翻胃者，亦即《圣济总录·呕吐门》所说："食久反出，是无火也。"禁用本方。

其治愈的标准：胃张力强，胃蠕动次数2～3次/分钟，翻胃吐食和脘腹胀满消失，胃无潴留等。

【病案举例】

病例1　呃逆

患者李某某，男，36岁，住南阳市镇平县城北关杏花园。于2000年9月4日初诊。

主诉：患呃逆已月余。

现病史：因患舌癌，于2000年4月18日在南阳市中心医院口腔科做手术，手术后用平阳霉素进行化疗，数天后过敏，全身瘙痒，呃逆频作。曾用各种方法治疗呃逆，不能收效。由南阳市中心医院口腔科医生介绍前来针治。

现在证：呃逆除睡眠时不发作外，平时频频发作，呃逆后胃腑刺辣、作酸，感凉加重，饮食正常。外观身体健壮。

辨证：属于寒滞胃腑，胃失和降之呃逆。

治则：温胃降逆以止呃。

取穴：针泻足三里，针泻加针上艾条灸上脘、中脘。每日针灸1次。

效果：一诊后，呃逆减轻；二诊后，呃逆停发；三诊后，仍未复发；四诊，巩固疗效。

按：本例之呃逆是根据患者所述，曾以药物化疗过敏，多方治疗无效，而依其感受寒凉呃逆加重，为证治要点。故以寒滞胃腑，胃失和降之呃逆治之。泻灸中脘、上脘温胃散寒，针泻足三里和胃降逆，共收温胃降逆之效而告愈。

病例2　胃痛

患者王某某，女，50岁，住南阳市南召县白土岗。于1993年12月26日初诊。

主诉：患胃痛已4个多月。因在暴怒中进食凉面条较多而得。

现病史：4个多月前一个中午，正在恼怒，进食凉面条较多，约40分钟后，胃脘冷痛，剧痛难忍，家属自用烧姜炒盐汤服后凉痛稍缓。第二天胃脘冷痛加重，腹部胀满，即赴乡医院诊治，经过输水服药治疗5天而胃痛大减。

此后，每因饮食生冷感受寒凉而复发，复发时胃脘冷痛，腹部胀满，不能饮食，气嗝不顺，即自用烧姜炒盐汤服之，加用温熨胃腑之法有所缓解。以后多方求治不能根除。

曾多次作胃镜检查和X线胃肠钡餐透视，均无异常发现。面色苍白，舌淡苔白，脉象沉迟。经常自觉胃脘发凉，温暖则舒。

辨证：属于寒滞胃腑，胃气失和之胃痛。

治则：温胃散寒，行气止痛。

取穴：针泻中脘（加针上艾条灸）、上脘（加针上艾条灸）、足三里、间使。每隔2~3日针灸1次。

效果：二诊后，胃腑凉痛减轻，饮食增加，食后腹胀稍减；四诊后，平时胃脘已不觉凉，腹部不胀，饮食复增，气嗝已顺；五诊后，基本治愈；七诊治愈。

随访：1994年5月3日患者来宛办事，特来告知胃痛针愈后至今未曾复发。

按：本例之胃痛，依其病因、治疗经过和每因饮食生冷或感受寒凉而复发，温暖则舒，以及面色、舌、脉的改变，属于寒滞胃腑胃气失和之胃痛。复发之后，仅用烧姜炒盐汤和温熨之法，温胃而不能行气散滞，故而久久不愈。今选用本方，施用温胃散寒，行气止痛之法，散寒与行气双调而告愈。

病例3　反胃

患者张某某，男，56岁，住淅川县上集乡。于1993年12月24日初诊。

主诉：患反胃吐食已1年。

现病史：原有胃寒病史。1年前因饮食生冷而患胃痛。胃痛治愈，遗留胃腑发凉，反胃吐食，每因感受寒凉或饮食生冷即发或加重。多在食后两小时左右反胃吐食，时而带有清水。胃腑觉凉，得暖则舒，饮食减少，食后腹胀，逐渐消瘦。畏寒肢冷，大便溏薄，神疲乏力。面色苍白，舌淡苔白，脉象沉缓。

多次作X线胃肠钡餐透视，诊断为返流性胃炎。曾用中西药久治无效。

辨证：属于真阳不足，胃中虚冷，熟腐失职，胃不受纳之反胃证候。

治则：补真火，温胃腑，和胃气。

取穴：针泻中脘（少泻多灸）、上脘（少泻多灸）、足三里，针补关元配烧山火（其温热感达于小腹和胃腑，胃腑温热舒服）。每隔1～3日针灸1次。

效果：二诊后，胃腑已不觉凉，饮食稍增；四诊后，饮食稍有生冷，反胃未发，食后已不腹胀，饮食增加；七诊后，大便已不溏薄，已不畏寒，自针灸至今反胃没有复发；九诊后，基本治愈，巩固疗效；十诊治愈。

随访：1994年4月8日患者介绍一位亲友，因患反流性胃炎前来针治，转告针灸治愈未发。

按：本例之反胃，之所以属于真阳不足，胃中虚冷，熟腐失职，胃不受纳之反胃证候。其依据是：原有胃寒和饮冷伤胃之胃痛病史，复现胃腑发凉，反胃吐食，时而带有清水，食后腹胀，食少便溏之胃中虚冷，纳运失职证候；又有畏寒肢冷，面色苍白，舌淡苔白，脉象沉缓之真阳不足之佐证。

《圣济总录·呕吐门》中说：“食久反出，是无火也。”反胃日久，可导致肾阳亦虚，所谓下焦火衰，釜底无薪，不能腐熟水谷，则病情更为严重，故而选用本方减去间使加补关元温补真阳而收效。

病例4　多涎症

患者徐某某，男，59岁，现住南阳市市内工农路。于1997年8月25日初诊。

主诉：患多涎症已2年，加重26天。

现病史：2年前因患齿痛和痔疮下血，经输水加消炎药物，治疗7天无效，改服中药苦寒攻下之品，治疗半月而愈。愈后自觉唾液较多，未予重视，此后每服清凉饮料或冷食而流涎增多，常自吞咽。睡眠时涎水从口角自行流出，浸湿大片枕巾。曾在多家医院进行检查均无异常所见，始终未能确诊，用药罔效。

现在证：20多天前因赴筵喝了两杯冰镇啤酒，吃点凉菜，唾液骤增（唾液清稀如水），说话时唾液不能自控而流出口外，影响说话，伴有纳呆食少，脘腹胀满，胃腑感凉时唾液增多，得暖则唾液减少，大便时干，溲清量少。舌质淡，舌体胖，舌苔白滑，脉象沉细。

辨证：属于寒凉所伤，脾胃虚寒，脾失运湿，胃失和降之多涎症。

治则：温阳健脾，暖胃散寒。

取穴与效果：

一诊、二诊（27日）、三诊（29日），针泻加灸上脘（少泻多灸）、中脘（少泻多灸），针泻足三里，隔附子片灸神阙。

四诊（9月1日），胃腑冷感减轻，饮食增加。处方同上，其中神阙穴让患者每晚艾条灸20～30分钟。

五诊（3日）、六诊（5日），处方同上。

七诊（8日），胃腑已不感凉，流涎明显减少。效不更方，处方同上。

八诊（10日）、九诊（12日），处方同上。

十诊（15日），胃腑不凉，唾液减少，脘腹不胀，饮食增多，大小便基本正常，舌脉即将正常。处方同上。

十一诊（17日），处方同上。

随访：1998年4月28日患者爱人前来南阳探亲，告知针愈未发。

按：本例之多涎症，其病因病机是：初因寒凉伤胃，久之损及脾阳，复因寒凉所伤，更致脾胃虚寒。故出现唾液骤增，清稀如水，胃腑感凉则加剧。脾不运化水谷精微，津液匮乏，不能下濡大肠，则大便时而干秘。水液不从小便而出而上溢，故溲清量少。脘腹胀满，纳食减少和舌脉的改变，正是脾阳不运之征象。正如《素问·至真要大论》篇云："诸病水液，澄沏清冷，皆属于寒"。

所针腧穴，针中脘和上脘多灸少泻的目的，是以温胃为主；艾灸神阙意在温中阳益脾阳助运化；针泻足三里用以和胃降气。四诊后让患者每日艾灸神阙以增其功效。总览处方仍以温中阳为主，兼治脾阳，中阳得运，湿无所聚，寒无所凝，多涎症自无不愈之理。本例治则是温阳健脾，暖胃散寒，故不针泻间使穴。

病例5　泄泻（慢性肠炎）

患者李某某，女，48岁，住南阳市新华东路。于1993年4月19日初诊。

主诉：患泄泻已1年，因饮食生冷而得。近几天加重。

现病史：两年前因患急性肠炎，经服中药寒凉攻下之品10余剂后，急性肠炎未愈而转为慢性。并出现胃腑觉凉，脘腹隐痛，食少腹胀等症状。稍进生冷不仅以上症状加重而且泄泻即发。泄泻复发，大便溏薄，日行 3～4 次，时而带白色黏液，肠腹觉凉，无下坠感。舌淡苔白，脉象沉缓。身体瘦弱。2 年来泄泻常随胃脘证候复发而复发，减轻而减轻。

曾在某医院作 X 线胃肠钡餐透视，未发现异常。某医院以慢性肠炎用药不效，又曾以慢性结肠炎，药物灌肠和内服氟哌酸亦无效。

辨证：属于寒滞胃脘，受纳腐熟失职，胃病及肠之泄泻。

治则：温腑散寒，和胃导滞以止泄泻。

取穴：针泻加灸中脘（少泻多灸）、上脘（少泻多灸）、天枢，针泻足三里。每隔 1～3 日针灸 1 次。

效果：二诊后，胃脘凉痛减轻，大便次数减少；五诊后，胃脘凉感明显减轻，已不觉痛，腹部不胀不凉，大便日行 2 次，不带黏液；七诊后，胃脘症状将愈，泄泻随之恢复正常，体重增加。

随访：1994 年 6 月 10 日，患者的一位亲属转告针愈未发，表示感谢。

按：本例之泄泻，之所以属于寒滞胃脘，受纳、腐熟功能失职，胃病及肠之泄泻。是因为：泄泻初为急性，过服寒凉攻下之品，损及肠胃，转为慢性，复增寒滞胃脘。每因寒凉伤胃，腐熟失职，食滞肠腑，则泄泻复发。泄泻复发时，大便溏薄，时而带有黏液，肠腑觉凉，但无下坠感，是肠腑有寒并无气机阻滞。两年来泄泻常随胃脘证候复发而复发，减轻而减轻，故为胃病及肠的病理变化。病本在胃，主治在肠，故而前医治之无效。

由于泄泻常随胃脘证候复发而复发，减轻而减轻，故以胃脘治之为主，兼治肠腑。泻灸中脘、上脘少泻多灸的目的，是以温胃为主，针泻足三里调和胃肠，配加针泻加灸天枢，佐以温肠腑以止泻。本例未取间使穴，是因未伴有气滞胃脘和胸胁症状。

【方效相较】

1. 本方与胃肠承气方相较　本方针泻中脘、上脘加艾灸，用以温胃散寒为主，针泻间使、足三里行气和胃散滞，用于治疗寒滞胃腑，气机不畅之病证。“胃肠承气方”针泻中脘、下脘、天枢、足三里，热盛者均配透天凉，用于治疗胃肠积热，阳明腑实证，具有攻下胃肠腑实的功效。

2. 本方与和胃畅中方相较　见“和胃畅中方”［方效相较］。

【注意事项】

1. 艾灸问题　中脘、上脘艾条针上灸，应注意根据患者对热的敏感程度和胃寒轻重，掌握艾灸时间的长短。若患者对热不敏感，或胃寒较重者，应注意穴位温度。患者虽无热感，亦应停止艾灸，否则易于烧伤肌肤，甚至局部烧伤起泡，进而化脓。亦有因对热不敏感，患者已知有温热感时，皮肤已呈深红色，当时或第二天发现其灸处损伤起泡。

2. 注意呃逆的辨证　本方适用于寒滞胃腑（胃中寒冷型）。而对伴有中气大亏、脾胃阳虚和病久及肾，肾失摄纳之呃逆证候若单用本方，不唯不能取效反伤正气。临证应特别注意。

3. 中脘、上脘泻灸问题　寒滞胃腑的病证，若属胃寒实证，中脘、上脘应多泻多灸；若属胃寒实证，因患病日久，挟有气虚症状明显者，或身体极度虚弱者，应少泻多灸，少泻不伤其正，多灸可暖其胃。

4. 腹肌痛与胃脘痛　有将腹肌凉痛，感寒加重的患者，误诊为寒滞胃腑之胃痛，施用温胃散寒之法，久治无效。再次详问病情，方知是上腹腹肌凉痛，触及外寒而加重，得暖则痛减，而无纳呆，饮食生冷加重和胃脘压痛症状。改用浅刺配艾灸，温经散寒通络之法而收效。

【其他方面】

1. 临床见闻

(1) 1938年有一位跟随祖父学习针灸的学徒，针灸治疗一位年已花甲的男性患者。因患病日久，病情发展到肾阳不足，阳气欲绝的程度，又出现类似胃中寒冷的呃逆证候。施用本方，拔针后约15分钟，患者即出现气不接续，冷汗出，面色苍白，四肢厥冷、发软，动则头晕等。急补合谷、足三里、气海，大补元气稍有好转，连续又针治3次，精神大有好转，呃逆随之而愈。

(2) 1998年5月针治一患者，张某某，女，65岁，农民。因患寒凉伤胃之胃痛年余。选用本方施用温胃散寒，理气止痛之法，针治3次收效显著，继而使用此方此法收效不著。详查病情，方知是胃痛日久，损及脾阳，兼有脾阳不振之病机，改为本方与艾灸关元、神阙、脾俞温阳健脾之法交替施治，8次而告愈。

此例是既有寒凉伤胃又有脾阳不振之胃痛，说明选用本方仅能温胃散寒，理气止痛，但无温阳健脾之效，必须再配用温阳健脾之方，二方交替施治方收良效。

2. 素有脾胃虚寒和胃中虚寒之人，因患其他疾病，误用输液治疗，易于引致呃逆、呕吐、胃痛等病。因脾阳不能温运，胃寒易伤，致使胃不受纳发生呕吐，或胃气上逆发生呃逆，或胃气失和发生胃痛。都可用本方温中和胃，或配加有关腧穴施治，收效甚良。

【歌括】

温中和胃散寒滞，上脘中脘泻灸施，
三里间使和胃气，寒滞胃腑诸病治。

(五) 胃肠承气方

【方治渊源】

本方创于20世纪60年代，父亲临床发现用本方具有攻下胃肠腑实的作用。父亲曾用本方针治两例胃肠腑实证的便秘和腹胀，针治3~5次即能收效。后来又试治内伤杂病中胃肠腑实证和胃肠积热证之泄泻、狂证、腹痛、积滞等病。凡属胃肠腑实引起的和伴有其症状者，均能获得一定疗效。父亲常讲：《伤寒论》、《金匮要略》的大承气汤证，用本方配加有关腧穴亦有疗效，但逊于“大承气汤”之效。

由于本方具有攻下胃肠腑实和承顺胃腑之气下行，肠腑之气通畅，使阻塞者通，闭滞者畅的功效，故命名为“胃肠承气方”。

【腧穴组成】

针泻中脘、下脘和双天枢、足三里，热盛者配透天凉手法。

【操作方法】

1. 补泻与留针　为了便于捻泻与留针，以上腧穴同时针刺，达到欲刺深度有针感后留针，在留针30~40分钟期间，每隔5~10分钟各捻泻1~2分钟，如此捻泻3~5次后，停留数分钟拔针。其捻泻时间长短，应根据病情轻重而定。

热盛严重者，宜多留针，多捻泻，在捻泻的同时配透天凉手法。一般病证仅足三里配透天凉手法即可。

2. 针治时间　一般隔日针治1次，急性病证，须每日针治1次。

3. 针感反应　在留针期间，腹部有肠鸣、欲解大便或矢气时作，其效为佳。狂证、昏迷病人，不能反应针感或凉感情况，仍有疗效。

【功能效用】

辨证取穴

攻下胃肠腑实：用于治疗内伤杂病中的胃肠腑实证。

【主治范围】

1. 内伤杂病中的胃肠腑实证　胃肠积热或胃肠积滞引起

的积滞、腹痛、泄泻、便秘、狂证等病。伴见大便秘结、脘腹胀满、食欲不振、饮食减少、恶心呕吐、腹痛拒按、心中烦闷、矢气频频、小便短赤、面部色红、舌红苔黄或苔黄少津、脉象沉数或沉实。虽然病种不同，伴有以上症状和体征各病有异，但其证型和病机相同，都是本方的主治范围。

2. 其他病证　凡属本方证的病因引起的或伴有本方证症状的病证，都属本方治疗范围。

【方证简解】

1. 腧穴功能　本方为攻下胃肠腑实证的常用方、代表方。针泻中脘、下脘、天枢、足三里，之所以具有攻下胃肠腑实的功效，主治内伤杂病中的胃肠腑实证，是因为：

中脘，穴下内部是胃腑和幽门部。脾胃居于中焦，为气机升降之枢。依其穴位所在，胃腑功能和六腑会穴、中焦气会穴、胃之募穴的特点，它是主治胃、上腹和中焦气机失常，以及在病理上与胃有关的病证，对改善胃腑功能，消除胃腑功能失常所产生的病理证候，在辨证取穴整体治疗中具有一定疗效。

胃同脾、肝、胆、肠、食道关系密切。因此，它们之间相互影响，互为因果的病证，和寒凉、饮食、痰湿、寒湿、湿热和气滞血瘀等引起的胃腑病证，都属中脘的主治范围。伤寒病中的阳明腑证，太阴证和厥阴证寒热错杂型，都常配泻本穴施治。依其所在部位，中焦气会穴和胃多实证，以及胃宜和降、六腑以通为顺的特点，本穴多用泻法，寒配艾灸，热配透天凉。

本方证为胃肠腑实证，针泻本穴用以清胃腑之热，行胃腑之气，散胃腑之滞。

下脘，穴下内部是胃脘及横结肠。依其穴位所在、穴下脏器、针感走向、胃腑功能和胃肠同它脏的关系，本穴主治胃肠、脐腹以及在病理上同胃肠有关的一些病证。胃肠受病，传化、受纳、腐熟水谷功能失常和生化气血之源不足引起的脏腑、器官、肢体病，取本穴以治其因、治其本。

依其所在部位、胃肠多实证、胃肠之虚多责之于脾虚，和胃肠宜通降为顺为和为用的特点，本穴多用泻法，寒配艾灸，热配透天凉。

本方证为胃肠腑实证，针泻本穴，用以清胃肠之热，行胃肠之气，散胃肠之滞，通胃肠之积。与中脘穴配伍以增和胃散滞之力，与天枢配伍以增通肠散滞之功。

足三里，是足阳明胃经的合土穴；脾、胃、肠关系密切，又“合治内腑”，故本穴主治胃腑病和肠腑病；脾与胃相表里，本穴属土，与脾土相合，因此又治脾虚和脾虚导致的胃肠病证。伤寒病中的阳明腑证、太阴证和肠伤寒的湿热蕴阻型，都常配泻本穴施治。六腑以通为用，因此多用泻法，具有通肠和胃，消导积滞的作用；脾虚病、脾虚累及胃肠的病证和胃肠病久殃及脾虚的病证，宜用补法，具有健脾益气、健脾养胃、补脾益肠和涩肠的功效。

本方证为胃肠腑实证，针泻本穴，用以清胃肠之热，行胃肠之气，散胃肠之滞、通胃肠之积。与中脘、下脘配伍，以增强对胃肠的清、行、散、通的作用。

天枢，位于脐部两旁；穴下内部是肠腑，是大肠经气聚积之处，为大肠募穴。依穴位所在、穴下脏器、肠腑功能、大肠募穴和大肠同它脏的关系，本穴是主治大肠腑病、脐腹病以及在病理上与肠腑有关的病证的常用穴。对改善肠腑功能，消除肠腑功能失常所产生的病理证候，在辨证取穴和患野取穴中，具有一定疗效。伤寒病中的阳明腑证、太阴证和温病中气分证候的热结肠道型，都常配泻本穴施治。

大肠为“传化之腑”，其功能“泻而不藏”、“降而不升”、“以通为顺”。肠腑病多见实证，多取泻本穴施治。肠腑虚证多责之于脾虚。

本方证为胃肠腑实证，针泻本穴，用以清肠腑之热，行肠腑之气，散肠腑之滞，通肠腑之便。本穴以治肠为主，兼治胃；中脘以治胃为主，兼治肠，再与既治肠又治胃的足三里、下脘穴配伍，以收承顺胃腑之气下行，肠腑之气通畅，使阻塞者通，闭滞者畅之功效。成为“胀随气畅”、“痛随通止”、“热随凉（透天凉）消”、“实随攻下”之针灸处方。

2. 病因病机　本方证的病因病机，主要是内伤胃肠，气机不利的胃肠腑实证。

（1）胃肠积热引起的病证：诸如便秘、狂证、失眠、腹痛、呃逆等病。是因胃肠内热炽盛，实热与积滞互结，浊气堵塞，腑气不通，故而便秘；挟痰热扰及神明，神情不安，则出现狂证，常伴有大便秘结或肠胃腑实证候；热扰神明，神不守舍，则失眠，多兼便秘、腹胀食少，烦躁等症状；热结胃腑，气血瘀滞，腹气不通而致腹痛。

（2）胃肠腑实引起的病证：如积滞、泄泻、腹痛、腹胀等病。是因饮食积滞，停滞肠胃，故脘腹胀满，疼痛拒按；宿食不化，浊气上逆，则恶食，嗳腐，吞酸；浊气下注，则泻下臭如败卵，泻后浊气下泄，故腹痛减轻；中焦受阻，升降失司，运化无权，故腹痛而泻；宿食燥结，腑气不行，则便秘；宿食内停，阻滞肠胃，传化失常，故而肠鸣泄泻，腹痛，脘腹痞满；舌苔厚腻，脉滑为宿食内停之象。

【所治病证】

泄泻、呃逆、腹满、宿食、腹痛、狂证、便秘、急性肠梗阻、呕吐、失眠、热结旁流、慢性结肠炎、闭经、肥胖病。

【临床应用】

1. 泄泻　《金匮要略·呕吐哕下利病》篇说：“下利，三部脉皆平，按之心下坚者，急下之，宜大承气汤”和“下利，脉迟而滑者，实也，利未欲止，急下之，宜大承气汤”及“下利，脉反滑者，当有所去，下乃愈，宜大承气汤”。此三条下利证，均可使用本方（胃肠承气方）通腑泄满，攻下食滞。

2. 呃逆 《金匮要略·呕吐哕下利病》篇说：“哕而腹满，视其前后，知何部不利，利之即愈。”呃逆腹胀，属于实证而大便不利者，是胃肠燥屎积滞，腑气不通，胃气不降之故，用本方（胃肠承气方）通便泄满，和胃降逆。大便通利，胃气得降，则呃逆自愈。

3. 腹满 腹满是以腹中胀满为主，可出现于多种不同病变的过程中。其病机较为复杂，不外有脾胃虚寒，运化功能减退；胃肠腑实，气机阻滞；胃肠积滞，气滞不行；中阳不足，肝气上逆，以及宿食停积于胃，燥屎积于肠道；腹满兼有表证；腹满痛偏重于心下两胁。

《金匮要略·腹满寒疝宿食病脉证》篇说：“病者腹满，按之不痛为虚，痛者为实，可下之。舌黄未下者，下之黄自去”,“腹满不减，减不足言，当须下之，宜大承气汤。”前条是论述胀满属实证的辨治，多由宿食停滞于胃，或燥屎积于肠道引起，故可下之。后条属于腹满里实，急用攻下的证治。本方（胃肠承气方）是治腹满当下之证，故用本方攻下里实。

腹满之证，有虚实之分，满而时减为虚，满而不减为实。“胀满不减”或“减不足言”属于阳明腑实。因大便不通，浊气壅滞所致，故宜“大承气汤”攻下腑实热结，可用本方（胃肠承气方）施治。

4. 宿食 宿食即伤食，是脾胃功能失常，食物经宿不消而停积于胃肠所致。应根据机体抗病趋势，施用因势利导的治法。

《金匮要略·腹满寒疝宿食病脉证》篇说：“问曰：人病有宿食，何以别之？师曰：寸口脉浮而大，按之反涩，尺中亦微而涩，故知有宿食，大承气汤主之。脉数而滑者，实也，此有宿食，下之愈，宜大承气汤。下利不欲食者，有宿食也，当下之，宜大承气汤。”以上三节均是宿食在下而用“大承气汤”的脉证。用本方（胃肠承气方）通腑泻满，消导食滞。

除以上三节之宿食积滞外，凡积滞发展到本方证阶段，须用通腑泻满，消导积滞之法者，均可选用本方施治。

5. 腹痛　证见腹痛拒按，胀满不舒，大便秘结，烦渴引饮，自汗，小便短赤，舌苔黄腻，脉象洪数或数而有力等。用本方（配透天凉）以清热攻下。若属食滞肠胃，肠胃腑实，气机不畅者，使用本方消食导滞，攻下腑实。

腹痛拒按，或见发热呃逆而便秘，或见热结旁流，或兼大便不爽，苔黄，脉象沉实者，治宜清热导滞，可用本方施治，热邪严重者配透天凉手法（多捻泻不配透天凉亦可）。

腹痛，总与腹部气机不畅有关。腹之气机，以和降为顺，通畅为用。若胃腑之气失和，其气不得下行，而表现为逆气里急腹痛；若肠腑之气不畅，气机阻闭，传化失司，不通则痛。因此治疗腹痛以调其升降，通其腑气为要。一般在疼痛急迫之时，选用本方收效颇佳。若收效不佳，应考虑急腹症，急须转科诊治，以防延误病情。

6. 狂证　兼见阳明（胃肠）热盛，大便秘结，舌苔黄糙，脉象实大者，可用本方配透天凉（多捻泻不配透天凉亦可），荡涤秽浊，清泻胃肠实热。若兼心烦不寐者，加泻神门或大陵佐以清心火安心神。因暴怒伤肝，肝火暴张，性情急躁，两目怒视，又有阳明腑实者，可用本方配透天凉（多捻泻不配透天凉亦可），加泻行间佐以平降肝火；若痰火盛者，加泻丰隆以增驱痰之效。若女性患此病，又在月经期前易发或加重，本方加泻三阴交或血海、大赫穴，佐以活血通经。

证见面赤而热，妄见妄言，弃衣而走，登高而歌，逾垣上屋，不避亲疏，殴打骂人，或数日不食，腹满不得卧，便秘尿黄，苔黄，脉数有力等，是由热结阳明所致。祖父和父亲使用本方加泻合谷（或风池）、间使、丰隆穴，多泻多留针，治疗精神分裂症，收效良佳。拔针后，狂乱（奔跑、打骂、毁物等症状）可得以平定。若属精神抑郁型者收效欠佳。

7. 便秘　属于阳明热盛，肠胃热结，气机不利，传化失常之热秘，可用本方配透天凉（或多捻泻不配透天凉），攻下热结。属于食滞肠胃，气机闭阻，传化失常之食秘，可用本方消导食滞，攻下通便。

8. 急性肠梗阻　由于肠腑气机不通，通降失常，大肠不运则便秘，不通则腹痛，气滞则腹胀，气逆则呕吐，出现闭、痛、胀、呕四大特征，可用本方施治。针泻大肠募穴以通大便、胃之募穴以和胃止呕、上腹之下脘和胃通肠、胃之合穴既能助中脘和胃止呕，又助天枢通肠开秘，四穴配伍以解闭、痛、胀、呕四大征。

临床所遇，对于不完全肠梗阻，收效尚佳。若属完全性肠梗阻，在药物配合下，收效亦佳。严重的粪结、虫团，或患病时久（晚期）者，收效不良，不宜针治，急须转科手术治疗。

属于食积阻滞型。因久饥过饱，或暴食之后劳动过猛，或老年贪食不易消化食物所致。多见早期肠梗阻或单纯性肠梗阻者，可用本方消导食滞，攻腑通便，效果颇佳。若属久患便秘之人，已进入肠麻痹阶段，经常服用通便药物，或老年大肠功能素有失常病史，又因贪食不易消化者，使用本方收效不佳。

9. 呕吐　其病因和证型较多，本方用于饮食停滞型，伴有大便秘结症状者，可收通便导滞，呕吐自止之效。

附：外感热病

伤寒病中的阳明腑证、热结旁流以及出现的痉病、热厥、神昏、发狂；温病过程中出现的胃肠腑实证，均须用本方治疗，为本方的治疗范围。但无其临床经验，高祖和曾祖父们虽有其经验，但无详细记载，故其具体运用从略。

【病案举例】

病例1　气呃（气嗝）不利

患者丁某某，女，43岁，住南阳市工业路科技馆59号。于1995年4月28日初诊。

主诉：气逆上冲，气嗝不顺（打半截嗝）已3年。

现病史：3年前因生气而得。嗣后每因生气、阴雨加重。夜间因盖凉被褥而气逆上冲，气嗝不利（打半截嗝）而频作，严重时将食物翻出，并翻吐酸水，胃脘灼热（但不恶心）。大便正常。舌苔薄黄，脉象沉弦过于寸口。

曾作X线胃肠钡餐透视及胃镜检查，均无器质性病变。诊断：慢性胃炎。曾用中西药久治无效。

辨证：属于胃失和降，胃气上逆之气呃不利。

治则：和胃降逆。

取穴：针泻中脘、下脘、足三里、公孙。即“胃肠承气方”去天枢加泻公孙穴。隔日针治1次。

效果：一诊后，当时胃脘舒服，气逆上冲及气嗝不顺减轻；二诊后复轻；三诊后明显减轻；四诊后，时而食后打几个气嗝即止，基本治愈；五诊治愈。

随访：后因患者父亲患中风，复发3次在本科治愈。在针治期间，多次向患者随访，针愈未发。

按：本例之气呃不利（打半截嗝），属于胃失和降，胃气上逆所致。因无肠腑症状，故本方减去治肠主穴天枢，又因胃气上逆，故加泻脾经络穴、通于冲脉的公孙穴，和胃降逆。四穴配伍，共收和胃降逆之效而告愈。

病例2　便秘

患者张某某，男，42岁，南阳市邮电局职工。于1996年5月23日初诊。

主诉：患便秘已年余。原患虚劳病，于1994年在本科治愈。

现病史：1年多来，经常大便干秘，粪便是先干后溏，

2~4 日一行，粪便极少。经常不知饥饿，饮食很少，很少有肠鸣音。便秘复发时腹胀腹痛，胁肋胀痛、攻痛。平时口苦口干，尿频量少，尿液气臭，排尿不净，尿意频作，精神疲惫。平时又爱睡懒觉，不爱活动。

近 4 天未解大便，小腹和上腹膨胀、隆起、拒按，按之痛加。腹部胀痛难忍，急躁不安，痛苦表情。舌红，舌心黄厚，脉数有力，身瘦。

辨证：属于气虚不运，久积蕴热，肠腑传送失常之便秘。

治则：急则治其标，攻下蕴热，通肠导滞。

取穴：针泻天枢、中脘、足三里。每日针治 1 次。

效果：一诊后，已解大便，但仍有腹胀感；二诊后，便秘治愈；三诊后告愈。

随访：1997 年 10 月 27 日此病复发，患者前来针治，告知 1996 年 5 月所患便秘在本科针愈，1 年多来未复发。

按：本例患者平素身体虚弱，数年来便秘易发，均由气虚不能推运，久积蕴热，肠腑传送失职所致。气虚不运，无力推动，肠腑功能失常，故而大便先干后溏，肠腑蠕动不良；脾虚胃弱，纳运失常，故而不知饥饿，饮食很少，相应粪便极少，并见倦怠嗜卧。平时排尿不净，尿意频作，亦属气虚之故。便秘复发时腹部胀痛、胁肋胀痛、攻痛，腹部膨隆、拒按，急躁不安等，为粪便停积肠腑，气机失畅，阻滞不通之反应；其口苦口干，舌红，舌心黄厚，脉数有力等，为久积蕴热之征。

本例所针腧穴是本方减下脘穴。病属肠腑标实，急则治其标，故用攻下蕴热，通肠导滞之法而收效。

病例 3　失眠

患者卫某某，男，68 岁，南阳市宛城区农业银行职工。于 1998 年 6 月 20 日初诊。

主诉：患失眠已 17 年，复发已 3 年。

现病史：1981 年患失眠，多方治疗而愈。近 3 年复发，彻夜不寐，每晚必服艾司唑仑2片方能入寐2~4个小时。经常服用多塞平、氯丙嗪、癫痫停、盐酸氟桂利嗪等。常感心烦急躁，精神兴奋，时而头脑昏懵。

1997年曾在本科以心肾不交型失眠，针泻风池、神门补复溜，每日或隔日针治一次，共针治60次，失眠明显减轻，头脑昏懵治愈。

现在证：近几年来每晚睡觉不足4个小时，多在醒后脐腹发空、脐部隐痛，按之不适，即欲解便，大便后脐周空虚难忍，伏卧压迫脐部则空虚感好转。按压脐部有跳痛感，粪便不成形，脉象弦实。

南阳市某某医院神经内科诊断：①自主神经功能紊乱；②癔病。用药无效。

辨证：属于肠腑积滞，腑气失畅，夜晚复发，夜卧不安之失眠证候。

治则：通肠导滞。

取穴与效果：

一诊，针泻天枢、下脘、足三里。

二诊（22日），前天针后能入寐4~5个小时。处方同上。

三诊（25日），前天针后已能入寐4~5个小时，昨晚入寐5个小时后不能入寐，脐腹发空，隐痛减轻。处方同上。

四诊（27日）、五诊（7月8日），处方同上。

六诊（9日），近几天每晚开始入寐2个小时，醒后还能再入寐2~3个小时，若晚上入寐少则白天还能入寐，每晚仅服1片艾司唑仑，腹部症状基本治愈。效不更方，处方同上。

七诊（11日）、八诊（17日），处方同上。

九诊（23日），告知将愈，腹部症状已愈。处方同上。

随访：1998年9月19日上午患者前来告知失眠治愈，大便成形，腹部不痛。

按：本例之失眠，属于肠腑积滞，功能失常，传化失司，气机阻滞，夜晚复发，影响入寐之失眠证候。本例以失眠为主证，但其影响失眠之主因则是肠腑证候。肠腑证候是虚实兼见，有醒后脐腹发空，大便后脐周空虚难忍和伏卧压迫脐部空虚感好转的偏虚的一面。以及脉象弦实，脐腹隐痛，按之不适，欲解大便和按压脐部有跳痛感之偏实的另一面，选用本方进行试治。由于病位在肠腑，在脐腹，故选用本方减去中脘，施用通肠导滞之法而收效。

病例4　慢性结肠炎

患者孙某某，男，20岁，南阳市宛城区七里园乡技校学生。于1994年9月5日初诊。

主诉：患慢性结肠炎已4年半之久。

现病史：1989年下半年开始经常大便下坠，停一段时间自愈。1992年因饮食生冷而复发。发病时小腹及脐周热与痛交织在一起，里急后重，泻下急迫，坠痛明显，日行3～4次，粪便带白色黏液。伴有咽干，右侧头部发木，两小腿肚酸困麻痛，倦怠乏力，溲黄等。泄泻复发一次，须经月余治疗方能收效。每因劳动时久则小便热痛。舌苔薄白，舌中有裂纹，脉弦细数。身体逐渐瘦弱。

1993年9月作过埋线治疗无效。曾以胃痛在乡镇医院治疗不愈。1993年4～5月在地区医院诊断为慢性结肠炎，作过药物灌肠治疗，收效不佳。

辨证：属于饮食所伤，肠腑积滞，传化失常之泄泻证候。

治则：通肠导滞。

取穴与效果：

一诊，针泻天枢、下脘、足三里。

二诊（11日），泄泻明显减轻。处方同上。

三诊（14日），泄泻基本治愈。效不更方，处方同上。

按：本例之泄泻，追溯初因是饮食生冷所伤，肠腑积滞，气机不畅，传导失司，故见泄泻腹痛，里急后重；久则寒热挟湿，兼杂出现，故既有脐腹热痛，泻下急迫，小便色黄，又有粪便夹带白色粘液，舌苔薄白之特点。因病位以肠腑为主，故用本方减去以主治胃腑为主的中脘穴，专一通肠导滞而收效。此效属于近期效果。

病例5　闭经

患者王某某，女，34岁，住南阳市大寨乡大寨村。于1993年8月10初诊。

主诉：患月经闭止已6个月。因生气而得。

现病史：平时月经不调，月经来潮时小腹及腰部胀痛。半年前因生气后胃腹痞满，时而隐痛，饮食减少，时而食后胃腑胀满。近两个月来大便干秘，3～4日一行，复因饮食极少，出现月经闭止。身体逐渐消瘦。精神不振，表情抑郁，气短乏力，倦怠嗜卧。舌苔薄白，脉象沉弦有力。

曾在市某医院作肝功能检查：无异常。作X线胃肠钡餐透视：慢性胃炎。地区医院和某妇幼保健院妇科以闭经治疗收效不著。

辨证：属于气滞胃腑，肠腑传送失职，纳食减少，化源不足之闭经。

治则：首先以攻下腑实为主，然后佐以通经活血，最后以气血双补为主，佐以和胃畅中。

取穴与效果：

一诊、二诊（14日）、三诊（18日），针泻中脘、下脘、天枢、足三里。

四诊（21日），胃腑隐痛及胀满减轻，大便1日或2日1次，饮食增加。效不更方，处方同上。

五诊（23日）、六诊（25日），处方同上。

七诊（27日），大便恢复正常（日行1次，已不干秘），胃腑症状明显好转，饮食增多，精神好转，近两天自觉小腹隐痛觉胀似有月经来潮感。针泻中脘、下脘、足三里、三阴交。

八诊（9月1日），处方同上。

九诊（3日），胃腑症状基本治愈。针泻足三里，针补合谷、三阴交。

十诊（9日），处方同上。

十一诊（16日），今天月经来潮，经量极少。处方同上。

随访：1994年元月13日患者爱人前来针治胃痛，告知闭经治愈，月经来潮基本正常。

按：本例之闭经，是因气滞胃腑，纳食减少，加之大便干秘，更致胃纳减少，气血生化之源不足，经血无源而成闭经。故临床所见，既有气滞胃腑和胃纳失职的症状，又后有大便干秘和影响胃纳的症状。由于饮食极少，气血化源不足，故出现身体逐渐消瘦，精神不振，倦怠嗜卧，气短乏力的伴有症状。经血来源于气血的化生，气血来源于饮食的化生。由于经血源于气血不足，故出现闭经这一主要证候。本例闭经因于气血亏虚，故无气血瘀滞和寒凝血凝等症状和体征。

本例之闭经，虽属气血亏虚，经血化生不足所致，为何不采用直接气血双补之法？是因该例闭经，以胃肠腑实，受纳失司，气血化源不足为其主要病因。故在治疗法则和选穴组方方面，都是根据发病的病因病机和治疗过程中的病理变化而处方的。例如一至六诊，针泻中脘、下脘、天枢、足三里，首先以攻下腑实为主；六诊之后，大便恢复正常，胃腑症状明显好转，又有月经来潮的预兆，故七诊、八诊，改用本方减去治肠为主的天枢穴，重点治胃，又加泻三阴交佐以通经活血；八诊之后，胃腑症状基本治愈，故九至十一诊，针泻足三里，针补合谷、三阴交，改为补益气血为主，和胃畅中为辅。

【方效相较】

1. 本方与温中和胃方相较　见“温中和胃方”［方效相较］。

2. 本方与消积导滞方相较　见“消积导滞方”［方效相

较]。

3. 本方与养脏方相较　见“养脏方”[方效相较]。

4. 本方与和胃畅中方相较　见“和胃畅中方”[方效相较]。

【其他方面】

1. 配穴规律　本方常用于实热积滞，内结肠胃引起的便秘、胃痛、腹痛、泄泻、痢疾、狂证、呕吐、呃逆等病，伴有痞、满、燥、实，脉象沉实、滑实、沉数、数而有力等。其加减腧穴是：胃痛减去天枢穴，以和胃散滞为主；呃逆减去天枢，以降逆止呃为主，加泻公孙佐以降逆止呃；狂证加泻丰隆，佐以化痰开窍，或加泻神门佐以清心除烦；腹痛加泻阿是穴，佐以散滞止痛；呕吐减去天枢穴，以和胃止呕为主，或加泻内关，佐以和胃止呕；泄泻减去中脘，以通肠止泻为主，若挟湿者，减去中脘加泻阴陵泉，佐以祛除湿邪。

2. 针感问题　胃肠积热较甚引起的病证，使用本方攻下腑实热结者，一般是方中足三里穴配用透天凉手法（凉感达于腹部为佳），有时其余三个腧穴配用透天凉手法。而胃肠实证，尚未挟热或邪热不重者，一般多不配用透天凉。

本方在捻泻或留针期间，其足三里酸、困、麻、胀等不同针感，能循本经逐渐在走达腹部，其余三个腹部腧穴，若针感均在局部，并出现矢气频作，或肠鸣感或腹部松舒感，或欲解大便等，其效甚佳。若无以上针感及反应，则示病情严重，或捻泻次数少，或示针感不灵敏患者。属于病情严重者，必须配合药物治疗，或转科诊治。

3. 下脘与天枢配伍之意　方中下脘与天枢配伍，意在主治肠腑病证。此二穴穴之下是肠道，其生理功能是职行传导化物，满而不藏，虚实更替，宜通行不宜郁滞；其病理特点是多于实而略于虚，故临床多用泻法。其实者多为浊邪阻滞，表现在湿、热、瘀、食、虫等污浊之邪阻滞肠道；传化失司而变生诸疾。由于污浊之邪而善夹杂，故多出现湿阻气滞、湿聚血瘀、湿蕴化热、湿食互结、湿热生虫；亦有寒湿阻滞、寒凝气滞、寒凝血瘀等因，致使肠道传导化物失常而生诸疾。湿浊为患，宜从化浊入手；寒邪为患，多从温化入手。化浊可以祛除肠道湿邪，温化可以祛除肠道寒邪。温化之法，施用泻法配加艾灸以温化肠腑湿浊、温化肠腑寒邪。本方证是阳明腑实证和内伤杂病中的胃肠腑实证。针泻下脘、天枢，患部取穴，直达病所，用以通肠导滞，配泻足三里以增通肠导滞之力。使之恢复生理功能，而行传导化物之职。

4. 火针对肠壁的影响　急性肠梗阻属于中医的“结症”(结证)。50年代以前针灸医生多用火针治之。所用工具多是用钢丝自制的毫针，粗细相当于24、25号针。多针刺下脘、天枢、阿是穴等。它对不完全肠梗阻早期治疗收效较好。那时不了解火针对肠壁的影响。

1955年祖父用火针针治急性肠梗阻患者，针刺下脘、天枢、阿是穴，针治两次无效，即住本院（南阳地区人民医院）外科手术治疗。打开腹腔，看到肠壁上有数个火针针痕，个别针痕渗出豆许液体。

【歌括】

胃肠承气方效良，胃肠腑实攻下畅，
三里天枢中下脘，均用泻法或配凉。

九、其他类

（一）开窍醒脑方

【方治渊源】

本方源于高祖父、曾祖父的针治急救经验。用于治疗突然昏倒，不省人事，四肢厥冷，移时逐渐苏醒，一如常人为特征的阳实厥证（包话小儿惊厥等）。为开窍醒脑的专用方、急救方。以针泻人中、合谷，点刺手十二井穴出血为基础，根据具体病因和外观症状或病证，配加有关腧穴。能使神志很快清醒，病情逐渐好转。

本方是急则治其标的针灸处方，待患者神志清醒，病情好转后，再详细询问发病根源和具体病情或病史，改用相关处方，以治其本。若神志不能很快清醒，则示病情严重，或属其他病证，应转科治疗，或改用治疗法则。由于本方具有开窍醒脑的功效，故依其功效命名为“开窍醒脑方”。

【腧穴组成】

针泻人中和双合谷穴，配用强刺激。点刺手十二井穴出血如豆许。

【操作方法】

1. 补泻与留针

（1）为了便于捻泻与留针，人中和合谷穴同时针刺，达到欲刺深度有针感后留针，在留针20～40分钟期间，每隔3～5分钟各捻泻0.5～1分钟，如此捻泻3～5次，留针至神志苏醒拔针。用捻泻法的同时配用强刺激，拔针时人中穴不闭穴孔，令其出血少许。以上腧穴在留针时用三棱针或粗毫针点手十二井穴出血如豆许。

（2）留针时间和捻刺多少：若留针30分钟仍不能苏醒（头脑清醒）可多留针，多捻刺几次，直至苏醒方可拔针。若仍不能苏醒则示病情严重，或不属本方治疗范围，可另行别的治疗方法，或转科诊治。

2. 针感反应　患者在神昏或不能言语的情况下，不问针感如何，仍进行捻泻，在捻刺或留针期间，如有神志清醒的外在表现（如有抽鼻、哭啼、睁目，或大叫一声，或长出一口气，或有手势表现动作者），则示神志逐渐清醒，病情逐渐好转。否则则示病情严重，应急须转科诊治。

3. 针治时间　一般针治后神志很快恢复正常，不再针治。

【功能效用】

辨证取穴

开窍醒脑：用于治疗突然阴阳失调，气机逆乱，清窍被蒙之神志病。

【主治范围】

1. 突然神志昏迷的阳实证　是由突然阴阳失调，气机逆乱，清窍被蒙引起，以突然昏倒，不省人事，或伴有四肢厥冷为主要表现的厥证（实证）。如气厥、血厥、痰厥、暑厥、食厥和惊厥（突然惊恐而发厥）等，都可选用本方。或以本方为基础方，分别配加有关腧穴施治。

2. 其他病证　如癔病性昏厥、小儿惊厥、痫证发作时等等，亦是本方治疗范围，但必须根据具体病情配加有关腧穴施治。

【方证简解】

1. 腧穴功能　本方为开窍醒脑的专用方和急救方。针泻人中、合谷配强刺激，点刺手十二井穴出血，之所以具有开窍醒脑的功效，主治突然阴阳失调，气机逆乱，清窍被蒙的神志病，是因为：

人中，是督脉的鼻下腧穴；又是手足阳明、督脉之会。“督脉为病，脊强而厥”，“督脉为病，脊强反折”。脊柱疼痛、脊柱强急、项背强急、角弓反张、脊强而厥，以及扭伤性腰痛等督脉为邪所侵的病变，都可针泻本穴。督脉并脊入脑与足厥阴肝经交会于巅顶。本穴针感异常敏感，能走向头脑，因此，癫痫、狂、闭、厥、急惊风、癔病等清窍被蒙，神志突变，意识昏迷的病证，都属本穴主治范围。以上病证多属实证，故多用泻法（神志昏迷者配强刺激），用于辨证取穴，能开窍启闭，清脑醒志；用于循经取穴，能宣通督脉经气；用于局部取穴，能通畅面络。

本方证是突然阴阳失调，气机逆乱，清窍被蒙的神志病。针泻本穴配强刺激，用以开窍启闭，清脑醒志。

合谷，具有补气、行气、清热、开窍启闭等功效；可广泛用于脱证、闭证、厥证以及现代医学中的一些精神、神经性疾病。所以前代医家把它列为回阳九针穴之一，用于急救。

本方证是突然清窍被蒙，神志昏迷的神志病，针泻本穴配强刺激，用以行气、清热、开窍启闭。与人中穴配伍，以增强开窍启闭，清脑醒志的作用。

手十二井穴，是阴阳经交通脉气之处；是诸手经井穴功能的综合；主治神志异常，热邪闭郁之高热，和手指所在处的病变。为神志异常阳实闭郁之证的急救苏醒穴。

由于它位于最敏感之处，对刺激能表现特别强的反应。用放血疗法，能“泄其血而散其郁热”，“泄血开闭”。因此，施用点刺出血或捻泻、捻刺之法，对于热陷心包、痰火扰心、痰迷心窍、暴怒伤肝、肝阳暴张等因所出现的神志失常，如急性热病、脑病、闭证、厥证、狂证、痫证、急惊风等以及气机阻滞之急剧腹痛、胃痛等，都是该穴的治疗范围。具有开窍醒志、宣散郁热、清心安神和交通阴阳经气的作用。对于汗闭高热和感冒、高热惊厥，具有发汗解表、退热解痉的作用。用于患野取穴局部疗法，它还治气滞脉络、热邪伤络、瘀血阻络和寒滞营血等因所致的手指麻木、热痛、冷痛和拘急等证。

本方证点刺该穴出血，用以开窍醒脑、宣通经气。与针泻人中、合谷配伍，共收开窍醒脑之效。

2. 病因病机　本方证的病因病机，主要是阴阳失调，气机逆乱，清窍被蒙的神志病。以发病突然，昏不知人，气壅息粗，四肢僵直，牙关紧闭，脉象沉实或沉伏为证治要点。

（1）气、血、痰、食、暑和温邪等所致的病证

气厥（实证）：多由恼怒惊骇，情志过极，以致气机逆乱，上壅心胸，蒙蔽清窍，脑神失控，故突然昏仆，口噤拳

握；肝气上逆，气机闭塞，肺气失宣，则呼吸气粗；阳气被遏，不能外达，则四肢厥冷；气闭于内，则脉伏；肝气郁滞，则脉沉弦。

血厥（实证）：肝气素旺，偶因暴怒，肝气上逆，血随气升，气血上壅，上蔽神明，脑海闭塞，故而突然昏厥，不省人事，牙关紧闭；面赤唇紫，舌红，脉象沉弦，则为气逆血菀于上之征。此即《素问·生气通天论》篇云："大怒则形气绝，而血菀于上，使人薄厥"之类。

痰厥：多湿多痰，痰浊内阻，气机不利，偶因恼怒气逆，痰随气升，上蒙清窍，故而突然眩仆而厥；痰阻气道，痰气相击，则喉中痰鸣，或呕吐涎沫；痰浊阻滞，气机不利，则胸闷气短；舌苔白腻，脉象沉滑，为痰浊内阻之征。

食厥：饮食失节，积滞内停，失于转输，或在暴饮过食之后，偶因恼怒，气逆挟食，脘腹痞隔，气逆受阻，壅阻清窍，故而突然昏厥；胃腑浊气，壅阻胸中，肺气不利，则气息壅塞；食阻内停，气与食并，则脘腹胀满；舌苔厚腻，脉象滑实，为食滞于内，浊气不降之征。

暑厥（实证）：夏令炎热，久曝烈日，或久劳于高温室内作业，感受暑邪，暑邪犯心，蒙蔽清窍，故卒然昏仆，甚至谵妄；上犯头部，则见头痛眩晕；气热蒸迫，邪热内闭，故而身热胸闷，面色潮红；舌红而干，脉象洪数或虚弦而数，乃为暑热伤阴之征。

（2）其他病证：如癔病性昏厥、小儿惊厥、痫证发作以及突受惊恐而发厥等。

癔病性昏厥：素有癔病史，或素有肝气郁滞，偶因暴受恼怒，情志过极，以致气机逆乱，上壅心胸，清窍被蒙，卒然昏迷而厥。其病机和症状与气厥（实证）相似。

小儿惊厥：痰热壅盛，蒙蔽心窍，则烦躁神昏、发热；热盛动风，故痉厥；痰热壅阻肺胃，故见反胃吐泻，痰嗽哮喘。

亦有感受外邪，入里化热，热盛生痰，聚于肺胃，郁极化火，火盛动风而发惊厥。故有起病急，抽搐加剧，兼有发热无汗，头痛咳嗽，烦躁不安，舌苔薄白（或薄黄），脉象浮数等。

痫证发作：原患痫证，素有风痰上逆之前兆症状，偶因暴怒伤肝，肝气郁结，肝风内动，痰随风动，风痰上扰，心神被蒙而发作。亦有因感受外邪或惊恐而发作者。

【所治病证】

厥证（气厥、血厥、痰厥、暑厥、食厥）小儿惊厥、癔病性昏厥、癔病性失语、痫证发作、癔病癫痫样发作。

【临床应用】

1. 厥证（实证） 临证急救时，首先重视外在形态（“欲知内者，当以观乎外；诊于外者，斯以知其内”），问清病史，分清虚实，以防误治。虚证多见体虚羸瘦，目陷无光，面白息微，汗出肢冷，舌淡，脉微或细数无力。实证多见形体壮实，气壅息粗，口噤拳握，脉多沉实或沉伏。《证治汇补·厥证》中说：“厥而口噤牙闭者，实厥也。厥而口张自汗者，虚厥也”。

气厥、血厥实证，多发于精神刺激之后；痰厥多为恣食甘肥，体丰湿盛之人；暑厥多发于夏季久曝烈日或高温之下；食厥多发于暴饮暴食之后。

（1）气厥（实证）：证见突然昏倒，口噤拳握，呼吸不匀或气粗，胸脘闷塞，或四肢厥冷，舌苔薄白，脉伏或沉弦等。使用本方，加泻间使佐以行气散滞。

（2）血厥（实证）：证见突然昏倒，不省人事，牙关紧闭，双手握固，呼吸气粗，面赤唇紫，舌红或紫暗，脉象沉弦。使用本方，加泻三阴交或血海佐以行血，使血下行。

（3）痰厥：证见突然晕仆，不省人事，呼吸气粗，喉中痰鸣，鼾音如锯，或呕吐涎沫，四肢厥冷，舌苔白腻，脉象弦滑或沉滑。使用本方，加泻丰隆或天突佐以豁痰。

（4）暑厥：证见头痛头晕，胸闷身热，面色潮红，胸闷气喘，继而卒然昏倒，汗出不止，牙关紧闭或张口，舌红而干，脉象洪数或虚数而大，甚至谵妄。使用本方，加泻神门佐以清心；或加泻内庭以清气分之热；或加补复溜佐以育阴；或加刺曲泽、委中放血，佐以清心除烦，又有泄其血而散其郁热的作用。

（5）食厥：证见突然昏厥，气息窒塞，脘腹胀满，痞隔不适，舌苔厚腻，脉象滑实。使用本方，加泻足三里佐以和胃消食散滞；或加泻中脘、上脘，佐以消食导滞，和中除满。病情缓解后，第二天可针泻中脘、下脘、天枢、足三里，攻下腑实。

食厥之证，若用上方苏醒后，腹部胀满甚剧而不能消失者，可考虑因暴饮暴食，饮食过饱，会导致胰腺病变，应急速转外科诊治。

2. 小儿惊厥　证见发热烦躁，神昏惊厥，或反胃呕吐，或头痛咳嗽，咽红流涕，舌苔薄白，脉数或浮数。使用本方，加泻太冲佐以平肝熄风，既可退热解痉，又可宣窍醒脑。若患儿每因高热而惊厥者，用本方加泻太冲，每日针治1次，不配药物，两三次即可热退抽止。

3. 癔病性昏厥　证见恼怒之后，突然昏仆，四肢强急，两手握拳，胸脘闷塞，呼吸不匀或气粗，脉伏或沉弦。使用本方，加泻间使佐以行气散滞，很快苏醒复常。

若恼怒之后，突然四肢强急，或抽搐，但神志清醒。可用本方，加泻太冲佐以平肝熄风解痉；若恼怒之后，突然失语，但神志清醒者，亦用本方配用语言暗示，在留针期间即能发出声音，若患病稍长，则可多针治几次。

4. 痫证发作　属于肝风痰浊型和肝火痰热型者，多见痫证大发作，既有神志型症状，又有运动型症状。可用本方加泻太冲，可收宣窍醒脑，熄风解痉之效。若在留针期间，不能很快苏醒抽止，应多捻泻多留针方可收效。

【病案举例】

本方配加有关腧穴用于急救，所治病证，多是针治一两次即可很快收效。因此没有保留原始病历。其病案内容从略。

【方效相较】

本方与回阳益气方相较　此二方都是用于急救，由于取穴和补泻法不同，其功效和治证治则相反。本方针泻人中、合谷，点刺手十二井穴出血，具有开窍醒脑的功效，用于治疗阴阳失调，气机逆乱，清窍被蒙的神志病。“回阳益气方”针补关元、气海、合谷，具有回阳益气的功效，用于治疗元气虚亏，真阳不足或亡阳暴脱的病证。一为阳实郁闭的闭证，一为真阳欲脱的脱证，临证须鉴别运用之。

【注意事项】

1. 本方功效　本方所治的病证，应根据不同的具体病情配加有关腧穴，方收良效。其收效的迟速和有无有所不同，例如：

它对厥证中的阳实证，收效较速；对于小儿惊厥，属于高热引起的，收效较佳；对于流行性脑脊髓膜炎初期，缓解症状较好；对于痫证发作时针治，收效较好，痫证大发作较差；对温热病，热邪内陷心包、痰热壅闭心窍，以及流行性乙型脑炎出现的惊厥、神昏、抽搐等症状，收效不佳；对于中风的闭证，必须配合药物治疗，方能收效，特别是脑溢血病人，仅用本方收效更差。温热病中的昏迷，不属本方治疗范围，必须药物治疗方能收效。

2. 应与脱证作鉴别　本方所治的病证与脱证完全相反，因此临证应作鉴别。脱证多由严重的汗、吐、泻下、失血和温病正不胜邪以及严重的外伤等因所致。其病理变化为脏腑气血津液损伤，阴阳衰竭。多为久病或急病元气衰亡，阳气暴脱。以突然手足逆冷，呼吸微弱，气不接续，冷汗自出，神志昏迷，面色苍白，舌淡苔白，脉微或脉微欲绝等为其辨证要点。

3. 应与昏迷（神昏）作鉴别　神昏是一个症状，很多疾病都会出现神昏症状，临证应注意鉴别，以免误诊误治。

神昏是指神识昏乱，不省人事，甚则对外界刺激无反应而言。常见于热陷心包、热毒攻心、暑邪上冒、湿热蒙蔽、热盛风动、阴虚风动、风痰内闭、瘀血乘心、阴竭阳脱、内闭外脱等证型之中，其神昏程度有所不同，使用本方应有所选择。例如：

（1）热陷心包型：是由温热之邪，燔灼阴血，内传心包所致。热在营分，治宜清营泄热，醒神开窍；热在血分，治宜凉血解毒，清心醒神。若用本方加泻神门穴，用以清心开窍醒脑，仅起辅助之效。应配在药物治疗的基础上，方收良效。

（2）暑热上冒型：该型与暑厥基本相同，故可用本方配加有关腧穴施治。

（3）湿热蒙蔽型：是由湿热之邪，郁阻气分，酿蒸痰浊，蒙蔽心窍所致。治宜清热化湿，豁痰开窍。可用本方加泻丰隆穴，共收化痰宣窍醒脑之效，仅起辅助之效。应配在药物治本的基础上，方收良效。

（4）热盛风动型：是由热邪太甚，燔灼肝经，扰及神明所致。治宜清热熄风，醒脑开窍。可用本方加泻太冲，用以清热熄风，醒脑开窍，配用药物治疗其效更佳。

（5）热毒攻心，脏热熏蒸、瘀血乘心、阴虚风动、风痰内闭、阴竭阳脱和内闭外脱等型，均不适用本方。

4. 厥证辨虚实　实证则形体壮实，气壅息粗，口噤握拳，脉象沉实或沉伏，以祛邪醒脑开窍为主。虚证则体虚羸瘦，目陷无光，面白息微，汗出肢冷，舌淡，脉微或细数无力，用以补养气血以挽厥逆。《证治汇补·厥证》中说："厥而口噤牙闭者，实厥也；厥而口张自汗者，虚厥也。"这是厥证虚实的简要鉴别。

【其他方面】

临床见闻　颈椎病基底动脉型，易于突发晕厥。1995年秋，有位教师正在卧床看书，突然改变体位发生晕厥。出现不会说话，闭目不睁好似昏睡，四肢不能活动，呼叫其名仅会睁目以示听到呼叫名字。用本方开窍醒脑不效，约20分钟后，家属前来喂水，将头项移动其正常体位，症状逐渐恢复一如常人。问其病史，原有扭转头部突发眩晕的病史。经X线颈椎拍片，方知颈椎骨质增生，基底动脉型，在不正常的体位其基底动脉受到压迫所引起的。患者要求针治，针泻天柱、颈百劳，针治15次后，颈部强直和时而体位不正突然眩晕得以缓解。

【歌括】

开窍醒脑急救方，厥证阳实效彰彰，

手井人中合谷泻，痫癔惊厥效亦倡。

（二）痛泻要方

【方治渊源】

本方始于20世纪60年代。针补阴陵泉，具有健脾益气的作用，和针泻太冲，具有疏肝理气的功效，此二穴用于治疗脾虚肝实证之泄泻，具有扶脾抑肝的功效。"痛泻要方"（出自《景岳全书》引刘草窗方）的方义、治证和功效，与本方近似，故父亲命名本针灸方为"痛泻要方"。

【腧穴组成】

针补双阴陵泉，泻双太冲穴。

【操作方法】

1. 补泻与留针　为了便于留针与捻补，首先针太冲穴，达到欲刺深度有针感后留针，在留针20～30分钟期间，每隔5～10分钟各捻泻0.5～1分钟，如此捻泻2～4次。在太冲穴留针期间，针阴陵泉，达到欲刺深度有针感后连续捻补4～6分钟拔针。

2. 针治时间　一般隔日针治1次，必要时可每日针治1次。

【功能效用】

辨证取穴

补脾泻肝（抑肝扶脾）：用于治疗脾虚肝实之泄泻。

【主治范围】

1. 脾虚肝实病　由于肝郁乘侮脾土引起的泄泻。证见肠鸣腹痛，大便泄泻，泻必腹痛，泻后腹部仍痛（或泻后腹痛减缓或痛止），舌质淡红，舌苔薄白，脉象两关不调，弦或弦而缓。平时多有胸胁胀闷，嗳气食少。每在肝郁恼怒，或情绪紧张之时，易于发生腹痛泄泻。

2. 其他病证　凡肝盛乘侮脾土的病证，如肝炎、初期肝硬化，亦可用本方配加有关腧穴施治。

【方证简解】

1. 腧穴功能　本方为肝盛脾虚之泄泻的专用方。针泻太冲补阴陵泉，具有补脾泻肝（抑肝扶脾）的功效，主治土虚木乘，脾受肝制，升降失常之泄泻，是因为：

方中针补足太阴脾经的合水穴阴陵泉，用以健脾，以抵肝木乘制；针泻足厥阴肝经的原穴太冲，用以泻肝，以抑肝木乘脾土，共奏补脾土胜湿而止泻，柔肝木理气而止痛之功效。此乃隔二之治，本脏邪实，我胜之脏气虚，治宜泻我胜而补我胜之脏。

2. 病因病机　本方证的病因病机，主要是土虚木乘，脾受肝制，升降失常而为病。以肠鸣腹痛，大便泄泻，泻必腹痛，脉弦而缓为证治要点。

由于七情所伤，情绪紧张，气机不利，肝失条达，横逆犯脾，脾失健运，故每遇郁怒或情绪紧张而发病。发病时肠鸣腹痛，大便泄泻，泻后腹部仍痛（亦有泻后腹痛即止）；肝失疏泄，则胸闷胁胀，嗳气食少；其舌质淡红，舌苔薄白，脉象两关不调弦而缓等，是肝旺脾虚之征。

吴鹤皋说："泻责之脾，痛责之肝，肝责之实，脾责之虚，脾虚肝实，故令痛泻。"他简要地说明本病的病因病机和症状，故治宜补脾泻肝。

【所治病证】

泄泻、经行泄泻、神经性腹痛。

【临床应用】

1. 泄泻　选用本方，若肠腑气机阻滞疼痛较剧者，加泻天枢佐以通肠止痛；若兼胃脘作痛或纳呆食少者，加泻足三里或中脘，和胃止痛；若泄泻日久，脾气益虚，清气下陷者，加补脾俞以增强健脾益气之力，或加补合谷佐以益气升陷；若兼肝气犯胃，胃气失和，出现胃腑症状者，亦可加泻中脘和胃畅中。选用本方的目的，是依照"先病而后泄者，治其本"的原则。

2. 经行泄泻　病本脾虚肝乘，每在经行期间腹痛即泻。宜在每个月经周期前 8 ~ 10 天开始用本方针治二三次，约一两个周期即可治愈。若兼见两胁胀痛者，加泻间使穴佐以理气散滞；若兼经行腹痛带有血块者，加泻三阴交佐以活血行血。

【病案举例】

病例 1　泄泻

患者吴某某，女，50 岁，家住南阳市卧龙区卧龙乡徐庄林场。于 2001 年 8 月 4 日初诊。

主诉：患泄泻已年余，此次复发已 3 个月。

现病史：2000 年夏天因居住被水淹过的房子，加之饮食生冷而患泄泻，经治疗而愈。此次复发已3个月。大便日行3次，粪便稀薄，泄前腹痛，便后痛止，以脐部疼痛为甚。早饭后胃脘不适，有膜胀感，长出气则感舒服，脐下小腹有压痛点。每因饮食生冷和郁怒则泄泻加重。身体极度消瘦，面色萎黄，舌体虚胖，脉象细弦。月经数月未来。曾以慢性结肠炎久治不效。

今年7月1日，在某部队医院门诊检查结果：①胆囊炎，②浅表性胃炎，③结肠炎，④肝、胰、肾均正常。

辨证：属于湿兼食滞，脾虚兼肝气阻滞肠腑之泄泻。

治则：首先通肠和胃，待泄泻和胃脘症状减轻，再施以疏肝健脾之法。

取穴与效果：

一诊（8月4日），针泻天枢、足三里、气海。

二诊（6日），前天针后昨天未解大便。处方同上。

三诊（8日），月经数月未来，昨天来潮，经量极少。近几天吃大肉、牛肉泄泻亦不加重。处方同上。

四诊（10日），针补阴陵泉，针泻太冲。

五诊（14日），处方同上。

六诊（16日），每次大便前已不腹痛。处方同上。

七诊（20日），因泄泻治愈，患者要求针治白带。带下量多，色白清稀，无有臭气，经治数年未愈。针补阴陵泉、足三里，针泻太冲。

八诊（24日），上次针后白带明显减少，已不清稀。因感冒合并肺炎隔几天未来针治。处方同上。

九诊（26日），针补阴陵泉、足三里。

十诊（28日），白带又明显好转，泄泻至今未发。处方同上。

随访：同年11月21日，患者因心脏病复发月余，前来针治，告知泄泻针愈后至今未发。

按：本例之泄泻，属于“痛泻要方”证。其病因是，住房被淹加之饮食生冷和郁怒而得，属于湿兼食滞气滞，损伤肠腑而成泄泻。虽经治愈，但常复发，复发时出现的大便稀薄，日行3次，腹痛即泻，泻后痛止，和舌脉之征，则属肝气乘脾型之泄泻。正如《景岳全书·泄泻》篇说：“凡遇怒气便作泄泻者，必先以怒时挟食，致伤脾胃，故但有所犯，即随触而发，此肝脾二脏之病也。盖以肝木克土，脾气受伤而然。”因兼有胃腑病患，单纯以慢性泄泻（慢性结肠炎）治肠而不兼治其胃，故尔常反复复发。今若单用本方扶脾抑肝而不首先通肠和胃是不易治愈的。所以首先通肠和胃，待泄泻和胃腑症状有所减轻，再用疏肝健脾之法以治其根本。

一至三诊的处方，针泻天枢、足三里通肠和胃，加泻气海穴的目的，既用于辨证取穴，通畅下焦气机，又用于患部取穴，制止局部（肠腑）的疼痛。

四至六诊的处方，是在病情有所改善的情况下，改用疏肝健脾之法的。

七诊、八诊所治带下的处方，既是“痛泻要方”加补足三里佐以健中，又为“补益脾胃方”加泻太冲穴佐以疏肝理气。其指导思想是：健脾益气止带下，佐以疏肝理气，不忘抑肝扶脾巩固治泻效果。

九诊、十诊的处方专事健脾益气之法为治带下而设。

病例2　泄泻

患者王某某，女，40岁，家住南阳市卧龙区陆营镇街内。于1997年9月4日初诊。

主诉：患泄泻已5年，因生气而得。

现病史：5年前一个夏天的中午因与丈夫争吵，郁怒而得。争吵后的第二天出现腹痛泄泻，日行3～5次，气嗝不顺，腹胀食少，胸胁胀痛，在当地医院治愈。以后每因郁怒所伤而泄泻复发或加重，复发时便前肠鸣脐腹隐痛，泻后脐腹隐痛有所缓解（时而便后脐腹微痛），日行3～4次，大便溏薄。平时胸胁胀满，善太息，时而饮食减少。舌质淡红，舌苔薄白，脉弦而缓。

曾在市内几家医院均以慢性泄泻（中医诊治）和慢性结肠炎（西医诊治）埋线、中药灌肠和中西药治疗，时轻时重。

辨证：属于肝气郁滞，横逆犯脾，脾失健运之“痛泻要方”证。

治则：抑肝扶脾。

取穴与效果：

一诊（9月4日）、二诊（6日），针泻太冲、间使，针补阴陵泉。

三诊（8日），大便日行3次，便前肠鸣腹痛减轻，胸胁胀满及善太息明显好转。处方同上，减去间使穴。

四诊（10日），处方同上。

五诊（12日），大便日行2次，粪便成形，便前肠鸣腹痛明显好转，胸胁胀满及善太息已愈，饮食增多。处方同上。

六诊（17日），基本治愈。处方同上。

七诊（19日），恐怕复发再针1次。处方同上。

随访：同年10月6日患者前来针治腰痛，告知泄泻针愈未发。

按：本例之泄泻，是以便前肠鸣腹痛，泻后腹痛减缓（时而泻后痛止），大便溏薄，便次增多，和郁怒复发或加重，以及舌脉的改变为依据，辨为肝盛脾虚“痛泻要方”的泄泻证候。一诊、二诊，加泻间使宽胸利气，行气散滞，有利于胸胁胀满和善太息症状的早愈。由于二诊后以上症状明显好转，故三诊以后仅用“痛泻要方”而告愈。

【方效相较】

本方与补益脾胃方相较　两方都针补阴陵泉穴，仅一穴之别，其功效和治证有异。本方配泻太冲穴，具有抑肝补脾的功效，主治肝木乘侮脾土之泄泻病。“补益脾胃方”配补足三里，具有补益脾胃的功效，用治脾胃虚弱（脾气虚弱）为因的病证。

【歌括】

痛泻要方治泄泻，扶脾抑肝法优越，
针补阴陵泻太冲，土虚木乘痛泻雪。

（三）暖肝方

【方治渊源】

本方始由祖父所创，为治疗寒疝病证的一个常用处方。在祖父那个年代，农村寒疝病证较多（乃张子和所论之寒疝，亦即睾丸疝，并非仲景《金匮》中的寒疝，亦即腹疝）。曾用该方治愈了诸多寒疝患者。祖父开始试用本方针治一例患者，疗效显著，此后屡试屡验，病人日渐增多。该方是仿“暖肝煎”(出自《景岳全书》)化裁而成的。虽然近些年该病种少见，但偶遇用之收效甚奇。例如1978年父亲接诊一患者，男，45岁，患寒疝5年之久，曾用中西药久治无效，前来针灸10次而告愈。1995年父亲曾治一例患4年之寒疝，针灸12次而告愈。20世纪70年代，父亲试治寒滞肝脉引致的阳痿，收效亦良。

由于本方具有温经暖肝，行气止痛的功效，故命名为“暖肝方”。

【腧穴组成】

针泻加艾条针上灸双太冲和曲骨穴，艾灸双大敦穴。

【操作方法】

1. 补泻与留针　为了便于捻泻与艾灸，首先针刺曲骨和太冲，达到欲刺深度有针感后留针，在留针20~30分钟期间，每隔5~10分钟各捻泻0.5~1分钟，如此捻泻2~4次后，停留数分钟拔针。在留针期间施有艾条针上灸。其大敦穴在以上腧穴拔针后艾灸或让家属每晚艾条悬灸20～30分钟。

2. 针感走向　曲骨穴针尖略向下方（阴茎方向）刺入，使针感走达阴部为佳。

3. 针治时间　一般隔日针灸1次，必要时可每日针灸1次。

【功能效用】

辨证取穴

温经暖肝，行气止痛：用于治疗寒邪内盛，厥阴气滞，络脉痹阻之寒疝、少腹胀痛等。

【主治范围】

阴寒内盛，寒滞肝脉之证候　证见少腹胀痛，睾丸冷痛、坠胀，痛引少腹，少腹拘急，阴囊收缩，甚则阴茎不举。伴有喜暖畏寒，形寒肢冷，舌淡苔白，脉象沉弦或迟等症状和体征。虽有少腹胀痛、睾丸坠胀冷痛和阴囊坠胀冷痛、收缩的不同，但其病机都是寒滞肝脉，又都适用温经暖肝，行气止痛之法，故都是本方的主治范围。

【方证简解】

1. 腧穴功能　本方为主治阴寒内盛，寒滞肝脉之专用方。艾灸大敦和泻灸太冲、曲骨，之所以具有温经暖肝，行气止痛的功效，主治阴寒内盛，厥阴气机阻滞之睾丸、少腹、阴囊和阴器病变。是因为：

大敦，是厥阴肝经的井木穴，临床多用于治疗疝气。施用泻法，具有疏肝理气的作用；施用艾灸具有温经暖肝的功效。

太冲，是足厥阴肝经的原穴，施用泻法，具有疏肝理气和通畅肝经经脉的作用，配艾灸具有温经散寒和温通厥阴经脉的功效。

曲骨，位于脐下5寸，耻骨上方，针尖略向下方（耻骨方向）刺入，其针感能达于阴部。依其穴位所在、针感走向，施用泻法，具有消散局部和阴茎、睾丸处的气机阻滞的作用，配用艾灸，具有温通和消散局部和阴囊、睾丸处寒郁的功效。故以上三穴配伍具有温经暖肝，行气止痛之效，以适用于本方证。

2. 病因病机　本方证的病因病机，主要是寒滞肝脉而为病。以少腹冷痛、睾丸胀坠冷痛或阴囊收缩，畏寒喜暖，得暖则缓，舌润或淡或滑，苔白，脉象沉弦或沉迟为其证治要点。

肝之为病，多见肝气郁结、肝火上炎、肝阳妄动、肝阴不足和寒滞肝脉以及肝经经脉循行处的病变。

寒滞肝脉之病证，多由外感寒凉，入侵厥阴之经脉，致使肝气不畅，络脉痹阻所致的少腹、睾丸、阴囊和阴器病变。创立“暖肝方”正是针对寒滞肝脉的病变而设。

位于睾丸、阴囊和少腹的病证，多由外感寒凉，入侵厥阴之经脉，肝气不畅，络脉痹阻所致。因其位于为足厥阴肝经循行之处，病变在足厥阴经脉络脉。寒邪留滞厥阴之络，失其温化，气机阻滞，故尔睾丸或阴囊坠胀、冷痛，痛引少腹；寒主收引，故尔少腹拘急，阴囊收缩，甚至阴茎不举；喜暖畏寒，得热则缓，为阳气失煦，阴寒郁遏之故；形寒肢冷，舌淡苔白，或舌润滑，脉象沉弦偏迟，或脉沉细或迟等，均为寒滞肝脉之征。

【所治病证】

寒疝、少腹冷痛、阴囊收缩、阳痿。

【临床应用】

1. 寒疝　证见睾丸胀坠（或偏坠）、冷痛，痛引少腹，少腹拘急，甚则阴囊收缩，喜暖畏寒，得热则缓，舌淡苔白，脉象沉弦或沉迟等。可用本方温经暖肝，行气止痛。

2. 少腹冷痛　因寒邪入侵厥阴少腹，气机阻滞之少腹冷痛。证见少腹冷痛，或兼坠胀，少腹拘急，得暖则舒，舌淡或滑润，舌苔薄白，脉象沉弦或沉迟等。可用本方施治。若痛点不在曲骨穴周围，可用本方加阿是穴，施用泻灸之法，共收温经散寒，疏肝止痛之效。

3. 阴囊收缩　临床有单纯性阴囊收缩和寒疝伴见阴囊收缩者，均为寒邪入侵所致。单纯性阴囊收缩或兼见冷痛，阴茎不举，喜暖畏寒者，可用本方施治。若属真阳虚弱，寒自内生，兼见形寒肢冷，舌淡苔白，脉象沉迟者，可用本方加减施治。方中减曲骨加补关元温补真阳，收效颇佳。

4. 阳痿　从现代来看，阳痿的证型较多，临床发现寒滞肝脉亦会出现阳痿。选用本方用治寒滞肝脉，宗筋失用，阴茎不举之阳痿证候。或兼见阴囊收缩，得暖则缓，畏寒肢冷，少腹觉冷，舌苔白润，脉象沉弦或沉迟等，选用本方，用以温经暖肝，散寒兴阳。若真阳不足明显者，去方中曲骨穴，加补关元温补真阳。

【病案举例】

病例 1　阳痿

患者赵某某，男，35 岁，住南阳市南召县南河店白土岗。于 1975 年 7 月 20 日初诊。

主诉：患阳痿病已 2 年，近月余严重。

现病史：2 年前一个夏天，因天气炎热在河里洗澡，突然暴风雨夹冰雹来临，感受寒冷而得。淋雨涉水后，下午即感小腹冷痛，当晚发热恶寒身痛头痛，服中药治愈。此后时而小腹冷痛，睾丸冷痛，阴囊收缩觉凉，阴茎发凉逐渐不能勃起。近月余前因小腹着凉而加重，并出现畏寒肢冷，炎热天气不感身热。院外医生以肾阳不足之阳痿治之，不见好转。舌苔白滑，脉象沉弦略迟。

辨证：属于寒邪入侵足厥阴肝脉之阴器，阳气被遏，真阳不达之阳痿。

治则：首先温经暖肝，散寒通经，然后补真阳，暖肝兴阳。

取穴：一至九诊，针泻加灸太冲、曲骨，艾条灸大敦穴；

十至十五诊，上方去曲骨穴，加补关元穴。每隔1～2日针灸1次。

效果：三诊后，小腹及睾丸冷痛和阴囊收缩觉凉有所好转；六诊后，睾丸冷痛及阴囊收缩觉凉大有好转；九诊后，小腹及睾丸冷痛和阴囊收缩基本治愈，仍畏寒肢冷，阴茎仍发凉不能勃起；十二诊后，畏寒肢冷及阴茎觉凉不能勃起大有好转；十五诊治愈。

按：本例之阳痿，缘于寒邪入侵肝脉，痹阻睾丸、阴茎、阴囊之络所致。故出现小腹冷痛，阴囊收缩觉凉，阴茎觉凉；因寒凝日久阳气被遏而不达，故尔又现阴茎不能勃起；其畏寒肢冷，舌苔白滑，脉象沉弦略迟，为真阳不足，阴寒内盛之征。

院外医生以肾阳不足引致之阳痿治之，效果不卓，是因仅温补肾阳，而未先温经暖肝，散寒通经之故。

一至九诊，选用本方的目的，主要是温经暖肝，散寒通经；由于九诊后，小腹、阴囊和睾丸症状基本治愈，以畏寒肢冷，阴茎觉凉不能勃起为重点，故改用补真阳，暖肝兴阳之法，针补关元，泻灸太冲，艾灸大敦穴，十五诊而治愈。

病例2　疝气

患者李某某，男，45岁，住南阳市内南关小西关。于1995年6月17日初诊。

主诉：患疝气已4年。严重近20天。

现病史：4年前一个秋天，因劳动后身热汗出，即到白河水深处洗澡，由于秋水较凉，加之身热汗出突受寒凉袭击，洗后感到身冷，当晚用单方发汗，第二天感到睾丸坠胀、冷痛，痛引少腹，阴囊引缩，喜暖畏寒，得暖则舒。曾用中西药久治不效，又用热灰兑醋温熨小腹，有所减轻。近20天来加重，可能因午休未盖衣被，患部感凉而加重。舌淡苔白，脉沉弦。

辨证：属于外感寒邪，入侵厥阴经脉，脉络受阻，肝气失畅之疝气（睾丸疝）。

治则：温经暖肝，行气止痛。

取穴：针泻加艾灸太冲、曲骨。令患者每晚艾灸大敦穴20～30分钟。每隔1～2日针灸1次。

效果：三诊后，睾丸坠胀、冷痛及阴囊收缩减轻；六诊后，睾丸坠胀冷痛及阴囊收缩复轻；九诊后，症状减轻80%；十二诊后告愈。

随访：1995年9月19日患者告知针愈未发。

按：本例之疝气，属于张子和所论七疝中的睾丸疝。缘由劳动身热汗出，突然洗澡感冷，外邪乘虚入侵厥阴之脉睾丸处，患部经络受阻，气血失畅所致。故出现睾丸坠胀冷痛，痛引少腹；寒则收引，因寒邪客于阴囊，阳气被遏，则阴囊收缩；因寒邪阻滞，故喜暖畏寒，得暖则舒；其舌脉的改变，为寒滞肝脉之征。因属睾丸寒疝，故用本方施治，正中其的而收效。

【歌括】

寒滞肝脉暖肝方，寒疝少腹冷痛伤，
泻灸太冲与曲骨，艾灸大敦能复阳。

附篇

一、误治辨析案例

中医学的误诊误治案早在汉代就有记载。汉代医圣张仲景在《伤寒论》、《金匮要略》里提出变证、坏病，亦是误诊误治的总结，告戒后世医家慎用。例如《金匮要略》里的："太阳中暍，发热恶寒，身重而疼痛，其脉弦细芤迟……加温针，则发热甚；数下之，则淋甚。"此为温针以助暑邪的记载。又如《伤寒论》里的："脉浮热甚，而反灸之，此为实。实以虚治，因火而动，必咽燥吐血。"这是误用艾灸伤阴，导致坏病的记载。

针灸的辨证论治是一项既复杂又细致的临证辨治工程。一旦稍有疏忽就容易发生误诊误治，例如问诊不详、诊察不细、分析不周，或不会"探幽发微"、"见微知著"，或主观认识违悖了客观实际等等。虽然临证力争四诊合参周详、辨证分型严谨、论治力争合乎法规和选用处方力求正中病的，常谨防误诊误治，但稍一疏忽误诊误治即可发生。正如方孝孺在《深虑论》篇中所说："……常图其所难，而忽其所易，备其所可畏，而遗其所不疑。"亦可发生祸患一样。

本篇的病案是从1994年以来复查和总结的病历中，发现误诊误治之病历，通过证候辨析，纠偏补弊后取得疗效的案例，筛选列举出来的。

本篇列举了基础概念不清、检查不细，问诊不详、辨证有误、治则有悖、处方或补泻不当和难免误诊误治等五个方面的典型病例进行辨析。严格来讲，它们之间有着不可分割的密切联系。有互为因果、相互牵连、相互影响的关系，不能截然分开。为了便于读者学习、深入探讨，仅作为概括性划分。

（一）基础概念不清

缘由中医基础理论匮乏；或对腧穴功能认识不足，选穴组方不当；或对内伤杂病针治较少，习于对症治疗的简单模式等等，都可导致误诊误治。例如：

病例1　阳痿、早泄

患者张某某，男，38岁，1994年6月20日初诊。

证候：患阳痿、早泄已2年。3年来夜间盗汗，五心烦热，多梦少寐，心烦易怒，健忘，咽干，渴不欲饮。近2年来逐渐出现阳痿，虽有性欲要求，但阴茎勃起时短而不坚，勃起短暂而精液排出。舌尖红，无苔少津，舌有裂纹，脉象细数。

治疗经过：患者曾在本市某医院针治10次，所取腧穴据患者讲有关元（加灸）、肾俞、三阴交、合谷、足三里等，医生是按肾阳不足治之。不仅无效，反而盗汗、五心烦热、多梦少寐、心烦咽干等症状加重。即来我院求治于针灸，以肾阴不足，心火亢盛之阴虚火旺，热耗阴津，宗筋失养之阳痿证候施治。针泻神门补复溜，配泻风池，施用滋阴清火交通心肾，佐以清脑安眠之法。每隔1~2日针治一次，针治15次，不仅阴虚火旺证候治愈，阳痿早泄亦随之治愈。

辨析：本例阳痿早泄是继于阴虚火旺1年之后而出现的。阴虚火旺，心肾不交，则多梦少寐，心烦；阴液不足，水不上承，则咽干，渴不欲饮；心母火旺则养子气，故肝盛易怒而心烦。“肾主封藏，又主五液，汗为心液”。肾阴不足，失其封藏，加之心火亢盛，迫液外泄，故而盗汗；盗汗日久，更伤阴液，阴液不足，宗筋失养，故而阳痿，阳痿继于阴虚之后。阳痿、早泄并有性欲要求，则是阴虚火旺，相火妄动之故。舌尖红，少津无苔，舌有裂纹，脉象细数，五心烦热等，均属阴虚火旺之征。

市某医院以肾阳不足，命门火衰治之，施用温补肾阳以益宗筋之法，违悖病因病机，与治则相反，故而不仅无效反而加重，所取腧穴也繁多杂乱。这都是中医基础理论匮乏，尚未详问伴有症状，而仅根据主诉治之。

病例2　虚劳

患者陈某某，男，48岁，于1997年9月12日初诊。

证候：3年多来一直头晕耳鸣，烦燥易怒，咽干舌燥，多梦少寐，腰膝酸软，面部烘热，颧红，脉象细数。西医曾以脑神经衰弱治之不效，中医曾以阴虚火旺久治，终不见效。

治疗经过：3年多来曾在本市几家医院经理化检查无异常发现。多次更医，西医均以脑神经衰弱治疗无效，中医曾以阴虚火旺，虚火上炎治之，给以“六味地黄汤”不效，改用“知柏地黄汤”、“杞菊地黄汤”等方加减化裁治之，复感虚火上炎加重。前来本科针治，又以阴虚火旺和阴虚火旺上扰阳明之证候治之，针治6次诸恙依然。

本科会诊，详查舌脉，观其舌苔薄白，按其寸脉显现沉细数而无力；问及二便，溲清便溏，并感到下半身有冷感，性欲减退，冬季畏寒明显于常人。确认属于阴不敛阳，阳气浮越，火不归原之病机治之。针补关元、复溜、肾俞（时而改补太溪），温补肾阳，滋阴摄纳，使之引火归原，针治10次而病减大半，继治10次而告愈。

辨析：本例误治之因，主要是前医基础概念不清，混淆了阴虚火旺，虚火上炎和真阳不足，火不归原，浮越于上的两个概念。此二者虽然都属肾虚，但有其病理上的共性和个性。如果不通过会诊，仅以表面症状施治，误诊误治必然无疑，用以滋阴降火之法，当然无效。

本例在会诊时的分析是：阴虚火旺和火不归原二者共同具有头晕耳鸣，烦躁易怒，多梦少寐，咽干舌燥，面部烘热，腰膝酸软等症状。然其鉴别之处：本例还有溲清便溏，下半身感冷，冬季畏寒明显于常人和性欲减退等肾阳虚于下之症状；其舌苔薄白不是舌红少苔，其脉似属细数，实属沉细主里虚，数而无力是虚火不是真火，故确诊属于阴不敛阳，阳气浮越于上，真火虚于下之火不归原证候。今改补关元用以温补真阳，温阳以安宅，配补复溜、肾俞（时而改补太溪），用以滋阴摄阳，引而归之，以阴中求阳，使阴平阳秘，火安其宅，以回坎离之位而收效。即所谓“导龙入海，据其窟宅而招之”。

病例3　痹证

患者张某某，女，45岁，于1996年4月25日初诊。

证候：3年前因睡卧潮湿新居之处，而患两膝关节肿痛，下肢沉重，肿重于痛，局部微凉，活动欠灵，阴雨感寒加重，时轻时重。抗链球菌溶血素“O”、血沉均属正常，局部X线拍片无异常。近3个月来曾以寒痹治之，微凉减轻，膝肿仍存；改用针灸治疗不效反重；又更医仍以寒痹治之，内服中药，外贴寒气膏药，终成现证。即来求治于针灸。

现在证：两膝关节红肿热痛，触之发热，痛不可近，伸屈不利，仅能屈曲扶杖行走，并出现口苦咽干、渴不欲饮、脘腹觉热、面赤、舌红苔黄、脉象滑数有力等症状和体征。

治疗经过：详问治疗经过，方知用西药无效，在外院以寒痹治之，给以川乌、草乌、桂枝、细辛、羌活、独活等药，连服了3剂后，膝部觉热但湿肿未消。更医针灸膝眼（加艾条）3次不效反重，又更医认为前医用药效微，仍以寒痹治之，方药基本同前，8剂之后，即出现现在证候。

本科以燥热伤及胃肠及膝，出现胃肠燥热和膝关节由湿痹化热已成为湿热痹证治之。首先针泻中脘、下脘、天枢、足三里之“胃肠承气方”，攻下腑实，针治4次后胃肠实证明显好转。再治湿热痹证，改泻曲池、阴陵泉、三阴交、足三里，清热化湿，活血和中之法，针治10次而告愈。

辨析：本例误治之因，主要是前医基础概念不清，将痹证中的湿痹误诊为寒痹。患者两膝关节肿痛，肿重于痛，下肢沉重，为湿邪下注所致。阴雨感寒加重，是为外湿痹阻之故。湿属阴邪，故感膝微凉。湿痹症状非常典型，与寒痹、风痹很易鉴别。前医草率以寒痹施治，给以燥热之品治寒而未祛湿，故局部凉感减轻而湿肿仍存；针灸膝眼以增局部郁热；更医又未详查细问病患特征，以为前医用药有效（凉轻），但未达到祛寒的目的，复以寒痹治之，复用温燥之品，连服8剂，更增燥邪，更伤阴液，致使胃肠出现燥热，膝关节湿郁化热，以致最终造成膝关节红肿热痛之湿热痹证。

《素问·至真要大论》指出:“气有高下，病有远近，证有中外，治有轻重，适其至所为故也。”本科第一个处方是“胃肠承气方”，攻下腑实，待胃肠腑实好转，改用第二个处方，方中针泻曲池、阴陵泉清热利湿，加泻三阴交用以活血止痛，加泻足三里既有整体治疗的通肠和胃作用，又有局部治疗的消散膝部湿热的功效，故而终告治愈。

病例4　腹胀

患者杨某某，男，60岁，于1998年4月15日初诊。

证候：2年来经常食欲不振，纳呆食少，腹部似胀非胀，自觉中空无物，气呃不顺。伴有少气懒言，倦怠乏力，嗜睡嗜卧，易于疲劳等症状。身体瘦弱，面色苍白，舌淡苔白，脉象沉细。胃肠钡餐透视无异常发现。肝功能各项指数属于正常范围。

曾用西药久治无效，有时内服中药初见效而后加重，更医治之复如此。

治疗经过：患者曾求治于外院医生以脾胃虚弱治之，服用两剂健脾益气药后，腹中空虚（中气虚状），少气懒言，倦怠乏力，嗜睡嗜卧等症状减轻，继服两剂后反而腹胀不食，气嗝不顺而加重；更医以肝胃不和治之，内服两剂疏肝和胃佐以消导类药物之后，腹胀减轻，知饥能食，气呃稍利，继服三剂后，反见腹中空虚（中气虚状），少气懒言，倦怠乏力等症状加重。即来本科针治。

本科以脾胃气虚证治之，选用“益气补中方”(针补合谷、足三里)，针治3次后少气懒言，倦怠乏力，腹空无物（状属中气不足）等症状明显减轻，但腹胀及纳呆食少，气嗝不顺加重，并出现胸膈满闷，不时太息。即改泻中脘、上脘、内关，针治2次后，腹胀已愈，纳食增加，气呃已顺，但脾胃气弱症状复重。久思之，改用攻补兼施，虚实并治之法，针补合谷，足三里先少泻后多补，泻内关，针治3次后所有症状明显好转，继针5次而告愈。

辨析：《景岳全书·卷十三瘟疫》中提出：“凡用补之法，但察其胸膈何如？若胸腹多滞者，未可补。”虽论瘟疫治法之告戒，但对内伤杂病中的治法也可借鉴。胸腹之病较多，有滞无滞以决定宜补宜泻。若胀塞中满者，不可施补，虽有本虚亦不可峻补，宜虚实并治。

本例误治之因，在于对该患者的病情认识不清。患者要求主治食欲不振，纳食减少，腹部似胀非胀，腹空无物（状属中气不足），气嗝不顺等症状。其以上症状是虚实并见的临床表现，伴有少气懒言、倦怠乏力、嗜睡嗜卧、易于疲劳，则属中气不足。总观该例证候属于虚多实少，应以补虚为主佐以泻实。然前医对该病病情概念不清，我们针灸科也是如此。病情反复于峻补脾胃之气，则脾胃气虚证候减轻，继补之挟实症状加重。施用疏肝和胃之法，挟实症状减轻，继治之则脾胃气虚证候复原。最后改补合谷（补气而不碍胃），足三里先少泻

（和胃畅中）后多补（补脾胃之虚），泻内关（宽胸和胃利气而不伤正），使用益气补中佐以行气和胃之法而收效。

病例5　齿痛、声音嘶哑

患者李某某，女，38岁，于1998年8月20日初诊。

证候：主诉干呕，腹胀食少，胃脘觉凉，声音嘶哑已月余，因服药无效，前来针治。问其病因，因患胃火齿痛月余，曾服寒凉伤气之品过多，齿痛治愈，而出现上述症状。查其舌脉，舌淡苔白，边有齿痕，脉象沉细无力。问其伴有症状，自觉气短乏力，倦怠嗜卧，易于疲劳。曾服中西药治之不效。

治疗经过：本科第一个处方，针补关元（补真阳），针泻加针上艾条灸中脘（温中和胃），艾灸神阙（温运脾阳），施用补真阳温脾阳，温中和胃之法针灸5次后，腹胀食少和干呕、胃凉治愈，但仍声音嘶哑及脾胃气虚，中气不足症状仍存。第二个处方，针补合谷、足三里、太渊（时而改补阴陵泉），施用益气补中，补益肺脾之法，针治6次而痊愈。

辨析：齿痛多为胃火上攻，施用清泻胃火之法，不为有错。错在过服寒凉伤气之品，没有中病即止，戕伤脾胃，致使脾胃虚寒，寒滞胃腑，气虚症状显现，又现声音嘶哑。其声音嘶哑，又名喉瘖，是因过服寒凉伤气之品，脾气受伤，土不生金，累及于肺。声音出于肺，肺气通于喉，声音嘶哑，近于金破不鸣。《景岳全书》中说："中气大损而为瘖者，其病在脾，宜'归脾汤'、'理阴煎'、'补中益气汤'……之类主之"。

本例之脾胃虚寒证候与脾肺气虚之声音嘶哑相较，首治前者。故用第一个处方，施用补真阳温脾阳，温中和胃之法而收效；声音嘶哑，乃脾虚及肺，脾肺气虚，故后用益气补中，补益肺脾之法而收效。

病例6　胃痛

患者常某某，女，60岁，于1998年10月15日初诊。

证候：胃腑凉痛已2年之久，因饮食生冷而得。经常胃腑凉痛，得暖则舒，腹胀食少，时而泛吐清水。在野地里劳动遇到风寒则胃脘即感凉痛。伴有畏寒肢冷，溲清便溏，时而脐腹觉凉等症状。面色㿠白，舌淡苔白，脉沉偏迟。

X线胃脘钡餐透视，无异常发现。久服“厚朴温中汤”、“理中汤”之类加减，均为当时有效，久服无效，停药则胃脘凉痛尤甚。前来求治于针灸。

治疗经过：本科以胃脘凉痛之寒滞胃脘治之，针泻加艾条针上灸中脘、上脘，针泻足三里，施用温胃散寒，和胃散滞之法，初治有效而久治不效。经本科会诊，联系伴有症状及面色、舌脉，属于真阳不足，命门火衰，脾胃失于真阳温煦之胃痛，再思《素问·至真要大论》篇指出的：“热之而寒者，取之阳”之治疗法则。改针补关元加针上艾条灸，艾灸神阙（隔附片灸），针中脘少泻多针上艾条灸，施用补真阳温脾阳，佐以温胃之法，针灸8次而告愈。

辨析：本例误治在于前医对本例基础概念认识不清：其一将真阳不足，命门火衰，脾胃失其温煦之证候，误以为寒滞胃脘治之；其二仅注意病因和胃脘症状，而没问及伴有症状之重要旁证。针灸更是如此，根本没有联系伴有症状及其面色、舌脉之重要症状和体征。所服之“厚朴温中汤”、“理中汤”之类加减，和泻灸中脘、上脘，泻足三里，之所以初效而继治无效，是因治其表面症状而未治其根本之故。改补关元加艾灸和艾灸神阙，用以补真阳温脾阳以治其根本，加针中脘少泻多灸佐以温胃和中，故而收效。

病例7　多涎症

患者王某某，男，35岁，于1998年11月11日初诊。

证候：罹患多涎症已4个月。4个月前患急性结膜炎和急性咽炎。当时两眼红肿热痛，羞光眵多，咽喉热痛肿胀，吞咽不利。经当地医生给以苦寒清热泻火之品，连服10多剂后，上病治愈。萌出胃脘寒凉，隐隐作痛，饮食减少，口水量多，不时从口中溢出或吐涎频作，夜眠多从口角流出，浸湿大片枕巾，大便溏薄，口淡无味，舌体胖，舌质淡红，舌心白腻，脉滑稍迟之中药负效应。

治疗经过：本科以脾胃虚寒，寒湿内停，胃失和降，湿聚为涎治之。针泻加针上艾条灸中脘、上脘，艾灸神阙，针泻阴陵泉，施用温中祛寒，益脾利湿之法，每隔1~2日针灸1次，针灸6次而告愈。随访半年未发。

辨析：本例误治于前医没有中病即止，亦没有顾护脾胃。致使久服苦寒清热泻火之品，损伤脾胃之阳，寒湿滞于胃腑，故出现胃腑觉凉，隐隐作痛，食欲不振。寒湿滞于胃腑，脾不运湿，以致涎水涌盛，胃失和降，故而涎水从口中而出。脾不运湿，则大便溏薄。其舌、脉的改变，为脾胃虚寒，寒湿内停之征。

所取腧穴，泻灸中脘、上脘温化胃腑寒湿，针泻阴陵泉令湿从小便而出，艾灸神阙温运脾阳，共奏温中祛寒，益脾利湿之效。

《素问·至真要大论》中说："诸病水液，澄澈清冷，皆属于寒。"《素问·宣明五气论》中说："五气所病，……脾为吞。……五脏化液，……脾为涎。"可见多涎水液属于脾胃虚寒无疑。脾胃虚寒，运化失司，失于通降，寒涎滞于胃腑，反上溢从口涌出，故用上方施治而收效。

病例8　外伤性胁肋痛

患者苏某某，女，50岁，于1999年10月12日初诊。

证候：10天前因闪挫左侧胁肋部，即出现局部剧痛难忍，活动受限，每因咳嗽、深呼吸及扭转动作则痛剧。痛甚时向后背左侧放射。平时身体健康。因治胁肋疼痛内服行气散滞之中药量大较多，虽痛稍减，但出现腹中空虚（似饥饿状），食后仍饥，气不接续，心悸，四肢无力，神疲倦怠，头晕眼花症状。前来求治于针灸。

观其舌质、舌苔正常，查其脉象细弱。寻其痛点在左侧第6、7肋间，正应乳头下，痛处拒按，按之痛剧向后背放射。

治疗经过：

一诊（12日），针泻左侧阿是穴（2针），拔针后即刻痛轻。

二诊（13日），患处痛轻60%。处方同上，加补合谷。

三诊（15日），患处不痛，今天改治中气不足。针补合谷、足三里。

四诊（16日），气短减轻，下肢有力，腹中空虚似饥状已愈。处方同上，加补三阴交，泻间使。

随访：10天后患者告知针愈未发。

辨析：本例误治因于前医仅考虑到气行血亦行之一面，而没有顾及到加入直接活血止痛之品，又没有考虑到用药剂量太过与不及之危害。致使过服行气散滞之品，损伤中气，剧痛未止，复现腹中空虚，食后仍饥，气不接续，心悸，四肢无力，神疲倦怠，头晕眼花，脉象细弱等中气不足证候。

所取腧穴，一诊针泻阿是穴的目的，首先患野取穴直达病所，通经活络以止痛而不伤正气，虽有中气不足，但不能补虚，补之易致气血阻滞。二诊之处方，是基于局部明显痛减，复泻阿是穴继续通经活络以止痛，加补合谷补气而不滞气机。三诊之处方，是在患处疼痛治愈改用峻补中气，选用“益气补中方”施治。四诊之处方，是在中气不足明显减轻的基础上，继续施用峻补中气选用“益气补中方”，加补三阴交的目的用以养血益脾，配泻具有行气作用的间使，是恐针补合谷、足三里、三阴交，峻补气血，易滞气机之故。

病例9　便秘

患者张某某，男，50岁，于2000年4月21日初诊。

证候：主诉患恶心呕吐已16天，因饮食生冷而得。伴有腹部胀满，饮食极少，大便秘结，2～3日一行。排便后恶心呕吐及腹胀减轻，饮食稍增等。

治疗经过：经在本科进修的王医生针治，针泻加针上艾条灸中脘、下脘，泻内关，三诊后大便更为不通，恶心呕吐及腹胀食少更为严重。内服果导片和番泻叶汤后，大便即刻通畅；其他症状亦随之减轻，停药则以上症状如故。后改泻天枢、足三里、内关，针治4次，病无进退。今天由王医师带领患者前来会诊。

经过会诊，追溯病因及病史，方知患者初因饮食生冷，寒滞胃腑，胃腑冷痛，内服辛温中药5剂之后，胃痛治愈，反出现大便秘结，腹胀食少，恶心呕吐。诊为阳明胃肠腑实，改用攻下腑实之法，选用“胃肠承气方”（针泻中脘、下脘、天枢、足三里），针治5次而告愈。

辨析：本例前医误治于基础概念不清。主要是：主证不清，审因不明，寒热不分，误以大便不通引致之恶心呕吐腹胀食少之兼证为主证，误将早已不存在的饮食生冷，寒滞胃腑为主因，不审过服辛温之品，产生之腑实证，施用温胃散寒之法，治错了病位和病机，故而无效而反重。

针对本例误治之因和纠偏之法，向进修和实习人员讲述如下：本例患者初因饮食生冷，寒滞胃腑而胃腑冷痛，曾服辛温之中药过多，胃痛治愈，反致热邪耗阴，不属饮食生冷引起的恶心呕吐。热邪伤阴致使大便秘结。大便秘结因致胃失和降，受纳失职，而恶心呕吐，腹胀食少。主证在大便秘结，不在恶心呕吐，腹胀食少。本属阳明胃肠有热，又施用温中和胃之法，反而病情加重。以上等等，说明了前医对本例基础概念不清，误以兼证之恶心呕吐，腹胀食少为主证，而以大便秘结的主证为兼证，误以为饮食生冷为主因，热以寒治，故为寒热不分。内服果导片和番泻叶汤后，大便通畅，胃气和降，则恶心呕吐及腹胀食少减轻，是暂时收效。因肠腑热邪未除，故停药后，则大便秘结如故，恶心呕吐和腹胀食少依旧。正是以热在肠腑为主因，大便秘结为主证，前医始终不悟。

所针腧穴，前医第一个处方，以寒滞胃腑，针泻加针上艾条灸中脘、下脘，温中和胃，热以寒治，更助热邪，针泻内关意在抑制恶心呕吐，其效不济，故而针治3次不效而反重。第二个处方，针泻天枢、足三里、内关，似中病机，但针力不足，杯水车薪，故而针治4次病无进退。会诊后改用“胃肠承气方”（针泻中脘、下脘、天枢、足三里），攻下腑实，针治5次而告愈。

病例10　呃逆

患者李某某，女，58岁，于2000年10月10日初诊。

证候：患呃逆已20多天，因饮食生冷及触凉而得。饮食生冷后当夜胃脘凉痛，第二天早上又到田地里劳动触凉，当天上午出现呃逆。经当地医生用中药治愈胃痛，而呃逆仍发。呃逆频作，呃声沉缓，胸膈有点憋气，胃脘不适，口和食少。始用手心暖暖胃脘，当时胃脘稍舒，后用热水袋温暖胃脘，则呃逆稍减，触凉复重。舌苔白润，脉象迟缓。

曾在外院作X线胃肠吞钡透视：无异常发现。曾用西药治之无效，即来本科针治。

治疗经过：

一诊（10日），针泻中脘、上脘、内关、公孙。二诊（11日），仅昨天针后停发2个小时，饮食增加，处方同上。三诊（12日），昨天针后当时停发，约隔3个小时复发如故，处方同上。

四诊（14日），本科某医生观其病历记录，发现辨证正确，用穴尚可，仅中脘、上脘二穴未用艾条针上灸，未能收到温胃祛寒之效，即改用原方中中脘、上脘加艾条针上灸。五诊（15日），昨天针灸后一天未发，今晨因触凉而复发，处方同上。六诊（6日），昨天针灸后至今未发，处方同上。

于同年10月28日患者的孩子告知针灸治愈未发。

辨析：本例之呃逆，属于寒邪阻遏，肺胃之气失降，故而胸膈憋气及胃脘不适；寒滞胃脘，胃气上冲喉间，故呃声沉缓。寒气郁遏，得暖则气机流畅，故胸膈脘腑不适转轻；触寒增势，缘由内外之寒相并，故而胸膈脘腑不适转重。其口和不渴，饮食减少，舌苔白润，脉象迟缓，总属胃中有寒。治宜温中祛寒，降逆止呃。

本例误治，在于对腧穴功能的认识匮乏。从一至三诊之处方来看，针泻中脘、上脘和胃畅中；针泻内关宽胸膈，和胃气；针泻通于冲脉的公孙穴，和胃腑降冲逆，它具有和胃畅中，降逆止呃的作用，但缺少艾条中脘、上脘针上灸，温胃祛寒。故而每诊针后当时收效，久之如故。四至六诊，仅在原方中，中脘、上脘加上艾条针上灸，改用温胃祛寒，降逆止呃之法而收效。

病例 11　由寒湿痹证转为湿热痹证

患者张某某，女，39 岁，1994 年 4 月 24 日初诊。

证候：患双膝风湿性关节炎已 3 年之久，因睡卧新盖住房，外受潮湿而得。属于寒湿痹证。证见两膝关节凉痛、沉重，活动不便，阴雨感寒加重，得暖则舒。血液化验：抗链球菌溶血素“O”800 单位，血沉较快；两膝关节 X 线拍片：排除骨质增生。曾用中西药治疗，时轻时重，常有反复。

治疗经过：曾请医院某医生以寒痹证治之，施用温热散寒之法。初服 4 剂病情有所好转，原方继服 6 剂，病情明显好转，两膝略感微肿热痛，原方又继服 6 剂，反出现湿热痹证。请求针治，证见两膝红肿热痛，痛不可近，伸屈不利且疼痛加剧，伴有口渴欲饮、食欲不振、纳食极少、时而恶心呕吐、口苦、小便黄赤、排尿灼热、大便艰涩等症状。舌苔黄腻，脉象滑数。向患者张某之夫说明，诊为湿热痹证，当用清热利湿佐以活血通络之法。张某之夫浅通医理，执言属于寒痹，婉言拒绝针治。仍邀前医诊治，前医仍用前方给以 3 剂，服后湿热证候更为严重。经人举荐又请我们针治。针泻合谷、阴陵泉、三阴交，三诊后，红肿热痛减轻；八诊后，两膝红肿热痛明显好转，屈伸自如，饮食增加，口苦恶心未曾出现，二便有明显改善；十二诊后症状减轻90%；十五诊后告愈。随访多年未发。

辨析：本例误治在于辨证论治有误。前医之误，首将寒湿痹证，误以为寒痹，给以温热之品，致使寒因热治，湿因热化，湿热下注，蕴郁膝部；次将初现两膝略感微肿热痛，误以为药效，继用原方温热之品，最后致成湿热痹证，并出现湿热内蕴胃肠症状，前医终未醒悟，未察湿热外蕴两膝，内蕴胃肠之变证，再复前辙，致使病情复重。

由于湿热蕴郁膝关节，痹阻经络，气血运行不畅，故尔红肿热痛、伸屈不利。温热内蕴胃肠，胃肠功能失常，故出现胃纳呆滞，饮食减少，时而恶心呕吐、口苦，大便艰涩。湿热下注膀胱，则小便黄赤，排尿灼热。舌苔黄腻，脉象濡数，则属内蕴湿热之征。

所针腧穴：证属湿热痹证，病变既在于膝，又在胃肠及膀胱，故整体治疗，辨证取穴。针泻合谷（清热）、阴陵泉（利湿）、三阴交（活血通络），三穴配伍，共收清热利湿，活血通络之效而病愈。

病例12　腰及下肢痛

患者王某某，女，32岁，于1995年3月20日初诊。

证候：患者一年多来腰痛向两下肢坐骨神经放射至小腿部，时痛时止。发作时跳痛、刺痛、胀痛，剧痛难忍。腰部拒按，按之痛甚。停发时一如常人。与气候改变无关。局部无红肿，皮色正常。先后两次X线腰椎拍片均无异常。抗链球菌溶血素“0”属于正常范围。

治疗经过：在外院曾用中西药以坐骨神经痛久治无效。曾用按摩治疗数次，剧痛稍有缓解，每隔10~20天复发而剧痛，再经按摩后稍轻，但常反复不能根治。曾用“当归注射液”、

“丹参注射液”等穴位注射大肠俞、环跳等穴不见好转，即来本科针灸治疗。正在剧痛时针泻大肠俞、环跳、阳陵泉、委中等穴，针治2~3次后，剧痛消失。20多天后剧痛如故，仍用上法，仍能暂时缓解。仍为治20多天后剧痛复发。

诊断无误，取穴恰当，补泻对症，应效而不效何故？久思不解，复详询患者，方知1年多来月经不调，经期10多天或20多天来潮1次，经期2~3天开始腰及下肢剧痛，直到经期后剧痛逐渐自行缓解，经色暗红带有血块。方悟是气血瘀滞为因，即改泻三阴交、血海、关元、气海俞，隔日针治1次，连续针治8次，不仅腰及下肢痛治愈，月经病亦随之治愈。

辨析：本例误治，其一缺乏问及妇女最常见的月经病的常识；其二没能从疼痛的特点，辨出属于气血瘀滞型；其三前医曾以局部病变局部治疗无效，而接诊者不知改弦易辙，仍蹈前辙。直至针效反复才深思重问病情，改用整体治疗，辨证取穴，施用通经活血之法而收效。

（二）检查不细，问诊不详

由于一些疾病在发病初期或在病程中有许多症状与他病相似，如果触诊，按压检查患病部位不细或被忽视，就会造成诊断和针刺部位有误。

中医诊治疾病，当以问诊为先，方能胸有成竹。《医门法律》中说医家临诊时“问者不觉烦，病者不觉厌，庶可详求本末，而治无误也。”昔贤张景岳诊病十问歌中除详述问病十法外，认为尚需“再兼服药参机变”（我们将它改为再兼治疗经过参机变）。说明问诊在临床上的重要性。临证如果检查不细、问诊不详，可带来辨证有误，辨析缺据，治则有悖，选穴有谬的后果，或重复前辙，而造成误诊误治。例如：

病例1　胃痛、上腹肌肉痹证

患者杜某某，女，52岁，2000年3月11日初诊。

证候：罹患胃痛、胃脘发凉已4年。每在饥饿时胃脘觉痛，食后痛止，时而胃脘作酸。经常上腹发凉、畏寒，用温熨之法则舒。常用自制的小棉被（约20cm×20cm大小）加入艾绒，敷裹患处则感舒服。4年来冬季加重。X线吞钡胃肠透视示：十二指肠球部溃疡。其他检查均无异常。常服“陈香露白露”等药，胃痛有所缓解，但不能根治。于1999年6月24日初诊，以寒滞胃脘治之，针治6次而愈，但时而上腹仍凉。此次患者主诉胃痛复发，症状同上，查其舌苔黄腻，脉数有力，考其不属胃寒致痛。详问胃及上腹发凉部位，并寻找其病位，上在左侧肋弓下至眇部，下在脐左侧上1寸处，横向章门穴处，凉如风吹，感凉加重，用手心暖之则舒，仍用自制的小棉被覆其上则冷感消失。

治疗经过：患病4年来，以胃脘病治疗，曾用中西药久治无效。1999年6月本科以寒滞胃脘之胃痛，针中脘、上脘少泻多灸（艾条针上灸），温胃散寒以止痛，时而加补关元配烧山火，佐以温补真阳，虽然胃痛治愈，但时而上腹仍有凉感。此次发病以左侧上腹肌肉为寒邪所客治之，针左承满、腹哀、阿是穴，少泻多灸（针上艾条灸），以收温散局部寒邪之效，针灸5次而告愈。

辨析：本例4年来均以胃脘寒痛，多方治之无效，是因患者叙述病情不清，把胃痛与左上腹肌肉为寒邪所客而为病混淆在一起。医生既未详问病情，又未检查寻找凉感的具体部位，致使二者混淆。故1999年6月针灸仅以寒滞胃脘之证治之，胃痛治愈，而左侧上腹肌肉寒凉仍存。此次（2000年3月）针灸，因从舌苔和脉象中发现与寒滞胃脘有矛盾，故而详问凉感部位，寻找病患具体部位，方知是左上腹肌肉被寒邪所客，故针承满、腹哀、阿是穴少泻多灸，温散局部寒邪而治愈。

此例为病人不会叙述病情，认错了病位，医生忽视了患病部位和具体寻查，造成误治。

病例2　股骨头坏死

患者崔某某，男，40岁，于1994年8月20日初诊。

证候：患两髋疼痛已半年。两髋交替性凉痛、酸困痛，时而痛剧，时而痛向大腿部，阴雨感寒加重。抗链球菌溶血素“O”偏高，X线腰椎拍片检查无异常。其痛点在环跳及其前3寸处，以股骨上1/5处疼痛为明显。平卧痛减，站立时久和站立位开始行走时疼痛较重，侧卧时被压一侧患部及大腿根部痛加。

治疗经过：曾在外院采用多种疗法，如贴膏药、理疗、烤电，内服中西药以风寒治疗，均收效不佳。即来本科针灸治疗。

本科以风湿性髋关节炎针灸治疗，针泻加艾条针上灸环跳、阿是穴（痛处2针）、秩边或环中穴，两侧交替针灸。针灸3次（每侧3次）后局部凉痛、剧痛大减，每次针灸后站立、行走犹如病愈。在针灸5~10次期间，收效不佳，病变常有反复。方知不属风寒痹证，再三考虑其病变特点，应属股骨头坏死，即作CT检查，结果是中度双侧股骨头坏死。即刻转科治疗。

辨析：本例误诊，追溯于问诊不详，检查不细。其股骨头坏死症状已显露出来，但未引起重视。因患部凉痛、阴雨感寒加重，抗链球菌溶血素“O”偏高，便先入为主，造成了误诊误治。再者，针灸3次后病情大减，又因每次针灸后站立、行走如愈，增加了以痹证诊治的信心，这是误诊误治原因之二。直至最后针灸几次，病情出现反复，始与具体症状联系起来，疑为股骨头坏死，建议CT检查确诊。

病例3　股骨头坏死

患者林某，男，35岁，1999年11月6日初诊。

证候：患两髋及两膝关节酸困凉痛，阴雨感寒加重已4个月。两侧髋股部酸困凉痛不适，有时向大腿根部（腹股沟处）

放射，伸屈不利，两膝关节发凉酸困，阴雨感寒两膝及两髋加重，沐浴后减轻。其疼痛部位在居髎、环跳和股骨上1/5处，但无具体痛点，行走时久及站立时疼痛，有时夜间剧痛难忍，右侧髋股部酸困凉痛重于左侧。

曾以风湿，服用中药及贴膏药和用周林频谱仪烤电无效，即来本科针灸治疗。

治疗经过：一诊，针泻加艾条针上灸右环跳、膝眼；二诊针泻加针上艾条灸双膝眼；三诊，因一诊后右髋凉痛减轻，针泻加针上艾条灸右居髎，阿是穴；四诊，三诊后右髋凉痛减轻，处方同上；五诊和七诊，处方同三诊；六诊，处方同二诊；八诊，以上数诊均是每次针灸后即感减轻，但效不巩固，处方同三诊，加泻灸右膝眼；九诊，抗链球菌溶血素“O”400单位，针补合谷、三阴交；十诊作CT检查，双侧股骨头坏死。于2000年3月患者告知在陕西省某医院用中药治疗，病情大减，现在正在治疗期中。

辨析：本例误诊之处有五：一是前医已以风湿病治疗无效，复蹈前辙，仍以风湿病治疗，一误再误；二是既然前医已按风湿治疗无效，应在针灸前首先检查血沉、抗“O”，进一步确诊，进行治疗；三是从患病部位和疼痛特点来看，应怀疑是股骨头坏死，直至针灸治疗8次以后，因效不巩固而始怀疑；四是因被每次针灸后凉痛减轻，又并发膝关节凉痛，转移了对股骨头坏死的怀疑；五是患部时而夜间剧痛难忍，又行走时久及站立时患部即痛，实属股骨头坏死，却在九诊时施用补益气血之法，违悖了病机，治反了病证。以上种种之根源，与检查问诊不细有密切关系。

病例4　腹胀

患者柳某某，男，60岁，于1994年8月10日初诊。

证候：患腹胀已3年，近10天加重。3年前因饮食所伤而腹胀胃痛，食少腹泻。在当地医院给以消食导滞之中药，服之过久过多，反伤脾胃。致使腹部胀满，以下午及夜间较甚，但不影响食量，知饥能食，大便溏薄，日行2~3次。伴有倦怠乏力，神疲嗜卧，下午下肢轻度浮肿等症状。舌淡苔白，边有齿痕，脉缓。针阴陵泉、足三里先少泻后多补，施用健脾益气，祛湿消胀之法，针治3次而告愈。此后每因饮食所伤而复发时，均用上方针治2~3次即愈。

治疗经过：此次复发，仍用前方前法，针阴陵泉、足三里先少泻后多补，施用健脾益气，祛湿止泻之法之“健脾渗湿方”。针治两次后，腹胀加重，不思饮食，饮食骤减。详问病因，方知10多天前因久饥过食，饮食所伤所致，即改泻中脘、上脘、足三里，施用消食导滞，和胃消胀，急则治其标之法，针治3次而告愈。

辨析：本例误治之因有二：既问诊不详，又犯经验主义。主要误认为是原来的脾虚挟湿之腹胀泄泻之证候复发，故而施用前方前法治之。由此带来了实以虚治，加重了病情，方悟当效不效而反重的缘故。详问病情，方知是新病，当以急则治其标，改用消食导滞，和胃消胀之法而收效。

病例5　阳痿

患者张某某，男，30岁，于1997年7月12日初诊。

证候：患阳痿已1年，近2个月加重。阴茎不能勃起，伴有排尿无力，时而淋沥不净，精神疲惫，腰膝酸软等症状。面色不华，舌质淡红，舌苔薄白，脉象细弦。

在外院检查尿常规：蛋白（+），白细胞2~4/HP，红细胞0~3/HP，上皮细胞少许。曾用中西药治之症状时轻时重。

治疗经过：某医院中医以肾阳不足，阴精亏虚，分别给以“金匮肾气汤”、“赞育丹”加减，连服20余剂，尚未奏效，前来求治于针灸。本科用针补关元、肾俞、复溜之“肾气方”治疗4次未见效应，改用补关元、三阴交、太溪之“右归方”治之，不惟不效反而加重。细忖针治符合病机，为何不效？再三询问，方知有时尿道微热涩痛，尿浊色黄，尿急尿频，渴不欲饮，并有前列腺病变。即检查前列腺分泌物：白细胞(+)、红细胞 3～7/HP，上皮细胞（+），卵磷脂小体(++),淋球菌（+），诊为淋菌性尿道炎、前列腺炎。遂以湿热邪毒治之，改用针泻中极、阴陵泉，均配透天凉之“八正方”清利湿热，利水通淋。三诊后尿频淋沥及尿量短少明显好转；六诊后前列腺分泌物检查；淋球菌（-）。七至十二诊改补肾俞、复溜、太溪，滋肾阴补肾气，精神好转，排尿恢复正常，阳痿渐愈，腰膝已不酸软。

辨析：本例误治之因有二：一是问诊不详，仅将患者所述之阳痿，排尿无力，时而淋沥不净，精神疲惫，腰膝酸软以及所见之面色不华等本虚症状作为辨证依据，施用温补肾阳之法治之；二是前医已用温补肾阳，补肾填精之法不效，复用前法治之，必然不效。直至应效而不效，始方醒悟，再三询问病情，方知具有前列腺病变，即作前列腺分泌物检查，发现本例之阳痿，病本是淋菌性尿道炎、前列腺炎，施用清利湿热，利水通淋之法而收功。

病例 6　失眠

患者王某某，女，37 岁，于 1999 年 11 月 4 日初诊。

证候：患失眠已 1 年。因患角膜炎日久不愈，焦虑不安而失眠。开始隔日失眠，服安眠药有效，继而每夜都失眠，服安眠药（艾司唑仑）2 片无效。

具体临床表现是：多梦心烦，急躁，彻夜不眠，口干，渴欲多饮，近来入寐后个别夜间因惊醒而不能入寐。平时无睡意感。舌质舌苔无明显改变，脉象细数。

治疗经过：一诊、二诊，针泻风池、神门补复溜，以心肾不交，施用“滋阴清火方”加风池佐以安眠；二诊后无效，复问患者病情，方知入寐易于惊醒已多年，月经量多已 10 年，复诊脉搏脉象虚数无力。即改以心脾两虚证失眠治之，针补神门、三阴交之“归脾方”加泻风池佐以安眠，针治3次后，失眠减轻，已有睡意，针治5次后，内服艾司唑仑两片方能入寐；针治7次后，内服舒乐安定一片即能入寐，已不做梦，每夜能入寐6~7个小时；针治8次后，不服艾司唑仑已能入寐，入寐基本正常；针治9次后，仍未服艾司唑仑已能入寐：针治10次而告愈。

辨析：本例误治于问诊检查不细。原因有三：一是单凭经验，从表面症状来看，很似阴虚火旺，心肾不交之失眠，因而未曾详问病情，就连很必要的妇女月经情况尚未问及，又诊脉不细，将虚数无力脉象诊为细数脉（阴虚火旺之脉），作为阴虚火旺心肾不交依据之一。二是月经量多身体致虚及其阴血所伤而口干饮水自救和血不养心则心烦，而疑为阴虚内热所致。三是10年来入寐易于惊醒，是因血不养心之故，又舌质舌苔无明显改变，不是舌红有裂纹之阴虚体征，却错误地误以为是阴虚有热。因此将心脾两虚证之失眠，误诊为心肾不交型之失眠治之，无效必然。

幸而发觉误诊误治较早，及时详问病情，复诊脉象，改以心脾两虚之“归脾方”证针治而收效。

病例7　多寐

患者杨某某，女，46岁，于1999年8月12日初诊。

证候：多寐已年余。每在饭后更为严重，饭后即欲入寐，严重时不论昼夜，时时欲睡，如正在行走或劳动时，停止劳动，进入半入寐半活动状态。舌苔薄白，微有滑腻，脉缓。因听到本村患过多寐病在本科针愈的患者介绍，前来针治。

治疗经过：一至三诊，针泻丰隆、阴陵泉，选用“痰湿方”，施用祛湿化痰之法，诸恙依然。本科一位医生请余诊之，详问病情，方知近1年来下午腹胀，身体沉重，倦怠乏力，大便溏薄，与饭后欲寐加重联系起来，改以脾阳不振，痰湿内生辨治。上方加补脾俞，艾灸神阙，每隔1~2日针灸1

次，三诊后明显减轻，八诊告愈。

辨析：本例误治之因，因于问诊不详，犯了单依经验套治。前医是依其对该患者所介绍的那位病人的病情，辨为痰湿而选用“痰湿方”治愈的经验，针治该患者的。

选用“痰湿方”不效之因，因于单纯地祛湿化痰治其标，而没有根据产生痰湿之源治其本，故而无效。加补脾俞健脾益气以运湿，艾灸神阙温运脾阳以制湿，湿祛则无聚湿生痰之源。标本兼治，不仅脾阳不足的症状得以治愈，湿痰为因的多寐亦同时而愈。

《素问·阴阳应象大论》篇有“治病必求于本”的记载。《素问·标本病传论》中云:“知标本者，万举万当；不知标本，是谓妄行。”《素问·至真要大论》云:“标本之道，要而博，小而大，可以言一而知百病之害。”本例前医单纯地祛湿化痰以治其标，而不知健脾益气和温运脾阳以治其本，以塞其源。从客观来说是问诊不详，从主观来讲是不知标本关系之故。

病例 8　扭伤性腰痛、痔出血

患者郑某某，女，35 岁，于 2000 年 10 月 24 日初诊。

证候：患腰痛已 1 个月，因扭伤腰部而得。左侧腰部活动受限，每因扭转腰部或弯腰，或咳嗽动作，则左侧腰部痛甚。曾用中西药治疗无效。

治疗经过：一诊、二诊针泻左侧大肠俞、关元俞和阿是穴，配 TDP 照射，每次针后当时痛轻；三诊、四诊，处方同上。四诊后，不仅腰痛未减，反而又扭伤腰部两次，腰痛复重，左侧下肢麻木。详问病人，方知患痔疮已 6 年，每次大便后出血量多。平时气不接续，精神疲惫，易于疲劳，下肢酸困，咽干。夏季手足心热，冬天手足发凉不易暖热。1 年多来，月经经量不多，但带有黑色血块，月经来潮时小腹剧痛。观其面色苍白，按其脉搏脉象沉细偏数。

改用治法，一诊（24日）针补合谷、三阴交，针泻左阿是穴（腰部痛点）。

二诊（26日），腰部活动不痛，已能骑自行车前来就诊，精神好转。处方同上，加泻承山穴。

三诊（28日），痔出血减轻，腰痛亦轻。针补合谷、三阴交，加泻承山穴。

四诊（31日），大便后痔出血量少。处方同上。

五诊（11月7日），因去郑州出差，路途坐汽车劳累，腰痛复重，但痔出血不多。处方同上，加针泻左大肠俞、关元俞、阿是穴，配6805-1治疗仪通电，配TDP照射。

六诊（11日），因月经来潮不能补益气血，改补第4、5腰椎左侧夹脊穴，针泻会阳穴。

随访：2001年6月16日，患者前来针治左下肢坐骨神经痛，告知痔出血在此针愈，腰痛已愈。

辨析：本例误治于问诊不详，主观片面，仅依患者主诉因扭伤左侧腰部而腰痛，患野取穴，施用通经活络止痛之法。经治数次，不仅腰痛未减，反而在针治期间腰部扭伤两次，腰痛复重，又出现左侧下肢麻木。究其原因，是因长期痔疾大量出血，损伤气血，致使气血亏虚，筋脉失养之故。再联系伴有平时气短，气不接续，精神疲惫，易于疲劳，下肢酸困，咽干和面色苍白，脉象沉细偏数等症状和体征，则属气血大亏，又气虚脾亏不能统摄阴血，挟湿浊热毒蕴郁肛肠之痔出血证候。

改其治疗法则是，以大补气血，益脾止血，针补合谷、三阴交之“八珍方”为基础方，加泻承山佐以祛湿热毒邪以止痔疾出血，加泻腰部患野取穴佐以通络止痛，终告治愈。

病例9　高血压

患者张某某，男，34岁，于1994年4月1日初诊。

证候：患高血压已3年，因用脑操劳而得。血压波动在150～170/95～100mmHg之间。伴有头痛头晕，多梦少寐，时而恶梦，严重时彻夜不眠，逐渐出现健忘，口渴咽干，饮水不多，时而心烦易怒。舌红少苔，脉象细数。诸多中西医均以高血压治疗，时轻时重，血压波动不稳，患者求治于针灸。

治疗经过：本科以肾阴不足，水不涵木，肝阴不足，肝阳偏亢之高血压治之，施用平肝熄风，育阴潜阳之法，针泻风池、太冲补复溜之“平肝熄风方”针治 5 次，血压及伴有症状有所减轻，但常反复。复查详问病情，方知失眠病早于高血压病 6 个月。血压高因于失眠所致，即改由重点针治失眠。以其“滋阴清火方”证之失眠治之，针泻风池、神门补复溜，施用滋阴清火交通心肾，佐以清脑安眠之法，针治 12 次，随着失眠的治愈血压得以稳定在 130～140/90～92mmHg 之间。4 个月后患者告知针愈未发。

辨析：本例误治于问诊不细。本来属于失眠引致之血压升高，因问诊不详却针对高血压进行直接治疗。根据伴有症状与体征，联系血压高，以肾阴不足，水不涵木，肝阴不足，肝阳偏亢之高血压证候治之，施用“平肝熄风方”。由于方中有风池穴清脑安眠，又熄头部风邪，太冲穴平肝潜阳，复溜滋阴补肾，三穴有益于失眠和血压高的控制，但该方缺少清心安神以促安眠的腧穴，故而病候时轻时重，常有反复。最后详问病情，方知：其一，失眠先于高血压半年之久；其二，血压随失眠的时轻时重而波动；其三，前医都以高血压治疗，内服中西药，病情时轻时重；其四，失眠引致高血压。根据失眠，联系伴有症状和体征，辨为阴虚火旺，心肾不交之“滋阴清火方”证，选用该方加泻风池穴，施用滋阴清火，交通心肾，佐以清脑安眠之法而告愈。

病例 10　胃肠腑热证

患者王某某，男，38 岁，农民，于 2000 的 8 月 23 日初诊。

证候：少气懒言，倦怠无力已 10 天。因在田地里劳动生热而得。自觉少气懒言，神疲乏力，倦怠嗜卧，胃中烦热，并见口渴欲饮，易饥食增，大便干秘，小便短少，舌红苔黄，脉象沉数有力。当地医生诊为暑热所伤，以气阴两虚，用药治之无效，前来针治。

治疗经过：本科仍以气阴两虚合胃热炽盛治之，针补合谷、复溜，泻内庭施用益气育阴佐以清胃止渴之法。针治3次，反感少气无力和倦怠嗜卧更甚，胃热及口渴稍减。方对斯证，为何不效？再详询其病因。方知患病前几天，因在田地里劳动生热，当时恶心呕吐，身热汗出，口渴，心烦，气短，头部不适，自购“藿香正气水”饮服3次而愈，此后逐渐出现以上脉证。突然醒悟乃《内经》所谓:“壮火食气”之故。即改用“胃肠承气方”，攻下腑实（通腑泻热，急下存阴之法），针泻中脘、下脘、天枢、足三里，针治5次而告愈。第二年3月7日告知针愈未发。

辨析：本例之误治在于问诊不详，带来了诊断、治则、处方的错误。所谓问诊不详，是因单凭临床经验和常规治法。以暑热耗阴伤气的经验，辨为气阴两伤证候治之，选用“益气补肾方”加泻内庭佐以清胃止渴，亦即“玉女方”加补合谷佐以益气。从证候辨析，其认证、治则，选方是正确的，为何不效而反重？原因是不详于初患暑热所伤之证候，内服“藿香正气水”治愈后，逐渐出现现有的胃肠腑热证。

《内经》中的“壮火食气”，乃亢阳有害之邪火，既伤元气，又耗阴液，伐人生机，故曰:“壮火食气”。观此患者初因暑热所伤用药治愈，但内热未清，渐积内热炽盛，“壮火食气”之证候。故用治“气阴两伤”之法无效，反因补气更致少气无力，因有复溜育阴，内庭穴清胃，故尔胃热及口渴稍减。改用通腑泻热，急下存阴之法，使壮火一除，元气得复，所谓“邪去正安”故告愈。

病例11　虚劳

患者常某某，男，50岁，于1996年4月20日初诊。

证候：患颈椎病已2年余。除颈椎酸困微痛和肩背沉困微痛外，余无异常，又与气候变化无关。分别先后在两个医院作X线颈椎拍片，均示为第5、6颈椎骨质增生。曾用牵引、按摩、内服中西药治疗无效。前来本科求治于针灸。

治疗经过：因本科对颈椎病的治疗有一定的经验，收效满意。故用经验方，针泻天柱和颈百劳为主，配泻阿是穴，隔日针治1次，针治4次后收效不佳。详问病情，方知肩背沉重微痛，颈项发软不支。伴有头晕心悸，少气懒言，多梦少寐，入寐惊醒，遇事易忘等症状。观其面色苍白少华，切其脉搏沉细无力。诊为气血亏虚，心失所养之虚劳病。改用补益气血，养心宁神之法，以针补合谷、三阴交、神门之“养荣方”施治。每隔1～2日针治1次，10次而告愈。

辨析：本例误治之因，单依颈椎拍片结果，而未详加分析。颈椎骨质增生不一定都出现颈椎病变中的几个证型，颈椎骨质增生不一定都要出现病理反应。临床所见，老干部体检，一些老同志拍片发现颈椎骨质增生，但无颈椎病病理反应；又有一些颈椎骨质增生（或腰椎骨质增生），出现病理反应，采用针灸治疗数次，其病理症状被治愈，但骨质增生仍然存在。

本例误治之处有三：其一是问诊不细，没有详问伴有症状，就用常法进行针治；其二是前医已以颈椎病用牵引、按摩和中西药治疗无效，针灸仍以颈椎病治疗，重履旧辙；其三是单纯地依赖X线拍片检查，确诊为颈椎骨质增生的反应，施用针灸患野取穴。直至针治4次而不效，方悟为不属颈椎病，再详查病情，另行辨治，方知是气血亏虚，心失所养之“养荣方”证。针补合谷、三阴交、神门，施用补益气血，养心宁神之法而收效。

病例12　高血压

患者赵某某，男，58岁，于1998年8月12日初诊。

证候：患高血压已10余年。近4个月来加重。眩晕耳鸣，头部烘热，少气懒言，神疲嗜卧，饮食减少，腰膝酸软，肢冷畏寒。面红如妆，舌淡苔白，脉象沉细无力。血压持续波动在24～25/14～15kPa之间。

治疗经过：经常分别或交替服用北京降压"0"号、复方降压片、维压静、心痛定、尼莫地平等等多种降压药物，虽服后血压下降，但终不能稳定，上下波动较大，症状不能控制。患者求治于针灸。本科开始以肝胆火旺，循经上扰之高血压治之，针泻太冲、丘墟，时而加泻风池，每隔1～2日针治1次。连续针治5次仅头部烘热及耳鸣有所减轻，但血压仍不能下降。最后详细询问伴有症状，再诊舌脉，改以脾肾阳虚治之，针补关元、肾俞（时而太溪）、阴陵泉（时而脾俞），施用温补脾肾之法，每隔1～2日针治1次。4次后头晕及头部烘热和腰膝酸软减轻，仍少气懒言，气短乏力，血压降至21/14kPa，精神好转，伴有症状分别减轻和好转80%。用上方加补合谷，在继治4次（每周针治一次）期间，血压稳定，伴有症状未再复发。

辨析：血压计可测血压高低，然不能测知阴阳之盛衰。本例误治的主要原因是问诊不详，诊查不细。仅依血压计数升高，结合患者眩晕耳鸣，头部烘热，面红如妆之虚阳浮越之表面现象，诊为肝胆火旺型之高血压，就用清降肝胆之火之法治之不效。

再详问症状及细察舌脉，方知属于脾肾阳虚之证候。真阳不足，虚阳浮越，则见头晕耳鸣，头部烘热，面红如妆；脾虚则少气懒言，神疲嗜卧，饮食减少；肾虚则腰膝酸软；阳气不足则畏寒肢冷；其舌淡苔白，脉象沉细无力，乃为脾肾阳虚之征象。故针补关元用以补真阳以益脾阳和肾阳，针补肾俞（时而太溪），用以补肾精益肾气，针补阴陵泉（时而脾俞），用以健脾益气，共奏温补脾肾阳气之功效。最后因仍感气虚，故加补合谷佐以补气而收功。

病例13　头痛、高血压

患者史某某，女，43岁，于2000年2月26日初诊。

证候：患高血压已3年余。近1个月来出现头痛而眩，痛点在足少阳经循行处之侧头部，时而热痛，时而巅顶热慒。伴有口苦，耳鸣，心烦易怒等症状。面赤，舌质红，舌苔薄黄，脉象弦数有力。血压在130～180/90～105mmHg之间。

治疗经过：西医曾以血压高治疗，给以降压药物，血压降至正常或偏低，但伴有症状不减，或头痛目眩稍减而不足言。本科未曾问及病情，仅以高血压针刺降压沟放血，和针曲池、足三里降压，当时血压有所下降，但其症状不减。后详查病情，依其病候，辨为肝胆火旺和循经上扰之头痛眩晕证候。选用“清肝胆方”（针泻太冲、丘墟），清降肝胆之火。二诊后(3月2日)，头痛眩晕有所减轻；三诊后（5日），头痛及眩晕复轻，口苦、耳鸣、心烦易怒有所减轻；五诊后（9日），所见症状基本治愈，血压亦随之下降；六诊、七诊，巩固疗效。于3月20日患者带领孩子诊病，告知针愈，血压亦随之下降。

辨析：本例误治于单依血压计数之增高，而对症针治。因未详查细问伴有症状及舌脉，又未分析所用药物降压，血压降至正常，而症状不减的原因，就对症治疗，选用降压的经验方。由于没有治其根本故而症状不减。况且本例之病证与高血压无关，属于肝胆火旺循经上扰之证候，不治其本，故而服降压药物，血压降至正常或偏低，而肝胆火旺之证候不减。何况针刺降压沟，选刺曲池、足三里，离题甚远，焉能取效？

“诸风掉眩，皆属于肝”。足厥阴之脉，上达巅顶。肝失条达，肝阳偏亢，上扰巅顶，则巅顶慒热；足少阳之脉，循行于耳及侧头部，胆经有热循经上扰，则见耳鸣及侧头部热痛；肝火扰心，则心烦易怒；肝胆郁火内炽，则口苦。其面赤，舌红，舌苔薄黄，脉象弦数有力等，为肝胆火旺之征。故施用清降肝胆之火之法，选用“清肝胆方”而收效。

（三）辨证有误

辨证论治非常重要，特别是对于复杂疾病更为重要。辨证有误的原因甚多，不外中医基础理论匮乏和收集资料不真实两大类。前者由于中医基础理论匮乏，不懂辨证，辨错了证型，致使误诊误治。后者由于检查问诊不细，或单依理化检查，或忽视了幽微藏奸，或主观认识不全面等等，必然辨证有误，带来了论治有悖，处方有误，致使理、法、方、穴不能融为一体，不仅不能收到良效，反会加重病情，这在临床是屡见不鲜的。例如：

病例1　便秘

患者李某某，男，50岁，于1998年9月25日初诊。

证候：患大便秘结已半年。大便3~4日一行，粪便干结，饮食尚可，自汗与盗汗交替发作已1年余。每因汗出严重时便秘加重。近因患尿道炎，内服通利小便之中药后，便秘更加严重，尿道炎治愈。通利小便之中药已停，大便干秘未减。面色潮红，舌红少苔，脉沉细数。

治疗经过：开始患者自购三黄片，1日3次，每次8片，仅能奏一时之效，久服无效。后在当地医院以肠腑热盛，给以“大承气汤”加味，连服5剂，初服有效，继服不效，并增腹痛，便秘复重。赴本院经肠镜检查未发现器质性病变。每因便秘严重，即自购果导片服之或用番泻叶作汤饮之，均服后即泻，仅临时解决便秘之苦，因不能根治，故来本科针治。

本科以肠腑热实证治之，一至四诊，针泻天枢、下脘、足三里（配透天凉），施用清泻肠腑实热之法，开始有效继治无效。思之再三，突然惊悟：1年多来自汗、盗汗交替出现，半年后始患便秘，又每因汗出严重而便秘加重，这是因汗出伤阴，无水行舟之故；加之患尿道炎内服通利小便之药，便秘复重，是因更伤阴液，“利小便则实大便”之故；患者面色、舌脉属于伤阴之征。即改补合谷（益气固表以治自汗）、复溜（补阴以止盗汗，增液以行舟）、三阴交（育阴增液以行舟），针泻天枢佐以通便，针治10次后，自汗、盗汗逐渐治愈，便秘亦随之渐愈。

辨析：本例误治于辨证，原因有五：其一疏忽了先病汗出，后病便秘，便秘因于汗出伤阴，肠道失其濡润，无水行舟，故而大便干秘这一病因病机；其二忽视于每因汗出严重而便秘加重，和因服通利小便之药，更伤阴液，故而便秘复重这一“利小便而实大便”的病机；其三忽视了治疗经过，所服清热通便之药，初服有效继服无效，不属肠腑实热这一病因；其四疏忽了“再兼服药参机变”，前医已以肠腑实热证治之无效，针一至四诊复用清泻肠腑实热之法，步人后尘故而无效；其五误认为患者面色潮红属于实热，忽视了舌红少苔，脉沉细数阴液不足这一佐证。最后改用益气固表，养阴止汗，增液行舟，佐以通便之法而收效。

津亏型便秘，是由津液缺乏，肠道失其濡润，浅水难以行舟引起，一般应治原发病。由尿液频多引起，属于中气虚陷者，治宜益气升陷；属于命门火衰者，治宜温肾固脬。由汗液增多引起，盗汗治宜滋阴和卫；自汗治宜益气固表。由带下引起，属脾虚者治宜健脾益气，属肾虚者治宜补肾固涩。由出血伤津引起，根据月经过多或漏下情况治之。在治其根本中，亦可佐以通便。

病例2　精神紧张症

患者刘某，女，20岁，于2000年8月14日初诊。

证候：14天前因培训学习后将来考试，竞争上岗，决定取舍，致使过度精神紧张而得。恐惧惊怕，头脑昏沉，记忆减退，反应迟钝，顾虑重重，常感精神紧张，多梦少寐。伴有食欲不振，欲静，恶听杂音及噪声，听到高音、噪声即刻惊恐心悸，注意力不集中，大便干秘，易于疲劳等症状。月经2～3个月来潮1次。身体瘦弱，面色不华，脉象沉细无力，左脉沉细偏数。

治疗经过：一诊、二诊，针补合谷、神门、三阴交。二诊后，恐惧惊怕减轻，但出现心烦急躁，胸闷憋气，心慌，纳食无味，不思饮食，口干口渴，渴欲饮水，气短（实属胸闷憋气之故）。

三诊、四诊，针泻神门、内关、内庭。四诊后，心烦急躁，胸闷憋气和口干口渴已未出现，仍不思饮食，原有证候仍存。没有原因之欲哭，悲伤，好似心神无主。

五至七诊，针补神门、复溜，针泻内关、足三里。五诊后，饮食增加，欲哭、胆怯及精神紧张有所减轻；六诊后，精神好转，欲哭已愈，微有惊恐，微感胆怯；七诊后治愈。于2000年9月6日由本科实习生到家专访，告知治愈。

辨析：本例辨证有误，舛错之处有三：其一仅注意到虚亏症状之一面，而忽视了食欲不振，大便干秘，常感精神紧张挟实的另一面；其二缺乏考虑病本因培训学习，竞争上岗，精神紧张，必有隐情于肝气不疏，气机不畅，和患病不久，尚未久损气血等不属虚亏证候；其三是直至四诊后症状增减的改变，五至七诊改用补益心肾，理气镇心和胃畅中之法而告愈。

因辨证有误，带来了误治，故一诊、二诊选用“养荣方”（针补合谷、神门、三阴交），用治气血亏虚，血不养心。虽然恐惧惊怕症状减轻，但因峻补出现胸闷憋气、不思饮食等气机不畅症状和心烦急躁、口干口渴、渴欲饮水等热实象。三诊、四诊针泻神门（清心安神）、内关（宽胸利气、镇心安神）、内庭（清胃止渴），是针对纠偏上方误治所产生的负效应而设。四诊后由于误治出现的症状得以平息，但原有证候仍存，故五至七诊，针补神门（补心宁神）、复溜（滋肾育阴），针泻内关、足三里（和胃畅中），施用补益心肾，理气镇心和胃畅中之法而收效。

病例 3　腰髋痛、阳痿

患者王某某，男，38 岁，于 2000 年 4 月 6 日初诊。

证候：6 年来腰及右髋疼痛，因闪挫而得。腰及右髋劳动后加重，伸腰痛加，弯腰痛减。X 线腰椎拍片未发现异常。前天因闪挫而腰痛复重。伴有胃脘满闷，饮食减少，食后胃脘膜胀，翻吐酸水，头昏，健忘，脑子注意力不集中，少寐多梦，时而大便干秘，时而排尿不净，阳痿（已 4 年），下肢无力等症状。按压腰骶部无具体痛点，以酸困为主。脉象沉细。胃镜检查诊断为：①浅表性胃炎，②反流性胃炎。

治疗经过：一诊、二诊，针补大肠俞、关元俞；二诊后腰骶痛轻，微感酸困，病人要求针治阳痿，三至五诊，针补关元、复溜、肾俞之“肾气方”。五诊后腰部又感困痛，头昏多梦少寐及腹胀食少有增无减，又出现口苦、咽干、口渴。六诊改泻风池，针补气海俞、大肠俞、肾俞。六诊后连续两晚滑精，小便时关元穴处有痛感，仍多梦少寐、口渴，又出现口臭、胃部发热、大便干秘，腰部症状未减。七诊改泻腰阳关、右侧小肠俞、阿是穴，加通电和 TDP 照射，加泻神门补复溜。七诊后，失眠多梦及头昏不清好转，八诊针泻风池、神门补复溜，针泻腰阳关及右关元俞，通电。

辨析：本例主要是辨证有误，带来了治则、取穴乱杂，终于没有收到满意效果。

辨证之误，误在三至五诊，施用温补肾阳之法。针治阳痿所用处方温补肾阳，从表面上看来治法对头，实属忽视了患者伴有多梦少寐，时而便秘以及胃脘实证。误治于辨错了证型，将根本没有肾阳虚衰症状的阳痿，误治为肾阳虚衰型。故而五诊后阳痿没有好转，又出现口苦、咽干、口渴等热象，加重头昏、多梦少寐和腹胀食少等症状，反而又感腰部困痛。六诊因治则有误，又增加了滑精、口臭、胃腑发热等症状。七诊、八诊，因辨证有误，造成了取穴繁杂，治乱了病机，终因无效，而患者自行停止治疗。

病例4　咳喘

患者白某某，男，55 岁，于 1997 年 6 月 15 日初诊。

证候：罹患咳喘已 10 个月，常反复发作。发作时动则喘息不止，气难接续，呼吸困难，喉中哮鸣，胸闷憋气，难以平卧。咳嗽频作，清晨尤甚，痰涎量多，易于咯出，畏寒怕冷，遇寒则咳喘加剧，面浮胫肿等。舌体胖，舌苔薄白，脉沉细弱。

曾用含激素类药尚有小效，但不能根治。以痰喘咳嗽，服用中药收效不著。

治疗经过：针泻风门、肺俞、丰隆，针治 4 次不见好转；改泻天突、丰隆、阴陵泉、列缺，针治 3 次，反而加重。再三思忖，痰浊不减，咳喘不止何故？忽想起《辨证录》和《景岳全书·杂证谟·痰饮》中的所言，改补太溪、复溜、气海，与针补阴陵泉、脾俞、肾俞，二方交替施治，隔日针治 1 次，10 次而告愈。

辨析：本例误治于辨证有误。本属肾气不足，和脾肾两虚证候。而第一个处方，误用宣肺化痰以治其标，故而无效，第二个处方误用祛湿化痰，宣肺平喘之法，与病机相去甚远，又复伤肺脾，故而加重。《辨证录》中说："治痰而痰愈多，嗽愈急，咳愈重者何也？盖治痰之标，而不治痰之本耳。痰之标在于肺，痰之本在于肾，不治肾而治肺，此痰之所以不能去，而咳嗽之所以不能愈也。"咳喘之痰浊，其根在肾而不在肺，故而第一、第二个处方治错了病位和病机，无效和加重当是必然。

《景岳全书·杂证谟·痰饮》中说："五脏之病，虽俱能生痰，然无不由乎脾肾，盖脾主湿，湿动则为痰；肾主水，水泛亦为痰。故痰之化，无不在脾，而痰之本，无不在肾。”久病咳喘虽为肺肾两虚，但肾虚尤为重要。肺主气，肾为气之根，主藏阴精。《灵枢·本神》篇中说：“五脏主藏精者也，不可伤，伤则失守而阴虚，阴虚则无气，无气则死矣。”阴为阳之根，阳为阴之基。人生于阳而根于阴，根本衰则人必病，根本败则病必危。下元虚衰，阴不维阳，虚阳浮越，精不化气，痰浊上泛，壅滞于肺，下虚上实而为咳喘。故最后改补太溪、复溜、气海之“都气方”补肾纳气以平咳喘，后方针补阴陵泉、脾俞，既健脾益气，有助补益肺气（土生金），又阻生痰之源，配补肾俞补肾气以治其根本，二方交替施治而收效。

病例5　下肢浮肿、疼痛

患者连某某，女，62岁，于1996年元月20日初诊。

证候：下肢浮肿、疼痛严重已7天。2年来两下肢小腿下2/3处强痛，久行及久站则浮肿，时而面部浮肿，全身倦怠，活动无力，欲睡嗜卧，气短乏力，近来严重。多年来小腹凉痛，溲黄溲热，带下量多有腥气。劳累后全身浮肿已多年。曾用中西药及针灸治疗，病恙依然。特来本科针治。

治疗经过：本科一诊（20日）针双三阴交、照海，均先少泻后多补，用以活血通络，养血补虚。

二诊（23日）针补合谷，阴陵泉、三阴交先少泻后多补，健脾制湿，益气养血。

三诊（25日），针补合谷，阴陵泉先少泻后多补，益气健脾制湿，配泻承山、阿是穴通经活络以止痛。

四诊（27日），下肢浮肿及强痛明显减轻，嗜睡嗜卧及气短乏力有所好转。处方同上。

五诊（30日），针补合谷，阴陵泉先少泻后多补，益气健脾制湿。

六诊（2月1日），昨天因劳累过度而面部及下肢浮肿。处方同二诊。

七诊（3日）、八诊（6日），针补合谷，足三里、阴陵泉先少泻后多补，补中益气，健脾制湿。

九诊（8日），两小腿已不浮肿与强痛，已不嗜睡嗜卧，精神好转，带下量少，仅下肢行走飘浮。针足三里、阴陵泉先少泻后多补，属于“健脾渗湿方”。

十诊（13日），原病治愈，今天患者要求根治劳累过度后全身浮肿。处方同上。随访2年未发。

辨析：本例虽然针治而愈，但从整个治疗过程来看，选穴组方复杂，没有抓着病机中心。应以针补合谷，阴陵泉、足三里先少泻后多补，施用益气健脾制湿之法，即可治愈，但所配取三阴交、照海、承山、阿是穴，均是画蛇添足。原因是开始辨证有误，带来了治则不清，选取腧穴不明。最后通过试探治疗，探讨出病机，方收到疗效。

病例6　自汗

患者陈某某，男，48岁，于1995年4月20日初诊。

证候：半年来白天自汗，夜间很少出汗，气短乏力，易于感冒。伴有咽干，口渴饮少，心中烦热等症状。舌红少苔，脉象细数。

治疗经过：两个月前曾在外院给以“玉屏风散”加浮小麦、麻黄根等药，施用益气固表之法，连服4剂后临床症状依然；内服西药两星期亦无效。后又在某医院服用六味地黄汤5剂，仅咽干口渴有所好转。最后来本科针灸。

本科一至五诊，针补合谷、太渊，施用益气固表之法，仍然不效；六至八诊，改补合谷、肺俞依然无效。最后再三思考，自汗属于气虚卫表不固，为什么用益气固表之法，应效而不效？突然醒悟到伴有咽干，口渴饮少，心中烦热，舌红少苔，脉象细数等症状和体征，即改补合谷、复溜，泻阴郄，施用益气固表，育阴清心之法，针治6次而告愈。

辨析：本例误治于辨证有误，其一，仅注意白昼汗出，动辄尤甚，易于感冒，气短乏力等气虚则卫表不固为主的自汗；其二，拘泥于“白昼时时汗出，动辄益甚者，称为‘自汗’，自汗属于气虚”之论述，妄作表虚自汗论治；其三，忽视了伴有咽干，口渴饮少，心中烦热，舌红少苔，脉象细数等阴虚火旺，迫液汗出的另一面；其四，没有借鉴前医施用益气固表之法治疗无效的经过，又没有“再兼服药参机变”，竟步前医治疗法则的后尘。

最后改补合谷（补气固表）、复溜（滋阴），泻阴郄（清心火），既益气固表又育阴敛阳，再以清心火之法而收效。本例虽然不属阴虚盗汗，但泻阴郄既清心火，又减迫液外泄，补复溜育阴以敛阳，汗液得以控制。故而单纯益气固表之法无效。由此提示我们在辨证论治过程中，既要掌握一般规律，又要了解特殊情况。不可拘泥于“谓自汗必属阳虚，盗汗必属阴虚”之属。

病例7　呃逆

患者吴某某，女，34岁，于2001年元月13日初诊。

证候：两个多月前因家事与人争吵后胃痛复发，嗳气伴有呃逆，时发时止，逐渐加重，坐卧不宁。呃逆频作，呃声响亮，口干微渴，脘腹疼痛、拒按，大便秘结（已多天），饮食减少。舌质红，舌苔微黄，脉象弦实。

X线消化道钡剂造影示：慢性胃炎。

有胃痛病史已3年之久。常嗳气频作。

治疗经过：经某某医院诊治，投“旋覆代赭汤”4剂，又服“柴胡疏肝散”5剂，嗳气减轻，但呃逆及脘腹疼痛未减，即来本科针治。

本科一诊（13日），针泻中脘、上脘、内关、公孙，理气和胃降逆。二诊（15日）、三诊（16日），仅胃痛稍减，针泻中脘、内关、公孙、太冲，疏肝理气，和胃降逆。四诊（18日），考其胃痛复轻，呃逆、腹痛、便秘如故，饮食依然减少，属于病在胃肠腑实，故四至八诊，改泻中脘、下脘、天枢、足三里，攻下腑实。五诊（20日），腹痛及呃逆减轻；七诊（23日），腹痛及呃逆明显好转；八诊（25日），腹痛及便秘已愈，偶尔在饭后呃逆几声即止。同年4月16日告知针愈未发。

辨析：本例之呃逆，误治于辨证。将胃肠腑实，腑气不降之呃逆证候，误以肝气郁滞，胃失和降施治，辨错了病因病机。

前医已分别给以“旋覆代赭汤”、“柴胡疏肝散”加减，施用疏肝理气，和胃降逆之法，仅嗳气减轻，而呃逆、腹痛、纳呆和便秘不减，说明本例呃逆是胃肠腑实，气机不降之故，不可再重前法。本科一至三诊，所针腧穴，配伍处方，意在疏肝理气，和胃降逆，步前医后尘，必然无效。四诊之时，思其所服中药及针治效果不佳。联系舌脉和现有呃逆频作，其声响亮，脘腹疼痛、拒按，大便秘结及饮食减少等胃肠腑实症状，决定改变治疗法则及针灸处方，四至八诊，针泻中脘（和胃降气）、下脘（和胃通肠以泻腑实）、天枢（通肠导滞）、足三里（和胃导滞），施用攻下腑实，以降腑气之“胃肠承气方”而收效。

六腑以通降为顺。胃肠腑气通畅，则脘腹疼痛必止；脘腹气机通畅，则大便随之通畅；腑气随之下降而呃逆自止。说明临床辨证论治，既有知常循规，亦须达变活法。

病例8　善太息

患者陈某某，女，32岁，于2000年9月2日初诊。

证候：患善太息已4个月，复发已半月余。初因与邻居争吵，郁怒所伤，当晚出现胸闷不舒，有点憋气，胁肋胀满，呼吸不畅，叹气则舒（好似当时有点缓解）。随着饮食减少，而身体逐渐消瘦。在本镇医院中医治疗，分别给以“柴胡疏肝散”、“逍遥散”加减，以上症状明显好转，偶尔太息，短暂即止。

近半月前，因饮食所伤，消化欠佳（现刚治愈），加之劳累过度，善太息复重，气短乏力，易于疲劳，好似气不接续，常欲叹息，长声叹息则舒，舌淡苔白，脉细。

曾作X线胸部拍片，片示无异常发现；又作心电图示：亦无异常变化。用西药无效，又请本镇医院原中医治疗，又给“柴胡疏肝散”、“逍遥散”之类无效。前来本科针治。

治疗经过：本科一至三诊，针泻中脘、间使、太冲，疏肝理气，和胃散滞。因三诊后未见效果，病情依然，又感气虚加重。再审病历，再询病情，方知是气虚型善太息。四诊（9日）至九诊（21日），针补合谷、足三里，选用“益气补中方”补益中气。五诊（12日）后，病情明显减轻。七诊（16日）后，基本治愈，精神明显好转，太息偶作。八诊、九诊巩固疗效。于同年10月28日患者委托邻居转告针愈未发。

辨析：善太息一般分两个证型，即气虚型和肝郁型。本科针灸开始误治于辨证，将气虚型辨为肝郁型施治，辨错了证型，反致气虚加重。

辨证有误之根源，在于善太息之症，多见于肝郁型，少见于气虚型。又以大脑先入为主，将初因与邻居争吵后，当晚即出现的因情志所伤，所欲不遂，肝气郁滞，失其条达之肝郁证候，和初服疏肝理气解郁之药而收效，作为第一印象。因而忽视了近半月复重之病因和现有症状以及后用“柴胡疏肝散”、“逍遥散”之类之中药无效之经过。故而一至三诊施用疏肝理气和胃之法，虚以实治，治法错了，不效而反重。四至九诊改变了治疗法则，以气虚型善太息，施用益气补中之法而告愈。

病例9　失眠

患者刘某某，女，60岁，于2002年11月12日初诊。

证候：患者患失眠2年余。因多思多虑影响入寐而得。经常多思多虑不能自控，心烦易怒，多梦少寐（每夜能入寐3～

4个小时)，严重时彻夜不眠，时而因多虑或心烦而影响入寐。平时易发脾气。因失眠日久，而出现健忘、心悸、精神困倦、口苦、咽干口渴。面色轻度潮红，舌苔薄黄，脉象细数带有弦象。有轻度抑郁症3年。

曾服多塞平、艾司唑仑等收效甚微，停药后加重，以心肾不交和心脾两虚证治之不效。

治疗经过：

一至四诊，以阴虚火旺，心肾不交，选用“滋阴清火方”加泻风池佐以清脑安眠之法治之，开始针治两次有效，继治两次无效。以心脾两虚证辨治，选用“归脾方”加泻风池佐以清脑安眠之法治之，针治两次后，出现心中烦热，易于恼怒，口干口苦更为明显，失眠更为严重，彻夜不眠。详问病情，细观病历中的四诊，方知是心肝火旺型失眠，改泻神门、太冲、内关、风池，施用清泻心肝之火，佐以清脑安眠、理气解郁之法，继针10次而告愈。

辨析：本例失眠之误治，缘由两次辨证都辨错了证型。辨证有误随之治则、处方有悖。第一次辨为阴虚火旺，心肾不交之失眠，选用“滋阴清火方”加泻风池佐以清脑安眠。前两诊有效，因与心肝火旺型失眠有类似之处，因有清火，清脑安眠的功效，继治是因仅有清心火，清脑安眠的作用，而无清肝火的腧穴，故无效。

第二次辨证有误，误以患者因多虑而影响入寐，和因失眠而出现的心悸、健忘、精神倦怠联系在一起，作为伴有症状来分析，辨为心脾两虚证，选用“归脾方”加泻风池穴佐以清脑安眠。因与心肝火旺型治则、处方有悖，故尔针治两次失眠加重，并出现心中烦热，易于恼怒，彻夜不眠。最后细观病历，复查病情，从其舌、脉、易怒、心烦和患有轻度精神抑郁症分析，辨为心肝火旺型失眠，改用“清心肝方”加泻、内关，施用清泻心肝之火，疏肝解郁，佐以促眠之法，针治10

次而告愈。

病例10　恶心

患者黄某某，女，28岁，于1995年4月28日初诊。

证候：8个月来经常恶心不能进食。伴有精神抑郁，胃脘胀满，看到他人吞咽进食，即感烦怒不安等症状。面黄体瘦，脉象弦细。外观表情抑郁。曾作X线胃肠钡餐透视结果：无病理改变。曾用中西药治疗，收效不卓。

治疗经过：曾在当地医院中医以脾胃虚弱治之，给予“人参健脾丸”作汤，“归脾汤”加减等药，进服30余剂不见好转。反感病情加重，郁怒及腹胀纳呆更甚，又见大便不爽，前来求治于针灸。察其脉证及所用药物，知其独补脾土，气机不利使然。改用疏肝健脾和胃之法，一至五诊针泻太冲、间使、中脘、下脘，六至八诊，上方去中脘、下脘，加补脾俞、胃俞，针治8次而告愈。

辨析：本例误治于辨证，辨证有误，带来了论治有误。误于单以脾虚为因，遗漏了肝盛。证候属于肝盛脾虚，不用疏肝健脾之法，专功健脾养胃，不效反重，定然。

本例起因虽无情志所伤，但现有精神抑郁和脉带弦象，胃脘胀满不食和面黄，乃木克脾土之明证。看到他人进食顺利，即烦怒不安，乃肝旺使然。气逆于上，胃失和降，胃不受纳，乃进食恶心作矣。脉弦主肝旺，细主脾虚。前医屡投健脾养胃之药不效，是肝旺脾虚不受补也，补之则土壅木郁益甚，气机升降失宜，脾胃升降之机失和，故不效而加重。今针灸治疗，一至五诊，施用疏肝解郁，和胃畅中之法，待恶心止，腹胀轻，大便畅，六至八诊，改用疏肝健脾之法而治愈。

病例11　失眠

患者李某某，男，63岁，于2001年5月8日初诊。

证候：患失眠病已40年。自认为因1961年患肺结核，口服雷米丰2年半引起失眠。每夜仅能入寐3～4个小时，中午不能午休，严重时彻夜不眠。每天坚持锻炼身体1~2小时。外观精神好，身体健康，说话声音洪亮。不考虑问题时能入寐3~4个小时，若考虑问题超过夜12点钟，不服安眠药物不能入寐，入寐多梦。因失眠而出现咽干、眼干、心慌、疲劳、乏力等症状。

心脏及血压均正常。因睡不好，时常服三黄片，至大便日行3次、成形，睡眠方有好转。

舌质暗紫，舌边尤甚，舌下静脉粗紫极为明显。六脉有力。

治疗经过：患失眠40年来经常用药无效。西医以镇静安眠治之，中医以心肾不交、心脾两虚、心血不足、痰火扰心等证型治之亦无效。特来本科求治于针灸。

本科以瘀阻心气，心失神明宁静之职，施用活血祛瘀和滋阴清火，佐以清脑安眠之法治之。一至十九诊，针泻风池、神门、三阴交；二十至二十八诊，因针刺神门、三阴交穴处有针痕，改泻风池、大陵、血海；二十九至三十五诊，针泻风池、神门，补复溜。

其效果是：三诊后不服安眠药亦能入寐6个小时。七诊后，舌质变红，舌边变淡，夜间入寐达5个小时，中午尚能午休1小时左右。十二诊后，近10多天来不服安眠药睡眠很好，近8天内自觉针灸有似内服三黄片之效（因患者原有睡眠不好，时常服三黄片，大便日行2~3次成形，睡眠方有好转之经过），舌质较前明显好转，舌下脉络颜色较前好转，右脉偏弦。二十诊时，发现神门、三阴交穴处有针痕，影响针刺及效果，改泻大陵代神门、血海代三阴交治之。继治10次后，反而睡眠困难，发现阴虚火旺症状，即改泻神门、风池，补复溜，施用滋阴清火，佐以清脑安眠之法，针治数次后，午休能入寐2小时左右，晚上安静时能入寐6个小时，患者非常满意。

于2003年3月28日，患者来中医院治疗其他病证，专来本科告知针愈至今未发。

辨析：本例之失眠，误于辨证分型。将很少见的瘀阻心气引致的失眠，错辨为“黄连阿胶汤”、“朱砂安神丸”、“归脾汤”和“天王补心丹”等证，辨错了证型，故无效。辨错证型的主因是，没有详察舌质和舌下静脉的改变，将舌质暗紫，舌边尤甚，舌下静脉粗紫极为显露的辨证要点遗漏。

其针灸治疗法则是，因兼有肾阴虚心火偏盛症状，故用活血祛瘀和滋阴清火，佐以清脑安眠之法而收效。因病本在瘀，故首先针泻神门、三阴交、风池，活血祛瘀，清心安眠；待病情大有好转，再针泻神门、风池，补复溜，滋阴清火，清脑安眠以收痊功。

（四）治则有悖，处方或补泻不当

治则有悖，处方和补泻不当。多因于辨证有误，或经验匮乏，或不明腧穴功能或补泻法不熟练，或习于常法和对症治疗。它可带来治则有误，虚以实治，实以虚治和配伍有缪而造成误治，加重病候。例如：

病例1　手腕下垂

患者王某某，男，31岁，于1999年5月11日初诊。

证候：患右侧手腕下垂已月余。因酒醉后头部枕于右侧前臂熟睡约3个多小时，醒后发觉右侧手腕及手指麻木不会活动，第二天局部又肿胀皮色青紫疼痛。自用红花油擦之，温白酒洗于患部，约3天后手指手腕肿消，皮色基本恢复正常，但麻木不减，手指、手腕仍不会活动。呈手腕下垂状。

治疗经过：初经市某医院神经科确诊为桡神经麻痹引起的腕下垂，用药不效。即赴市某医院针灸科治疗，仍以桡神经麻痹引致的腕下垂针治，针泻右侧合谷、手三里、外关、曲池等穴，加配电针仪通电，针后拔罐，每日针治及拔罐1次，连续治疗5次反而加重，即来本科针治。本科仍以桡神经麻痹引致的腕下垂针治，针补右侧曲池、手三里、外关、合谷，每隔1～2日针治1次，共针治15次而告愈。

辨析：本例之腕下垂，误治于治则有误，患者在市某医院针灸科针灸治疗，其诊断无误，误于治则，应当用健补筋脉之法，却误用通经活络之法，治则相反故而反重。

本例患者初因酒醉后熟睡，右侧前臂被头部枕压时久，致使桡神经麻痹，血液循环障碍，故而首先右侧手腕及手指皮肤肿胀青紫疼痛，手腕及手指麻木不会活动。此时可以施用患野取穴，直达病所，活血通络之法，肿胀疼痛很快消失。因前医在接诊之时，已属于桡神经麻痹引致的腕下垂，应患野取穴直达病所，施用补法壮筋补虚，促使麻痹早愈，却反使用泻法，舒筋活络，通畅经脉，虚以实治，故而加重；又因每日针治1次，配用通电，针后拔罐，促使神经疲劳，加速了反重的进程。本科同前医诊断相同，所取腧穴相同，不同仅在于施用补法，壮筋补虚，促使麻痹治愈。每隔1～2日针治1次，使神经有恢复正常的余地，针治15次而告愈。

病例2　泄泻

患者张某某，女，41岁，于1996年8月17日初诊。

证候：患泄泻2年，因生气而得。2年前同邻居争吵后，开始胸胁胀痛，胃脘胀满，嗳气食少，经用中药治疗，以上症状减轻90%。复因与邻居争吵后，出现每因郁怒或情绪紧张时即腹痛腹泻，泻后痛减或痛止，日行2～3次。近几个月来，不因生气，不因情绪紧张也出现大便前腹痛下坠欲泻，泻后痛减或痛止，日行2～3次。伴有倦怠乏力，胁微胀痛，易怒等症状。舌质淡红，脉弦。曾用X线胃肠钡餐透视，未发现异常。用药不效。

治疗经过：本科以“痛泻要方”证治之，一至三诊针泻天枢、气海，补足三里。三诊后不仅不效，反出现胃纳不佳，饮食减少，再三审阅病历，方知用错了腧穴，造成了治则上的改变。四至九诊，改用补阴陵泉，针泻太冲，抑肝扶脾之法，针治两次后大便日行1次，已不出现便前腹部坠痛，胁肋已不胀痛，知饥。针治四次后基本治愈，共针治6次。于同年12月18日告知针愈未发。

辨析：本例误治于选穴不当，造成了治则有误。本例患者初因郁怒伤肝，肝气犯胃，横逆胁肋，气机阻滞，故出现胸胁胀痛，胃脘胀满，噫气食少。虽经中药治疗减轻90%，但脾气已始初虚，复因生气，郁怒伤肝，肝失条达，横逆犯脾，失其健运，故而出现便前腹部坠痛即泻，泻后气机稍有通畅，则便后痛减或痛止。其伴有倦怠乏力，易怒，胁微胀痛及舌质淡红，脉弦等，乃为肝郁脾虚，肝木克于脾土之征象。近几个月来，不因生气，不因情绪紧张而仍便前腹部坠痛，泻后痛减，属于肝盛脾虚已成痼疾之故。

该例之病因，正如《景岳全书·泄泻》篇所说："凡遇怒气便作泄泻者，必先以怒时挟食，致伤脾胃，故但有所犯，即随触而发，此肝脾二脏之病也。盖以肝木克土，脾气受伤而然。"本例虽无"以怒时挟食"，但属"肝木克土"，故用抑肝扶脾之法，针补阴陵泉健脾益气，针泻太冲疏肝理气，二穴配伍类似"痛泻要方"而收效。

一至三诊所取腧穴无效反重之因是：针泻气海意在行气，但行下焦之气而不疏利肝气，针补足三里意欲健脾益气，但足三里必然属于足阳明胃经合穴，补之有碍胃腑受纳，故而反出现胃纳不佳，饮食减少。二穴配伍因未达到抑肝扶脾的目的，故而无效。针泻天枢意欲通畅肠腑气机，调和肠腑，尚无很大悖缪。四至九诊，改补足太阴脾经的合穴阴陵泉，健脾益气，无碍胃腑的受纳；改泻足厥阴肝经的原穴太冲，疏肝理气，二穴配伍正中肝木克脾土病机之的，故而收效尚速。

病例3　善太息

患者常某某，男，23 岁，学生，于 2000 年 8 月 21 日初诊。

证候：患善太息已 4 个月，近来严重。4 个月前因饮食生冷而患泄泻、食少、腹胀，经用中药泄泻治愈，但仍食少，大便次数增多，便溏，下午腹胀。近来加之生活饮食太差，又出现善太息，常欲太息，深吸一口气感到气能接续而感舒服，短气嗜卧，倦怠乏力。舌体淡胖，舌苔薄白，脉细。曾用中西药治疗不效，前来本科针治。

治疗经过：本科一诊、二诊（23 日），针补合谷，针泻内关，足三里先少泻后多补。三诊（25 日），上次针后，气短及倦怠嗜卧和腹胀减轻，饮食增加，针补合谷、足三里，针泻内关。四诊（28 日），处方同上。五诊（30 日），善太息将治愈，处方同上。六诊（9 月 2 日）、七诊（4 日），针泻内关、太冲、足三里。八诊（6 日），因上两次是更换医生，没有详问病情又没查看病历，就依患者所言患善太息，而改用上方的，故而复重，即改处方同三诊。十诊（10 日），将愈，处方同上。同年 12 月 28 日患者告知针愈未发。

辨析：本案误治于六诊、七诊改弦易辙，选取腧穴不当。从病因和所见脉证，属于气虚型善太息，初因饮食生冷伤于肠胃，故出现泄泻，腹胀食少，虽服中药泄泻腹胀治愈，但所遗留食少，大便次数偏多，便溏，下午易于腹胀等症状，则属脾虚挟有胃实证。继而加之劳累又因生活饮食太差，久之伤及脾胃中气，故出现常欲太息、气短嗜卧、倦怠乏力、深吸一口气感到气能接续等症状，其舌体淡胖，脉细，属于脾气虚之征。

本例不可应用补益中气之法，因有胃腑挟实症状，峻补阻滞气机，不利于胃腑挟实之症状，故一诊、二诊，针补合谷（补气），泻内关（调和胃腑气机），足三里先少泻后多补（先祛其实后补其虚），施用补气和胃之法而收效。二诊后胃腑挟实症状已去，故三至五诊，针补合谷、足三里，泻内关，益气补中佐以和胃理气。五诊之后病情明显好转，即将治愈，六诊、七诊因更换医生，该医没有查阅病历，仅依患者所述善太息，就疑其善太息属于肝郁型。没有询问区别肝郁型之善太息，应兼有胁肋胀满，胸闷不舒，长嘘叹气这一特点，就针泻内关、太冲、足三里，疏肝理气，和胃畅中。因方不对证，悖其病机，故而反重。八至十诊，复用益气补中佐以和胃之法，终告治愈。

病例4　胃痛，腹胀

患者赵某某，女，48岁，于1996年4月22日初诊。

证候：胃痛、腹胀已4个月，因家事郁怒而得。证见胃痛、腹胀，两胁胀痛，气呃不顺，嗳气频作，每因郁怒则加重。伴有食少易饥，咽干口苦，倦怠嗜卧，易饥但进食不多，食多则腹胀，饥饿时腹中空虚汗出肢软等症状。精神抑郁，忧愁表情。舌绛，舌苔薄黄，脉象弦数。

治疗经过：经市某医院曾作各种检查，均无异常发现，疑为更年期综合征，用药无效。中医曾以气滞胃腑之胃痛治之，尚有小效，又以脾胃虚弱治之，病情反重。特来本科针治。

本科以肝气犯胃，气滞胃腑之胃痛、腹胀治之。一诊，针泻中脘、上脘、内关、足三里。

二诊（24日），胃痛腹胀稍减。处方同上。

三诊（26日），胃痛腹胀复轻，饮食稍增，仍胁肋胀痛，气呃不顺。处方同上，加泻太冲。

四诊（28日），胃痛腹胀明显减轻，饮食复增。患者告知近两天易饥，饥饿时汗出肢软，腹中好似空虚无物，急食少量饼干或馒头即刻好转。针补合谷、足三里，针泻内关。

五诊（30日），处方同上。

六诊（5月2日），胃痛腹胀复重，纳食突减，气逆不顺及嗳气频作加重。针泻中脘、上脘、内关、足三里。

七诊（4日），以上症状稍减。处方同上。

八诊（8日），病情好转至三诊后的程度。处方同上。

九诊（11日），原有胃痛腹胀基本治愈，食量增多，仍两胁胀痛，气呃不顺，时而自觉气逆上冲喉咽，仍觉口苦易怒。针泻中脘、太冲、公孙、内关。

十诊（13日），处方同上。

十一诊（15日），九诊时所反映的症状，均有不同程度的好转和治愈。处方同上。

十二诊（17日），原来易饥，饥饿时汗出肢软及腹中空虚无物等症状已愈，口苦易怒已不显现。处方同上。

辨析：本例误治于四诊、五诊治则有悖，带来了选穴不当，造成了病情加重。

该患者初因郁怒伤肝，肝失条达，犯于胃腑，横逆胁肋，故出现胃痛腹胀，两胁胀痛，气呃不顺，嗳气频作等症状，治当行气散滞，和胃止痛。三诊后胃痛腹胀明显减轻，饮食复增，说明方已中的，应该效不更方。但因医生将近来显现遗留的症状（近两天易饥，饥饿时汗出肢软，腹中好似空虚无物，少食即刻好转等），当作中气不足作为重点施治，却忽视或不知复现的以上症状是三诊针治后的必然。原病治愈，食欲正常，上述症状不治而自愈。其处理办法，应在三诊之后，暂停5~7天继用原方原法治之，即可免于上述症状出现。多此一举之四诊、五诊的治疗法则，所取腧穴均违悖了该例之病因病机，故而反重。九诊以后改用的处方，是仍见两胁胀痛，气呃不顺，时而气逆上冲，口苦易怒等症状，而施用疏肝理气，和胃降逆之法而收效的。

病例5　阳痿

患者金某某，男，50岁，于1996年3月20日初诊。

证候：患阳痿已2年，现已阴茎完全不能勃起，可能与经商操劳过度，加之经常熬夜不能按时睡觉有关。伴有腰膝酸软，双足跟痛，小腹觉凉，畏寒肢冷，排尿无力，常有余沥，头晕健忘等症状。精神不振，略现面色晄白，舌淡苔白，脉象沉细。

曾久服中药收效不大，故来本科求治于针灸治疗。

治疗经过：

一诊，用针补关元、肾俞、复溜之“肾气方”。二诊（22日），处方同上。三诊（25日），排尿略觉有力，腰膝酸软略轻，处方同上。四诊（27日），处方同上。

五诊（29日），以上处方针治4次，已无明显效果，仍足跟痛、阳痿、畏寒、头晕、健忘等。用针补关元（配烧山火，其温热感达于整个小腹及阴茎部）、三阴交、太溪之“右归方”。

六诊（4月1日）至十二诊（15日），处方同上。八诊（6日），少腹凉轻，阳痿稍有好转，双足跟痛及头晕健忘有所减轻。

十诊（10日），少腹已不觉凉，阳痿有所好转，足跟已不痛，精神好转，面色微现红色，腰膝酸软减轻80%。

十三诊（17日），阳痿明显好转，余无异常，处方同上。十四诊（19日）、十五诊（22日），处方同上。

十六诊（24日），阳痿基本治愈，处方同上。十七诊（26日），阳痿已愈，处方同上以作巩固。

辨析：本案之阳痿，误治于针灸处方，应选用“右归方”而一至四诊选用了“肾气方”，违悖了该例之治则。一至四诊的处方是“肾气方”，五至十七诊的处方是“右归方”，二方都是“善补阳者，必于阴中求阳”。二方都补关元穴温补真阳，但前方配补肾俞、复溜，补肾气，滋肾阴，壮腰脊，后方配补三阴交、太溪，补益精血。故前方具有温补肾阳之功，后方具有温补肾阳，填补精血之效。

该患者之阳痿，因于操劳过度，经常熬夜，根于虚亏。伴见小腹觉凉，畏寒肢冷，面色微现晄白，舌淡苔白，属于肾阳不足之候；但伴见排尿无力，常有余沥，头晕健忘，腰膝酸软，双足跟痛等，属于精血不足，上则不能营养于头脑，下则不能营养足膝之故。其病因病机在于肾阳不足，精血亏虚，故用“肾气方”收效较缓，“右归方”正中病机，故而收效显著。

病例6　产后尿潴留

患者府某某，女，30岁，于2001年10月23日初诊。

证候：产后尿潴留已18天。顺产，出血不多。产后即出现尿潴留，产于南阳市某某医院妇产科，该科请本院针灸针治6次无效（每天针治一次，所取腧穴有次髎、膀胱俞等，针上配电针仪通电，取腹部的中极、水道及三阴交等穴），又服中西药利尿之药无效。又用膀胱冲洗法亦无效。导尿方能排出，现在用插管憋尿法。产后即服过生化汤3剂（是妇产科惯用的处方，凡产妇产后必服该汤3剂，目的是促使子宫收缩）。

刻诊面色苍白，精神不振，气短乏力，患病至今没有尿意感和小腹憋胀感，脉象沉细无力。因日久不能排尿，精神非常紧张、恐惧。又因忧虑而饮食减少，已无乳汁。

治疗经过：

一诊，针补合谷、复溜、中极、气海。

二诊（24日），处方同上，复溜易太溪穴。针后小腹即有胀感。

三诊（25日），针补气海、中极（针感达于阴道部）、阴陵泉。

四诊（29日），仍不能排尿。针补次髎、肾俞、太溪。

五诊（30日），针补关元、气海、合谷、足三里。针后小腹即有憋胀感。加“补中益气汤”加减3剂。

六诊（31日），小腹已有憋胀感。针补合谷、足三里、三阴交。

七诊（11月1日），小腹仍有憋胀感。处方同上。以上七诊所针腧穴处都有针下肌肉松弛感。

随访：11 月 5 日电话随访，告知于 11 月 2 日请某某医院妇产科和市妇幼保健院专家前去住家，拔去插尿管后从此排尿如常。

辨析：产后尿潴留，多属虚证，针灸效果最为满意，但需知虚在何脏何腑，属气或是属血属肾，针对病机方收良效。临床所见尿潴留日久不愈患者，多是体质本虚，产后易患尿潴留。曾使用针灸和内服中西药无效，多是辨病论方（亦即首先辨病，然后根据什么病再论治方药和腧穴），多用利尿之法之故。

本例之尿潴留患者，误治于辨证论治，与治则有悖。患者体质本虚，复因怀孕和产后耗伤气血及肾气，体质更虚。基于虚弱体质，在产后首先内服生化汤 3 剂，不利于气血亏虚之体。因忧虑尿闭不愈而饮食减少，气血来源不足，又增虚亏。根据患者和家属所言，患尿潴留之后，所用针灸和中西药物治疗，多是辨病论治，使用通利小便之法，更伤机体，致使愈利小便则小便不能通利，病程延及 18 天未愈。

接诊之时，所见症状和体征，属中气不足，气虚下陷，膀胱升运无力。治宜补益中气，升运膀胱。本例虽用针灸治愈，中药 3 剂助效，但所取腧穴，开始治则没有主见，致使一至四诊更换腧穴频繁，抓不着重点，其中有些针对性不强，偏离了病机，影响了疗效，故尔针次较多。例如：

一诊，针补合谷（补气升陷）、气海（补元气），二穴配伍虽能中的，但力欠不足，针补复溜滋阴补肾，在此方中意义不大，针补中极意欲化气行水，但离病机较远。

二诊，处方同上，方中复溜易太溪补益肾气，对治该病稍有帮助。针后小腹即有胀感，属于有效先兆。

三诊，针补气海虽能补元气，但不能概全益气升陷之效，针补阴陵泉健脾益气，与气海配伍，有益于补益中气，而不是峻补中气，益气升陷。针补中极化气行水不中病机，可能会影响膀胱括约肌的弛张。

四诊，针补次髎、肾俞、太溪，意欲补肾气，促使排尿。本方虽不能直中病机，但有助于排尿。

五诊，所取腧穴正中病的，针补合谷、足三里益气补中，能升下陷之气，配补气海有助补中益气，针补关元虽不直接中的，但能有助于扶正。再配用“补中益气汤”加减，更增其效。针后小腹有憋胀感，正是起效的先兆。

六诊、七诊，针补合谷、足三里名为“益气补中方”，正中其的，加补三阴交，更有用助于扶正和排尿。

本例所收之效，首责之于五至七诊之处方和配用3剂中药助效之外，一至四诊所取腧穴，虽然有些针对性不强，但有扶正作用，对五至七诊加速疗效，奠定了一定的基础。

病例7　多动症？

患者张某某，男，18岁，于2001年10月12日初诊。

证候：全身不自主的扭动（抽动）已4年余。原因不明。每天不定时发作1～8次，发作时不自主地头部向右侧扭动，或右侧上肢随其肩背扭动（或抽动）扭向右侧腰背部，或右侧下肢及髋部向外侧方向扭动，有时以上三处同时扭动，约1～2分钟自行停止，发病以右侧居多。发作后右半身无力约1分钟消失。发作时神志清楚，无短暂的意识障碍，不论平卧、行走或站立时均可发作。有时看书2～3分钟后易于发病。

多年来曾作各种有关检查，均无异常发现，诊断不明，曾多家医院治疗不效。有位中医以痉病治疗亦无效。

治疗经过：本科根据发病部位和看书易发的特点，分四组进行针治。即针泻合谷、太冲、百会，施用熄风解痉清脑之法；针泻胸右2～10夹脊穴，意欲缓解右侧肩背及上肢筋脉的抽动；针泻腰右1～5夹脊及环跳，意欲缓解右侧腰背及下肢筋脉的痉动；针泻风池、百会、人中、大椎时而加泻印堂，意欲清脑熄风，治疗看书易于发病。以上四组腧穴，每次选用一组或两组，每日针治1次，首次有效，再次无效，继治亦无效，更换另一组针治，亦是首次有效，再次无效，继次仍无效，再更换另一组又是如此。间隔3~5天再针仍是初次有效，再次无效，继次亦无效。最后四组处方轮流每日针治一组，则效果甚好。因久治（针治40余次）不能治愈，患者没有信心而停治。

辨析：笔者初次识为本案误于治则和选配腧穴不当，其根源在于诊断不清，病因不明的客观原因。但与另一例相比，则有其主观原因，忘怀了患者的个体经络的敏感差异。有些患者，使用同一处方，初次针治因经络敏感而收效，继再针治由于经络适应针治的刺激而不效，如果改为隔日或隔2~3日针治1次，则收效甚佳。该患者则属此种情况，如果始终使用四组处方轮流每日针治一组，则可治愈。

例如在针治该患者不久，本校一位男同学患病16年之久，与本例症状基本相同。其治则和四组腧穴基本相同，不同之处仅是此四组腧穴始终使用，轮流每日针治一组的方法，连续针治30余次而告愈。

在针治该同学之前，查阅了有关资料，属于腰背肌肉弛缓障碍症，根据该症选用了治则和腧穴，又四组腧穴轮流每日针治一组而收效的。联系本例张某患者的误治，不属于因诊断不清，病因不明而造成的治则和选穴有误，误治于四组腧穴没有轮流每日针治一组的治疗方法。

病例8　腰痛

患者赵某某，68岁，于1996年4月18日初诊。

证候：20天前因劳动不慎扭伤腰部，引起腰痛。按之痛加，痛处不移，活动受限，咳嗽、深呼吸被震动时腰痛增剧。经用西药治疗无效，X线腰椎拍片无异常。前来针灸。

治疗经过：一至四诊，针泻肾俞、大肠俞和阿是穴，施用通经活络止痛之法，腰痛基本治愈。为根治不痛起见，继用上法上穴针治3次，腰痛复重。证见腰部空痛，如折似脱、痛无定处，按之痛减。后因更医接诊，复用上方上穴针治2次，又现腰软不能端坐，尿频不能排净。脉象沉细。即改补肾俞、大肠俞、太溪，施用补肾壮腰之法，针治5次，不仅腰痛治愈，伴有肾虚症状随之告愈。

辨析：本例之腰痛,误治于施泻太过,反伤肾气、腰肌,致使腰痛基本治愈而复重,后又继伤肾气、腰肌,又现肾虚症状。

患者初因扭伤性腰痛，所针腧穴及治疗法则无误。针治4次后腰痛基本治愈，应停治以观后效。不可在年将古稀，肾气精血已将枯竭之患者，继用前法治之。继用前法施治，一则复用通经活络止痛之法，施之太过，复重无疑；二则继治久泻肾俞伤肾，久泻腰部大肠俞和阿是穴，伤及腰肌，故而出现腰部空痛，如折似脱，痛无定处，按之痛减等症状；三则更医接诊，未问治效，复用上方，重伤腰肌及肾气，故又出现腰软不能端坐，尿频不能排净，脉象沉细之脉证。

最后改补肾俞补肾壮腰，针补大肠俞壮腰肌，配补太溪补肾气有助壮腰，施用补肾壮腰之法，故而针治五次后不仅腰痛治愈伴有肾虚症状亦随之告愈。

病例9　腰椎间盘脱出

患者高某某，女，39岁，于2002年5月27日初诊。

证候：不明原因，患右腰部及下肢痛已50多天。以右侧下肢足少阳经循行处（自环跳至丘墟穴处）剧痛难忍，行走困难，活动痛加，伴有平时气短乏力、下肢酸困、行走无力、精神不振、少气懒言等症状。身瘦，表情痛苦。多方治疗收效不佳。

今天X线腰椎拍片：腰椎间盘突出。

治疗经过：

一诊（27日），针泻右侧环跳、阳陵泉、丘墟、阿是穴。

二诊（29日），处方同上。三诊（31日），右腰及下肢疼痛减轻，处方同上。

四诊（6月2日），右下肢剧痛明显减轻，活动自如，患者非常高兴，要求针治虚亏症状，即平时气短乏力、下肢酸困、行走无力、精神不振、少气懒言等症状。针补双合谷、三阴交。

五诊（6月4日），患者前来就诊很不高兴，诉说前来针治虚亏病，反而患肢剧痛复原，行走又感困难，活动受限，虚亏症状未见好转。改用二诊处方。

六诊（6月6日），右下肢疼痛复轻。针穴处方同上。

七诊（6月8日），右下肢剧痛明显好转，患者非常高兴。针穴处方同上。

辨析：本例误治于治则有悖：其一误在四诊时医生改变了治则和处方。三诊后虽然右下肢剧痛明显减轻，活动自如，但气血瘀滞，经脉痹阻之病机尚未彻底改善。医生本应效不更方，却用了大补气血之法，更促气血阻滞，经脉不畅，故而右下肢剧痛复重，活动受限。其二医生未能掌握治疗原则，随患者要求针治虚亏证候，造成病痛反复。

病例10　面肌痉挛

患者郭某某，女，59岁，于2000年7月23日初诊。

证候：患面肌痉挛已5年之久。1995年因生气郁怒后出现左侧面肌痉挛，以左侧口角联及左侧下眼睑，呈阵发性抽搐，严重时左侧上下眼睑阵发性紧闭不能睁开，约5～10分钟方可自行缓解。阴雨、感寒及生气、精神紧张时更为频繁和严重。

治疗经过：

7月下旬，针泻合谷、太冲、阴陵泉，每隔1～2日针治1次。收效不大。

8月上旬，泻灸曲池、阴陵泉，用TDP照射患部，患部感到舒服，照射时久患部感到发热。每隔1～2日针灸1次。收效不卓。

8月中旬，针泻加艾条针上灸左侧阳白、太阳，针泻合谷、太冲，或针泻曲池、阴陵泉加通电。每隔1～2日针灸1次。面部痉挛明显减轻。

8月23日，针泻加艾条针上灸左侧迎香、颧髎、太阳。

8月26日，今天患者告知基本治愈。处方同上。

辨析：本例之面肌痉挛，误治于治则有误，不能中的。患者已将阴雨、感寒面肌痉挛更为严重告诉了医生，医生却用以常规经验方治疗熄风解痉，故而无效。直至多次治疗无效，方悟患者所言阴雨、感寒加重，于8月上旬改用以风寒湿痹阻患部面肌筋脉所致之痉挛。其治则正中病机，因针次不多，不足于达到抑制痉挛的目的，故而无效。8月中旬，改用方法，故而面肌痉挛明显减轻。直至8月23日，26日的患野取穴，直达病所，温经散寒而收功。

病例11　风寒湿痹证

患者崔某某，女，35岁，于2001年8月2日初诊。

证候：两膝及膝以下小腿酸困无力已8年之久，此次复发2月余。1993年、1994年患此病，经治疗而愈。今年夏季复发，两膝及小腿酸困，行走发软，欲将跌跤。主要发困发凉，恶风吹，恶着凉，电扇吹后更感加重。

昼夜均感小腿无处安放，辗转很多体位均感不适，还有好似向外抽里面的什么东西样地难受。以夏季为重。脉象沉数。化验抗链球菌溶血素“O”625单位。

治疗经过：

一诊，针足三里、阴陵泉，先多泻后少补。

二诊（4日），化验结果：抗链球菌溶血素“O”625单位。处方同上加三阴交先多泻后少补。

三诊（6日），针补合谷、足三里、三阴交。

四诊（7日）上诊针后病情加重。针泻膝眼（加针上艾条灸)、足三里、三阴交。

五诊（9 日），膝关节凉痛轻。针泻膝眼（加针上艾条灸)、曲池、阴陵泉。

六诊（11 日），两下肢及膝关节凉痛减轻。处方同上。

七诊（21 日），前天在它处用药物熏蒸法无效，两膝更凉。处方同上。八诊（23 日），处方同上。

九诊（25 日），在它处又用药物熏蒸后，两下肢形容不出的不适感，不论什么体位均感不适，又增添了全身疲惫，精神不振，四肢酸痛。针补合谷、三阴交，膝眼多灸少泻。

十诊（28 日），两下肢已不痛，精神好转，膝关节已不凉痛。针泻加灸曲池、阴陵泉、膝眼。

十一诊（30 日），针补合谷、三阴交。

十二诊（9 月 1 日），两下肢不凉，已不酸困，针补合谷、三阴交，泻灸曲池、阴陵泉。十三诊（4 日），针补合谷、足三里、三阴交。

十四诊（6 日），上诊针后下肢更感不适，可能与峻补有关。改泻灸曲池、阴陵泉、膝眼。十五诊（8 日），复轻。处方同上。

辨析：本例误治于治则有悖。病患属于风寒湿痹证，兼有气血亏虚筋脉失养之证候。应该首先温经散寒，祛风除湿，然后补益气血，或风寒湿痹证候明显好转，再兼补气血。却因治则有悖，带来了处方乱杂，轻与重反复，直至效果不佳而停治。

治则有悖之处是：开始一诊、二诊的处方，就用以通经活络为主，佐以补益筋脉，悖于病机。三诊却大转变，用“八珍方”峻补气血，意在补虚，不利于痹证的治则，故尔针后病情加重。四诊急于纠偏，处方近乎病机。五诊、六诊，正中病机，膝及膝下病痛减轻。但六诊后，用药物熏蒸疗法，因汗出重伤气血，两膝更凉。七诊、八诊，所用处方同上，正中病机的同时，又用药物熏蒸疗法，因伤及气血，出现气血亏虚症状。九诊急于纠偏，用“八珍方”峻补气血，加泻灸膝眼，正中病机而有所减轻。十诊、十一、十二诊的处方，亦正中病机而收效。由于十三诊的处方，补之太过，病痛复重。十四诊、十五诊的处方正中病机，病痛复轻。病候如此轻轻重重，反反复复终不能治愈。病人失去治愈信心。

（五）难免误诊误治

临证常见难免误诊误治之因，除医师经验匮乏外，大多有以下几个方面。其一病人不会描述病情，遗漏症状，或所问非所答。其二避诉隐匿性病因（如早患手淫、房劳所伤、思惘迷恋不能如愿以偿等等）。其三理化检查的误差（如器械关系、技术水平等）。其四证的兼夹繁多，典型的、单一的证型较少，等等。例如：

病例 1　十二指肠球部溃疡

患者李某某，男，53 岁，于 2003 年 6 月 26 日初诊。

证候：1970 年夏患十二指肠球部溃疡，出现胃腹热痛、刺辣痛、食少腹胀等症状。于 1971 年发现时而呕吐少量血液，大便潜血，即住本厂医院，以十二指肠球部溃疡治疗，出血已止，经治和调养，身体逐渐恢复健康后上班。

近 10 多年来左侧肋下（相当 6～9 肋端相连约 10cm 长，2cm 宽之部位）不定时疼痛，时痛时止，时轻时重，轻度压痛。饮食正常，外观身体健壮。于 1991 年求治于市中心医院作 X 线胃肠钡餐透视提示：①十二指肠球部溃疡；②浅表性胃炎。但无该二病的特有症状，又饮食、二便正常。医生以此透视结果用药无效。更医看了胃肠透视结果，仍以此结果用药无效（左侧肋下仍痛不减）。

治疗经过：2001 年仍感到左侧肋端下疼痛，症状同前。于 2001 年 3 月 17 日求医诊治，该医让作 X 线胃肠钡餐透视，其报告单示：①主动脉轻度硬化；②胃黏膜紊乱—胃炎；③十二指肠球部溃疡。该医以其报告单开药，治疗多日病痛如故。

于2003年3月7日求医，该医不问病情，让作X线胃肠钡餐透视，其报告如下：①主动脉硬化；②食道各段正常，胃呈鱼钩型，黏膜普遍显示紊乱，张力中等，十二指肠球部基底部左侧显示一龛影存在，形态规则，邻近部位粘膜水肿，且可见少量钡剂向胃逆流，余（-）。印象：①十二指肠球部溃疡；②反流性胃炎。该医依其结果开药治疗无效。

由于以十二指肠球部溃疡长期治疗无效，患者疑问多多，于2003年4月20日请求另位放射科医师透视对照，其报告单内容：①双肺未见异常，主动脉轻度迂曲；②食道各段钡透视未见异常；③胃无力型，张力低，角切迹位于双髂嵴连线上约2cm，胃蠕动及活动度均可，余（-）；④十二指肠各段未发现异常。患者拿此报告单请原来诊治医生求教，该医解释是：吃这几个月的药，溃疡已经治愈，再服一段药巩固巩固。

患者因对上次钡透结果有怀疑，向原来几次钡透视的放射科医师说明情况，要求复查，于2003年5月31日复查，其报告内容：①主动脉硬化；②食道各段未见异常；③胃呈无力型，少量空腹滞留液，张力低，蠕动迟缓，黏膜尚可；④十二指肠球部充盈欠佳，基底部局限性黏膜水肿，球部轻度变形，且可见少量钡剂反胃逆流。余（-）。印象：①反流性胃炎；胃功能不良；②十二指肠球部炎症。

患者感到医生单凭透视结果治疗，效果不佳，又感到透视有误，就此停止药物治疗，求治于针灸。本科详查左侧6~9肋端处无异常改变，以局限性经络阻滞，经气失畅治之，局部取穴，施用泻法，通经活络以止痛，针治6次而告愈。

辨析：本例难免误诊误治之因，责之于X线透视有误，接诊医生凭其透视开药。

自2001年3月至2003年6月，都是同一部X线机，除

2003 年 4 月是另一位放射科医师透视外，其余都是同一位放射科医师透视的。其透视结果不同，应责之于放射医师的水平。

病例 2　冠心病心绞痛

患者刘某某，女，53 岁，于 2000 年 3 月 3 日初诊。

证候：3 年来左侧桡骨茎突内侧、尺骨鹰嘴与肱骨内上髁、肩关节等处，不分昼夜交替性又分别呈阵发性跳痛、刺痛、困痛、剧痛难忍，局部拒按。捶击肩部、揉按肘部可暂时缓解。在疼痛间隔缓解期，其病痛处活动自如（后来病愈后才告知）。X 线颈椎拍片：有轻度骨质增生。

治疗经过：3 年来曾在不少医院均以颈椎病按摩、牵引和局部药物封闭治疗无效。又分别以网球肘、腱鞘炎、肩周炎，进行按摩、局部药物封闭、内服中西药治疗，均未收效。又到北京、郑州大医院，诊断不明，对症治疗不效。即来本科以颈椎病治之无效，后又以网球肘、肩周炎痛点局部取穴治疗无效。但以腱鞘炎针泻左列缺、太渊有效，针治 3 次明显减轻，再针治无效。

2000 年 5 月洛阳白马寺骨科医院仍根据颈椎拍片，以颈椎病局部药物封闭两次无效。后到洛阳市人民医院以冠心病心绞痛试治，试服硝苯地平等药，1 次即轻，继而以心绞痛等药治疗 40 天而告愈。

辨析：本例之冠心病心绞痛，追溯误诊误治之因，主要是难免误诊于冠心病心绞痛放射性疼痛部位异于绝大多数患者。它和疼痛放射部位在左肩关节、肘部少阳经循行处、在桡侧腕后的手太阴肺经循行线上，又很似腱鞘炎、网球肘和肩周炎的疼痛特点，这是很多经治医生没有经验又没有考虑到它是心绞痛的放射痛。

从以腱鞘炎针泻列缺，太渊 3 次，明显减轻继治无效分析，有效于“肺朝百脉”和心肺的关系上，不效于所治非其病也。

心绞痛属于前人所述的“真心痛”、“厥心痛”、“心痹”、“胸痹”之范畴。有虚实寒热之分。我们查阅了《素问》和《灵枢》里有关篇节，有的与近代的心绞痛病情比较接近，有的与临床心绞痛见症颇相符合。但该患者发病症状与《灵枢》、《素问》有关篇节描述的却不相同。而从现代医学典型症状和体征也不相符。但机械地对照而未客观地考虑到用各种方法久治无效与心绞痛有关，又没有问及剧痛停发时，左上肢的剧痛三处活动正常，与颈椎病无关。

临床所闻有心绞痛放射在胃腑，与胃痛相似，有以胃痛治疗延误了病情，甚至有因延误病情而致死亡的。

病例3　心绞痛

患者王某某，女，40岁，于1996年8月12日初诊。

证候：罹患左侧齿痛已2年余。发作时呈现阵发性跳痛、刺痛，时而剧痛难忍，停发时咀嚼正常。

治疗经过：曾在市某医院牙科检查牙齿无异常发现，以神经性齿痛治疗无效；更医某医院牙科检查齿龈无病理改变，以齿痛治之亦无效，最后前来我科求治于针灸。我科首先以齿痛治疗数次无效，最后以三叉神经痛试治亦无效。

此后患者因患急性胆囊炎被收住市某医院治疗，在治疗急性胆囊炎的同时，详细观察了左侧齿痛的原因。初起疑为心绞痛放射性左侧面齿疼痛，经作心电图等多种检查，最后确诊属于心绞痛放射性，试用治疗心绞痛类药物，果收良效，经治月余后左侧齿疼痛逐渐好转，直至痛愈。

辨析：本例误诊误治是难免的，其因在于所经治医生均没有因心绞痛放射在左侧面齿部的经验。心绞痛向左侧面齿放射性发生剧痛，具有临床经验的心血管专家也是极为少见，故而极易被忽视。而多从齿痛、三叉神经痛考虑，但不典型，所以治之无效。

病例4　头痛

患者郑某某，女，36岁，于1996年7月20日初诊。

证候：患头痛已半年，因生气郁怒而得。半年来前额及近前顶处热痛，时而跳痛，头昏脑胀，遇热尤甚。伴有恶心，食欲不振，时而口渴，多梦少寐，心烦急躁，时欲向外奔走，胸闷吐痰等症状。面色潮红，舌质红苔薄黄，脉数有力。

曾在外院神经内科作脑电图、心电图、脑CT检查，均无异常。诊断为脑神经衰弱、神经官能症，多次用药不效。曾用中药及单方治疗亦无效。即来本科求治于针灸。

治疗经过：本科以郁怒伤肝，肝郁化火，火灼阴津，煎熬成痰，痰火扰心，上扰头络之头痛治之。一至四诊，针泻丰隆、内庭、神门、内关等穴无效；五至八诊，改泻太冲、丰隆、神门、头维，仅感额角痛减，其余症状依然。

最后重新询问病人，方知生气后两个月始患头痛；每因头痛严重时恶心，心烦急躁，时而欲向院外奔走；因头痛日久，焦虑难愈而多梦少寐，心烦急躁和食欲不振，头痛缓解或痛轻时，以上症状均不出现。其胸闷吐痰，是原有气管炎，与该头痛没有联系。

重新根据头痛部位、疼痛特点，遇热尤甚以及面色、舌脉等进行辨证，辨为阳明头痛。改用针泻合谷、内庭以清阳明气分之热，又能清宣阳明经气而制止疼痛，加泻头维、上星患野取穴，既能通畅局部经络，又能消散局部郁热，针治5次而告愈。

辨析：本例难免误诊误治之因，是病人诉病不清，将生气两个月后发生头痛联系在一起，作为病因之一，以郁怒伤肝，肝郁化火作为辨证之起因。其次是病人将头痛严重时出现的恶心，心烦、急躁，时欲向外奔走（实为向外奔走欲使头部清凉）诉说给医生，而无诉说头痛缓解或痛轻时，以上症状均不出现。致使医生将头痛严重时所出现的以上症状，作为该病的伴有症状，辨证论治的依据，进而分析痰火上扰，扰及神明，神不守舍等等。再者病人因头痛日久，经常思虑头痛难愈，而出现的多梦少寐，心烦急躁，医生将其作为心火内盛的辨治根据。又因病人未曾诉说原有气管炎在未发作时经常胸闷吐痰，医生以此结合头痛甚时恶心食少，误认为该头痛与痰有关。

最后辨证是：其头痛部位在前额，属于阳明经脉循行之处，面色潮红，时有口渴，属于阳明有热，遇热尤甚，应属阳明头痛；其舌红，舌苔薄黄而不滑不腻，脉数有力没有滑象或滑数、滑实之象，应排除痰热，属于内热之象。最后以阳明头痛施治，针治5次而告愈。

病例5　胃下垂

患者李某某，男，40岁，于1998年8月18日初诊。

证候：脘腹胀满疼痛已3年。经南阳卫校附属医院X线胃肠钡餐透视，诊断为胃下垂8cm。曾用中西药久治无效，前来针治。刻诊上腹隐痛，脘腹胀满，时而感到中空无物，嗳气频作，进食量少，口淡乏味，大便干秘。舌苔薄白偏润，脉缓。

治疗经过：以中气不足，脾气虚弱，运化失职治之，针补合谷、足三里，针泻中脘即“益气补中方”加泻中脘佐以和胃散滞，针治3次无效。追问患者，尚有畏寒肢冷，腰部酸痛，改用温补脾肾之法，上方加补关元温补真阳以益脾阳。针治3次后，脘腹空虚及腹胀减轻，畏寒略有好转。患者又诉性功能较差，时而早泄。综合以前所治、所述，本例属于肾阳不足，脾不温运所致。改用针补关元、气海，艾灸神阙，补真阳益元气，温运脾阳为主，针补合谷、足三里，佐以益气补中之法，二方交替施治，针治8次而告愈。

半年后X线胃肠钡餐透视复查，胃下垂治愈。胃腑症状随愈，大便正常。

辨析：本例难免误诊误治之因。因为病人不会叙述病情，以为畏寒肢冷，腰部酸痛和性功能较差，时而早泄，与胃下垂病无关，故而未述。

临床常见胃下垂多由脾胃气虚，中气不足，用针补合谷、足三里“益气补中方”而收效。该例因伴有上腹隐痛，嗳气频作的标实证，故加泻中脘佐以和胃散滞是正治法。因应效而不效，第一次追问患者，尚有畏寒肢冷，腰部酸痛，结合原来所述口淡乏味，脉缓，舌苔薄白偏润，属于脾肾阳虚，加补关元温补真阳则是正中病机，故而脘腹空虚及腹胀减轻，畏寒略有好转。第二次患者又诉性功能较差，时而早泄，再综合以上症状和体征，改用补真阳益元气，温运脾阳为主，佐以益气补中之法，针治8次而终告愈。

病例6　贲门失弛缓症

患者周某某，女，43岁，于1996年12月30日初诊。

证候：胃口（贲门处）憋气，气呃不顺已4年，因长期生气而得。食欲不振，恶心，饥不欲食。近来病情严重，吞咽困难，进食少许（约进两三口食物），即刻胃口（相当胸骨后贲门处）憋气胀痛，气呃不通，行走几步（约几分钟），憋气稍缓，方能再进食少许（几口），即刻吞咽困难，胃腑（贲门处）憋气，气呃不通，再行走几步，稍有缓解，方能再进食少许，如此一顿饭需要好多次。舌苔黄腻，舌心裂纹，右脉沉细无力，左脉沉弦。

食道X线钡餐透视示：贲门失弛缓症，呈鸟嘴形。胃镜检查示：贲门狭窄。

既往有慢性结肠炎病史，大便日行3～7次，大便前后小腹作痛，粪便带黄色粘液，解便急速，便后气短、腹空。

1996年5月作子宫肌瘤切除术，术后服丝瓜汤出现气短，呼吸喘促，心慌，服营养补品后，身体较前好转。

患直肠脱出之脱肛病已6年。平时失眠，服用大补气血药物有所好转。

治疗经过：中医以反胃、噎膈治之，给以“旋覆代赭汤”、“启膈散”、“通幽汤”、“丁香透膈散”之类汤方加减，服之无效。西医用药不效，建议作手术治疗。本科因对贲门失弛缓症病名陌生，更无治疗经验。始以气滞胃腑针泻中脘、上脘、膻中、天突，针治4次无效。请放射科医生讲其病病因病机及症状后，愕然想起背部相应反应点针刺法，就试用按压法，寻找反应点或压痛点，按压至阳和膈俞穴有压痛，以压痛点取穴，施用泻法，隔日针治一次，针治7次而告愈。

其针治7次的效果是：一诊后，吞咽困难稍轻，进食时贲门处憋气次数减少，已不恶心；二诊后，明显减轻，仅吃饭时打几个半截嗝或有时打个通嗝，或吃完饭后打个通嗝；四诊，每天大便1次，大便前后腹部不痛，膈俞和至阳穴的针感均达于贲门处，在留针40分钟期间能打个通顺嗝；五诊，针感同上；六诊，至阳穴压痛已不明显，针感同上，在留针期间胸骨及其两侧困痛。七诊后病已治愈。随访多年未发。

辨析：本例误治之因是中医无贲门失弛缓症，多属“噎膈”、“反胃”范畴。因此前医多以“反胃”、“噎膈”施治，用诸方及针治无效。该病以食物经过贲门不畅，致使吞咽困难，食物滞留食道引起近端食管扩张出现呕吐和胸骨后胀痛，食物强行通过则感胸骨后相当贲门处憋气不适或胀痛、气嗝（呃）不顺，或食后即吐，吐后感觉轻快。呕吐多为食物，很少有反酸，呕吐胆汁。现代医学认为它是一种神经肌肉疾病，药物治疗效果不佳，常用手术治疗，多采用膈肌瓣成形术或胸腔镜气囊扩张术或X线下带囊导管扩张术等等，亦有效果但很不理想。

听了放射科医生对该病的讲述，我们突然想起背部相应反应点针刺法。试按之，至阳、膈俞穴有压痛点，以压痛点取穴法，施用泻法而收效。

它之所以收效，可能是通过针刺能缓解食管下端贲门括约肌痉挛，促进食管蠕动，使之吞咽顺畅。至阳穴处分布有第七肋间神经后支内侧支；膈俞穴处分布有第七或第八胸神经后支的皮支，深层为第七胸神经后支外侧支。此二穴的压痛是否是神经的反应，通过针刺相关神经起抑制作用，以缓解贲门处括约肌的痉挛，或对相关的副交感神经功能的增强（增强迷走神经干功能，抑制交感神经功能的亢进），从而达到治愈贲门失弛缓症的目的。

病例7　失音

患者张某某，男，45岁，于1999年6月20日初诊。

证候：患失音已2年。2年前因课程较多，长时间讲课劳累而得。失音时轻时重，严重时伴有咽干、口鼻气热，分别内服槐角、胖大海、石斛放入开水内浸泡代茶徐徐饮之，有所好转。近数月加重，服上药无效。内服中西药亦无效。本市某医院喉科检查：喉粘膜淡红，声带淡红，声带运动正常但闭合欠佳。用药亦无效，前来本科针治。证见发音低沉，声音不扬，讲话不能持久，持久则发不出一点声音，甚则嘶哑失音。

治疗经过：以病久肺气不足，肾阴亏耗之失音辨治，针补合谷、复溜，使用“益气补肾方”，针治5次未效。详问患者，患者还伴有倦怠乏力，纳少便溏，少气懒言，嗜睡嗜卧等症状，自认为与失音无关，故在初诊询问病情时尚未告知。观其舌质淡红，舌苔薄白，诊其脉象细缓。后以脾肺气虚，无力鼓动声门而失音辨治，改补合谷、阴陵泉，补益脾肺之法，3次后减轻，5次后病情大减，8次告愈，不仅失音治愈，伴有症状亦随之而愈。

辨析：本例误治是因为患者将其辨证的关键伴有症状，闭而不述，致使医生将患者初诊叙述之症状和所用之单方，作为辨证依据误治了证型。将脾肺气虚证误诊为肺肾两虚证辨治，辨证有误，故而一至五诊，施用益气补肾之法亦随之有误。

再三询问患者之后，改补合谷（补益肺气）、阴陵泉（健脾益气，培土又可生金，有益于补益肺气），施用补益脾肺之气而收效。仅一穴之差其功效截然有别。本例病本虚在脾肺气虚，无力鼓动声带，故而失音；其伴有倦怠乏力，少气懒言，便溏纳少，嗜睡嗜卧等症状，为辨脾肺气虚之旁证。主病失音是脾肺气虚，伴有症状亦是脾肺气虚，二者都属脾肺气虚，故而施用补益脾肺之气之法，不仅主病治愈，伴有症状同时而愈。

病例8　便秘、肛门括约肌紧张症

患者王某某，男，32岁，于1999年元月20日初诊。

证候：2年多来大便干秘，时轻时重，用药有效，停药易发。此次复发严重已20天左右，用药无效。便秘复发严重，数日解便1次，粪便干如羊屎，常觉存留在肛门内，常有下坠欲便感，憋胀不出，用力解不出来，愈用力愈不能排出。外观身体健壮，舌脉无特殊改变。因便秘严重而精神紧张，造成恐惧心理。在欲解便时，揉按骶部几分钟方能排出，若精神紧张愈恐惧排不出愈不能排出，愈用力愈不能排出。

治疗经过：若服果导片，或吃香蕉，或服番泻叶加大黄煎汤，服1次仅能排便1次，并在24小时之后方能排出。

曾作直肠镜检查，无异常改变。多方治疗收效不卓，灌肠1次仅能排便1次。故前来本科针治。

本科针治前向病人反复作了解释，解释大便干秘的原因和形成，是来自精神因素，是因精神紧张，恐惧心理，造成肛门括约肌高度紧张，粪便很难通过排出，粪便在直肠内愈日久而愈干秘……。

所针腧穴及效果：一诊（20日），针泻下髎、次髎、横骨，均深刺针感达于肛门内。二诊（22日），上次针后大便顺利，处方同上。三诊（25日）大便两天1次，粪便干秘减轻，排便前精神不甚紧张，处方同上。四诊（27日），大便1天1

次，已不干秘，便前恐惧心理明显减少，处方同上。五诊（29日），基本治愈，处方同上。同年4月23日患者托人转告针愈未发。

辨析：本例难免误诊误治之因，因中医学没有肛门括约肌紧张症之病名，又临床极为少见，再者因属心理因素造成的便秘，前医用药无效，不属医生之过。本科针灸收效之因，其一是针治前就向病人做好解释工作，有利于配合治疗，增加治愈信心；其二是所针腧穴是下髎、次髎、横骨，均深刺直达病所，有利于缓解肛门括约肌的紧张而收效。

病例9　失眠—抑郁症

患者张某某，男，58岁，于2001年5月28日初诊。

证候：患抑郁症（精神病院确诊）已3个月。3个月前因领导负责一项工程，多因工作紧张，开支不合理，想不通而得。每在严重失眠后精神抑郁，易怒心烦，好似诸事不顺，感到没有前途，对工作没兴趣，活着没有意思，心情低落，悲观失望，常欲自杀，经常感到头脑不适而痛苦。以后逐渐对精神病院诊断为抑郁症难以治愈而失望、恐惧、悲观。以上自觉症状每随失眠的减轻而减轻，加重而加重。1990、1995年曾患此病，在本科针灸治愈。

治疗经过：

开始在本市精神病院诊断为抑郁症，给以帕罗西汀、佳净安定等治疗抑郁症药物而加重，该病院配用针刺双太阳穴通电30分钟，当即有效，继治无效。又在市公疗医院又以抑郁症治疗加重，停药后好转，但仍失眠、抑郁（患者自觉），失眠好转则抑郁（自觉症状，实属失眠引起的第二天不适症状）减轻。

今天（5月28日）患者前来求治于针灸。针灸科以阴虚火旺，心肾不交之失眠为病因，导致的患者误认为是抑郁症，进行施治。针泻风池、神门，补复溜，即“滋阴清火方”加泻风池穴，施用滋阴清火，交通心肾，佐以清脑安眠之法，每日或隔1~2日针治1次，针至6月14日治愈。

在针治初期，舌质红绛，舌苔薄黄，脉数有力。是因平常生活习惯于早上喝牛肉汤或羊肉汤，又近3个月内开水浸泡红参代茶饮服和补药装于白鸽子腹内蒸食，产生内热所致，故配服清热泻火中药5剂以清内热。

10月26日患者因病情复发1个月，前来就诊。近1个月来因家事和工作上的不合理，造成心情不畅而复发，症状同前。开始失眠时至夜12点或凌晨1点不能入寐，内服艾司唑仑2片即能很快入寐，第二天脑子清亮无症状，有效两天（入寐正常，心情愉快），此后效差。精神病院给以佳净安定2片，当晚入寐尚好，但第二天头脑懵痛不适。精神病院又以抑郁症给以多虑平等治精神病类药物，反而加重。

本科仍以失眠辨治，仍用前法前方施治，每日或隔1~2日针治1次，治至12月20日告愈。在针治期间，常解释病是失眠引起的一系列症状群，患者仍疑为抑郁症。他又常自购中药或西药治疗，或用单方或找个体流医开中药治疗，延误了针治早愈。后来多次劝阻禁止乱用药物，一直使用“滋阴清火方”加泻风池，而终告愈。

辨析：综合以上病情及治疗经过，本例误诊误治的原因，主要是患者自购药物和乱用单方治疗，治杂了病机，产生了病邪，颇似“变证蜂起”，混淆了病理实质，致使严重失眠发生复杂病理症状群，误诊为抑郁症。

病例10　胸胁及上腹胀痛症

患者冯某某，女，64岁，于2002年3月15日初诊。

证候：主诉肩背痛3个月，两胁痛2个月，用药无效。以下是反复询问病情的记录：以胸胁及上腹胀痛为针治重点。今年正月初二与人争吵生气后而得。每因深呼吸、咳嗽等动作，则胸胁、上腹胀痛尤甚，每因生气后加重，影响活动。食欲二便正常。曾作X线胃肠钡透和B超肝胆检查，均无病理异常。曾用中西药治疗无效，前来求治于针灸。

自诉3个月前开始先右侧肩背痛，后左侧肩背痛，整个肩背痛，用中西药治疗不效。

治疗经过：外院医生曾以腹胀、胸胁胀痛、肝郁和肋间神经痛治之，收效不佳。本科针灸医生，询问病情，患者所问非所答，就详问病情不厌其烦。因诉说病位不清，就首先触诊，寻找病位，知其实为胸胁及上腹胀痛。问其饮食和二便，属于正常；又问及仪器检查，方知X线和B超检查的结果，知其属于功能性病变。问其病因及症状，如现病史中所述，知其是气滞血瘀型。因知其证型，不再诊脉作其旁证。

在治疗方面，因恐辨为气滞血瘀型有误，首先一诊针泻间使行气散滞，作为试探性治疗，因在留针期间令其咳嗽、深呼吸动作，患处胀痛减轻；二诊、三诊施用行气活血之法，针泻间使、三阴交而收效愈病。

辨析：本例前医误治之因，在于患者不会叙述病情。将患病近3个月的肩背痛和近2个月的所谓肋痛连在一起，混淆了病位和亟待解决的现有症状，此其一也；又将胸胁和上腹胀痛误说成两肋疼痛，此其二也；其中有些医生不善于触诊，仅依其患者主诉部位施治，治错了病位，此其三也；前医有因患者所问非所答，令其医者头昏脑胀，无从着手，此其四也。最后导致医生根据患者每次所述不同的病痛，分别以肋间神经痛、腹胀、胸胁胀痛和肝郁治之，无效必然亦是当然。此属难免误诊误治之案例。

病例11　胃下垂

患者王某某，女，31岁，于2001年3月19日初诊。

证候：主诉患胃下垂已3年。3年前某日因两个月来腹胀食少，食欲不振，时而大便溏薄，即赴市某医院内科医生诊治。医生疑为胃下垂，作X线胃肠吞钡透视示：胃下垂8cm

（报告单丢失，忘记报告具体内容）。

治疗经过：原该医院医生以胃下垂给以药物治疗，并嘱其注意事项（食后卧床臀部放高休息 15 ~ 20 分钟，少食多餐，不可过劳，不能负重等等）。因治之无效，更医是在遵守医嘱注意事项的配合下，服药亦无效。又更医中医治疗，以胃下垂给以补中益气类药，久服亦无效。又更医治疗仍无效。最后前来本科求治于针灸。本科医生检查腹部：其形态不属胃下垂之腹部锅底状。又无胃下垂伴有症状佐证。外观忧虑表情，精神不振。身体逐渐瘦弱。

在本医院作 X 线胃肠钡餐透视示：胃腑无异常病理改变。患者很不相信，通过解释，消除疑虑。患者心情非常高兴，中午进食倍增，从此身体逐渐恢复健康，体重增加。

辨析：本例难免误诊误治之因有二：其一是 X 线胃肠钡餐透视有误差，或报告单有误差。其二接诊医生没有检体诊断就单凭 X 线胃肠钡餐透视结果为依据。开药治疗致使多处求医以胃下垂治之不效，造成患者精神上的压力。最后经过本科腹部检体诊断排除胃下垂，才解除了患者身心压力。

结 语

综观前述诸多误诊误治案例，我们体会到针灸临床成功的经验是可贵的，而找出误诊误治的根源和教训以及救治之法，其意义亦是不可低估的。若能深究误诊误治之因和救误之理之法之方，一旦醒悟、融会，无疑它能提高针灸理论水平、诊治方法和临床疗效，更能提高审证求因，从因论治，见微知著的能力，不致为诸多疑难问题所困惑。

父亲李心田在《针药汇通》一书中的一段教诲是：“针灸数次，应效不效，应轻反重，必有误治之因。如能及时发现，及时补弊纠偏者良医也。标本缓急，施治失当；诊察病机，失其周详；四诊合参，浮光掠影；治则处方，顾此失彼；只考虑致病之邪，而忽视顾护正气；只见到症状多多，而不寻病因病机；不能谨守病机，动辄易法易方；不知腧穴功能，选穴繁杂重叠；不懂辨证施治，擅长一症一方。误诊误治必然，此庸医之属也。它如柳宗元在《梓人传》中所云：‘犹梓人而不知绳墨之曲直，规矩之方圆，寻引之短长……，以至败绩，用而无所成也’。”

针灸同中医各临床科一样，其治病核心就是审证求因，从因论治。通过审察病情，辨别证候，寻求病机，然后从其病因病机着手进行施治。作为针灸医生除必须具备应具备的临床知识，还必须要求严密的思维逻辑方法，从众多复杂的病情中，撷取其对诊断疾病有价值的部分，还要见微知著，从一些极细微的征象中发现疾病的本质。诚如是则可减少或避免误诊误治的发生。

二、医话

本医话共二十九篇。其中前十三篇是祖父李心田给针灸进修实习人员及南阳中医进修班学员讲授的内容加以整理。后十六篇是父亲李世珍的心得体会、学术讲座及质疑解惑等内容加以整理，摘其数篇以冀同道们参悟。

（一）祖父李心田医话

1. 论“再兼服药参机变”（给进修实习医生的讲授） “再兼服药参机变”是出自十问歌中的一句名言，非常重要。当你们在诊察病情问及症状时，莫忘了“再兼服药参机变”，要详问病人，曾在何处以什么病诊治？用什么方法治疗？效果如何？若有效可作为辨证论治时参考，若无效或加重，可作为辨证论治时借鉴。特别是寒热疑似，虚实夹杂，涉及多个脏器多个方面，在辨证未决之际，或辨证似无不确，论治似无不妥，用穴似无不当，应效而不效或病无进退或加重的病例，再详问其以前治疗情况更为重要，它可作为旁证，有助于决断病、证进行辨治的重要一环。

例如一学者针治一年老男性患者，患两下肢寒痹证已3年有余，多方医治无效。该医用针泻加针上灸双环跳、足三里、风市、阿是穴等，经治数次亦无效而求教于余。余详问其病情治疗经过而得知，前医均以寒痹治之，曾服“三痹汤”、“大活络丸”、“九味羌活汤”、“虎骨酒”等，还用过五种树枝熬汤熏洗，均不见效。患者经常畏寒肢冷尤以两下肢为甚，夜尿频频。此寒痹证已非外寒所因，乃真阳不足，阳气不布，失其温煦之故。中药治外寒不效，针灸治外寒，复其前辙，不效固然。针灸当以温补真阳为大法。那位学者遵余所言，果针数次而告愈。

又如一位进修医生针治一患漏下2年余的患者，针补双三阴交、足三里，益气健脾止血，针治数次无效而问其故。余和这位医生共同分析病情找原因。该患者漏下症2年余，在多处求医以崩漏治之，服中药止血无效。针灸当以“再兼服药参机变”，不宜再用止血之法，故而不效必然。余还认为：止血而血不止，一定是瘀血内阻引起，按压脐下底部，若拒按有压痛有抵抗感，当以瘀血阻滞治之，祛瘀活血，不止血而漏血自止。后这位医生重新进行了诊治，以瘀血阻滞，血不归经治之，施用活血祛瘀之法，治疗5次漏下得以控制。又时隔10天后，施用调补气血之法，针治5次，月经复常，身体康复。

2. 误诊误治之因

其一，腹痛误用经验方

辛巳冬安皋粉坊岗白某，男，年四十有一，病腹痛由弟子诊治不效而问余。去年初夏患腹痛，针泻下脘、中脘和双天枢、足三里攻下腑实，针治两次而豁然若失。今冬腹痛复发5

天，用前法前方不效，不知其故。余详诊其病情后诲之曰：去年腹痛，腹部拒按，辗转不宁，食入痛加，泻后痛减，饮食所伤而得。今因感寒而得，腹部觉凉，剧痛难忍，得暖则舒。病因有殊，症状有别，病机不同，治则当异，刻舟求剑，焉能有效！嘱其仍用前方，仅天枢、中脘穴加针上灸，可获治愈。遵余意，果如言。此乃“弯弓忘审的，闭眼乱穿针”。惟凭经验，未详诊详辨，谬之千里也。

其二，误刺穴位不效案

壬午季春一学者问：治一“归脾汤”证患者，针补神门、三阴交，治其三次而不效，何也？经详问病情，其诊断治则取穴均无误。询其手法捻补。答曰捻补神门穴时病人唤痛，故尔捻补时少。意为神门捻补不够，心气心血未复之故。后亲与患者针治，观其原取神门穴部位有误，纠正之后，配补双三阴交，补益心脾以益气血，5 次而告愈（注：将神门穴的定位在掌腕横纹，尺侧腕屈肌腱的桡侧而定到尺侧）。

其三，误泻为补不效案

壬午秋从学张某问余：治一“八珍汤”证患者，针补合谷、三阴交，针治四次何故不效？问其病情、舌脉、兼有症状等，气血亏虚症状具备，诊断、辨证无误。问其补泻手法。曰：无误。令其示范，张某豁然大悟，脱口而出，补泻有误。三阴交误泻为补，不效使然。后张某严遵补泻方向，针治十次终获痊愈。针补合谷补气、三阴交养血，气血双补，相辅相成，相得益彰。任何一穴补泻反，就失去原配伍的意义，就改变了原治疗法则，也就不能成为“八珍方”，也就不治“八珍汤”证了。患“八珍汤”证，用的却不是“八珍方”，不效必然。

3. 给实习和进修医生讲一典型病例

患者吴某，女，36 岁，南阳掘地坪人，1956 年 4 月 28 日来诊。

西医诊断为神经官能症，已患病5年之久。多方医治无效，由内科门诊转本科针灸治疗。因家事不和，经久生气而得。患者诉说病情，滔滔不绝，杂乱无章，并无重点，却说都是重点。最后根据诉说的病情整理后是：胁肋胀痛，时而窜痛，脘腹闷胀，时而觉痛，口苦纳差，不因怒而怒，不因悲而悲，头晕目眩，头部胀痛，时而木痛、紧痛，脑昏欠清，易于忘事，两耳鸣响似在头部，遇怒则腹痛腹泻、腹部胀满，时而午后及夜间腹胀，四肢无力，倦怠懒言，月经不调，时而带下量多，时而矢气频作，时而肛门坠胀，时而气嗝不顺，时而气嗝频频，时而欲静，时而欲动，易惊易烦，多梦不寐，噩梦纷纭，或梦中高飞（翌日则头晕头痛加重，身子飘浮），或梦中杀人（翌日惊怕心神不安），或梦中打架（翌日怒而心烦），或梦中饮食（翌日胸闷腹胀）等，因噩梦而夜寐不宁。咽部有异物感，常咯咽不去，精神抑郁，痛苦欲死。舌尖质红，舌苔薄白，舌边有齿痕，左脉弦数，右脉沉细。

其病机：既有肝气郁结之因之证，又有郁久化火之因之证；既有热扰神明之证，又有病久体虚之征；既有肝气犯胃之证，又有肝木乘脾之证。总之不外肝脾两脏为病（证候分析从略）。

在治疗方面：应首先疏肝理气。疏肝则能调气、能解郁、能降火，疏肝能益脾、能调胃。待肝气条达，气机通畅后，再疏肝健脾，抑肝扶脾，使肝脾调和，然后以健脾益气为主，佐以疏肝，以资巩固。

所取腧穴：一至十诊，针泻双太冲、间使和中脘，疏肝理气，佐以疏调中焦气机之法，其肝气郁结，肝郁化火，热扰神明之症状，渐次得以明显好转、将愈。十一至十八诊，针泻双太冲、间使疏肝理气，针补双脾俞、阴陵泉健脾益气，其肝气犯胃，肝气乘脾之症状基本治愈。十九至三十诊，针补双脾俞、阴陵泉健脾扶土，即“见肝之病，当先实脾”之法，配泻双间使理气散滞，渐次恢复健康。此例不能以“见肝之病，当先实脾”而首先实脾，因一系列肝实症状突出，实脾则易助热助邪，由肝实引致诸多病证，紧紧围绕疏肝这个主线为正治。(腧穴功能分析从略)

4. 治病必求于本 《素问·阴阳应象大论》:“治病必求于本”。所谓“治”既兼诊又兼疗，亦即指诊疗疾病：所谓“本”是指疾病的本质、本原，亦即病机。《素问·至真要大论》里的“必伏其所主，而先其所因”，是指首先识别真正的病因病机而不为假象所迷惑，然后针对其病机进行治疗。

以“有病热者寒之而热，有病寒者热之而寒”为例，说明只看有到热、寒的症状、表象，“治其旺气”而未抓住其“阴虚、阳虚”的病机本质，必然疗效不佳，从反面论证了治病求本的重要性。正因为审察病机就是“求本”，反复强调了“审察病机，无失气宜”，“谨守病机，各司其属”。

张仲景根据《内经》“治病必求于本”、“审察病机，无失气宜”和“谨守病机，各司其属”的精神，他评价自己的著作时说:“虽未能尽愈诸病，庶可以见病知源。”所谓“知源”就是识别病机。唐·孙思邈亦说:“夫欲理病，先察其病源，候其病机。”强调察候病机乃治病之首务。金·刘完素指出:“察病机之要理，施品味之性用，然后明病之本焉”，“故谨察病机之本，得治之要者，乃能愈疾。”点明了审机与愈病之间的内在联系。明·张介宾说:“凡病施治，贵乎精一，盖天下之病，变态虽多，其本则一；天下之方，治法虽多，对证则一。故凡治病之道，必确知为寒，则竟散其寒，确知为热，则竟清其热。一拔其一，诸证尽除矣。故《内经》曰:‘治病必求于本’。是以凡诊病者，必须先探病本，然后用药。”

以上铭言，如果真正得到要领，正确掌握，诊治复杂疾病就不会或很少会出现辨证、治法治则和选穴组方方面的失误。对提高理论水平及辨证能力，大有裨益。望在位的同仁们

（指中医进修班学员）多阅读体会这方面的文章。

5. 带下误诊误治案例

其一

一位门诊病人，吴某，女，41 岁，带下量多年余。一学者针双足三里、阴陵泉先少泻后多补，针治 5 次无效而问其故。余详诊症状，证见带下量多，异常气味，时有黄带，溲黄阴痒，时而耳鸣，口苦，心烦易怒，舌质红，舌苔薄黄略有滑腻，脉象濡数。此乃肝经湿热下注之“龙胆泻肝汤”证，不属脾虚湿阻之带下证，无效是辨错了证型。应改为针泻双阴陵泉、太冲、丘墟，清利下焦肝经湿热，必能见效。遵余所言，针治 5 次果收良效而告愈。

其二

一门诊病人，王某，女，岁值花甲。白带量多年余。现病史：白带量多，其质稀薄，无臭气味，脘闷食少，时而腹胀，大便溏泄日 3～4 行，下肢轻度浮肿，口淡不渴，少气懒言，倦怠乏力，面色苍白，舌淡苔白，脉象虚弱。一进修医生针泻双足三里、阴陵泉，中极，祛湿和中以止带，针治 4 次反而渐重，问其故。余审其病历，查其舌脉后曰：从其舌、脉、面色及症状群、年龄分析，不应为湿困脾土之带下，实属脾虚不能制湿之带下。上方可去中极穴，其余二穴改用先少泻后多补之法，健脾益气，渗湿止带，方能收效。果如是，针治 10 次而诸恙悉愈。

6. 答进修医生问

其一，辨证论治要因人、因地、因时制宜

中医辨证论治是建立在整体观这一思想体系基础上，是在中医基本理论的指导下，因人因时因地来综合、归纳和分析患者病因病机、临床表现，从而作出正确的诊断和治疗法则。它是把病与病人密切地结合成为一个整体，具有较强的系统性和整体性。

根据四十多年来的临床经验得出：同是一种疾病，由于因人、因时、因地的不同，其辨证结果、治疗法则和选穴处方亦有所不同。惟从环境、生活、劳动、年龄、职业、住所等不同，病患有所不同。例如：1942年南阳地区灾荒严重，因旱灾而颗粒不收，所患胃酸过多者少，虚亏病者多；旱灾刚过新粮刚下之时，患急性胃肠病者较多；丰收年景，虚亏病人较少，而湿热和热性病者较多。抗日战争期间，郁怒伤肝和惊恐病者较多。富裕之人虚亏病者少，但肾虚为患者较多。中年妇女多肝郁病、月经病和肝经湿热下注病；年老妇女多崩漏及带下病；小儿患消化不良者多，患七情所伤者极少。体力劳动之人多患劳伤，脑力劳动之人多见脑神经病。心胸开朗之人郁证少，心胸狭窄之人郁证多。北方多寒证，南方多湿病。高原地带之人回到平原因气候关系而身体不适易发病，平原地带之人去高原地带多因气压关系而患高原病。四时季节不同多见季节病等等。这在问诊、诊察、辨证、治疗法则和选穴处方等方面应有所考虑，有所区别。

再如不寐，年轻之人多阴虚火旺，年老之人多心脾两虚。带下病年轻之人多肝经湿热下注，年老之人多脾虚挟湿。

其二，多用补法补针问题

有问：跟着老师在本科学习，所见到的用补法扎补针的较多，愿闻其详。曰：本科多见虚亏病人，虚亏病证故多用补法补针。所接诊的病人多是在它处以实证治之无效而前来求治于针灸的。有不少针灸医生不懂补泻法，不明辨证，头痛医头，脚痛医脚，简单病证尚能应付，复杂病证就容易误诊误治，把虚证当作实证来治，愈治愈亏。

另外，所接触的不少针灸医生，他们根本不明腧穴功能，仅知某穴治某病某症，什么补气、滋阴、养血穴等等一概不知，又怎么能够治疗虚亏性病证呢？再者本科所接诊的病人多是慢性病、复杂病，用各种疗法无效最后没有办法才前来针灸的，所以使用补针补法的机会也就较多。

我们家数代针灸，致力研究腧穴功能，如某穴能补气、某穴能养血、某穴能补肾、某穴能健脾以及某穴能补母、某穴能泻子和某穴与某穴配伍有大补气血的作用、某穴与某穴配伍有益气回阳固脱功效，某某某数穴配伍后有类似“八珍汤”、“归脾汤”……的功效等等，这些都已被我们所掌握。能掌握补益的腧穴，也就善于治疗虚亏病。由于效果好，虚亏病人就诊者也就愈多。例如气血亏虚，四肢软瘫的病人王某和那位肾阳不足的阳痿病人李某以及前些天治愈的那位脾肾阳虚之久泻病人等等。最后我要告诫的是，多用补法补针，治不在偏，辨证论治为先。

7. 论辨证论治的方法学（给地区中医进修班学员的讲稿）辨证论治是中医医治疾病的精髓。医生用四诊和现代检验手段得来的感性材料，经过思维、分析找出其本质和规律，辨别出正确的病、证来，然后予以恰如其分的治疗。在方法学上就是把四诊和现代检查、检验得来的资料，经过“去粗取精，去伪存真，由此及彼，由表及里”的具体方法进行辨析，也就是“必伏其所主，而先其所因”的具体实施，得出正确的辨证。使辨证指导论治，论治针对辨证，两两合拍，丝丝入扣，才能得出正确的理法方穴（药）来。切中病机，不走弯路，很快地治愈疾病。否则，不能辨证，焉能识证，不能用方（穴），焉能施治。其具体方法是：

（1）去粗取精：就是将四诊（或加上现代检查、检验结果）得来的症状资料，用“去粗取精”的方法加以筛选，去掉那些与现证无关的病因、病史或属次要的兼证，选取与现证有关的精辟核心内容。亦即取其与该病有关，能反映本质的资料，进行辨证论治的方法。

临床所遇有些病人往往把次要的、一般的、与主证无关的病情当作主证来诉说，而把主要的关键的症状当作次要部分来诉说。例如针治一位60岁的农村妇女，不会诉说病情，乱无头绪，又无重点，说了一大堆有关和无关的症状和病因。最后只有用“去粗取精”的方法，根据有关的症状和病因，再参以面色、舌脉，辨析为年老脾虚挟湿之带下病。其体质渐虚是因经常饮食生冷不洁之品，腹泻时发，以及带下日久所致。属“参苓白术散”证，针双足三里、阴陵泉先少泻后多补，健脾益气，祛湿畅中，经十二次治疗后，不惟带下治愈，一派虚象亦随之好转而趋向正常。

（2）去伪存真：就是将四诊（加上现有检查检验结果）所取得的症状资料，用“去伪存真”的方法加以分析，分清真伪，去掉假的也就是假象表象，保存真的也就是把真实的病候进行辨证论治。其真象、假象往往易被忽视，必须从真假疑似中辨析。为其是真热假寒，还是真寒假热，是真实假虚，还是真虚假实。看其是否合乎病机。去伪存真地论治才能切中病机。

例如一45岁男患者，病结膜炎3个月。诉说面红目赤，羞明怕光，口干口渴，心烦，服用不少寒凉之品无效。经详细诊察，实为两眼淡红，口干少津，渴不欲饮，烦而不躁，舌淡少津，面色浮红，并伴有胃脘觉凉，喜热欲食，得暖则舒，胃纳减少等。此乃为假热真寒之征。辨为中焦寒滞，气不化津，浮火上越之结膜炎证候。以温运中阳为法，针泻加针上灸中脘，艾灸神阙。8诊后胃脘寒滞得以温通，浮火得以平降而告痊愈。

又如针治一59岁男患者，腰部剧痛难忍，呻吟不已已7天，均以实证治之反而尤甚。问其病因：肾虚腰痛日久，平时尿频尿急，排尿无力，常有余沥，近因劳累过重而腰痛加剧。按其腰部反而痛减，切其脉象沉细以两尺为著。询其兼证，平时腰膝酸软，腰部空痛，服补肾药有效。“至虚有盛候”实属真虚假实证。腰部剧痛为假象，由过劳伤肾，筋脉失养所致。

针补双太溪、三阴交补肾填精，恐峻补涩滞影响经气的通畅，针双肾俞先少泻后多补，用以补肾佐以通经。3 次后剧痛减轻，排尿有力，两膝酸软好转，9 次后诸恙若失。

（3）由此及彼：就是将病人诉说的和诊察的症状，或以前的和现在的症状，或自觉的与他觉的症状，用“由此及彼”的方法，相互联系，加以分析，进行辨证论治。临床所见，有一些病往往把次要的认为是主要的症状来诉说，通过由此及彼的联系，以取得正确的判别辨证后进行论治。

例如一 35 岁农村妇女，诉说3 年来气短头晕，少寐心悸，倦怠神疲，全身关节酸痛，肌肉困沉，身体逐渐消瘦等一派虚象，应以虚证论治。但思其虚亏之证必有其源。问其病因，则曰因家事不和，经常郁怒不解，腹胀食少，郁怒则不食。查其脉沉细且有弦象。观其面表情抑郁。考其虚亏因于实，因于郁怒食少或不食，化源不足，引致一派虚象。联系病因脉象，辨为肝郁气滞为其本质。以疏肝解郁为治，针治 12 次，不补虚而虚自愈。

此虚中挟实，虚因于实，因于肝郁不食。脉兼弦象，乃为独处藏奸是也。苟不审察隐微，由此及彼地相互联系，就不易发现疾病的本质，治之亦罔效。

（4）由表及里：就是通过病变的现象来找出其本质，也就是把外在与内在病变，用“由表及里”的方法相互联系，找出病变的实质进行辨证论治。临床所见，往往一些患者诉说外在患部表面症状，伴有内在症状一概不提或被忽视。患部取穴不效，或不能根治。用由表及里相互联系，才能诊察出疾病的本质，从而作出正确的辨证和治疗。

例如针治一 46 岁男患者，病湿热痹证两年。诉说两膝、肘关节红肿热痛，触之发热，痛不可近，伸屈不利。在它处患部取穴针治 5 次效微，停针后复重。局部外用药物治疗亦无效。问其伴有内在症状，则述其脘闷纳呆，渴不欲饮，大便时干时溏，小便色黄，时而泛酸。切其脉滑数，观其面色潮红，舌绛苔黄腻。辨为热重于湿，湿热蕴郁中焦，痹阻关节之湿热痹证。不针患处腧穴，针泻双曲池、阴陵泉、三阴交，清利湿热，行血通经，针治15次后其外在与内在病变悉愈。

再如一18岁患湿热头痛患者，因湿温证用三仁汤治愈。遗留头痛如裹，头部沉重懵热，脑子欠清已5个月。曾用中西药及针灸（患处取穴）治疗均无功效。辨其湿热头痛无疑，为了证实辨证的正确性，进一步询问兼有的里证有：胃脘满闷，时而恶心，口吐酸水，口渴少饮，大便溏薄，时觉午后温烧。观其舌苔白厚滑腻而浮黄，脉象滑数有力。由表及里地辨析，表里（内在外在）病变俱在，外在头痛因于内在湿热之故。针泻双足三里、阴陵泉及头部的阿是穴，8诊后外在内在病证俱愈。

8. 欲速则不达（给学员讲授1956年春）“欲速则不达”是句名言。它不仅用于一些事物方面，就是对于医疗方面也有借鉴之处。

病人要求速效愈病，那是患者和家属欲解除病痛的迫切心情和愿望。但是不少病证，特别是一些慢性病、复杂病、虚中挟实或寒热兼见虚实夹杂的病证以及一些虚性病证，必须有一个治疗、康复病情转机的过程才能愈病。通过针灸或药物作用的渐积，由病理变化的转机和生理功能的恢复过程，不期然而然地愈病。有些医生或病家要求速效，急于求成，往往适得其反，“欲速则不达”反会加重病情或生它病。

例如周围性颜面神经麻痹，因耳后疼痛（当时不知是乳突炎引起）或肝胆火旺、肝胃热盛循经上扰引致耳后、面颊或侧头部疼痛而后出现面瘫的。因未治其因就急于求成，用“牵正散”或除风散邪之品，或患部取穴加电针或加艾灸，往往不效或加重。由于误治遗留面肌痉挛或倒错，或鳄鱼泪，终不能治愈。另有一些患者，因在清热解毒止痛期间，面瘫尚未起效或效果不著之时，就急于求成，就更医治疗，改用常规传统方“牵正散”治之，或贴寒气膏药，致使终不能收效。这些都是屡见不鲜的。

又如一位年50岁病单膨胀腹水（肝硬化腹水）的男性患者，某医生（江湖医生或称庸医）给以两剂攻下逐水的药物，腹水很快消失大半，腹胀减轻，呼吸平稳，能进饮食，家属非常高兴。有医生劝其不宜再用峻猛攻下逐水之品，患者家属不以为然，认为在医院及其他处治疗，仅病情稍减，腹水消的不快，不若此医生医术高明。言再服数剂即要痊愈。结果复用攻下逐水中药三剂后，患者因正气大伤脱水死亡。此医生之过，急于求成，悖失医理，病家之过，急于求成，欲求速效，欲速则不达也。

本人亦有如此之教训。曾针治一位60岁男性腹胀患者，脘腹胀满，嗳气，午后脘腹痞满，进食极少，精神疲惫。在他处给以开伐消导之品，顿服顿轻，持续服之则不效而日趋加重。诊其脉濡无力，左关稍弦，苔白而润，面色苍白，身体瘦弱。此系肝脾不和，以脾虚为主。针补脾俞、阴陵泉以补脾为主，针泻足三里佐以和胃以消除当时之腹胀，并有助推动补益之功。因虑脾土虚极，峻补反有其害，故拟上方虚实并治以治虚为主缓缓图之。针数次病情稍减，病家欲求速效，并言在他处服两剂药即轻，效果很好。岂不知先轻而复重，愈治愈虚而愈致沉疴。囿于病家多次要求，违心地允诺。针泻中脘、上脘、足三里，和胃消胀散滞，初效显著，继治复重。欲速则不达，病家无言。复用前法而逐渐治愈。

斯例之腹胀在于脾气虚衰，惟消胀满而不补脾，是治其标而不治其本。久病脾虚宜顾护正气，而攻伐消导之法，由于耗散克伐，愈克伐正气愈虚，正气愈虚则腹胀愈甚，病愈缠绵日渐加重，是势所必致之理也。所用塞因塞用之法治之，缓缓图功，促进机体抗病能力，恢复生理功能，通过渐积，慢慢起效，以臻不期然而然也。脾胃既伤，运化失司，元气衰少，功能低下，以致化源不足，机体虚羸，中焦生发之性随之薄弱。此时攻伐消导因中焦受损已不任负重；此刻若大补峻补，虚不受补，于补无益反增其病。苟以缓缓补之，佐以和胃，相其机宜固本愈病，不致再发。

9. 同舍弟会诊一痹证　南阳城东关王某，男，30岁，全身关节凉痛已两年。一九五四年八月舍弟针治数次，因效果不佳找余会诊。弟曰:"患者全身关节凉痛以两下肢为甚，因睡卧湿地感受寒湿而得。每因阴雨天感受寒湿则加重。以寒湿痹证针灸，患部取穴针泻加灸，针灸前六次有效，后四次无效但也不加重。曾在某诊所以寒湿痹证治之，初服数剂中药有效，继服多剂则症状如故。不知何故?"余问及患者得病与睡卧湿地感受寒湿相距多久？曰:"相距半年有余"。余认为：相距半年，感寒湿非为得病之因。又问及其它兼证，曰：经常畏寒肢冷，腰膝酸软，阴雨、感寒及冬季纳食不香，饮食减少，大便溏薄而日渐病增，别无它恙。面色及舌脉正常。证候已明，余诲之曰：此寒湿痹证非外寒外湿所致，实由真阳不足所为。真阳不足，阳气不布，则畏寒肢冷；阳气不布，经络痹阻，气血不畅，则关节凉痛；阴雨感寒则影响阳气的温运，经络气血闭阻，故尔关节凉痛尤甚；肾主骨，腰膝酸软及诸关节痛，则属肾精亏虚；真阳不足累及于脾，脾阳不振，阴雨、感寒及冬季影响脾之健运，故尔纳食不香，饮食减少，大便溏薄等。面色及舌脉无改变，是真阳式微未及它脏之故。针灸患部，患部暂得其温暖，气血通畅而有效。因未治其本，故尔久治则无效。因未损及气血，故不加重。用中药治疗亦是如此。因患者岁在壮年，药物未伤元气，亦未耗伤气血，故不加重。治宜当补双肾俞补肾，针补关元加艾灸，艾灸神阙，既温补肾阳，又振奋脾阳，可根治而收良效。弟已觉悟，依法治之果效，针灸二十次而痊愈。

10. 不忘名医教戒（节录于随手笔记） 清代名医赵晴初在《存存斋医话稿》中提出："若临证之际，不费一番心血，代天宣化，救济苍生，只于此中求富贵，顾声名，以他人性命痛痒无关，生死听天。清夜思之，能无自愧？"医道之难，切不论医理高下，救苍生，代天宣化，临证之时，倾其所学，呕其心血，虽不中的，亦无愧也。若常思名利富贵，不学无术，非医之德也。我谓作医，常对疑难病证，每在针药之后，稍暇之时或清夜思之，针药处方是否对证，是否合其病机，腧穴配伍是否得当，中药搭配是否合理。若悟出不当，朱笔以记之，待复诊而纠偏。若医理不明，即刻阅书查找，以充其理。若遇诊断不清或治之无效者，延医求真，或转科另求高明，绝不能遗误诊治时机。此乃天地良心，医德品行。

唐·孙思邈《备急千金要方》："夫大医之体，欲得澄神内视……省病诊疾，至意深心，详察形候，纤毫勿失，处判针药，无得参差。虽曰病宜速救，要须临事不惑，唯当审谛覃思，不得于性命之上，率尔自逞俊快，邀射名誉，甚不仁矣！"认真察病，谨慎诊治，医者之天职。有因名利而疏忽，有因图省而悬方，代有其人。博览群书，临证不惑，医德心田，显现病人，乃吾之慎识之。

11. "有故无殒，亦无殒也" 此出自《素问·六元正纪大论》。"黄帝问曰：妇人重身，毒之何如？"岐伯曰："有故无殒，亦无殒也。"黄帝问的是妇人怀孕而用毒药怎样？岐伯答曰有目的地应用毒药（药物）治疗，既不伤胎元，亦不伤害母体。此句可应用于治疗其他男女病，只要辨证正确，切中病机，针药得当，不论是孕妇病人或其他高龄、体衰重病人，病情合宜，同样可以应用攻下、逐瘀、散结等法。

不少医生（有时包括本人在内）对孕妇、高龄、体衰重病，尤其是体衰病实而需要用攻下、逐水、破瘀、除癥之法者，用其针药总有点畏惧，惟恐出现事故，有所推诿不愿接诊，本应正确的治则也不敢大胆施用。所谓“心要细，胆要大”，要细心审证，大胆治疗，只要辨证正确，治则得当，大胆用汤药针灸，既有故，亦无殒也。例如：

（1）孕妇禁针：《宋书》载：“昔文伯见一妇人临产证危，视之，乃子死在腹中，刺三阴交二穴，又泻足太冲二穴，其子随手而下。”《铜人腧穴针灸图经》载：“昔有宋太子性善医术，出苑游，逢一怀娠妇人，太子诊曰：‘是一女也。’令徐文伯亦诊之。文伯曰：‘是一男一女。’太子性暴，欲剖腹视之。文伯止曰：‘臣请针之’。于是泻三阴交，补手阳明合谷，其胎应针而落，果如文伯之言。故妊娠不可刺也。”后世医书提出合谷、三阴交“孕妇禁针”。如《类经图翼》载：“妇人妊娠，补合谷即坠胎：妊娠不可刺（指三阴交）”，《禁针穴歌》则载：“孕妇不宜针合谷，三阴交穴亦通论”等等。对此不能一概而论。只有既了解孕妇的体质和患病的病理，又详知合谷、三阴交以及太冲穴的性能功效，才能把握其孕妇禁针与否。

例如癸未年初夏，王某因劳动闪挫引致胎动不安，针泻合谷，三阴交先泻后补，理气活血又能安胎。又如王村张某，二十有六，三年来滑胎 3 次，此次怀孕两个月，诊为滑胎，辨为肾气不固，血不养胎。针补肾俞、三阴交补肾气益精血，针治 8 次而胎元得保。再如丁亥年深秋安皋高某已二十有九，患痫证属于肝风痰浊型，并兼有心脾两虚证，正值怀孕两个多月，痫证发作频繁，家属求治迫切。发作时针刺合谷、太冲、人中，停发时针泻神门、丰隆、太冲，时而针补神门、三阴交。除发作时的针次外，共针治 20 次，从此痫证未再发作。以上三例分别针有合谷、三阴交、太冲孕妇禁针之穴，均未出现坠胎或致胎动不安。穴有功能之专，方求配伍之妙，依其理治其本，无穴不可以安胎，否则，无穴不可以伤胎矣。

（2）产后狂证：壬午季夏南阳王村北柳湾村一位柳某之妇，二十有八。产后 15 天患全身凉痛，用单方“黄鼠狼骨头煮汤，黄酒为引每次服后盖被令全身汗出”，三次后产妇面红目赤，心烦狂躁，欲奔走，狂不识人，昼夜不寐，小便短赤，大便干秘，口渴饮冷，纳呆不食，脉象洪数，舌红苔黄少津，延医治之，畏其新产多虚，畏用寒凉攻下之品，姑息用药不胜病邪，病患终不能解。余以现证历历在目，若姑息用药反伤性命。有是病用是药，不拘泥于产后勿寒勿攻，胎前勿热勿补之戒，投以大剂量“大承气汤”加味之品，3 剂而告愈。

由此病例可知，《内经》明言“有故无殒，亦无殒也。”也可广言他例。应宗“有是证，则用是药”的原则。只要临证细心，察证详明，投药精当，虽为峻剂攻伐，正中病的，并不损伤病体。

（3）高龄体衰腹实证：潦河一王某男性年已古稀，原患脾肾阳虚证，证见泄泻次频，腹胀食少，畏寒肢冷，欲寐嗜卧，短气心悸，身瘦如柴，腰膝酸软，面色㿠白，舌淡苔白，脉象沉细。近因吃饺子过多，食滞内伤，胃腹胀痛，痛不可忍，辗转不宁，腹部拒按，脉沉弦细。延医针之，畏其高龄体衰，姑息病体，恐伤正气，针泻内关、足三里不胜病邪，病患不解。至余针治，针泻中脘、下脘、天枢、足三里，攻下腑实，一次痛减，两次告愈，继用中药虚实以调理之。若姑息年高则终不胜邪，而腑实不去反误其性命。有故无殒，亦无殒，此乃急则治标之法也，然则中病即止，不必恋战。无殒病体，有殒病证，中病即止。尔后从本图之是为正治。

12. 答进修学者们的问惑

其一，中脘、上脘穴的用法。

有进修医生常对中脘、上脘穴能治疗诸多疾病不解其意。中脘与上脘配伍能治疗诸多病证，如胃腑病、上腹病、郁证、痫证、狂证、缺乳、闭经、泄泻等，主要取决于腧穴所在部位和病机。此二穴位于上腹部，穴下分别是胃和横结肠。胃上连食道通于咽部，下通肠腑，主受纳腐熟水谷，与脾互为表里。

胃多实证。胃宜和降为顺。和胃有益于健胃，和胃有益于健脾，和胃有益于通肠，和胃有益于利咽、通畅食道。上腹又是气机通畅之处，最易出现的也是气机阻滞。施用泻法有利于通畅气机。因此，胃腑病、上腹病，患部取穴直达病所，多取此二穴。作为辨证取穴，泻此二穴可以和胃、消胀、消积、止呕，理气解郁，加艾灸可以温散寒湿、温胃止痛、温中消积、温中散满、温化痰饮等。凡胃气失和的病证以及需用和胃之法的病证如胃痛、腹胀、恶心呕吐、呃逆、食道病、咽病、泄泻、痢疾、缺乳、虚劳等都可选此二穴。《行针指要歌》:“或针痰，先针中脘三里间。”此二穴位居中焦，中脘又是胃之募穴，凡中焦气机不畅和由痰而导致的病证如郁证、痫证、狂证、胸膈病、食管咽喉病等均可选此二穴。选此二穴多用泻法，不能用补法。既便是胃虚证候也不能用补法，因补之易导致中焦气机壅滞。这与胃腑的功能特点和二穴的所在部位有关。胃虚证候可补脾俞、胃俞，既可健脾养胃，又不致阻滞中焦气机，影响胃腑之功能。

在临床应用上，应根据病证病因之不同，取此二穴，有用于治因，有用于治果，有用为主穴，有用为佐穴。例如肝气犯胃引起的胃腑病，取此二穴治其果，针泻太冲、间使疏肝理气治其因；由胃腑病变如胃纳减少，化源不足引起的缺乳、闭经、月经不调或气血亏虚的病证，取此二穴治其因，针补有关腧穴治其果；由胃腑病变引起的泄泻，取此二穴治其因，针泻天枢穴治其果。又脾胃虚弱，虚中挟实的病证，取此二穴为佐穴，针补脾俞、胃俞为主穴；胃腑疼痛，取此二穴为主穴，针泻足三里为佐穴；肝气横逆，胃失和降引起的呃逆，取此二穴为佐穴治其果，针泻太冲、公孙为主穴治其因。又如每因胃腑胀满、痞塞而痫证、狂证、失眠、眩晕等病复发者，以此二穴为主穴，配泻有关腧穴为佐穴。

总之，取中脘、上脘二穴治疗内伤杂病，必与其腧穴功能，病理机制，病证的因果主次变化相结合而进行配伍运用。

其二，寒湿痹证为何多泻多灸？

“风寒湿三气杂至合而为痹。”痹证治法颇多，就其针灸而言无非患部取穴和辨证取穴两大方面。患部取穴直达病所见效快，而辨证取穴整体治疗见效稍慢。是故，患部取穴应少泻少灸，辨证取穴当多泻多灸，这是其一。其二，患部取穴直达病所见效快，这对机体某一处或某几处病变方为适宜，而对多处乃至全身病变就无可适从。辨证取穴整体治疗虽见效稍慢，但其疗效确切不易复发。由于是调其机体之机能，疏风散寒，除湿化痰（或祛瘀），由内而治之，故需要多泻多灸蠲邪以外出。我们治疗痹证，对较复杂者多采用辨证取穴整体治疗，例如前些时所治的患病两载，全身关节沉重凉痛的寒湿挟痰饮流注关节的痹证，针泻加艾条针上灸双曲池、阴陵泉、丰隆。每次每穴捻泻4次，每次捻泻1～2分钟，艾灸30分钟，针治15次痊愈。泻灸曲池祛风散寒，阴陵泉温化寒湿，祛湿化饮，丰隆温化痰饮。寒湿之邪由温而化，由温而行，由温而散，由内而达外，少泻少灸是不能发挥好各穴的功能效用，也就达不到整体作用的目的，想愈疾病愈发难了。

其三，扭伤性疼痛多针泻间使、三阴交。

有学者问及在此学习发现凡因扭伤、闪挫引起的腰髋、胸胁等处疼痛，都针泻双间使、三阴交，不明其因。回答这个问题首先要先了解扭挫伤的性质，其次是要掌握二穴配伍的作用。大凡扭挫伤多显现气滞或气滞血瘀证候，针泻间使、三阴交行气活血化瘀正合其拍。不仅仅是因扭伤、闪挫或跌伤出现的腰、背、髋、胸、胁、肋等处疼痛者，可以针泻间使、三阴交行气活血，祛瘀止痛。就是不明原因患病日久，凡以上部位疼痛，只要伴有咳嗽、喷嚏、深呼吸以及活动患部疼痛加重者，均可诊断为气滞血瘀型疼痛，均可取此二穴。捻泻至咳嗽、喷嚏、深呼吸或活动患部痛减或不痛时起针，效果甚好。

特别是刚得不久者，效果更好，能起立竿见影之效。若病久可加泻患部有关腧穴，通经活络以止痛。对于其他内脏、器官病证，或因气滞而影响血行之病证，例如痛经、闭经、月经不调、胸痛、腹痛、冠心病、乳癖、积块等，凡属气血瘀滞，或伴有气血瘀滞症状者，都可选取或配取此二穴。因为针泻间使有行气作用，行气可以活血，行气可以散滞，行气可以通络，气机通畅血行亦通畅可以止痛；泻三阴交有行血作用，行血可以祛瘀，祛瘀可以通经，通经可以止痛。二穴配伍，行气活血，通畅经络可以止痛、祛瘀、调经、消散积块等等。二穴配伍是一个“行气活血方”，治病很广。

13. 浅淡因势利导　传统的针灸（以针与灸为主）治病同中医各科一样，立足于整体和病机，因病势而利导之。究竟怎样才是“因势利导”，如何才能正确掌握和运用这一方法。首先应对病势、病机有其客观认识，不能仅从主观愿望出发。

所谓“势”者，趋势也。以其时的病势为出发点，根据机体当时所反应的病理状态和正气抗病（抗邪）的自然趋势，来选择扶助“利导”之法。简单地说因病情病势采用疏利通导的治疗方法。例如内伤杂病中的宿食停滞，证见腹痛欲泻，矢气后痛减，此谓肠腑功能亢盛于内，将排除宿食污浊之势，故腹痛欲泻，矢气后腹痛暂减。它表明正气此时有向下向外逐邪之势，故其治应选择作用所向与正气抗病趋势相一致的针灸处方（针泻中脘、下脘、天枢、足三里）攻下腑实，驱逐病邪。

内伤杂病中的饮食所伤，病人泛泛欲吐，不用“因而越之”之法，反认为饮食伤于肠胃，呈现“中满者泻之于内”之势，施用降逆消导食滞之法。治疗腰痛，不论有无经络阻滞，一概采用通经活络以止腰痛之法，即使认为是肾虚腰痛，应用补肾壮腰之法，也往往认为“痛则不通”而非加泻通经活络之穴不可。痰浊壅盛为因引致的咳嗽，不治痰浊反治咳嗽等等，以上这些从主观愿望出发，希冀能按医生意愿治疗的方法，并非“因势利导”，而是强攻硬夺。即如最终治愈了病，也必给正气造成一定的损伤。

绝不可把《内经》中“其高者”、“其下者”、“其在皮者”的机体抗病趋势所向，片面地理解为“病位”的高下深浅，亦不可单以解剖病位的所在，决定“其高者，越之”、“其下者，竭之”、“其在皮者，发之”之法。

针灸之所谓“病位”即指解剖部位和并非真正的解剖部位两种概念。例如脾气虚弱并非脾脏本身虚弱；肝气郁滞并非指肝脏本身。又如胃痛，其病位在胃腑，就直接针刺胃腑部的中脘、上脘等穴；泄泻，其病位在肠腑，就直接针刺肠腑部的天枢、下脘等穴，这是直接针刺所在脏腑病变部位的方法。再如饮食所伤的病证，有的泛泛欲吐，其势向上，有的却肠鸣腹泻，势欲向下，这说明病位所在与病势所向并不一致。再如外感病病邪有在表、在里、在半表半里之分，这完全是指机体当时对病邪的抵抗趋向和病理状态，并非邪气真正在表、在里或在半表半里的部位。

病势是随着疾病病情发展时期和机体反应状态的不同，有着不同的表现形式。故而“利导”之法，亦须随“势”应变。例如头痛，有散发之势者，“开鬼门”采用发表之法；有夺下之势者，“洁净府”可采用通下之法。又如宿食滞于胃腑，欲吐者，则吐之；欲利者，则下之。再如肾精亏虚之全身骨节疼痛，兼有经络不畅之症状，在补肾壮骨，填补精血的处方中，加泻通畅经络的腧穴，佐以通经活络以止痛。

总之，究其何法为宜，要以其势之所向为依据，进行“因势利导”，决不可单以其主观愿望，强攻硬夺，悖离病势。

（二）父亲李世珍医话

1. 意外性疗效　“意外性疗效”，既包括出乎意料之外所收到的良好的效果，亦叫正效应，又包括出乎意料之外所收到的不良后果，亦即负效应。

古人不少临床宝贵经验，是从“意外性疗效”中总结出来的。而我们的家传腧穴功能和常用处方，除根据有关基础理论、诸多针灸医生和临床实践经验的积累外，一部分就是从“意外性疗效”中吸取经验和教训而总结出来的。例如：

（1）在腧穴功能方面

1）三阴交。50年代初，父亲针治一位黑热病女患儿，脾肿大，使用“消痞块方”，针治5次后黑热病脾肿大减轻2/3，由于显现气血亏虚症状比较明显，针补合谷、三阴交气血双补，针补两次后病情复重，家长很有意见。父亲分析与针补三阴交益脾养血有关，因它补脾有助脾块肿大，养血以补有形之血，不利于脾块瘀积的消散；合谷能补无形之气，对脾块的消散影响不大。此后针治几例病情类似前例的患者，接受前例教训，改用针补合谷，三阴交先泻后少补，针治2~3次，均有不同程度的改善。此后得出凡属腹部积块禁补三阴交的经验。

2）足三里。对于虚中夹实的胃腹病不能施用补法。补之可出现胃、腹痛重或腹胀食少，或更增腹胀食少症状等。这是多次出现“意外性疗效”的教训。

例如四十年代初，父亲针治一男性胃痛患者。平素脾胃虚弱，近因饮食生冷而胃痛，施用温胃散寒消食止痛之法已轻，仅用两次加补本穴，意在健脾养胃，而胃痛腹胀复重，最后用泻法复轻。

又如50年代初，针治一男性胃脘实证，将愈之时出现虚中挟实症状，改补足三里、阴陵泉补益脾胃，针补两次后胃脘症状复重。思其针补阴陵泉健脾益气，不会出现胃脘症状复重现象，而足三里是出现反常现象的关键。后来改用原方原法治之，胃脘实证又将愈之时，复现虚中挟实症状，改用针补阴陵泉，足三里先泻后补之法，而未出现反常现象。从此“意外性疗效”给我们增添了该方面的经验教训。

3）曲池。针泻之能祛周身之风邪，加艾条针上灸能温散风寒，这是家传百余年的经验。四十代末，针治一12岁患风水病患儿，试用针泻曲池、阴陵泉（利水），针治四次而告愈。从此有了初步印象，再试用之确收疗效。

30年代末40年代初，患疥疮者甚多，针泻加灸曲池、阴陵泉温散风寒湿邪，收效甚好。其中一例患者兼有风湿性关节炎，针灸5次后，“意外性疗效”的是疥疮明显好转，原患风湿性关节炎亦随之明显减轻。待疥疮治愈后，上方配加患野有关腧穴，风湿性关节炎终告治愈。后将泻灸二穴定为“风寒湿方”。

4）间使穴。针泻之能行气散滞，用治气滞胃腑之胃痛、气滞胸络之胸痛、气滞胁络之胁痛等等，这是父亲多年来的临床经验。30年代初父亲针治一25岁女患者，患气滞血瘀型痛经，配泻三阴交活血祛瘀，共奏行气活血之效，针治四次而痛止。“意外性疗效”是原患多年的气滞血瘀型全身肢体疼痛随之明显减轻，继治四次而痊愈。此后凡气滞血瘀型之身痛、胸痛、胁痛、腰痛等，只要每因咳嗽、深呼吸等动作痛甚，以及其他病证伴有其症状者，常取之。后将此二穴配伍命名为“行气活血方”。

（2）在医疗效果方面

1）乳汁缺乏症。1950年父亲针治一气血亏虚兼气滞之25岁女患者，针补合谷、三阴交气血双补，加泻间使佐以行气散滞，每隔1～2日针治1次，针治五次气血亏虚证候治愈，在无意中患者告知日久的缺乳亦随之治愈。分析该患者的缺乳是气血亏虚兼气滞乳络所致。因乳汁来源于气血的化生，“无气则乳无以化，无血则乳无以生”，因兼气滞乳络，加泻间使佐以行气散滞以通乳络，故“意外性疗效”缺乳得以治愈。此后凡遇此类缺乳，就用上方治疗，凡遇气血亏虚型缺乳，就针补合谷、三阴交直补气血而收效。

2）足跟痛。60年代初，一位54岁王姓男患者，患阳痿病2年。证见阴茎不举，畏寒肢冷，腰膝酸软，面色㿠白，脉象沉细偏迟尤以两尺明显等以肾阳不足，精血亏虚为主要病机。曾用多方治疗无效。来本科以“右归方”证针治，针补关元、三阴交、太溪，温补真阳，填补精血，每隔1～2日针治一次，十次而告愈。出乎意料的是患多年的双足跟痛（X线拍片无异常）亦随之治愈。由此“意外性疗效”得出一条经验，凡属精血亏虚，足跟失养之足跟痛，而无肾阳不足者，仅补三阴交、太溪，补益精血以养跟骨收效亦佳。后屡用屡验。

3）近视、青光眼。60年代在针治一些失眠、后脑痛、眩晕等病患时，常配泻风池穴。在减轻或治愈以上病证过程中，出乎意料之外的是，其伴有的近视或青光眼，亦随之减轻或明显好转。此后针治近视或青光眼，常配泻风池穴（使针感达于眼区或眼球内）。

4）面肌痉挛。1995年针治一位面肌痉挛年过花甲的女患者。针泻患侧下关和双合谷、太冲穴，针治四次收效甚微。在针治五次时，患者诉说夜间咽干口干尤甚，影响入寐，加补复溜穴针治三次，咽干口干明显减轻，面肌痉挛亦随之明显好转，继治五次而告愈。由此得出一条经验，凡属兼有肝肾阴虚之面肌痉挛，施用上方均收良效。此乃“意外性疗效”的收获。

总之，中医学被一些人称之谓临床“经验医学”，除了接受传授和学习书本知识之外，多是从“意外性疗效”中吸取经验和教训。善于总结“意外性疗效”的临床医生，多为成名的基础，其医学理论和医疗效果常高于他人。

2. 经络具有应激性和适应性（论隔日针灸治疗）　人体经络的应激性和适应性表现在多方面。例如对于四时气候的突变，寒、热、暑、燥的外界刺激，健康人刚感到有点承受不了，这是应激性反应，过一段时间，承受不了的感觉消失，这就是经络的适应性。体质虚弱，抵抗力低下之人，因承受不了就要发生病变，或旧病复发。这就是不能适应外界刺激的反应，应激性反应走向反面。

经络对针灸的外界刺激，亦有其应激性和适应性。例如有的患者开始针治3~5次，针感反应较强，收效较为显著，继续针灸，由于经络的适应性，其针感逐渐减弱，疗效逐渐下降，间隔几天继续针灸，其针感和疗效复现明显。在针灸疗效地不断积累，增强了应激性，收效进入正常。这是临床常遇到的。为了避免经络的适应性和应激性低下，具体方法如下：

（1）急性病证：急性病需要每天针灸1次或2次，使其病情很快控制。因针次较少，不会出现经络的适应性，降低其灵敏度。急性病得以控制，需要改为隔日针治1次，亦不会出现因经络的适应性而降低疗效。如果隔日针治1次针效达不到48小时，收效又差，可暂按每日针治1次。

由急性病转成慢性，应每隔1~2日针灸1次。属于慢性病急性发作，在急性期可根据病情，每日针灸1次或2次。

（2）慢性病证：慢性疾病需要长期治疗，如果仅用一个处方或一组腧穴，应每隔1~2日针灸1次。每天针灸1次，多见首次有效或效良，再治几次小效，继治几次小效或无效。是因被刺局部经络疲劳或适应性逐渐增加，应激性逐渐降低，疗效亦逐渐减少。有神经内科专家解释：考虑神经兴奋性降低，神经递质释放减少，神经递质持续释放，造成递质耗竭或受体耗竭之故。

由于局部组织每日针刺，没有修复机会，不仅不效或效差，还会损伤局部组织，造成僵硬、触痛。亦有因第二天针感尚未完全消失就继续针刺，既如有效亦会因被遗留针感所掩盖。

慢性病长期治疗，使用两组腧穴交替施治，每日针灸一组，一般不会出现针刺局部经络疲劳或适应性逐渐增加，疗效逐渐减少的现象。如果两组腧穴交替施治，隔日针灸一次，更不会出现上述现象。

一些患者因有要事，不能按时针治，每隔2～3日甚至4～5日针灸1次，其效明显，这是经络没有疲劳，对针刺的敏感度没有减弱，发挥了应激性的结果。

（3）病种不同

1）疼痛证候：如腰痛、坐骨神经痛等。属于急性者每日针灸1次，慢性者每隔1～2日针灸1次。个别患者针感很强，病人难以忍受，针感能遗留1～2天甚至3天，病痛常随针感的消失而明显减轻或就此治愈。这是经络受到持久强刺激所产生抑制作用的结果。若就此不效可继续针治，绝不可再用强刺激，遗留针感多日。因继续强刺激的抑制作用，反会使疼痛加剧或出现患部无力、发软等不良后果。

有些疼痛患者，针后在24小时内有效，超过24小时疗效消失，可继续每日针灸1次，待疼痛减轻可改为隔日针灸1次。有些疼痛患者，针后48小时内有效，可继续隔日针灸1次。

2）疟母（痞块、脾肿大）和黑热病引起脾肿大：用毫针或火针直接刺入脾肿大处3～4针，促使肿块消散，如果每日或隔日针治1次，正在针效消散肿块之际，又刺局部肿块，致使损伤太过，正气难复，故前人要求每隔5～7天针治1次。有些患者在针刺后脾肿大处剧痛1～2天后，肿块明显缩小。其疼痛是针刺功效在肿块中发挥消散作用。前人所用的毫针数倍粗于现代毫针，要求每隔5～7天针治1次是有道理的。

3）肿瘤：子宫肌瘤、卵巢囊肿等，前人多是每隔5～7天针治1次，因于毫针数倍粗于现代毫针，现代多是每隔2～4日针治1次。其道理与针刺脾肿大相同。

4）失眠：一般失眠隔日针治1次，严重者或针效在24小时以内者，可每日针治1次，待失眠减轻或针效在48小时以内者，可改为隔日针治1次。若失眠明显减轻或已愈，因恐复发可每隔2~3日针治1次。长期使用一个处方或一组腧穴每日针治1次，被刺局部组织损伤，经络疲惫或适应性增强，应激性降低，疗效逐渐变小甚至无效。这是临床常遇到的。

5）胃下垂：使用长针（由剑突右侧5~8分处沿皮下肌层向脐部左侧下方1寸处刺入）治疗，一般每隔4~5天甚至7天以上针治1次。一则针效较长，二则减少较粗较长针损伤组织，三则防止针刺局部没有修复机会，不利于收效。

附病例如下：

病例1　失眠

患者张某，男，60岁。患失眠2年余，伴有轻度精神抑郁症和左耳鸣响年余。辨为阴虚火旺，心肾不交证挟气滞之失眠。选用“滋阴清火方”加泻风池清脑安眠、内关行气散滞。开始每日针治1次，针治5次失眠、耳鸣和精神抑郁症明显减轻，继而针治10次不仅病情没有进一步好转，针穴局部组织损伤。改用每隔1~2日针治1次，继治10次而告愈。

病例2　骨质疏松症

患者王某，女，65岁，患骨质疏松症发现已半年。选用“八珍方”加补太溪、绝骨佐以补肾壮骨益髓。开始针治5次为每日针治1次，收效显著，继治10次效无进展。改为每隔1~2日针治1次，继治15次，作骨密度检查告愈。

病例3　周围性面神经麻痹

患者张某，男，42岁，患面瘫5天后前来针治。以乳突炎引起，施用针治之法。除星期日外每天针治1次，针治30次，初有效后无效。最后患者十分焦虑，并感到所针患侧组织因针刺损伤而微疼痛不欲按触。此乃每日针治1次，对患部针刺的应激性减弱，适应性增强，和患部组织被损，是影响疗效的关键。令其停针7天，让其患部组织复常，改为每隔1~2

日针治1次，缓缓图之，继针多次方收良效。

3. 辨症论治与辨证论治　从国内外众多的针灸学者问“有不少传统针灸医家，不会辨证论治，为什么也能治好不少疾病?”。我们认为他们掌握了辨症论治的方法，治愈了不少常见病和多发病，但对须要用辨证论治整体治疗的复杂、疑难疾病，就束手无策，举棋难定了。辨症论治和辨证论治，都是诊治疾病关键，都是指导临床实践的，但二者有一定的差别。

（1）辨症论治：它不从共性中找个性。而是从局部辨局部，辨出局部症状的虚实寒热来采用局部取穴、邻近取穴和循经取穴，针对局部症状进行对症治疗的方法。这种较为简单的方法，是临床不可缺少的，多被人们所常用。如果只会用辨症论治而不会辨证论治的针灸医家，他们所掌握的针灸知识很浮浅又很局限，所接诊的病人多是证候较轻，病种多是疼痛性疾病、风寒湿痹和暂时需急救速醒的病证，多用局部辨症对症取穴的对症治疗。对于所接诊的少数，看来易治实属难医的病证，针灸多次无效，病人也就不再继续治疗。而对于复杂难医需要辨证论治，整体治疗的病证，因为不知辨证论治之道，不知“欲思治本，必先求本”之法，而没有这方面经验，求治者极少。所以这些针灸医家就认为针灸易学，针灸治疗很简单，不会辨证论治也能治好不少疾病，但对复杂病证茫然无知，束手无策，只会仰天长叹学之不足。“人之所患患病多，医之所患患方少”、“言不可治者，未得其术也”。而对从表面上看似简单实属与内在关联的病证，容易误诊，往往贻误或加重病情，是屡见不鲜的。例如：

例1　患者王某某，男，56岁，患肾阳虚弱型腰痛5年。曾在某医院以风湿性腰痛（腰部酸痛、发凉，阴雨感寒加重），泻灸患部腧穴，久治无效反而加重。我们接诊后，详诊病痛，诊为肾阳虚弱型腰痛，针补关元、肾俞、复溜，施用温补肾阳之法，10次而告愈。

例 2　患者张某某，女，60 岁。全身关节酸困冷痛，逐渐加重已 5 年之久。多次化验检查均排除风湿和类风湿。曾在某处对症治疗患部取穴，施用通经活络止痛之法，久治不效反而加重不能行走。我们接诊后，详察病情，依其脉证、骨矿丢失、身痛特点、治疗经过和年龄、性别以及伴有症状和体征，诊为骨质疏松症（仪器检查亦确诊此病），属于气血肾精亏虚筋骨失养之证候。针补合谷、三阴交、太溪、绝骨，施用补益气血，补肾壮骨，整体治疗，辨证取穴之法，针治 14 次而告愈。

以上两例，都是从表面上看，病情比较简单，实属与内在有联系的复杂病证。施用辨症论治之法，是不能辨出证型，查出病机来，也就无法进行整体治疗辨证取穴，以治其根本。

（2）辨证论治：它是在共性中找个性。是以四诊八纲为基础，从整体辨整体，从整体辨局部；用局部、全身病变与内在联系的方法，诊治复杂、疑难病证。它是建立在中医学基础理论体系上，以整体观和脏象、经络、病因、气血津液、卫气营血等学说为基础，贯穿在辨证论治中。根据具体证候，或用以脏腑辨证，或用以经络辨证，或用以病因辨证，或用以气血辨证等等，辨出证型和病因病机来，从其证型和病机进行论治。其论治中的治则和选穴组方，必须依据证型和病机而决定，才能中的收效。

辨证论治，不仅用于治疗复杂和疑难病，还能对从未见到和从未听说过的，或祖国医学文献中未曾有的，或西医不能治愈转来针灸的复杂病证和奇病怪证等，运用辨证方法就能辨出证型和病机，就可根据其证型和病机进行论治。

例如：患者丸山某某，女，50 岁，日本爱知县松山市一位针灸师。于 2001 年 9 月 21 日我们在日本爱媛中医学会讲授针灸时给她针治。

3 年前因饮深层海水后，出现口内发咸，饮饮料亦感觉有咸味，更不欲进食咸味食物，因而影响食欲。嗣后又饮一次较深海水后，口咸和恶食咸味更加严重。伴有咽干、足跟触地开始剧痛、腰部酸困等症状。脉象沉细。曾用多种疗法无效。

依其病因、脉象、主诉、伴有症状和咸走肾、咸伤肾，辨为肾精亏虚之候，针补肾俞、太溪、三阴交，施用补肾填精之法收效。初诊之后，患者在家针治，继治12次病愈。于2002年8月10日我们复在日本东京讲授针灸期间，患者请菊池女士转告针愈未发。

又如20世纪70年代，西医转来针灸治疗的软腭麻痹，中医学根本没有这个病名，又从未听说过，用辨证论治方法，辨出有气虚不能上举，肾水不能上承；气肾两虚；中气不足；湿热熏蒸上窍，软腭为邪所侵等四个证型，分型论治，收效颇佳。

再如：20世纪70年代，开始诊治不少由本院传染病房转来针灸治疗的流行性乙型脑炎后遗症患儿。运用辨证的方法，辨出肺肾两虚、气阴两伤、肝肾阴虚、心肝火旺、虚风内动等证型，根据证型论治，收效颇佳。

总之，辨症论治对症治疗是改善局部病理变化，控制局部症状，采用对症之法。辨证论治，整体治疗是改善整体病理变化，调节整体功能，采用治本之法。在临床上两者不可偏废。

4. 浅谈隔二、隔三之治　“隔二、隔三之治”，是根据五行生克，乘侮亢害规律而施治的。因现代人们知之者较少，故在此简述之。如果留意，仅从前人一些汤方的组合，就可体现出来。现就从针灸方面浅谈如下：

（1）隔二之治：即是治生我之脏。是根据五脏病脏的病变规律截断疾病的传变途径，从而使疾病向着痊愈方向转化。然而在具体治疗时，还要分清病脏的虚实，采取不同方法。例如：

1）本脏邪实：

①本脏邪实，我胜之脏气虚，治宜泻我而补我胜之脏。主要目的是我胜之脏还未被克伐太过之时，施用补益之法，以防疾病的传变。如以肝脾为例（木克土，即相生之木生火，火生土之隔二之治）。本脏（肝）邪实，我（肝）胜之脏（脾）气虚，宜泻我（肝）而补我（肝）胜之脏（脾），健脾以防疾病的发展或转归。

例如肝气郁滞之证，宜泻肝经的太冲，或泻行间、期门，疏肝利气，泻肝实；针补脾经的阴陵泉（以补我胜之脏脾虚）以防疾病的传变。此即正是疏肝不忘健脾，以调和肝脾。亦有见肝之病，当先实脾之意。

②本脏邪实，我胜之脏气实，治宜独泻本脏之邪实。

以肝肺为例（金克木，即相生之金生水，水生木之隔二之治）。本脏（肺）邪实，我（肺）胜之脏（肝）气实，宜独泻本脏（金）之邪实。尤在泾指出："盖脏病惟虚者受之，实则不受"，如果我（肺）胜之脏（肝）脏气充实，则不会受到本脏（肺）邪实侵害，故尔只泻本脏（肺）之邪实。若从整个机体的现状考虑，如有可能被本脏（肺）邪实侵害，就要在治疗时佐以补益肝木之法。

例如肺热咳嗽，只泻肺经的尺泽、鱼际，清肺热以止咳嗽。因为肺胜之肝木气实，不会受到肺热的侵害，故尔只泻肺经腧穴以清肺热。如果有可能被肺热所侵害，就要佐以补肝之法。

2）本脏气虚：

①本脏气虚，我胜之脏气虚，治宜两脏双补。因为两脏俱虚，证候较重，故尔双补两脏。

以脾肾为例（土克水，即相生之土生金，金生水之隔二之治）。本脏（脾）气虚，我（脾）胜之脏（肾）气虚，此时因脾肾两虚，证候较重，故尔两脏双补。

例如脾肾阳虚之泄泻，施用温肾健脾，固涩止泻之法，即是脾肾双补之法。针补阴陵泉、脾俞健脾，补灸肾俞、太溪温补肾阳，共奏温肾健脾，固涩止泻之效。又如脾肾阳虚之慢惊风，艾灸关元、神阙，针补太溪、阴陵泉，此为双补脾肾阳气之法。

②本脏气虚，我胜之脏气实，治宜补本脏泻我胜之脏。因为本脏气虚，会出现相克不及，此时我胜之脏气实，极易出现反侮现象之故。因此应采取在补本脏的同时酌情考虑泻我胜之脏。

以肝肺为例（金克木，即相生之金生水，水生木之隔二之治）。本脏（肺）气虚，我（肺）胜之脏（肝）气实。宜补本脏（肺）泻我（肺）胜之脏（肝）。因为本脏（肺）气虚，会出现相克不及，此时我（肺）胜之脏（肝）气实，极易出现反侮（肝反侮肺）现象，应在补本脏（肺）的同时酌情考虑泻我（肺）胜之脏（肝）。

例如肝气犯肺之咳喘，由于肝火炽盛，而久病肺气不足者，可补太渊、肺俞以补肺气。因为肺气不足，会出现肺金相克肝木不及，由于肝气实极易反侮肺金，因此在补肺同时针泻行间以泻肝火。

（2）隔三之治：即是治胜我之脏。用来平衡本脏与胜我之脏，以防脏气偏盛偏衰之一种方法，采取抑强扶弱之手段。它对本脏与胜我之脏表现为明显的偏盛偏衰，不失为一种有效治法。例如：

1）本脏邪实：

①本脏邪实，胜我之脏气虚，治宜泻我脏补胜我之脏。因胜我之脏气虚，恐其相克不极，出现反侮现象。临床无论胜我之脏是否反侮于我，均应采用泻我胜补胜我之脏的方法。

以心肾为例（水克火，即相生之火生土，土生金，金生水之隔三之治）。本脏（心）邪实，胜我（心）之脏（肾）亏虚，宜泻我（心）脏补胜我（心）之脏（肾）。因胜我

（心）之脏（肾）亏虚，恐其相克不及出现反侮（心火反侮肾水）。临床无论胜我（心）之脏（肾）是否反侮于我（心），都可采用泻我（心）脏补胜我（心）之脏（肾）。

例如临床常见的阴虚火旺，心肾不交的失眠、遗精等等，均用此法。亦即“泻南补北”针泻心经的神门补肾经的复溜，滋阴清火，交通心肾。二穴配用名为“滋阴清火方”。这就是泻我脏补胜我之脏。

②本脏邪实，胜我之脏气实，治宜独泻本脏邪实。因为疾病的传变向着相乘的方向发展，胜我之脏气实，不会出现反侮现象，所以独泻本脏邪实。

以心肾为例（水克火，即相生之火生土，土生金，金生水之隔三之治）。本脏（心）邪实，胜我之脏（肾）气实，宜独泻本脏（心）邪实。因为疾病传变向着相乘的方向发展，胜我之脏（肾）气实，不会出现反侮（心火胜反侮肾水）现象，所以独泻本脏（心）邪实。

例如心火独胜之疾病，因胜我（心）之脏（肾）不虚，不会出现反侮现象，所以独泻心经的腧穴，如针泻神门、心俞等穴以清心火即可。

2）本脏气虚：

①本脏气虚，胜我之脏气虚，治宜两脏双补。

以脾肾为例（土克水，即相生之水生木，木生火，火生土之隔三之治）。本脏（肾）气虚，胜我之脏（脾）气虚，治宜脾肾双补。又以心肾为例（水克火，即相生之火生土，土生金，金生水之隔三之治）。本脏（心）气虚，胜我之脏（肾）气虚，治宜心肾双补。

例如脾肾两虚之证候，可以脾肾双补，可针补脾俞、肾俞，双补脾肾。又如心肾两虚之证候，可针补神门、心俞、肾俞、太溪或复溜，双补心肾。

②本脏气虚，胜我之脏气实，治宜补本脏泻胜我之脏。因

为胜我之脏气实，没有出现脏气偏盛，医生很容易考虑直补本脏，而忽视了本脏虚弱会引起胜我之脏对本脏的过克（相乘）。因此，补本脏泻胜我之脏。

以肝脾为例（木克土，即相生之土生金，金生水，水生木之隔三之治）。本脏（脾）气虚，胜我之脏（肝）气实，治宜补本脏（脾）泻胜我之脏（肝）。因为胜我之脏（肝）气实，没有出现脏气偏盛，医生很容易直补本脏（脾），而忽视了本脏（脾）虚弱会引起胜我之脏（肝）对本脏（脾）的相乘（相克）。故尔在补本脏（脾）的同时泻胜我之脏（肝）。

例如肝气乘脾之泄泻，针泻肝经的太冲补脾经的阴陵泉，组方缜密，合为针灸之“痛泻要方”，施用抑肝扶脾之法，此就属于上述之意。

其“隔一之治”同“隔二、隔三之治”，都是根据五行生克乘侮亢害规律而施治脏腑补泻。但其不同之处，“隔一之治”则是五行相生规律，补母泻子法，亦即“虚则补其母，实则泻其子”之法。其具体用法，在此不作赘述。

5. 无证可辨的辨证辨治法　本篇所论述的“无证可辨”是指有证可辨，但未详加诊察而言。祖国医学的论治精髓是辨证论治。传统针灸是祖国医学的组成部分，当然也必须运用辨证论治的方法。以四诊合参，诊治内伤杂病和与机体内在有关需要辨证论治的肢体病变，才能获得满意效果。不致出现头痛医头，脚痛医脚，治证不清，用穴不明，无的放矢，叠瓦砌砖式的选穴方法，不致达到“弯弓忘审的，闭眼乱穿针”的地步。

（1）无证可辨：所谓“无证可辨”是指仅有一个主要症状，而无伴有相关症状和体征作为辨证依据与佐证。由于它同机体内在有关联，但无依据与佐证辨出证型，选择针对性的处方进行施治。例如头痛、耳鸣、失眠、高血压等病，仅有头部疼痛、耳内鸣响、腰部疼痛、彻夜不眠和血压升高等一个主要症状，而无伴有相关症状和体征；以上诸病经理化检查又无异常发现，对症治疗又不收效。使人困惑于辨证论治，整体治疗之中。

“无证可辨”多属隐匿性，也就是伴有相关症状和体征尚未出现。也有患病初期尚未出现伴有相关症状和体征；亦有因已经治疗相关症状和体征而被控制；亦有因已经治疗仅遗留的个别症状变为主症；亦有虽与机体内在有关联，但发病的部位仅限于局部等等。

（2）辨治法（因篇幅所限，仅列举辨证法，至于如何分型辨治从略）：所谓“辨治法”，是指对“无证可辨”的辨证辨治方法。《丹溪心法·能合色脉可以万全》说：“欲知其内者，当以观乎外；诊于外者，斯以知其内；盖有诸内者，形诸外。”既然疾病出现，必有其原因，虽然尚未出现相关症状，但总在某个方面有其异常，比如神色、性格、表情、禀赋、病痛局部的特点及变化等等。其具体方法是：善于捕捉信息的素材，才能有证可辨。例如：

其一将四诊中的问诊放到最重要位置，特别对于不会叙述病情的患者更为重要，要穷追细问，追问到底。其次是按压、触摸患病部位，以测其具体病位及其虚实寒热等。

其二从病人所述主要症状的有关侧面或隐匿处详审细查与该主要症状有关的特殊之处，进行辨治。如从患者的年龄、性别、职业、性格、神色、患病时间、患病部位、病情特点、体质状况和治疗经过、生理、病理参考病机十九条以及针感的迟敏、针下疏紧之以穴测证等方面，窥其端倪，见微知著。以整体观个体化进行分析、综合，可达到“有证可辨”、“有证选方”的目的。

附例如下的辨证辨治法：

1）以失眠为例：

①青壮年男性患者，脑力劳动或在学习紧张阶段，患病不

久，外观神色正常或无虚亏病态，多见阴虚火旺型。若患病日久，外观神色欠佳或有亏虚病态，长期服镇静安眠药无效者，多见心脾两虚型，或“清心滋阴血方”证。若因精神刺激，患病不久，外观神色异常，悲愁苦恼面容，表现心烦急躁易怒，多见心肝火旺型，或兼见痰火扰心型等。

②青壮年女性患者，属于上述男性之失眠特点者，其辨治法同上。性格内向，心胸狭窄患者，因精神刺激，表情郁闷，多见肝郁挟痰扰心型之失眠。性格孤僻，心胸狭窄患者，因精神刺激，表现急躁心烦，又在月经前或经期失眠复发或加重，多见气滞血瘀，心火旺动之失眠。

③青壮年男、女，体力劳动患者，很少患失眠证。所患失眠多见心肝火旺、痰火扰心或肝郁气滞之失眠。

④老年失眠患者，不论男女，大多神色欠佳或气血已衰，若是脑力劳动患者，多见“归脾方”证。若是体力劳动患者，多见“八珍方”证。若大病后而失眠者，多为气血精津未复，多见“养荣方”证或“养心方”证。

2）以阳痿为例：

阴茎痿而不举，其面色㿠白或四肢欠温或畏寒肢冷者，多属命门火衰。阴茎痿而不举，操劳过度或多思虑患者，多见心脾两虚证。性交阴茎不举，每在性交或性交前有恐惧心理者，多属心肾两虚证。阴茎不举，曾用补益兴阳之药无效，有湿热下注兼症者，多属湿热下注型。阴茎举而不坚或坚而时短，见少气懒言或精神不振，多见中气不足型。性欲要求尚好，但阴茎举而时短或不坚，多见阴虚火旺型。阴茎不举，小腹或阴囊、睾丸觉凉者，多为寒滞肝脉型。阳痿兼见肝气郁结之证候，必为肝气郁结之兼症。阳痿因于腰椎骨折者，不属病态。

3）以腰痛为例：

①腰部空痛或酸痛，或腰痛如折，但局部喜按或按之痛

减，或无具体痛点者，不论年龄大小和患病久暂，多属虚证。若曾对症止痛无效者，更说明是虚证无疑。特别是老年患者，患病日久，更可诊为虚证。多属肾精亏虚，经脉失养所致，或“右归方”证。

②腰椎骨质增生或腰椎间盘脱出患者，剧痛症状得以缓解，仅腰部疼痛或兼腰膝酸软，或喜按或无具体压痛点，曾用按摩或牵引或对症止痛无效者，不论年龄大小、患病久暂，多属肾精亏虚证。腰椎骨质增生，伴有全身关节或足跟痛而已绝经的女性患者，多见骨质疏松症。

③老年患者，腰部剧痛或剧痛如折，咳嗽、深呼吸活动加重者，属于实证，可患野取穴以止痛；若无活动受限及具体痛点，外观虚亏或曾以实证久治不能止痛者，女性多见气血亏虚，男性多见肾精亏虚，若补虚无效则多属虚中挟实症。基于以上病情，不论中、老年，若患野取穴，局部肌肉松弛，针感迟钝者，可为虚的佐证，绝不可认为剧痛为实以实论治。

④腰部沉坠且痛，并无具体部位更无明显痛点者，多见湿滞腰部经脉或气虚下陷所致。若是老年女性患者，测问多兼白带量多，多为湿邪留注。腰部沉重烘热（或微热）微痛，多为湿热留注。以上所举失眠、阳痿、腰痛之辨证法，即如辨治不准，亦不会相错甚远，亦不会反作用加重病情。例如失眠，属于心脾两虚证，误辨为气血双亏证，或辨为“养心汤”证或辨为“清心滋阴血方”证，仅效果较差，不致有较大损害。再如腰痛，属于肾精亏虚证，错辨为肾阳不足证，仅有少效或效缓，不会造成原则上的大错。

（3）病案举例

病例1　两足跟痛。王某某，女，62岁。双足跟痛4年，开始触地痛甚，活动后痛减。X线拍片排除骨质增生。并无伴有相关症状和体征。依其年逾花甲精血已衰，又肾主骨，足跟属肾，以精血亏虚失其荣养辨治，针补三阴交、太溪补益精血，针治5次而告愈。

病例2　虚亏腰痛。李某某，女，31岁。腰部空痛年余，以4、5腰椎及其周围空痛明显，劳累或仰卧尤甚，弯腰时好似关节脱节样感觉。虽然月经、舌脉、精神、神色均正常，又无伴有相关症状。但以腰为肾之府，从其疼痛特点，辨为肾虚腰痛。针补肾俞、大肠俞补肾壮腰，三次而告愈。在护理爱人住院治疗肾炎期间随访未发。

病例3　视神经萎缩。蒋某某，男，52岁。患左眼视神经萎缩24年，视力完全丧失（于1964年体检时发现，在地区医院以视网膜变性、视神经萎缩久治无效）。患者在治愈面瘫之后，提出左眼视力完全丧失，是否可以试治。虽无伴有相关症状和体征可辨证型，但以患病日久和肝肾与眼的关系，进行辨治，以肝肾两虚，精血虚少，目失滋荣，目系萎枯，神光息明治之。针补肝俞、肾俞补益肝肾，填补精血，加泻左珍明穴（风池穴外开0.5寸直上0.3寸处，每次针感达于左眼内）通畅目系以助明目。隔日针治1次，针治7次左眼能看到1米多的物体。因事务繁忙而停止针治。

病例4　阳痿。张某某，男，63岁。患阳痿半年，阴茎痿软不举，偶有举而不坚时短并早泄，余无异常。外观身体健壮，并无伴有相关症状和体征可辨证型。依据年逾花甲真阳渐衰，精血亏虚，和张景岳:“火衰者十居七八，火盛者仅有之耳”之说辨治。针补关元（配烧山火）、三阴交，补真阳填精血，每隔1～2日针治1次，5次而告愈。自1995年至今复发3次，均以上法上方针治3～5次而愈。

病例5　缺乳。张某某，女，26岁。罹产后缺乳32天。产后乳汁减少，内服通乳之中药后，逐渐更少，几乎全无，余无异常。问其原因既无生气又无闻异常气味。乳房柔软无胀痛感。思其产后缺乳有四：肝气郁滞，乳汁不通；气血亏虚，化乳无源；胃纳减少，化源不足；积奶、乳腺炎等，以上四因俱无。以产后多气血亏虚（无气则乳无以化，少血则乳无以生），又乳房柔软无胀痛，内服通乳之药无效，多伤气血为机理。施用气血双补佐以通乳促使乳汁分泌之法，针补合谷、三阴交，配刺少泽，针治5次而告愈。

（4）结语：总之，“无证可辨”从广义上来分有以下四个方面：其一仅有一个主要症状，而无伴有相关症状和体征作为辨证的依据，没有从另一个侧面联系主要症状进行辨治；其二没有或不会作到“欲知其内者，当以观乎外；诊于外者，斯以知其内”之诊察方法；其三对临床疾病发生、发展的隐匿性，没有以四诊合参为依据，整体观察进行辨治，而感到“无证可辨”；其四发病原因与临床症状和体征很明显，因不会辨证或不注意辨证，仅看到病变的局部现象，医者就认为“无证可辨”。为此，某些医者很感困惑，临证束手无策，往往施用对症治疗而不能奏效，甚至加重。这是失去了中医辨证论治的最基本特色的结果。

6. 月经期及其前后是否禁针　月经期及其前后禁针与否，有不少国内外学者多次问及，答复的是，问题很简单，又很复杂，必须具体病证具体处理。例如：

（1）不属针灸禁忌范围的病证

1）凡属妇科病：诸如痛经、闭经、月经不调、经行头痛、经行浮肿、经行衄血、经前乳癖加重等等，只要在月经期及其前后，针对以上病证是可以进行针灸施治的。

2）不属妇科病：其治疗法则不影响妇女生理及有关病变者，例如气滞胃腑之胃痛，施用行气散滞，和胃止痛之法者；寒滞胃腑之胃痛，施用温胃散寒止痛之法者。再如颈椎病、肩周炎、膝关节痛、扭伤性腰痛、寒痹腰痛、周围性面神经麻痹、头痛等等，凡施用患野取穴，对症治疗者，它的治疗法则，既不损伤气血，又不补益气血，既不损伤经血，又不瘀阻经血，故为不属针灸禁忌范围。另外，妇女精神分裂症、抑郁症，每在月经期间发病或加重者，加泻三阴交通经活血者，亦不属针灸禁忌范围。

（2）属于针灸禁忌范围的病证

1）不属妇科病：所针治其他病证，其治疗法则影响月经经血通畅，或损伤经血而致虚者，均属禁忌范围。例如气血亏虚的病证，在经期及经前施用大补气血之法，它会影响正常经血的通畅，或可导致月经经血瘀滞；又如气血瘀滞的病证，在月经后期施用行气活血或活血祛瘀之法，它会损伤正常的经血，或可导致月经经量增多；再如脾胃虚弱或中气不足的病证，在经前期或正行经期，施用补益脾胃或施用补益中气之法，亦会影响正常经血的通畅，但它次于前二者。

2）有妇科病，所针治的其他病证：既有妇科病又治其他病证，更应注意患者的原有妇科病，所用的治疗法则绝对不能影响其妇科病。例如原患气血亏虚之崩漏病证，经治已愈两个月经周期，不能施用活血祛瘀之法治疗它病以防引发崩漏病的复发；又如平时有气滞血瘀型痛经，在月经期及其前后不能用气血双补之法治疗它病，以免瘀血阻滞，复增痛经加剧之苦；再如气血瘀滞引致之月经不调，在此期间不可治疗施用补益气血之法的病证，以免增气血的瘀滞，不利于月经的和畅。另外气血瘀滞型乳癖病，每在月经期间亦不可治疗施用补益气血之法。

其他所用的处方，诸如“养荣方”、“养心方”、“八珍方”、“归脾方”、“右归方”、“行气活血方”和“补阳还五方”等等，在选用时亦应注意有否影响患者的妇科病。

总之，以上所述，仅是举例说明。关键在于临证医生的掌握，所选腧穴、处方和治疗法则，只要不影响经血的亏损和通畅，不影响患者的妇科疾病，都不属月经期及其前后的针灸禁忌范围。

7. 以人为本，针灸之道　针灸治疗疾病所发挥的疗效，都是建立在“以人为本”的基础上，通过针灸调动病体自身生理功能的调节作用而发挥疗效的，此谓“针灸之道也。”针灸选穴组方治疗疾病没有药物的消化吸收，它之所以能补益气血、行气活血、调补阴阳、温补肾阳、育阴潜阳、宣肺化痰等等，和改善体质、扶助正气、驱逐病邪以及增强机体的抗病能力，是在施用不同的腧穴，不同补泻法和补泻量，以及艾灸或配艾灸或放血等方法的基础上，通过经络借助机体内在的生理功能而发挥疗效的。除误诊误治外，针灸疗效的好坏取决于机体内在生理功能的健全程度，这就是“以人为本”。

例如针灸人工流产。同一方法有流产者，有不流产者，这就取决于生理功能内因，针灸外因为条件，外因必须经过内因发生作用，内因生理功能对载胎的程度。这就体现了“以人为本，针灸之道也”。

再如《素问·汤液醪醴论》中所说:“帝曰:‘形弊血尽而功不立者何?’岐伯曰:‘神不使也’，帝曰:‘何谓神不使’？岐伯曰:‘针石，道也。精神不进，志意不治，故病不可愈。今精坏神去，荣卫不可复收。……故神去之而病不愈也。”“神”是对人体生命功能活动的概括，“使”是作用的意思。“神不使”就是人体生命功能活动失其应有的作用。表现在针灸治疗方面，如经络传导功能失职，针感反应迟钝或无针感，需升不能升，需降不能降，施补则补之不效，施泻则泻之不功，当效而不效，当愈而不愈，乃神气不使故也。此神气已去，而无可使矣。

再如病情发展到“形弊血尽”，形体弊坏，气血竭尽的地步，“而功不立”治疗就不会见效。其原因是“神不使也”，机体内在的生理功能活动失其作用。这种严重病情，针灸也没有好办法。况且临证所见的“精神不进，志意不治”的慢性病和多方求治无效的患者，神气已经散越，志意已经散乱，精心治疗亦难治愈。这就显现“以人为本”的重要性。

张介宾所谓:“神不使。凡治病之道，攻邪在乎针药，行药在乎神气（著者注：针灸亦在乎神气)，故施治于外，则神应于中，使之升则升，使之降则降，是其神之可使也。若以药剂治其内，而藏气不应，针艾治其外，而经气不应，此其神已去，而无可使矣。虽竭力治之，终成虚废已尔，是即所谓不使也。”只有在“精神进，志意治”，神气内守，神应于中，经气相应的前提下，针灸才能发挥作用，这是取得针灸效果的关键。临证有针进肌肉如插豆腐状，针感不易显现，虽精心治疗不见好转的患者。此乃“经气不应，其神已去，无可使也”之故。

总之，针灸治病，其疗效的好坏，主要有赖于“以人为本，针灸之道也”。

8. 气化作用　针灸是一种外在刺激，通过经络之所以能补虚泻实、祛邪扶正，具体地说它有温阳、补气、养血、止血、健脾、补肾、平肝、熄风、理气、化痰、利尿、止溺等等的作用，是因其针对不同病机，选用不同腧穴，施用不同补泻、艾灸等手法，改善机体的气化功能而发挥作用的。

脏腑、经络之气，是在气的作用下产生气化功能活动。“气化”是脏腑、经络生理机能活动的一种生理概括。气化是脏腑、经络功能活动及其在脏腑、经络功能活动推动下，物质和能量的代谢过程。饮食营养物质在体内进行着消化、吸收、转输、同化、异化及废物的排泄等作用，其全部过程都是依赖脏腑、经络的气化作用来实现的。

气化作用可以把自然物质同化为人体物质，也可以把人体物质异化排除而为自然物质；可以把人体内在的一切物质化为多种物质，也可以把多种物质合成为一种物质。人体表露出的运动及其动作、生长发育、循环、呼吸、思维、语言和聪耳、明目等征象，正是由于脏腑经络气化作用的结果。人体的生命活动则是气化作用的表现。

气化的表现是升降出入。《素问·六微旨大论》篇说："非出入，则无以生长壮老已；无升降，则无以生长化收藏"，"出入废则神机化灭，升降息则气立孤危"。可见，气化是脏腑经络生理功能活动的能量和动力。升降出入贵乎保持着正常节律，运动不息。如果机体失去升降出入正常规律或有出无入，或有入无出，或有升无降，或有降无升，就会出现病理反应。

《素问·经脉别论》篇说："饮入于胃，游溢精气，上输于脾，脾气散精，上归于肺，通调水道，下输膀胱。"小便来源于饮食，饮入于胃，经胃、脾、肺、肾等脏器的游溢、散精、通调等作用后，其津液之余，最后入于膀胱而为小便。这一过程主要是气化的作用来实现的。

脏腑经络是气化的物质基础，气化则是脏腑经络功能的能量和动力。脏腑经络的盛衰可影响气化功能，气化功能失常又可影响脏腑经络的功能活动，二者相互为用而又相互影响。气化功能不足多见虚亏性病变，气化功能涩滞多见实滞性病变。例如：

（1）遗尿：小便之所以能维持正常的排泄，有赖于膀胱与三焦功能的健全。若三焦气化不足，影响于膀胱，以致膀胱不能约藏则小便失禁。而三焦的气化与肺、脾、肾三脏有关，肺气虚弱、脾失转输、肾气不固、肺脾气虚等均可导致遗尿病证。可以补益肺脾，选用"益气补中方"，或补益脾肾选用"补益脾肾方"，或二方均加补中极约胞止溺。

（2）癃闭：膀胱为贮溺之所，其气化之出，有赖三焦之肺、脾、肾三脏正常，而尤以下焦肾最为重要。三焦气化不及，则水道不得通利。若下焦肾阳不足，命门火衰，所谓“无阳则阴无以化”，致使膀胱气化无权而溺不得出，发为癃闭。针补关元、肾俞、复溜，温补肾阳，化气行水。

（3）泄泻：它是废物排泄失常病。其原因比较复杂，但总不外脾胃功能障碍。胃为水谷之海，脾主运化精微，大肠主导传化。如果脾胃受病，对于饮食的消化吸收发生障碍，致使清浊不分，混杂而下，并走大肠形成泄泻。若脾胃虚弱，运化无权，水谷不化，清浊不分而成泄泻，可用“健脾渗湿方”，健脾益气，渗湿止泻。

（4）胃痛：证见胃腑胀痛，殃及胁肋，胃纳呆滞，气呃不顺等，为气滞胃腑，走窜胁络，气化呆滞之气滞胃痛证候。针泻内关、中脘、上脘、太冲，疏肝理气，和胃止痛，使气机通畅，胃胁疼痛可止，气化复现正常。

（5）缺乳：产妇身患“健脾渗湿方”证之泄泻。又气化功能失常，生化气血之源不足，无气则乳无以化，无血则乳无以生，致使气血亏虚而缺乳。选用“健脾渗湿方”，施用健脾益气，渗湿止泻之法，来改善气化功能。泄泻治愈，气血生化有源，自可化生乳汁，缺乳得愈。

总之，在机体正常活动中，气化作用非常重要。而在病理变化中，它随着病理变化而变化，随着病情的好转而好转；又随着气化功能的正常而疾病转入正常，随着气化功能的异常而疾病进入异常。

9. 浅谈影响针灸临床医学发展的根源　任何事物都是在不断运动和发展变化中前进，其发展变化的快慢各不相同。针灸医学亦是如此。例如针灸医学在现阶段发展很快，而临床医学部分却显得缓慢。一些临床医家谈其根源不外腧穴主治、腧穴功能和腧穴配伍这三方面。他们的认识是：

（1）影响着学者们的学习

其一，腧穴主治

翻开针灸《腧穴学》或“腧穴篇”一看，令人头昏脑胀，眼花缭乱的就是每个腧穴的“主治”罗列很多病和症，又同一病、症散在在很多腧穴主治之中。不惟各穴主治病、症难以记忆，还使之难以选用。由于没有显示出主治该病的哪个证型、主治该症状的哪个病因或伴见在哪个病或证中。使学者不知到底针治哪个病、症应取哪个或哪几个腧穴！临证陷于无从着手无法选择腧穴的困境。

其二，腧穴功能

由于对腧穴功能没有专门的论述，也就对腧穴功能不能全面了解。它多是散在《针灸治疗学》或《针灸学》的“治疗篇”里，仅在每个病、症的治疗方义中，简单地提及有关功能，或在治疗法则中或按语中概括地论及数个或一组腧穴共有的作用。

腧穴功能缺乏理论根据和与脏腑、经络、气血的生理及病理的联系；腧穴功能缺乏与主治病、症和与病证、病位、病因病机及证型的联系；腧穴功能缺乏与病历、病案的联系。使之不能融为一体，也就无法使之发挥应有的作用。学者们也就无法明白地应用于临床。

其三，腧穴配伍

腧穴配伍是在全面了解腧穴功能的前提下，才能根据各个腧穴功能和特点，依据所治病证的病因病机和治疗法则配伍有关腧穴，发挥配伍后的协同作用。临床医家们感到：针灸教科书里没有这方面的专门论述，又没有较规范的《针灸处方学》所遵循。对于腧穴功能具有补气、养血、健脾、行血、疏肝等等和配伍后的因果并治、标本兼治、虚实兼顾以及气血大补、阴阳双调、交通心肾、抑肝扶脾等双重疗效又一概不知。也就只好凭着自己已有的临床经验针治疾病，不能再提高医疗水平了，也就停步不前了。

（2）影响着临床医学的发展：基于以上三方面的原因，影响着针灸临床医学的发展，使之停留在对症治疗或辨症论治的跑道上踏步不前。

其一，在临床治疗方面：在临床方面造成了针治病、症的治则和方义及操作（补泻、艾灸等）等，矛盾重重，举目可见。其解释辨证（或症）与治则、治则与处方、处方与方义、方义与操作等模糊不清，甚至牵强附会或相反。所见多是易于学习和掌握的对症治疗，对症取穴，少见难以学习和掌握的辨证论治，辨证取穴。它偏离了《内经》所言："故圣人杂合以治，各得其所宜。故治所以异而病皆愈者，得病之情，知治之大体也"的要求和治病求本的原则。

其二，从杂志报道文章看：杂志上所报道的针灸文章，有些阅读后令人啼笑皆非。例如一篇针治失眠的文章，从内容来看作者不明病机，不分证型，不懂补泻，不知腧穴功能和配伍后的协同作用，却用一组腧穴（一组9个腧穴，乱杂重叠，矛盾重重）治疗类型不同的百余例失眠患者，引证据典张冠李戴。其治愈率惊人，能达98%以上。

又如一则报道：一患者饮酒约750毫升，酒醉后昏睡10个小时，酒醒后出现左侧腕下垂，患病已15天。西医诊断为桡神经损伤。该报道辨为嗜酒成癖，酒毒浸渍，经络受损，气血两虚，肌肤筋脉失用。用益气养血，强筋通络之法。针补患侧肩髃、曲池、外关、合谷，和针补患侧极泉、手三里、养老、阳溪、鱼际，二方施治，每日一次。患侧肩髃、外关、合谷与曲池、手三里、鱼际，两组交替穴位注射，3日一次，药用维生素B_1 100mg、维生素B_{12} 0.25mg、胎盘注射液4ml，混合分3次注射，15天为一疗程，两个疗程痊愈。

从以上报道分析：既然患者是"嗜酒成癖，酒毒浸渍，经络受损"，为什么能有气血两虚呢？又为什么不用解酒毒之法而用益气养血之呢？患侧又都用补法呢？所取腧穴众多分不清哪是益气养血的，哪是通络的，通络是不能用补法的。病虽治愈，但其辨证、治则、选穴相互矛盾。很明显酒醉昏睡桡神经受压怎能是酒毒浸渍呢？酒毒浸渍怎能患病一侧？病愈之因是以桡神经麻痹引致腕下垂，施用补益筋脉之法而收效。

我们临床多见此类患者，多是酒醉昏睡一个侧卧姿势，头部压伤一侧被枕的桡神经时久，出现腕下垂。开始患肢皮色青紫肿痛，针泻患肢曲池、合谷、外关、内关，待皮色正常，肿痛消失，专治桡神经麻痹出现的腕下垂。针补曲池、合谷、手三里、外关，每隔1～2日针治1次。患病时短者，10～15次即可恢复正常。若病久已无皮色青紫及肿痛，仅以腕下垂用以上诸穴及补法，多针治数次方可治愈。

其三，传统针灸的演变：所见到的一些针灸科，其治疗方法和手段，将传统针灸演变称之谓“针灸理疗科”、“针灸按摩科”或称“针灸理疗按摩封闭科”，有的针灸科合在疼痛科或康复科内，仅能治疗疼痛以止痛为优势。因为不以针灸疗法为主，很大程度缩小了传统针灸的治疗范围。这是影响临床医学发展的具体表现。

（3）解决困惑学者们学习的方法：现代腧穴主治和针灸治疗较60年代以前虽然大有进展，但与实际要求还有一定距离。我有两点建议：

其一，在腧穴主治方面：要详述腧穴主治和腧穴功能。每个腧穴特别是常用腧穴如同《中药学》中每味中药一样，以每个腧穴为单位加以论述。从该腧穴有什么功能，为什么有这些功能，主治哪方面的病、症、证，并从所主治的病、证、症和伴有症状以及舌脉的改变，结合腧穴功能加以分析，使学者们一目了然。

其二，在针灸治疗方面：在治疗方面应对所治病、证、症详加论述。如属什么证型或属什么病因病机，为什么针取该穴，用什么手法或配加艾灸、放血能起到什么作用，几个腧穴配伍能有什么功效，为什么起到该功效以及有什么禁忌等等。学者们可仿效应用，且容易发挥。

10. 因中之因易误治　病因中之因，是指从病因之中复出病因而言。常出现在复杂的疾病当中，最易混淆病因与证候，证候中的病因，致使治则有误，难以治愈。例如：

（1）抑郁症：心肝火旺引起抑郁症，又因肝火扰心，加之心火本旺，致使伴见严重失眠症状。严重失眠反过来影响抑郁症的治愈。此时单纯地针治心肝火旺而不加泻清脑安眠的腧穴，严重的失眠不愈，抑郁症亦难治愈。此系严重的失眠为因中之因。

（2）咳嗽：木火刑金，热伤肺络，引起的咳嗽，易于咯血。因咳甚而咯血，此因中之因是咳嗽。若忙于止血而不治咳嗽，咯血不止，即使咯血停止，为时亦短暂。若施用平肝泄火，清肺止咳之法，咳嗽停止，咯血亦随之停止。此肝火为病因，咳甚为因中之因。

（3）失眠：阴虚火旺，心肾不交为因的失眠证候，失眠日久伤及胃阴伴有咽干口燥，口渴饮少，饥不欲食，舌红少苔，脉象细数等胃阴不足兼证。又因胃阴不足，而长期饥不欲食，身体逐渐消瘦，机体日衰。此时忙于针治胃阴不足选用“玉女方”，而不针治失眠，胃阴不足虽然减轻，但为时短暂，终不能治愈。胃阴不足反过来助其阴虚火旺，若单纯用“滋阴清火方”加泻风池穴，而不治胃阴不足，失眠和胃阴不足，要迟于治失眠兼治胃阴不足的治愈时日。此阴虚火旺为病因，胃阴不足为因中之因。

（4）头痛：少阳阳明头痛，伴有肝胆火盛和胃热炽盛循经上扰之外在症状。如果单纯地施用清宣少阳阳明经气之法不能收效，是因为它是外在头痛症状，隐藏着肝胆火盛和胃热炽盛的内在因素，没有从源头上诊治其内因。改用清降肝胆胃火之法，可收辨证取穴清降肝胆胃火和循经取穴清宣少阳阳明经气双重效果。这是内在病变既存在于内，又反应于上的因果关系。

（5）阳痿：阳痿因于遗精日久，遗精因于失眠日久。以阳痿为主证，从病历上辨，遗精、失眠为其伴有症状；以遗精为主证，从病历上辨，阳痿、失眠为其伴有症状；以失眠为主证，从病历上辨，阳痿、遗精为其伴有症状。从病因和患病先后来辨，失眠→遗精→阳痿，即阳痿因于遗精日久，肾精亏虚，宗筋失用；遗精因于失眠日久，失眠因于阴虚火旺，心肾不交，相火妄动，扰动精室，肾失封藏之职。本例阳痿因中之因先失眠后遗精。若单治阳痿不会取效，单治遗精而不治失眠，亦不能取效。专治失眠必需施用滋阴清火，交通心肾，佐以清脑安眠之法，选用“滋阴清火方”加泻风池穴，既治失眠又治因阴虚火旺，心肾不交为因的遗精，可收双重效果。失眠治愈，遗精随之治愈，阳痿不治而愈。

11. “效不更方”、“效亦更方”、“不效不更方” “效不更方”是中医临床遵循的一项基本治疗原则；“效亦更方”亦应视为临床遵循的一项基本治疗原则；“不效不更方”从表面上来看似乎有点别扭，有点疑问，实属临床遵循的又一项基本治疗原则。此三者应辩证地分析和运用，应以疗效和病机的改变与否为基础，不能脱离病理本质。具体运用如下：

（1）“效不更方”：它基于病机本质没有改变，施用原方原法有效，需要继续治疗的病证。

1）主证改善，其余症状尚未改善的病证。例如“滋阴清火方”证之失眠病，经过针治主证已被改善或若失，而伴有少数症状和体征，尚未改善或尚未完全改善。

2）部分症状改善，主证尚未改善的病证。例如“理气和胃方”证之胃痛病，经过针治部分症状得以改善或若失，而胃痛或主要症状尚未完全痊愈或无明显好转。

3）处方已经中的的病证，尚未达到痊愈的目的。

（2）“效亦更方”：它基于病机本质已经改变的病证，不宜再用原方原法，需要更方治疗者。

1）虚实同病，治分先后的病证。同一病证，由于虚实并见或一方一法不能兼治其虚实二者的病因病机者，可用“效亦更方”之法。例如脾胃虚弱挟有气滞胃腑之胃痛，不能施用“兼间者并行”之法，首先选用行气散滞，和胃止痛，以治气滞胃痛之实，待胃痛治愈，再选用“补脾胃方”健壮脾胃以治其虚。如果坚持“效不更方”，继续施用行气散滞，和胃止痛之法，因未治其本虚，不但胃痛不能巩固，反会伤及脾胃，势必导致脾胃更虚。

2）疾病发展阶段不同，治法有异。同一病证，由于病因关系，一方一法不能统治整个治疗过程的始终，可用“效亦更方”之法。例如脾胃虚弱，气血化源不足的缺乳病。首先选用“补脾胃方”健脾养胃，待脾胃虚弱减轻或复常，气血化乳有源，再改用“八珍方”气血双补，加刺少泽佐以促使乳汁的分泌。如果坚持“效不更方”，继续施用健壮脾胃之法，则因尚未直接补益气血，缺乳终难速效。

3）在治疗过程中，复生新病的病证。该病正在针治过程中，取得一定疗效，缘由其他原因变生新病，可用“效亦更方”之法。例如肝气郁结引起的气滞胁肋，经络阻滞之胁肋疼痛。施用疏肝理气之法，胁肋疼痛有所减轻或将愈，复因情志失和，肝气犯胃出现胃痛，可改用行气散滞，和胃止痛之法，胃痛治愈胁痛亦随之若失。若认为前方有效继续施治，可因病情的改变而贻误病机。

4）因果并治，标本兼治的病证。两种互为因果的病证，和需用标本兼治的病证，均可施用二方交替施治之法。例如患者同时患阴虚火旺型失眠、遗精；或初因阴虚火旺，心肾不交引起的失眠，失眠日久由于阴亏火旺，扰动精室，引发遗精；或遗精日久，阴亏火旺，心肾不交而引发失眠。由于二病相互影响互为因果，一方顾此失彼不能同时治愈者，可用“滋阴清火方”治疗失眠配泻风池佐以清脑安眠，遗精泻心俞配补肾俞佐以补肾以固精清心以安神，二者交替施治，方能达到彼此收效的目的。或先治失眠，失眠将愈再治遗精；或先治遗精，遗精将愈再治失眠，此谓“效亦更方”。

又如肝胆火旺，循经上扰引发的少阳头痛合并耳鸣症状。单用“清肝胆方”治本，或单用患野取穴治标，均不能获得双重满意效果。必须施用二方交替施治之法，方收满意效果。此亦谓“效亦更方”。

（3）“不效不更方”：是基于病机本质没有改变的病证。原方原法短期不能收效，需要长期治疗方能收效的病证。

慢性疾病，短期不能奏效，可采用“不效不更方”之法，继续施治。例如“右归方”证、“八珍方”证和“消痞块方”证等等，其康复之过程，是积量变到质变的过程，需要长期治疗方能收效。慢性病贵守方，缓缓图之，“欲速则不达”。若患者求愈心切，或医无定见，不识疾病正处在潜移默化的量变阶段，为迎合病家心理，一不见效就改弦易辙，便要更方，结果越更越错。特别是妇女患者更医频繁，多处求医，多方治疗，常因寒热杂投，补泻更迭而致机体内在功能紊乱，或致虚虚实实，或寒热错杂，因终不见效最后失去治疗信心，归咎于病证疑难。

12. 针源性疾病　是临床常见的一类误治引致的加重病情，增添症状，甚至改变病机的疾病（因责之于医生，故亦称医源性疾病）。药源性病症（证）是中药、西药应用失当而引起的，中西医杂志常有报道，而针源性病症（证）很少或几乎没有报道。

针源性病症（证），亦可称谓“针源性负作用”，是通过临床观察，发现机体正气虚弱之人容易出现。其根本原因是辨证有误带来的治则、用穴或补泻法不当所造成的。

任何疾病的发生、发展和转归，都是机体正邪斗争的过程，当正虚邪实，或本虚标实，或虚实夹杂，或虚重于实，或正值虚极等病理阶段，若临证误治或补泻失当，或虚以实治，或误泻为补，或误补为泻等，均会造成针源性病症（证）（改变病机或增添症状）。例如只顾祛邪治其实，而未图本治其虚，往往会导致邪虽祛而正愈虚，这是邪祛之后没有补虚固本之故；或有邪未祛而正已伤，致使正气更虚，这是没有标本兼顾，虚实并治之故；或正虚引起的标实证，其标实属于假象，因正虚之故，愈治标证愈重，正气更虚或变生它证，这是虚以实治，没有治本固本之故；或有应先祛其邪而后扶其正的病证，反而先扶正会造成闭门留寇，这是治疗法则先后的错误之故，“补泻反则病益笃”。有些患者虽诊断治则无误，但因误泻为补，使正虚得不到补益，反而更为显露；或误补为泻，邪实得不到祛除，反而助邪为虐，因之发生变证。

临床所见，虚以实治或误泻为补，对于虚羸之人更易发生针源性病理改变的负作用（有称负效应）；对于虚中夹实、本虚标实之证，仅出现收效不佳或致使正气更虚，但较少发生针源性变证的负作用（负效应）。例如：

（1）坐骨神经痛。若属于本虚为气血亏虚筋脉失养所致。仅治标实，对症治疗局部取穴，施用通经活络以止痛之法，不仅疼痛不能控制，或痛减甚微，久治则气血更为之亏虚；若用大补气血之法以治其本虚，气血亏虚之本虚治愈而标实之患肢疼痛得不到治愈。属于虚中夹实之证，仅治其实，则疼痛控制较为缓慢，正虚仍存；若仅峻补气血，则标实未祛，因气机阻滞，经络更为失畅而痛加。若标本兼顾，虚实并治，能收双重效果，正虚邪实均得治愈。

（2）胃痛。若属于本虚标实，本虚为脾胃素虚，近因气滞胃腑引致的胃痛。应先祛其实，实邪胃痛已止，即可中病即止，否则会损及脾胃，致使脾胃更虚，出现变证；本虚因于气滞胃腑，不补虚，虚可自复。若脾胃虚弱而致胃痛，既不可单纯地补虚，又不可单独地祛实，补虚能影响胃气的和降，泻实可因虚致痛而伤本。可用虚实兼顾，标本并治之法，方可两全其效。

（3）暴崩。妇女暴崩患者，将危及生命之时，首先急于治标，速止血以塞其流，待暴崩血止或转为漏下时，再详查病情，根据病因病机进行辨证施治以治其源。若暴崩血止之后，不辨虚实寒热，不知中病即止，仍一意以塞其流，必致变生瘀血积块。这是针源性病理改变的变证。

（4）哮证。哮证日久，肺气不足，逐渐累及脾肾，出现肺、脾、肾三脏俱虚。若在未发期间用止哮平喘，化痰利气之法，不仅哮喘未能平息，反而出现气不接续，呼多吸少，汗出肢冷，四肢软弱，唇甲青紫，脉微欲绝等虚衰证候。需要长期扶正固本，方能恢复到原有症状。这是辨证有误，带来治则用穴不当，造成的针源性病证之危候。

（5）补泻有误。虚中夹实之人，误补为泻，使正气不充，反而助邪为虐，邪气更盛，正气越显得虚弱或因之发生变证；误泻为补，则正气更虚，正不胜邪或因之加重病情。虚极之人，误泻为补，和大实之人，误补为泻，均会出现针源性负作用。

另外，临床见到有些患者正气旺盛，精力充沛，即使治则或使用腧穴不当，不易出现针源性的改变。与此相反，有些少数病人正气极虚，即使治法对证，在治疗过程中稍有改变，即可出现病理改变。

13. 针方辨证　在医圣张仲景的六经辨证和汤方辨证的启迪下，临证所用的各种辨证方法，诸如脏腑辨证、三焦辨证、卫气营血辨证、病因辨证、气血辨证和经络辨证等，都是在不同的历史时期针对特定疾病从其不同角度、不同框架而创立出来的。

针方（腧穴配伍处方的简称。是指《祖传针灸常用处方》而言）辨证，是在针灸医学发展到现时盛势时期，传统针灸刻不容缓地期待着针方辨证问世的到来。它同于汤方辨证，但不同于脏腑辨证、气血辨证、六经辨证和病因辨证等辨证方法。

针方辨证，是以针方的功效及其适应证治的范围模式来针对病人的症状、体征，决定病人所具某病中“证”的病因病机和治则、方穴，进行针方治疗。例如“归脾方”针对“归脾方”“证”所具有其症状、体征和病因病机进行选用；“四逆方”针对“四逆方”“证”所具有其症状、体征和病因病机进行选用；“八珍方”针对气血亏虚证和伴有其症状的病证进行选用……使之见某方知其治某证，见某证知其用某方。与汤方（仲景汤方）辨证有类同之处，仅是针穴与药物的不同。仲景的汤方辨证，亦是以汤方的功效及其适应证治范围作为模式来辨识病人的症状和体征，决定病人所具某病中“证”的病因病机和治则、方药，进行汤方的治疗。

针方辨证之所以不同于脏腑辨证、气血辨证、病因辨证和经络辨证等辨证方法，是因为脏腑辨证，是根据脏腑证候的病理改变而进行辨证施治的；气血辨证，是以气血为主的病理进行辨证施治的；病因辨证，是以该病中的病因进行辨证施治的；经络辨证，是以病变部位与经络的联系进行辨治的……它们都是针方辨证所辨证治疗对象。

针方辨证对于适应证、禁忌证、误治变证和救治措施等，都很严谨。它不是简单地症状与针方的对应，而是要求“证”和针方主治范围在病机上的统一，针方与“证”具有更准确的针对性。使之“同病异治”、“异病同治”和“治病必求于本”原则在针方具体应用上得以实施。例如“温补脾肾方”不只是针治一个疾病中的脾肾阳虚证，而是针治凡是脾肾阳虚证及脾肾阳虚引起的和伴有其症状的多种疾病，只要病因病机相同，施用温补脾肾之法者，都可用该方施治。

14. 升降出入，无器不有 《素问·六微旨大论》中说："出入废，则神机化灭；升降息，则气立孤危。故非出入，则无以生长壮老已；非升降，则无以生长化收藏。是以升降出入，无器不有……。四者之有，而贵常守，反常则灾害至矣。"这段经文说明了自然界所有生物的生长发育变化，都是依赖着自然气化而生存成长的。人体除依赖自然界气化而生存成长外，还依赖机体内在气化而生存成长。

"器"是指看得见摸得着，是有形体的、有器官的。形体器官是生化的处所，没有不升不降不出不入的。升降出入贵乎保持着正常节律，运动不息，否则就会遭受灾害。如果人之机体失去升降出入正常节律，或某一方面太过或不及，或有出无入，或有入无出，或有升无降，或有降无升，就会发生气化功能的病理反应，轻则发生疾病，重则危及生命。轻者经过治疗，可以恢复正常节律，治愈疾病，重者经过治疗，不能恢复正常节律，难以挽回生命。

例如胃气上逆引起的呃逆、呕吐、反胃等病。它们是胃气失其和降的病理反应，应以和胃降逆之法达到胃气升降相对平衡，恢复其正常节律的目的。此谓升降失常，升之太过，降之不及发生的疾病。如果呃逆出现有升无降，多见病情垂危，危及生命，虽用和胃降逆之法，亦难挽回胃气有升无降的病理证候。

又如气虚下陷引起的胃下垂、脱肛、子宫下垂、脱证等病。它们是中气不足，气虚下陷的病理变化，应以补中益气之法达到中气升降相对平衡，恢复其正常节律的目的。此谓升降失常，降之太过，升之不及发生的疾病。如果脱证出现有降无升，多见病情垂危，危及生命，虽用补中益气之法，亦难挽回中气有降无升的病理证候。

再如肾阴不足，气失摄纳引起的喘证、脐下动悸等病。它们是肾阴偏虚，阴不敛阳，肾不纳气的病理反应，应以滋肾纳气之法达到出入相对平衡，恢复其正常节律的目的。此谓出入失常，出之太过，入之不及发生的疾病。如果喘证出现有出无入，多见病情垂危，危及生命，虽用滋肾纳气之法，亦难挽回肾气有出无入的病理证候。

对于由中焦气虚，升运无力，气虚下陷，气化不足所致的癃闭。选用“益气补中方”补气升清，以升助降。提其气则升清而降浊，浊气降则尿液排出。此乃补气升提，欲降先升，使上能升而下能降，气能推而闭能开，尿液能通也。使之顺应肾气升降规律，气机升降有序，出入有时则癃闭可愈之道也。

对于由饮食所伤，运化失常，中焦受阻，胃气上逆所致之呕吐。选用“和胃降逆方”加泻上脘、下脘，消食导滞，和胃降逆。消其食则通其阻，和其胃则降其逆，中焦无阻则呕吐可止，逆能平。此乃中能消而上能降，胃能和而逆能平，使之升之太过平降，降之不及自复，顺应气机升降规律，胃气升降有序，呕吐可愈之理也。

《素问·六微旨大论》中的升降出入，无器不有的这段经文，医者不可不知。它是发病机理和治疗法则。如果运用得当，收效捷然。本书中的针灸处方，其中有升、降、出、入功能，用来调整机体内在升降出入太过、不及之病机，达到改变病理状态，治愈疾病的目的。

15. 痛则不通与通则不痛　“痛则不通”与“通则不痛”，应视为临证常法常说。“痛则不通”是病因病机，概括地来说属实，“通则不痛”是治疗法则，概括地来说泻实。严格地说，绝对不是所有的痛证都属于“痛则不通”，“通则不痛”之病因病机和治疗法则的。

疼痛是临床最常见的症状之一，很多疾病都可出现疼痛症状。《素问·举痛论》是一篇有关“痛证”的专论。今有些医者言“痛证”之机理，多以“痛则不通”，“通则不痛”而论。据之医理，验诸临床，痛证并非皆有实证，亦有虚证。

辨痛首当据其发病原因、病史久暂、疼痛部位、疼痛缓急、疼痛性质、疼痛特点来辨其虚实寒热和在脏在腑、在经在络、属气属血、是虚是实，四诊合参，方能准确地作出正确的辨证。绝对不能一概而论，疼痛都属实证，属于不通。可怕的是：因虚致痛，用“通则不痛”之法而痛加，而不知“以补为通”，通的方法甚多。

痛证之虚与实，一般多由：外邪侵犯、内伤饮食、气血瘀滞、痰浊瘀血、寒邪内生、外伤及虫积等诸多因素而致气血运行不畅，经络闭阻，致生诸多痛证，此属实证。然人体精、气、血、津、液等构成人体和维持生命活动的基本物质虚少，脏腑功能衰退，亦可致痛，此谓“因虚致痛”、“失荣亦痛”，此属虚证。由此看来，实痛临床固多，但虚痛并不少见，更有虚中挟实之痛证。故不可囿于“诸痛为实”之说。

关于通法，有活血化瘀而通、温经散寒而通、消导积滞而通、温中暖胃而通、温经暖肝而通、行气活血而通、温经活血而通、攻下腑实而通、通经活络而通、温化寒湿而通、益气行血而通、调补气血而通、填补精血而通、温补肾阳而通等等。对于虚证中挟实之证候，有气血双补佐以行气散滞而通、补益脾胃佐以畅中而通等等，诸多治疗法则。

我们针灸临床所接诊的一些因虚致痛患者，有经前医以“痛则不通，不通则痛”施用“通则不痛”之法治之，其效不著，而前来求治于针灸，改弦更张，改用补虚或温补之法而收效，此乃补法治痛。例如精血亏虚之足跟痛，针补三阴交、太溪，补益精血而疼痛可止；肾阳不足，精血亏虚所致全身骨节疼痛的骨质疏松症，选用“右归方”，施用温补肾阳，填补精血之法而疼痛可止；气血亏虚，筋脉失养之全身疼痛和坐骨神经痛等等，选用“八珍方”，施用气血双补而虚痛即止等等，不胜枚举。

由此可见，补法可以治痛，痛病未必均由不通，治痛当辨证，法当当通则通，当补则补，才能万全，不致“虚虚”之误。

16. 有关合谷、三阴交孕妇禁针的问题　合谷、三阴交孕妇禁针，见于《铜人腧穴针灸图经》，如《宋书》载:“昔文伯见一妇人临产证危，视之，乃子死在腹中，刺三阴交二穴，又泻足太冲二穴，其子随手而下。”《铜人腧穴针灸图经》载:“昔有宋太子性善医术，出菀游，逢一怀娠妇人。太子诊之曰:‘是一女也。’令徐文伯亦诊之。文伯曰:‘是一男一女也。’太子性暴，欲剖腹视之。文伯止曰:‘臣请针之。’于是泻足三阴交，补手阳明合谷，其胎应针而落，果如文伯之言。故妊娠不可刺也。”《针灸大成》指出:“合谷，妊娠可泻不可补，补即坠胎，”他如《类经图翼》、《禁针穴歌》等都有类似记载。

对于前人的实践经验，我们应历史辩证地看，具体问题具体分析，不能一概而论。既要了解孕妇的体质和患病的病理类型，又要把握合谷和三阴交的功能、主治及对其病理类型所发生的作用，才能掌握孕妇禁针与否。

孕期母体以血为用，脏腑经络之血，注于冲任以养胎，故而全身处于血分不足、气分有余的状态。气旺血衰，故针补合谷（补气）、泻三阴交（行血祛瘀）易于流产，这是坠胎的内在因素。《灵枢·五音五味》篇云:“妇人之生，有余于气，不足于血，以其数脱血也。”孕妇更是处于有余于气，不足于血的状态，所以补合谷增有余之气，泻三阴交损不足之血，不利胎安。

1965 年 12 月针治胎动不安一孕妇尚某。此第四胎已 5 个月，以前三胎均系正常。孕妇平素常感头晕目眩，精神倦怠。复因 3 天前劳累过度，当晚即感腰部酸痛，第 2 天少腹坠痛，漏血淋漓，血量不多。经妇科医生诊断为先兆流产。余观之面色少华，精神委靡，语言低微，腹痛不安，察舌淡苔白，脉象细数而滑。辨为气血亏虚，胎元不固。治宜补气养血，固肾安胎。故补合谷（益气载胎）、三阴交（益脾摄血养血安胎）、肾俞（补肾以安胎元）。针治2次即愈。

针补合谷、三阴交为何不损胎元，反能安胎呢？答案只有一个：唯辨证耳。此证既属气虚不足以载胎，血虚不足以养胎，故补合谷、三阴交，不仅不会损胎，反能安胎。《素问·六元正纪大论》云："妇人重身，毒之何如？……有故无殒，亦无殒也"。

日本摄都管周桂著《针灸纲要》里有："治孕妇两手麻木，用合谷穴治瘥，"与胎无殒的记载。说明并非凡是孕妇都禁针合谷穴。再如一例妊娠3个多月因气滞血瘀而胁痛患者李某，女，26岁，针泻间使、三阴交，行气活血以止痛，针治3次告愈。并无损胎腹痛等之弊。

由此可见，书是死的，虽是经验之谈，医生应灵活掌握运用。

参考书目

黄帝内经素问白话解　周凤梧　人民卫生出版社　1963年

灵枢经白话解　陈壁琉、郑卓人合编　人民卫生出版社　1963年第2版

难经译释　南京中医学院医经教研组编著　上海科技出版社　1964年　第4版

针灸大成　杨继洲　人民卫生出版社　1983年　第2版

伤寒论选读　湖北中医学院主编　上海科技出版社　1979年

金匮要略选读　成都中医学院主编　上海科技出版社　1980年

景岳全书　张介宾　上海科技出版社　1959年

丹溪心法　朱震亨　旧版　复刊1481年

医学心悟　程国彭　人民卫生出版社　1963年　第2版

临证指南医案　叶桂　旧版　刊于1766年

医碥　何梦瑶　上海科技出版社　1982 年
类证治裁　林珮琴　人民卫生出版社　1988 年
医学衷中参西录　张锡纯　河北人民出版社　1962 年
针灸学　南京中医学院主编　上海科技出版社　1979 年
常用腧穴临床发挥　李世珍　人民卫生出版社　1985 年
谦斋医学讲稿　秦伯未　上海科技出版社　1978 年　第 3 版
岳美中医话集　中医研究院西苑医院主编　中医古籍出版社　1981 年